폐경기 여성의 몸
여성의 지혜

The Wisdom of Menopause

THE WISDOM OF MENOPAUSE

Copyright © 2001 by Christiane Northrup, M.D.
Illustrations by Judith E. Barrington, AMI, CMI.
All rights reserved.
Korean translation copyright © 2002 by Hanmunhwa Multimedia Co.

This Korean edition was published by arrangement with Bantam Books,
New York through Imprima Korea Agency, Seoul, Korea.

이 책의 한국어판 저작권은 임프리마 코리아를 통해
Bantam Books와 독점계약한 (주)한문화멀티미디어에 있습니다.
신저작권법에 의해 한국 내에서 보호받는 저작물이므로 무단 전재와 복제를 금합니다.

폐경기 여성의 몸 여성의 지혜

The Wisdom of Menopause

크리스티안 노스럽 지음 · 이상춘 옮김
홍성환(서울대병원 산부인과 자문의) 감수

한문화

세상에서 가장 위대한 창조력은
폐경기 여성의 열정에서 나온다.
―마거릿 미드

우리는 30세에 형성되고,
40세에 변화하며, 50세에 완성된다.
―바바라 핸드 클로

■ 차 례

|서문| 이렇게 시작되었다　13

1 폐경기는 삶을 재조명하게 만든다　23
난 아냐, 우리 결혼생활은 평탄해!　24
가임기—사생활과 직장생활의 균형유지　28
중년에는 왜 결혼생활이 변해야 하는가　34
나의 자궁근종—삶의 마지막 기회　39
함께 창조해나가는 동반자 관계, 그 신나는 즐거움　44
암거위를 변화시킨 힘은 수거위도 변화시킨다　47
실제로 시작된 폐경기　49
결혼생활이 파탄에 이르다　50
아르마딜로의 처방—나약함의 힘　55
새로운 미래를 창조하며 지난 과거를 찬양하자　57

2 폐경기에는 뇌가 흥분한다　61
우리 문화의 고정관념　62
폐경기에는 뇌가 열을 받는다　64
메시지를 잘 인식하고 경고에 귀를 기울이자　65
나 때문일까 호르몬 때문일까?—분노 호르몬의 정체　69
생식 호르몬의 여러 가지 역할　77
분노의 메시지에 귀를 기울이자　83
감정, 호르몬, 건강의 삼각관계　88

중년기의 뇌와 몸이 어떻게 과거를 치유하는가　101
좀더 큰 의미를 찾자　107

3 자신에게 돌아가자　112
　—식민지에서 자치령으로

빈둥지 증후군　113
다시 돌아오는 아이들　117
감정의 힘, 치유의 힘　120
자신을 돌보고 남을 돌보는 일에 균형을 찾자　123
중년에는 경제적 독립이 필요하다　132
자신에게 돌아가자　140
자기에게 맞는 일을 찾자　144
미지의 세계 탐험을 위한 지도　147

4 설마, 폐경기는 아닐 거야!　152
　—미리 나타나는 신체적 증상

몸에 나타나는 호르몬 변화　153
폐경주위기는 질병이 아니라 자연스러운 과정이다　155
폐경기의 3가지 유형　158
폐경주위기와 호르몬 수치　161
어떤 검사를 받아야 하나?　163
폐경기와 갑상선 기능　168
폐경기와 부신의 기능　170
내겐 어떤 변화가 일어날까?　176

5 호르몬 대체요법　189
　—개인의 선택

호르몬 대체요법의 역사　190

인체친화형 호르몬—가장 이상적인 형태　195

호르몬에 관한 기초지식　200

호르몬 대체요법이 필요한 경우　213

호르몬 투여　233

얼마 동안 사용해야 할까?　234

6 변화를 위한 식품과 건강보조식품　236

약초요법의 기본원리　238

폐경기를 치유하는 식품　244

한약과 침술　256

편한 것부터 시작하자　261

7 폐경기의 식이요법　262
―호르몬 균형과 체중조절 프로그램

체중과의 전쟁에서 평화로　263

체중조절의 5단계　267

불균형의 요소　273

호르몬 균형을 위한 식습관　279

소화불량을 해결하자　296

자신의 몸을 받아들이자　302

8 골반의 건강과 힘을 창조하자　305

자신의 영역을 구축하자　306

호르몬 불균형　310

생리통과 골반통　311

과다출혈　316

자궁근종　322

수술을 잘 견뎌내는 법　332

비뇨기와 골반저 근육을 강화하자　342

9 폐경기와 성생활　353
—신화와 현실
성욕의 해부학　354
성에 대한 문화적 유산　357
폐경기는 부부관계를 새롭게 정립하는 시기이다　366
호르몬이 리비도를 좌우하지는 않는다　370
호르몬이 성생활에 미치는 영향　371
테스토스테론은 성욕 호르몬인가?　375
질을 촉촉하게 만들자　377
솔직하게 고백하자　381
리비도에 다시 불을 붙이는 9가지 비결　384

10 뇌를 잘 보살피자　385
—수면장애, 기억력 감퇴, 우울증
충분한 수면이 필요한 시기　394
수면제를 남용하지 말라　402
우울증은 성장의 기회이다　405
기억력 감퇴—알츠하이머성 치매일까?　417
알츠하이머병과 에스트로겐　421
뇌를 보호하는 비호르몬 요법　424
중년의 지혜를 극대화하자　429

11 장미 봉오리에서 열매로　435
—중년의 아름다움 가꾸기
주름살을 사랑하자　438
주름살 예방과 치료법　445

중년의 여드름　457

주사　463

몸의 털과 머리카락　465

성형수술　473

정맥류　477

12 뼈의 건강을 창조하자　482
— 삶을 꼿꼿하게, 몸을 꼿꼿하게

골다공증　483

우리의 뼈는 평생을 견딜 수 있다　485

뼈의 건강은 어떻게 만들어지나?　486

당신의 뼈는 건강한가?　492

골밀도 검사　498

뼈를 강화하는 프로그램　502

뼈에 좋은 약품　512

뼈를 강화하자　513

햇볕과 뼈의 건강　524

자연의 지혜를 이용하자　530

13 유방의 건강을 창조하자　532

보살핌과 자기 희생　533

감정과 유방암　536

생활방식과 유방암　542

식생활　546

유방암 검사　550

유방암의 위험도를 정확히 인식하자　561

유방암의 유전성　562

호르몬 대체요법과 유방암　564

인체친화형 호르몬과 유방암   568

타목시펜 딜레마   577

14 내면의 소리에 귀를 기울이자 584
—심장의 건강과 삶의 열정

심장의 메시지   585

심장혈관 질환—삶의 흐름이 막혔을 때   591

가슴 두근거림—심장의 경고   593

심장질환과 성에 따른 편견   597

동맥경화증   601

탄수화물과 심장병   614

심장에 좋은 보충제   618

심장질환에 좋은 식품   624

아스피린의 영향은?   627

움직이자!   628

에스트로겐은 과연 심장병을 예방하는가?   633

자신의 심장을 사랑하고 존중하자   639

애완동물의 효과   641

|에필로그| 폭풍 후의 고요   644

감수의 글   651

옮긴이의 글   655

감사의 글   658

주   662

참고자료   713

찾아보기   750

| 서문 |

이렇게 시작되었다

나는 폐경기가 시작되기 전 1, 2년을 매우 힘들게 보냈다. 누군가 일을 방해하면 지나치게 신경질적인 반응을 보이는가 하면, 직원들이나 동료가 나만큼 헌신적으로 일하지 않는다는 생각에 그들과 자주 언쟁을 벌이곤 했다. 30대 시절에는 글을 쓰거나 전화 통화를 하는 동안 아이들이 방해를 해도 너그럽게 넘기곤 하던 나였다. 그 당시 내게는 가족에게 사랑과 관심을 베푸는 일이 내 자신의 분노나 절망감보다도 소중했던 것이다.

그러나 폐경기가 가까워지자 나는 점점 인내심을 잃어갔다. 바쁘게 저녁준비를 하고 있는데 열여덟 살인 딸이 주방에 들어와 "엄마, 저녁 언제 먹어요?"라고 묻기만 해도 화가 벌컥 났다. 왜 언제나 나만 식사준비를 해야 되는 거야? 난 지금 배도 안 고프고 일할 게 산더미처럼 쌓여 있는데! 남편이 부엌에 들어오면 천지라도 개벽한대? 다른 식구들은 손이 없어, 발이 없어! 왜 다들 손가락 하나 까딱 안 하면서 내가 해다 바치기만 기다리는 거야!

이런 기분은 휴가를 떠날 때도 마찬가지였다. 무엇 하나 내 손을 거치지 않고는 되는 일이 없었다. 식사준비든 가족여행이든, 식구들은 손가락 하나 까딱 안 하고 늘 나만 바라보고 있었다. 예전에는, 그러니까 가임기 때에는 이렇게 가족들을 보살피는 게 아내이자 엄마인 내 역할이라고 생각하며 기꺼이 감수하고 받아들였다. 아니 오히려 내가 없어서는 안 될 중요한 존재라는 우쭐한 기분에 빠져 그 역할을 즐기고 있었다.

그러나 폐경주위기perimenopause*가 되자 나는 집에서나 직장에서나 자제력을 잃어갔다. 내 마음속에는 늘 뜨거운 용암이 부글부글 끓으며 분출될 기회를 노리고 있었다. 그리고 내면 깊숙이 이런 외침이 들려왔다. "그만하면 됐어, 크리스티안! 넌 전지전능한 신이 아니잖아. 딴사람들도 다 할 줄 알아. 운전도 하고 물도 끓일 줄 안다구. 근데 왜 늘 내 에너지만 사방으로 분산되어야 하는 거야?" 내 분노는 갈수록 커져갔다. "만일 내가 남자로 태어나 지금처럼 경력의 절정기에 와 있다면 이런 대우는 받지 않을 거야. 모두들 날 방해하기보다 어떻게 도와줄까 궁리하겠지. 이건 너무 불공평해!"

하지만 가족에 대한 작은 분노는 앞으로 폐경기를 거치면서 겪게 될 내면의 지혜에 비하면 지극히 일부에 불과하다는 걸 나는 미처 깨닫지 못했다. 그것은 이제까지 타성에 젖어온 잘못된 인간관계를 재정립할 필요가 있다는 걸 알리는 신호탄이었다. 그러나 실제로 월경이 불규칙해지고 얼굴이 수시로 화끈거리는 안면홍조가 나타나기 전

---

* 월경이 끝나는 것은 폐경기의 일이지만, 그것을 예고하는 징후들은 폐경 2~8년 전부터 나타나기 시작한다. 여기에는 온몸에 열이 나고 얼굴이 화끈거리는 홍조나 잠자리에서의 식은땀 같은 신체적 증상과, 극심한 기분변화, 신경과민, 불안, 수면 장애와 같은 심리적 증상이 있다. 일차적으로는 모두 호르몬의 변화에 따른 것인데, 이처럼 폐경기를 앞두고 그와 관련된 증상들이 나타나는 중년기의 상당기간을 '폐경주위기'라고 부른다. ─역주

까지, 나는 지난 25년 동안 살아온 내 인생이 새로운 전환기에 들어서고 있다는 사실을 전혀 눈치채지 못했다. 폐경주위기가 되자 어김없이 반복되던 월경이 바뀌듯이 내가 맺고 있던 중요한 인간관계에 대해서도 재조명하기 시작했다. 나는 과거에 마무리짓지 못했던 문제들을 다시 도마 위에 올려놓기 시작했고, 텅 비어버린 집을 둘러보며 마음 아파했으며, 나의 창의성을 새로이 발견하고, 나한테 주어진 한가한 시간들과 새롭고 기쁨에 넘치는 관계를 창조해가기 시작했다.

내가 겪기 시작한 모든 변화는 폐경기라는 예상치 못했던—그러나 결코 피할 수도, 저항할 수도 없는—전환기를 맞아 뇌와 몸이 복잡 미묘하게 재구성됨으로써 비롯된 것이었다. 폐경기의 변화는 '분노 호르몬'이 생성되는 것 이외에도 헤아릴 수 없이 많다. 폐경주위기 여성의 심리적 변화를 조사한 보고서에 따르면, 이 시기에는 가임기의 종말을 알리는 호르몬의 변화는 물론 우리 몸, 특히 신경계가 완전히 재구성된다는 게 증명되고 있다. 그 원리는 간단하다. 우리의 뇌는 끊임없이 변하고 있다. 따라서 폐경기에 여성들의 사고와 집중력, 그리고 뇌의 측두엽에 위치한 직관을 관장하는 부위 등이 새롭게 배선된 소켓에 접속되는 것이다. 이런 변화과정을 거친 수천 명의 여성들을 상담한 결과와 내 자신의 경험으로 미루어볼 때, 폐경기야말로 여성들에게 일대 변혁이 일어나는 시기라고 단언할 수 있다. 또한 우리가 이런 사실을 미리 알고 맞이할 경우 우리의 몸과 마음, 영혼을 내면 깊숙이 치유하고 변화시킬 수 있는 시기이기도 하다.

현재 중년여성인 나는 미국에서만 4천만 명에 이르는 엄청난 집단의 한 구성원이다. 이 거대한 집단은 더이상 침묵한 채 소외되길 원치 않으며 서서히 그 존재를 드러내고 있다. 정보를 수집하고, 자신의 목소리를 내며, 의학지식에 밝고, 자신의 건강을 스스로 챙기고 있다. 4천만이나 되는 여성들이 동시에 회로의 변화를 일으킨다고 상상해보라. 그 막대한 숫자는 사회적, 경제적으로 커다란 영향을 미치는 것은 물론 현상유지라는 틀을 고수하려는 어떤 제도권에도 위협을 가할 수 있는 힘을 가지고 있다. 따라서 세상은 우리 여성들이 원하는 방향으로 변해갈 수밖에 없을 것이다. 물론 더 나은 세상이 될 것이 분명하다.

이런 맥락에서 볼 때 내면의 영혼을 치유하려는 최근의 움직임이 주로 30대, 40대, 50대 여성들에 의해 주도되고 있다는 건 어쩌면 당연한 일이다. 여성들이 한꺼번에 깨어나 건강과 희망에 대한 절실한 메시지를 전달하며 세상을 치유하고 있는 것이다.

내 개인적인 경험으로 미루어볼 때, 호르몬이라는 베일―다달이 주기적으로 분비되는 여러 생식 호르몬은 우리 자신을 특히 다른 사람들의 요구와 감정에 집중하게 만들었다―이 벗겨지는 폐경주위기는 해방감과 불안감을 동시에 느끼는 시기이다. 중년에 별거나 이혼율, 직업의 변화가 크다는 통계는 이런 사실을 잘 대변해주고 있다. 나는 늘 한 남자와 검은 머리 파뿌리 될 때까지 행복한 결혼생활을 하리라고 꿈꿔왔다. 이것은 내가 바라던 가장 큰 소망이었다. 그러나 수많은 다른 여성들과 마찬가지로 나도 중년이 되자 이런 환상을 포기해야만 했다. '어떤 걸 잃는다는 건 무척 힘든 일이다. 실제로는 한 번도 자기 것이었던 적이 없는 것이라 해도!'라는 격언을 뼈저리게 절감했던 것이다. 모든 환상을 포기해야 한다는 것, 그리고 그건 결코 쉽지 않을 것이라는 것. 나에게 이 문제는 평생 남편과 함께 늙어가고 싶다는 것보다 더 절실한 문제였다. 나는 내면 깊숙이 들려오는 경고의 메시지를 들을 수 있었다. "성장하지 않으면 죽음뿐이다." 선택은 내게 달려 있었다. 나는 성장하는 쪽을 택했다.

중년 – 창의성과 가정에 대해 새로이 눈뜨는 시기

대부분 여성들의 정체성이나 자부심은 인간관계나 교제에서 비롯된다. 이런 경향은 막강한 직업을 가진 여성이나 독신을 고집하는 여성들도 예외가 아니다. 반대로 남성들의 정체성이나 자부심은 직업이나 수입, 성취도, 명예 등 외부의 세계에서 비롯된다. 하지만 여성과 남성 모두 이런 경향은 중년이 되면서 달라진다.

이 시기에 중년여성들의 에너지는 가정이나 가족으로부터 벗어나 외부세계로 향하기 시작한다. 그동안 내재되어 있던 탐구심이나 창조적 표현에 대한 욕구, 자부심에 대한 열망이 갑자기 밖으로 표출되기 시작하는 것이다. 이에 반해 중년남성들은—그들도 나름대로의 갱년기를 겪고 있다—나약한 모습으로 변해간다. 그들은 은퇴를 준비하고, 의기소침해지며, 삶의 치열한 전쟁터에서 물러나고 싶어한다. 삶의 우선순위를 내부세계, 즉 가정이나 가족으로 옮기는 것이다.

이것은 매우 아이러니컬한 변화이다. 남성들은 눈을 인간관계로 돌리기 시작하는 데 반해 여성들은 생리적으로 외부세계로 관심이 옮겨가는 것이다. 부부 사이에서는 이런 변화가 종종 역할 변화를 초래하기도 한다. 은퇴를 하거나 직장을 그만둔 남성들의 가장 바람직한 은신처는 가정이다. 요리나 설거지를 하면서 새로운 삶을 시작하는 부인을 물심양면으로 돕는 것이다. 반면 여성들은 새로운 사업을 시작하거나, 하고 싶었던 공부를 하거나, 자신이 원하던 일에 도전하게 된다. 만일 두 사람의 부부관계가 원만하다면 새로운 역할에 서로 만족할 수 있다. 그러나 그렇지 못할 경우 남편은 아내의 성공이나 독립에 질투심을 느끼며 이제까지 해오던 것처럼 자기만을 돌봐줄 것을 고집한다. 이런 압력은 심지어 심장병이나 고혈압 같은 신체적 질병으로 나타나기도 한다. 물론 고의적인 행동은 아니고 단지 갑자기 바뀐 역할에 잘 대처하지 못한 결과이다.

여성들은 흔히 자신의 욕구를 억제하고 계속 남편을 내조할 것인지, 아니면 자신의 창조적인 열정을 따를 것인지 고민하게 된다. 이런 갈등은 미국뿐 아니라 동서고금을 막론하고 모든 여성들의 공통적인 생각일 것이다. 예로부터 '늙은 암양'으로 표상되기도 했던 폐경기의 여성들은 두 갈래 길에서 늘 망설여왔다. 오던 길을 계속 고수할 것인가, 자신이 꿈꾸던 새 길을 갈 것인가. 뒤에서는 애걸하는 목소리가 들려온다. (대부분 남편의 목소리이다.) "나와 함께 편안한 노후를 맞읍시다. 행복한 앞날이 우릴 기다리고 있소." 그러나 새 길도 그녀를 손짓해서 부른다. 지금이야말로 가족들을 돌보고 다른 사람에게 헌신하느라고 억제해왔던 자신의 열정을 발휘할 때라고. 중년은 여성들에게 새로 태어날 준비를 하는 시기이며, 많은 여성들이 이미 체험했듯이 그 여정은 열매를 맺기 전에는 끝나지 않는다.

다른 사람을 돌보는 일과 발휘하지 못했던 자신의 열정을 추구하는 일 중 반드시 하나만 선택해야 하는 건 아니다. 그러나 우리 사회는 두 가지를 동시에 양립할 수 없는 것으로 간주하고, 은근히 여성들로 하여금 자신의 꿈을 버리고 남을 위해 살라고 강요한다. 따라서 중년에 자신의 삶을 찾으려는 여성들에게는 많은 용기가 필요하다. 나 자신도 그 사실을 뼈저리게 경험했다.

이 책을 쓰게 된 동기

나는 20년 이상 중년여성들을 상담하고 치료했지만, 나 자신이 직접 경험해보지 않았다면 아마 이 책을 쓰지 못했을 것이다. 내 몸과 마음으로 폐경기의 변화를 몸소 겪으면서 배운 것들은 다른 방법으로는 결코 얻을 수 없는 것들이었다. 두 딸을 낳고 난 후, 임신과 출산에 대한 내 개념이 완전히 바뀌고 깊이를 더했던 경험이 있다. 이와 마찬가지로 폐경기의 변화나 그로 인한 새로운 과제에 대해서도 직접 경험한 게 큰 도움이 되었다.

의사가 자신의 개인적인 경험을 토로하는 것이 생소하게 들릴 수도 있다. 그러나 나는 의사로서 의술을 베푸는 것과 마찬가지로 한 여성이나 아내, 그리고 어머니로서의 역할도 매우 중요하다고 생각하며 살아왔다. 의사라는 직업이나 가정에서의 역할이 동등하게 가치 있는 것이며 두 역할이 서로 많은 도움이 된다고 생각한다. 하지만 실제로 나 자신을 직업인으로서의 자아와 가정에서의 자아로 분리한다는 것은 상상조차 할 수 없는 일이다. 그것은 정직하지 않은 것이고, 의사로서나 가정에서나 모두 완전한 의사소통을 방해할 장벽으로 작용할 것이다. 내가 임상의, 외과의, 여성건강 전문가로서 내내 경력을 쌓아오는 동안 수많은 환자들과 학생들을 만나오면서 나의 모든 역할에서 '나' 그 자체로서 충실하게 다가가고자 노력해왔던 이유가 바로 여기에 있다. 그리고 환자들과 독자들이 그토록 따뜻한 격려와 관심으로 호응해주었기 때문에, 다시 한번 최근의 경험을 책으로 펴낼 용기를 갖게 되었다.

일반적으로 우리 문화, 특히 의학계는 의사들이 개인적인 문제를 겉으로 드러내지 않도록 은근히 압력을 넣고 있다. 의사들이 너무 인간적으로 보이면 권위에 손상이 간다는 인식 때문이다. 특히 두려움이나 분노 같은 감정을 드러내는 것은 금기시되고 있었다. 그러나 나는 오랜 경험을 통해 의사의 솔직한 고백이 환자들에게 매우 효과적이고 도움이 된다는 걸 알고 있었다. 뿐만 아니라 나 자신의 인간적인 면과 약함을 있는 그대로 드러내는 것은 내 정신건강에도 많은 도움이 되었다. 이것이 바로 내가 만든 12단계 프로그램이 많은 사람들을 중독이나 거부라는 늪에서 빠져나오게 하는 데 성공을 거두었던 이유이다.

솔직한 자기 고백은 우리 내면에 있는 치유능력을 깨어나게 하는 효과가 있다. 내가 경험했던 기쁨과 고통을 함께 나눔으로써, 중년을 맞이한 여성들이 내면에서 솟아나는 창조적 에너지를 드러내고 증명할 수 있도록 돕고 싶다. 이 책에는 또 환자들과 뉴스레터에서 얻은 여러 사례들을 통해 폐경기를 맞이한 여성들의 감정이 어떻게 변화하는지 소개되어 있다. 이러한 감정의 변화는 처음에는 생소하고 두렵기까지 하지만 결국 우리가 인생이라는 여정에서 원하는 일을 할 수 있게 만드는 원동력이 된다.

그러나 나를 비롯한 모든 여성들은 자기 실현에 대해 일종의 죄의식을 느끼고 있다. 자아나 자신의 감정에 충실한 것이 다른 사람들, 특히 가족을 배신하는 것처럼 느껴지기 때문이다. 나는 이 책에 소개한 모든 이야기를 나의 가족들에게 미리 알렸다. 다른 사례들도 당사자의 허락을 받았으며 내용에 큰 지장이 없는 한 구체적인 사항들은 생략하기도 했다.

새로운 분야를 개척하며

인류역사를 더듬어볼 때 대부분의 여성들은 폐경기가 되기 전에 죽음을 맞이한다. 그 이후까지 살아남더라도 폐경기는 절박하고 피할 수 없는 육체적 쇠퇴의 전환점으로 간주되어왔다. 그러나 여성의 평균수명이 78~84세로 늘어난 오늘날에는 여성들이 폐경기 이후에도 활기차고 예리하게, 크고 작은 영향력을 행사하며 30~40년을 더 살 수 있다. 당신이 경험하게 될 폐경기는 어머니나 할머니 세대의 폐경기와는 다를 것이다.

우리 어머니 세대의 여성들이 폐경기라는 전환기를 맞았던 사회적, 정치적 환경은 지금과 완전히 달라서 월경이나 폐경 같은 단어들은 입 밖으로 내는 것조차 꺼리는 분위기였다. 그러나 오늘날에는 사정이 크게 달라졌다. 이런 금기를 조금씩 깨뜨려감으로써 사회적 인식이라는 장벽을 무너뜨리고 당당하게 제2의 인생을 맞이할 수 있게 되었다. 같은 변화를 동시에 겪는, 미국에서만도 4천만에 달하는 여성들이 모두 우리의 동지이다. 그리고 당신도 곧 느끼게 되겠지만 중년 여성들에게 일어나는 변화의 바람은 사회적 인식이 급변하는 데 강력한 엔진 구실을 하게 될 것이다. 이 초고속 열차는 우리 사회를 아직 가보지 못한 미지의 세계로 빠르게 인도해줄 것이다. 이 초고속 열차에 올라타느냐 아니면 옆으로 비켜서느냐에 따라 당신이 얼마나 멀리 갈 수 있으며 어떻게 사느냐가 결정될 것이다.

결론부터 말하자면 나는 이 기차가 얼마나 활기차고, 신나고, 건강에 좋은지 이미 체험한 사람이다. 그리고 이런 경험은 나만 한 게 아닐 것이다. 1998년 북미폐경학회NAMS 연례회의에서 발표된 갤럽 조사 보고서에 따르면, 50~65세의 미국 여성 중 절반 이상이 이 시기를 생애에서 가장 행복하고 충만한 시기로 생각하는 것으로 드러났다. 그들은 가정생활이나 취미생활, 인간관계, 배우자나 파트너와의 친밀감 등 삶의 여러 부문에서 20대나 30대, 40대보다 훨씬 성숙된 안정감을 느끼는 것으로 확인됐다. 폐경기를 '인생의 종말이 시작되는' 두려운 변화로 보는 전통적인 시각은 이미 옛말이 되었다. 자, 이제 우리 함께 나아가자. 수백만의 여성들이 이미 앞서갔고 앞으로도 동참할 것이다. 폐경기의 지혜를 이해하고 삶에 적용함으로써 우리는 자신의 삶을 개혁하고 발전시키는 것은 물론 더 나아가 편견에 젖어 있는 사회적 인식을 개선할 수 있을 것이다.

1
폐경기는 삶을
재조명하게 만든다

폐경기를 맞이한 대부분의 여성이 부부생활에 심각한 위기를 느끼고 있다는 건 이제 공공연한 사실이다. 그 원인은 삶의 전환기인 이 시기에 여성의 몸에 호르몬의 변화가 일어남으로써 획기적인 정신적 재편성이 이루어지기 때문이다. 그러나 호르몬의 변화가 뇌에 영향을 미친다는 사실을 인식하고 있는 사람은 드물다. 이 시기에 새롭게 재편성된 뇌는 여성들로 하여금 불공평하거나 부당한 것에 대해 냉철한 판단력과 자기 의견을 주장할 용기를 갖게 한다. 즉, 폐경기의 호르몬 변화는 여성을 좀더 지혜롭고 당당하게 만드는 원동력인 것이다. 그 동안 생식 호르몬에 의해 가려졌던 통찰력이 제 기능을 발휘하면서 열정과 영혼이 다시 불타오르고, 오랜 세월 동안 숙성되어온 소망과 창조적 에너지가 되살아나는 것이다. 중년기는 그동안 축적된 에너지가 배출구를 찾아 분출되는 시기라고 할 수 있다.

그러나 가정이나 직장의 평화를 지킨다는 명목으로 할말을 꾹 눌러 참거나 솟아오르는 창조적 욕구를 억제하는 여성들은 내면의 팽창된 에너지를 적절하게 배출하지 못하게 된다. 이것은 마치 압력솥의 증기 배출구를 막아놓은 것과 같아서 언젠가는 반드시 폭발하게 마련이다. 그 폭발은 때로 건강악화라는 형태로 나타나 폐경기 여성의 '3대 질병'인 심장병, 우울증, 유방암의 원인이 된다. 반면 지혜로운 뇌의 경고를 존중하며 마음속에 쌓인 것들을 밖으로 쏟아놓는 여성들은 오랜 결혼생활을 파국으로 몰고 갈 수도 있는 갈등을 미리 예방하는 현명한 사람들이다.

난 아냐, 우리 결혼생활은 평탄해!

폐경기 전후의 여성들은 호르몬의 영향으로 뇌의 신경회로가 재편성되므로 아무리 행복한 결혼생활이라도 변화의 바람을 피해갈 수는 없다. 그중에는 변화의 회오리에 휩쓸려 부부관계에 금이 가는 경우도 있다. 바로 내가 이런 경우로, 아마 그 사실에 나만큼 큰 충격을 받은 사람도 없을 것이다. 만일 당신도 폐경기에 부부관계의 실패를 경험했으나 그 사실을 외면하고 있다면 나는 그 심정을 충분히 이해할 수 있다. 그러나 앞으로 남은 인생 동안 자신에게 진실하길 원하며 정신적·육체적 건강을 유지하고 싶다면, 현실을 직시하고 이전에 미처 건드리지 못했던 부분을 포함해서 결혼생활을 전반적으로 면밀히 평가해보라. 그 길만이 장기적으로 육체적·정신적·영적 건강을 유지할 수 있는 최선의 방법이다.

육체적 건강을 예로 들어보자. 중년 이후에 치명적인 질병의 발생이 증가하는 이유는 나이탓만이 아니라 스트레스와 인간관계의 갈등에도 원인이 있다는 게 다방면으로 증명되고 있다. 여성의 입장에서 보면, 가임기에 현상유지라는 미명 하에 바닥에 가라앉은 채 부글부글 끓고 있던 부부간의 갈등이 폐경기 전후가 되면 마침내 겉으로 폭발하는 것이다. 건강에 이상이 있는 건 상대방도 마찬가지다. 지난 20여 년 동안 적절한 갈등 해소 없이 억지로 짜맞춰 유지해온 부부생활은 중년기에 이르면 두 사람 모두에게 심각한 질병을 일으키는 원인이 된다.

그렇다고 이혼을 하거나 심장발작을 일으키는 것만이 문제의 해결책이라는 말은 아니다. 재편성된 뇌에 합당한 부부관계를 재정립하려면 두 사람 모두 많은 시간과 노력을 들여 해묵은 갈등을 해결하고 앞으로 남은 인생을 위한 새로운 행동원칙을 세우겠다는 각오가 필요하다. 만일 새로운 부부관계를 창조할 수 있다면 당신의 남은 인생은 차고 넘칠 것이다. 하지만 당신이나 상대방 모두 노력을 게을리하거나 노력할 생각이 없다면 두 사람이 헤어지지 않는 한 건강하고 행복한 삶은 결코 기대할 수 없다.

중년의 변화에 대비하자

중년기는 우리에게 사춘기 이후로 영적·정신적 에너지가 가장 많이 활성화되는 시기이다. 만일 우리가 이 근본적인 에너지를 인정하고 적극적으로 활용하려고 노력한다면, 이 에너지는 이제까지 우리의 꿈을 좌절시키고 발목을 잡아왔던 무의식적이고 자기 파괴적인 믿음들을 대낮같이 드러내도록 도와줄 것이다. 그리고 우리는 남은 인생의 절반을 잘 즐길 수 있도록 자신을 건강하고 활기찬 여성으로 개혁하는 일에 발벗고 나서게 될 것이다.

　자기 개혁에 성공하기 위해서는 우선 두 가지 점이 선행되어야 한다. 첫째, 자기 인생의 모든 문제는 전적으로 자신의 책임이라는 생각을 가져야 한다. 자신을 불행하게 만드는 모든 원인은 자기 자신에게 있다는 걸 인정하고, 자신을 다른 사람이나 주변환경의 희생양으로 여기는 생각을 바꾸는 데는 커다란 용기가 필요하다. 자신을 희생양으로 생각하는 사람들은 은연중에 다른 사람의 동정을 구하는 것이며 자신은 도덕적으로 아무런 잘못이 없다는 걸 간접적으로 호소하는 것이다. 자신을 나쁜 사람으로 여기고 싶지 않은 심정은 이해할 수 있다. 그러나 희생양의 역할은 단기적으로는 이익이 될지 모르지만 우리를 변화시키고, 치유하고, 성숙하게 하고, 전진하게 만드는 어떤 힘도 부여하지 못한다.

　자기 개혁에 필요한 두 번째 선행조건은 첫 번째보다 훨씬 힘든 일이다. 우리는 과감히 버려야 할 삶의 일부에 대하여 상실의 고통과 슬픔을 기꺼이 감내해야 한다. 여기에는, 그때 이렇게 했다면 내 인생이 어떻게 달라졌을까 하는 공상도 포함된다. 자신의 삶의 일부를 잃는다는 건 결코 쉬운 일이 아니기 때문에 대부분의 여성들은 변화를 꺼리며 특히 중년에는 더욱 피하고 싶어한다. 마음 한구석에 이런 자기 합리화가 고개를 들게 마련이다. '왜 일부러 사서 고생을 해야 하지? 나는 이제 인생의 후반기에 접어들었어. 미지의 위험에 도전하는 것보다 현재의 상황을 참고 견디는 게 낫지 않을까?'

　소중한 인간관계의 종말이나 인생의 중요한 전환기를 맞을 때마다 우리는 깊은 절망감에 빠지게 된다. 그것이 우리를 불행하게 만들고 성장과 성공을 방해하는 일이었어도 마찬가지이다. 그러나 이를 극복하려면 상실감과 슬픔을 충분히 맛보는 과정이 필요하다. 그러다

보면 슬픔은 과거의 것이지, 미래에 속한 것은 아님을 깨닫게 된다.

다음 단계로 우리는 자신을 추슬러서 미지의 세계를 향해 힘차게 전진해야 한다. 우리가 용기를 내어 불확실한 미래를 직시하기 시작하면, 그동안 내면 깊숙이 숨어 있던 모든 두려움이 그 실체를 드러낼 것이다. 나는 폐경기라는 인생의 전환기를 거치면서 이 같은 사실을 뼈저리게 느꼈고 그건 내게 매우 경이로운 경험이었다.

폐경기를 맞이할 즈음 나는 중년의 '정화작업'을 거치는 수많은 여성들을 상대로 일했다. 자녀들이 성장해서 집을 떠났거나, 연로한 부모님이 병에 걸렸거나, 결혼생활이 실패로 끝났거나, 배우자가 병을 앓거나 세상을 떠났거나, 스스로 병을 얻었거나, 직장을 잃게 된 여성들, 즉 중년의 세찬 비바람과 위기에 직면한 여성들을 상담하고 인도하는 게 내 임무였다. 그러나 나 자신이 결혼생활의 위기를 맞이하리라고는 꿈에도 생각지 못했다. 평소 마음속에 그리던 이상형의 남성과 결혼했으며 '죽음이 우리를 갈라놓을 때까지' 결코 헤어지는 일은 없을 거라고 굳게 믿어온 내게 너무나 뜻밖의 시련이었다.

터질 듯한 행복과 가슴 떨림

나는 가끔 남편을 만나 결혼하기까지의 꿈결 같던 시절을 떠올릴 때마다 행복에 젖곤 한다. 우리는 만난 지 석 달 만에 결혼에 골인할 정도로 열렬했다. 그 당시 나는 다트머스 의과대학의 학생이었고 남편은 외과 인턴이었다. 나는 그리스 조각같이 잘생기고 멋진 그의 관심을 받는다는 사실에 밤잠을 설치곤 했다. 별로 내세울 게 없는 나로서는 그처럼 수려한 외모와 막강한 집안배경을 가진 명문대학 출신 남성이 내게 매력을 느낀다는 사실이 믿어지지 않았다. 그러나 그를 만날 때마다 이제까지 다른 남성에게서 느껴보지 못했던 특별한 것이

날 사로잡았기 때문에 우리 사이의 불균형은 아무 문제도 되지 않았다. 결혼 후에도 남편을 바라볼 때마다 가슴이 두근거리는 것은 거의 5년이 넘도록 지속되었다. 이 세상 그 무엇도 우리 사이를 갈라놓지 못할 것 같았다. 행복이라는 단어는 나를 위해 존재하는 것 같았다.

그러나 남편은 감정을 잘 드러내지 않는 타입이었다. 우리가 외과의로서 열심히 스스로를 담금질하고 있는 동안 남편은 병원에서 나와 마주치는 걸 불편해하는 눈치였으며, 가끔 내가 남편을 보고 반색을 해도 냉랭한 반응을 보이곤 했다. 그의 이런 태도는 환자들에게 멋진 남편을 자랑하고 싶은 내 마음에 찬물을 끼얹곤 했다. 나는 당혹스럽고 가슴이 아팠지만 그저 지켜볼 수밖에 없었다. 그럴 때마다 나는 그의 냉정함은 성장배경 때문이며 내가 충분한 사랑과 관심을 보이면 점차 감정이 풍부해질 것이라고 마음을 달래곤 했다.

가임기─사생활과 직장생활의 균형유지

남편의 생활은 우리가 딸 둘을 낳아 기르는 동안 크게 달라진 게 없었다. 그러나 내 경우는 달랐다. 수백만 명의 여성들이 경험하는 것처럼 내 삶은 투쟁의 연속이었다. 나는 아이들에게 좋은 엄마가 되고 의사로서의 임무에 충실하며 동시에 남편에게도 좋은 아내가 되기 위해 동분서주했다. 그래도 사랑스런 두 딸이 태어나고 아이들과 즐거운 시간을 보내던 몇 년 동안은 그런 대로 행복했다. 주말이면 아이들과 산책을 가고, 함께 휴가를 즐겼으며, 하루가 다르게 쑥쑥 자라는 아이들의 재롱에 시간 가는 줄 몰랐다.

그러나 가정을 꾸리기 위해 허둥대는 내 모습과 남편의 여유 있는 태도를 비교할 때마다 나는 항상 불공평하다는 생각에 시달렸다. 아이들이 아직 어렸던 어느 날, 나는 남편에게 근무시간을 좀 줄일 수 없냐고 부탁한 적이 있다. 그가 조금만 도와준다면 의사로서 내가 가장 좋아하는 새 생명 탄생을 돕는 일을 포기하지 않아도 되기 때문이었다. 그러나 그의 반응은 퉁명스러웠다. "당신은 시간제 근무하는 정형외과 의사 본 적 있어?" 물론 본 적은 없지만 당신이 마음만 있다면 전혀 불가능한 일은 아니라고 설득해보았다. 그는 근무시간을 단축하지 않았다. 다른 여성들과 마찬가지로 가족들의 상황에 맞춰 모든 것을 양보해야 하는 건 여성인 내쪽일 수밖에 없었다.

가정을 꾸리고 아이들을 낳아 키우면서 나는 결혼생활에서 여성에게만 희생을 강요하는 불평등은 사회 전반에 깔려 있는 여성에 대한 차별의식의 연장이라는 것을 깨닫게 되었다. 나는 우리처럼 경제적 능력과 교육 정도가 동등하거나 같은 직업에 종사하는 맞벌이 부부로 결혼생활을 시작하는 사람들을 많이 보았다. 그러나 여가시간을 침해당하거나 경력과 취미생활을 포기해야 하는 쪽은 언제나 여성이었고 그 경향은 아이가 태어나면 더욱 심해졌다.

자신이 바뀌어야 세상이 바뀐다

생활에 찌들어 지치고 피곤한 나날을 보내는 와중에도 나는 그동안 관심을 가져온 여성의 건강에 대한 아이디어를 조금씩 실천에 옮기기 시작했다. 물론 집안에서 그런 얘기를 하면 남편이 달가워하지 않을 게 뻔했으므로 되도록 입 밖에 내지 않으려고 조심했다. 많은 환자들의 사례와 나 자신의 경험에서 영감을 얻은 나는, 내 아이디어가 많은 여성들의 삶에 변화를 일으킬 것이라는 확신을 가지고 1985년 마침내 뜻이 맞는 세 여성과 함께 〈여성 대 여성 Women to Women〉이라는 여성건강센터 설립에 착수했다. 여성에 의해 운영되는 여성을 위한 건강센터라는 아이디어는 그때까지만 해도 사실상 미개척 분야였다. 우리의 주된 목적은 여성들에게 정신과 육체와 영혼의 조화가 얼마나 중요한지 인식시켜, 정신건강과 육체건강 사이에 아주 밀접한 관계가 있다는 점을 일깨워주는 것이었다. 나는 여성들에게 새 힘을 불어넣어주고 싶었으며, 그들이 자신의 얘기를 터놓고 할 수 있는 안전한 장소를 제공함으로써 삶을 좀더 새롭고 건강하게 이끌어갈 방법을 찾게 만들고 싶었다.

물론 이런 시도는 우리 현실에서 여성들에게 극심한 육체적·정신적 희생을 강요하는 불평등 문화에 정면으로 도전하는 측면이 있기 때문에 위험부담이 따를 수도 있었다. 그러나 그 시절만 해도 획기적인 혁명이었던 심신의학 Holistic Medicine(전인의학, 통합의학) ─ 육체적·정신적·영적 건강을 포괄적으로 다루는 ─ 을 추진해가는 동안, 전통 의학에 종사하고 있는 남편과 마찬가지로 내가 정상적이고 행복한 가정생활을 누린다는 사실이 사람들 인식에 큰 보탬이 되었다. 그것은 내 아이디어에 대한 평가가 좋게는 아직 입증되지 않은 것으로, 나쁘게는 위험한 것으로 인식되는 과도기에 나를 '안전하게' 감싸주는 보호막이었다.

〈여성 대 여성〉을 함께 시작한 세 동료와 나는 낡은 빅토리아 풍의 저택을 구입해서 우리 실정에 맞게 개조하기로 했다. 그리고 우리 네 사람은 새로운 사업에 남편들이 관여하지 못하게 하자는 데 모두 동의했다. 남편들이 참견하기 시작하면 이제 막 비즈니스우먼으로 첫 발을 내딛는 우리의 자신감 ─ 열정은 크지만 아직은 확고하지 못한 ─ 이 행여 손상될 수도 있기 때문이었다.

그러나 적어도 내 경우는 어느 정도 남편의 지원을 받고 싶었던 게 사실이었다. 나는 건물의 개조작업이 시작되던 날을 아직도 생생하게 기억하고 있다. 잔디밭 위에는 불도저 두 대가 와 있었고, 사방에서 인부들이 분주히 움직이고 있었으며, 건물은 여기저기 헐려 있었다. 그 순간 내가 무슨 일을 벌이고 있는지 비로소 실감이 났고 이제부터 우리 네 사람이 이 모든 비용을 책임져야 한다는 사실에 겁이 덜컥 났다. 그날 저녁 집에 돌아온 나는 두려움을 달래기 위해 남편에게 도움의 손길을 청했다. "자꾸만 겁이 나요. 내가 일을 잘해낼 수 있을지 모르겠어요." 하지만 그의 대답은 날 실망시켰다. "나는 당신이 힘들어할 때마다 그 일을 왜 시작했는지 이해가 안 돼!" 그에게 위로의 말을 기대했던 내가 얼마나 어리석었던가.

내가 감정적으로 상처받기 쉬웠던 의기소침한 순간에 그가 보여준 반응은 어렸을 때부터 역경을 헤치며 살아온 내 오기를 부추기기에 충분했다. 나약한 모습이 용납되지 않는 가정에서 자란 나는 극기심으로 무장할 수밖에 없었으며 "어떤 어려움도 이를 악물고 헤쳐나가야 한다."는 말을 귀에 못이 박이도록 들었다. 부모님은 늘 "가벼운 짐을 바라지 말고 무거운 짐을 지겠다는 각오를 가져라!"라는 말로 나를 단련시켰다. 나는 이제까지 해오던 대로 혼자 마음을 달래며 각오를 단단히 하고 두려움을 떨쳐버리려고 애썼다.

마침내 〈여성 대 여성〉 건강센터는 문을 열었고 우리는 대성공을 거두었다. 우리의 아이디어는 환자들의 기대에 부응했고 건강센터는 소문을 타고 나날이 발전을 거듭했다. 그러나 내가 갈수록 일에 흥미를 느끼는 것과는 달리 남편은 우리가 추구하는 새로운 치료형태인 대체의학에 대해서 전혀 관심을 보이지 않았다. 하지만 우리 둘에게는 아직 함께 관심을 가질 분야가 많았으므로 나는 남편의 무관심에 별로 개의치 않았다. 아니 오히려, 미국의학협회 AMA 정회원인 의사의 아내라는 사실을 자랑스럽게 생각하고 있었다.

내가 엄마랑 결혼을 했다니……

지난날을 돌이켜보면 나는 남편과 결혼하는 순간 마음속으로 이렇게 맹세를 했었다. '결혼생활을 잘 이끌어가기 위해 최선을 다할 것이며 남편이 원하는 여성이 되도록 노력하겠다. 그리고 내가 좋아하는 일도 열심히 할 것이다.' 그러나 나는 자신도 모르게 엄마와의 관계에서 충족되지 않았던 그 무엇을 남편에게 기대어 채우려고 했었다. 나는 그 사실을 결혼한 지 22년이 지나 폐경주위기에 접어들 무렵에야 비로소 깨달았다.

나는 결혼생활에서도 늘 엄마를 보채던 어린아이 역할에서 벗어나지 못했고, 남편은 항상 집을 비우고 따뜻하게 대해주지 않던 우리 엄마와 똑같은 태도를 보였다. 활달하고 운동을 좋아했던 우리 가족이 산을 오르거나 스키를 타는 데 열중했던 반면, 늘 말이 없고 감성이 예민했던 나는 가족들과 어울리지 못하고 혼자 조용히 방에 틀어박혀 음악을 듣거나, 책을 읽거나, 벽난로 옆에서 불을 쬐며 공상에 잠기거나, 멀리 바다를 바라보는 외톨이였다. 북적거리는 대가족을 돌보느라 늘 분주했던 엄마는 내게 관심을 보일 여유가 없었다. 아버지가 내 지적 호기심을 충족시키는 데 많은 도움을 주긴 했지만 그 시대의 다른 아버지들과 마찬가지로 아이들 양육은 엄마가 맡아야 한다는 사고방식을 가지고 있었다.

나는 엄마의 사랑과 칭찬을 얻기 위해 좋은 아이가 되려고 애썼다. 열심히 공부했으며, 말썽을 부리는 일도 없었고, 엄마를 도와 요리나 빨래, 근사한 저녁 식탁을 꾸미는 일을 거들곤 했다. 엄마를 기쁘게 하는 일은 무엇이든 했다. 어린 마음에도 엄마가 말 못 할 고통에 시달리고 있다는 것을 막연히 느꼈던 나는—그 고통을 실제로 이해하기까지는 오랜 시간이 걸렸지만—어떻게든 엄마를 편하게 해드리고 싶었다. 이런 태도는 결혼생활에도 그대로 연결되어, 남편이 지니고 있는 어린 시절의 상처와 두려움을 치유하고 극복할 수 있도록 충분한 사랑을 주려고 열심히 노력했다.

나는 집에서 듣지 못했던 칭찬을 선생님들에게 들으려고 애썼다. 인정을 받으려는 내 노력은 늘 우수한 성적으로 나타났고, 이런 경향은 의대 재학 시절과 결혼생활에까지 이어졌다.

집에서 얻지 못했던 박수와 갈채를 선생님들에게 얻었던 것과 마찬가지로 나는 남편에게 얻지 못했던 감정적 만족을 다른 사람들에게 얻으려고 했다. 그러나 자신에 대한 통찰을 통해 결혼생활을 재조명하게 된 중년 이전까지는, 우리 엄마가 그랬듯이 남편이 아직 내 진정한 모습을 알지 못하기 때문이라고 이해하며 넘어가곤 했다. 사실 나는 남편에게 아무것도 기대하지 않았다. 그렇게 멋진 사람의 인정을 받기에는 나 자신이 너무 보잘것없다고 생각했던 것이다.

만일 내가 사랑을 좀더 소중하게 생각했더라면 남편 같은 남자를 선택하지는 않았을 것이다. 남편을 만나기 전에 사귀었던 여러 명의 남자친구들은 모두 내 가치를 인정하고 높이 평가해주었다. 그러나 사랑은 노력해야 얻어지는 것—자신의 삶에서 많은 것을 성취하며 다른 사람을 고통에서 구해줌으로써 얻어지는 것—이라고 믿는 사람은 당연히 그런 믿음을 충족시켜줄 사람에게 끌리게 될 것이다. 나를 인정하고 칭찬해주던 남자친구들은 내가 원하던 타입이 아니었다. 내가 끌리던 사람은, 우리 집에서 그랬던 것처럼 내가 아무리 노력해도 내 가치를 인정하는 데 인색한 사람이었다. 그리고 나는 바로 그런 사람과 결혼했다.

이런 관점에서 보면 남편은 내가 바라던 진정한 '영혼의 동반자 soul mate'라고 할 수 있다. 그리고 나는 우리 사이의 갈등에 대해 그를 비난할 자격이 없다. 이런 식의 관계를 지속하지 않으려면 내 영혼이 근본적으로 변하는 방법밖에 없었다.

한편, 엄마와 나는 우리 사이의 해묵은 갈등을 풀고 지금은 어느 때보다도 자별한 모녀관계를 유지하고 있다.

중년에는 왜 결혼생활이 변해야 하는가

우리 문화의 전통적인 가족관계 역학구조를 볼 때, 자녀를 양육하고 가족을 뒷바라지하는 일은 대부분 여성에게 떠맡겨지는 게 현실이다. 여성들은 은연중에 여러 가지 희생을 강요당하고 있다. 물론 최근 들어 비즈니스나 정치, 과학 분야에서 여성이 점점 두각을 나타내는 추세이긴 하지만, 가족을 위해 누군가 직장을 포기해야 할 경우가 닥치면 회사를 그만두는 쪽은 여전히 여성이다. 여성들은 '엄마의 도리'라는 그럴듯한 명분의 압력에 굴복하는 것이다.

여성들은 생리적으로 가임기 동안에는 자신을 희생해서 가족을 돌보려는 모성본능이 있다. 그렇지만 성차별이라는 사회적 인식이 여성의 이런 생리를 이용해 교묘하게 그 본능을 더욱 부추기는 것도 사실이다. 그러나 호르몬 베일이 걷히고 여성들이 자신의 인생이 어떻게 흘러가고 있는지 정확하게 판단하는 시기가 되면 이런 사회적 억압에 대해 강력한 반발심을 느끼게 된다.

이런 감정을 경험한 폐경주위기 여성들은 그동안 공들여 쌓아온 탑이 와르르 무너져내리는 것 같은 허망함을 느낀다. 특히 자제심이 강하다고 자부하는 사람들은 그 타격이 더욱 크다. 외부의 압력에 저항하는 것도 쉬운 일이 아닌데 하물며 자신의 내부에서 대대적인 지각변동이 일어난다고 상상해보라. 그동안 편안히 안주하던 당신의 둥지가 송두리째 흔들리며 정체성을 포함한 모든 것들이 안에서부터 반란을 일으키는 것이다. 이 급작스런 대변혁을 피할 수 있는 방법은 두 가지밖에 없다. 하나는 가임기 동안 사회적·문화적 성차별에 지속적으로 대항함으로써 폐경기를 앞둔 중년에 급작스럽게 찾아올 변화에 대한 욕구를 일찍부터 실행에 옮기는 것이다. 다른 하나는 폐경기에 당신의 몸이 들려주는 진실의 소리와 창조적인 외침을 외면하는 것이다. 그러나 후자를 택할 경우 당신 자신의 건강은 물론 배우자의 건강에 치명적인 위험을 초래할 수 있으며, 배우자와 존경과 사랑으로 맺어지지 않았다면 부부관계에 심각한 갈등이 야기될 것이다.

뇌가 인간관계에 미치는 영향

우리가 살아가면서 인간관계보다 신체적·정신적으로 더 깊은 영향을 받는 것은 없을 것이다. 우리가 다른 사람들과 관계를 맺을 수 있도록 해주는, 그래서 사실상 우리를 지배한다고 볼 수 있는 신경계는 우리의 뇌 속에서 아주 어린 시절에 형성된다. 이 중대한 시기에 우리에게 입력되는 경험들은 평생에 걸쳐 지대한 영향을 미친다. 예를 들어보자. 어렸을 때 배고프면 곧 젖을 주고, 기저귀를 바로바로 갈아주며, 춥거나 무서울 때는 포근하게 안아주는 등 사랑과 보살핌을 듬뿍 받으며 자란 경우, 자기 자신이나 다른 사람에게 신뢰감을 갖게 된다. 다른 사람과의 관계에서 자신의 욕구가 충족되고 간절한 바람이 채워지게 되면 우리는 자신이 소중한 사람이라는 자부심을 갖게 된다. 이런 감정은 나중에 엄마의 역할을 하는 데도 많은 영향을 미치게 된다. 행복하고, 건강하고, 충분한 사랑을 받으며 자란 엄마들은 아기에게 지극한 사랑을 베풀며 아이로 하여금 조건 없는 사랑과 보살핌을 받고 있다는 감정을 느끼게 해준다.

그러나 부모들 중에는 무조건적인 사랑을 받아보지 못했기 때문에 베풀지 못하는 경우도 있다. 아이의 울음이 무시되고 심지어 비난과 질책의 대상이 된다면 그 아이가 세상에 대해 어떤 이미지를 갖겠는가. 다른 사람에게 신뢰감을 갖지 못하고 심할 경우 두려움을 느끼게 될 것이다.

어린 시절 자신이나 다른 사람에게 느꼈던 감정들은 뇌에 입력되어 평생 동안 인간관계에 지대한 영향을 미친다. 이것들은 우리의 감정의 기본 밑그림들이 되어, 언제나 펼쳐볼 수 있고 자유로운 표현이 넘쳐나며 때로는 지나치고 과장된 표현도 존재하는 일종의 사진첩을 구성하게 된다. 그러나 이런 감정들은 자라는 과정에서 다시 강화되지 않는다면 자연스럽게 사라진다. 반면, 여러 형태로 되풀이된다면 어른이 되었을 때 많은 노력이나 전문가의 치료가 필요한 문제점으로 발전한다.

삶을 성공적으로 살아갈 수 있는 능력은―무엇을 성공이라고 생각하든 간에―다른 사람들과 어떻게 관계를 맺고 있는가에 크게 좌우된다. 만일 당신의 삶이 불만으로 차 있다면 현재의 인간관계를 초래한 당신 자신의 인간관계 회로를 뜯어고칠 유일한 방법은, 어린 시절 형성된 뇌 속의 회로를 겉으로 드러내서 그 원인을 규명하는 것뿐이다. 당신이 태어나고 자란 환경을 좀더 잘 이해할 수 있게 된다면, 이제까지 과거의 기억에 얽매여 자신도 모르게 선택해온 부정적인 인간관계를 바람직하게 변화시킬 수 있을 것이다. (물론 쉽진 않겠지만.)

그러나 내면에서 변화가 일어나려면 먼저 고쳐야 할 것이 무엇인지를 깨달아야 한다. 당신은 왜 지금처럼 느끼고 선택하며 행동하는가? 그 해답은 현재의 신경회로를 구축한 설계자이며 오늘날까지 당신의 세포 속에 살아 숨쉬고 있는 어릴 적 경험에서 찾을 수 있다.

돌이켜보면 내가 남편에게 마음이 끌렸던 것도 어린 시절의 기억과 무관하지 않다. 나는 아직 끝나지 않았던 가족 드라마를 남편이라는 달라진 배역과 다시 이끌어가고 싶었던 것이다. 그리고 남편의 생각을 정확히 알 순 없지만 십중팔구 그도 마찬가지였을 것이다. 나는 가족에게 받지 못했던 사랑을 그에게 받으려고 헌신적으로 노력했다. 내가 결혼생활에서 했던 역할은 자신의 가치에 대한 잘못된 믿음에서 비롯되었다는 사실을 깨닫게 해준 건 폐경기의 호르몬과 자의식의 변화였다. 잘못 형성된 믿음은 더이상 내게 도움이 되지 않았다.

구원의 시기

당시에는 잘 깨닫지 못하지만, 폐경주위기에 경험하는 명확한 통찰이나, 불의와 불평등에 대한 반감은 신이 내린 선물이라고 할 수 있다. 한마디로 말해 폐경기의 호르몬 변화는 인생의 후반기를 좀더 솔직하고, 충만하고, 건강하게 살 수 있는 기회를 제공해준다. 이 시기야말로 많은 여성들이 다른 사람들의 요구에 부응하기 위해 자신의 욕구를 억제하는 소위 '희생양'의 역할을 중단하는 때이다. 우리 문화는 여성들이 어떤 희생을 감수하더라도 주변 사람들을 먼저 생각하길 강요한다. 대부분의 가임기 여성들이 해오던 역할이다. 그러나 폐경기에 접어들면 여성들은 진정한 자신의 모습, 좀더 정확히 말하면 앞으로의 자신의 모습을 찾아 삶을 재창조할 기회를 맞는다.

만약 여성들이 이 필요한 변화를 외면하면 우리의 몸은 질병을 통해 그 사실을 경고함으로써 결코 무시하지 못하도록 만든다. 많은 여성들이 삶의 큰 타격이자 때로 생명까지 위협당하는 질병이라는 위기를 맞이하는 것도 바로 이 시기이다.

한 예로 폐경주위기 여성들이 가장 보편적으로 겪는 질병 중 하나가 자궁근종(일명 물혹)이다. 미국에서는 폐경기 여성의 40%가 한 개 이상의 자궁근종을 가지고 있으며 그들 대부분은 자궁절제술로 종양을 제거하고 있다. 제도권 의학계에 종사하는 의사들은 40대 여성에게 흔히 나타나는 자궁근종의 원인을 프로게스테론에 비해 에스트로겐의 분비가 너무 많기 때문인 것으로 단정짓고 있다.

물론 현대의학적으로는 맞는 말이지만 절대적인 원인이라고는 할 수 없다. 나도 마흔한 살 때 자궁근종이 생겨 의사로서뿐 아니라 한 여성으로서 이런 사실을 몸소 체험했다. 육체적 질병의 원인은 신체적 이상만이 아니다. 만일 우리가 그 해독방법을 터득하기만 한다면 삶에 대한 경고의 메시지도 함께 알아챌 수 있다. 때로 그 메시지는 나처럼 어린 시절을 돌이켜보는 과정을 통해서만 분명하게 이해할 수 있는 경우도 있다. 그러나 8년에 걸친 종양의 진행과정을 경험하면서 내가 깨닫게 된 사실은, 우리의 질병이나 증상은 자신의 내면에 가장 잘 다가갈 수 있는 방법을 택한다는 것이다. 얼마나 놀랍고 두려운 일인가. 물론 이 법칙은 우리의 전 생애에 적용되지만 특히 폐경주위기에는 좀더 직접적이고 심각하게 작용한다. 우리 내면의 지혜가 호르몬 작용에 힘입어 그 어느 때보다도 더 크고 열정적으로 말을 걸어오는 것이다. 마치 생식능력을 잃기 바로 전에 마지막으로 우리에게 깨달음을 주려는 것처럼 보인다.

나는 자궁근종이라는 메시지를 통해 경고를 받았지만 극심한 편두통이나 월경전 증후군 PMS, 유방질환, 또는 홍조와 불안 같은 폐경기 증상을 경험하는 여성들도 있다. 이렇게 우리 몸에 나타나는 메시지는 자신의 장애물을 가장 잘 깨뜨릴 수 있고 삶을 변화시키는 데 꼭 필요한 문제점을 정확히 지적해주는 형태를 택한다. 이 지혜로운 경고의 메시지를 소홀히 하지 말자.

나의 자궁근종 – 삶의 마지막 기회

내가 맨 처음 자궁근종을 발견한 것은 첫 저서인 〈여성의 몸 여성의 지혜〉를 출간하기 몇 년 전인 1991년이었다. 3년 넘게 책에 매달려 왔던 나는 그 당시 몸과 마음이 몹시 지쳐 그야말로 진퇴양난에 처해 있었다. 책이 과연 제대로 출간될지 여부조차 불투명했던 악몽 같은 시기였다. 책을 완성해서 세상에 내놓으려면 앞으로 얼마나 더 많은 시간을 투자해야 할지 막막한 기분이었다. 아마 이 깊은 절망감이 종양으로 나타났을 것이다. 자궁근종은 주로 인간관계나 일, 프로젝트가 막다른 지경에 이르러 창의성이 억제되거나 발휘되지 못했을 때 나타난다. (억제된 창조 에너지는 자궁 이외에도 난소나 나팔관, 허리 아래쪽 등과 장기들, 방광, 골반 등에 문제를 일으키기도 한다. 이곳들은 모두 여성의 두 번째 에너지 중심으로 동양의학에서는 차크라 2라고 부른다.)*

마침내 〈여성의 몸 여성의 지혜〉가 완성되어 출간되었을 때 나는 예상 밖의 호평에 매우 놀랐다. 여성의 건강은 그들의 삶과 깊은 연관이 있다는 진실을 밝힌 내 견해가 행여 함께 일해온 동료의사들의 비난을 받지 않을까 내심 두려웠었다. 책에 대한 동료 산부인과 의사들

---

* 차크라는 기氣가 강하게 모여 있는 에너지 중심으로 우리 몸에 모두 7군데가 있다. 감정과 몸을 연결하는 에너지의 중심점이라는 면에서 무척 중요하다. —역주

의 반응은 적극적인 호응은 아니었지만 그렇다고 거부도 아니었다. 하지만 내 책의 주인공인 여성들은 열광적인 지지를 보내주었다.

책에 대한 호평으로 내가 기쁨과 해방감을 느끼자 종양은 침묵을 지키고 있었다. 아주 사라진 것은 아니었지만 더 진행되지도 않았다. 그것은 마치 내면의 지혜로부터 들려오던 속삭임이 가수면 상태에 들어간 것 같았다. 나는 종양이 생긴 것은 결코 우연이 아니며 어떤 의미가 있다는 걸 알고 있었다. 따라서 그 내면의 메시지를 소홀히 하지 않겠다는 다짐을 잊지 않았다.

그후 여러 해 동안 나는 내면의 소리에 주의를 게을리하지 않고 그 메시지를 들으려고 노력했다. 나를 힘들게 하는 인간관계를 정리하고 좀더 우호적이고 서로 이해할 수 있는 관계를 가지려고 노력했다. 또 창조적 본능이 이끄는 대로 따르려고 애썼다. 〈여성 대 여성〉 건강센터가 문을 연 지 10년이 지나고 어느 정도 자리를 잡자 내 마음속에는 저술과 강연에 대한 욕구가 샘솟기 시작했다. 나는 내면의 소리에 따르겠다는 결연한 의지를 다지고 있었으므로 건강센터에 투자하는 시간과 노력을 서서히 줄이기 시작했다.

무리가 가지 않게 조금씩 수술에서 손을 떼고 환자를 돌보는 시간도 줄여갔다. 새롭게 펼쳐질 삶에 마음이 설레는 반면 환자들과 유지해온 깊은 유대감을 잃는 것이 무척 안타까웠다. 그동안 환자들을 진료하면서 한 여성이 여러 해에 걸쳐 각종 질병을 극복하고 건강을 되찾는 과정에 동참하며 얼마나 함께 기뻐했던가. 그러나 매일 일과가 끝난 후에도 산더미 같은 환자들의 진료기록을 살펴보며 과다한 업무에 시달리던 나는 마침내 위에 결절을 얻게 되었다.

그러던 중 1994년 창간된 월간 뉴스레터 〈여성을 위한 건강지혜 *Health Wisdom for Women*〉가 좋은 반응을 얻자 나는 매달 연구와 집필에 엄청난 시간을 할애해야만 했다. 또 교육과 강연을 위해 전국을 순회했다. 이렇게 삶을 변화시켜가는 동안에도 나는 늘 종양에 관심을 갖고 그 메시지를 들으려고 노력했다. 특히 4년간이나 잠잠하던 종양이 점점 커져 축구공만한 크기가 되자 신경이 곤두섰다. 삶이 완전히 균형을 잃은 건 아니라 해도 새롭게 추구하는 삶에 대해 나 자신이 커다란 죄의식을 느낀다는 걸 알 수 있었다. 좋아하는 일을 하는 것에 대한 죄의식은 바로 에너지를 억제하는 근원이 된다. 그러나 나는 새로운 삶에 충분히 만족하고 있었으므로 그러한 장애물은 없을 거라고 생각했다.

그날은 1996년 추수감사절이었다. 저녁식사 약속이 있어 종양으로 제법 불룩해진 배를 감출 만한 옷을 고르고 있을 때, 갑자기 배를 감추기 위해 옷을 고르는 것도, 엎드릴 때마다 불편을 감수해야 하는 것도 모두 지겨워졌다. 시각화 기법이나 동종요법, 식이요법, 침술로 버티는 것도 한계에 이른 것이다. 나는 종양을 제거하기로 결심했다.

수술날짜가 잡히자 나는 에스트로겐 수치를 낮춰 종양을 축소하는 효과가 있는 성선자극호르몬 방출호르몬 촉진제 GnRH agonist를 투여하기 시작했다. 이 약은 인위적으로 폐경을 일으켜 진짜 폐경기처럼 기억력 감퇴, 안면홍조, 골다공증 등을 초래하는 부작용이 있었다. 그럼에도 불구하고 나는 종양이 축소됨으로써 얻는 이득—종양이 작아지면 절개부위가 축소될 것이고 과다한 출혈로 인한 위험을 줄일 수 있다—이 그런 부작용보다 크다고 생각했고, 무엇보다도 2개월만 투여하면 되었기 때문에 그 길을 택했다.

하지만 나는 이 약이 종양을 축소하는 데 그치지 않고 더 큰 효과를 초래했다는 사실을 모르고 있었다. 지금 와서 돌이켜보면 약의 도움으로 인위적인 폐경을 경험했던 2개월 동안 갑작스런 변화를 맞이한 나의 뇌―내 인생―는 결혼생활을 포함한 주위 사람과의 관계를 재정립하기 시작했던 것이다.

마침내 폭발한 후 내면의 소리에 따르다

내가 성선자극호르몬 방출호르몬 촉진제를 투여한 지 2,3주가 지난 어느 날 저녁이었다. 가정부와 유모 리다를 포함한 온 가족이 TV 앞에 앉아 응급실에서 일어나는 에피소드를 다룬 프로그램을 보고 있었다. 프로그램이 거의 끝날 무렵 간호사가 심한 화상으로 죽어가는 환자를 방문한 친구에게 응급실로 들어와 환자와 얘기를 나누라고 권하는 장면이 있었다. 친구에게 환자의 상태가 얼마나 심각한지 전혀 귀띔해주지 않는 간호사를 보고 리다가 물었다. "의과대학에서 저렇게 가르치나요?" "뭘 말야?" 그녀의 질문을 이해 못 한 내가 되물었다. "환자의 상태가 심각한데도 진실을 밝히지 말라고 가르치냐구요?" 나는 잠시 생각한 후 이렇게 대답했다. 의과대학 교수 중에는 환자(혹은 가족이나 친구)가 충격을 이겨낼 수 없다고 판단될 경우 진실을 밝히지 않는 게 옳다고 믿는 사람들이 실제로 있으며, 그 결과 흔히 TV에서 이렇게 아름답게 묘사하는 상황이 실제로도 많이 벌어진다고 말했다.

바로 그때 남편이 벌떡 일어나더니 턱을 치켜들고 흥분한 어조로 말했다. "그렇게 가르치는 교수들은 없어. 도대체 무슨 말을 하고 있는지 모르겠군!" 이 말은 내 마음을 뒤집어놓았다. 오랜 세월 동안 나는 남편의 부당함을 받아들이려고 노력했을 뿐 아니라 그와 유사한 병원의 성차별도 묵묵히 참고 견뎌왔다. 하지만 바로 이 순간 마음속에서 더이상 무조건 참고 싶지 않다는 외침이 들려왔다. 나는 나를 비롯한 모든 의사들이 환자들과 말이 아닌 다른 방법으로 대화를 나누는 데 익숙해져 있으며 이 과정에서 많은 진실이 묵인되고 있다는 점을 주장했다. 물론 "환자에게 모든 진료기록을 말하지 말라."는 규칙은 없다. 그러나 의사들이 병실을 돌며 환자들을 회진하는 과정에서 환자들은 주치의와의 접촉을 통해 기대할 수 있는 것과 기대할 수 없는 것을 은연중에 깨닫게 된다는 점도 설명해주었다.

언성이 점점 높아지자 우리는 다른 사람들에게 방해가 되지 않게 침실로 자리를 옮겼다. 그후 40여 분 동안 나는 내 자신이 그럴듯한 가면을 벗어버리고 내면의 진실에 가까이 접근하고 있음을 느꼈다. 나는 남편에게 내 생각—의사로서의 자세나 우리 부부관계, 그동안 불평등했던 우리 삶에 대해—을 솔직하게 전달했다. 듣기 좋게 포장하지도 않았고 내 태도를 미안해하지도 않으면서 당당하게 입장을 밝혔다. 마치 용량을 초과해 억지로 쑤셔넣은 컨테이너 문이 마침내 커다란 폭발음을 내며 튀어오르는 것과 같았다. 여성이라는 이유로 그동안 하지 못했던 말이 얼마나 많았으며 살아남기 위해 참아온 세월은 또 얼마인가. 그동안 우리가 무시하거나 은폐하려고 노력해온 진실이 불시에 힘찬 분출을 시도한 것이다. 결국 남편은 처음의 기세 등등하던 태도를 누그러뜨리고 부드러운 목소리로 내게 용서를 빌었다. 우리의 결혼생활이 일대 전환점을 맞이한 것이다. 더이상 이전의 상태로 되돌아갈 수는 없었다.

내가 평소처럼 입을 다물지 않고 내면을 드러낼 수 있었던 건 인공적인 폐경기가 가져다준 선물이었다. 보통 폐경기는 서서히 찾아온다. 그러나 약물로 인해 갑자기 폐경을 맞이한 내 경우나 수술 혹은 방사선 치료로 억지로 폐경이 시작된 많은 여성들의 경우, 급격한 호르몬의 변화는 명철한 통찰력으로 우리 삶을 재조명하게 만든다. 마치 느닷없이 찾아오는 안면홍조와 같다. 내 인공 폐경기와 홍조는 약을 중단하자 바로 멈추었지만 그 짧은 기간에 겪은 내면의 변화는 거기서 끝나지 않았다. 나는 비로소 그동안 가슴속에 묻어두었던 내 자신과 결혼생활에 대한 갈등을 겉으로 드러낼 용기를 갖게 되었다.

함께 창조해나가는 동반자 관계, 그 신나는 즐거움

그때까지 나는 결혼생활 내내 집에서 큰 소리 한번 내지 않았지만 그렇다고 직장인 병원에서까지 목소리를 죽였던 건 아니었다. 이제 나는 의학계뿐만 아니라 일반인들에게까지 이름이 알려진 유명인사가 되었다. 나의 경력은 절정기에 들어섰다. 인기 있는 여성건강센터의 공동 창업자이며, 미국 심신의학협회 회장이었고, 〈여성의 몸 여성의 지혜〉라는 저명한 책의 저자이며, 일에 대한 열정 또한 날이 갈수록 깊어지고 있었다.

나는 또 우리 가정에 경제적으로 큰 도움이 되는 것을 매우 자랑스러워하며 그 사실을 남편이 인정해주기를 바랐었다. 그러나 이제 그런 생각을 버렸다.

지금 나는 다른 많은 중년여성들과 마찬가지로 주위 사람들과 새로운 형태의 동반자 관계를 창조해가고 있다. 내가 〈여성의 몸 여성의 지혜〉 집필을 끝내고 처음 관계를 맺은 사람은 모나 리자 슐츠Mona Lisa Schulz 박사였다. 의학박사이자 신경과학 전문의인 모나 리자는 내 절친한 친구이자 연구 파트너이다. 그녀는 순수한 과학자의 시각에서 내 일을 높이 평가했으며 그것을 뒷받침해줄 만한 과학적 근거를 찾아내곤 했다. 그때까지만 해도 의료계의 고정관념에서 벗어나지 못했던 나는 환자를 직접 진료하는 임상의는 과학자가 될 수 없다고 생각했다. 과학자란 환자를 돌보는 잡다한 일로 손을 더럽히는 대신 완벽하게 통제할 수 있는 실험환경과 여건에서 자료를 수집하고 연구하는 고상한 사람들이라고 생각했다. 내가 행하는 진료는, 질병에 걸린 사람들이 의사와의 협력관계나 자신의 내면과의 공동작업을 통해 건강문제를 해결하는 적절한 방법을 선택하도록 도와주는 행위에 불과하다는 생각이었다. 따라서 이것을 과학이라고 부를 수는 없다고 생각했다.

그러나 모나 리자는 내 자신과 내 일을 좀더 명확하게 판단하도록 도와주었다. 그녀를 만나기 전까지 내가 아는 사람 중에 나처럼 심신의학에 관심을 보이는 사람들은 몇몇 지방의 의사에 불과했으며 더구나 공개적으로 그 사실을 드러내는 사람은 매우 드물었다. 그 시절만 해도 '심신의학'에 관심이 있다는 사실을 공개하는 것은 모험에 가까웠으므로 순교자가 되길 자청하는 의사를 만나기란 하늘의 별 따기였다. 그러나 모나 리자는 기꺼이 그 역할을 맡았다. 그녀는 내 비전에 동조했을 뿐 아니라 위험을 감수하면서 그 사실을 공개하는 일에도 동참해주었다.

과학에 대한 모나 리자의 접근은 전통적인 의학계가 인정하는 한계에 갇혀 있지 않았다. 그녀는 신경과학자인 동시에 직관의술 intuitive medicine 전문가였다. 그녀는 한 번도 본 적이 없는 사람의 이름과 나이만 듣고도 그 사람의 질병과 관련된 정신적·감정적 패턴을 찾아냈다. 그녀의 능력은 충분한 객관적 자료 없이도 어떤 사실을 감지해내는 직관에 과학적 근거를 부여하고 있었다. 이런 그녀 덕분에 나도 점점 내면의 소리에 귀를 기울이게 되었다. 나는 평생 관심을 가져온 신비주의나 점성학, 천사에 관해 그녀와 많은 의견을 나눌 수 있었다. 그녀는 또 타로 카드를 이용해 직관을 키우는 방법도 가르쳐주었다. 나는 점차 그녀를 오른쪽 뇌의 직관적 지혜와 왼쪽 뇌의 진찰·처치능력이 잘 조화된 이상적인 의사로 여기게 되었다.

우리의 협력관계는 동료이자 친구로서 절묘하고 탁월한 성취를 이루어내는 본보기가 되었다. 아이디어나 가치관은 물론 삶에 대한 태도에서도 우리는 서로 많이 닮아 있었다. 유머감각도 비슷했고, 영화구경을 좋아했으며, 둘 다 딸들과 파티를 여는 걸 즐겼다. 뿐만 아니라 당시 둘 다 남 앞에 나설 기회가 많았기 때문에 호감을 주는 '언어습관'을 연습하며 함께 깔깔거리곤 했다. 재미있고, 늘 즐겁고, 영혼이 충만하고, 야심만만한 사람과 같이 일을 하면서, 나는 함께 시간을 보내고 싶은 사람에 대한 기준이 완전히 바뀌고 있었다.

메시지가 전파를 타며 더욱 인정을 받다

1997년 초, 나는 처음으로 두 개의 TV 특집 프로그램에 출연하기 시작했다. 성선자극호르몬 방출호르몬 촉진제가 뇌를 갑자기 변화시킨 지 얼마 지나지 않아 나는 시카고에서 온 잭 윌슨Jack Wilson과 빌 헤이츠Bill Heitz라는 두 프로듀서를 만났다. 그 부인들이 내 얘기를 하며 TV에 소개하면 어떻겠느냐고 제의했던 것이다. 두 프로듀서와 협력해서 만든 네 개의 특집이 성공을 거두자 나는 점점 자신감을 얻기 시작했다. 오늘날 나는 깐깐한 과학자들뿐만이 아니라 TV 출연자의 자질을 전혀 갖추지 못했던 풋내기 시절에도 굳게 믿어주었던 두 프로듀서로부터도 높은 평가를 받고 있다.

무척이나 신나고 흥미진진하던 시절이었다. 이 시기에는 사무실에 있는 시간보다 자리를 비우는 시간이 더 많았다. 강연하고 글을 쓰며 좀더 많은 사람들에게 내 견해를 알리고 싶다는 꿈에 모든 시간을 할애하게 된 것이다. 하는 수 없이 〈여성 대 여성〉에서 완전히 손을 떼고 사업과 건물에 대한 지분을 동료들에게 넘겼다. 내가 하고 있던 일은 우리가 처음 시작할 때 추구하던 모델과는 맞지 않았다. 나는 더 넓은 세상에서 나의 길을 걸어가야 할 때가 되었다는 걸 알고 있었다.

암거위를 변화시킨 힘은 수거위도 변화시킨다

내가 인생의 대전환기를 맞는 동안 남편도 나름대로 변화를 겪고 있었다. 그의 중년기 재평가 작업은 의사로서의 자신의 목표에 회의를 갖는 것에서 시작되었다. 관리의료 managed care* 시대가 도래하자 진료형태를 바꿔야 했으므로 그는 자신의 일에 더이상 자부심과 흥미를 느끼지 못하게 되었다. 또 돈에 대한 걱정은 갈수록 커져, 내 성공이 그 두려움을 줄이는 게 아니라 오히려 늘리는 것 같았다. 나는 남편이 왜 그토록 우리의 재정에 신경을 곤두세우는지 이해할 수 없었다. 나는 남편에게 내가 돈을 잘 벌고 있으며 그 수입은 우리의 공동재산이라는 걸 납득시켰다.

남편이 돈에 대해 지나치게 걱정했던 이유 중 하나는 막내딸이 고등학교를 졸업하면 은퇴할 생각이었기 때문이었다. 그 시기는 2년 앞으로 다가와 있었다. 그에 반해 나는 뒤늦게 길을 찾았지만 은퇴에 대해서는 꿈에도 생각해본 적이 없었다. 남편이 회계사와 노후설계를 하는 동안 나는 우리가 서로 다른 세계에 살고 있는 것 같은 기분이 들었다. 함께 회계사를 만난 자리에서 남편과 내가 내놓은 서로 다른

---

* 고용주의 부담을 줄일 목적으로 일정한 환자집단의 진료를 의사집단에게 하청을 주는 건강관리 방식. — 역주

노후 목표를 만족시켜줄 컴퓨터 프로그램은 이 세상에 존재하지 않는 것 같았다.

중년기의 다른 남성들과 마찬가지로 남편도 노후에 대한 걱정을 해소하는 한 방법으로 수입에 대한 관리를 강화해나갔다. 물론 내 수입의 비중이 갈수록 높아지고 있었다. 어쩌면 남편은 늘 그렇게 빡빡하게 수입을 관리해왔는데 내가 그제서야 알게 된 건지도 모른다. 다른 아내들처럼 나도 남편이 돈관리를 더 잘할 거라고 믿고 전권을 위임하고 있었기 때문이다. 남편은 주말이면 몇 시간씩 컴퓨터 앞에 앉아 각종 청구서를 처리하고 수입내역과 지출내역을 정리하고 계획하곤 했다. 중년의 위기감이 밀려오면서 그는 예전보다 더욱 두려움과 걱정에 사로잡힌 것 같았다. 결국 남편은 내 지출내역까지 일일이 점검하기 시작했다. 그는 늘 분수에 넘치는 지출을 한다고 잔소리를 해댔으므로 그 두려움이 내게도 전염되곤 했다.

그러나 아무리 노력해도 남편이 생각하는 분수에 맞는 생활에 맞출 수가 없었다. 마침내 나는 남편의 잔소리를 피하기 위해 지출을 숨기기 시작했다. 물론 갈등이 따랐다. 이러한 행위는 내가 그토록 열심히 환자들에게 이야기해왔던 이상과는 거리가 먼 것이었다. 그러나 나는 남편이 화를 내는 것이 두려웠다. 그동안 결혼생활을 하면서 남편을 화나지 않게 하려고 최선을 다해 비위를 맞추었고 입을 다물고 살았다. 하지만 마음속에서는 늘 다른 사람을 만족시키고 양보하는 삶 이상의 것을 원하고 있었다.

실제로 시작된 폐경기

십몇 년을 함께 해왔던 〈여성 대 여성〉 건강센터에서 손을 뗀 지 2주쯤 지났을 때 내게도 드디어 '진짜' 홍조가 시작되었다. 그러나 앞서 약으로 인해 인위적으로 겪었던 것에 비하면 한결 가벼웠다. 그때는 열이 확 나서 메인 주의 그 혹독한 한겨울 날씨에도 코트를 벗어 던지고 소매 없는 차림으로 거리를 활보할 정도였다. 증세가 약하긴 했지만 실제로 홍조가 시작되자 나도 마침내 폐경기에 접어들었구나 하는 실감이 생생하게 들었다.

그날은 1998년 12월 18일로 연말인 동시에 새천년을 앞둔 한 시대가 저물어가는 시기였다. 내가 〈여성 대 여성〉과 결별을 한 것은 앞으로 닥칠 집안일에 비하면 전초전에 불과했다. 물론 겉으로는 모든 것이 순조로워 보였고 연말의 축제기운이 감돌고 있었다.

내게 홍조가 처음 시작된 그날은 남편과 딸들과 함께 온 가족이 오스트리아로 스키여행을 떠나는 날이었다. 그곳에서 친정엄마와 형제들과 함께 크리스마스를 보낼 예정이었다. 내가 오랫동안 꿈꿔오던 일이었다.

여행은 여러 가지로 만족스러웠고 나는 그렇게 멋진 곳에서 친정 식구들과 함께 지낼 수 있다는 게 매우 행복했다. 그러나 남편과 나 사이에는 이전에 느끼지 못했던 긴장감이 감돌고 있었다. 서로 아껴주며 다정하게 지내는 주위 커플들을 볼 때마다 나는 외로움을 느꼈다. 그 여행기간 내내 나는 대부분의 시간을 엄마나 언니, 딸들과 스키를 즐기며 남편과 함께 있는 자리를 피했다. 이제까지 해오던 대로 남편의 비위를 맞추거나 그를 편하게 해주기 위해 에너지를 낭비하고 싶지 않았다. 홍조가 시작되었다는 건 내가 중년의 재평가 시기에 들어섰다는 걸 의미했다. 좀더 건강한 환경을 만들고, 나 자신에게 관심을 기울이며, 진실을 말할 때가 된 것이다.

내 몸은 어떤 일에 회의를 느낄 때마다 재빨리 먼저 알아채고 반응을 보이곤 한다. 내 얼굴에는 무언가 피부 밑에 도사리고 있다가 이제 막 분출했다는 암시인 듯 여드름이 돋기 시작했다. 나는 살면서 불안한 시기를 맞을 때마다 늘 이용하던 마더피스Motherpeace 카드(타로 카드의 일종)에 의지하여, 내면의 진실을 알게 해주는 샤먼 오브 소즈Shaman of Swords 그림을 머리 속에 그리기 시작했다. 우주의 전지전능한 힘이 내게 여러 가지 모습을 통해 메시지를 전해주고 있었다. 나는 그 소리를 받아들일 준비가 되어 있었다.

결혼생활이 파탄에 이르다

1999년 새해가 시작된 지 얼마 되지 않아 은행에서 날아든 초과 인출 경고장은 마치 남편과 내가 원만한 동반자 관계를 만드는 데 실패했다는 걸 경고하는 것 같았다. 우리 가계부는 잔고가 부족했고 우리 결혼생활도 마찬가지였다. 내가 당분간 각방을 쓰며 생각할 시간을 갖자고 제의했을 때 남편은 화를 벌컥 내며 집을 나가버렸다. 그리고 돌아오지 않았다.

하루아침에 나는 사업과 가정에 대한 경제권과 책임감을 넘겨받게 되었다.

남편이 집을 나가기 전까지 나는 우리 결혼생활이 이혼으로 끝날 것이라는 생각은 꿈에도 해본 적이 없었다. 남편이 변하거나 아니면 내가 변하거나 또는 어떻게든 상황이 변해서 다시 이상적인 관계를 회복할 수 있을 거라는 환상에 사로잡혀 있었다. 심령술사나 점성가들도 우리는 함께 있어야 한다고 말하지 않았던가. 상상도 할 수 없는 일이었다.

점성가들의 점괘에도 불구하고, 또한 3년간이나 부부상담치료를 받았음에도 불구하고 결국 나는 벼랑 끝에 다다른 것이다. 더이상 삐걱거리는 관계 속에 나 자신을 방치하고 싶지 않았다. 진정한 나를 되찾고 싶었다. 더이상 감정적으로, 경제적으로, 육체적으로 다른 사람의 꼭두각시 노릇을 하고 싶지 않았다. 이미 너무 멀리 왔다.

나는 반세기에 걸쳐 준비해온 자기 치유 self-healing의 마지막 장을 실행할 시점에 서 있었다. 폐경기는 그동안 내가 추구해온 이상을 실현할 수 있는 중요한 계기를 마련해주었다. 길은 두 갈래였다. 내면의 소리를 무시하고 결혼생활을 끌고 가느냐, 용기를 내어 이혼을 하느냐. 과연 어떤 길을 택할 것인가.

선택이 힘들었던 이유 중 하나는 내 뇌구조가 형성되던 어린 시절의 50년대식 고정관념에서 벗어나지 못했기 때문이었다. 그 시대에 이혼을 했다면 아마 사람들은 내가 야망을 위해 가정을 버렸다고 생각했을 것이다. 왜 나는 자신보다 남편을 먼저 생각할 수 없는 걸까? 왜 나는 우리 결혼생활이 서로를 충분히 이해하고 지지하는 관계여야 한다고 주장하는가? 왜 나는 남편이 혼자만 편안하던 과거에서 탈피해야 한다고 주장하고 있는가? 그 이유는 더이상 선택의 여지가 없기 때문이었다. 내면 깊은 곳에서 들려오는 영혼의 소리가 내게 간절히 요구하고 있었다. 나는 그 소리를 믿고 싶었다.

그럼에도 불구하고 오랜 세월 함께 살아온 남편 없이 혼자 살아간다는 데 두려움을 느끼고 있었다. 그러던 어느 날, 몇 달 전 딸아이가 했던 말이 생각났다. 집안이 편치 않은 걸 알고 있던 대학생 딸이 방학 때 집에 와도 되느냐고 물었던 것이다. 그 말이 내게 앞으로 전진할 용기를 주었다.

고통을 통한 치유

지난날을 돌아볼 때 나는 수년 전부터 결혼생활이 파탄으로 치닫고 있다는 건 알고 있었지만 막상 이혼 후에 느낄 깊은 상실감에 대처할 준비는 부족했던 것 같다. 맨 처음 느낀 감정은 사지가 하나 떨어져나간 기분이었다. 몇 주 동안 새벽이면 잠에서 깨어 남편이 옆에 누워 있지 않다는 걸 실감할 때마다 가슴이 저리고 목이 메었다.

그러나 일단 집을 벗어나면 며칠 동안은 그럭저럭 잘 견디곤 했다. 그러다가 나도 모르게 늘 함께 가던 곳을 가거나 같이 하던 일을 하려는 자신을 발견하곤 했다. 얼마나 시간이 흘러야 내가 이혼했다는 사실을 인정하는 날이 올까. 나는 그날이 오는 것을 두려워하고 있었다.

문득 엄마 생각이 났다. 아버지가 돌아가시고 엄마 혼자 남겨졌을 때 얼마나 힘드셨을까. 그러나 엄마의 입장은 나와 달랐다. 엄마의 결혼생활은 행복했고, 아버지가 예순여덟에 테니스를 치다가 갑자기 돌아가셔서 생이별을 하게 된 것이었다. 엄마의 상실감이 얼마나 컸을지 비로소 이해가 되었다. 이혼 후 몇 달 동안, 나는 나보다 고통스러운 사람은 없을 것이라고 생각했다. 지난 24년간 내 삶의 가장 중요한 요소였던 결혼이 실패로 끝났기 때문이었다. 결혼한 부부의 50%가 이혼한다는 사실은 알고 있었지만 마치 인생의 낙오자가 된 것 같은 기분이었다. 남편을 빼앗길까 봐 누구도 초대하기 싫어했다는, 말로만 듣던 주인공이 바로 나인 것 같았다. 아무도 찾아오지 않고 친구도 없이 이대로 삶에 찌들어가는 중년여인으로 전락하는 건 아닐까.

상실은 중년기에 계속 되풀이되는 주제이다. 꼭 이혼을 하지 않은 여성이라도 여러 가지 상실—부모나 배우자의 죽음, 아이들의 독립, 직장에서의 해고, 늘어가는 주름살, 생식능력의 상실 등—을 경험하게 된다. 아직 아이를 낳지 못했거나 희망을 버리지 않은 여성들에게 임신능력의 쇠퇴는 큰 충격이 아닐 수 없다. 꼭 그렇진 않다고 해도, 어떤 처지 어떤 환경에 처해 있든 간에 거의 모든 여성들이 그동안 품어왔던 꿈을, 어떤 하나는 꼭 포기해야 하는 것이다.

그런 일들이 실제로 벌어졌을 때 그 고통은 말로 표현할 수 없을 정도이다. 나도 오랜 시간이 지나서야 슬픔이나 고통을 껴안는 법을 배우게 되었고, 그것들이 나를 파멸시키지 않는다는 믿음을 얻게 되었다. 그때 비로소 나는 앞으로 전진할 용기를 갖게 되었다.

분노를 통한 치유

이 시기에 내가 오로지 슬픔과 상실감에만 사로잡혀 있었다고 말한다면 그건 진실이 아니며 많은 중년여성들에게 너무 가혹한 행위가 될 것이다. 그 당시 내 마음에 차고 넘치던 또 다른 감정이 있었다. 그로 인해 나는 무기력함에서 벗어날 수가 있었다.

24년 동안 지속해온 결혼생활의 망령에서 벗어나 새로운 인생을 개척할 힘을 준 것은 바로 끓어오르는 분노였다. 나는 자신의 욕구를 인식하고 성취하기 위한 안내자로 분노라는 에너지를 이용했다. 남편이 나와 아이들을 버리고 떠난 뒤 나는 우리 가정의 행복을 되찾기 위해서는 무엇이든 하겠다고 결심했다.

처음에는 내가 과연 잘할 수 있을지 확신이 서지 않았다. 끓어오르는 분노도 두려움 앞에서는 힘을 잃기 일쑤였다. 내가 절망과 두려움의 벼랑 끝에서 비틀거릴 때마다 현실을 직시하게 만드는 증거들이 날아들었다. 은행에서 보낸 초과인출 경고장, 신용카드 대금청구서, 변호사비 청구서들이 정기적으로 어김없이 배달되었다. 좋든 싫든 나는 경제적 문제를 비롯한 여러 가지 것들을 책임져야만 했다. 결혼생활이 다시 회복될지도 모른다는 장밋빛 꿈에서 깨어나 나 자신과 아이들의 안녕을 책임지는 일에 모든 관심을 집중해야만 했다.

이 어려운 시기를 지탱하게 해준 또 하나의 에너지원이 있었다. 몇 해 전 이혼한 오빠였다. 오빠는 내게 전화를 걸어주어야 할 시기와 필요한 격려의 말을 족집게처럼 잘 알고 있었다. 그의 탁월한 통찰력은 내게 매우 큰 힘이 되었다.

받아들임을 통한 치유

나는 결혼생활에 대한 미련을 버리고 유부녀라는 정체성에서 벗어날 수 있는 용기를 얻으려고 기도를 시작했다. 매일 아침마다 산책을 나가면서 도중에 있는 부두에 들러 기도를 드렸다. 나는 그곳에서 내 인생에서 감사할 것에 대해 생각하곤 했다. 감사할 게 헤아릴 수 없이 많았다. 나는 마치 바다 속 깊숙이 감사를 보내려는 것처럼 큰 소리로 감사의 기도를 올렸다. 그리고 매일 부두에 서서 바다를 바라다보았다. 조수가 밀려갈 때마다 얼음조각도 따라 밀려가는 것이 보였다. 그래, 곧 봄이 올 거야. 봄의 생명력이 치유의 에너지를 품고 찾아오겠지. 나는 깊은 슬픔을 안겨준 겨울에 감사했다. 희망을 가지고 새봄을 맞이할 수 있음도 감사했다.

별거를 시작한 지 석 달쯤 지났을 때 24번째 결혼기념일이 다가왔다. 마침 바로 전날이 일요일이었는데 나는 유난히 허전함을 느꼈다. 그 깊은 상실감은 이혼수속을 밟는 데 필요한 이성을 일시적으로 마비시킬 정도였다. 그날 아침 한 친구가 전화를 걸어 우리의 별거를 얼마나 가슴 아파하고 있는지 말해주었다. "너희 두 사람은 아직 서로를 사랑하고 있잖아." 그 친구는 자기가 다니는 아쉬람(힌두교 사원)에 가서 우리 두 사람을 위해 간절히 기도하겠다고 약속했다.

드디어 결혼기념일인 월요일이 되자 나는 안절부절 못하며 남편에게 전화를 걸까 말까 하루 종일 망설였다. 그렇게 하루가 저물고 저녁에 아이들과 식탁에 마주 앉았을 때 초인종이 울렸다. 꽃배달 아저씨가 하얀 장미 열두 송이와 카드를 전해주었다. 카드에는 이렇게 적혀 있었다. "함께 보낸 24년에 감사하오. 그리고 두 딸을 선물해줘서 고맙소." 나는 눈물을 흘리면서 아이들에게 말했다. "아빠와 엄마는 아직 서로 무척 사랑하는 것 같구나."

아르마딜로의 처방 — 나약함의 힘

별거를 시작한 직후 한 신문기자와 일에 대해 인터뷰를 한 적이 있다. "마지막으로 한 가지 궁금한 점이 있습니다." 그녀가 물었다. "박사님도 정말로 고통스러웠던 시간이 있었나요?"

매우 충격적인 말이었다. 그 순간 내 인생에서 가장 중요했던 사람을 잃은 슬픔이 떠올랐다. 뼛속 깊이 고통이 느껴졌다. 어떻게 그 기자는 내 삶이 그처럼 평탄할 거라고 생각했을까? 하지만 나는 침묵을 지켰다. 아직 남편과의 관계를 공개할 단계가 아니었다. 나는 여전히 깊은 상처에서 헤어나지 못하고 있었다.

그 당시 바로 얼마 전 모나 리자가 이런 말을 한 적이 있었다. "너는 너무 완벽해 보여서 아무도 돌봐주고 싶다는 생각이 들지 않는 것이 흠이야. 반대로 나는 너무 약해 보여서 누구에게나 모성본능을 불러일으킨단다. 모두들 도와주고 싶어하지."

나는 이 말에 매우 화가 났다. 나는 남편은 물론 엄마에게도 나약한 모습을 보이지 않으려고 애썼다. 언제부터인가 돌봐주고 싶게 만드는 능력을 잃어버린 것이다. 더구나 나는 그런 모습을 좋아하지 않았다. 그동안 다른 사람의 동정심을 일으켜 자신의 목적을 이루는 희생양 역할에 젖어 있는 여성들을 너무 많이 보았다. 그런 종류의 여자는 되고 싶지 않았다. 그러나 우리 문화가 그런 면을 보이지 않는 사람들을 인간성이 결여된 사람으로 치부한다는 것도 잘 알고 있었다. 신문기자가 내게 던졌던 질문도 그런 의미였다.

모나 리자의 지적을 듣고 나서 이틀 밤을 뜬눈으로 새운 나는 타로 카드와 비슷한 동물 주술 카드점을 보았다. 내가 카드를 뽑을 때마다 매번 거꾸로 누워 있는 아르마딜로* 그림이 나왔다. 그 카드에는 다음과 같은 메시지가 적혀 있었다.

당신은 현재 처한 환경을 이기는 유일한 방법은 자신의 나약함을 감추거나 갑옷으로 단단히 무장하는 것이라고 생각할 것이다. 그러나 이런 방법으로는 성숙해질 수 없다. 차라리 마음의 문을 활짝 열고 자신의 나약함이 얼마나 가치 있고 힘을 발휘할 수 있는지 발견해보라. 놀라운 경험을 하게 될 것이다. 나약함이야말로 많은 선물을 받아 누릴 수 있는 열쇠이다. 자신의 감정을 드러낼 수만 있다면 표현할 수 있는 감정은 무수히 많다. 예를 들면, 진정한 칭찬은 여러 사람의 칭찬 에너지가 모여서 이루어지는 것이다. 만일 상처받는 걸 두려워하고 몸을 사린다면 당신은 다른 사람들의 칭찬을 받는 기쁨

---

* 남미와 열대 아메리카에 사는 야행성 포유류. —역주

을 맛보지 못할 것이다.[1]

마치 나를 두고 하는 말 같았다. 나는 다시 한번 극기심을 강조하는 엄마 밑에서 자신의 나약함을 드러내면 안 된다는 교육을 받고 자랐음을 상기했다. 이제 이런 태도를 바꿔 과거의 잘못을 받아들일 때가 되었다.

중년기에 접어든 여성들 중에는 가정이나 가족을 떠나 다른 곳에서 만족을 찾는 사람들도 있다. 그들에게는 무장할 갑옷이 필요할 수도 있다. 그러나 무장을 해제할 필요가 있는 여성들도 있다. 바로 나 같은 사람이다. 그리고 이 논리는 일의 성공만을 추구하며 달려와 중년의 문턱에 이른 남성들에게도 적용된다. 이제까지 인생의 전반기를 활기차고 성공적으로 이끈 당신의 성격이 나머지 인생을 위험으로 몰아넣을 수도 있다. 그 전환점이 바로 중년인 것이다. 중년을 맞은 여성들은 남은 인생에 좀더 도움이 되는 모습으로 자신을 과감히 변화시킬 용기를 가져야 한다.

새로운 미래를 창조하며 지난 과거를 찬양하자

남편이 떠난 후 시간이 지나면서 우리 가족은 점점 안정을 찾아갔다. 집안에 감돌던 긴장감도 사라졌다. 나는 동물보호소에서 새끼 고양이 두 마리를 데려왔다. 고양이들은 나와 딸들에게 푸근함과 기쁨을 안겨주었다. 우리는 애완동물을 길러본 적이 없었다. 강아지는 너무 기르기 힘들어 보였고 고양이는 남편이 알레르기가 있어 안 되었다.

놀랍게도 나는 어느 때보다 잠을 잘 잤고 아침에도 알람시계 없이 쉽게 일어날 수 있었다. 예전에는 상상도 못 할 일이었다. 나중에 생각해보니 그동안 삐걱거리는 결혼생활을 유지하기 위해 얼마나 많은 에너지를 낭비했는지 알 수 있었다.

세월이 흐름에 따라 나는 서서히 내면의 자아에 접근해가는 자신을 어렴풋이 느낄 수 있었다. 그리고 점차 내면 깊숙한 곳에서부터 에너지원의 배터리가 충전되는 것 같은 기분을 느꼈다. 물론 슬픔이 완전히 가시지 않았고 아직 별거중이었으므로 가끔씩 감정의 굴곡을 겪기도 했다. 예를 들면, 어느 날 나는 매주 온 가족이 둘러앉아 늘 함께 보던 화요일 밤의 TV 쇼를 보며 울음을 터뜨렸다. 하지만 한 주가 지나자 TV를 보지 않고 혼자 저녁시간을 즐길 수 있게 되었다. 나는 집 밖으로 보이는 강물에 비친 아름다운 불빛을 감상했다. 혼자였지만 결코 외롭지 않았다. 혼자 지내는 법을 터득한 것이다. 나는 행복했다.

우리 결혼생활은 좋았던 때도 많았다. 나는 남편과 두 아이들을 통해 가정이라는 행복과 기쁨을 경험할 수 있었던 걸 감사한다. 그 기쁨은 아직도 가슴속에 생생하게 남아 있다. 물론 행복한 기억만 있는 건 아니다. 남편이 거실에 걸려 있는 그림을 자기 것이라며 가져가던 날처럼 잊혀지지 않는 아픈 기억도 있다. 그가 그림을 떼어가버린 후 텅 빈 벽이 어느 때보다도 허전하게 느껴졌었다. 이런 아픈 기억을 떨치게 해주려고 두 친구가 오후 내내 거실 벽을 온통 사진으로 도배해주었다. 지난 세월이 행복한 시간이었음을 증명하는 구체적이고 확실한 증거물을 전시해준 것이다. 일 년 후 나는 남편의 사진을 딸들과 내 사진으로 바꿔 걸었다. 나는 이혼이 인생의 한 과정일 뿐 결과가 아니라는 사실을 배우게 되었다.

내가 깨닫게 된 또 한 가지 사실은 지나간 인간관계의 가치를 인정하고 그 사실을 자기 자신뿐만 아니라 적절한 시기에 상대방에게도 전달할 필요가 있다는 것이었다.

별거를 시작한 지 다섯 달이 지나 남편과 내가 어느 정도 안정을 찾았을 때 나는 이 일을 감행했다. 아직 이혼 전의 조정기간을 남겨두고 있었기 때문에 나는 남편에게 단둘이 만나자고 했다. 그 자리에서 나는 마음속에 있는 모든 얘기를 털어놓았다. 그를 바꾸려고 했던 것에 대해 사과했고, 우리 둘 다 결혼기간 동안 한 번도 외도를 하지 않고 서로에게 충실했던 것에 감사했다. 또 함께 일구었던 따뜻한 안식처와 서로 사랑하지 않았다면 존재하지 않았을 아이들에 대해서도 감사했다. 내가 여성의 건강이라는 새로운 문제에 열중해 정신없이 지낼 때 그가 보내주었던 지원과 격려에 대해서도 고맙다는 말을 전했다. 그리고 사랑한다는 말도 잊지 않았다.

그에게 감사의 말을 쏟아놓는 동안 가슴이 저려왔다. 왜 사이가 소원해진 커플들이 분노와 증오의 감정이 살아 있길 바라는지 이해할 수 있을 것 같았다. 그들은 서로를 잃는 고통을 느끼고 싶지 않은 것이다. 그리고 그런 태도가 아이들이나 자기 자신 그리고 주위 사람들에게 얼마나 큰 상처를 줄지도 알 것 같았다. 나는 마음속에 있는 것을 털어놓을 용기를 가질 수 있어서 기뻤다.

나는 그해에 패배자라는 절망감을 포함해 많은 감정들을 해결할 수 있었다. 저명한 인류학자인 마거릿 미드Margaret Mead 여사는 이렇게 지적했다. 과거 대부분의 결혼생활이 '죽음이 서로를 갈라놓을 때까지' 지속된 이유는 결혼 후 25년이 지나면 부부 중 한 사람 혹은 둘 다 죽기 때문이다. 다시 말해서 폐경기의 변화를 맞이할 나이에 혹은 그전에 병에 걸려 죽었다는 것이다. 수명이 짧았던 시기에 '죽음이 우리를 갈라놓을 때까지' 결혼생활을 지속하는 건 그리 힘든 일이 아니었다. 미드 여사의 통찰력은 결혼생활을 지속시키지 못한 패배감에서 벗어나는 데 많은 도움이 되었다.

내 건강은 이혼이라는 힘들고 고통스러운 시기를 겪으면서도 무난히 유지되었다. 나는 울고 싶을 때 울었고 화를 내고 싶을 때 주저없이 분노를 터뜨렸다. 또 끊임없이 현명한 인도자에게 전화로 조언을 구했고 자유롭게 감정을 표현하려고 노력했다. 이런 태도는 호르몬 변화가 심한 폐경기를 힘들지 않게 보내는 데 많은 도움이 되었다. 이와 더불어 나는 자연적으로 호르몬 균형을 유지하는 여러 가지 방법을 적용했다. 이 부분에 대해서는 6장에서 자세히 다루게 될 것이다.

이제 나를 비롯해 베이비붐 시대에 태어난 수많은 여성들은 남아 있는 인생의 후반기를 우리 방식대로 재창조하는 선구자 역할을 할 때가 되었다. 이 과정에서 잊지 말아야 할 점은 급변하는 현대사회에서도 자연이 내려준 육체적·정서적 건강을 누릴 권리가 있다는 것이다. 그리고 다가올 미래의 삶이 변화무쌍하고 불확실할지라도 역사의 뒤안길로 재빨리 사라져가는 현재의 삶보다 덜 중요하거나 덜 행복하지는 않을 것이다.

자신이 내린 결정을 결코 후회하지 말자. 그보다는 폐경기의 선물인 통찰력을 발휘해 남아 있는 인생의 후반기가 진정한 자신의 몫이 되도록 노력하는 일이 더 중요하다.

2
폐경기에는 뇌가 흥분한다

얼마 전 한 여성이 들려준 이야기이다. 친정엄마의 나이가 폐경기가 되자 아버지가 온 식구를 모아놓고 이렇게 당부했다는 것이다. "애들아, 엄마가 이제부터 어떻게 변할지 모르니 모두들 마음의 준비를 단단히 하거라. 너희 큰아버지가 그러던데, 큰어머니가 지금 엄마 나이였을 때 요리하던 양의 다리를 창 밖으로 던져버린 일도 있다는구나!"

이 얘기는 폐경기 여성의 특징을 재미있게 지적하고 있다. 하지만 그 큰어머니가 양의 다리를 창 밖으로 집어던진 행동은 그녀의 내면에서 일어나고 있는 변화를 겉으로 표현한 것이라는 사실을 간과해서는 안 된다. 내면에서 이렇게 항의하고 있는 것이다. '이제 식구들이 돌아오길 기다리는 데도 지쳤어. 그리고 나도 요리나 설거지, 잡다한 집안일에서 벗어날 나이가 되었단 말야.' 많은 여성들의 이런 자기 주장에는 분노가 내포되어 있으며 사랑하는 사람들에게 처음으로 그 분노를 폭발시키게 된다. 화가 나는 것은 새삼스러운 일이 아니다. 달라진 것은 그 분노를 자신과 다른 사람들에게 인식시키고 표현하고자 하는 의지와 에너지이다. 이런 과정은 우리 삶에 꼭 필요한 변화를 향한 첫걸음이다. 그 변화는 오랜 시간이 걸릴 수도 있다.

우리 문화의 고정관념

당신이 겪고 있는 시기가 월경기이든 폐경기이든 우리는 다음과 같은 고정관념에서 벗어나야 한다. "월경 직전에 일어나는 여러 증상은 우리의 실제 삶과는 전혀 관계가 없다. 그것은 순전히 호르몬 작용에 의한 것이다. 호르몬이 작용하는 세계와 실제 삶의 세계는 서로 분리되어 있다." 나는 한 인기 여성잡지에서 우리 사회에 널리 퍼져 있는 월경전 증후군 PMS에 대한 잘못된 인식의 대표적인 예를 발견했다.

나는 월경전 증후군을 사랑한다! 내 지각이 깨어나기 때문이다. 그때가 되면 나는 슈퍼마켓에 칼라마타 올리브가 없다는 이유로 눈물이 나기도 한다. 쉬는 날 만들려고 그렇게 별렀던 새 요리를 못 만들게 하려고 상점 직원이 고의로 갖다놓지 않은 것이다. 또 아침에 남편이 자기 커피잔 옆에 내 커피잔을 꺼내놓는 걸 잊어버려서 싸운 적도 있다. 그 이면에 있는 뭔가가 상징적으로 드러난 행동일 것이다. 그리고 그때가 되면 세상이 온통 장밋빛으로 보인다. 이혼도 그리 두렵지 않고, 아이가 소년원에 가는 것도, 이사가는 것도 별로 걱

정되지 않는다. 사실 기분은 그 전주보다 훨씬 좋다.[1]

이 필자의 글은 계속되었다. 그녀는 나이가 들면서 월경전 증후군이 더욱 심해졌고, 산부인과 의사는 피임약을 다시 복용하거나 월경이 시작되기 전에 항우울제를 복용할 것을 권했다고 한다. 다시 말해서 그녀에게는 '심리적 안정'이 필요했다. 그러나 그녀는 자신의 몸이 보내는 중요한 경고의 메시지를 무시했다. 월경전 증후군이 폐경기를 전후해 더욱 심해지는 현상은 내면의 목소리가 커지는 것이라고 말할 수 있다. 우리 삶에 필요한, 특히 폐경기를 전후해 더욱 절실해지는 재정립 과정에 관심을 갖도록 인도하려는 내면의 지혜인 것이다.

우리가 매달 월경 때 규칙적으로 찾아오는 문제에 주의를 기울이지 않는다면 나이가 들면서 그 증상이 더욱 심각해질 것이다. 앞글의 필자가 월경전 증후군이라고 단정한 문제점들은 우리 내면에서 해결되지 않은 좀더 크고 심각한 문제와 연결되어 있다. 그녀는 문제가 발생했던 초기에는 별로 대수롭지 않게 생각했을 것이다. 그러나 자신에게 좀더 충실했더라면, 슈퍼마켓에 올리브가 없다거나 남편이 그녀의 커피잔을 꺼내놓지 않은 일을 계기로 그동안 깨닫지 못했던 깊은 내면의 욕구를 알아챌 수 있었을 것이다. 한가한 시간을 좀더 많이 갖고 싶어, 나도 요리를 잘할 수 있었으면, 매일 남편의 따뜻한 사랑을 받고 싶어…… 만일 이런 경고의 메시지를 무시한다면 우리의 몸은 관심을 끌 때까지 그 강도를 높여갈 것이다.

내면의 소리를 단순히 신체적 증상으로 치부한 이 여성은 서구사회에 만연하고 있는 이원론적 믿음에 사로잡혀 있다. 대부분의 여성들처럼 문제를 일으키는 호르몬은 어쩔 수 없는 십자가이며 여러 가지 처방이나 긍정적인 기분으로 그 증상을 가볍게 할 수 있다고 생각한 것이다. 내면의 지혜를 들을 수 있는 절호의 기회를 놓친 그녀는 소중한 인도의 손길을 지나쳐버리고 말았다.

폐경기에는 뇌가 열을 받는다

폐경주위기가 되면 우리의 뇌는 실제로 변하기 시작한다. 체온이 올라가듯이 뇌도 열을 받는 것이다! 폐경기의 호르몬 변화에 의해 스위치가 켜진 뇌는 직관과 관련된 측두엽에서 일어나는 변화를 계속 감지한다. 이 변화가 우리에게 얼마나 큰 영향을 미치는지 여부는 삶을 변화시키려는 의지가 얼마나 있느냐에 달려 있다. 폐경기 전후 10여 년 동안 호르몬은 우리에게 계속해서 변화를 요구하게 된다.

폐경기에 뇌가 변한다는 사실은 충분한 과학적 근거가 있다. 에스트로겐과 프로게스테론의 수치 변동은 뇌의 측두엽과 변연계에 영향을 미쳐 우리를 초조와 불안, 감정적으로 폭발하기 쉬운 상태로 변화시킨다. 우리 문화는 감정 굴곡이 심한 것은 분노 호르몬 때문이며 생활과는 전혀 관계가 없다고 믿도록 강요하고 있다. 그러나 반복되는 스트레스(인간관계, 아이들, 분통이 터지거나 무기력하게 만드는 작업환경 등)는 뇌와 몸의 호르몬 변화에 영향을 미친다는 사실이 분명히 증명되었다. 이 말은 스트레스를 주는 삶의 환경—직장이든, 아이들과 남편과 부모님과의 관계이든, 기타 다른 문제이든—이 변하지 않으면, 감정적 스트레스가 폐경기의 호르몬 불균형을 악화시킨다는 의미이다. 폐경주위기의 호르몬 상태가 정상일 경우 월경기와 마찬가지로 심각하지 않은 문제들은 쉽게 참고 견딜 수 있다. 월경기 동안 우리는 명랑하고 행복한 기분으로 어려운 문제도 쉽게 참으며 잘 견뎌오지 않았는가. 그렇다고 그때 아무 문제가 없었던 것은 아니었다.

메시지를 잘 인식하고 경고에 귀를 기울이자

당신은 지금 어느 시기에 와 있는가. 35세에 폐경기를 맞는 입장인가, 아니면 폐경기의 문턱에 서 있는가. 어느 경우이든 내면의 지혜가 우리의 주의를 끄는 방법은 4가지로 요약할 수 있다.

첫 번째 경고-월경전 증후군PMS

우리가 가임기 동안 월경주기의 의미를 도외시하거나, 지혜의 소리를 귀담아듣지 않거나, 몸의 변화에 소홀히 대처한다면 어떻게 될까? 아마 대부분 월경전 증후군을 경험하게 될 것이다. 신체적·감정적 고통을 수반하는 월경전 증후군은 내면에 해결되지 않은 문제들이 점점 쌓여간다는 것을 매달 상기시키는 한 방법이다. 영양상태의 불균형에서 해결되지 않은 인간관계에 이르기까지 모든 것은 정상적인 호르몬 상태를 파괴하고 가임기 동안 신체적·감정적 황폐를 초래하는 원인이 될 수 있다. 이 초기의 경고를 알아채지 못하면 처음에는 가벼운 증상이 시작되다가 달이 거듭되면서 좀더 강력한 메시지로 변해간다. 불편하긴 하지만 이런 고통들은 그래도 우리 편이다. 균형을 잃은 삶을 돌아보라고 애원하는 것이다. 그렇지만 우리는 대부분 그 간절한 소리를 듣지 못한다. 생활이 너무 바쁘고 그런 대로 견딜 만하기 때문이다. 그러나 우리가 경고의 소리를 무시한다고 해도 우리 몸은 결코 포기하지 않는다!

좀더 애절한 경고―산후 우울증

평소에 월경전 증후군을 겪는 여성들은 출산 후 며칠이나 몇 주 동안 산후 우울증으로 고통받을 확률이 높다는 통계가 있다. 반대로 산후 우울증을 경험한 여성들은 월경이 다시 시작되면 월경전 증후군에 시달릴 가능성이 많다. 우리 사회는 산후 우울증을 공개적으로 다루길 꺼린다. 막 출산을 한 산모들은 신경이 예민해져서 부정적인 시각을 견디기 어렵다는 이유이다. 그러나 산모의 10~15%가 출산 후 심한 우울증이나 급작스런 공포감 같은 정신적 불안증세를 경험하는 것으로 알려져 있다. 모든 질병과 마찬가지로 산후 우울증도 유전이나 환경 또는 영양결핍이 원인일 수 있다. 그러나 산모가 충분한 보살

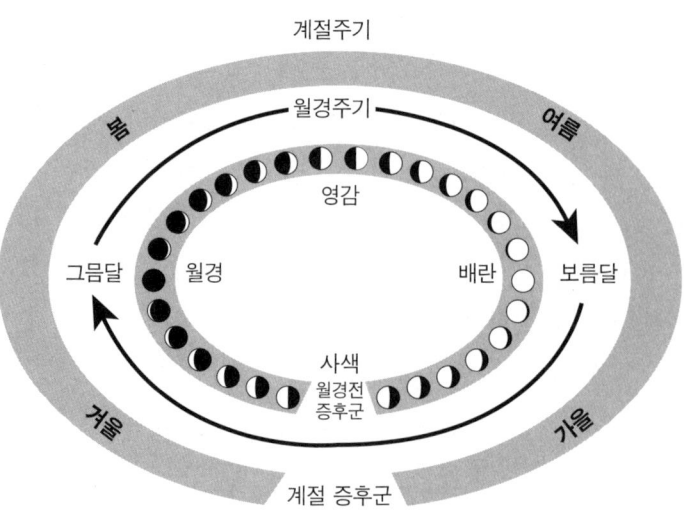

〈그림 1〉 월경전 증후군PMS과 계절 증후군SAD

월경전 증후군은 1개월을 주기로, 계절 증후군은 1년을 주기로 순환하는데, 둘 다 우리 내면의 소리와 지혜에 귀를 기울이도록 호소한다.

핌을 받지 못하거나, 부모 혹은 배우자로부터 좀더 관심을 받길 원한 다는 사실을 알려주는 내면의 경고이기도 하다. 만일 이런 문제가 해결되지 않는다면 호르몬 변화가 발생하는 폐경기에 다시 커다란 문제로 대두될 것이다.

연례적으로 찾아오는 경고—계절 증후군SAD

매달 보내는 경고가 받아들여지지 않을 경우 여성의 몸은 일 년에 한 번 좀더 큰 목소리를 내는 경우도 있다. 특정한 계절에 깊은 슬픔이나 우울증이 찾아오는 것이다. 이 증상은 주로 가을이나 겨울에 낮이 짧고 밤이 길 때 월경전 증후군이 심화되는 것으로 시작된다. 그리고 낮의 길이가 짧아짐에 따라 심한 우울증이나 절망감으로 발전한다. 우리 몸이 낮의 연장이라고 착각하도록 저녁에 2시간씩 인공조명을 비추면 비만이나 우울증, 탄수화물 탐식증, 사회적 소외감, 피로, 과민한 슬픔 등을 호전시킬 수 있다는 건 널리 알려진 사실이다. 그러나 경고에 귀를 기울이지 않을 경우 인공조명을 중지하면 다시 가을이 돌아왔을 때 그 증상이 되풀이된다는 통계도 있다. 월경전 증후군과 계절 증후군 사이에 공통점이 많다는 것은 여성의 몸이 월경주기와 계절주기에 동시에 연결되어 있다는 걸 증명하는 좋은 본보기이다.

폐경주위기—모든 경고의 어머니

한 환자가 지적했듯이 대부분의 여성들에게 폐경주위기는 월경전 증후군보다 열 배는 힘들다. 특히 어떤 이유에서건 달마다 해마다 찾아오는 경고의 메시지를 귀담아듣지 않고 무시해버리는 여성들에게는 더욱 그렇다. 호르몬 수치의 변화가 신체에 미치는 영향을 소홀히 여긴다는 의미는 아니다. 하지만 호르몬이 변화하는 시기에 나타나는 불편한 증상들은 어떤 형태이든 그 여성이 감정적으로 무거운 짐을 지고 있는 것이라고 해석해도 무리가 없다. 이런 증상들은 내면의 지혜가 해결되지 않은 문제에 관심을 쏟으라고 애원하는 소리이다. 가임기를 거치는 동안 여성들에게는 일종의 '빚'이 쌓여간다. 현재와 미래의 문제점들이 축적되고 거기에 매달 갚지 않은 이자까지 덧붙여져 눈덩이처럼 불어나게 된다.

따라서 약 480번의 월경기와 40번의 계절주기를 거쳐 폐경기의 문턱에 이른 평균적인 여성들은 둘을 합해 대략 500개의 보고서를 작성할 수 있다. 당신의 신체적 건강과 영양상태는 어떤가? 감정상태는? 인간관계나 경력은? 이런 문제들을 해결하거나 덮어버릴 수 있는 기회는 어림잡아 500번이나 있었다. 폐경기에 이르면 이런 문제들은 좀더 심각해진다. 오랫동안 우리의 관심을 끌기 위해 노력해온 성실하고 솔직한 내면의 자아가 호르몬을 조절함으로써 그동안 쌓인 우리의 욕구나 바람, 소망 등을 해결할 마지막 기회를 제공한다. 따라서 밖으로 표출되는 자아에 걸맞은 새로운 삶을 창조하기 위해 고군분투해야 하는 여성들은 극심한 감정적 혼란을 겪게 된다.

이 시기는 내적으로나 외적으로 사춘기와 유사하다. 우리의 몸과 뇌가 중대한 호르몬 변화를 겪기 때문이다. 이 호르몬 변화는 우리가 가족으로부터 독립해서 자신이 원하는 사람으로 거듭나는 데 필요한 에너지를 제공해준다. 폐경주위기는 우리가 떠나온 사춘기로 되돌아가 그동안 이루지 못한 일을 완성하는 시기이다. 가임기에 월경전 증후군에 시달렸던 여성들은 폐경주위기에 결코 무시할 수 없는 심각한 신체적·정신적 증상을 경험하게 된다는 연구보고는 결코 놀라운 일이 아니다.[2]

인생의 후반기를 다르게 살려는 여성들은 자신의 내부에 도사린 갈등이나 저항과 싸워야 할 뿐 아니라 사회적 편견과도 투쟁해야 한다. 내면의 지혜는 꼭 해결해야 할 삶의 영역에 조명을 비춤으로써 사회적 인식의 장벽을 깨뜨릴 수 있는 최후이자 최선의 기회를 제공한다. 상황을 풀어나갈 수 있느냐 없느냐는 내면의 목소리에 귀를 기울이느냐 마느냐에 달려 있다.

나 때문일까 호르몬 때문일까?―분노 호르몬의 정체

폐경주위기에 나타나는 호르몬 변동은 많은 여성들이 월경 직전이나 중년에 경험하는 감정적·정신적 증상(분노와 우울증 등)의 원인이 되지는 않는다. 그러나 우울증에 민감한 요인이 이미 내재되어 있다면 이 시기의 호르몬 변동은 그 우울증을 표면으로 나타나게 만드는 역할을 한다.

가임기에 월경주기에 따라 등락을 거듭하던 호르몬 수치와 기분의 변화는 폐경주위기가 되면 그 정도가 더욱 심해진다. 그러나 월경전 증후군으로 고통받는 여성과 그렇지 않은 여성의 호르몬 수치를 조사해본 결과 뚜렷한 차이점을 발견하지는 못했다. 반면, 월경전 증후군에 시달리는 여성의 뇌는 호르몬 수치의 변동에 한결 민감하다는 사실은 과학적으로 증명되었다.[3] 즉, 문제를 일으키는 것은 호르몬 수치 자체가 아니다. 그보다는 여성의 호르몬 수치와 그동안 살아오면서 형성된 뇌의 생리작용이 상호 결합해서 만들어내는 증상일 가능성이 높다. 통계에 따르면 월경중에 초조와 불안을 경험한 여성의 27%, 그리고 월경 전에 불안감을 경험한 여성의 36%는 폐경기의 호르몬 변화에 매우 민감해진다는 것이다.[4]

우리는 폐경주위기 증상들을 호르몬의 변화 탓으로 알고 있지만 그 원인은 더 복잡하다. 한 예로 20대에 자궁적출술이나 난소적출술을 받아서 20년 넘게 호르몬 변화를 겪었는데도 40대 후반에 홍조나 극심한 기분변화를 경험하는 환자도 있었다. 생식 호르몬이 단독으로 폐경기 증상들을 만들어내지 않는다는 사실을 분명히 증명해주는 결과이다. 이런 증상들은 우리 마음이나 몸이 이제 새로운 발전의 단계, 즉 상처를 치유하고 성숙할 시기에 이르렀음을 암시해주는 메시지이다.

폐경기 지혜의 해부학
폐경기는 이제까지의 지혜들을 규합해서 새로운 차원으로 끌어올린다.

몸의 과정	입력된 지혜
월경주기	주기에 따라 직관적 지혜와 감정이 반복 진행된다.
임신/가임기	어떤 생각을 품거나 한 생명을 잉태하고, 그것을 지키고 보살펴 마침내 세상에 나오게 하는 능력이 있다.
폐경기	지혜를 갖추는 시기. 직관적인 통찰력을 갖게 되고, 새로운 인간관계를 창조한다.

내면으로 눈을 돌리다

중년이 될 때까지 다른 사람을 돌보는 일에 에너지를 집중하는 것은 여성만의 특성이다. 여성들이 이렇게 헌신적일 수 있는 것은 월경주기에 따라 분비되는 호르몬의 영향 때문이다. 이 호르몬은 자녀를 양육하고 싶은 본능을 불러일으키고, 가족의 결속을 위해 헌신하게 만들며, 주위 사람들의 화목을 위해 노력하게 만든다. 그러나 한 달에 2, 3일 월경 직전이나 월경중에 호르몬 작용이 잠시 주춤하는 시기가 있다. 이 시기에는 의식적 자아와 무의식적 자아 사이를 가로막고 있는 베일이 얇아져, 사랑하는 사람들의 욕구에 가려져 있던 자신의 열정이나 욕구에 눈을 돌리도록 내면의 소리가 이끈다.

내면과 외부 사이를 오가는 우리의 의식변화와 그것에 미치는 호르몬 작용을 조사한 훌륭한 연구가 1930년대에 실시되었다. 정신분석학자이자 의사인 테레스 베네덱 Therese Benedek 박사는 정신치료를 받은 환자들의 진료기록을 연구했으며, 보리스 루벤스타인 Boris Rubenstein 박사는 바로 그 환자들의 난소 호르몬 주기를 연구했다. 베네덱 박사는 여성의 감정상태만으로 그 사람이 월경주기의 어느 기간에 속하는지 놀랄 만큼 정확하게 알아맞힐 수 있었다. 두 박사는 배란 직전 에스트로겐 수치가 가장 높을 때 여성의 감정이나 행동이 외부세계로 향한다는 사실을 발견했다. 배란이 시작되면 여성들은 마음의 여유가 생기고 긍정적으로 변하며 다른 사람들에게 보살핌이나 사랑을 받고 싶어하는 것으로 나타났다. 반면 배란 후부터 월경이 시작되기 전까지는 프로게스테론의 수치가 가장 높고 월경전 증후군이 가장 심한 시기로, 여성들은 자신에게 집중하거나 내면 지향적인 행동을 한다는 사실이 밝혀졌다.[5]

나는 개인적으로 월경주기의 전반부를 생리적·심리적으로 누군가 혹은 무엇인가를 탄생시키기 위해 준비하는 시기로 생각한다. 그리고 후반부는 다른 무엇보다도 자기 자신을 탄생시키기 위해 준비하는 시기로 여기고 싶다. 뇌의 직관적인 활동이 가장 활발해지는 시기가 바로 이 후반부로, 자신의 삶을 되돌아보게 해주고 내면으로 눈을 돌리도록 인도해준다. 뉴스레터 독자인 루신더는 그 과정을 훌륭하게 설명했다.

루신더의 경우—나는 월경전 증후군을 이렇게 치유했다

월경전 증후군은 내 삶에 막대한 지장을 초래했습니다. 아이들은 엄마에 대해 나쁜 편견을 갖게 되었고 남편은 내 증상에 두려움을 느끼기까지 했습니다. 남편은 내가 월경을 앞두고 호르몬 변화를 겪을 때마다 외계인이 침입하는 게 틀림없다고 우기곤 했습니다. 심한 편두통도 함께 왔습니다. 내가 약해진 틈을 타서 '보기 싫은 내 참모습'이 겉으로 드러나는 건 아닐까! 정상적이고 안정된 태도로 일상의 업무를 잘 수행하다가도 일단 전쟁이 시작되면 매우 신경질적으로 변하곤 했습니다.

그럴 때면 지구상에서 가장 저주받은 사람 같은 기분이 들어 울음을 터뜨리곤 했습니다. 매달 월경전 증후군이 찾아오진 않았지만 일단 시작되면 항상 주기의 17일째 날 정확하게 나타나곤 했습니다. 그날이 오면 정신이 이상해진 게 아닐까 두려울 정도로 사람이 달라졌습니다. 아무런 계획도 세울 수 없었고 식구들과의 약속도 지킬 수 없는 무기력한 사람으로 변했습니다. 사람을 만나고 싶어도 내가 어떤 행동을 보일지 두려워 못 했습니다. 그러나 직장에 나가며 아내와 엄마 노릇까지 해야 하는 바쁜 일과 때문에 이 문제를 해결하지 못하고 있었습니다. 사람들에게 정상적으로 보이도록 혼신의 힘을 기울여 걷는 절름발이처럼 절룩거리며 사는 생활에 갈수록 지치고 있었습니다.

오랫동안 고통을 받아오던 중 몸과 마음이 연결되어 있다는 새로운 이론을 접하게 되었습니다. 그리고 실컷 울거나, 하품을 하거나, 땀을 흠뻑 흘리거나, 몸을 마음껏 흔드는 등의 신체적 행동을 통해 과거와 현재의 감정적 고통을 완화하는 방법에 대해서도 알게 되었습니다. 그러나 오랫동안 머리 속에만 간직하고 있었을 뿐 막상 생활에 적용하지는 못했습니다. 나는 계속해서 월경전 증후군으로 인한 무기력이나 갈등과 싸우고 있었습니다. 도대체 그처럼 창의적이고, 지적이며, 사랑스러운 내가 왜 이런 파괴적인 괴물에 사로잡혀 꼼짝도 못 한단 말인가!

그러던 어느 날 편두통이 시작되고 뒤이어 일어날 증상에 대해 생각하는 순간, 어떤 깨달음이 뇌리를 스쳤습니다. 자신을 결함 있는 존재로 여기며 대적하는 태도를 바꿔 몸에서 일어나는 일을 있는 그대로 받아들이면 어떻게 될까? 나는 생전 처음으로 통제하려는 태도를 버리고 몸의 상태에 마음을 집중하기 시작했습니다.

몸이 한없이 나약하게 느껴졌습니다. 호르몬 변화는 나를 약한 존재로 만들어가고 있었습니다. 나는 참을 수가 없었습니다. 나약한 여자가 아니라 씩씩한 전사라고 늘 자부하지 않았던가! 나는 무기력한 자신의 모습에 울음을 터뜨렸습니다. 처음으로 내 안에도 여성적인 면이 있다는 걸 깨달았던 것입니다. 이제까지 나는 나약한 모습이 드러날 때마다 두려움을 감추기 위해 화를 내곤 했었습니다. 잘못된 인식의 희생양이었던 것입니다. 그동안 자신의 여성적인 면, 즉 내면의 여신을 지나치게 학대했던 것입니다.

나는 나약함을 순순히 받아들이기로 했습니다. 그렇다고 내 자아가 사라지진 않았습니다. 나에게는 그 여신의 부드러움과 지혜가 필요합니다. 마침내 편두통이 사라졌고, 나는 자신에 대해 비판적인 자세를 버리고 오랫동안 알아차리지 못했던 또 다른 나를 힘껏 껴안았습니다.

그러나 월경전 증후군이 완전히 사라진 것은 아니었습니다. 나는 혼자 이 문제를 해결하기 위해 에너지를 보강하기로 했습니다. 영양사의 도움을 받아 서서히 식이요법을 진행했으며 마사지 치료를 받았습니다. 그리고 과거부터 지금까지 쌓인 감정의 짐을 내려놓기 시작 했습니다. 무슨 일을 하든 마음이 즐거웠습니다. 꼭 필요한 일이었고 내가 원해서 하는 일이었기 때문입니다. 다행히도 위기가 닥치기 전에 내면의 자아와 대화를 할 수 있었던 것입니다.

내가 잘못된 선택을 할 때마다 몸은 반응을 보내 경고했고, 나는 그런 몸의 메시지를 고맙게 생각했습니다. 이제는 몸이 보내는 경고를 받을 때마다 '왜'보다는 '무엇을'이라는 질문을 스스로에게 던집니다. "나는 지금 여성의 내면의 지혜를 부정하거나 진정한 영적 정체성에 위배되는 일을 하고 있는가?"

요즘은 이런 질문을 던질 때면 내면에서 그 해답이 솟아나옵니다. 우리가 내면이 보내는 정보를 해독하는 기술을 배운다면 가슴속에 지혜의 주머니를 품고 다니는 셈입니다.

교류로 받던 지혜를 직류로 받는 시기

가임기 동안에는 매달 2, 3일간 월경중에만 지속되던 호르몬 변화가 중년이 되면 몇 주 혹은 몇 달씩 계속되면서 과거의 삶을 되돌아보도록 몰아붙인다. 그동안 간간이 교류로 흐르던 내면의 소리가 직류로 변해 폐경기 이후에는 항상 흐르게 된다. 또 폐경주위기에는 뇌도 다르게 작용한다.

따라서 이 시기가 되면 여성들은 생리적으로 외부에서 관심을 거두고 자신의 과거를 돌아보게 된다. 다른 사람의 엄마 역할을 하면서 겪는 혼란에서 벗어나고 싶어하는 것이다. 폐경기는 다른 사람이 아닌, 바로 자기 자신의 엄마 역할을 하는 시기라고 할 수 있다.

폐경기 menopause라는 단어가 '남자로부터 자유로워지다 pause from men'라는 말에서 유래되었다는 건 우연한 일이 아니다. 실제로 당신은 모든 것—특히 사람—에서 손을 떼고 오로지 자기 자신을 위해 일하고 싶은 생리적 욕구에 휩싸인다. 그 결과 대부분의 여성들이 폐경기에 느끼는 공통적인 희망사항은 혼자 있는 시간을 갖고 싶다는 것과, 혼란과 요구사항에서 벗어나 평화와 고요함을 맛보고 싶다는 것이다.

대부분 여성들의 간절한 소망이긴 하지만 이런 욕구는 사방에서 팔을 끌어당기는 바쁜 삶을 살아가는 중년여성들에게 실현 불가능한 꿈처럼 보일 것이다. 그러나 열정을 가진 여성들 중에는 외부세계와의 문을 닫아걸면 폐경기 증상들이 모두 해결되므로 자신의 내면에서 일어나는 성장과정에만 전념할 수 있다고 믿는 사람도 많다. 이것은 매우 간절한 소망이다. 영혼 깊숙한 곳으로부터 우러나오는 진지한 갈망이다. 당신이 그 바람을 굳게 믿고 따른다면 반드시 실현할 수 있을 것이다.

비록 이런 꿈을 이루기는 힘들더라도 여성들은 누구나 자신의 환경에 맞춰 거절하는 방법을 찾을 수 있을 것이다. 비행기를 전세내어 외딴 섬으로 날아갈 수는 없더라도 혼자 있고 싶다는 욕구를 인식하고 관심을 가진다면 얼마든지 시간을 할애하고 은밀한 장소를 물색할 수 있다. 소음이나 전화벨, 다른 사람과의 교제에서 벗어나 혼자만의 자유를 만끽해보라. 누구나 자신의 처지에 맞는 기회를 가질 수 있다. 이렇게 첫발을 내딛고 나면 자기 자신이나 삶의 목적에 대해 새로운 시각으로 바라보게 된다. 남은 삶의 후반기가 무한한 가능성으로 우리 앞에 펼쳐지는 것이다.

<그림 2> 지혜의 흐름

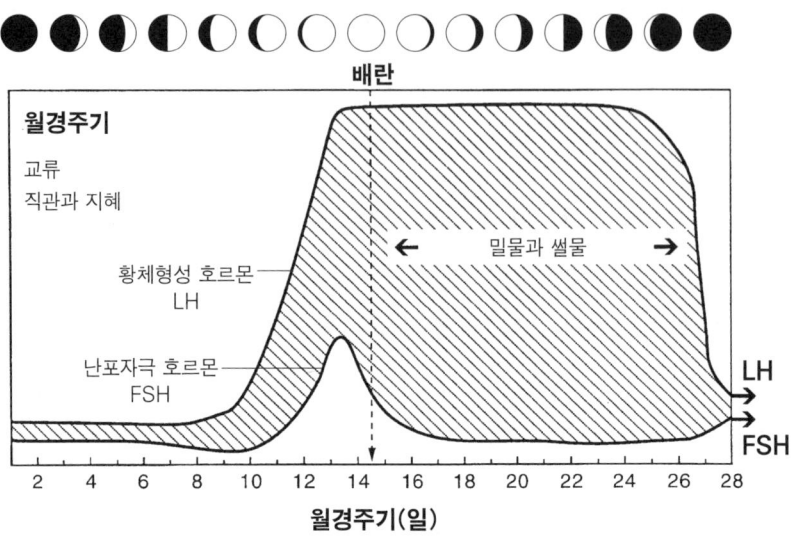

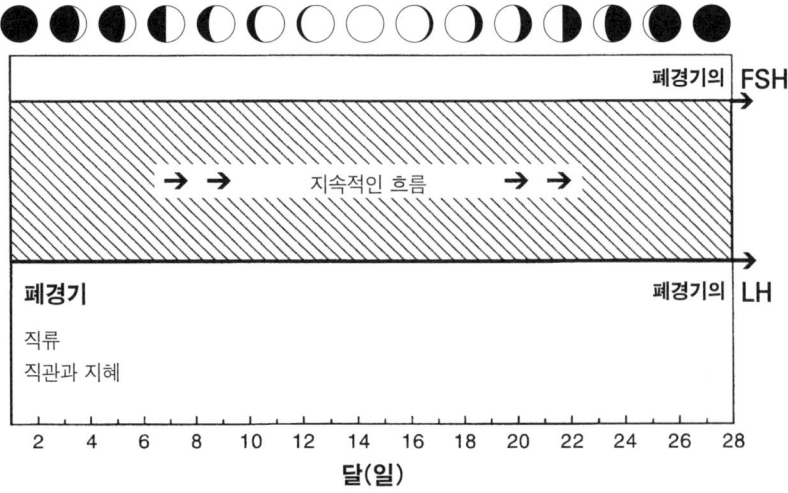

FSH와 LH는 폐경기까지 매달 주기적으로 분비되어 배란을 자극하며, 점진적으로 배란이 멎으면서 변화를 겪어 그 양이 증가한다. FSH와 LH 양의 증가는 교류에서 직류로 변화하는 것과 일정한 관계가 있다. 즉 월경주기의 특정한 시기에만 유용하던 직관적인 지혜가 폐경기에는 항상 유용하게 되는 것이다.

생식 호르몬의 여러 가지 역할

여성 호르몬이 오로지 생식에만 영향을 미치는 것이 아니라는 사실은 이미 오래 전에 밝혀졌다. 이 호르몬은 우리의 기분이나 뇌의 작용에도 관여한다. 우울증을 느끼는 남녀의 비율은 사춘기 전까지는 동등하다. 그러나 여성에게 난소 호르몬이 생성되고 월경이 시작되면 우울증을 느끼는 비율이 점점 높아져 22~45세에 최고수준을 유지한다. 반면, 남성들이 우울증에 걸릴 확률은 전체의 1/10로 여성의 1/4에 비해 현저히 낮다. 그러나 폐경기가 지나면 다시 동등한 수준으로 돌아온다. 세계 여러 문화권을 대상으로 조사한 연구에 따르면 여성의 우울증 비율이 높아지는 나이는 어느 문화권이나 비슷하다는 결과가 나왔다.

이처럼 전세계 여성이 공통적으로 우울증에 약한 이유는 천년에 이르는 세월 동안 여러 문화권의 여성들 대부분이 순종하도록 강요당한 것과 무관하지 않을 것이다. 또 월경이나 임신, 산후, 폐경기도 많은 여성들의 우울증과 관련되어 있다. 월경전 증후군에 민감한 여성들은 산후 우울증이나 폐경기 우울증에 걸릴 확률이 높다. 그 이유는 뇌의 시상하부, 뇌하수체, 난소, 그리고 이 부위에서 생성되거나 영향을 주는 각종 호르몬의 복잡한 상호작용 때문이라고 할 수 있다. 그중에서도 중요한 작용을 하는 호르몬은 다음과 같다.

- 성선자극호르몬 방출호르몬 GnRH : 시상하부에서 생성된다.
- 난포자극 호르몬 FSH과 황체형성 호르몬 LH : 뇌하수체에서 생성되며 월경주기에 따라 차례로 에스트로겐과 프로게스테론의 분비를 자극한다.

- 에스트로겐 : 난소나 체지방, 기타 부위에서 생성된다.
- 프로게스테론 : 난소에서 주로 생성되며 에스트로겐과 함께 태아의 착상이나 성장을 위해 자궁의 내막을 튼튼히 한다.

시상하부는 이들 호르몬의 생성을 통제하는 동시에 이들 호르몬과 다른 요인들에 의해 통제되기도 한다. 시상하부는 프로게스테론, 에스트로겐, 안드로겐(DHEA나 테스토스테론 등)뿐 아니라 노르에피네프린, 도파민, 세로토닌과 같은, 기분을 관장하고 생각이나 신념, 섭식, 환경에 영향을 받는 신경전달물질 등을 수용하는 수용체를 가지고 있다.

만일 에스트로겐, 프로게스테론, 안드로겐이 생식 이외의 다른 역할을 하지 않는다면 폐경기에 이들 호르몬의 수치가 0으로 떨어져야 할 것이다. 그러나 사실은 다르다. 또 성선자극호르몬 방출호르몬, 난포자극 호르몬, 황체형성 호르몬이 폐경기가 되어 그 목적을 잃는다면 폐경 이후에는 우리 몸을 순환하지 않아야 할 것이다. 그러나 실제로는 오히려 그 반대이다.

폐경주위기에는 뇌에서 성선자극호르몬 방출호르몬 수치가 올라가기 시작하여 난포자극 호르몬과 황체형성 호르몬의 수치를 최고수준으로 증가시킨다. 일반적으로 이 현상은 우리 몸이 난소의 본래 기능을 되찾으려는 시도를 시작했다는 증거로 해석된다. 그러나 일단 증가된 난포자극 호르몬과 황체형성 호르몬은, 난소가 생식능력이라는 열차에 다시 올라타지 않으려는 의도(난자를 배출하지 않는)가 확실해진 후에도 다시 낮아지지 않는다. 소위 생식 호르몬이 계속 분비되는 것은 뭔가 필요한 이유가 있기 때문일 것이다. 생식은 더이상 중요한 목적이 아니다. 난포자극 호르몬이나 황체형성 호르몬, 그리고 이들의 분비를 촉진하는 성선자극호르몬 방출호르몬의 생성목적 중 일부는 중년여성의 뇌 변화와 관계가 있을 것으로 추정된다.

여성은 생리적으로 사춘기 이전(태어나서 11세까지)이나 폐경기 이후보다 가임기 동안 자신을 통제—지적으로, 생리적으로, 사회적으로—하기가 쉽다. 가정을 꾸리고 아이들을 키우는 동안 최대 관심사는 균형과 평화를 유지하는 것이다. 여성들은 가족을 돌봐야 하는 시기에는 어떤 희생을 치르더라도 참고 견디며 가정을 유지하는 것이 모두에게 좋은 일이라는 것을 본능적으로 느낀다. 비록 자신이 바라는 바가 아닐지라도 자기 주장을 내세우는 것보다 참는 것이 가정에 유익하다고 생각하는 것이다. 이런 태도가 자신의 개인적인 목표를 소홀히 하는 것일지라도 '정해진 프로그램을 따르는' 여성의 능력은 일종의 보호본능이라고 할 수 있다. 최근 스웨덴에서 행해진 한 연구에서 혼자 아이를 키우는 독신 엄마는 배우자가 있는 엄마보다 조기 사망률이 70%나 높다는 결과가 나왔다. 이것은 당사자의 사회경제적 여건이나 건강요인과는 전혀 관계가 없는 것으로 확인되었다. 즉, 경제적으로 안정되고 신체적·정신적으로 건강한 독신 엄마도 조기 사망률이 높기는 마찬가지라는 이야기이다.[6]

여성들이 자아를 억제하는 과정은 이미 사춘기부터 시작된다. 소녀들이 사춘기 이전에 느끼는 순수한 정의감이나 정직함, 갈등을 불사하는 '용기 있는' 사고방식은 호르몬 작용에 의해 점차 억제된다. 따라서 사춘기 소녀들은 사회적 불평등에도 관심을 갖긴 하지만 그보다는 남성에게 매력적인 여성이 되기 위한 몸치장에 더 열중하게 된다. 다시 말하면 여성들은 생리적으로 아이를 낳고 기르거나 다른 사람을 돌보는 일—생명을 보존하고 자손을 번식하는 역할—을 점차 소중하게 여기는 반면 사회적 문제에 대한 관심은 줄어들게 되는 것이다. 또 해묵은 상처나 고통에 관심을 기울이거나 장기간 지속되어 온 부당한 대우에 맞서려면 너무 많은 에너지가 필요하기 때문에 되도록 회피하려고 한다. 여성들은 그런 일보다는 자신의 일차적인 역할, 즉 번식과 양육에 충실할 필요가 있는 것이다.

여성들은 이러한 생리적 역할에 순응하도록 은근히 압력을 받고 있다. 우리 뇌의 오피오이드 센터(아편물질 생성센터)를 자극해서 여성들의 등을 떠미는 것은 바로 생식 호르몬이다. 이 부위에서 생성된 물질에는 실제로 마약성분이 들어 있어서 혈관을 돌며 기분을 상승시키는 역할을 한다. 예를 들면 에스트로겐은 월경주기 전반부인 배란을 준비하는 시기, 즉 여성이 남성에게 가장 마음이 끌리고 구애를 가장 잘 받아들이는 시기에 제일 많이 분비된다. 또 프롤락틴 같은 호르몬은 여성들이 아이에게 젖을 먹이거나 사랑하는 사람을 돌보는 엄마의 역할을 할 때 주로 생성된다. 자신의 사랑과 보살핌으로 아이가 잘 자라고 있다는 깊은 만족감과 같은 여성을 사로잡는 감정은 모두 뇌에서 생성되는 마약성분의 물질이 작용한 결과이다. 생식 호르몬의 자극에서 비롯되는 만족감이 여성들을 계속 헌신하게 만드는 것이다. 이것이 바로 여성들이 누군가를 돌보는 일에 몰두할 수 있는 이유이다.

레스비언, 혹은 결혼이나 아이를 원치 않는 여성이라고 해서 이런 시스템에서 탈피할 수 있는 건 아니다. 엄마 뱃속에서 성별이 결정되는 순간 이미 회로에 입력되기 때문이다. 누군가를 돌보고자 하는 성향이 임신이나 아이 양육으로 발휘되건 아니면 다른 형태의 보살핌으로 나타나건 간에, 생리적인 작용은 결코 피할 수 없는 것으로 무척이나 강력하고 단호하며 긍정적인 영향을 미친다.

폐경기 호르몬 변화가 뇌에 미치는 영향

폐경기가 되면 호르몬의 영향으로 여성들은 우선과제였던 아이를 낳고 기르는 역할에서 벗어나고 싶어한다. 그렇다고 폐경전후기 여성들이 다른 사람을 돌보는 임무를 소홀히 한다는 말은 아니다. 자

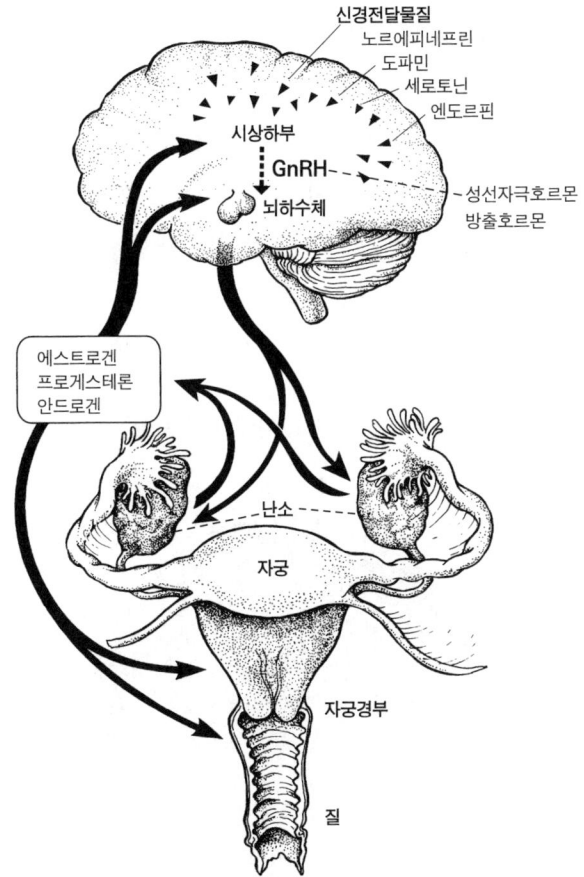

〈그림 3〉 시상하부-뇌하수체-난소의 연결관계

뇌와 생식기관은 복잡한 일련의 피드백 고리를 통해 영향을 주고받으며 긴밀히 연결되어 있다.

신의 창조적 에너지를 쏟을 대상을 자유롭게 선택하며, 그동안 금지되었던 선을 넘어 원하는 그림을 마음껏 그리게 되는 것이다. 사춘기부터 분비된 생식 호르몬의 영향으로 가려져 있던 문제들이 호르몬의 변화로 인해 베일이 걷히면서 표면으로 떠오르기 시작한다. 따라서 많은 중년여성들이 지난날의 부당한 대우를 인식하고 대항하려는 전투태세를 갖추게 된다. 사회적 불평등에 대한 비판, 정치적 관심, 가임기에 억제되었던 개인적인 열정 등이 명쾌하게 되살아나 새로운 시각으로 판단하고 행동에 옮길 준비를 하는 것이다. 어떤 여성들은 새로운 비즈니스나 경력에 자신의 에너지를 집중하고, 어떤 여성들은 이제껏 깨닫지 못했던 예술적 재능을 발견하고 발전시키기도 한다. 그중에는 이제까지 불만족스럽던 성적 욕구를 충족시키는 데 사로잡히는 여성들도 있으며, 반면에 성적 욕구에 대한 관심이 없어지는 여성들도 있다.

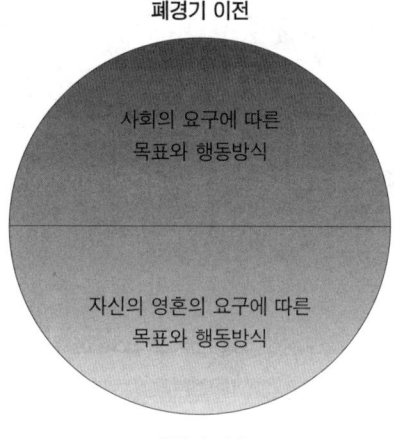

〈그림 4〉 삶의 주기에 따른 보상

분노의 메시지에 귀를 기울이자

폐경기가 시작되면 성선자극호르몬 방출호르몬은 뇌가 새로운 생각과 행동을 하도록 자극한다. 따라서 여성들은 이전에는 쉽게 지나치던 일들에 매우 민감해지고 심지어 분노를 노골적으로 드러내기까지 한다. 호르몬 변화로 홍조를 경험하기 훨씬 전부터 우리의 뇌는 성선자극호르몬 방출호르몬이 생성되는 시상하부에서부터 변화가 시작된다. 이 부위는 경험이나 표현, 또는 분노와 같은 감정을 관장하는 곳이다.[7] 공격성과 분노가 호르몬에 의해 조절된다는 것은 이미 잘 알려진 사실이다. 중년여성의 몸과 뇌는 거리낌없이 분노를 겉으로 표출할 수 있는 충분한 여건을 조성해준다. 이전에는 감히 생각도 못했던 일이다.

성선자극호르몬 방출호르몬은 뇌에서 일어나는 변화를 지원하는 여러 호르몬 중 하나에 불과하다. 에스트로겐이나 프로게스테론은 기억이나 배고픔, 성욕, 분노 등에 매우 중요한 영향을 미치는 편도와 뇌의 해마상에 작용한다. 이들 호르몬을 비롯한 여러 호르몬 수치의 변화는 분노 같은 강력한 감정을 포함해 지난날의 기억을 되살려준다. 그렇다고 분노가 전적으로 호르몬 변화에 의한 감정이라는 것은 아니다. 단지 호르몬 변화가 해결되지 않은 감정을 되살아나게 만드는 계기가 된다는 의미이다.

대부분의 여성들은 갑자기 표출되는 분노에 매우 놀라고 당황하게 된다. 반드시 분노의 형태를 띠지 않을 수도 있다. 단지 신경이 과민해지거나, 매사가 못마땅하거나, 은근히 부아가 치밀거나, 질투심에 사로잡히거나, 침울해지거나, 기분이 우울해지기도 하고, 콜레스테롤 수치가 높아지거나 혈압이 오르는 증상으로 나타나기도 한다. 하지만 이런 모든 감정이나 신체적 징후는 오직 한 가지 감정, 즉 분노의 다른 얼굴일 뿐이다.

우리 여성들의 분노는 다른 사람을 보호하기 위한 분노 이외에는 비난의 대상이 되기 쉽다. 사회적으로 인정받는 남성의 분노는 다방면으로 철저하게 연구된 반면, 여성의 분노에 대한 연구는 오직 어머니로서의 분노, 즉 아이의 안전을 위협하는 대상에 대한 분노가 대부분이다. 그 외에 사회에서 인정받는 또 다른 형태의 여성 분노는 사회적 부정에 대한 분노이다. 그런데 이것은 개인적 분노를 해소하기 위한 대용물로 이용되는 경우가 많다. 다른 사람의 부당한 행동을 보면 분노가 끓어오르는 것이 당연하다고 할지라도 그 분노를 어떻게 처리하느냐는 결국 개인적인 문제이다. 우리의 분노는 궁극적으로 우리 자신에 대한 것이며 그 에너지는 우리로 하여금 자기 실현으로 향하게 만든다.

물론 여성들이 사회적 부정에 대항하고 개혁하려는 정의의 수호자 역할을 포기해도 좋다는 말이 아니다. 단지 자신이 느끼는 사회적 분노에 대해 뚜렷한 주관을 가져야 하며, 어설픈 사회개혁의 대리인 역할보다 더 소중한 자기 개혁이나 자기 치유를 소홀히 해서는 안 된다는 의미이다.

분노는 표출되어야 한다. 특히 중년에는 분노를 발산하는 것이 자신의 삶이나 건강에 매우 중요하다. 분노는 내면의 지혜가 보내는 강력한 메시지이다. 우리는 그 소리를 귀담아듣고 행동에 옮겨야 한다. 분노를 느끼는 것은 대개 다음과 같은 경우이다.

- 우리에게 행한 약속이나 행동이 이루어지지 않을 때

- 권력, 지위, 존경심 등을 잃게 되었을 때
- 모욕을 당하거나, 명예를 훼손당하거나, 위신이 떨어졌을 때
- 신체적, 정신적 고통에 시달릴 때
- 중요한 일이나 기대하던 일이 다른 사람 때문에 연기되거나 취소되었을 때
- 당연히 자기 몫이라고 생각했던 것이 정당하게 주어지지 않을 때[8]

만일 여성들이 폐경기 전에 자신의 분노를 인정하는 법을 배우지 못했거나 그 메시지를 깨닫지 못했다면 폐경기야말로 그 일을 할 수 있는 마지막 기회이다. 폐경주위기가 되면 재편성된 뇌가 명확한 통찰력을 갖게 해주고 분노의 동기를 좀더 쉽게 규명하게 해준다. 따라서 분노를 긍정적인 변화와 성장을 위한 촉매로 이용할 수 있다.

폐경주위기 초기에는 분노가 신경과민이라는 형태를 띠는 경우도 있다. 신경과민은 분노의 약한 형태이지만 변화로 인도하지는 못한다. 마치 주전자를 가스불에 올려놓고 끓기 전에 항상 찬물을 붓거나 불을 줄이는 것과 같다. 만일 당신이 자신을 예민하게 만드는 문제에 관심을 기울이지 않는다면 당신의 몸은 불꽃을 높여 물이 끓게 만들 것이다.

글래디스의 경우―주전자를 불에 올려놓지 않다
내 친구인 글래디스는 폐경기 신경과민의 대표적인 경우였다. 그녀는 내 진료실에서 남편이나 아이들, 그리고 일에 대해 불평을 늘어놓곤 했다. 그녀는 신경이 예민하거나 분노가 속에서 끓고 있을 때 생기는 질환인 만성 정백동염을 앓고 있었다. 그런데 내가 신경을 끊임없이 곤두서게 만드는 원인을 해결하라고 얘기할 때마다 그녀는 갑자

기 태도를 바꿔 아무 일도 없다는 듯이 미소를 짓곤 했다. "하지만 얘, 우리 남편은 아주 멋진 사람이야. 그리고 애들도 얼마나 사랑스러운데. 나는 정말 사는 데 아무 불만이 없어." 글래디스는 내과의사 일을 계속하면서 항우울제를 복용했지만 별 도움이 되지 않았다. 나는 여러 해에 걸쳐 글래디스를 치료했지만 그녀의 건강은 결코 좋아지지 않았다.

내면의 소리를 무시하고 약으로만 다스리려는 경우

안타깝게도 우리 문화권에서는 기분변화나 신경과민 같은 폐경기 증상들에 대한 연구가 여성들을 위로하거나 비위를 맞추기 위한 수준에 머물러 있다. 당신은 의사나 자신에게 "내 몸의 균형을 깨뜨리는 것은 과연 무엇인가?"라는 질문을 던져본 적이 있는가. 만일 우리가 근본적인 문제점에 주목하지 않고 호르몬 대체요법HRT이라는 임시방편만을 사용한다면 그 호르몬은 전혀 치료효과를 발휘하지 못할 것이다.

호르몬 변화에 누구보다 민감한데도 호르몬 대체요법이나 약물치료로는 아무런 효과도 거둘 수 없는 여성들이 있다. 그들은 초경이나 출산 후, 그리고 폐경주위기에 해결되지 않은 감정적 문제점을 안고 있는 사람들이다.[9] 이런 문제에 주의를 기울이지 않거나 중년의 상실감을 충분히 해소하지 않는다면(즉, 그들 자신의 분노에 귀를 기울여 행동에 옮기지 않는다면), 결국 그들은 심한 우울증에 걸리게 될 것이다. (우울증은 때로 내면을 향한 분노라고도 불린다.) 우울증은 심장질환이나 암, 골다공증을 유발하는 매우 심각한 증상이다.

감정적 혼란은 또한 뇌와 그 기능에도 영향을 미친다. 분노가 지속되면 여성의 몸은 호르몬의 균형을 잃게 된다. 부정적인 감정상태가 오래 지속될수록 호르몬의 불균형은 점점 심해질 것이고 불편한 증상도 악화될 것이다. 에스트로겐 처방이 이런 현상을 일시적으로 중단시킬 수는 있지만 우리 몸은 자기가 보내는 메시지에 귀를 기울일 때까지 경고를 계속할 것이다.

도리스의 경우─분노를 회피하다

많은 여성들이 자기보다 힘든 처지에 있는 여성들과 비교함으로써 자신의 고통을 경시하는 성향이 있다. 그러나 해결되지 않은 문제점은 특히 중년에 건강의 악화를 초래할 것이다. 한 환자의 사례를 살펴보자.

도리스는 고혈압과 콜레스테롤 때문에 고통을 겪어왔다. 이런 증상은 52세가 되어 폐경기에 접어들자 점점 악화되었다. 그녀는 자신의 어린 시절에 대해 이렇게 털어놓았다. 사교계 명사였던 엄마는 아버지의 불안정한 사업을 돕느라고 바빠서 집안에 신경쓸 겨를이 없었다. 아이들은 유모나 가정부 손에서 자랐다. 도리스도 본의 아니게 남편의 사업을 돕느라고 바빴던 엄마의 전철을 밟게 되었지만, 남편은 그녀가 그 사실에 대해 어떤 감정을 갖고 있는지 전혀 관심이 없었다. 그러나 그녀는 남편이나 엄마에 대해 분노를 표현하지 못했다. 비교적 상류층인 여성들 대부분이 그렇듯이 그녀도 이런 생각을 하고 있었다. "나처럼 많은 것을 누리며 사는 사람이 불만을 갖는 건 너무 이기적이고 어리석은 생각이 아닐까요? 생각해보면 불평할 이유가 하나도 없어요. 여자들 중에는 성폭행을 당했거나, 근친상간의 희생물이 되었거나, 중년에 남편이 동전 한푼 안 남기고 떠나간 경우도 많잖아요. 거기에 비하면 나는 감사해야 될 게 너무나 많은걸요."

나는 도리스와 같은 경우를 '지적 회피'라는 말로 표현한다. 지나치게 지적이어서 뇌가 언제나 왜 불평해서는 안 되는지 충분한 이유를 찾아내기 때문이다. 이유는 겉보기에는 그럴듯하다. 그러나 그 안에는 좀더 근본적인 문제가 도사리고 있다. 다른 사람의 처지와 자신의 고통을 비교하는 것은 우리로 하여금 자신의 감정을 무시하게 만들어 필요한 해결책을 찾지 못하게 한다. 그 이유는 우리 뇌의 감정을 관장하는 부분이 논리적이고 합리적인 사고를 관장하는 부분보다 심장이나 심혈관계 같은 내부기관과 훨씬 밀접하게 연결되어 있기 때문이다.[10] 남과 비교하는 것은 지적인 뇌를 사용하는 것이다. 감정은, 단지 그에 대해 생각하거나 말하는 것으로는 부족하다. 감정emotion이라는 단어에는 행동motion이라는 단어가 포함되어 있다는 걸 잊지 말라! 감정은 우리를 움직이는 원동력인 것이다.

우리가 자신의 감정에 굴복하고 그것을 받아들이지 않는다면 치유는 아예 꿈도 꿀 수 없다. 남편이 자기 심정을 알아주지 않는 것이나, 불행했던 어린 시절이 되풀이되는 현재의 상황이 얼마나 고통스러운지를 인정하지 않는 한 도리스의 심장은 건강해질 수 없다. 어린 시절과 결혼생활 내내 가슴속에서 끓고 있는 분노와 원망을 인정하게 될 때, 그녀는 고혈압을 치유하고 새로운 삶을 누리게 될 것이다.

감정, 호르몬, 건강의 삼각관계

감정은 당신의 내면을 반영하는 거울이다. 당신이 생리적으로 건강한 환경에 살고 있는지 아니면 스트레스를 받고 있는지 알게 해준다. 당신의 생각이나 감정이 모든 호르몬과 세포에 영향을 미치고 있다는 사실을 이해하고 건강을 증진하는 방법을 익힌다면, 당신은 지구상에서 가장 효과적이고 확실한 건강비결을 터득하는 것이다.

자연식품이나 보강식품, 각종 약초, 명상, 침술 등도 모두 당신의 건강을 보호하고 증진하는 좋은 방법이긴 하다. 그러나 아무리 몸에 좋은 음식을 먹고 열심히 운동을 하더라도 건강에 가장 영향을 미치는 요소는 당신의 생활방식과 신념, 사고방식이다. 우리는 이런 말을 자주 듣는다. "그 사람은 늘 잘 먹고 운동도 열심히 하는데 왜 병에 걸렸지?" 반면에 줄담배를 피우고 술독에 빠져 사는 사람이 건강하게 오래 사는 경우도 종종 본다. 그 이유는 상당부분 각자의 사고방식이나 감정상태에 달려 있다. 생활방식이나 신념도 음식조절과 운동만큼 건강을 좌우하는 중요한 요소이다. 우리 모두는 자신의 마음속에 기쁨과 여유와 건강을 만드는 능력을 지녔을 뿐 아니라 스트레스나 피로, 질병으로 건강을 악화시킬 수 있는 힘도 지니고 있다. 선택은 자신에게 달려 있다.

특정한 감정은 특정한 부위에 특정한 질병을 일으킨다

특정한 감정이 우리 몸의 특정한 기관이나 시스템에 영향을 미친다는 사실은 이미 의학적으로 증명되었다. 수많은 연구논문이 중요한 인간관계에 무력감을 느끼거나 자신의 감정을 충분히 표출하지 못할 경우 유방암의 발병률과 사망률이 높아진다는 사실을 입증하고 있다. 또 부정적인 감정, 특히 적개심을 해결하지 못할 경우에는 심장발작으로 사망할 확률이 높아진다.[11] 이 밖에도 많은 연구논문들이 사회로부터의 고립, 가족의 사망이나 이별, 소속감의 상실 등이 면역체계를 약화시켜 전염병이나 자가면역성 질병에 걸릴 가능성을 높인다는 사실을 증명했다.

환자의 치료를 직접 담당해온 임상의들은 감정과 건강상태 사이에 직접적이고 강력한 연관성이 있다는 사실을 오래 전부터 인정하고 있다. 그럼에도 불구하고 외부 지향적이고, 인과관계에 집착하며, 데이터만을 신뢰하는 우리 문화는 이 분명한 사실을 무시하고 있다. 1970년대 말에 스트레스와 심신의학에 관한 선구적인 연구 결과를 발표했던 월터 캐넌 Walter B. Cannon이나 한스 셀레 Hans Selye 같은 과학자들은 제도권 의학의 인정을 받지 못했다. 과학적으로 확실하게 증명되었지만, 우리 의학계가 받아들일 준비가 되어 있지 않았던 것이다.

하지만 우리 중년여성들은 모든 여건이 구비되어 있다. 우리 문화가 아직 이를 수용하는 데 많은 갈등을 겪고 있는 데 반해 이 지혜를 우리 것으로 받아들일 절호의 기회를 맞이한 것이다.

우리의 건강과 행복은 우리가 겪는 문제 자체보다 이를 받아들이는 자세에 달려 있다. 우리 문화는 아직 이 진리를 수용하지 못하고 있다. 우리는 어려서부터 건강은 유전적 환경이 어떤가, 얼마나 면역성을 갖추었는가, 얼마나 건강식품을 많이 섭취하는가, 얼마나 운동을 하는가에 달려 있다고 배웠다. 이런 요소들이 건강에 지대한 영향을 미치는 것은 사실이다. 그러나 우리의 사고방식이나 신념의 힘에는 비할 바가 못 된다.

마음가짐과 사고방식이 몸에 미치는 영향

자율신경계는 사고방식이나 감정을 신체환경, 즉 몸 전체에 전달하는 기능을 한다. 모든 내부기관의 활동을 관장하는 자율신경계는 교감신경계SNS와 부교감신경계PNS 두 부분으로 나뉜다. 이 두 신경계는 우리의 눈, 누관, 침샘, 혈관, 땀샘, 심장, 후두, 기도, 기관지, 폐, 위, 부신, 신장, 췌장, 간, 소장, 대장, 방광, 그리고 외부생식기 등 모든 기관의 신경을 통제한다.

쉽게 말해서 부교감신경계는 몸의 브레이크 역할을 한다. 성장과 회복, 휴식과 긴장완화에 관계된 기능을 수행하며, 활동하지 않는 기관을 '쉬게' 함으로써 몸의 활력을 유지하는 역할을 한다.

반대로 교감신경계는 가속페달에 비유할 수 있다. 몸의 신진대사를 활발하게 함으로써 외부의 침입으로부터 몸을 보호하는 역할을 한다. 교감신경계의 자극은 우리 몸에 비축된 물질을 재빨리 분해시켜 우리를 보호하고 지켜준다. 갑작스런 반응에 대처하는 공격-도피반응fight-or-flight이 작동되는 곳이 바로 여기이다. 이 반응은 동공이 확장되고, 심장수축의 횟수와 강도가 증가되며, 혈관이 수축하여 혈압이 높아지는 것으로 나타난다. 또 전쟁을 치르기 위해 장 내에 있는 저장고에서 혈액을 빌려와 중요한 근육이나 폐, 심장, 뇌에 보낸다. 우리가 침묵을 지키거나, 싸우거나, 도망치거나, 어떤 선택을 하든 관계없이 근육의 힘을 키우는 데 필요한 에너지를 보존하기 위해 장과 방광의 기능은 잠시 중단된다. (이것은 동공을 수축시키고, 심장박동을 늦추며, 장을 활발히 움직이게 하고, 방광과 직장의 괄약근을 이완시키는 부교감신경계의 기능과 완전히 반대이다.)

부교감신경계의 주된 임무는 신체 에너지를 회복하고 보존하며 생명활동 기관을 쉬게 하는 일이므로 건강은행의 잔고를 높이는 역할을 한다. 반대로 교감신경계의 반응은 은행에서 돈을 꺼내 쓰는 일이라 할 수 있다.

바로 이 때문에 우리가 어떤 인식을 가지고 살아가느냐가 중요한 것이다. 우리 몸이 경험하는 외부의 침입ㅡ스트레스 요인ㅡ은 사람에 따라 각각 정도 차이가 있으며 개인의 과거내력, 어린 시절, 가족환경, 식생활, 직업, 그리고 행동유형에 의해 영향을 받는다. 많은 중년여성들이 지속적인 불안을 느끼는 원인의 상당부분은 우리 문화에 책임이 있다. 우리는 누구에게나 좋은 여성으로 인정받고 싶어한다. 그리고 그렇게 되기 위해 노력한다. 그러나 정신없이 빠르게 돌아가는 주변환경에 맞추려면 너무나 많은 정보를 파악해야 하기 때문에 여성들은 점점 의기소침해지고 당황하게 된다. 어떤 것을 선택하고 어떤 것을 버려야 할지 몰라서 자신의 몸에 혼동된 메시지를 보내고 있진 않는가. 브레이크와 가속페달을 동시에 밟고 있진 않는가. 늘 싸울 것이냐 도망갈 것이냐라는 초긴장 상태를 유지하진 않는가. 늘 가속페달을 밟으며 건강은행에서 초과 인출하고 있진 않는가.

생물학적인 관점에서 볼 때, 우리 여성들은 인간이 스트레스를 좀더 긍정적이고 건전하게 해결할 수 있는 진화과정을 수행하고 있는지도 모른다. 솔직히 말해서 나는 중년여성들의 다양화된 multimodal 뇌가 그 올바른 방법을 찾아내는 중이라고 믿고 있다. 우리는 이제까지 한 몸으로 세 가지 역할을 감당하며 살아왔다. 그러나 중년에 이른 지금 우리의 영혼은 어느 때보다 더욱 자신에게 관심을 기울이라는 메시지를 보내고 있다. 우리의 몸과 뇌는 이 임무를 멋지게 수행하기 위해 개조되는 중이라는 사실을 잊지 말라.

스트레스와 성격

우리의 성격이나 기질, 그리고 스트레스를 해결하는 능력 사이에는 밀접한 관계가 있다는 사실이 많은 연구를 통해 밝혀졌다. 왜 어떤 사람은 무슨 일을 겪든 늘 행복해 보이는 반면, 어떤 사람은 모든 일이 만사형통한 것처럼 보이는데도 항상 침울한 얼굴일까? 왜 아무 문제가 없는데도 어떤 사람은 늘 근심과 두려움에 사로잡혀 지내는 것일까? 우리의 성격은 어느 정도 타고나는 것이며, 성격이 다른 사람들은 신체적으로도 차이점이 많다는 사실이 확인되었다.

스티븐 포지스Stephen Porges 박사에 의하면 모든 인간은 태어나면서부터 교감신경계와 부교감신경계 사이의 균형이 각각 다르다고 한다. 이것을 '미주신경긴장도vagal tone'라고 부른다.[12] 이것은 심전도 검사를 통해 알 수 있는데, 심장 박동률과 호흡률이 어떻게 조화를 이루고 있는지를 알려주며, 스트레스에 대한 신진대사의 균형과 유전적 탄력성을 보여준다. 포지스 박사의 연구에 따르면 미주신경긴장도가 높은 경우, 즉 부교감신경계가 우세한 사람은 외부의 자극에 스트레스를 덜 받는다. 조산아의 경우 인큐베이터를 사용할 때도 미주신경긴장도가 높은 아기가 낮은 아기보다 거부반응이 덜하다는 사실이 증명되었다. 그는 미주신경긴장도의 높고 낮음에 따라 개인적 기질(행복하거나, 회복능력이 뛰어나거나, 침울하고 우울하거나, 걱정이 많거나, 두려움을 많이 느끼거나, 사람을 잘 믿는 성향)이 달라지므로 당사자의 삶을 미루어 짐작할 수 있다는 사실도 발견했다.

이것은 우리가 어떤 상황에 놓였을 때 어떤 반응을 보일지 예측하게 해준다. 예를 들면 어떤 환자는 비교적 간단한 의료절차에도 크게 스트레스를 받는가 하면, 어떤 환자는 복잡하고 까다로운 절차도 대수롭지 않게 받아들인다. 같은 사람이라도 처음 경험하는 일은 가볍게 넘기지만 그것이 반복되면 예민한 반응을 보이기도 한다. 이것이 바로 스트레스 요인을 명확히 규명하기 어려운 이유이다. 에모리 대학 의대의 찰스 네메로프Charles B. Nemeroff 박사는 최근 논문에서, 어린 시절 육체적으로나 성적으로 학대를 받았던 여성들은 그러지 않았던 여성에 비해 여러 사람 앞에서 말을 하거나 숫자를 계산하는 일처럼 스트레스를 받는 일에 지나치게 예민한 신체적 반응을 보인다는 사실을 발표했다. 그들은 또 우울증이나 정서불안, 기타 심인성 질병에 걸릴 확률이 매우 높은 것으로 나타났다.[13] 학대를 받은 경험이 있는 대부분의 여성들이 폐경주위기에 정서나 다른 문제점에 직면하게 되는 것은 새삼스러운 일이 아니다.

사람들이 흔히 저지르기 쉬운 가장 어리석은 행동은 자신의 타고난 성격을 원망하거나 스트레스에 민감한 성향을 불평하는 것이다. 어떤 것이 가장 바람직한 성격이라고 말할 수는 없다. 이것은 마치 여성들에게 가장 이상적인 몸무게와 키, 몸매를 갖기 위해 노력하라고 말하는 것과 같다. 더구나 개개인의 성격은 자기만의 특성을 결정짓는 요소이다. 만일 당신이 '좀더 건전한' 성격을 갖기 위해 인생을 낭비한다면 자신만의 특성이나 장점을 발견할 기회는 얻지 못할 것이다.

폐경기의 감정이 건강에 미치는 영향

교감신경계와 부교감신경계의 불균형은 폐경기의 호르몬 변화와 함께 우리 몸이 질병에 노출될 확률을 높이는 원인이다. 면역세포를 생성하는 흉선(T세포 생성)과 림프절(B세포 생성), 골수(적혈구와 백혈구 생성)는 모두 자율신경계의 통제를 받는다. 따라서 각각의 가속페달(교감신경)과 브레이크(부교감신경)를 갖추고 있다.

이 사실이 왜 그렇게 중요한가? 당신의 몸이 감정을 기록하고 처리하는 것, 그리고 감정의 영향을 받는 호르몬과 신경화학물질의 기록과 처리과정이 모두 이 시스템을 통해 이루어지기 때문이다. 앞에서 강조했듯이 당신의 해결되지 않은 감정의 짐은 폐경기를 전후해 밖으로 표출되기 마련이다. 그 결과 질병에 걸릴 위험이 커지는 것이다. 이제까지 오랜 세월 동안 되풀이되어온 공격-도피반응의 스트레스는 당신을 당뇨병이나 고혈압, 또는 낭창(루푸스)이나 류머티스성 관절염 등 자가면역성 질병의 희생물로 만들 것이다. 어느 질병에 걸리느냐는 유전적으로 가장 취약한 곳이 어디냐에 달려 있다.
　　결론적으로 말하면 당신의 사고방식에 따라 부교감신경이 활동하느냐 교감신경이 활동하느냐가 좌우된다. 당신의 사고방식이나 신념은 몸의 생체리듬을 변화시킨다. 브레이크냐 가속페달이냐, 혹은 건강계좌에 입금하느냐 출금하느냐는 당신이 선택하는 것이다. 즉, 자신의 삶을 어떻게 생각하느냐가 자율신경계의 건강을 좌우한다.

사고방식이 호르몬 수치에 미치는 영향
　　자율신경계의 명령은 호르몬에 의해 신체 각 기관으로 전달된다. 교감신경계의 가장 중요한 전달자는 노르에피네프린과 에피네프린이라는 호르몬이다. 이 두 호르몬을 합쳐 아드레날린이라고 부르며 뇌와 부신에서 생성된다. 아드레날린 수치가 높아지면 또 다른 부신피질 호르몬인 코르티솔의 수치도 함께 올라간다.
　　코르티솔은 짧은 시간에 집중적으로 분비되어 불시에 닥치는 위험을 견디게 해주는 호르몬이지만 부정적인 면도 있다. 코르티솔은 단기적으로는 면역계를 분발시키지만 지나친 긴장상태가 너무 오래 지속되면 악영향을 미치게 된다. 면역계는 백혈구를 혈액에 투입시켜 세균의 침입에 대비한 전투태세를 갖추게 만든다. 하지만 이 상태가 지나치게 장기화되면 면역계와 골수는 고갈된다. 또 코르티솔에 장기간 과다노출될 경우 피부가 얇아지고, 뼈가 약해지며, 근육이나 관련 조직들이 파괴된다. 뿐만 아니라 비정상적인 인슐린 대사를 초래하며, 조직에 수분 정체가 일어나고, 팔과 다리에 멍이 잘 들며, 우울증에 걸리기 쉽다.
　　만일 당신이 여러 갈등이나 욕구로 인해 스트레스를 많이 받고 자신을 통제하지 못한다면 부신으로 하여금 코르티솔을 더 많이 생성하게 채찍질하는 것이다. 시간이 흐르면서 고갈된 부신은 더이상 코르티솔을 만들어내지 못한다. 그 결과 영양부족이나 소화불량, 영양 흡수능력 저하를 초래해서 당신의 삶은 더욱 스트레스에 시달리게 된다. 또 면역기능이 저하되면서 전염성 질병이나 자가면역성 질환, 암에 걸릴 확률이 증가한다.

교감신경계의 지나친 자극은 에이코사노이드라는 일군의 호르몬들의 균형을 깨뜨려 세포의 지방산 대사(분해)기능을 저하시킨다. 그 결과 우리 몸은 근육이 파괴되고 그 자리가 지방이나 과다한 체액으로 채워져 비만으로 발전한다. 또한 에이코사노이드의 불균형은 조직의 염증을 촉진하여 낭창이나 류머티스성 관절염 같은 만성적인 질병에 시달리게 만든다. 또 이미 악성으로 발전된 종양의 성장을 촉진하는 것으로 밝혀졌다.

건강하고 정상적인 몸의 코르티솔 수치는 아침에 일어났을 때 최고수준에 달한다. 부교감신경계가 밤에 우리 몸을 쉬게 하고 회복시키는 역할을 하기 때문이다. 다시 말해서 우리가 잠자는 동안 건강은행에 잔고가 가득 쌓이는 것이다. 아침에 코르티솔 수치가 높으면 상쾌한 기분으로 일어나 활기차게 하루를 시작할 수 있다. 코르티솔 수치는 긴장이 풀리는 저녁부터 점점 내려가기 시작해서 한밤중에 최저수준에 달함으로써 편안한 밤을 맞이하게 해준다. 그러나 스트레스를 많이 받는 여성들은 코르티솔 수치가 뒤바뀌게 된다. 아침에 최저수준으로 떨어져 하루를 시작할 연료가 부족하고 밤이 되면 최고수준으로 올라가 긴장을 풀고 숙면을 취할 수 없게 된다.

문제는 여기서 끝나는 것이 아니다. 스트레스는 코르티솔 분비를 뒤바꿀 뿐 아니라 교감신경계를 지나치게 자극함으로써 우리 몸의 평화 수호자인 프로게스테론의 생성을 감소시킨다. 그 결과 만성적인 스트레스에 시달리는 여성은 에스트로겐과 프로게스테론, 그리고 테스토스테론(남성뿐만 아니라 여성에게도 중요하다) 같은 호르몬의 균형이 깨지게 된다.

질병으로 발전하기 전에 감정을 해결하자

우선 강조하고 싶은 점은 어떤 감정이든 '좋다' 혹은 '나쁘다'로 규정지을 수 없다는 사실이다. 나는 모든 감정이 내면의 인도자라고 생각한다. 좋은 감정은 당신을 건강으로 인도하며 나쁜 감정은 당신의 주위를 환기시켜 사고방식이나 행동을 고칠 기회를 제공한다. 얼마나 단순한 원리인가.

감정은 완전히 해결하지 않고 오래 덮어둘 경우 우리 몸에 독이 된다. 한 예로 15년 전에 아이를 잃은 한 여성이 있었다. 폐경기를 맞고 있는 그녀는 아이의 방을 털끝 하나 건드리지 않은 채 보존하고 있었다. 아이가 죽던 날의 모습 그대로 간직하고 있는 것이다. 아이의 방을 치우지 못하는 그녀의 해소되지 않은 슬픔, 즉 그 이후의 인생을 거부하는 태도는 그녀의 인생을 좀먹는 독초였다. 그 독은 15년이라는 그녀의 인생을 빼앗았을 뿐 아니라 해결되지 않은 감정으로 인한 폐경기 질병에 노출되게 만들었다.

중년에 경험하는 질병이나 건강악화는 감정 그 자체가 원인이 아니라 감정을 해결하지 않으려는 자세나 그 영향력을 과소평가하는 사고방식에서 비롯된다. 해결되지 못하고 쌓여 있는 감정은 우리 몸에 동일한 화학반응이 지속되게 만든다. 감정이 우리 몸에 미치는 영향은 강에 비유할 수 있다. 감정이 계속 흘러간다면 우리 몸은 늘 새롭고 깨끗하게 유지될 것이다. 감정의 흐름에 따라 우리의 사고방식이나 행동이 연쇄적으로 변화하게 되기 때문이다. 그러나 물이 흐르지 못하고 고여 있다면 부패하고 세균이 번성하게 될 것이다.

폐경기에 있던 한 환자는 반복되는 감정을 통해 훌륭한 통찰력을 얻게 되었다. 그녀는 행복감에 젖을 때마다 왠지 불안한 마음이 든다는 걸 발견했다. 그 원인이 이제까지 살아오면서 좋은 일이 있을 때마다 그 이면에는 가슴 아픈 경험이 있었기 때문이라는 것을 깨닫게 된 것이다. 예를 들어 직장에서 승진을 했을 때도 그녀는 오랫동안 가깝게 지냈던 동료들과의 우정에 상처를 받았다. 예전에 친구처럼 지냈던 사람들이 그녀를 대하는 태도가 달라졌던 것이다. 나도 똑같은 경험을 한 적이 있다. 그 먹구름 속에서 한줄기 빛을 발견하는 방법은, 자신을 더 큰 성공과 기쁨의 무대로 채찍질함으로써 그 목표를 달성하는 데 도움이 되는 새로운 친구와 환경을 만들어가는 것이다. 그녀의 문제를 해결하는 열쇠는 자신을 더욱 행복하고 성공적인 존재로 만들어감으로써 그에 따라 주어지는 많은 혜택을 마음껏 누리는 것이다.

자기가 처한 상황에서 긍정적인 면에 초점을 맞추는 것은 건강에 매우 유익하다. 베르니 시걸 Bernie Siegel 박사는 의사의 말을 오해했던 한 환자의 얘기를 예로 들어 설명했다. 어느 날 환자를 진찰한 의사가 그의 심장에서 '말발굽 소리'가 난다고 말해주었다. 말발굽 소리가 난다는 것은 매우 위험한 증상이다. 그러나 환자는 자기 심장이 말처럼 튼튼하다는 뜻으로 오해했다. 그때부터 환자의 상태는 급격히 호전되기 시작했고 마침내 믿을 수 없을 정도로 빠른 시일에 심장혈관 병동을 떠나 퇴원했다.

다시 한번 강조하지만 '행복'은 좋은 것이고 '슬픔'은 나쁜 것이라는 생각을 버려라. 두 가지 감정 모두 한 인간으로 살아가는 데 꼭 필요한 감정이다. 슬픔이 없다면 행복의 달콤함을 어떻게 느끼겠는가. 건강을 유지하는 비결은 감정의 균형을 잃지 않는 것이다. 바다에 밀물과 썰물이 있듯이 감정도 우리 몸에 밀려왔다 밀려간다. 밀물과 썰물이 바다를 깨끗하게 만들듯이 우리의 감정도 몸과 마음을 깨끗하게 만들어준다. 중년은 감정의 바닥에 쌓여 있는 슬픔과 후회라는 과거의 퇴적물을 말끔히 씻어낼 수 있는 절호의 기회이다.

내 건강을 책임질 사람은?

심신의학에 대해 부정적인 비평가들은 이렇게 말한다. 사람들이 자신의 병에 대해 어느 정도 책임이 있는 것은 인정하지만 질병에 대한 감정의 중요성을 지나치게 강조하는 것은 의기소침해진 그들의 기분을 더욱 악화시킬 뿐이라는 것이다. 물론 악화된 건강을 지나치게 자기 탓으로 돌릴 가능성을 배제할 수는 없다. 그러나 몸과 마음이 연결되어 있다는 견해는 포기하기에는 너무 아까운 카드이다. 병이 빨리 치유되거나 오랫동안 건강을 유지하는 사람들은 대부분 삶이 만족감과 기쁨으로 충만한 사람들이다. 심지어 그들은 병에 걸려도 삶에 대한 의미를 발견하고 잘 견딘다. 다른 한편, '내가 이렇게 병에 걸린 건 불가항력이야. 내가 할 수 있는 일은 아무것도 없어. 세상이 나를 버린 거야. 더이상 희망이 없어.'라고 생각하는 사람들은 자신의 사고방식으로 인해 파멸을 자초하는 것이다. 이런 생각은 곧바로 자율신경계의 불균형을 초래하고 호르몬에도 영향을 미친다. 20여 년에 걸친 나의 임상경험으로 볼 때 저울이 어느 쪽으로 기우느냐, 즉 질병이냐 건강이냐를 결정짓는 가장 주된 요소는 감정이라고 확신하게 되었다. 그리고 자신을 희생양으로 생각하는 마음가짐이야말로 만병의 근원이라고 단언한다.

우리는 매일 각종 건강정보, 운동과 식이요법, 유익한 의학지식을 배우고 있지만 건강을 지키는 가장 좋은 방법은 자신의 사고방식을 고치는 것이다. 우리 힘으로 어쩔 수 없는 무기력한 상황에 처했을 때 긍정적인 자세는 막강한 힘을 발휘한다. 악천후 속에서 심하게 요동치는 비행기에 타고 있다고 상상해보자. 폭풍우를 잠재울 능력도 없고 조종기술도 없으며 두려움을 없앨 방법도 없다. 그러나 두려움을 줄이는 방법은 얼마든지 있다. 책에 열중하거나, 옆사람과 대화를 나누거나, 항산화제를 먹거나, 따뜻하게 담요를 덮거나, 잠을 청하거나, 음악을 듣거나, 영화를 보는 등 여러 방법이 있다. 반면 노심초사하며 비행시간 내내 엔진 소리에 귀를 기울일 수도 있다. 선택은 당신이 하는 것이다.

하지만 당신의 건강계좌에 입금할 수 있는 사람은 오직 당신뿐이다. 당신의 주치의나 영양사, 사랑하는 사람, 부모, 어느 누구도 이 일을 대신할 수 없다. 어떤 건강보조식품이나 헬스 코치, 신비한 약초도 당신 자신보다 더 효과적으로 당신의 건강을 지키지는 못한다.

건강의 열쇠를 쥐고 있는 사람은 당신 자신이다. 저명한 물리치료사인 게이 헨드릭스Gay Hendricks는 우리 삶에 어떤 고통이나 불만이나 유감이 있다면 그건 우리가 그 부분을 충분히 사랑하지 않기 때문이라는 말을 했다. 우리가 어떤 감정에 사로잡혀 있든 그 감정을 해결하는 방법은 그런 자신을 사랑하는 것이다. 만일 자신이 어리석다고 생각한다면 그런 자신을 사랑해보라. 역설적으로 들릴지 모르지만 상당한 효과가 있을 것이다. 감정을 치유하기 위해서는 그 감정을 느끼는 자신을 연민으로 받아들여야 한다! 이 말을 실천하기는 쉽지 않다. 그러나 폐경기 즈음에 경험하는 호르몬 변화가 이것을 가능하게 해줄 것이다.

중년기의 뇌와 몸이 어떻게 과거를 치유하는가

우리의 기억은 몸 전체와 뇌에 저장되어 있다. 그중에서 뇌의 편도와 해마는 기억을 저장하고 회복하는 데 매우 중요한 역할을 한다. 흥미있는 사실은 폐경주위기에 수치의 변화가 심한 에스트로겐과 프로게스테론, 성선자극호르몬 방출호르몬의 수용체가 특히 이 부위에 많다는 것이다. 이곳이 이들 호르몬의 활동이 특히 활발한 곳이라는 점을 감안할 때, 폐경주위기에 과거의 기억이 생생하게 되살아난다는 것이 쉽게 납득된다.[14] 우리가 오랫동안 잊거나 축소하려고 노력했던 마음의 상처나 상실감이 갑자기 되살아나는 것이다. 이미 오래 전에 그 고통이 끝났다고 생각했던 기억들이.

크리스틴의 경우—중년은 자기 치유의 기간이다
크리스틴이라는 한 뉴스레터 독자의 편지를 소개한다. 크리스틴은 성폭행을 당한 지 10년째 되는 날 가슴속에서 끓어오르던 분노가 이전보다 더욱 거세게 폭발하는 것 같은 기분을 느꼈다. 이런 감정의 격발은 폐경기를 거치면서 점점 증상이 악화되었다. 그녀의 표현을 빌리자면 "월경전 증후군보다 열 배쯤 심한" 증상으로 월경주기에 나타나는 호르몬의 상승과 하강이 크게 확대된 것 같았다. 여러 가지 신체적 고통도 따랐다. 마치 그녀의 몸이 성폭행에 의해 다친 마음의 상처를 해결해달라고 애걸하는 것 같았다.

두통, 몸의 여러 부분의 통증, 구역질, 불면증, 불안, 설사, 치통, 기타 여러 증상들이 내가 감정을 치유하게 될 때까지 반복되었습니다. 시간이 흐르면서 나는 마음을 가라앉히고 이런 '질병'들이 나타날 때마다 자신의 감정상태에 관심을 갖기 시작했습니다. 강력하게 치밀어오르던 분노가 점점 완화되면서 고통스러운 증상이 갈수록 줄어들더니 마침내 사라졌습니다.

몸이 보내는 메시지에 귀를 기울인 크리스틴의 자세가 그녀의 증상을 치유하는 데 도움이 된 것이다.

감정의 무거운 짐을 내려놓고 되풀이되던 고통에서 해방되는 치유 과정에서 가장 분명하게 깨달은 사실은, 나를 가장 잘 치유할 수 있는 건 나 자신이라는 것이었습니다. 내가 경험했던 여러 가지 신체적 증상과 감정이 얼마나 밀접하게 연결되어 있는지 알게 되고는 놀라지 않을 수 없었습니다.

〈그림 5〉 정신적 상처가 중년에 되살아나는 이유

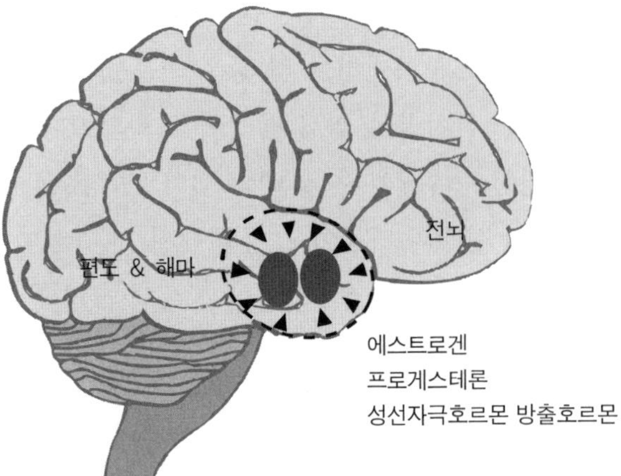

편도 & 해마
전뇌
에스트로겐
프로게스테론
성선자극호르몬 방출호르몬

뇌의 기억센터에는 폐경주위기에 수치의 변화가 심한 호르몬의 수용체가 많이 분포되어 있다.

수잔의 경우—폐경기에 홀로서기에 성공하다

자신의 나이가 마흔다섯이라고 밝힌 수잔은 이런 편지를 보내왔다. "내게 폐경기는 지금까지 살아오면서 갖지 못했던 용기와 분발을 안겨준 시기였습니다." 수잔의 부모는 둘 다 알코올 중독자였으며 그들이 "파티를 즐기고" 있는 동안 그녀와 오빠는 어린 동생들을 돌보고 집안일을 했다. 집이 지긋지긋했던 그녀는 열여덟 살이 되자 집을 떠나 결혼했다.

나는 우연히 알코올 중독자와 결혼하게 되었지만 몇 년이 지날 때까지 그 사실을 몰랐습니다. 남편은 나를 심하게 간섭하고 정신적, 감정적, 육체적으로 학대했습니다. 그는 내 모든 일을 자기가 결정했습니다. 가족들을 언제 만나라, 어떤 직업을 가져라, 가구는 어떤 걸 사며 차는 어떤 차를 타라는 등, 심지어 아이를 갖지 말라는 것까지 내 인생을 좌지우지하려고 들었습니다. 그러나 나는 그런 남편을 자상한 사람으로 생각하려고 노력했고 우리 관계가 남들보다 밀착되어 있다고 위로했습니다. 우리는 갈수록 친정부모님처럼 주말이면 파티에 몰두하고 술독에 빠져 지냈습니다. 나는 남편의 사업을 돕기 위해 늘 파티에 가고 술을 마셨습니다. 그리고 담배도 하루에 두 갑이나 피웠습니다. 서른 살 때 임신을 했지만 남편은 여러 가지로 상황이 안 좋으니 아이는 다음에 낳자며 낙태를 권했습니다. 그는 다른 여자를 만나고 있었던 것입니다. 나는 이를 악물며 참고 견뎠고, 시간이 흐르자 남편은 다시 내게로 돌아왔습니다. 나는 남편이 진심으로 나를 사랑하기 때문에 돌아온 것이라고 생각했습니다.

그로부터 4년 후, 수잔은 함께 부부문제 상담을 받자고 설득했지만 그녀의 남편은 거부했다. 그녀는 혼자 치료를 받으러 다녔다. 카운슬러의 권유로 알코올 중독자 치료 프로그램에 참가하기 시작했고 다른 중독자들을 보며 힘을 얻었다. 그녀에게 새로운 삶이 열리기 시작한 것이다.

수잔이 새 삶을 시작하는 데 가장 중요한 계기가 된 것은 자신의 낙태에 관해 터놓고 얘기할 수 있게 된 것이었다. 다음 단계로 그녀는 담배도 끊었다. "새로운 삶이 열리는 기분이었습니다. 더이상 감정을 숨기거나 담배를 피워대지 않아도 되었습니다. 지금까지는 하고 싶은 말이 가슴 가득 차 있어도 입을 다물고 살아왔지만 이제는 많은 말들을 마음껏 표현하게 되었습니다. 무엇보다도 나 자신에게 솔직해졌습니다." 그녀는 술도 끊었다. "남편은 달라진 내 모습을 달가워하지 않았습니다. 나는 더이상 그의 강요에 못 이겨 파티에 끌려나가는 여자가 아니었으니까요."

새롭게 변한 수잔은 자신이 둘로 나누어진 것 같은 기분을 느꼈다. 그녀의 주변환경, 즉 남편이 정해놓은 그녀의 삶은 전혀 달라지지 않았기 때문이었다. "독신처럼 살고 있는 유부녀였다고나 할까요. 우리는 더이상 함께 어딜 가거나 함께 어떤 일을 한 적이 없었습니다." 그 이후로 그녀는 부부문제 상담, 별거, 화해, 남편의 알코올 중독 치료 등 많은 노력을 했지만 별 효과가 없었다. 그러던 중 결정적 계기인 폐경기가 찾아온 것이다. "마흔두 살 때부터 폐경기가 시작됐습니다. 폐경기야말로 내게 용기와 분발과 솔직함을 선물함으로써 진정 원하고 필요한 것이 무엇인지를 알게 해준 고마운 인도자였습니다." 그녀는 이제까지 하고 싶었지만 하지 못했던 일들을 행동에 옮기기 시작했다. 이혼을 신청했고 고향인 뉴욕에서 5천 킬로미터나 떨어진 곳에서 원하던 삶을 살아가기 시작했다. "그렇게 쉽게 바라던 삶을 얻었다는 게 믿어지지 않아요. 남편이나 일, 친구 등 이전의 모든 삶을 떠나면서 아무 미련이 없었어요. 지금 나는 무척 행복합니다. 결혼생활 동안 평생 당해야 할 고통을 다 겪었나 봅니다."

불쾌한 기억이나 감정에 대한 가장 일반적인 방어는 회피라고 할 수 있다. 이런 임시방편은 폐경주위기의 변화를 경험하기 전까지는 그런 대로 통할 수 있다. 그러나 호르몬 변화나 달라진 뇌의 작용은 깊이 숨겨둔 마음의 상처와 해결되지 않은 감정을 밝은 곳으로 이끌어내기 위해 결코 무시할 수 없는 신체적 증상을 일으킨다. 해묵은 상처의 원인이 무엇이든, 폐경기는 그 상처를 치유할 수 있는 지원체제를 구축하는 시기라고 할 수 있다. 비록 처음에는 잘 깨닫지 못하겠지만 폐경기는 소중한 선물임에 틀림없다.

폐경기는 과거의 부당한 대우나 상처에 직면할 용기와 판단력을 주는 것은 물론, 과거를 돌아보며 변화의 필요성을 인식하게 해주며, 그동안 지속해온 파괴적인 삶에서 빠져나오는 데 필요한 행동을 실천하게 만든다. 아무리 뿌리깊은 삶의 형태라도 뇌와 에너지와 관심의 변화를 가져다주는 폐경기의 후원을 받는다면 어떤 변화도 가능하다.

주의할 점—지난날의 상처가 더 악화될 수도 있다

폐경기에 되살아나는 가슴 아프거나 우울했던 기억은 있는 그대로 받아들이기만 한다면 그렇게 두렵거나 힘든 감정이 아니다. 우리는 지금 표면에 떠오르는 과거의 기억이나 비밀을 최종적으로 해결할 만큼 충분한 깊이와 힘을 갖추고 있기 때문이다. 중년에 과거의 고통스러운 기억을 인식하고 해결하는 것은 치유를 위해 반드시 필요한 과정이다. 우리가 마음의 준비만 한다면 뇌와 몸은 필요한 정보를 준다는 사실을 믿자.

　당신의 고통을 옆에서 함께 보고 느낀 사람이 있다면 더욱 좋다. 대부분의 사람들에게 어린 시절 상처를 주었던 건 고통스러운 경험 그 자체만이 아니다. 마음놓고 의지할 사람이 없었거나 그 당시 그들의 처지를 이해하고 인정해주는 사람이 없었다는 사실도 포함된다.

　당신은 전문가의 도움을 받을 수 있고, 불면증이나 불안, 공포를 느낄 때 약물치료를 받을 수도 있다. 그러나 대부분의 신경안정제는 중독성이 강하다는 사실을 잊어서는 안 된다. 많은 여성들이 폐경기의 변화에 대처하기 위해 자낙스나 발륨 같은 약을 복용하고 있는데, 계속 그러다간 결국 나머지 인생을 이들 약물에 의존해서 살아야 할 것이다. 진정으로 치료를 원하거나 새로운 삶을 살고 싶다면 약물치료는 6개월에서 2년을 넘기지 말아야 한다. (10장에서 약물치료나 기타 대체요법에 관해 좀더 많은 정보를 얻을 수 있을 것이다.)

　구체적인 치료과정에 관해 자세히 소개할 순 없지만 한 가지 함정은 경고하고 싶다. 어떤 형태의 치료법이든 당신의 뇌와 몸에 부정적인 영향을 미칠 가능성을 배제할 수 없다. 모든 정신요법은 마음의 상처를 '되새기게' 하고 숨겨진 기억을 캐낸다. 함정은 바로 여기에 있다. 과거의 고통스러운 기억을 되살리는 것을 포함한 모든 종류의 스트레스가 코르티솔의 수치를 높이기 때문이다. 코르티솔이 증가한다는 것은 모든 종류의 기억, 특히 뇌의 해마에서 관장하는 가슴 아픈 기억을 저장할 가능성이 더욱 높아진다는 것을 의미한다.[15]

　만일 당신이 매우 예민하고 암시에 걸리기 쉬우며 심상을 잘 받아들이는 성격이라면, 치료를 받는 동안 (스트레스를 받을 경우) 혈관 속에 코르티솔이 증가할 것이다. 그러면 과거에 경험하지 않은 가슴 아픈 기억을 추가로 뇌와 몸에 저장하게 될 수도 있다. 다시 말해서 치료사로부터 들은 암시나 심상이 과거의 기억에 더해지는 것이다. 예를 들어 한 치료사가 "당신은 세 살 때 아버지에게 성폭행을 당한 경험이 있습니까?"라고 물었다고 가정하자. 심리적으로 예민해진 당신은 그 질문을 "나는 세 살 때 아버지에게 성폭행 당한 경험이 있다."는 기정사실로 받아들여 뇌에 저장할 수 있다. 그런 일이 실제로 일어났는지 여부는 관계가 없다. 이 시나리오는 새로운 마음의 상처로 기억에 남는다. 당신은 실제로 일어났던 가슴 아픈 기억과 함께 이 새로운 기억도 극복해야 하는 부담을 안게 된다.

궁극적으로 자기 자신과 과거에 상처를 입힌 상대방을 용서하도록 노력하자는 것이다. 용서란 당신에게 일어난 일을 무조건 받아들이는 것이 아니다. 과거의 상처가 더이상 현재의 행복하고 건강한 삶에 영향을 미치지 않도록 하는 것이 바로 용서이다.

좀더 큰 의미를 찾자

인도 같은 문화권에서는 중년을 영적 성숙을 간절히 추구하는 시기로 생각한다. 인도를 방문했을 때 나는 실제로 이런 사고방식을 증명해주는 체험을 했다. 심신의학 세미나에 참석한 참가자의 대다수가 중년여성이었던 것이다. 아이를 낳고 돌보는 가임기가 지나면 우리의 창조적 에너지는 자유를 얻게 된다. 인생의 의미에 대한 탐구가 좀더 절실해지며, 우리 몸은 영혼을 담는 그릇이라는 사실을 몸소 경험하게 된다. 나도 우리의 삶은 어떤 힘에 의해 인도된다는 믿음을 오래 전부터 가지고 있다. 신이라고 해도 좋을 이 힘은 인간의 의지보다 훨씬 강해서 언제나 우리가 최선의 목표를 향해 정진하게 한다. 우리 개

개인이 가지고 있는 특성을 발휘하게 만드는 것이다. 평생 동안 관심을 기울여온 철학과 점성학을 통해 나는 이 진리를 분명하게 깨달을 수 있었다.

점성학을 통해 자신의 능력을 개발하도록 인도해온 바바라 핸드 클로Barbara Hand Clow 여사는 이렇게 설명한다. 우리 인간이 진정한 내면에 도달하기 위해서는 여러 갈래의 중요한 과정을 거쳐야 한다. 우리가 기꺼이 거쳐갈 의지만 있다면, 각 과정은 우리의 잠재능력을 발휘하게 만드는 특별하고 예측 가능한 변화들로 이루어져 있다. 그녀는 1996년에 출간된 저서 〈거룩한 성性의 빛 : 중년의 위기에 찾아오는 쿤달리니*The Liquid Light of Sex : Kundalini Rising at Mid-Life Crisis*〉에서 "우리는 30세에 형성되고, 40세에 변화하며, 50세에 완성된다."라는 말을 했다.[16]

40세를 전후한 시기에는 쿤달리니Kundalini*로 알려진 우주 에너지가 등뼈 속에서 자연스럽게 조금씩 발산되면서 몸의 각 에너지센터(차크라)를 활성화한다. 이 시기에 해방된 성 에너지는 매우 강렬해서 여성에 따라서는 불륜에 빠지기도 하고, 이 에너지를 그림이나 새로 집을 짓는 일, 기타 다른 창조적인 일에 사용하기도 한다.

활성화된 에너지는 신체적 증상을 유발하는 원인이 되기도 한다. 우리가 각 에너지센터에 간직하고 있던 해결되지 않은 감정의 강도에 따라 어떤 형태로 얼마나 심각한 증상이 나타나는지가 결정된다. 내 경우에도 월경을 건너뛰고 안면홍조가 나타나던 시기에 여러 차례의 심각한 가슴 통증을 경험한 적이 있다. 이 통증은 내가 충분히 인식하

---

* 척추 아랫부분에 자리잡고 있는, 깨달음으로 인도하는 생명의 힘. 고대 전통 치유법에서는 주로 뱀으로 묘사된다.—역주

지 못하던 감정, 즉 슬픔과 절망을 인식시키기 위한 것이었다. 사람에 따라서는 중년기에 가슴 두근거림(심계항진)이나 불안감, 골반통, 소화불량 등의 증상을 경험한다.

우리는 이런 신체적 증상을 새롭게 인식할 필요가 있다. 내면의 인도자가 감정저장센터의 문을 두드리며 그 부위에 좀더 많은 빛과 지혜를 보내야 한다고 외치는 소리임을 깨달아야 한다. 그러면 우리 몸이 보내는 메시지의 희생양이 되지 않을 뿐만 아니라 중년을 거치면서 새로운 에너지를 받아 누릴 기회를 얻을 것이다.

내 경우를 예로 들면, 나는 영혼과 삶의 목표가 가장 강력해지고 성숙하는 정점인 나의 별자리(사수자리)가 돌아오는 시기에 이혼을 했다. 그와 동시에 나는 요드Yod('신의 손'이라는 뜻)라는 천체 배치의 영향력에 들어 있었다. 이 우주의 섭리는 나로 하여금 과거의 삶에서 벗어나도록 새롭고 건강한 인간관계를 만들 수 있는 기회와 동기를 주려는 것이었다. 비록 이런 인식이 그 당시 겪고 있던 고통에서 완전히 해방시켜주지는 못했지만, 내가 겪는 모든 사건―이혼이나 안면홍조―에 좀더 큰 목적과 의미가 있다는 것을 알게 되자 한결 마음이 편해졌다.

〈그림 6〉 감정의 해부학

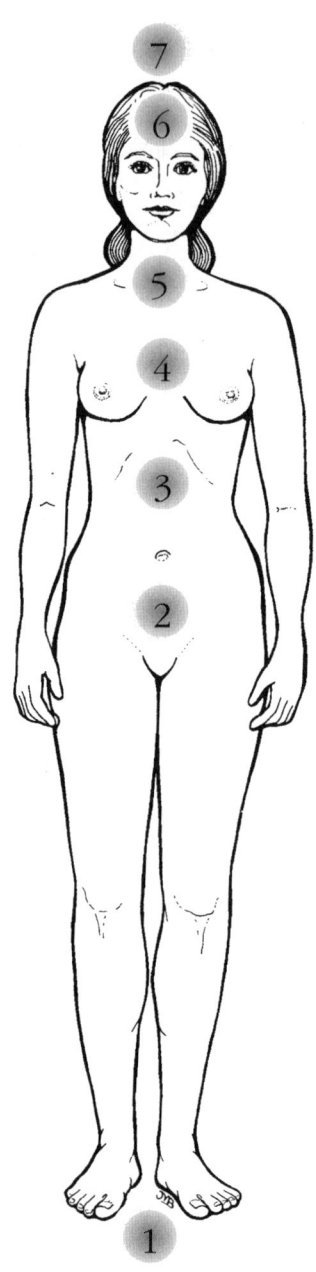

감정은 우리 몸의 각 부분과 연결되어 있는데 7개의 감정저장센터에서 서로 만난다. 이것은 전통적인 몸의 에너지 지도에서 볼 수 있는 7개의 에너지센터(차크라)와 대략 일치한다.

7개의 감정 – 에너지센터
정신·감정 패턴이 신체에 미치는 효과

감정저장센터	신체기관	정신·감정상의 주요 주제
7	모든 기관	삶의 목적을 감지하고 그것을 믿는 능력 신이나 우주 에너지와의 연결 자신의 통제 밖의 것들을 받아들이며 삶의 여러 사건들에 대해 책임질 때 균형을 잃지 않는 능력
6	뇌, 눈, 귀, 코, 송과선	지각 : 확실함 대 모호함 사고 : 좌뇌 대 우뇌, 합리 대 비합리 도덕관 : 보수 대 진보, 사회규범 대 개인의 양심, 억제 대 억제의 부족
5	갑상선, 기도, 목뼈, 인후, 입, 이, 잇몸	의사소통 : 표현 대 이해(말하는 것 대 듣는 것) 타이밍 : 밀어붙임 대 기다림 의지 : 강인함 대 유순함
4	심장, 폐, 혈관, 어깨, 늑골, 유방, 횡경막, 식도 상부	감정표현 : 감정을 깊이 느끼는 능력. 분노, 적대감, 기쁨, 사랑, 슬픔, 용서를 표현하고 해결하는 능력 인간관계 : 자신을 돌보는 것과 다른 사람을 돌보는 것의 균형을 유지함으로써 서로 유익한 관계를 창조하는 능력. 다른 사람과의 유대감 대 혼자 지내는 능력
3	복부, 내장 상부, 간, 쓸개, 식도 하부, 위, 신장, 췌장, 부신, 비장, 중간 척추부	자기를 존중하고, 자기를 믿고, 자기를 인정하는 것 개인적 능력 : 외부세계에서의 능력과 기술 지나친 책임감 대 책임감 결여 설탕, 알코올, 약물, 담배에 대한 중독 공격적 성격 대 방어적 성격 경쟁적 성격 대 비경쟁적 성격 승리자 대 패배자
2	자궁, 난소, 질, 자궁경부, 대장, 척추 하부, 골반, 맹장, 방광	개인적 능력 : 섹스, 돈, 인간관계 임신과 생식력 개인적인 창의성, 다른 사람과의 공동 창조 인간관계 유형 : 의존적 대 독립적, 베푸는 입장 대 받는 입장, 능동적 대 수동적
1	근육, 뼈, 척추, 혈액, 면역계	이 세상에서 편하고 안전하다고 느끼는 것 언제 믿고 언제 안 믿을 건지 아는 것 언제 두려워하고 언제 두려워하지 않을 건지 아는 것 독립성과 의존성의 균형을 찾는 것

3
자신에게 돌아가자

― 식민지에서 자치령으로

　폐경기는 자신의 삶에 대한 주권을 되찾고 싶은 욕망과 필요성이 가장 절실해지는 시기이다. 우리는 감히 직면할 용기를 내지 못했던 인간관계의 가치와 의미에 대해 회의를 갖기 시작한다. 이제까지 우리에게 소중했던 인간관계를 좀더 깊은 차원으로 유지하길 바라는 반면, 가장 가까운 사람들―부모, 아이들, 배우자, 친구, 직장상사―과의 관계가 새롭게 변해야 할 필요성을 절감한다. 우리가 삶을 변화시키는 시기가 언제든 간에, 잃게 되는 지난 삶에 대한 안타까움을 피할 수는 없다. 중년에 거쳐야 할 삶의 변화를 인정하며 그 변화가 가져다 줄 상실감을 두려워하지 않는 용기는, 인생의 후반기를 건강하게 보내기 위한 기초작업에 반드시 필요한 요소이다.

빈둥지 증후군

삶의 중요한 전환기인 폐경기에는 상실감이나 외로움, 소외감 등으로 인해 빈둥지 증후군에 걸리기 쉽다. 중년이 되기 전에 아무리 안정되고 행복한 삶을 누린 여성이라도 인생의 후반기로 들어서면 누구나 어떤 형태로든 변화를 감수해야 한다. 그동안 삐걱거리던 남편과 결국 이혼하거나, 직장을 옮기거나 혹은 쫓겨나거나, 아이가 성장해서 자신의 삶을 개척하기 위해—더이상 당신의 보살핌이 필요없을 만큼 자라서—집을 떠나게 된다. 한때 복닥거리던 집은 텅 비고 할 일이 없어지며 허전해지게 마련이다. 사랑하는 사람이 갑자기 죽는 것과는 또 다른 감정이다. 미리 예상하고 마음의 준비를 했든, 떠나는 당사자가 당신 자신이든 간에 고통스럽긴 마찬가지다. 그것은 내면을 송두리째 뒤흔드는 커다란 변화이기 때문에 그처럼 깊은 상실감을 안겨주는 변화에 완전히 대비한다는 것은 불가능하다.

두 아이를 키우는 엄마이자 유수한 대기업의 중역인 한 친구가 이런 말을 한 적이 있다. "이번 가을에 막내가 대학에 가기 위해 집을 떠난 후 나는 얼마나 바빴는지 몰라. 자본이 풍부하고 창의적인 유망한 회사들과 상담을 하기 위해 자주 해외여행을 해야 했거든. 하루하루가 흥분과 새로움과 모험의 연속이었어. 그런데 어느 날 신호대기에 걸려 정차하고 있는데, 울음이 터지는 거야. 가슴 한쪽이 떨어져나간 것 같은 기분이랄까. 늘 뭔가 목표가 있고, 엄마 노릇에 눈코 뜰 새 없이 바쁘고, 직장생활을 하면서도 늘 아이들을 우선으로 생각하던 그때가 그리워지는 거 있지. 이렇게 깊은 상실감이 밀려올 줄은 몰랐어. 두 번 다시 돌아오지 않을 시절이잖아."

충분히 공감이 갔다. 나도 비슷한 경험을 했기 때문이다. 1999년 6월, 막내딸은 한 달 동안 캠프를 떠났고 큰딸은 대학에 가기 위해 여름 오리엔테이션 프로그램에 참가했다. 남편도 집을 나가 이혼이 어느 정도 마무리되던 시기였다. 나는 대학 시절 이후 처음으로 집에 혼자 있게 되었다. 얼마 동안은 오붓하고 좋았다. 집은 늘 깨끗했고, 아무도 방해하는 사람 없는 호젓함을 만끽하며 집을 마음껏 새로 꾸미기 시작했다. 나는 먹고 싶을 때 먹고 일하고 싶을 때 일했다. 혼자 촛불을 켜기도 하고 밤늦게까지 영화를 보기도 했다. 평온함을 즐기며 아무런 방해도 받지 않고 삶에 대해 진지하게 생각할 수 있었다. 결코 외롭지 않았다. 머지 않아 딸들이 돌아올 게 아닌가.

그러나 한 달 후, 나는 슬픔과 외로움의 정면공격을 받게 되었다. 캠프장에 가서 막내딸을 차에 태운 나는 딸과 함께 다트머스로 여행을 떠났다. 막내도 어느 대학을 갈지 생각할 시점이 되었기 때문이었다. 다트머스는 모교이자 남편을 처음 만났던 곳이므로 아름다운 추억이 많았다. 28년 전 처음으로 그곳에 도착했을 때의 설렘이 여전히 생생하게 남아 있었다. 나는 당시 완전히 매료되었던 그 장소에 다시 서 있었다. 쉰 살의 이혼한 엄마가 되어 두 아이 중 막내가 자신의 인생을 설계하는 걸 바라보고 있었다. 남편과 아이들을 떠나보내야 한다는 상실감과 함께 잃어버린 젊은 날의 꿈이 되살아났다. 집으로 돌아오는 세 시간 동안 잠든 딸을 바라보며 나는 딸들이 집을 비웠던 시간보다 더 큰 외로움을 느꼈다.

집으로 돌아온 다음날 아침, 잠에서 깨어나자 깊은 슬픔이 밀려왔다. 그래, 이게 바로 말로만 듣던 둥지가 빈 허전함이구나. 마치 이렇게 말하는 것 같아. "당신의 새로운 세계 속에 가정은 포함되어 있지 않답니다. 그리고 지난 세계는 더이상 당신에게 어울리지 않아요."

나는 지난 일들과 다가올 일들에 대해 아픔을 느끼면서 중간지점에 서 있었다. 지금이 바로 성장의 기회라는 걸 알았다. 이 아픔은 내가 기꺼이 맞아들인다면(내게는 선택권이 없다) 멋진 결과를 탄생시키는 산고와 같은 것이다. 고통을 덜려고 애쓰거나 마지못해 자신을 내맡기는 대신 나는 마음 깊이 받아들이기로 했다. 외로웠고 절망감이 밀려왔으며 두려웠다. 나는 침대에 엎드려 스러져가는 내 인생의 모든 것을 위해 하염없이 울었다.

그러나 나쁘기만 한 건 아니었다. 중년에 감정의 변화를 경험해본 사람은 누구나 느꼈을 것이다. 처음에는 혼자 남은 허전함이 고통스럽지만 시간이 흐르면서 허전함을 느끼는 시간이나 횟수가 줄어들고 점점 그 농도가 옅어진다. 우리는 그냥 그 과정이 이끄는 대로 따라가면 된다. 나를 비롯해 빈둥지 증후군을 경험해본 여성들은 한결같이 이렇게 강조한다. 우리를 덮치는 감정에 자신을 충분히 내맡기는 것이 그것을 부정하고 대항하는 것보다 훨씬 빨리 빠져나올 수 있는 방법이다.

이런 사실을 깨닫든 깨닫지 못하든 간에 공허감이나 불안감, 허전함이 고통을 가장한 축복인 것만은 분명하다. 이것은 일종의 출산과정이다. 우리가 탄생시키려고 하는 것은 새로운 삶이다. 당신의 호르몬이나 뇌, 그리고 몸은 이미 기쁜 마음으로 준비하고 있다. 당신만 아직 그 사실을 깨닫지 못하고 있을 뿐이다. 새로운 삶을 탄생시키기 위해서는 그동안 인간관계를 유지하거나 일상에 바빠 피해왔던 공허감이라는 깊은 심연을 들여다보는 과정이 필요하다. 나도 내 안의 심연을 들여다봄으로써 이 과정을 거친 여성들이 왜 그토록 긍정적인 통찰력을 발견하게 되었는지 이해할 수 있었다. 이미 그 과정을 빠져나온 나는 그것이 충분히 겪을 가치가 있는 고통임을 알고 있다.

패트리샤의 경우―피할 수 없는 일을 뒤로 미루다

대부분 여성들은 중년의 변화를 피하기 위해서라면 가능한 모든 방법을 동원한다. 심지어 거의 평생을 바쳐 해온 아이 양육을 다시 시작하는 경우도 있다. 그들은 귀중한 에너지를 낭비하며 삶에 활력을 불어넣을 변화를 저지하려고 한다. 조류에 몸을 맡겨 새로운 미지의 바다로 가려 하지 않고 물살을 거슬러오르려는 것이다. 앞으로 나아가는 것에 대한 두려움은 때로 지나쳐서 오히려 뒷걸음질치게 만들기도 한다.

다섯 명의 자녀들을 모두 훌륭하게 키운 패트리샤는 전혀 예상치 못했던 갈림길에 서게 되었다.

남편은 항상 집안일을 자기 마음대로 결정했습니다. 어떤 식품을 살 것인지, 어느 아이가 무슨 일을 도울 것인지, 부엌은 무슨 색으로 칠할 것인지 등. 나는 남편의 이런 태도에 침묵으로 대처하며 아이에게 열중하는 것으로 마음을 달랬습니다. 그러나 막내가 장성해서 집을 떠나자 하늘이 무너지는 것 같았습니다. 집에 남편과 나만 남게 된 것입니다. 솔직히 이런 날이 오리라곤 생각조차 못 했습니다. 우리는 그런 대로 잘 지냈습니다. 남편은 자기 일을 하고 나는 내 일을 했으니까요. 어쩌다 갈등이라도 생기면 양보하고 복종하는 건 언제나 나였습니다. 항상 그렇게 살아왔고 또 그게 편했으니까요. 이제 아이들이 모두 집을 떠난 지금, 갑자기 이제는 나 자신을 위해 살아야겠다는 생각이 들었습니다. 그러나 남편은 한 번도 내 생각을 존중해준 적이 없었고 지금도 마찬가지입니다.

부부문제 상담이나 이혼은 남편의 집안에서는 결코 있을 수 없는 일이었다. 패트리샤 역시 더이상 남편이 그려놓은 선 안에 색칠하고 싶지 않았다. 그러나 삶을 재창조함으로써 장래를 혼란스럽게 만들고 싶지도 않았다. 그녀는 해결책으로 남편에게 양자를 들이자고 제안했다. 그녀의 나이 마흔일곱 살 때의 일이었다.

그 당시에는 잘 몰랐지만 지금 와서 생각해보니 아기가 결혼생활에 빛을 가져다줄 거라고 기대했던 것 같아요. 과거로 돌아가고 싶었던 거죠. 앞으로 나아가는 것은 너무 두려웠으니까요. 아기는 어느 정도 내 기대감을 채워주었습니다. 열중할 수 있는 대상을 찾은 셈이었죠. 그러나 젊은 날에는 기쁨을 안겨주었던 아이 양육이 이제 더이상 즐겁지 않았습니다. 내가 변했던 것입니다. 아이에게 헌신했던 것은 과거의 인생이었습니다. 지금 50대 중반인 나는 아이 키우는 일이 내가 바라는 일이 아니라는 걸 깨닫게 되었습니다. 늘 피곤에 지쳐 기분이 우울했습니다. 육체적으로 지쳤다기보다는 마음이 따르지 않았습니다. 알 수 없는 어떤 힘이 이 일에서 손을 떼도록 나를 끌어당기는 듯한 기분입니다. 아이와 함께 보낸 2년이 마치 10년같이 느껴집니다. 그러나 나는 모든 것을 주어도 아깝지 않은 이 아이를 정성껏 키우고 있습니다. 제발 아이가 장성할 때까지 계속할 수 있었으면 좋겠어요.

다시 돌아오는 아이들

요즘은 패트리샤처럼 아이를 통해 문제를 해결하려는 사람들이 점점 늘고 있는 추세이다. 그들은 여러 가지 이유 때문에 다시 집으로 돌아오는 자식들을 고맙게 생각하고 있다. 어른이 된 자식들은 자립할 때까지 어머니에게 자신의 아이의 양육을 부탁한다. 그러나 남은 인생을 자신을 위해 살고 싶거나, 자신의 창조적 잠재능력을 개발하길 원하거나, 남은 에너지를 자신의 인생을 위해 쏟아붓고 싶은 여성이라면, 짐을 대신 맡아달라고 설득하는 어떤 힘에도 대항할 수 있어야 한다. 그 힘은 죄책감일 수도 있고 자식들의 잘못된 선택을 감싸주려는 동정심일 수도 있다. 만일 어쩔 수 없는 여건이나 잘못된 판단으로 자식을 다시 집으로 끌어들인다면, 그 여성의 남은 인생은 노년기까지 고단하고 피곤할 것이다.

아니타의 경우—마침내 결단을 내리다

아니타는 갓 결혼해 임신한 딸과 사위가 집 가까이에 아파트를 얻자 날아갈 듯이 행복했다. 그러나 몇 달이 지나자 상황은 악화되기 시작했다.

딸이 가까이 이사오자 처음에는 매일 천국에 사는 기분이었습니다. 제니는 수시로 집에 드나들었습니다. 어떤 때는 빨랫감을 싸오기도 하고(세탁기가 고장났는데 고칠 시간이 없다고 핑계대며), 어떤 때는 설탕 한 컵을 얻어가거나 한가한 시간을 보내기 위해 들르곤 했습니다. 나는 늘 딸을 볼 수 있어 시집보냈다는 서운함을 느끼지 않아도 되는 게 무척 행복했습니다. 집이 텅 빈 허전함 대신에 딸과 곧 태어날 손자까지 보장받은 셈이었습니다. 그러나 시간이 흐를수록 점점 신경이 곤두서자, 나는 그 원인을 분석해보았습니다. 내가 처음 결혼했을 때를 회상해보면, 친정식구들을 매우 사랑했지만 제니처럼 하루 종일 함께 지내려고 하지는 않았습니다. 제니의 결혼생활에 문제가 있는 건 아닐까 걱정이 되었지요. 나는 중요한 사실을 몰랐던 겁니다. 제니는 아직 완전히 독립하지 못했던 거죠.

한 달 후 사위가 승진하자 아이들은 서부로 이사를 하게 되었습니다. 가슴이 무너져내리는 것 같았죠. 제니는 우리 부부의 하나밖에 없는 딸이었고 내 삶의 전부였습니다. 딸과 사위는 6주 안에 이곳 일을 마무리하고 캘리포니아로 옮겨야 했습니다. 시간이 너무 빠듯했죠. 그러나 제니는 이사갈 준비 때문에 바쁜 와중에도 집에 와서 지내는 시간이 점점 늘어갔습니다.

그로부터 두 주일 후, 제니는 나와 한바탕 말다툼을 벌이고 나서 집으로 돌아갈 채비를 하고 현관에 서 있었습니다. 괴로움과 원망이 뒤섞인 고통스러운 표정이었어요. 딸이 나중에 말하기를, 자기가 떠나는 걸 내가 기뻐하는 줄 알고 섭섭했다더군요. 자기를 보고 싶어 할 거라고 생각했는데 내 반응이 의외였다는 것이었습니다.

딸의 그런 모습에 나는 마음이 아팠습니다. 얼굴이 눈물자국으로 범벅이 된 채 불러오는 배를 안고 괴로워하는 딸의 모습은 차마 바라볼 수가 없었습니다. 그러나 다행히도 나는 우리에게 무엇이 필요한지 이미 깨달은 후였습니다. 나는 딸에게 지난날로 되돌아갈 수 없으며 이젠 앞으로 나아갈 때라고 말했습니다. 나는 지난날과 작별하고 새로운 삶을 탐구할 시점이라는 걸 깨닫고 있었습니다. 그리고 딸도 마찬가지였습니다. 우리는 둘 다 새로운 세계를 향해 도약해야 할 시점에 서 있었습니다.

한 여성으로서 모든 것을 잃은 듯한 허전함에 직면한다는 건, 두렵긴 하지만 결과적으로 나쁜 것만은 아니다. 이별은 불가피하며, 다음 단계로 나아갈 길을 닦는 축복받은 기회이다. 그 길을 막는 게 가족일 수도 있다. 어머니가 더이상 성장할 수 없을 정도로 작고 답답한 화분에 남아 있길 바라는 자식들도 있다. 우리 여성들은 자신의 성장을 추구할 권리가 있다. 처음에는 고통스러울 수도 있다. 또는 성장을 방해하는 길, 즉 노화를 촉진하고 생기를 잃게 하는 선택을 할 수도 있다. 그러나 이것은 화분에 가득 찬 식물을 계속 키우는 것과 같다. 더이상 화분 안에서 자랄 수는 없다. 화분에서 벗어나 성장하느냐 아니면 죽느냐 둘 중 하나이다.

감정의 힘, 치유의 힘

새 길로 들어서려면 오던 길을 벗어나야 한다. 중년에 찾아오는 변화 중 가장 두려운 일은 익숙한 것을 버리고 미지의 세계를 받아들이는 것이다. 이혼을 하고 나서 처음 맞는 여름휴가 때였다. 나는 전 남편과 딸이 보트를 타기 위해 현관 진입로로 보트를 끌고 나오는 모습을 바라보고 있었다. 눈부시게 화창한 여름날이었다. 우리는 매년 여름이면 온 가족이 보트타기를 즐겼다.

나는 뒤에 혼자 남아 내 삶이 왜 이렇게 달라졌는지를 생각했다. 더이상 제대로 된 삶을 살 수 없을 거라는 기분이 들었다. 갈림길에 서게 되었을 때 우리는 어쩔 수 없이 의문에 사로잡히게 된다. '내가 이 상황을 잘 극복할 수 있을까? 내게 그런 능력과 힘이 있을까? 과연 내가 앞으로 성공적인 삶을 살 수 있을까?' 나는 이런 생각을 했었다. '함께 기뻐해줄 가족도 없는데 성공이 무슨 의미가 있을까?' 자신의 존재가치를 증명해주던 기존의 환경에서 떨어져나와 미지의 세계에 내던져진 여성이라면 누구나 두려움을 느끼는 게 정상일 것이다. 또 깊은 상실감을 체험하거나 새로운 삶으로 가는 길이 희미할 경우 미래에 대한 의문은 더욱 커질 것이다.

여성들이 좀더 편안하게 새 길을 가는 방법은, 새로운 삶의 목표나 그것을 추구하는 의지가 적절한 시기에 찾아올 거라는 여유를 갖는 것이다. 과거의 삶을 청산하고 새로운 삶을 찾는 일은 결코 쉽지 않다. 아마 산고와 맞먹는 고통일 것이다. 응급처치 문화에 길들어 있는 우리에게 이런 힘든 과정은 결코 견디기가 쉽지 않다. 하지만 이런 노력은 중년의 변화에는 물론이고 인생수업의 필수과목이다. 이 과정을 거치지 않은 여성들은 다른 사람 앞에 당당히 설 힘을 갖지 못한다.

모든 여성들이 뼈저리게 경험하는, 집이 텅 비고, 생활환경이 바뀌고, 삶의 목표가 사라지고, 방향감각을 잃은 기분과 그로 인한 여러 감정들은 치유가 시작된다는 신호이다. 모든 것을 떠나보내고 새로운 길이 확실히 열릴 때까지는 어느 정도 과도기가 있다. 우리는 당분간 드러나지 않는 곳에서 두려움과 비탄과 혼란스러움을 충분히 느끼고 받아들여야 한다. 이런 과정을 잘 견디고 나면 서서히 안개가 걷히고 희망찬 새 삶을 위한 새로운 문, 새로운 방향, 새로운 목표가 눈앞에 드러나기 시작한다.

'대충 넘어가겠지.'라고 생각할 수도 있다. 그러나 그토록 힘이 센 감정을 충분히 느끼고 극복해내려면 그것에 대해 심사숙고하고 흠뻑 빠지는 과정이 반드시 필요하다.

감정을 글로 써보라

우리가 여러 감정을 인식하고, 확인하고, 표현하는 데 가장 효과적인 방법은 글로 써보는 것이다. 감정에 마음을 모으고 자연스럽게 마음껏 표출되도록 하는 것이 중요하다. 많은 훈련이 필요한 기술이지만 바로 효과를 실감할 수 있다. 감정이 흘러나오게 하는 기술이 늘수록 그 효과는 더욱 커진다. 여기 그 방법을 소개한다.

우선 몸에 영향을 미치는 모든 감정을 충분히 파악함으로써 몸을 존중하고 아끼겠다는 자세를 가져라. 당신이 몸을 아끼고 사랑한다는 걸 알려라. 다시 말해서, 당신의 아이나 사랑하는 사람을 대하는 심정으로 몸과 감정을 대하라는 의미이다. 예를 들어 갑자기 슬픔과 분노가 밀려오면 그 감정에 반발하지 말고 충분히 느끼고 받아들여라. 어떤 감정인지 인식했으면 자신에게 이렇게 말하라. "나는 슬프다." "나는 화가 난다."

당신의 슬픔을 조정하려고 하지 말고 단지 바라만 보라. 좋은 상담자가 되는—자신이나 가까운 친구에게—가장 중요한 조건은 감정이 자연스럽고 솔직하게 흘러나오도록 만드는 것이다. 감정에 주의를 집중하다 보면 시간이 흐르면서 고통이 연민으로 바뀔 것이다. 감정을 바꾸려고 노력하거나, 뿌리치려고 하거나, 내면 깊숙이 감추려 하지 말고 관심을 기울이며 함께 있어주려고 노력하라. 감정에 주의를 집중하다 보면 시간이 흐르면서 글로 옮길 수 있게 된다.

내 길을 가로막는 강력한 감정이 느껴질 때마다 나는 그것을 글로 옮김으로써 많은 도움을 받는다.[1] 우선 차분히 앉아 촛불을 켜고 느린 바로크 음악을 틀어놓는다. 그리고 심호흡을 세 번 한 다음 유능한 비서가 받아쓰듯이 내 생각을 글로 적기 시작한다. 특별한 생각이 맴돌거나 어떤 에너지가 느껴지면 나는 더 깊이 빠져들어 '슬프고' '화가 나고' '불안한' 감정이 내게 어떤 의미를 주는지 묻는다. 음악 테이프의 한 면이 끝날 때쯤이면 그 감정이 내게 하려는 말이 무엇인지 정확히 깨달을 수 있다. 더 나아가서 나는 글이 내 에너지를 새로운 곳으로 이동시켰음을 발견한다.

몸 안에 있는 감정을 확인하자

우리가 몸의 상태를 깨닫는 것만으로도 우리 몸은 치유될 수 있다. 예를 들면 관자놀이가 팽팽할 때 그곳에 주의를 집중하면 긴장이 풀어지는 걸 느낄 수 있다. 어깨가 뭉치거나, 목이 답답하거나, 턱 근육이 뻑뻑하거나, 다리가 후들거리거나, 공복감이 밀려오거나, 울어서 코가 맹맹할 때 그곳에 마음을 집중함으로써 깨달음의 치유능력을 발휘해보라. 감정이나 신체 모든 부분에 효과가 있다. 마음속으로 먼저 감정을 인정하라. 그리고 당신의 능력을 막는 어떤 장애물도 제거함으로써 건강하고 충만한 삶을 누려라. 이 간단하고 효과적인 방법은 당신의 고통에 충분한 시간을 줌으로써 몸 밖으로 흘러나갈 기회를 주는 것이다. 실제로 경험해보라. 그러면 자신의 치유능력과 앞으로 나아가게 하는 능력을 실감할 수 있을 것이다.

자신을 돌보고 남을 돌보는 일에 균형을 찾자

우리 인간은 서로 보살피거나 보살핌을 받는 관계로 얽혀 있다. 세상이 여성들에게 바라는 덕목 중 하나가 남을 보살피는 일이다. 때로 여성의 삶은 불필요하게 이 덕목의 희생물이 되기도 한다.

우리 나이의 여성들을 흔히 '샌드위치' 세대라고 표현한다. 아직 덜 자란 아이들을 보살펴야 하는 동시에 연로한 부모님이나 친척들을 돌봐야 하기 때문이다. 또 이 시기는 좋은 딸, 좋은 엄마, 좋은 아내―다른 사람의 사랑과 찬사를 받는 역할―가 되려는 우리의 바람이나 생각이 점점 자신의 영혼을 돌보고 싶은 욕구로 바뀌는 때이기도 하다. 강력한 두 욕구 사이에서 우선순위를 정하지 못하거나 원만하게 해결하지 못하면 건강의 악화를 초래할 수도 있다.

나는 그동안 알츠하이머병에 걸린 부모님을 돌보며 하루 종일 직장에서 일하고 집안 살림까지 해야 하는 수많은 여성들을 만났다. 세 개의 고리를 떨어뜨리지 않고 계속 던지는 서커스 같은 삶은 건강에 여러 문제를 일으킬 수 있다. 혈압이나 콜레스테롤 수치의 상승, 불안 발작, 가슴 두근거림, 심한 홍조, 불면증의 원인이 되는 것이다. 실제로 만성적인 질병에 걸린 부모를 모시는 사람들은 그렇지 않은 사람들보다 자주 병원을 찾는다는 연구 결과가 있다.[2]

샤론의 경우─좋은 게 좋은 것이라는 태도

샤론이 처음 나를 찾아온 것은 쉰한 살 때로 안면홍조와 불면증을 호소했다. 영양상태나 운동에 대해 묻자 그녀는 시큰둥하게 대답했다. "팔자 좋게 운동이나 먹는 데 신경쓸 여유가 있어야죠." 샤론의 몸무게는 15kg이나 과체중이었고 살을 빼고 싶어도 시간을 내기가 힘들다고 했다. 상담이 진행되면서 나는 그녀가 다섯 형제 중 맏이이며 외동딸이라는 사실을 알았다. 어머니가 돌아가시자 그녀는 이제까지 자식들에게 무관심하고 가혹했던 일흔둘의 아버지를 돌봐야 했다. 어머니가 돌아가신 후 아버지의 건강은 별로 좋지 않았다. 전문 간호사를 두어야 될 정도는 아니었지만, 어머니가 평생 해왔던 식사와 빨래와 청소를 누군가 대신 맡아야 했다.

그 일은 당연히 샤론 몫이 되었다. 아버지는 그녀의 집에서 차로 30분 걸리는 곳에 살고 있었다. 그녀는 하루 종일 근무하는 간호사였으며 주부이자 십대인 두 아들을 키우는 엄마였다. 나는 샤론에게 물었다. "동생들은 어디에 살죠?" 둘은 다른 주에 살지만 나머지 둘은 아버지와 같은 동네에 산다고 했다. 나는 당연히 이런 질문을 던졌다. "그렇다면 동생들은 왜 누나를 도와주지 않는 거죠?" 샤론은 동생들에게 차마 도와달라는 부탁을 할 수가 없다고 대답했다. 동생들은 직장에 나가고 부인과 아이들이 있다는 것이었다. "더구나 그애들은 요리나 청소를 잘 못해요. 그리고 아버지는 제가 돌봐드리는 걸 좋아하시거든요."

나는 샤론에게 만일 다른 사람의 도움을 받지 않는다면 머지 않아 건강이 많이 나빠질 거라고 충고했다. 그렇게 되면 아버지를 전혀 보살필 수 없지 않겠느냐고. 나는 샤론과 같은 여성을 진찰실이나 삶 속에서 수없이 만났다. 동생들에게 도움을 요청하면 거절당하거나 원망을 들을지도 모른다는 그녀의 두려움도 이해할 수 있었다. 모든 짐을 누나가 혼자 져서 그동안 얼마나 편했는데 그 이익을 쉽게 포기하려고 하겠는가. 좋은 누나가 되고 싶어 희생을 마다 않는 그녀에게 동생들은 계산적인 사랑과 감사와 갈채를 보내기만 하면 되었다.

샤론은 자기가 희생양이라는 생각을 갖고 있었지만 동생들에게 도움을 요청한 적이 없었으며, 동생들에게 도움을 청하라는 내 권유도 달가워하지 않았다. 그러나 내가 그녀의 비만이나 혈압 상승이 과다한 노동량과 관계가 있을지도 모른다는 가능성을 제시하자 그녀의 태도는 달라졌다. 나는 우선 혼자 아버지를 돌봐야 한다는 생각을 버리라고 충고했다.

샤론은 그녀의 어머니처럼 '내가 안 하면 할 사람이 없다.'는 생각을 가지고 있었다. 그녀는 남자들만 우글거리는 집안에서 성장했으며, 아무도 요리나 청소나 설거지를 도와주지 않았다. 가족들이 '천사'라고 표현했던 어머니와 샤론, 두 여자가 모든 집안일을 도맡아 했다. 샤론이 집에서 손가락 하나 까딱 않는 남자와 결혼한 건 자연스러운 결과였다. 그리고 그녀의 동생들은 어머니처럼 집에서 아이를 돌보고 집안 가꾸는 걸 행복으로 여기는 여자들과 결혼했다.

안타깝게도 샤론의 어머니는 순교자가 되고 말았다. 쉰여덟이라는 젊은 나이에 심장발작으로 세상을 떠난 것이다. 만일 샤론이 어머니처럼 희생양이 되고 싶지 않다면 모든 일을 혼자 책임지고 헌신하려는 사고방식과 행동을 바꿔야 했다.

이런 행동방식을 바꾸는 건 쉽지 않다. 샤론처럼 늘 돌보는 입장이던 사람이 이의를 제기할 때 주위 사람들의 시선이 곱지 않기 때문이다. 몇 달 후 샤론을 다시 만났을 때 그녀는 아버지를 돌보는 문제에 대해 동생들과 상의했다고 말했다. 한 동생은 매우 화를 내며 한 달 동안 누나와 말을 하지 않았지만 다른 동생은 어느 정도 이해를 했다는 것이다. 이 글을 쓰고 있을 무렵에는 가족들이 짐을 나눠지기 시작했다는 말을 들려주었다. 아버지를 보살피는 일의 40% 정도를 동생들이 맡고 있으며 아버지도 혼자 지내는 법을 많이 배웠다고 했다. 샤론은 체중이 많이 줄고 혈압도 내려갔다. 가족들에게 부담을 주었다는 불편한 마음은 건강이 좋아진 것으로 위안이 되었다. 이제야 제 길을 찾은 것이다.

자기 희생의 고리를 과감히 끊자

우리는 매일 무언가를 선택한다. 그리고 모든 선택에는 결과가 따른다. 선택을 할 때마다 자신에게 솔직하면 할수록 우리의 건강은 좋아질 것이다. 이 원리는 보살핌을 베푸는 일뿐만 아니라 삶의 모든 영역에 해당되는 말이다. 다음에 소개하는 것은 당신이 불가피하게 다른 사람을 보살펴야 할 경우 자신에게도 소홀하지 않는 방법이다.

1단계 우리 여성들은 여러 세대에 걸쳐 문화적, 개인적으로 자기희생이라는 유산을 물려받아왔음을 인식하라. 늘 다른 사람을 위해 희생하며 사는 것, 그게 바로 우리 여성들의 일반적인 모습이다. 우리는 자기 자신이나 내면을 돌보는 것보다 가족이나 사회공동체를 위해 희생하는 걸 더 가치 있게 여기도록 배웠다. 5천 년 가까운 세월 동안 여성의 가치는 자기보다 더 힘있고 영향력 있는 사람들을 위해 얼마나 잘 봉사해왔는가에 따라 결정되었다. 이런 사실이 믿어지지 않는다면 여성이 선거권을 얻게 된 건 1920년의 일로 불과 80년밖에 안 되었다는 사실을 기억하라. 그전까지 여성의 의견이나 위치는 공식적으로 인정되지 않았다. 80년이란 세월은 여성들의 의식이 변화하기에는 너무 짧은 기간이었다. 수천 년 동안 찬사를 받아왔던 보살핌의 역할(특히 남성을 위한)을 버리고 자신을 위해 헌신하겠다는 믿음과 행동을 실천하는 데에는 더 많은 시간이 필요하다.

2단계 진정한 헌신과 힘겨운 보살핌은 다르다는 걸 깨닫자. 아무 조건 없이 다른 사람에게 베푸는 헌신은 우리의 건강을 증진시킨다. 우리가 즐거운 마음으로 자원봉사나 지역사회를 위해 헌신할 때 건강해지는 건 바로 이런 이유 때문이다. 그러나 힘겨운 보살핌이나 과도한 피로는 우리의 건강을 악화시키고 배터리를 소모시킨다. 과도한 보살핌은 죄책감이나 마음의 부담감을 보상하려는 심리에서 비롯된다. 이 둘의 차이점을 구별하는 방법은 자신의 마음가짐에 달려 있다. 과도한 보살핌에서 얼마나 벗어나고 싶은지 자신에게 100% 솔직해보라.

한 친구가 이런 말을 한 적이 있다. "나는 가족들을 행복하게 하는 일을 할 때마다 마음이 흡족하고 기분이 좋아. 요리를 하고 집안을 청소하는 일에 헌신할수록 더 많은 칭찬을 들을 수가 있거든. 매우 피곤한 일이고, 다른 사람보다 나 자신을 위해 살고 싶다는 생각이 없는 건 아니지만, 내가 반기를 들고 책임을 다른 가족들과 나누려고 하면 나를 원망하고 미워하게 될까 봐 겁이 나. 나 혼자 모든 짐을 지면 부모님이나 남편의 사랑을 충분히 받을 수가 있는데 말야." 나는 이런 말을 들을 때마다 그 친구처럼 보살핌을 베풀면서 얻는 찬사가 그렇게 기분 좋은 것인지 이해가 되지 않는다.

우리는 자신을 희생함으로써 얻는 대가가 무엇인지 따져볼 필요가 있다. 육체적·정신적으로 학대가 심했던 어머니 밑에서 자란 한 환자는, 어려서부터 식사준비와 청소를 잘해야 꾸지람을 피할 수 있다는 걸 배웠다. 이때부터 그녀는 새로운 사람을 만날 때마다 그들의 사랑을 받기 위해서는 요리와 청소를 잘해야 할 것 같은 기분이 들었다고 했다. 그녀는 최근 이렇게 말했다. "당신이 천사처럼 행동하면 아무도 당신에게 적대감을 갖거나 괴롭히려고 하지 않아요. 당신이 속해 있는 집단에서 인정을 받게 되는 거죠."

이런 종류의 성자의식은 일종의 회피작전이라고 할 수 있다. 반면, 다른 사람—식물과 동물을 포함해—을 잘 돌보고 싶은 마음은 모든 여성(그리고 많은 남성들)들의 선천적 본능이 올바르게 발휘된 긍정적인 감정이다. 요양소의 자원봉사자들이 요양인들과 적절한 의사소통 방법을 배울 경우 봉사자나 요양인 모두 건강이 훨씬 좋아진다는 연구보고서가 있다. 특별음식을 만들어 아이들을 놀라게 해주거나, 아픈 친구에게 맛있는 음식을 만들어주거나, 아이들을 돌보면서 보람과 기쁨을 맛보지 않을 사람이 어디 있겠는가?

내 경우에도 다른 사람의 고통을 덜어줄 때 매우 흡족한 보람을 느꼈다. 나는 거의 평생을 다른 사람의 건강을 돕는 데 종사해왔다. 다른 사람의 건강이 좋아질 때마다 내 안에서 나를 움직이는 커다란 힘을 느끼곤 했다. 나를 돕는 그 힘은 다른 사람에게도 작용할 것이다. 그러나 나를 포함한 많은 여성들은 오랜 세월에 걸쳐 질병이라는 지혜를 통해 깨달은 사실이 있다. 우리가 진정 마음속으로 원하지 않으면 다른 사람에게 진정한 도움이 될 수 없다는 것이다.

3단계 자신의 욕구를 잘 돌봐야만 건강해진다는 사실을 깨닫자. 우리의 건강은 자신이 가장 좋아하는 일을 할 때 최고의 상태를 유지한다는 사실이 과학적으로 증명되었다. 이기적이 되라는 게 아니라 건강한 삶을 위해 반드시 필요한 일이라는 뜻이다. 우리 몸의 어느 세포가 자기 건강을 희생해서 주위 세포를 건강하게 만들 수 있겠는가? 세포들은 쉴 새 없이 서로 정보와 물질을 교환하며 의사소통을 한다. 한 세포의 건강상태는 다른 모든 세포에게 영향을 미친다. 자신에게 기쁨을 가져다주는 일에 몰두하면 할수록 당신이나 당신이 속한 공동체는 좀더 건강해질 것이다.

4단계 연로한 부모님이나 친척을 돌보는 건 가족의 과거사에서 아직 해결되지 않은 부담감을 치유하기 위해서라는 사실을 인식하라. 클라리스라는 한 갱년기 환자가 있었다. 그녀는 죽음을 앞둔 아버지를 보살피는 동안 당뇨병이 더욱 악화되었다. 그녀는 암으로 죽어가는 아버지를 보살피지 않았다는 죄책감에서 벗어나기 위해 지금 최선을 다하고 있다고 말했다. "아버지가 집안에 낯선 사람이 드나드는 걸 싫어하셔서 경제적 여유가 있어도 간병인이나 간호사를 고용하지 못하고 있어요. 솔직히 말해서 오직 내가 보살펴주기만 바라시는 아버지를 보면 나 자신이 특별한 사람이라는 기분이 들어요." 아버지가 돌아가신 후 당뇨병 치료를 받던 중 클라리스는 새로운 사실을 깨달았다. 아버지가 그녀를 다른 남자형제들처럼 소중하게 생각하지 않았기 때문에 그녀는 그들보다 잘할 수 있는 일, 즉 아버지를 보살피는 일로 자신의 가치를 증명해 보이고 싶었던 것이다. 다른 대안이 있었음에도 불구하고 스스로 돌봐드리길 고집했던 자신의 태도가, 어린 시절 아버지에게서 받지 못했던 사랑과 칭찬을 구하는 방법이었다는 걸 그녀는 알게 되었다.

5단계 다른 사람과 부담을 나누고 도움을 청하라. 중년에 다른 사람을 보살피는 일은 또 다른 배움의 기회가 될 수 있다. 건강을 유지하는 법, 한계를 분명히 하는 법, 다른 가족들에게 짐을 나눠주는 법, 그들에게 당신의 수고에 대한 대가를 지불하도록 요구하는 법 등을 배우게 되는 것이다. 남편이 집에서 놀고 있거나 당신보다 일하는 시간이 적다면 당연히 도와야 하지 않겠는가.

대부분의 여성들은 가족을 돌보기 위해 외부 사람을 고용할 경제적 여유가 없다. 그러나 어떤 경우에도 한 여성의 어깨에 모든 짐을 떠넘기지 않을 수 있는 방법은 있기 마련이다. 남성들도 이제 간단한 요리나 청소쯤은 배워야 한다. 가족 중 누구도 부담을 나눌 수 있는 처지가 아니라면 당신의 보살핌에 상응하는 대가를 지불하게 하는 방법을 찾아라. 당신이 보살핌에 쏟는 시간만큼 다른 사람을 고용했을 때 드는 비용을 따져서 다른 형제나 가족들에게 그 비용을 지불하도록 요구하라. 당신이 보살핌에 빼앗긴 시간만큼 근무시간을 줄이고 남은 시간에 자신을 위해 운동을 하거나 영양에 신경쓰기 위해서이다.

우리 여성들은 앞서 예로 든 샤론의 경우처럼 여자는 반드시 희생해야 한다고 믿는 가족사로부터 벗어나야 한다. 샤론은 아버지가 다른 사람의 보살핌도 받아들일 수 있도록 만들었어야 했다. 그녀의 아버지도 손수 집안일을 하지 않는 생활태도를 바꿀 필요가 있었다. 남성을 포함해 모든 인간은 나이 들어 죽는 날까지 배우고 성장할 수 있다는 연구 결과가 있다. 남자라고 계란을 삶거나 닭을 요리하거나 빨래를 세탁기에 집어넣는 법을 배우지 못할 이유가 있는가! 우리를 정말 사랑하는 부모님이라면 자신의 행동이나 기대감을 바꿔서라도 자식을 힘들게 하지 않을 것이다.

6단계 미래에 대비하라. 부모님이나 친척이 보살핌이 필요해지기 전에 형제들끼리 미리 대책을 세워놓아라. 갑자기 보살핌이 필요한 긴급사태를 미연에 방지할 수 있다. 이런 일은 사실 미리 예측할 수 있는 일이다. 이제 마흔을 갓 넘긴 한 친구는 친정어머니와 같은 동네에 사는 여동생들에게 미리 분명하게 자신의 입장을 밝혔다. 아버지가 돌아가실 경우, 매우 의존적인 어머니를 자기 집에서 모실 생각이 전혀 없다고 선언했다. 그 친구는 이기적인 게 아니라 현명한 것이다. 그녀는 어머니를 사랑했지만 자신의 삶이나 경력을 희생하고 싶지 않았던 것이다. 그녀의 단호한 태도를 보고 가족들은 어머니가 혼자 남을 경우 언니가 책임질 거라는 생각을 아예 안 하게 되었다. 이것은 맏이에게 가장 먼저 돌아오게 될 희생의 굴레를 미리 방지한 현명한 조치였다.

중년에는 경제적 독립이 필요하다

우리에게 허전함을 안겨주는 요인이 무엇이든 간에 인생의 후반기에 창조적 잠재력을 충분히 발휘할 수 있는 유일한 길은 경제적, 감정적으로 확실하게 독립하는 것이다. 지금은 돈을 벌어오는 남편이 있거나 물려받은 유산이 있더라도 필요할 경우 언제든지 자립할 수 있어야 한다. 경제적으로 독립하지 못한다면 여성들은 남성과 동등한 결정권을 가진 독립된 개체로 존중받지 못한다.

여성들에게 경제 전문가가 되라는 말이 아니다. 돈을 언제, 어디서, 어떻게, 무엇에, 누구를 위해 쓰며, 어떻게 벌어들이느냐는 그 여성의 가치관이나 신념, 삶의 우선순위를 파악할 수 있는 귀중한 자료이다. 돈을 벌고, 쓰고, 모으는 우리의 행동은 자신에 대한 믿음이나 세상에서의 가치를 그대로 보여준다.

돈의 역학구조는 또한 우리의 인간관계를 나타내는 지표가 되기도 한다. 친구나 동료 사이에 누구의 공헌도가 더 높으며 진정 서로 도움이 되는 동반자 관계를 창조하고 있는지 알게 해준다. 서로 누가 어디에 얼마를 지불하며 누가 어떤 일을 부담할지 의논하는 게 때로 부담스럽고 유쾌하지 못한 것도 이런 이유 때문이다.

여성과 돈에 대한 문화의 양면성

오늘날 많은 여성들이 배우자보다 수입을 많이 올리고 있지만 여성들은 아직도 개인적, 문화적으로 그런 상황을 편히 받아들이지 못한다는 통계가 나와 있다. 세인트루이스에 있는 미주리 대학의 연구에 따르면, 현재 남편보다 수입을 많이 올리는 여성은 5가구 중 1가구라고 한다. 그리고 2000년 버지니아 슬림스의 여론조사 결과를 보면,

아내가 가정의 제1수입원이어도 인정할 수 있다고 응답한 남성은 56%에 불과했다. 여성들도 마찬가지로 응답자의 61%만이 용인할 수 있다고 말했다.

여성이 남편보다 수입이 많을 경우에도 가정 내의 역학구도는 달라지지 않는다는 뜻이다. 오히려 지위가 뒤바뀔 요인이 있는 부부는 관계가 악화되는 경향이 있다. 워싱턴 대학의 사회학자 줄리 브린스 Julie Brines 박사는 지위가 뒤바뀐 부부들을 연구한 결과, 여성의 가정경제 기여도가 크면 클수록 남편이 집안일을 잘 돕지 않는다는 사실을 확인했다. 실제로 부인이 모든 가정경제를 책임지고 남편이 집에 있는 경우, 이런 남성들은 밖에서 일하는 남성들보다 집안일을 돕는 시간이 훨씬 적다는 결과가 나왔다.[3)] 브린스 박사는 또 지위가 뒤바뀐 부부의 경우 여성은 대부분의 결정권을 남편에게 양보한다는 사실도 발견했다. 식구를 먹여살리는 남편이 집안을 호령하던 과거의 전통적인 결혼생활과 비교되는 현상이다. 다시 말해서 여성이 가정의 주 수입원인 경우에는 수입이 많은 사람이 지휘권을 얻게 되지 않는다. 균형이라는 말이 어울릴지 모르지만 여성들은 남편과의 균형을 유지하기 위해 노력한다는 것이다.

이 연구 결과가 시사하는 바는 분명하다. 여성들은 아무리 경제적으로 많은 부담을 지고 있더라도 남편을 행복하게 해줘야 할 책임감을 느끼고 있으며, 특히 남편이 자신보다 수입이 적을 경우 비참한 기분을 갖지 않도록 배려한다는 것이다.

안타까운 것은 많은 여성들이 남성과의 관계에서 여전히 여성으로서의 가치에 대한 확신이 없다는 사실이다. 우리의 지난 과거를 생각해보면 확실히 이해가 될 것이다. 우리는 배우자인 남성을 행복하게 해주기 위해 할당된 몫보다 훨씬 많은 일에 헌신하고 있으며 그들을 더 행복하게 해줄 누군가에게 빼앗기지 않으려고 애쓰고 있다. 솔직히 말해서 우리는 남편에게 너무 많이 요구하면 버림받을지도 모른다는 두려움을 가지고 있다.

더구나 우리는 좀더 뿌리깊은 여성적 욕구, 즉 칭찬과 보호를 원하고 있다. 남편이라는 존재는 보살핌을 받을 수 있다는 걸 의미한다. (때로는 그 반대일 수도 있지만.) 나는 타잔 영화를 보며 자란 세대인데, 최근 우연히 오랫동안 보지 못했던 〈타잔과 그의 친구들〉이란 영화를 볼 기회가 있었다. 이번에는 새로운 관점에서 그 영화를 보니 성역할이 확실하게 나뉘어 있었다. 제인은 기쁨과 섹스를 제공하는 역할이었고, 타잔은 야생동물과 싸워 제인을 보호하거나 무거운 것을 옮겨 그녀에게 안전하고 안락한 집을 제공하는 역할이었다. 매우 흥미있고 인상적이었다.

이런 사고방식은 아직도 크게 바뀌지 않았다. 한 친구의 얘기를 인용해보자. 1984년 그녀가 브라운 대학의 졸업반이었을 때, 같은 기숙사에 있던 친구 열 명 중 진지하게 사귀는 남자친구가 있는 사람은 아무도 없었다. 그런데 졸업을 앞둔 겨울이 되자 친구들은 모두 졸업파티를 위해 동창생 중에서 한 명씩 골라 데이트를 시작했고 나중에 그들과 결혼까지 했다. "그것은 마치 화학반응 같았어." 그 친구는 이렇게 말했다. "저항할 수 없는 생물학적 발작이 그애들을 덮친 것 같다고나 할까. 그애들은 댄스파티에 데려갈 남자친구가 필요했고 그 다음에는 남편이 필요했던 거야. 물론 대학 졸업반이니까 남편감을 물색하거나 안정적인 생활을 생각해야 할 시기였다는 건 이해하겠어." 그 친구는 이런 생각을 가지고 있었다. "그래, 여긴 최고수준의 아이비리그 학교니까 모두들 졸업 후의 경력에 대해 심각하게 고민하고 있었을 거야. 그런데 어쩌면 그렇게 짝을 찾기에만 바빴을까."

대학이나 고등학교를 졸업하고 결혼을 해서 가정을 꾸리고 싶은 소망이 잘못되었다는 건 아니다. 문제는 많은 여성들이 어려서부터 보살핌을 받아오던 가정에서 곧바로 또 다른 보살핌을 기대하며 다른 제도―결혼이나 대학이나 혹은 둘 다―로 옮겨간다는 데 있다.

우리 집의 경우 아버지는 오빠들이 만 열여덟 살이 되자 불러 앉히고 이제부터 너희들 앞가림은 너희들이 하라고 말씀하셨다. 그러나 나에게는 아무 말씀도 없이 대학등록금을 내주셨다. 나는 의과대학을 다니는 동안 학자금 융자나 장학금을 받으며 혼자 꾸려나갔다. 그런데 마지막 학기의 마지막 달에 결혼을 하게 되었을 때 내가 가장 걱정하던 집 문제를 남편이 간단히 처리하자 그렇게 편할 수가 없었다. 그는 남아 있던 자신의 연구자금을 분할상환 조건으로 빌려 집세를 해결했다. 나는 이렇게 신나는 인생을 살게 된 것이 꿈만 같았다. 우리는 내가 빌렸던 학자금도 깨끗이 갚을 수 있었다.

우리의 수입은 둘 다 비슷한 수준이었지만 후원금이나 투자 등 모든 결정은 남편이 혼자서 처리했다. 그는 교육기관이나 자선단체에 기부금을 내는 걸 좋아했다. 나는 한 번도 여기에 이의를 제기한 적이 없었다. 중년에 이르러 어쩔 수 없이 관심을 갖기 전까지는 돈에 대해 얘기하는 걸 부담스럽게 생각했다. 하지만 어디 나뿐이랴. 얼마나 많은 여성들이 나와 비슷한 처지에 있는가. 우리는 대학에서 여성해방에 대해 배우며 남편보다 '조금만 더' 집안일을 하거나 아이를 돌보며 행복한 가정생활을 꾸려가는 날을 꿈꾸지 않았던가. 이제 우리 세대는 일보 전진해야 할 시점에 와 있다.

메리의 경우―늘 빠듯하단 말이야

마흔여섯 살인 메리는 경제적인 면에서 남편이 자신보다 한결 낫다는 믿음을 갖고 살아왔다. 남편은 모든 청구서와 세금을 혼자 처리했지만 그럴 때마다 항상 주문처럼 이렇게 중얼거리곤 했다. "늘 빠듯해. 늘 빠듯하단 말이야." 그런 남편을 보면서 메리는 가장 기본적인 생활비 이외에는 돈을 달라고 할 수가 없었다. 남편을 도울 수 있는 길은 덜 쓰는 방법밖에 없다고 생각했다. 그리고 심사숙고한 끝에 결혼 전 직업인 간호사 일을 다시 시작하기로 결심했다. 그들이 살던 도시에는 큰 종합병원이 여러 개 있었고 간호사가 부족했기 때문에 메리는 보수가 좋고 복지혜택도 많은 일자리를 쉽게 구할 수 있었다. 일 년이 채 안 되어 그녀의 수입은 가계에 많은 도움이 되기 시작했다. 그녀는 당직을 하는 게 싫긴 했지만 살림에 도움이 되는 게 기뻤다. 그러나 수입이 늘어도 남편의 빡빡한 태도는 달라지지 않았다.

　메리는 남편이 그렇게 힘들어하면서도 경제적 결정권을 분담하지 않는 이유가 직장에서 중년의 위기를 맞았기 때문이 아닌지 의심스러워지기 시작했다. 남편은 자신의 지위에 만족하지 못했으며 소위 '전성기'인 40대에 자신이 바라던 성공을 이루지 못한 것에 의기소침해 있는 것 같았다. 그는 기회 있을 때마다 조기 은퇴에 대한 이야기를 꺼내기 시작했다. 집을 팔 생각도 하고 캠핑카를 타고 전국을 일주해보고 싶다는 말도 했다. 메리는 남편이 위기를 잘 넘길 수 있기를 바랐다. 남편에게 상담을 권하자 그는 화를 벌컥 내며 자기는 아무 문제도 없고 의기소침하지도 않다고 펄펄 뛰었다.

　가계에 보탬이 되고 있다는 사실은 메리의 어깨에 힘이 들어가게 했다. 그러나 그녀는 가슴 두근거림과 심한 홍조, 요통으로 고통을 받기 시작했으며 월경주기도 점점 불규칙해지고 뜸해졌다. 메리가 나를 찾아온 건 바로 이 시기였다. 나는 그녀의 생활에 대해 이것저것 물어보았고 대답을 들은 다음 신체적 증상을 완화할 수 있는 몇 가지 방법을 추천해주었다. (자세한 것은 4장에서 설명하겠다.) 나는 또 가계에 대한 그녀의 책임이 점점 커지고 있다는 사실을 지적했다. 그녀도 동의했다.

석 달 후 그녀가 다시 찾아왔을 때 여러 가지 폐경기 증상들은 한결 호전된 상태였다. 그녀가 재정상태에 대해 알고 싶다고, 그리고 돈을 지출하는 문제도 돕고 싶다고 말하자 남편은 처음에 완강히 거절했다고 한다. 그러나 말을 꺼내고 얼마 후 남편은 협심증으로 판단되는 가슴 통증에 시달리기 시작했다. 그는 만일 지금 같은 생활이 계속된다면 심장발작으로 사망할지도 모른다는 사실을 깨달았다. 이것은 중년에 찾아오는 내면의 경고로, 외부 지향적인 사고방식과 행동을 개조해야 한다는 메시지였다.

그러는 동안 메리는 경제적 지식을 배우기 시작했고, 경제에 대한 그녀의 자신감은 그들의 결혼생활에 변화를 가져왔다. 그녀와 남편은 돈문제나 집안일을 서로 분담하기 시작했다. 물론 쉬운 일은 아니었다. 하지만 얼마 지나지 않아서 그녀의 남편은, 재정상태에 대한 모든 것을 서로 아는 것과 지출에 대해 의논하는 것이 두 사람 모두에게 이익이 된다는 것을 깨닫게 되었다.

문화적 유산을 변화시키자

우리 어머니 세대의 중산층 여성들은 남편이 자신을 잘 돌봐줄 거라는 가르침을 받으며 자랐다. 그들 중 대부분은 생명보험 제도와 2차대전 이후 이룩된 급작스러운 경제성장의 혜택을 누리고 있다. 우리 엄마의 친구분들은 지금 60~70대인데 결혼 후에 직업을 가진 적이 없으며 혼자 남게 된 이후에도 마찬가지였다. 그러나 여성해방운동을 통해 우리는 우리 어머니 세대가 이런 식의 보살핌을 받기 위해

치러야 했던 희생의 대가를 깨닫게 되었다. 우리 세대는 결코 어머니 세대처럼 살지 않겠다고 맹세한다. (엄마는 늘 아버지가 얼마나 자신을 경멸하는 태도로 가혹하게 대했는지 말씀하시곤 한다. 그리고 엄마 친구분들의 남편도 마찬가지였다고 한다.)

우리 여성들이 돈을 벌고 관리하게 되기까지는 먼길을 달려왔지만, 아직도 대부분의 여성들은 경제적 기술이 부족하기 때문에 남편이나 고용인, 가족들에게 재정문제를 맡기고 있는 실정이다. 간단히 말해서 우리가 보살핌을 제공하면 상대방은 우리를 경제적으로 책임져줄 것이라고 생각하도록 키워졌던 것이다. 우리 여성들의 투자전략은, 우리가 믿을 수 있는 사람(보통 남편이지만 아닐 경우도 있다)에게 투자하면 그들이 우리를 부양하고 사랑해줄 것이라는 것이다.

우리는 아직도 자신의 돈을 관리하는 데 기술이나 흥미가 없고, 다른 사람의 사랑이나 보살핌 없이 살아갈 수 없으며, 그 사랑을 얻기 위해서 다른 사람을 보살피는 일에 헌신해야 한다는 사고방식에 사로잡혀 있다. 이런 생각에서 벗어나지 않는 한 어떻게 우리 여성들이 노후를 위한 투자나 경제계획을 세울 수 있겠는가. 대부분의 여성들이 은퇴 후나 노후를 위한 계획을 따로 세워놓지 않았다는 연구 결과가 나온 건 어쩌면 당연한 일이다. 여성들은 돈을 벌거나 쓰는 것 이외에 경제적으로 자립하기 위한 투자에 소홀한 것이다.

다행히도 이런 상황은 점점 달라지고 있다. 여성들, 특히 중년여성들은 경제에 막대한 기여를 하는 새로운 시장으로 떠오르고 있다. 여성들도 돈을 관리하는 일에 점점 눈을 떠가고 있다. 한 조사에 따르면, 여성 투자자들은 장기투자에서 남성들을 앞지르는 것으로 나타났다. 여성들은 단기목표보다 장기적인 경제목표에 관심이 많은 경향이 있다. 그 이유는 여성의 평균수명이 더 길며 노후에도 아이들이나 부모님의 보살핌을 받을 수 있다는 기대감 때문일 것이다.

경제에 정통할 때 유리한 점

당신이 지금 어떤 환경에 처해 있든 관계없이 건강에 신경쓰듯 돈에 대해서도 매일 관심을 기울이는 것이 중요하다. 돈은 에너지의 매우 구체적인 형태라고 할 수 있다. 돈은 당신이 가고 싶은 곳에 갈 수 있고 머물고 싶은 곳에 머물 수 있게 해주는 힘이 있다. 돈을 잘 관리하면 자유와 안정을 보장받을 수 있다. 사회적, 경제적 지위의 향상이 건강을 증진시킨다는 연구 결과는 수없이 발표되고 있다. 그러나 나는 돈이 얼마나 많은가보다는 자신의 힘과 능력에 대한 자부심이 건강에 더 영향을 미친다고 생각한다.

대부분의 여성들이 재정관리를 처음 시작할 때 분노와 두려움에 사로잡힌다고 호소한다. 나도 예외가 아니었다. 남편과 별거한 후 몇 달 동안, 나는 인생을 자유롭고 명쾌하고 안정되게 만들겠다는 욕구에 불타 여러 가지 목표를 세웠다. 빚을 청산하고 초과인출을 해결하며 가계부를 재정립하겠다는 의지에 불탔다. 처음에는 겁도 나고 부담스러웠지만 목표를 하나씩 성취하면서 나 혼자 힘으로 해결한다는 게 점점 신이 났다. 솔직히 말해서 전에는 내게 그런 능력이 있다는 걸 미처 깨닫지 못하고 나 자신을 의심했었다. 오랫동안 직장에서 그리고 나의 사업에서 재정을 관리했던 나는 내 가정의 가계도 똑같이 효과적으로 관리할 수 있다는 걸 알게 되었다. 남편의 수입이나 충고나 도움 없이 혼자 이룩한 성과였다. 그렇다고 결혼생활 동안 헌신한 남편의 수고를 과소평가하거나 비하하려는 건 아니다. 나는 이 과정을 통해 경제적 독립이 가져다주는 자신감을 경험할 수 있었다.

남편이나 다른 가족의 지원을 받는 여성들도 다음에 소개하는 훈련을 한 달만 계속한다면 경제 전문가의 대열에 들어설 수 있다. 우선 당신이 이혼을 했거나, 과부가 되었거나, 갑자기 자립해야 할 상황이 되었다고 가정하라. 그리고 자신에게 끊임없이 이런 질문을 던져라. "보험증서는 어디 있지? 집문서나 융자금 저당권은? 연금증서는? 그 동안 낸 세금 영수증은? 우리 집의 감정가격은 얼마나 될까? 내 재산은 얼마나 될까? 내가 마지막으로 재무제표를 작성했던 게 언제였지?" 등. 이런 정보를 확실히 파악한다면 당신은 인간관계를 좀더 정당한 이유로 맺을 수 있을 것이다. 그 사람이 없으면 실패할 거라는 생각 때문이 아니라 그 관계가 당신을 충만하게 만들고 삶을 좀더 향상시키기 때문에 관계를 맺는 것이다. 당신이 자신의 역할을 충실히 수행하고 자신의 의존성을 해결하기 위해 필요한 조치를 취하지 않는 한, 진정한 동반자 관계나 서로를 행복하게 만드는 창조적 관계는 불가능할 것이다.

자신에게 돌아가자

이 책을 쓰는 동안 나는 많은 사람들이 '호르몬 지옥'이라고 표현하는 폐경기의 정점에 서 있었다. 그러나 지난 몇 년보다는 한결 지내기가 수월했다. 결혼생활이 끝나기 몇 달 전에 나타났던 극심한 안면홍조도 남편이 떠난 후 거의 사라졌다. 막다른 골목에 이른 관계를 청산하기로 결단을 내린 다른 많은 여성들에게서 수없이 목격해오던 현상이다. 중년의 변화라는 급류를 당당한 태도로 극복하는 용기 있는 여성들에게서 폐경기 증상들이 사라지는 경우를 나는 수도 없이 보았다.

이보다 심오한 현상을 체험하는 여성들도 있다. 여성이 진정 자신에게로 돌아갔을 때 느끼는 기분은 '순수한 기쁨'이라는 말밖에 표현할 방법이 없다. 나도 실제로 이런 느낌을 경험했다. 보금자리를 새로 꾸밀 결심을 한 나 자신의 용기에 놀랐으며, 어떤 일을 선택하는 내 태도가 크게 달라져 두 발로 새로운 삶의 문지방을 넘고 있다는 기분이 들었다.

남편이 집을 나간 후 가장 놀라웠던 변화 중 하나는 내가 집안, 특히 거실과 손님방을 새로 꾸미고 싶어한다는 사실이었다. 어느 날 나는 카탈로그와 휴대폰, 신용카드를 들고 나가 한 시간도 안 되어 필요한 가구를 모두 장만했다. 소파, 양탄자, 손님방에 놓을 보조탁자, 심지어 커튼까지, 마흔아홉 살 먹도록 한 번도 해본 적 없던 일을 순식간에 해치웠던 것이다. 그동안 직장과 엄마 노릇을 병행해야 했으므로 실내장식에 쏟을 시간이나 마음의 여유가 없었고 나 혼자 마음대로 결정할 수도 없었다. 그러나 이제는 달라졌다. 내면의 풍경이 빠르게 변해가고 있는 지금, 나는 그 내면의 새로움에 맞는 주변환경을 창조하고 싶은 강한 충동에 사로잡혀 있었다.

나는 중국의 풍수지리를 접하게 되었고 그것은 집을 고치는 데 많은 도움이 되었다. 집은 우리의 삶을 반영하는 것이므로 풍수원리에 맞게 바꾸면 삶의 여러 분야를 크게 개선할 수 있다는 사실을 배우게 되었다. 누구나 바키아baqua라는 풍수 지도를 이용해서 자신이 원하는 분야가 개선되도록 방이나 집을 고칠 수 있다. 건강이나 화목, 부나 번영, 도움이 되는 사람이나 또는 여행, 사랑과 결혼 등 당신이 추구하는 건 무엇인가. 풍수는 삶의 특정한 영역을 개선하고 변화시키기 위해 집안의 공간배치를 바꾸는 것이다. 처음에는 삶이 향상되기 전에 더 나빠진다는 기분이 들 수도 있다. 마치 봄에 대청소를 할 때 먼저 쓰레기를 치워야 하는 것과 같은 이치이다.

나의 친구이자 동료이며 1999년에 출간된 〈풍수에 대한 서구적 해석 The Western Guide to Feng Shui〉의 저자인 테라 캐서린 콜린스 Terah Kathryn Collins와 상담할 때의 일이다. 내가 우리 집의 '사랑과 결혼' 영역을 아름다운 정자로 '보강'한 후 넉 달이 채 못 되어 남편이 집을 나갔다는 사실을 발견하고 우리는 웃음을 터뜨렸다. 그녀가 말했다. "이런 경우는 수없이 많아요. 삶의 한 영역을 보강했다고 바로 효과가 나타나는 건 아니죠. 먼저 진심으로 원하는 것을 가로막고 있는 것들을 치우는 과정을 거쳐야 해요." 나는 또 우리 집의 '도움이 되는 사람과 장소' 영역에 밝은 가로등을 세웠다. 두 달 만에 내 삶은 집에서나 직장에서나 여러 가지로 도움이 되는 사람들로 넘쳐나기 시작했다.

나는 우리 집을 사람들이 편안하고 환영받는다는 느낌이 들도록 만들고 싶었다. 그리고 나를 끌어들일 수 있는 색깔과 재료로 꾸미고 싶었다. 나는 평생 처음으로 내가 좋아하는 스타일이 어떤 것이며 내 방을 어떻게 꾸미고 싶은지 알게 되었다. 가구가 들어오고 방이 제 모습을 갖추자 나는 매우 흡족했고 시간이 날 때마다 방을 둘러보고 싶었다. 내가 하는 일의 진정한 의미가 서서히 느껴지기 시작했다. 내 삶으로 쏟아져 들어오기 시작하는 새로운 에너지를 받아들이는 장소를 만드는 중이었다. 이제까지는 썰렁해진 집을 가슴 아파하기만 했었는데, 지금부터는 낡은 둥지를 미래를 맞아들일 새로운 둥지로 재창조하고 있었다. 나의 아이들과 친구들, 그리고 내 삶으로 걸어 들어올 소중한 사람을 편안하게 맞아들이는 그런 둥지가 될 것이다.

파멜라의 경우–그녀만의 집

내가 실패한 결혼생활을 받아들이는 과정으로 원하던 집을 만들었던 데 반해 파멜라는 매우 획기적인 방법을 택했다.

나는 올해 마흔일곱 살이고 8년 동안 사귄 돈이라는 남자와 결혼한 지 5년 되었습니다. 남편은 나보다 열두 살 위이며 "내 멋대로 산다."는 생활철학을 가진 사람입니다. 그는 언제나 나에 대한 배려 없이 모든 일을 일방적으로 결정했습니다. 마침내 나는 지난해 나의 신념에 맞는 미래를 위한 결단을 내렸습니다. 남편은 사업이나 여가를 즐기기 위해 여행을 자주 가는 편이어서, 나는 늘 텅 빈 집에서 혼자 많은 시간을 보내야 했습니다. 내 방을 따로 꾸며봤지만 별 도움이 되지 않았습니다.

그래서 집을 하나 따로 장만했습니다. 결혼에 대한 고정관념도 이제 바뀔 때가 되었다고 생각합니다. 우리는 매일 얼굴을 마주 보며 늘 함께 있을 필요가 없고 이런 방법은 사이가 나빠질 확률도 높습니다. 남편은 자신이 원하는 곳에서 살고 나는 내가 좋아하는 곳에서 사는 것입니다. 감정적, 영적으로 나를 지지해주는 장소에서 사는 기쁨을 어떻게 말로 표현할 수 있을까요. 나는 마치 나 자신을 가꾸듯 집과 정원을 가꾸었습니다. 그 간단한 일이 얼마나 큰 기쁨을 주는지 모릅니다. 집에 놀러왔던 친구들이 집이 나와 똑같다고 말하더군요.

나는 새 삶을 찾고 남편에게서 경제적으로 독립할 수 있게 된 걸 감사합니다. 빨리 성공해서 꿈에 그리던 집을 장만하고 싶습니다. 남성의 그늘 밑에서 사는 삶을 거부하고 나의 존재가치를 찾은 이후, 나는 의무감에 사로잡혀서가 아닌 진정 자신이 원하는 삶을 살고 있습니다.

자기에게 맞는 일을 찾자

중년이 되면 여성의 최고 관심사였던 가정이 새로운 열정에 밀려 2순위로 하락하는 경우가 많다. 열정의 일차적인 대상은 자신이다. 자신의 일이나 경력을 위해 그들의 소중한 일터였던 '가정'을 과감히 떠나는 여성들도 있다. 그러나 대부분의 여성들은 아직 삶의 환경을 바꾸는 정도에 머물고 있다.

가임기에 바깥세상에 대한 관심과 접촉이 많았던 여성은 중년에 새로운 삶으로 좀더 쉽게 옮길 수 있을 것이다. 자신의 적성에 맞는 일이 무엇인지 찾기 위해서는 어느 정도 실험기간이 필요하다. 그리고 사람에 따라서는 그 기간이 남들보다 오래 걸릴 수도 있다. 더이상 자신의 역할이 아닌 일―엄마나 아내―에 미련이 있거나 오랜 기간 그런 역할에 얽매여 살아온 여성들은 두려움과 미래에 대한 불안에 사로잡힐 수도 있다. 그러나 새로운 열정을 찾는 열쇠는 어디로 가는 기차이든 과감히 올라타고 앞으로 나아가는 것이다. 새로운 가능성을 찾기 위해서는 때로 눈을 크게 뜨고 두리번거리며 이곳저곳을 헤맬 수도 있다.

실비아의 경우―예술가의 길을 가다

실비아는 막내아이가 결혼을 해서 캘리포니아로 떠나던 해에 교직에서 은퇴했다. 아이들의 엄마이자 인도자로서의 역할과 지난 25년간 가르쳐왔던 초등학교 3학년 학생들의 선생님 역할을 동시에 포기

한다는 건 그녀에게 매우 힘든 일이었다. 나와 상담을 계속하며 절망감을 극복하려고 노력한 결과, 그녀는 그동안의 삶이 진정한 자아를 발견한 시간들이 아니었다는 걸 깨달았다.

"'나는 누구인가'라는 의문은 늘 아이들 돌보는 일에 묻혀버리곤 했습니다." 그녀는 이런 편지를 보냈다. "그러나 시간이 남아돌게 되자 나 자신의 정체성을 찾는 일이 더 힘들어졌습니다. 무슨 일을 해야 할지 모르는 가운데 하루하루가 길고 지루한 날의 연속이었습니다." 되돌아보면 그 시간들은 그녀에게 축복이었다. 자신의 내면에 관심을 가지고 그것을 큰 소리로 분명하게 표출할 수 있었기 때문이다. "남편은 늘 일로 바빴기 때문에 나는 마음껏 큰 소리를 내며 울부짖거나 절망감에 몸부림칠 수 있었습니다. 집에 혼자 남아 괴로움에 울부짖는 동물 울음 같은 소리를 질러대곤 했죠. 그 순간 그 자리엔 오직 나와 강력한 내면의 느낌만 존재했습니다."

몇 주일 후 실비아는 집을 사러 온 사람처럼 온 집안을 꼼꼼히 돌아보기 시작했다. 멋진 집이었지만 그녀의 새로운 삶에 어울리려면 손질이 필요했다. 그녀는 아이들 방의 벽을 허물고 거실을 커다랗게 넓혔다. 그 지역의 전문직 여성들과 매달 한 번씩 모임을 통해 우의를 돈독히 하고, 새로운 기술이나 계획을 교환하고, 서로의 인생철학을 논할 수 있는 공간을 마련하고 싶었던 것이다. 실비아는 벽판이나 타일 붙이는 일을 한 번도 해본 적이 없었지만 집 고치는 일의 대부분을 혼자 힘으로 했다.

매달 여는 정기모임에서 새로운 기술을 발표할 차례가 되자 실비아는 그들에게 손수 붙인 욕실의 타일을 보여주었다. 그후 그녀는 손으로 만든 타일과 독특한 디자인으로 친구들의 욕실을 꾸며주기 시작했다. 매주 주말마다 이런 일이 반복되자 그 일은 그녀의 직업처럼 되었다. 그렇게 2년이 지나고 소문이 퍼지자 멀리 뉴욕에서까지 고객이 찾아오기 시작했다. 실비아는 밀려드는 주문 때문에 여직원 둘을 채용해서 훈련시켰다. "나는 여행하는 걸 좋아해요. 그런데 그동안 늘 붙박이로 집을 지키거나 남편 없이는 혼자 아무 데도 못 갔어요. 이제는 전국 각지를 돌며 아름다운 집을 방문해서 그 집을 더 아름답게 만드는 마술을 부립니다. 그동안 남편은 집에 남아 집안일을 돌보죠. 어떤 고객들은 화가가 자신의 작품에 사인을 하듯 가장 멋진 타일에 내 사인을 남겨달라고 요청하기도 합니다. 마치 한 마리 새가 되어 하늘을 날아다니는 것 같은 기분이랍니다. 새로 시작한 삶을 나는 무척 사랑해요."

주디스의 경우―자신이 원하는 일을 찾다

중년에 자신에게 맞는 일을 발견하는 열쇠는 늘 마음속에 지니고 있었지만 충분히 추구하지 못하던 열정을 발견하는 것이다. 30년 넘게 회사에 다니던 주디스는 쉰네 살에 조기 은퇴하기로 결정했다. 수년 동안 해왔던 자원봉사 일을 되돌아본 결과, 그녀는 자신이 하고 싶은 일은 노인들을 돌보는 일이라는 걸 깨달았다. 그녀는 자신의 나이에 아랑곳하지 않고 새로운 삶을 준비하는 데 필요한 교육과정을 밟았다.

나는 직업인 비즈니스 분석가 일을 그만두고 새 일을 찾는 작업에 착수했습니다. 내가 하고 싶은 일에는 몇 가지 조건이 있었습니다. 남은 인생을 자기 계발과 창조적 발전과 나이 먹은 기쁨을 위해 바칠 수 있는 일, 노인들의 신체적·심리적·영적 성장을 증진하기 위해 봉사할 수 있는 일이었습니다. 거동이 불편한 노인들에게 따뜻한 식사를 배달하는 자원봉사를 하는 동안, 나는 노인복지센터의 소장과 프로그램 책임자들을 찾아가 이야기를 나누었습니다. 그리고 지난 6월 마침내 필요한 과정을 마치고 노인심리학 석사 학위를 위한 실습에 들어갔습니다.

한 인간이 진정으로 성장하기 위해서는 고통스러울 때도 있지만 마음의 문을 활짝 열고 변화의 과정을 묵묵히 견뎌야 한다는 걸 배웠습니다. 지금 나는 원하던 계획을 실천하고 있다는 데 흥분과 두려움을 동시에 느낍니다. 그동안 열심히 공부해왔고 늘 하고 싶었던 일을 실제로 할 수 있게 되었기 때문입니다. 딸들은 이렇게 말합니다. "엄마처럼 늙은 아줌마를 누가 써주겠어요?" 하지만 남편은 고맙게도 나를 격려해줍니다. 내 안에는 '무한한 내면의 힘'이 있음을 압니다. 새로운 삶을 시작하려는 내 앞에는 새로운 탄생이 기다리고 있을 겁니다.

많은 중년여성들이 새로운 삶을 찾아 새롭게 변하면 그에 걸맞은 새로운 친구들을 만나게 된다는 사실을 발견한다. 한 환자는 이렇게 표현했다. "나는 좀더 재미있는 사람으로 변했어요. 이제까지 아이들이나 축구경기, 남편의 승진 외에는 화젯거리가 없었는데 이제는 개인적인 관심사에 대해서도 많은 얘기를 나누게 되었어요. 새롭게 변한 모습은 내가 정말 원하던 타입이랍니다!"

미지의 세계 탐험을 위한 지도

진정한 자신을 찾아 미지의 세계로 첫걸음을 내딛는 것은 이제까지 해온 일 중에서 가장 힘든 일일 것이다. 그러나 새로운 길을 용감하게 개척하다 보면 어느덧 두려움은 사라지고 탐험과 발견이라는 짜릿한 흥분을 맛보게 된다. 여기 도움이 될 몇 가지 이정표를 제시한다.

용기를 내라 비록 힘들고 고통스러운 길이지만 모든 감정이 그렇듯이 시간이 지나면 외로움도 점점 줄어들 것이다. 어떤 감정이 닥치든 피하지 말고 당당하게 받아들여라. 고통이 크면 클수록 그것을 극복한 기쁨도 그만큼 클 것이다. 당신의 삶을 되돌릴 순 없지만 기쁨은 반드시 다시 찾아온다는 것을 믿어라. 나는 오랫동안 이것을 증명하는 얘기들을 수없이 들어왔다. 한 뉴스레터 독자가 보낸 편지를 소개한다.

나는 십대 때부터 워낙 많은 말에 실망을 해왔기 때문에 이 말의 진정한 의미를 깨닫지 못했습니다. 40대에 지독한 폐경주위기를 거치면서 52세의 생일은 웃으면서 맞이할 수 있게 되길 기대했습니다. 나는 자신의 정체성을 증명해줄 인간관계를 추구하느라고 많은 세월을 낭비했습니다. 이제는 혼자만의(고양이 해리엇과 함께) 평온한 삶을 누리고 있으며 나를 결코 구속하지 않는 멋진 남자를 사귀고 있습니다. 무엇을 하고 싶어도 육체는 더이상 그걸 견딜 만한 힘이 없지만, 나는 아픔과 고통을 평온한 마음으로 받아들이는 법을 배웠습니다. 인생은 무한한 가능성과 기쁨을 안겨주는 인간관계, 따뜻한 가정과 아름다운 정원, 신나는 아르헨티나 탱고, 멋진 여행, 그 밖에 많은 즐거움으로 가득 차 있지만 나는 조용함과 편안함, 자신에게 마음껏 몰두할 수 있는 시간을 가장 좋아합니다.

일상 속의 지혜를 깨닫고 수련하라 한 가지 행동을 시작하고 지속하려면 규칙적인 생활이 필요하다. 규칙적인 생활이 얼마나 큰 치유 효과를 나타내는지 상상도 못 할 것이다. 내 일상에는 매일 운동하는 것과 일 주일에 두 번 필라테스Pilates를 하는 것이 포함되어 있다. 필라테스 운동은 우리 몸의 '에너지 중심'인 복부에 의식을 집중하고 그곳을 중심으로 모든 동작을 조절하게 되어 있다. 나는 아무리 중요한 일이 있어도 빠지지 않고 가서 하체 근육과 뇌 사이의 교류가 원활하도록 수련한다. 이 필라테스 운동을 규칙적으로 하는 것은 아마 평생 변함없이 계속될 것이다. 남편이 집을 나간 다음날 아침에도 나는 평소와 다름없이 필라테스 운동을 하러 갔다. 결혼생활이 앞으로 어떻게 될지 막막한 상황이었으며 가슴이 아프고 두려움이 밀려왔지만, 늘 하던 대로 옷을 갈아입고 필라테스 동작에 들어가니 마음이 차분하고 편안해졌다. 비록 내 삶의 소중한 부분은 떨어져나갔지만 나는 여전히 호흡이나 근육 강화에 집중할 수 있었다. 지구는 변함없이 돌고 있었던 것이다.

일상생활을 충만하게 가꾸어보라 나는 집이 텅 빈 공허감을 느끼기 시작하면서—막내딸이 집에 있었지만 너무 바빠서 얼굴을 보기가 힘들었다—처음 몇 달간은 밤마다 나무를 때는 난로에 불을 피우고 난로 문을 활짝 열어 타오르는 불꽃을 바라보며 저녁을 먹었다. 결혼생활 내내 남편과 나는 열기가 낭비될까 봐 난로 문을 연 적이 없었다. 그러나 이제 내겐 열효율보다는 집안을 따뜻하고 편안하게 만드는 불꽃이 더 소중하게 느껴졌다. 특히 밤이 되면 혼자 맞아야 하는 어둠이 더욱 크게 다가왔다. 나는 매일 저녁 촛불을 켜놓고 좋아하는 음악을 틀었다. 6개월 후 막내딸이 대학에 들어가기 위해 집을 떠나고 마침내 혼자 남게 되자, 나는 그 시간을 내 영혼과 교감하는 소중한 시간으로 만들겠다고 다짐했다. 우선 중점을 둔 것은 이혼을 겪으면서 황폐해진 나 자신을 치유하는 일이었다. 남편과 딸이 떠난 허전함을 메우기 위해 새로운 인간관계에 뛰어드는 대신 혼자만의 편안한 시간을 충분히 즐기고 싶었다. 그런 만남은 지난날의 실패를 되풀이할 뿐이라는 걸 잘 알고 있었기 때문이다.

상실 그 자체보다 상실에 대한 두려움이 더 나쁘다 나는 실제로 혼자 남게 되는 것보다 그것을 두려워하는 마음이 더 힘들다는 걸 발견했다. 늘 분주하게 일에 매달렸기 때문에 돌볼 사람이 없다는 게 오히려 홀가분했다. 늦게까지 잠자리에서 마음대로 책을 읽을 수도 있었고, 영화관에 가고 싶을 때 언제라도 갈 수 있었으며, 낮이든 밤이든 아무 때나 목욕을 즐길 수도 있었다. 내 마음이 무엇을 원하는지 알아차리고 거기에 충실할 수 있었다. 집에 혼자 남게 된 그해 겨울 엄마와 스키를 타러 갈 계획이었으나 너무 바빠서 실천에 옮기지 못했다. 하지만 필요할 땐 언제라도 엄마가 달려와줄 거라는 든든한 믿음이 있었다.

우리는 생각보다 강인하고 회복이 빠르다는 걸 명심하라 남편과 결혼한 지 25주년 되는 결혼기념일 아침, 잠에서 깨어난 나는 잠시 감상에 젖었다. 4반세기를 함께 보냈다고 기뻐할 만한 위치에 서 있지 못한 점이 무척 아쉬웠다. 그날은 하루 종일 우울한 날이 될 거라는 생각이 들었다. 그러나 전혀 그렇지 않았다. 20년 넘게 함께 일해온 다이앤이 재미있는 카드를 보내주었다. 카드 앞면에는 타잔처럼 아래만 살짝 가리고 어깨에 뱀을 늘어뜨린 근육질의 남자가 웃고 있었고 카드를 열자 이런 글귀가 눈에 띄었다. "어디 이런 멋진 남자 없나요?" 나는 큰 소리로 웃음을 터뜨리고 카드를 일기장에 끼워넣었다. 그리고 저녁에는 친구의 생일파티에 참석했다. 그날은 그렇게 지나갔고 나는 평온하고 행복한 마음으로 하루를 보냈다. 그 전해 결혼기념일에는 딸들과 저녁을 먹다가 함께 부둥켜안고 실컷 울었었다. 불과 일 년밖에 지나지 않았지만 나는 평정을 찾았고 상처도 많이 아물었다.

이혼이라는 커다란 상처와 같은 해에 두 딸이 모두 곁을 떠난 아픔이 견디기 쉬웠다는 것은 아니다. 집에 혼자 남게 된 그해는 내 생애에서 가장 힘든 해였다. 잘 견딜 수 있을 거라는 생각과는 다르게 송두리째 비틀거리는 나 자신을 발견했다. 그러나 아이러니컬하게도 그해는 나 자신에 대해 가장 강인함과 흥분을 느낀 해이기도 했다. 지난날을 돌이켜보면 달라진 내 모습이 믿어지지 않는다. 나 자신에게로 눈을 돌리게 되었고, 새로운 각오로 새 삶을 창조하게 되었으며, 희망과 구원과 새로운 시작이라는 새 에너지를 얻게 되었다. 나는 매일 새로 시작하는 삶이 새 에너지로 충만하기를 기도했다. 여러분도 자신의 에너지를 믿고 따르며 도움을 청하기를 바란다.

4
설마, 폐경기는 아닐 거야!

—미리 나타나는 신체적 증상

　　많은 여성들이 폐경기를 예고하는 징후에 거의 무방비 상태이다. 그들은 월경이 완전히 정지하는 실제적인 폐경기를 경험하기 전까지는 아무런 증상도 나타나지 않는다고 믿는다. 그러나 월경이 멈추기 전에도 오랜 기간에 걸쳐 여러 가지 증상이 미리 나타난다. 열이 나고 얼굴이 화끈거리는 안면홍조나 신경과민, 수면장애, 야간발한(잠자리의 식은땀) 등이다.

　　아직 활력이 넘치고 생생하던 도린이 처음 홍조를 경험한 것은 마흔여섯 살 때였다. 그녀는 남편이 폐경기 징후가 나타나는 자신을 놀릴 때마다 과민반응을 보이며 완강하게 부정하곤 했다. "나는 매달 꼬박꼬박 월경을 하고 있다구요. 엄마가 쉰셋에 폐경기를 맞으셨다니까 나도 아직 멀었어요!"

대부분의 여성들이 자신의 어머니와 비슷한 나이에 폐경기를 맞는 건 사실이다. 그러나 폐경기 증상들이 실제로 폐경기를 맞기 훨씬 이전부터 나타난다는 사실은 잘 모르고 있다. 도린의 경우처럼 '설마 폐경기는 아닐 거야.'라고 생각할 정도로 때에 따라서는 10년 전부터 나타나기도 한다.

한마디로 말해서 의심되는 증상이 나타나면, 십중팔구 폐경주위기라고 생각하면 된다.

몸에 나타나는 호르몬 변화

폐경의 공식적인 정의는 월경이 멈추는 것이다. 자연적인 폐경기를 맞는 여성들은 일 년 전까지는 자신에게 폐경이 나타날 것을 전혀 예측할 수 없다. 그러나 폐경기가 가까워지면 월경주기가 불규칙해져서 심지어 6개월에 한 번 월경을 하는 경우도 있다. 대부분의 여성들은 40세가 되면 폐경주위기 perimenopause(peri는 '주위' 또는 '근처'라는 의미이다) 증상과 관련된 호르몬 변화를 서서히 경험하기 시작한다. 한 연구조사에 따르면, 대부분의 여성은 40세가 되면 골밀도에 변화가 나타나고, 44세가 되면 월경 양이 줄고 주기가 짧아지거나 반대로 양이 늘고 주기가 길어진다고 한다. 두 경우 모두 주기를 건너뛰는 경험을 한 여성이 80%나 되는 것으로 나타났다.[1] 그리고 실제로 주기나 양의 변화가 전혀 없는 여성은 전체의 10%밖에 되지 않았다. 2,700명의 여성을 대상으로 한 광범위한 조사에서는 대부분의 여성들이 폐경주위기 변화를 짧게는 2년, 길게는 8년 동안 경험한다는 결과가 나왔다.[2]

수술이나 약물치료로 갑작스럽게 폐경을 맞는 경우가 아니라면 폐경주위기는 처음 월경을 시작할 때와 같은 과정을 밟는다. 처음 월경을 시작하고 5~7년 동안은 주기가 비교적 길고 불규칙하며 무배란인 경우가 대부분이다. 그러다가 임신이 가능한 10대 후반이나 20대 초반이 되면 주기가 짧아지며 규칙적으로 자리잡는다. 이 주기는 그 후 20여 년 동안 지속된다. 이와 마찬가지로, 여성이 40대가 되면 다시 주기가 길어진다. 우리는 대부분 28일이 정상적인 주기라고 믿고 있지만 조사 결과에 따르면 28일이 주기인 여성은 전체의 12.4%에 불과하다. 나머지 대부분의 여성들은 주기가 24~35일 정도이며, 전체 여성의 20%는 주기가 불규칙하다는 통계가 나와 있다.[3]

대부분의 여성들은 폐경이 시작되기 전 2~8년 동안 배란이 불규칙해진다. 매달 난자를 성숙하게 하는 난포는 이 기간 동안 그 기능이 급격히 쇠퇴되어 마침내 기능을 잃게 된다. 연구 결과에 따르면 현대 여성들의 난포 기능 쇠퇴는 37~38세부터 시작된다. 난소에서 생성되는 인히빈 Inhibin이라는 물질의 감소는 뇌하수체에서 분비되는 난포자극 호르몬의 수치를 높이는 결과를 초래한다.

일반적인 인식과는 다르게 에스트로겐 수치는 폐경주위기에도 그대로 유지되거나 오히려 증가한다. 이 호르몬은 마지막 월경 일 년 전까지는 줄어들지 않는다.[4] 폐경기 전까지 여성의 몸이 생성하는 주된 에스트로겐은 에스트라디올이다. 그러나 폐경주위기가 되면 우리 몸은 에스트론이라는 또 다른 형태의 에스트로겐을 만들어내기 시작한다. 에스트론은 난소와 체지방에서 생성되는 호르몬이다.

이와 더불어 폐경주위기에는 테스토스테론의 수치도 크게 떨어지지 않는다. 실제로 많은 여성들(모든 여성은 아니지만)의 경우, 폐경 이전보다 폐경 이후에 난소에서 테스토스테론을 더 많이 분비한다.

반면에 폐경주위기가 되면 프로게스테론의 수치는 감소하기 시작한다. 에스트로겐이나 테스토스테론 수치의 변화보다 훨씬 이른 셈이다. 나중에 다시 언급하겠지만 이 호르몬의 감소는 폐경주위기를 맞은 대부분의 여성들에게 매우 중요한 문제가 된다.

결론적으로 요약해보면, 비록 생식이 더이상 목표가 되지는 않는다 하더라도 이들 생식 호르몬 역할의 중요성은 여전히 지속된다. 아기를 생산하는 것과 관계없이 활력과 건강을 증진하는 역할을 하는 것이다. 이것은 우리 몸의 거의 모든 기관에서 스테로이드 호르몬의 수용체가 발견된다는 사실로 증명된다. 예컨대 에스트로겐과 안드로겐(테스토스테론과 같은)은 뼈를 튼튼하게 하고 질조직과 요도조직을 탄력 있게 유지해준다. 또 에스트로겐과 프로게스테론은 피부의 콜라겐층을 건강하게 유지하는 데 중요한 역할을 한다.

폐경주위기는 질병이 아니라 자연스러운 과정이다

우리가 반드시 명심해야 할 점은, 폐경주위기는 치료가 필요한 질병이 아니라 정상적인 과정이라는 것이다. 그러나 건강을 유지하는 데 필요한 호르몬을 계속 만들어내려면 반드시 신체적·정신적·영적 건강과 환경적 건강이 보장되어야 한다. 다시 말해서 여성의 미래는 신체적 건강뿐 아니라 비신체적 주변환경, 즉 이제까지 어떻게 살아왔으며 현재 자신을 얼마나 잘 돌보고 있느냐에 따라 크게 좌우된다. 폐경주위기는 삶의 중간결산 지점에 찾아오기 때문에 자신의 건강을 회복하고 유지하기 위해 최선을 다하고 있는지 평가하고 확인할 수 있는 적절한 시기이다.

각종 매스컴에서는 호르몬 대체요법에 많은 관심을 보이고 있지만—어떤 것을 얼만큼 복용할 것인가, 천연 호르몬과 합성 호르몬 문제 등—우리가 흔히 간과하기 쉬운 중요한 사실이 있다. 여성의 몸은 전생애에 걸쳐 필요할 때는 언제든지 어떤 호르몬이라도 생성할 수 있도록 프로그램되어 있다는 점이다. 이른바 성 호르몬(에스트로겐, 프로게스테론, 안드로겐)은 모두 우리 몸의 도처에 분포되어 있는 콜레스테롤이라는 동일한 전구물질에서 생성된다. 또 우리 몸은 특정한 성 호르몬을 다른 성 호르몬으로 바꿀 수 있는 능력도 있다. 예를 들면 에스트로겐은 테스토스테론으로, 그리고 프로게스테론은 에스트로겐으로 전환될 수 있다. 이들 호르몬의 전환 여부는 필요한 순간 우리 몸의 요구와 감정상태, 영양상태 등에 따라 결정된다.

한마디로, 모든 여성에게 호르몬 대체요법이 필요한 건 아니라는 것이다. 실제로 많은 문화권에서 호르몬 대체처방이 흔하지 않으며 이들 문화권의 여성들은 폐경기의 불편한 증상들을 거의 경험하지 않고 있다. 왜 이런 현상이 일어나는 걸까?

그 원인은 무엇보다도 난소의 기능은 서서히 쇠퇴하며 갑자기 정지하지 않는다는 데서 찾을 수 있다. 더구나 여성의 몸은 에스트로겐과 프로게스테론, 테스토스테론 등을 난소 이외의 다른 기관에서도 생성할 수 있도록 되어 있다. 그리고 중년이 되어 필요한 경우에는 이 같은 보조기관의 생성을 증가시키거나 조절할 수 있는 장치가 갖추어져 있다. 연구 결과에 따르면 에스트로겐과 프로게스테론, 안드로겐은 우리 몸의 체지방, 피부, 뇌, 부신, 심지어 말초신경에서까지 만들어낼 수 있다는 사실이 밝혀졌다. 그러나 그 생성 여부는 여성의 삶에 따라 결정된다.

예를 들어 여성이 극심한 스트레스에 노출되어 있다면—과로하거나, 식생활이 잘못되어 있거나, 질병에 걸렸거나, 흡연 또는 음주를 하거나, 관심이 필요한 감정적 문제를 회피하거나, 소모적인 인간관계에 매달려 있다면—내분비계의 요구를 파악하는 능력을 상실할 수도 있다. 그리고 삶을 변화시키지 않는 한 그런 상태는 지속된다. 그 결과 두통, 안면홍조, 성욕의 증가나 저하, 극심한 기분변화, 수면장

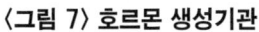

〈그림 7〉 호르몬 생성기관

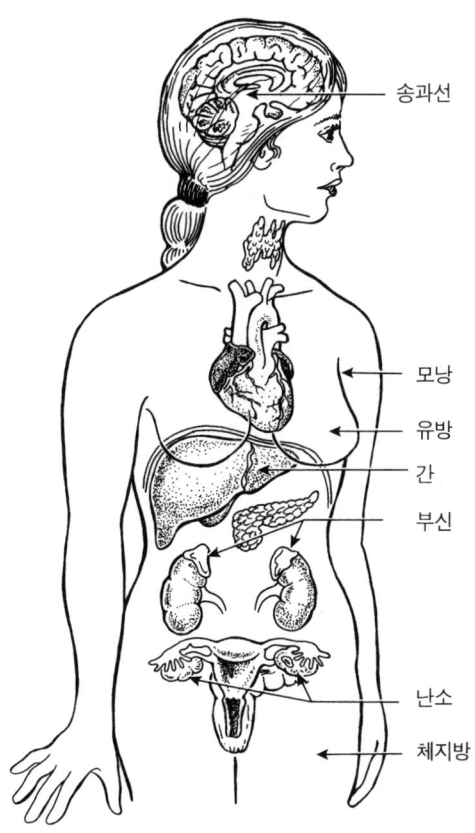

건강한 여성의 몸은 필요로 하는 각종 호르몬들을 평생 언제라도 모두 만들어낼 수 있게 되어 있다. 우리의 삶의 방식과 유형에 따라, 우리의 육체적·감정적·영적·환경적 건강상태에 따라, 이 선천적 능력은 충분히 발휘될 수도 있고 위축될 수도 있다.

4. 설마, 폐경기는 아닐 거야!

애 등 폐경기 증상들에 시달릴 가능성이 높아진다.

정신없이 바쁘게 돌아가는 복잡한 현대문명의 영향으로 폐경주위기 여성의 약 75%가 불편한 증상을 경험하고 있다. 그들은 호르몬 대체요법이나 식이요법, 운동, 기타 대체요법 등을 통해 해결책을 모색하고 있다. 만일 당신이 신체적·감정적 건강상태를 회복하기 위해 호르몬 대체요법을 사용해야 한다는 선고를 받았다 해도 실망하지 말라. 오히려 반드시 필요한 변화를 꾀할 좋은 기회이자 경고의 메시지로 볼 수 있다. 이런 여성들은 내가 흔히 '보충 호르몬의 살포'라고 부르는 방법을 통해 편안하고 건강하길 바라는 자신의 욕구를 충족할 수 있다. 하지만 동시에 몸이 보내는 메시지에도 관심을 기울여야 한다. 치료나 대체요법만으로는 해결되지 않는 부분이 있기 때문이다.

결론적으로 말해서, 폐경기 증상들에서 벗어나려면 우선 그런 외적 증상의 근원이 되는 내면의 지혜에 귀를 기울여야 한다. 여성은 각자 나름대로의 고유성을 가지고 있다. 폐경기에 호르몬이 어떻게 작용하며 호르몬 변화에 당신의 몸과 마음이 어떻게 반응하는지는 사람마다 지문이 각각 다르듯이 당신만의 독특한 과정이 있는 것이다.

폐경기의 3가지 유형

당신이 멋진 산의 기슭에 서 있다고 상상해보라. 산 정상 뒤쪽에는 찬란한 빛이 빛나고 있다. 당신은 그 빛을 정상에 올라가서 보고 싶을 것이다. 산 정상까지 올라가는 길은 세 가지이다. 구불구불 산속으로 난 등산로를 따라 바위를 타고 넘으며 차근차근 올라가는 방법이 있다. 혹은 많은 장비와 기술을 동원하여 좀더 가파른 길을 따라

빨리 올라가는 방법도 있다. 아예 산을 오르지 않고 헬리콥터를 타고 산 정상에 내리는 방법도 있다. 이 방법이 제일 쉬워 보일 것이다. 당신의 근육과 각 기관들이 낮은 기온과 산소 부족에 익숙해질 충분한 시간과 여유가 없었다는 걸 깨닫기 전까지는.

자연적인 폐경기(등산로를 따라 오르는 경우) 난소가 하나라도 있는 여성에게 45~55세 무렵에 서서히 찾아온다. 대부분의 경우 5~10년 동안 지속되지만 13년이나 진행되는 경우도 종종 있다. 월경은 여러 달 건너뛴 후 다시 시작되며 기간이나 농도, 양이 줄기도 하고 늘기도 한다. 그 밖에 다른 것은 크게 달라지지 않으므로 자연적인 폐경기를 거치는 여성들은 특별한 치료가 필요치 않다. 그들의 난소는 충분히 건강하며 신체가 적응할 수 있을 정도로 변화가 서서히 진행되기 때문이다. 치료가 필요한 경우는 그들의 몸이나 삶의 다른 요소에 원인이 있을 때이다.

조기 폐경기(힘든 코스를 택한 경우) 난소가 하나라도 있는 여성에게 30대나 40대 초반에 일찍 찾아온다. 대략 100명 중 1명이 40세 이전에 폐경기를 경험하는 것으로 알려져 있다. 질병 때문일 수도 있고(자가면역성 질병이나 영양 결핍 등) 호르몬 분비에 악영향을 미치는 만성적인 스트레스가 원인일 수도 있다. 자연적인 폐경기보다 기간이 짧아서 1~3년 정도에 불과하다. 조기 폐경기의 경우 변화가 빨리 진행되며 대부분 신체상태에 문제가 있기 때문에 호르몬 대체요법이 필요한 경우가 많다.[5)]

인위적인 폐경기(헬리콥터를 이용하는 경우) 수술에 의해 생식기관이 손상 또는 제거되거나(난소를 제거했거나 수술로 난소에 혈액 공급이 중단될 경우 등), 방사선 치료 또는 화학요법을 받았거나, 의학적 이유로 폐경기를 유발하는 약물을 투여했을 경우(자궁근종을 축소하기 위한 약물 등) 폐경기가 갑자기 시작된다. 난관결찰(난관을 잡아매는 불임수술)도 일 년 이상 계속되면 프로게스테론 수치의 하락을 초래해 폐경의 원인이 된다.[6] 또 난소를 제거하지 않고 자궁적출술을 받은 많은 여성들도 호르몬 변화는 물론 월경 중단을 경험한다.

최근 통계에 따르면 미국 여성의 4명 중 1명은 인위적인 폐경기를 경험하는 것으로 드러났다. 인위적인 폐경기는 호르몬 수치의 급작스런 하락을 조정할 시간이 없기 때문에 그 증상이 매우 심하고 견디기 힘들다. 이런 경우 거의 예외없이 신체적 불편을 완화하기 위해 호르몬 대체요법을 사용한다.

패티의 경우 — 인위적인 폐경기를 맞다

마흔한 살의 패티는 야간발한, 체중감소, 성기 주변의 발진과 같은 증상이 6주간 계속되자 병원을 찾았다. 응급진료센터에서는 '폐경주위기 증상과 스트레스성'이라고 진단했는데 제대로 검사해보니 림프종의 일종인 호지킨병이었다. 그녀는 조그만 사업을 경영하는 독신 엄마였다. 6주짜리 화학요법을 두 번 받고 나자 완전히 기진맥진해지고 아름다운 금발도 잃었지만 어쨌든 병은 치료되었다. 그러나 월경은 영원히 회복되지 않았다.

그녀는 이런 편지를 보내왔다. "화학요법이 끝난 지 2, 3주가 지나고 어느 정도 원기를 회복했을 때 밤에 다시 식은땀을 흘리기 시작했습니다. 병이 재발한 게 아닌가 하는 두려움이 엄습했고, 기분이 심하게 바뀌는 것도 그 때문인 것 같았습니다." 그러나 호르몬 검사를 해본 의사는 그녀에게 폐경기라는 진단을 내렸고 피부 부착형 호르몬을 처방했다. 호르몬은 밤이나 낮이나 패티의 몸에 천천히 흘러 들어갔다. "며칠이 지나자 상태가 한층 호전되었고 몸과 마음이 황폐해져 있던 제게 큰 도움이 되었습니다."

폐경주위기와 호르몬 수치

폐경주위기에 대한 전통적인 견해는 에스트로겐의 수치가 급격히 하락한다는 것이다. 하지만 이것은 지나치게 단편적인 시각이며, 가벼운 폐경기 증상을 잘못된 처방으로 더욱 악화시킬 가능성이 크다. 자연적인 폐경기의 경우 가장 먼저 나타나는 호르몬 변화는 프로게스테론의 점진적 감소이며, 에스트로겐의 수치는 변동이 없거나 오히려 증가한다. 월경기 동안 프로게스테론과 에스트로겐은 주기에 맞추어 한쪽이 증가하면 다른 한쪽이 감소하는 경향이 있다. 따라서 폐경기의 프로게스테론 감소는 오히려 에스트로겐 증가를 초래하여 에스트로겐이 과다분비되는 에스트로겐 우세현상이 나타난다. 이것은 전통적인 견해와는 전혀 상반되는 현상이다.

여성들이 폐경주위기에 불편한 증상을 경험하는 것은 우리의 몸이 에스트로겐의 과다분비에 예민하게 반응 — 또는 조절을 시도 — 하기 때문이다. 그러나 안타깝게도 폐경주위기에는 여러 가지 호르몬 불균형이 복합적으로 나타나기 때문에 에스트로겐 우세인 여성들에게 또다시 에스트로겐을 처방하는 사례가 빈번하게 발생하고 있다. 이런 경우 증상이 악화될 것은 불 보듯 뻔한 일이다.

폐경주위기의 호르몬 변화가 지속되는 동안 프로게스테론은 꾸준히 감소하는 반면 에스트로겐 수치는 점차적으로 등락을 거듭하게 된다. 에스트로겐 수치가 높아지는 이유는 그동안 한 번에 하나씩만 난자를 생산하던 난소가 월경이 중단되기 전에 남아 있는 난자를 재빨리 소모하려는 것처럼 모든 난포들에게 난자를 성숙시키도록 지시하기 때문이다. (나이 든 산모가 쌍둥이를 잉태할 가능성이 높아지는 것도 바로 이런 이유이다.) 반면 프로게스테론이 감소하는 이유는 실제로 완전한 배란과정을 수행할 만한 성숙한 난자가 갈수록 줄어들기 때문이다.

난포의 성장이나 배란을 자극하기 위해 뇌하수체에서 정확한 양이 분비되던 난포자극 호르몬과 황체형성 호르몬의 수치는 난소가 배란을 건너뛰기 시작하면서 불규칙해진다. 그러나 폐경기가 가까워지면서 호르몬 수치는 점점 안정되어간다. 난포자극 호르몬이나 황체형성 호르몬 수치도 조정을 거쳐 적정한 수치에 도달한 다음 인생의 후반기에는 그 수준을 유지하게 된다.

프로게스테론 감소와 에스트로겐 우세의 증상

- 성욕감퇴
- 불규칙하거나 비정상적인 월경주기(대부분 과다출혈)
- 부종(수분 정체)
- 유방 팽창과 통증
- 기분변화(신경과민과 우울증)
- 체중증가(배와 엉덩이 부분)
- 수족냉증
- 두통(특히 월경 전에)

어떤 검사를 받아야 하나?

그동안 폐경기의 진단은 단순히 나이와 증상에 의존하여 내려졌다. 최근에는 자신의 호르몬 수치를 확인해보는 경우가 점점 보편화되고 있다. 그 이유는 첫째, 폐경주위기와 유사한 증상의 질병을 좀더 확실히 진단할 수 있다. (갑상선 기능부전은 168쪽에서 설명하겠다.) 그리고 폐경기에 접어들었다는 사실을 확인하는 동시에 예상치 못한 질병을 미리 알아낼 수 있다. 둘째, 호르몬 수치를 측정함으로써—에스트로겐, 프로게스테론, 테스토스테론, 그리고 가능하다면 DHEA와 갑상선 호르몬 등—폐경주위기의 어느 단계에 와 있으며, 만일 불편한 증상이 있다면 어떤 방법을 써야 할지 좀더 잘 판단할 수 있다.

만일 당신이 진단을 받아보기로 결심했다면 어떤 검사가 효과적이며 그 결과가 당신의 현재상태를 얼마나 잘 나타낼 수 있는지 꼼꼼히 따져봐야 한다.

혈중 호르몬 수치—난포자극 호르몬과 황체형성 호르몬

대부분의 병원에서 행하고 있는 가장 일반적인 방법은 혈액을 채취해서 전문기관에 분석을 의뢰함으로써 난포자극 호르몬과 황체형성 호르몬의 수치를 측정하는 것이다. 이 방법은 폐경기 이후에는 이들 호르몬 수치가 최고수준에 이른다는 사실에 근거를 둔 것이다. 그러나 여기에는 몇 가지 문제점이 있다. 우선 난포자극 호르몬은 에스트로겐이 아닌 인히빈에 의해 조절되기 때문에 이러한 검사로는 에스트로겐의 수치를 측정할 수 없다는 점이다. (이것이 폐경기 이후에 에스트로겐 대체요법이 난포자극 호르몬의 수치를 감소시키지 않는 이유 중 하나이다.)[7] 게다가 5~10년간의 폐경주위기 동안에는—아직 월경이 완전히 중단되기 전—난포자극 호르몬과 황체형성 호르몬 수치가 큰 폭의 등락을 거듭한다. 따라서 난소는 며칠 혹은 몇 주 동안 활동을 중지하다가 다시 난자를 생산하게 된다. 그 결과 여성의 난포자극 호르몬 수치는 아직 정상적으로 월경을 하고 있는 동안에도 폐경기 수치(30IU/l)에 도달하는 경우가 있다. 반면 그때의 황체형성 호르몬 수치는 정상적인 가임기의 수준을 유지하게 된다. 이런 이유로 단순히 이들 호르몬 수치가 높다는 사실만으로는 폐경기를 맞았다고 단정할 수 없다. 일 년 이상 월경이 없거나 이들 호르몬 수치가 폐경기 이후의 수준에 계속 머물러 있을 경우 임신했을 가능성도 배제할 수 없다. 따라서 월경이 멈춘 후에도 일 년 동안은 피임을 하는 것이 신중한 태도라고 할 수 있다.

혈중 호르몬 수치—에스트로겐, 프로게스테론, 테스토스테론

일반적으로 혈액검사는 혈액 내의 에스트로겐과 프로게스테론, 테스토스테론의 전체 양을 분석할 수 있다. 그러나 이 방법의 결점은 이렇게 측정된 호르몬이 대부분 비활동성이라는 점이다. 건강한 여성의 몸은 이들 호르몬을 필요한 양보다 10배 이상 생산하기 때문에 우리 몸에는 필요한 양 이상의 호르몬이 활동하지 못하게 문을 잠그는 장치가 있다. 특정한 단백질이 호르몬 분자의 90% 이상에 자신의 몸을 고정시켜 그들을 묶어놓는 것이다. 만일 이렇게 하지 않으면, 호르몬은 생리적으로 어디에도 구속되지 않는 자유로운 활동성이 있기 때문에 혈액 내를 도는 대신 재빨리 조직 속으로 스며들게 된다. 따라서 활동성 호르몬과 비활동성 호르몬을 식별해내지 못하는 일반적인 혈액검사는 신빙성이 떨어진다.

좀더 효과적인 검사법

널리 쓰이진 않지만 좀더 효과적인 검사방법이 있다. 이 방법은 혈액검사와 비용도 비슷하고, 표본 채취도 편하며, 기존 실험실에서도 가능하고, 여러 연구를 통해 여성의 몸이 현재 폐경주위기의 어느 단계에 있는지 매우 정확하게 파악하는 것으로 확인되었다.

타액 호르몬 검사 침 속에 존재하는 활동성 호르몬을 측정함으로써 몸의 모든 조직 속에 있는 호르몬을 비교 유추하는 방법이다. 침 속에는 단백질과 결합된(비활동성) 호르몬이 많지 않다. 최근 연구에 가장 많이 사용되는 타액 호르몬 검사는 지난 30년간 그 효과가 입증되었으나 임상의들에게는 아직 잘 알려져 있지 않다.[8]

이 방법은 좀더 검사효과를 높이기 위해 하루중 일정한 시간에 표본을 채취한다. 지시사항과 함께 집으로 검사도구를 가져와서 하루 한 번 혹은 정해진 횟수만큼 지정된 용기에 타액을 모아 연구실로 보내면 된다. 검사 결과는 원할 경우 환자와 의사에게 동시에 통보된다.

나는 에스트로겐, 프로게스테론, 테스토스테론 수치를 검사하려면 타액 호르몬 검사법을 이용하라고 권하고 싶다. 이 방법은 전체 호르몬 상태를 판단하는 데 믿을 만한 자료를 제공해준다.(부록의 〈참고 자료〉 참고)

활동성 호르몬 측정을 위한 혈액검사 이 방법의 가장 큰 장점은 검사과정이 병원에서 행하는 일반적인 혈액검사와 거의 같다는 점이다. 반면 결점은 표본 채취를 집에서 정해진 시간에 편히 할 수 없고 검사실의 스케줄에 따라야 한다는 점이다. 호르몬 수치는 하루에도 여러 번 변하기 때문에 정상적인 수치와 비교해서 당신이 어느 위치에 있는지는 표본을 채취한 시간에 따라 달라질 수 있다. 하루 동안 언제 호르몬이 어떻게 변하느냐는 사람마다 각각 다르다. 따라서 혈액 내의 활동성 에스트로겐, 프로게스테론, 테스토스테론 수치를 측정하는 것이 전체 호르몬의 수치를 측정하는 것보다 한결 신빙성이 있다.

린지의 경우―타액 호르몬 수치와 혈액 호르몬 수치

45세의 린지는 성실한 부부관계를 맺어왔으며 남편을 사랑하는 마음에 변함이 없는데도 갈수록 성욕이 감퇴되는 걸 느꼈다. 의사와 면담할 때 이런 불만을 토로하자, 의사는 호르몬 검사를 받아볼 것을 권했다. 린지는 폐경기로 인한 증상일지도 모른다고 생각하며 호르몬을 보충하면 성욕이 다시 회복될 거라는 기대감에 부풀었다. 그러나 검사 결과 모든 호르몬 수치가 정상으로 나타났기 때문에 의사는 호르몬 처방이 부적절하다는 판단을 내렸다.

확신을 갖지 못한 린지는 타액 호르몬 검사를 실시하는 검사기관에 연락해서 검사도구를 보내달라고 요청했다. 자신의 프로게스테론, 에스트로겐, 테스토스테론 수치를 알아보고 싶었던 것이다. 그녀는 편지에 이렇게 썼다.

검사 결과 프로게스테론의 수치는 정상범위의 가장 낮은 수준이었고, 에스트로겐은 정상의 중간, 테스토스테론은 정상보다 낮은 것으로 나타났습니다. 그러나 주치의는 타액 호르몬 검사가 새로운 방법이기 때문에 크게 신뢰할 수 없다는 입장을 보였습니다. 나는 실망감이 컸지만 주치의를 좋아했기 때문에 바꾸고 싶지 않았습니다. 그래서 호르몬만을 전문으로 다루는 내분비학 전문의를 찾아갔습니다. 그도 역시 타액검사에는 회의적이었으나 검사 결과와 지속되는 나의 증상이 일치하는 것에 관심을 보였습니다. 그는 또 다른 호르몬 검사인 혈액검사를 실시하며 이번에는 활동성 호르몬 수치 측정을 위한 것이라고 설명해주었습니다. 결과는 타액검사 결과와 비슷했습니다. 에스트로겐 수치는 정상이고, 프로게스테론 수치는 낮은 편이고, 테스토스테론 수치는 너무 낮아서 거의 측정이 불가능할 정도였습니다. 나는 내분비학 전문의에게 전화를 걸어 나의 주치의에게 이 결과를 통보해달라고 부탁했습니다. 이번에는 주치의도 결과에 수긍했고 프로게스테론과 소량의 테스토스테론(국소용 크림 타입)을 처방해주었습니다. 마침내 내 성욕은 다시 살아났습니다. 나는 주치의가 이제는 다른 환자들에게도 타액검사를 실시한다는 사실에 매우 보람을 느낍니다. 그분을 통해 많은 여성들을 도울 수 있어서 정말 기쁩니다.

검사는 두 번에 걸쳐 하라

둘 중 어느 방법을 택하든 검사를 두 번 되풀이하라고 권하고 싶다. 폐경주위기에는 특히 호르몬 수치의 등락이 심하기 때문이다. 표본을 채취하는 시기는 하루중에는 이른 아침, 한 달중에는 프로게스테론의 수치가 가장 높은 20~23일 무렵이 가장 좋다. 만일 월경주기가 불규칙하다면 단 한 번의 검사로 프로게스테론의 수치를 정확하게 판단하기는 힘들다. 치료를 시작하기 전에 최소한 두 번, 서로 다른 시기에 표본을 채취해서 분석해야 한다. (증세가 심각할 경우에는 치료를 미룰 필요가 없다. 치료를 하면서 한 달에 두 번 다른 시기에 검사를 실시하면 된다.)

검사를 두 번 실시하면 폐경주위기의 자연스런 특징인 변동폭이 큰 생리적 변화를 좀더 확실하게 알 수 있다. 만일 두 번째 검사 결과가 첫 번째와 크게 다르다면 검사를 한 번 더 실시하는 것이 좋다. 그 차이가 검사실의 실수로 인한 것인지 자연적인 변동의 결과인지 정확히 파악하기 위해서이다. 이런 확실한 절차를 거치면 호르몬을 잘못 처방함으로써 우리 몸이 필요로 하는 욕구를 충족시키지 못할 뿐만 아니라 문제를 더욱 악화시키는 사태를 방지할 수 있다.

폐경기와 갑상선 기능

우리가 폐경기에 가장 관심을 갖는 신체기관은 난소이다. 그러나 여성들이 겪는 폐경기 증상들은 내분비기관(호르몬을 생성하는)의 건강에 달려 있다. 갑상선 기능의 문제는 폐경주위기와 폐경기 이후에 가장 많이 나타나는 증상이다. 갑상선에 문제가 있는 여성들 대부분이 전혀 자각증상을 느끼지 못하는 반면에 어떤 여성들은 광범위한 증상을 보이는 경우도 있다. 가장 흔하게 나타나는 증상이 기분변화(주로 우울증이나 신경과민), 기력저하, 체중증가, 불안감, 수면장애 등이다.

폐경주위기 전후 여성의 26%가 갑상선 기능저하라는 사실로 미루어볼 때 갑상선 이상은 역학적인 문제라기보다 폐경기와 밀접한 관계가 있는 것으로 추정되고 있다.[9] 저명한 임상의이자 저술가인 존 리 John R. Lee 박사에 따르면, 갑상선 기능저하는 갑상선 호르몬의 부적절한 수치와 에스트로겐 우세라는 인과관계가 뒤얽힌 결과이다. 에스트로겐은 프로게스테론과 적절한 상호균형을 유지하지 못할 경우 갑상선 호르몬의 활동을 방해하게 된다. 따라서 갑상선 호르몬이 정상적으로 분비되더라도 제대로 기능을 발휘하지 못함으로써 갑상선 기능저하가 나타난다. 이런 경우 갑상선은 정상적으로 분비하고 있기 때문에 호르몬 검사 결과 갑상선 호르몬의 수치는 정상이다.

이런 여성이 에스트로겐을 보충한다면 호르몬 불균형을 더욱 악화시켜 문제가 더 복잡해지게 된다. 상태가 악화된 상황에서 갑상선 호르몬을 처방한다고 해도 근본원인인 에스트로겐 우세를 해결하지는 못한다.

갑상선 호르몬을 보충하면 갑상선 기능저하 증상은 완화될지 모르지만 우울증은 치료되지 않는다. 놀라운 사실은 우울증 자체도 갑상선 기능저하의 원인이 된다는 것이다. 따라서 갑상선 기능저하를 치료하는 것은 근본적인 원인을 제거한다기보다 단순히 증상을 완화하는 것뿐이다.

나는 이렇게 주장하고 싶다. 많은 여성들에게 갑상선 기능저하가 나타나는 것은 평생 동안 하고 싶은 말을 '삼키며' 살아왔기 때문에 목 주변의 에너지가 억제당한 결과이다. 가정의 화목을 위한다는 미명 하에 또는 가정이나 사회에서 감정을 억누르는 것이 미덕이라고 배웠기 때문이다. 물론 여성들도 자신의 주장을 내세우려고 노력해봤지만 상황이 크게 달라지지 않는다는 걸 절감했을 것이다. 가장 가까운 인간관계에서 중요한 사람으로 인정받지 못했기 때문에 자신의 말이 받아들여지지 않았던 것이다. 이 복잡하게 뒤얽힌 문제를 해결하기 위해서 여성들은 프로게스테론이나 갑상선 호르몬을 보충하는 것에 더하여, 변화가 필요한 삶의 부분이나 인간관계를 직시할 필요가 있다.

폐경기와 부신의 기능

한 쌍의 신장 윗부분에 붙어 있는 엄지손가락 크기의 부신은 우리로 하여금 스트레스와 삶의 무게에 견딜 수 있도록 도와주는 세 가지 중요한 호르몬을 생성한다. 그러나 너무 오랜 시간 스트레스에 노출되거나 만성질환에 시달리게 되면 부신은 지나친 부담을 안은 상태에서 회복할 시간을 갖지 못한다. 따라서 부신이 고갈된 상태에서 폐경기를 맞게 된다.

만성적인 피로가 우리 몸이나 폐경기에 어떤 영향을 주는지 알기 위해서는 서로 기능은 다르지만 상호 보완작용을 하는 세 가지 부신 호르몬이 우리 몸에서 어떻게 작용하는지 먼저 이해해야 한다.

에피네프린 무언가에 위협을 받을 때(또는 그렇다고 생각할 때) 생성되는 공격-도피반응 호르몬이다. 에피네프린은 가슴을 두근거리게 만들고, 심장과 주요근육에 피를 빨리 공급하며, 동공을 확대하고, 뇌를 민감하게 만들고, 고통에 대한 참을성을 증대시킴으로써 전쟁을 위한 만반의 태세를 갖추게 한다. 현대인들의 삶은 항상 피곤한 몸을 채찍질해야 하며, 스트레스가 많은 일들을 처리해야 하고, 교통사고를 피하기 위해 재빠른 반사작용을 하는 등 매일 전쟁을 치르는 것과 같다. 이렇게 힘든 순간마다 에피네프린을 인출해서 쓴다고 생각해보라. 예금계좌에서 에피네프린을 지나치게 많이 꺼내 쓰면 잔고를 넘어 초과인출하는 사태가 발생하게 된다. 그러면 부신은 기진맥진해져서 정말 필요한 순간에 에피네프린을 분비하지 못하게 된다.

코르티솔 이 호르몬은 알레르기와 염증을 막아주고 식욕과 에너지를 증진하는 역할을 한다. 에너지의 발산이나 저장을 관장함으로써 염증이나 외상, 고열 등의 스트레스성 질환으로부터 우리 몸을 보호하고 기분을 평온하게 유지한다. 프레드니손과 코르티손 같은 인공합성 코르티솔은 인간이나 가축에게 처방되어 기운을 회복하게 하고 기분을 안정시키는 역할을 한다. 잘 먹고 마시게 하며 활동성을 높임으로써 질병에 맞서 싸우거나 상처를 치유하는 능력을 키워준다. 대개 코르티솔은 만성적인 스트레스보다는 일시적인 스트레스를 받을 때 분비된다. 그러나 높은 코르티솔 수치가 너무 장기간 계속되면 여러 가지 부작용이 따른다. 골밀도 저하, 근육 약화, 단백질 합성능력 저하, 신장 손상, 수분 정체, 혈당량의 급격한 증가, 체중증가를 비롯해서 박테리아나 바이러스, 곰팡이나 효모, 알레르기, 기생충, 암 등에 대한 저항력이 현저하게 떨어진다.

디하이드로에피안드로스테론 일명 DHEA로 알려진 이 호르몬은 부신과 난소에서 생성되는 안드로겐의 일종이다. 남녀 모두에게 DHEA는 코르티솔의 과도한 면역-억제기능을 막아줄 뿐 아니라 질병에 대한 저항력을 강화해준다. (코르티솔과 DHEA의 수치는 서로 반비례한다. 즉, 코르티솔이 증가하면 DHEA는 감소한다.) 또 DHEA는 골밀도를 증가시키고 '해로운' 콜레스테롤LDL 수치를 억제함으로써 심장혈관의 건강을 지키는 역할을 한다. 그리고 활력과 에너지를 공급하며 정신을 맑게 해주고 숙면을 취하게 해준다. 에피네프린이나 코르티솔과 마찬가지로 DHEA도 일시적인 스트레스나 외상, 과로, 고열로부터 회복하는 능력을 강화시킨다. 여성이 테스토스테론 수치의 하락으로 성욕감퇴를 경험할 경우 테스토스테론 결핍의 근본적인 원인은 DHEA 감소라고 할 수 있다. DHEA는 우리 몸이 테스토스테론을 만드는 데 없어서는 안 될 주성분이기 때문이다.

만일 당신이 부신에 지나친 부담을 준다면 반드시 그 대가를 치러야 할 것이다. 우리 몸이 에피네프린이나 코르티솔에 과다하게 노출될 경우 정서장애나 수면장애, 질병에 대한 저항력 약화, 활력 저하 등, 늘 줄타기 삶에 시달리는 현대인들이 많이 겪는 증상이 나타난다. 이런 증상들은 견디기 힘들 정도로 고통스럽기 때문에 자기 파괴적인 생활이 되풀이될 수밖에 없다. 만성적인 자기 학대로부터 우리 몸을 회복시키는 DHEA는 일시적으로 작용하는 코르티솔과는 다르게 항상 작용하는 호르몬이다. 부신이 고갈될 경우 가장 심각한 부작용은 DHEA를 만드는 능력이 약화된다는 점이다.

우리 몸의 회복을 관장하는 DHEA 수치가 감소하면 에피네프린이나 코르티솔 수치도 변동을 겪게 된다. 부신은 이들 호르몬의 부족을 보충하기 위해 점점 과도한 업무를 수행해야 하므로 부신 고갈의 주된 증상—기진맥진한 피로감—이 갈수록 심화된다. 이런 피로감은 때로 우울증이나 신경과민, 의욕상실을 수반한다. 하지만 갑상선 기능저하와 마찬가지로 부신 기능저하가 반드시 기분변화의 주된 원인은 아니다. 이런 심리적인 증상은 근본적인 문제가 해결되지 않는 한 약물치료로는 해결되지 않는다.

부신이 고갈된 상태에서 폐경주위기를 맞은 여성들은 심한 폐경기 증상들에 시달리게 된다. 폐경주위기 자체도 스트레스의 원인인데다 부신이 고갈되었다는 건 여성의 삶 속에 오랜 기간 억제되어온 해결해야 할 문제가 도사리고 있다는 증거이다. 이런 문제들은 폐경주위기에 통찰력이 선명해지면서 더 큰 문제점으로 대두된다. 부신의 피로는 폐경주위기의 변화를 불유쾌하게 만들 뿐 아니라, 문제점을 인식하고 나머지 삶을 창조적으로 만드는 데 필요한 에너지를 빼앗아간다.

만일 당신이 만성적인 피로감이나 우울증을 느끼고 있거나, 충분한 휴식을 취하지 못하거나, 일상적인 스트레스가 도를 지나친다는 생각이 든다면 머지 않아 부신 기능장애로 인한 증상에 시달리게 될 것이다.

부신 기능검사

타액이나 혈청 안에 들어 있는 DHEA와 코르티솔 수치는 공인된 검사기관을 통해서 검사를 받을 수 있다. 의사와 약속을 정해 아무 때나 받는 전통적인 혈액검사로는 부신이 '정상'이라는 결과가 나오기

부신의 스트레스 요인

다음 요인들은 피로감을 유발해서 결국 부신 기능장애의 원인이 되는 것들이다. 이들 요인이 겹친다면 상태가 더욱 악화된다.

- 해결되지 않은 과도한 걱정, 분노, 근심, 두려움, 죄책감
- 우울증
- 과도한 운동
- 일상적인 유해물질 접촉
- 만성적이고 심각한 알레르기
- 신체적·정신적으로 과도한 피로(자신이 만족하지 않는 일을 할 경우에만 해당)
- 장기적으로 잠이 부족하거나 늦게 잘 경우
- 치유되지 않은 정신적 상처
- 만성적인 질병
- 교대근무로 인해 밤낮이 바뀌는 것
- 수술

쉽다. 좀더 정밀한 진단을 위해서는 하루중 각각 다른 시간에 여러 번 검사를 받는 것이 좋다. 이 방법을 택하면 코르티솔이나 DHEA의 분비상태에 문제가 있는지 여부를 좀더 정확하게 파악할 수 있다. 만일 부신의 기능에 대해 검사를 받고 싶다면 반복 검사의 필요성을 인식하고 있는 의사를 찾도록 하라.

부신 기능을 회복하는 방법

검사 결과 부신 호르몬의 분비가 원활하지 않다면 DHEA나 코르티솔을 보충할 수 있는 방법은 여러 가지가 있다. 그러나 이런 치료의 궁극적인 목적은 부신의 건강과 기능을 회복시킴으로써 외부의 도움 없이 필요한 양의 호르몬을 생산할 수 있게 하는 것이다. 여기에는 부신 호르몬 부족의 원인이 되는 생활방식을 바꾸는 처방도 포함되어야 한다. 부신 호르몬 보충제를 다량으로 장기간 복용하면 영구적인 부신 기능저하를 초래할 위험도 있다.

DHEA 알약, 바르는 크림, 혀 밑에 바르는 팅크제 등 여러 종류가 있다. DHEA는 식품점에서도 손쉽게 구할 수 있지만 품질은 천차만별이다. 적당량을 처방하고 타액이나 혈액 호르몬 수치를 수시로 측정하는 의사와 상의한 후 복용하는 것이 좋다. 또 약국에서 조제한 믿을 만한 DHEA를 복용하는 것이 바람직하다. 어떤 형태의 DHEA를 복용하든 3개월에 한 번은 혈액이나 타액 검사를 통해 호르몬 수치를 점검해야 한다. 호르몬 수치가 정상으로 돌아오면 양을 조금씩 줄이면서 호르몬 요법을 중단하라.

코르티솔 사람에 따라서는 소량의 하이드로코르티손(류머티스 관절염 치료제)이 필요한 경우도 있다. 언제 얼마나 복용해야 하는지 정확히 알고 있는 의사의 처방에 따르면 좀더 안전하고 효과적으로 사용할 수 있다.[10]

식이요법 7장에서 소개될 식이요법은 여러 가지 장점이 많지만 특히 부신을 재충전하는 데 효과적인 방법이다. 단백질을 충분히 섭취해야 한다는 점을 명심하라. 그리고 카페인은 부신을 흥분시킨다는 사실을 잊지 말라. 카페인의 섭취를 줄이고 단식 같은 것은 피하도록 하라.

건강보조식품 영양가가 높은 보조식품과 각종 보충제들은 7장에 소개되어 있다. 적어도 3개월 이상은 계속해야 좋은 효과를 얻을 수 있으며 그 이후에는 몸의 상태에 따라 섭취를 중단해도 괜찮다.

약초 부신이 지쳤을 경우 감초 뿌리가 도움이 될 수 있다. 아직 완전히 입증된 것은 아니지만 감초 뿌리는 남은 인생 동안 코르티솔의 증가를 도울 것이다.[11] 여러 가지 형태의 감초 추출물도 널리 이용되고 있다. 나는 특히 고체 타입을 좋아하는데 젓가락에 소량을 묻혀서 따뜻한 물이나 차에 타서 마신다. 시간이 지나면서 양을 1/4ts로 늘려 하루에 세 번 복용하는 것이 효과적이다. 그러나 감초가 혈압을 높이는 경우도 있으므로 반드시 혈압을 정기적으로 측정해야 한다. 저혈압이 부신 기능장애를 초래하는 경우에는 감초를 통해 혈압을 건강한 수준으로 높이는 것도 좋은 방법이다.

내겐 어떤 변화가 일어날까?

폐경주위기의 '정상적인' 증상을 설명한 책이 산더미 같음에도 불구하고 그런 증상을 경험하지 않는 여성도 많다. 그러나 우리 문화권의 여성들은 여러 가지 증상을 호소하고 있으며, 지금부터 설명하게 될 증상들은 폐경기에 대한 정보를 미리 얻어 대비할 수 있는 좋은 기회일 것이다. 또 특별하게 생각되던 증상이 정상적인 변화과정이라는 사실을 알게 됨으로써 두려움을 덜 수도 있을 것이다.

그러나 반드시 명심할 점이 있다. 마음속으로 어떤 증상을 겪게 될 것이라고 예상하면 실제로 그 증상을 경험하게 된다는 것이다. 즉, 당신의 믿음대로 이루어진다. 어떤 문화권의 여성들은 자신이 겪을 불편함을 전혀 예상하지 않기 때문에 폐경주위기 증상을 거의 경험하지 않는다는 사실을 기억하라.

기억해야 할 또 다른 점은 당신 어머니의 폐경기 경험이 당신에게 강력한 암시가 된다는 사실이다. 어머니의 경험이 부정적이었기 때문에 당신도 그대로 답습하게 될 것이라는 생각을 버려라. 어머니

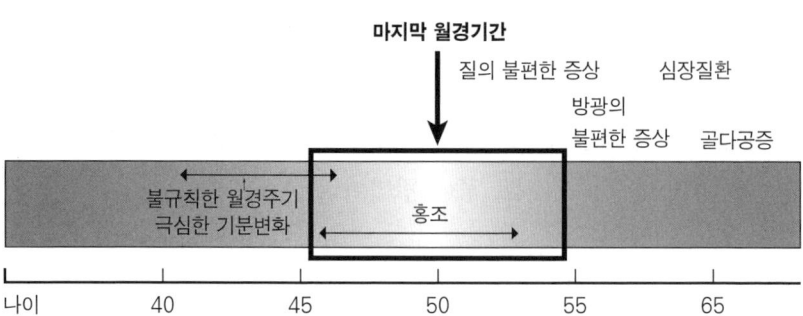

〈그림 8〉 시기별 폐경기 증상

와 다른 증상이 나타날 것이라고 믿고 자신에게 새롭고 바람직한 정보를 입력하라.

아래에 인용한 글들은 환자나 뉴스레터 독자로부터 얻은 정보를 바탕으로 한 것이다. 각 증상과 해결방법을 어느 장에서 다루었는지 각각 표기해놓았다.

홍조

"나는 스웨터도 못 입어요. 갑자기 열이 날 때면 창문을 모두 열어젖히고 (한겨울에도) 입고 있던 걸 하나씩 벗어 던진답니다."

홍조는 폐경주위기 여성의 70~85%가 경험하는 가장 흔한 증상이다.[12] 사람에 따라 정도의 차이가 있으며 수면장애나 우울증의 원인이 되기도 한다. 이 증상은 갑자기 속에서 열이 나면서 얼굴이나 머리, 가슴 부위가 심하게 달아오른다. 얼굴이 벌게지고 땀이 나기도 하며 때로는 심장 박동수가 늘거나, 손이 저리거나, 구역질이 수반되기도 한다. 홍조 후에 오한을 느끼기도 한다. 대부분의 여성이 폐경주위기에 월경이 시작되기 직전이나 도중에 홍조를 경험한다. 에스트로겐 수치의 감소와 난포자극 호르몬의 증가에서 비롯된 이 증상은 월경이 중단되면 더욱 자주 나타난다. 이 시기는 에스트로겐 수치가 가장 낮고 난포자극 호르몬의 수치가 가장 높은 때이다. 홍조는 대개 폐경기 이후 1, 2년간 지속되지만 사람에 따라서는 몇 년씩 지속되는 경우도 있다.

홍조는 혈관운동신경과 관련이 있다고 알려진 바와 같이, 머리나 목의 피부에 있는 혈관이 평소보다 확장되어 많은 혈액이 흘러 들어감으로써 열이 나고 피부가 붉어지는 것이다. 호르몬 변화뿐 아니라 외부적 요인도 홍조의 정도나 지속기간에 영향을 미칠 수 있다. 걱정이나 긴장이 증상을 악화시킬 수 있으며 설탕이나 도정이 많이 된 곡물, 정제된 탄수화물을 많이 섭취하는 식습관도 원인이 될 수 있다. 정제된 탄수화물은 과일 주스나 케이크, 과자, 사탕, 흰 빵, 와인이나 맥주 등에 많이 들어 있다.

안면홍조를 해결하는 방법은 여러 가지가 있다. 에스트로겐 대체요법은 95%의 효과를 거둘 수 있으며, 2% 프로게스테론 크림도 폐경주위기 여성의 85%에게 효과가 입증되었다. 1/4ts을 하루에 한 번 피부에 바르면 도움이 된다.[13] (5장 참고) 이와 더불어 명상과 긴장완화법(허버트 벤슨Herbert Benson 박사의 유명한 '긴장완화 반응'과 같은)도 다른 호르몬 요법의 도움 없이 90%에 이르는 여성들의 달아오른 얼굴을 식힐 수 있다.[14]

또 많은 여성들이 식이요법을 통해 홍조를 해결한다. (7장 참고) 이 밖에 콩제품(하루에 콩 이소플라본 45~160mg이 필요하다)이나 약초도 도움이 되며 침술도 효과가 있다. (6장 참고)

야간발한(식은땀)

"밤에 땀을 너무 많이 흘려서 자다 말고 일어나 시트를 갈아야 될 정도예요."

식은땀은 홍조와 함께 나타난다. 중국 전통의학과 나의 환자들에 따르면 식은땀이 많이 나는 시간은 새벽 3~4시경이며 잠에서 깰 정도로 흠뻑 젖는다.

심계항진(가슴 두근거림)

"가슴이 느닷없이 두근거리기 시작하는데, 시작되기 전에는 아무런 조짐도 느끼지 못합니다."

홍조와 마찬가지로 가슴 두근거림도 사람에 따라 정도의 차이가 심하다. 때로 매우 위협적인 경우도 있지만 위험한 증상은 아니다. 이 증상의 원인은 교감신경과 부교감신경의 불균형이며 걱정이나 두려움도 관련이 있는 것으로 밝혀졌다. 오래 지속되면 의사를 찾는 것이 좋다.(14장 참고)

레슬리의 경우-폐경기에 찾아오는 힘의 분출

레슬리는 한 지방 고등학교의 미술교사이며 학생들의 비공식적인 카운슬러였다. 학생들은 한결같이 그녀의 헌신적인 노력에 사랑과 존경심을 가지고 있었다. "나는 어디서나 볼 수 있는 평범한 미술교사입니다. 아마 모두들 나를 특별하게 생각하지 않을 것입니다. 나는 아이들에게 그림이나 조각 이상의 뭔가를 가르치려고 노력해왔습니다. 우리 주변을 둘러보면 모든 것이 예술이고 그것을 찬미함으로써 삶을 좀더 기쁘게 살 수 있다는 것을 가르쳐주고 싶었습니다. 그리고 나 스스로 행동으로 보여주려고 노력했습니다."

레슬리는 홍조를 긍정적이고 변화를 추구하는 '힘의 분출'이라는 이미지로 형상화했다. 자신이나 다른 여성들의 홍조를 귀찮은 존재로 여기지 않았고 감추려고 애쓰지도 않았다. "내가 호르몬 대체요법을 선택하지 않겠다고 말했을 때 주치의는 전혀 놀라지 않았습니다. 내가 홍조를, 몸을 존중하는 기회로 여기며 내면에서 일어나는 자연스런 변화로 받아들인다는 사실을 알고 있었기 때문입니다. 나는 이 증상을 해결하거나 완화하기 위한 어떤 조치도 취하지 않았고, 몸이 표현하는 대로 받아들였습니다. 그 결과 증상은 심각하게 발전하지 않았습니다." 레슬리가 한 일은 영양을 충분히 섭취하고 식물성 호르몬(피토에스트로겐)을 보충한 것뿐이었다. 또한 약초요법으로서 블랙 코호시 뿌리의 추출물을 이용해서 홍조가 시작된 지 1주일 안에 증상을 가볍게 함으로써, 홍조를 귀찮게 여기지 않고 충분히 즐겼다. 또 바닐라 향이 첨가된 두유를 매일 아침저녁으로 마신 것도 효과가 있었다.

편두통

"마흔이 넘자 월경이 시작되기 하루이틀 전에 극심한 편두통이 찾아오기 시작했습니다. 전에는 없던 증상입니다."

호르몬 수치의 불균형은 폐경주위기나 폐경기에 월경성 편두통의 원인이 된다. 이 편두통은 주로 월경이 시작되기 바로 전, 즉 에스트로겐과 프로게스테론의 수치가 급격히 하락하는 시기에 발생한다. 수많은 여성들이 2% 프로게스테론 크림으로 월경기나 폐경기의 편두통을 완전히 해결할 수 있었다. 월경이 시작되기 전 2주 동안 1/4~1/2ts의 크림을 매일 피부에 바르거나, 월경이 중단된 경우에는 매달 3주 동안 바르면 된다.

유방의 팽창과 통증

"가끔 유방이 너무 약해져서 아이들을 껴안을 때도 통증을 느끼는 경우가 있습니다."

많은 여성들이 월경 전에 유방 통증을 경험한다. 그리고 폐경주위기가 되면서 유방의 팽창과 압통은 더욱 심해진다. 에스트로겐 우세를 경험하고 있는 여성들은 이런 증상을 느낄 확률이 훨씬 높다. 이런 증상을 완화하기 위해서는 호르몬 균형을 유지해주는 식이요법이 효과적이다.(7장 참고) 비타민 B 복합체를 적당량 복용하고, 오메가-3 지방인 EPA나 DHA(100~200mg씩 하루에 한두 번)를 복용하고, 카페인을 줄이며, 2% 프로게스테론 크림을 바르는 방법(1/4ts씩 하루에 두 번)도 있다. 모든 콩제품도 매우 효과적이다. (13장 참고)

월경과다

"갈수록 월경양이 늘어서 한 번에 탐폰을 두 개씩 쓰고 15분마다 대형 패드를 갈아야 합니다. 때로 일하는 도중에 겉옷에까지 배어나오는 경우도 있습니다."

에스트로겐 수치가 높거나 또는 에스트로겐 수치는 정상인데 배란이 되지 않아서 프로게스테론의 수치가 너무 낮을 경우, 매달 에스트로겐의 영향을 받아 생성되는 자궁내막은 아무 저항을 받지 않게 된다. 결국 내막이 파괴되는 시기에 며칠에 걸쳐 배출되어야 할 혈량이 한 번에 쏟아지게 된다.

이 증상은 문제점이 매우 심각해서 자궁적출술을 받는 여성도 있다. 그러나 월경과다는 폐경기가 가까워지면 해결되므로 굳이 자궁적출술까지 받을 필요는 없다. 저항을 받지 않은 에스트로겐은 종종 여러 형태의 프로게스테론이나 피임약으로 해결할 수 있다. 지방이 많은 여성의 경우(체지방은 에스트로겐을 생성한다) 문제가 좀더 심각해지기 때문에 운동이나 식이요법이 도움이 될 수 있다. 침술이나 한약 같은 대체요법도 효과가 있다. 심각한 경우에는 자궁내막절제술이라는 레이저 수술을 통해 자궁내막을 태워버리는 방법도 있다. (8장 참고)

불규칙하거나 건너뛰는 월경주기

"언제 월경이 시작될지 예측할 수 없습니다. 어떤 때는 정상적으로 시작되고, 어떤 때는 끝난 지 1주일도 안 되어 다시 피가 비치기도 합니다. 또 어떤 때는 석 달 동안 전혀 소식이 없습니다. 그래서 언제 어디서나 늘 패드를 준비해야 합니다."

폐경주위기에 호르몬 변화를 겪는 동안에는 월경이 여러 가지 형태로 나타날 수 있다. 농도가 묽어지고 주기가 짧아지거나, 또는 주기가 석 달 이상으로 길어지기도 한다. 어떤 여성의 경우에는 주기가 불규칙해서 전혀 예측할 수 없다.

만일 당신의 주기가 간혹 불규칙하더라도 전혀 걱정할 필요가 없다. 비정상적인 상태가 아니기 때문이다. 그러나 극심한 기분변화, 두통을 수반하는 경우나 단순히 정상적인 주기를 찾고 싶은 경우에는 여러 가지 치료방법이 있다. 전통적인 방법인 피임약부터 천연 프로게스테론 크림, 체이스트 베리 등의 약초를 사용하는 대체요법이 있다. 체이스트 베리는 '시상하부-뇌하수체-난소' 축이 프로게스테론을 좀더 많이 생성하도록 돕는다.(8장 참고)

자궁근종(유섬유종)

"불규칙한 출혈을 경험하던 중 정기검진을 받으러 산부인과에 갔더니 자궁 속에 종양이 자라고 있다고 하더군요. 초음파 검사 결과 종양이 확인되었습니다. 의사는 당분간 지켜보자고 하는데 그래도 괜찮을까요?"

폐경주위기 여성의 약 40%가 자궁 안에 양성근종이 있는 것으로 밝혀졌다. 이 단단한 섬유질의 비암성非癌性 혹을 자라게 하는 것은 에스트로겐으로, 크기가 꽤 커지기도 한다. 자궁근종은 폐경기가 되면 월경과다와 마찬가지로 급격히 작아지기 때문에 수술이나 특별한 처치가 필요하지 않으며, 특히 다른 증상을 수반하지 않는다면 신경쓰지 않아도 좋다. 그러나 위치가 어디냐에 따라 과다출혈의 원인이 되기도 한다. 크기가 작은 것은 복강경 수술이나 질을 통한 수술로 제거할 수 있으며, 큰 것은 좀더 광범위한 복부절제술을 거쳐야 한다. 체중감량, 침술, 약초, 식이요법, 천연 프로게스테론 등도 경우에 따라 좋은 효과를 기대할 수 있다.(8장 참고)

성욕감퇴

"나는 결혼생활에 아무 문제가 없습니다. 여전히 남편을 사랑하고 있지만 솔직히 말해서 남편은 물론 톰 크루즈도 더이상 내 가슴을 두근거리게 만들지 못합니다."

성욕이 감퇴된 여성이 가장 먼저 점검해야 할 사항은 호르몬 수치이다. 이유는 알 수 없지만 어떤 여성들은 폐경기에 테스토스테론의 수치가 감소해서 성욕이 줄어든다. 또 다른 원인으로는 부신의 고갈을 들 수 있다. 만일 이들 호르몬의 수치가 낮다면 테스토스테론이나 그 전구체인 DHEA를 보충함으로써 성욕이 정상적으로 회복될 수 있다. 여성에 따라서는 에스트로겐 결핍이나 그로 인해 얇아진 질조직이 성욕감퇴의 원인이 되기도 한다.(9장 참고) 난소적출술을 받았거나, 질병, 화학요법, 방사선 치료로 인해 난소가 제 기능을 발휘하지 못할 경우에 주요 호르몬 생성기관에 손상을 입어 호르몬이 정상적으로 분비되지 않을 수도 있다.

질건조증과 성교통

"성교시에 윤활액이 분비되지 않아 질이 건조합니다. 부부관계를 할 때마다 통증 때문에 고통스럽습니다."

요도의 바깥쪽 1/3이나 질의 내막은 에스트로겐에 매우 민감한 부분이다. 이 증상은 에스트로겐 부족이나 질근육의 위축, 비뇨기 부위의 혈액 공급 감소가 원인이 될 수 있다.

많은 여성들에게 폐경주위기임을 알리는 첫 번째 징후는 정상적인 질 분비물의 감소이다. 이것은 에스트로겐 수치가 감소했을 때 직접적으로 나타나는 결과이다. 여성에 따라서는 성교시 질 윤활제를 사용하면 팽창력과 원활함을 증가시킬 수 있다. 에스트로겐 크림이나 비타민 E 좌약, 에스트로겐 대체요법, 콩 섭취를 통한 피토에스트로겐도 도움이 될 것이다. 나의 환자 중에는 시각화 기법을 통해 원하는 장면을 자꾸 상상함으로써 분비물을 촉진시킨 경우도 있다.(9장 참고)

잔뇨감과 요실금

"항상 요로감염증에 걸린 것 같은 기분입니다. 소변을 보고 나도 시원하지 않고 늘 잔뇨감이 있어요. 그러나 검사를 해보면 감염된 증거는 없습니다."

"마흔다섯 살 때 처음으로 요로감염증에 걸렸습니다. 그때부터 계속 이 증상에 시달리고 있어요."

"기침이나 재채기를 할 때마다 오줌이 나옵니다. 이런 증상이 계속된다면 기저귀를 차야 되지 않을까요?"

요로감염증이나 스트레스성 요실금은 에스트로겐에 민감한 바깥쪽 요도 내막이 얇아져서 일어나는 증상이다. 이 증상은 소량의 에스트로겐 크림을 요도에 발라주면 호전될 수 있다. 케겔Kegel 운동도 요도에 혈액의 흐름을 증가시켜 요실금을 방지해준다.(8장 참고)

피부노화

"밤마다 피부가 건조해지고 당깁니다. 특히 눈 주위가 심해요."

피부의 콜라겐층은 호르몬 수치가 떨어지면 점점 얇아진다. 요즘에는 콜라겐층을 보충하거나, 박피로 피부를 새롭게 만들거나, 주름을 방지하는 각종 치료술이 많이 발달되어 있다. 호르몬을 보충하거나, 콩처럼 피토에스트로겐이 풍부한 음식을 섭취하거나, 비타민 C·비타민 E·글루타티온·프로안토시아니딘(포도씨나 소나무 껍질에서 추출) 같은 항산화제를 복용하는 것도 콜라겐층을 보강하고 피부를 싱싱하게 만드는 효과적인 방법이다.(11장 참고)

골다공증

"우리 할머니는 나이가 드실수록 키가 작아지고 허리가 구부러집니다. 나는 그렇게 되고 싶지 않아요."

대부분의 여성들은 30세 혹은 그 이전부터 골다공증으로 알려진 잠복성 진행과정을 통해 뼈의 약화가 시작된다. 지속적인 다이어트, 결식, 운동과다, 영양결핍, 식욕부진 등으로 인해 많은 여성들이 10대, 20대, 30대에 골밀도 수치가 최고수준에 이르기도 전에 일찌감치 큰 폭으로 떨어진다. 따라서 호르몬이 변하기 시작하는 40대 이전에 이미 골밀도가 많이 악화되어 있다. 그 결과 폐경주위기에 에스트로겐, 프로게스테론, 안드로겐 수치가 변하면서 뼈의 주성분인 콜라겐 기질matrix이 약해지기 시작하며 특히 영양과 운동이 부족할 경우 더욱 심하다. 뼈 속의 콜라겐 기질을 보존하고 뼈를 건강하게 유지하는 방법은 여러 가지가 있다. 콩제품이나 약초 등을 통해 피토호르몬을 섭취하거나, 호르몬 대체요법을 이용하거나, 칼슘이나 마그네슘을 보충하거나, 웨이트 트레이닝을 하는 것도 좋은 방법이다.

기분변화

"TV 드라마를 보며 눈물을 흘리거나 이유 없이 아이들에게 화를 벌컥 내곤 합니다."

2장에서 지적했듯이 폐경주위기에는 많은 여성들이 월경전 증후군과 비슷한 극심한 기분변화를 경험한다. 이런 변덕스러운 기분이나 우울하고 부정적인 감정은 부분적으로 호르몬의 변화 때문에 발생한다. 그러나 이것 또한 당신의 관심을 촉구하는 내면의 소리임을 잊지 말아야 한다.

불면증

"밤에 잠이 잘 오지 않습니다. 어쩌다 잠이 들어도 식은땀에 젖고 몸에서 열이 나 깨곤 합니다. 더워서 이불을 걷어차면 다시 오한이 느껴집니다."

많은 여성들이 불면증에 시달리는 이유는 식은땀이나 홍조 때문이며 때에 따라서는 걱정거리가 잠을 방해하기도 한다. 만일 당신의 수면장애가 홍조로 인한 것이라면 홍조를 치료하면 해결된다. 또 걱정 때문이라면 근심의 원인이 되는 삶의 방식을 바꿔야 한다. 폐경주위기의 각종 불면증은 사춘기와 마찬가지로 수면형태가 바뀌는 과도기이기 때문에 발생하는 것이다. 어떤 여성들은 십대들처럼 이전보다 잠이 많아지기도 한다. 그러나 일반적으로 이런 변화는 폐경기가 지나 잠이 덜 필요한 시기가 되면 다시 제자리로 돌아온다. 낮잠을 자는 것도 한 방법이다. (10장 참고)

건망증(흐릿한 판단력)

"열쇠를 자주 잃어버립니다. 그리고 방에 들어가서는 왜 들어왔는지 생각이 나지 않습니다. 머리 속에 솜뭉치가 가득 들어찬 것 같은 기분입니다."

많은 여성들이 폐경주위기에 건망증이나 '솜뭉치 증상'을 호소한다. 집중력이 떨어지거나 무선전화기를 냉장고에 넣는 등의 행동은 비정상적인 게 아니다. 이런 현상은 산후에도 종종 일어난다. 둘 사이에 차이점이 있다면 폐경기는 자기 자신을 탄생시키는 과정이라는 것이다. 우리의 직관을 좀더 발달시키고 감정이나 내면의 소리에 귀를 기울이게 하기 위해 뇌의 논리적인 부분이 잠시 휴식을 취하는 것일 수도 있다. 은행잎이나 세인트존스워트 같은 약초는 머리를 맑게 해준다. 또 콩에 들어 있는 이소플라본이나, 프로게스테론·에스트로겐 같은 호르몬도 도움이 된다. 그러나 중요한 사실은 알츠하이머병과는 아무 관계가 없다는 것이다. 당신은 단지 새로운 시스템의 사고방식을 갖기 위해 뇌를 재편성하고 있는 것뿐이다.(10장 참고)

내 증상은 언제 끝날까?

많은 여성들은 현재 경험하고 있는 증상이 폐경기 이후에도 계속될 것이라고 믿고 있다. 그러나 현재 겪는 증상은 일종의 산고라고 생각하라. 우리의 관심을 출산에서 개인적인 성장으로 전환시키는 호르몬 변화에 적응하는 시기인 것이다. 폐경주위기 증상들은 일시적인 것으로 얼마나 지속될지를 결정하는 요인은 여러 가지가 있다. 어떤 증상을 겪고 있으며, 그 시기에 삶의 형태는 어떻고, 변화를 받아들이는 몸과 영혼의 능력은 어느 정도인지에 따라 달라진다. 우리 문화권에서 자연적인 폐경주위기 증상들은 대개 5~10년 동안 지속된다. 처음에는 증상이 서서히 강화되며 여성이 변화의 정점에 있을 때 최고에 달했다가 새로운 호르몬 체계에 적응하는 말기에는 정도가 약해지면서 없어진다.

모든 폐경주위기 증상들은 서로 밀접한 관계가 있기 때문에 한 가지 증상을 치료하면 다른 증상도 완화된다. 효과적인 치료법은 다양하므로 자신에게 맞는 방법을 택하면 된다. 여러 방법을 병행하고 있는 여성들도 많다. 호르몬 대체요법을 사용하면서 콩제품과 복합 비타민제를 복용하고 적당한 운동을 하는 것 등이다. 결론적으로 말해서 폐경주위기 증상의 고통을 굳이 참고 견딜 필요는 없다. 앞으로 소개될 여러 가지 방법 중에서 자신에게 맞는 방법을 택하라. 당신의 몸은 끊임없이 변화하므로 여러 가지 방법을 실험해보면 좋은 방법을 발견할 수 있을 것이다.

5 호르몬 대체요법

— 개인의 선택

처음 피임약이 개발된 1960년대 이후 호르몬 대체요법은 놀라운 속도로 발전을 거듭해왔다. 피임약은 여성들에게 자연적인 호르몬 리듬이나 배란에 신경쓰지 않고 일상생활을 할 수 있게 해준 마법의 알약처럼 여겨졌다. 반면 이제까지 여성을 창조해왔던 자연적인 리듬이나 지혜는 그 가치가 전락했다. 인간이 만든 합성 호르몬이 우리 몸의 '예측 불가능한' 호르몬보다 안전하다고 믿게 되었기 때문이다. 전통적인 호르몬 대체요법은 여성의 몸은 불안정하므로 안정시킬 필요가 있다는 사고방식의 확장이었다.

그러나 최근에는 우리 몸의 지혜를 좀더 존중하는 방향으로 나아가고 있다. 호르몬 요법이 어떻게 발전해왔는지 이해한다면 우리가 걸어온 길을 아는 데 도움이 될 것이다.

호르몬 대체요법의 역사

내가 버몬트 병원에서 가정의 수련과정을 밟고 있을 때, 어느 날 도서관에서 로버트 윌슨Robert Wilson 박사가 쓴 〈영원한 아름다움 Feminine Forever〉이라는 책을 보았다. 폐경기에 에스트로겐 부족이 어떻게 여성의 몸을 늙고 약하게 만드는지 그림을 곁들여 자세하게 설명한 책이었다.

윌슨 박사가 제시한 해결책은 에스트로겐 정제로 여성의 노쇠한 몸이 더이상 만들어내지 못하는 에스트로겐을 보충해주어야 한다는 것이었다. 그는 이 약이 여성을 젊고, 탄력 있고, 촉촉하고, 섹시하고, 매혹적으로 만들어주는 마법의 약이라고 소개했다. 그의 설명대로라면 폐경기에 이 약을 먹고 싶어하지 않을 여성이 없을 것 같았다. 그 당시 의학지식은 사실상 폐경기에 대해 가르쳐주는 것이 아무것도 없었다.

나는 여성의 몸에 대한 평가절하가 우리 사회에 얼마나 뿌리깊이 박혀 있으며, 그 영향이 진료행위나 여성의 몸에 대한 연구에 얼마나 부정적으로 작용하고 있는지 미처 깨닫지 못했다. (그 당시에는 30세 이후에 첫아기를 임신하면 '늙은 초산부'로 여겼다.) 다른 동료들과 마찬가지로 나도 이런 문화적 유산에 물들어 남성이 여성보다 우수하고 젊음이 늙음보다 우수하다는 사고방식을 가지고 있었다. 이 굴레에서 해방되려면 남성과 여성의 불평등을 거부하고 영원히 젊음을 유지하기 위해 노력해야만 했다. 화학약품을 통해 좀더 나은 삶을 추구하는 우리 사회가 여성들의 불안정한 생리작용을 가임기에는 피임약, 폐경기에는 에스트로겐을 통해 다스리려고 했던 것이다. 처음 시판되었던 에스트로겐 정제인 프레마린이 날개 돋친 듯 팔린 것은 당연한 결과였다.

프레마린에 먹구름이 끼다

내가 의과대학 3학년 때 엄마의 절친한 친구 한 분이 자궁출혈이 생겨 프레마린 복용을 중지했다는 사실을 내게 털어놓은 적이 있다. 후에 그분은 자궁내막의 선종성 과형성이라는 진단을 받았다. 프레마린이 자궁의 내막을 지나치게 자극했음을 증명하는 증상이었다. 그분은 두 번 다시 프레마린을 복용하지 않았고 출혈이 멎은 것은 물론, 선전문구처럼 폭삭 늙어버리지도 않았다. 그분은 지금 86세지만 아직도 산을 오르고 친구들과 장거리 산행을 떠나기도 한다.

이런 사례는 그분에게만 국한된 건 아니다. 1970년대 중반부터 후반까지 발표된 수많은 연구보고서는 에스트로겐이 자궁암 발생 위험을 4배나 높인다는 사실을 확실하게 증명해주었다. 동시에 먹는 피임약이 젊은 여성들에게 뇌졸중이나 폐동맥 색전증, 심장발작의 위험을 증가시킨다는 사실이 밝혀졌다. 당연히 프레마린의 판매는 급강하했다. 여성들은 점점 피임약에 두려움을 느끼기 시작했다. 그러나 여러 해가 지나, 저용량의 약이 개발되고 대대적인 홍보가 시작되자 여성들은 또다시 이런 두려움을 잊고 프레마린에 심취했다.

프레마린 판매가 되살아나다

그즈음 에스트로겐이 골다공증 예방에 효과가 있다는 연구보고서가 발표되기 시작했다. 나는 매우 구미가 당겼다. 정형외과 의사로 일하고 있던 남편이 밤마다 고관절 골절상을 입은 노년층 여성들을 치료하기 위해 고생하고 있었기 때문이다. 그런 여성들은 다시는 혼자 걷거나 살아갈 수 없게 되었다.

나는 에스트로겐과 뼈의 상관관계에 관해 연구하기 시작했고 병원에서 동료 산부인과 의사들을 상대로 결과를 발표하기도 했다. 그들 중 상당수는 프레마린에 매우 부정적인 입장이었으며 특히 자궁암 발생 위험에 대해 매우 과민한 반응을 보이고 있었다. 나 또한 에스트로겐 대체요법이 골다공증의 예방에 도움이 된다고 확신하고 있었지만 그보다는 칼슘 보충이나 운동 등 다른 방법에 더 관심이 있었다. 골다공증이 식생활이나 운동과 어떤 상관관계가 있는지 한 동료와 장기적으로 연구해보고 싶었으나 수련의 과정을 밟고 있던 우리는 그럴 시간이 없었다. 우리의 이런 아이디어가 입증되고 제도권 의학계에서 인정을 받기까지는 그후 20년이란 세월이 걸렸다.

반면 또 다른 논문들은 에스트로겐과 함께 프로게스테론을 복용하면 자궁암을 예방할 수 있다는 결과를 발표했다. 에스트로겐 대체요법은 또다시 예전의 명성을 되찾아가고 있었다. 이번에는 합성 프로게스테론인 프로베라와 혼합형태로 개발되어 자궁적출술을 받지 않은 모든 여성들에게 공급되었다. (이때에는 의사들도 이의를 제기하지 않았다.) 프로게스테론의 역할은 자궁의 진공청소기 정도로 전락했다. 즉, 자궁내막의 지나친 자극을 예방하긴 하지만 그 자체로는 아무런 유익이 없다고 취급당한 것이다.

프레마린이 호르몬 대체요법의 대명사가 되다

임신한 암말의 오줌에서 추출한 에스트로겐으로 만들어진 프레마린은 1949년 처음 소개된 이래 명실공히 호르몬 대체요법계의 여왕 자리를 지키고 있다. 실제로 의사를 포함한 모든 사람들이 '호르몬 대체요법'이라는 말을 들을 때 제일 먼저 떠올리는 단어가 바로 프레마린이다.

1980년대부터 1990년대 초까지 에스트로겐이 심혈관계에 도움을 준다는 연구 결과가 잇따라 발표되자(대부분이 프레마린의 제약사가 지원한 연구였다) 프레마린의 판매는 공전의 히트를 기록했다. 예를 들면, 에스트로겐은 LDL 콜레스테롤의 수치를 낮춘다는 보고가 있었다. (LDL 콜레스테롤은 유명한 〈프레밍엄 연구〉에서 밝혀졌듯이 심장발작 위험을 높인다.) 심장혈관 질환이 폐경기가 지난 여성들의 최고 사망원인으로 대두되자 대부분의 의사들은 모든 폐경기 여성들이 심장을 보호하기 위해 에스트로겐을 복용해야 한다고 믿게 되었다. 심지어 에스트로겐을 복용하지 않는 여성은 환자로 받아들이지 않는 의사도 있었다.

이 밖에도 여러 장점들이 널리 홍보되었다. 프레마린은 마치 만병통치약인 것 같았다. 우울증을 치료하고, 질조직을 강화하며, 홍조를 멈추게 하고, 심장발작과 골다공증을 예방하며, 심지어 알츠하이머병까지 예방할 수 있다고 선전했다. 프레마린은 여성의 체격이나 병력과 상관없이 일정한 포장단위로 자유롭게 판매되었다. 자궁을 보호하기 위해 매달 10~12일씩 프로베라와 병행해서 복용하면 만사형통인 것처럼 보도되었다. 이것이 그 당시 호르몬 대체요법의 실상이었다.

다시 의문점이 제기되다

그러나 옥에도 티가 있듯이 프레마린에도 결점이 발견되었다. 수많은 연구들이 에스트로겐과 유방암의 상관관계에 대해 명백한 증거를 밝혀내기 시작했다. 이 같은 이론은 생물학적으로도 설득력이 있다. 에스트로겐이 유방이나 자궁 같은 에스트로겐 민감성 조직의 성장을 자극한다는 사실은 널리 알려져 있다. 그러나 심장혈관 질환에 유익하다는 장점이 워낙 강해서 많은 여성들이 유방암에 대한 두려움을 무시하고 프레마린 복용을 계속했다.

21세기를 맞이하면서 여러 권위 있는 연구들이 심장을 보호한다는 프레마린의 성역에 도전하기 시작했다. 심장질환 병력이 있는 여성들을 대상으로 한 대규모 연구인 〈HERS 연구〉(심장과 에스트로겐/프로게스틴 대체요법에 관한 연구)에서는 다음과 같은 사실을 밝혀냈다. 프레마린과 프로베라의 복합처방은 심장발작의 가능성을 낮추지 않을 뿐 아니라 복용한 첫해에는 오히려 위험이 증가하고 그 다음해부터 떨어진다는 것이다. 물론 이런 연구들이 전세를 갑자기 역전시키지는 못했다. 그러나 프레마린을 복용하고 있는 수천 명의 여성을 대상으로 행해지고 있는 정부 주도의 대규모 프로젝트인 〈여성건강에 대한 주도적 연구 Women's Health Initiative〉의 1차 결과 발표는 이들 호르몬이 건강한 여성의 심장발작 위험도나 심장질환 가능성을 낮추지 않는다는 사실이었다. 다른 임상기록들도 이런 사실을 뒷받침했다.

많은 의사들은 아직도 에스트로겐이 심혈관계에 유익하게 작용한다고 믿고 있지만, 우리는 그것이 모든 사람에게 해당되는 논리가 아니라는 것을 알고 있다.[1] 그러나 호르몬 대체요법이 당신의 심장을 보호하든 하지 않든 장점이 많은 것만은 부인할 수 없다. 그 장점을 살리고 위험을 낮추는 방법은 얼마든지 있다.

인체친화형 호르몬―가장 이상적인 형태

프레마린이나 프로베라와 달리 내가 추천하고 싶은 호르몬은 여성의 몸에서 발견되는 것과 정확히 일치하는 형태이다. 비록 과학자들이 콩이나 얌(고구마의 일종)에서 추출한 전구물질을 가지고 실험실에서 합성한 것이긴 하지만, 이들 호르몬의 분자구조는 인체에서 발견된 호르몬과 한치의 오차도 없이 정확히 일치한다. 따라서 '인체친화형 bioidentical' 호르몬이라고 부르는데, 이것은 우리가 흔히 혼동할 수 있는 '천연natural'이라는 단어보다 훨씬 정확하고 엄밀한 용어이다. 사람에 따라서는 프레마린도 말의 자궁에서 추출했으므로 '천연 호르몬'이 아니냐고 주장하는데, 인체친화형 호르몬의 선구자인 조엘 하그로브Joel Hargrove 박사는 이에 대해 "프레마린이 천연 호르몬이라고 주장한다면 당신은 말처럼 건초를 먹는가?"라고 물었다.

우리 몸이 인식하고 이용하는 호르몬과 똑같은 인체친화형 호르몬은 우리의 정상적인 생리작용과 잘 조화를 이룬다. 따라서 인체에 좀더 효과적이며 다른 합성 호르몬보다 부작용 가능성이 적다.

이런 장점을 누리기 위해서는 우선 손쉽고 획일적인 해결책이 있다는 생각을 버려야 한다. 그런 방법은 없다. 어떤 여성들은 호르몬 대체요법이 필요하고 어떤 여성들은 필요치 않다. 호르몬 대체요법에서 우리가 기대하는 것은 과학자들이 제약회사들의 압력에 굴하지 않고, 다른 연구자들이나 의사, 환자들의 주장에 혼란스러워하지 않는 것이다. 다행스러운 것은 이런 딜레마가 우리로 하여금 내면의 지혜에 좀더 관심을 갖게 만들어 이성과 직관의 힘을 합해 결정을 내리게 해준다는 점이다. 이러한 접근법이야말로 여성적 지혜의 핵심이라고 할 수 있다.

프레마린에서 벗어나다

프레마린은 처음 소개되었을 때 마치 황금률처럼 취급되었다. 우리 기술이 아직 다른 형태의 에스트로겐을 만들어내기엔 역부족이었기 때문이다. 그러나 말에서 추출한 이 호르몬은 여성의 몸에서는 발견되지 않는 형태이며 종종 두통이나 부종, 유방 통증 등의 부작용을 동반한다. 더구나 프레마린의 대사산물은 말의 에스트로겐 자체보다 생물학적으로 더욱 강력하다. 여러 연구 결과 이 프레마린의 대사산물은 DNA 손상을 초래해서 신체조직의 발암 가능성을 높이는 것으로 나타났다. 여성들이 이 약을 복용하면 유방암에 걸릴 가능성이 커진다는 사실은 의심의 여지가 없다.[2] 반면 인체친화형 에스트로겐의 대사산물은 생물학적으로 약해서 신체조직에 오랫동안 영향을 미치지 않는다.

개인에 맞게 처방된 인체친화형 에스트로겐은 프레마린처럼 유방암 가능성을 높이지 않는다. 그러나 장기적으로 프레마린과 인체친화형 에스트로겐을 비교·분석하기 전까지는 확실한 과학적 근거를 주장할 수 없다. 안타깝게도 프레마린은 정부의 모든 주요연구에 사용되는 유일한 에스트로겐이며, 〈여성건강에 대한 주도적 연구〉에는 적어도 6억 2,800만 달러의 세금이 투입되고 있다.[3] 이런 연구들이 개인차를 인정하지 않는 비인체친화형 호르몬을 사용하는 한 우리가 원하는 결과를 얻기는 힘들 것이다.

균형적인 선택—맞춤식 인체친화형 호르몬 대체요법

모든 종류의 인체친화형 호르몬은 단독형태든 복합형태든 처방전에 따라 안심하고 사용할 수 있으며 개인에 맞게 양을 조절할 수 있다. 나는 각 여성의 검사 결과에 맞게 호르몬을 처방함으로써 자신의 몸에 알맞은 양만 복용하게 한다. 이런 방법은 갑상선 호르몬에는 적용되고 있지만 성 호르몬에는 아직까지 일정한 기준이 정해져 있지 않다. 또 인체친화형 호르몬 대체요법 처방은 이미 사용되고 있는 호르몬 제품을 이용해도 가능하다. 어떤 상표의 호르몬 제품이 인체친화형인지 아닌지 파악하자.(214~215쪽 표 참고)

개별 처방된 이들 호르몬의 용법은 먹거나, 피부에 바르거나, 질 입구에 바르는 등 각자에게 적합한 방법을 이용하면 된다. 대부분의 여성들이 알약에 익숙해져 있지만 가장 효과적인 방법은 피부에 바르는 타입으로, 피부를 통해 곧바로 혈관에 흡수된다. (인체 내의 호르몬도 내분비기관에서 바로 혈관 속으로 분비된다.) 반면 경구 타입은 위에서 흡수되어 간으로 전달된 다음 신진대사를 거쳐야 비로소 혈액에 전달된다.

호르몬 대체요법의 바람직한 형태는 인체친화형 에스트로겐(에스트라디올, 에스트론, 에스트리올) 한두 가지와 인체친화형 프로게스테론, 그리고 필요할 경우 DHEA나 테스토스테론 형태의 안드로겐을 혼합해서 처방하는 것이다. 이들 호르몬을 로션이나 크림 타입으로 만들어 피부에 바르는 것이 가장 효과적이다.

연구보고서에 따르면 피부에 바르는 인체친화형 호르몬 대체요법은 혈액 내의 호르몬 수치를 적정한 수준으로 유지하고, 과도한 자극으로부터 자궁내막을 보호하며 자궁출혈을 막아주고, 폐경기 증상들을 완화하는 등 여러 가지 장점이 있는 것으로 밝혀졌다.[4] 조엘 하그로브 박사는 에스트로겐, 프로게스테론, 테스토스테론(필요한 경우에만)을 프로필렌 글리콜이라는 용매에 녹여 독특한 형태의 피부 부착용 호르몬 대체요법을 개발했다. 호르몬이 잘 용해되어 잔류물 없이 피부에 스며들게 하기 위해서였다. 이 방법은 미네랄 오일 때문에 흡수율이 떨어지는 로션이나 크림 형태와 달리 호르몬을 좀더 효과적으로 전달할 수 있다. 프로필렌 글리콜-호르몬 혼합액은 고농도여서 사람에 따라서는 하루에 한 방울만으로도 충분한 효과를 거둘 수 있다. 일반적인 용법은 매일 밤 2~4방울 정도면 된다. 이 방법은 누구나 손쉽게 자신에게 맞는 양을 조절할 수 있어 부작용을 예방할 수 있다. 예를 들어 수분 정체나 두통, 부종 같은 월경전 증후군을 겪는 여성들은 에스트로겐 수치가 지나치게 높으므로 사용량을 줄여야 한다. 자궁출혈이 있을 경우에도 마찬가지이다. 반면 월경전 증후군 없이 홍조가 나타난다면 에스트로겐이 좀더 많이 필요하므로 사용량을 늘려야 한다. 오늘날까지 수많은 여성들이 하그로브 박사의 처방에 만족을 느껴왔는데 가장 큰 장점은 비용이 저렴하다는 것이다. 이 방법은 일 년에 70달러만 있으면 충분하다.[5] (부록의 〈참고자료〉 참고)

왜 그렇게 합성 호르몬제가 많은가?

많은 과학자들과 의사들이 맞춤식 인체친화형 호르몬 요법이 효과적이라는 것을 이론적·직관적으로 알고 있긴 하지만 아직도 큰 관심을 보이지 않고 있다. 그 이유는 단 한 가지, 값이 너무 싸다는 것이다. 인체친화형 호르몬은 특허가 필요없기 때문에 제약회사가 막대한 비용을 들여 새로운 제품을 개발할 필요가 없으므로 재정적 후원이 줄어들기 때문이다.

반면 합성 호르몬제는 분자구조를 얼마든지 변경할 수 있으므로 특허를 받기가 쉽다. 이들 호르몬은 천연 호르몬의 성질을 어느 정도 유지하고 있지만, 아무리 미세하더라도 분자구조를 3차원적으로 변경하는 것은 인체세포의 생리작용에 부정적인 영향을 줄 가능성을 배제할 수 없다.

솔직히 말해서 나는 50년의 역사를 가진 생화학적 조제약이라는 아버지보다 수백만 년의 실험기간을 거쳐 생성된 천연 호르몬이라는 어머니의 지혜에 더 신뢰가 간다. 그러나 모든 여성의 생각이 나와 같은 건 아니다. 어떤 여성들은 의사의 처방이 더 안전하다고 믿고 있다. 그리고 모든 일은 믿는 대로 이루어지기 때문에 그 믿음은 실제로 효과적일 수 있다. 결정은 당신이 내리는 것이다. 나는 다른 사람의 경험과 방법을 과소평가할 생각이 전혀 없다.

피임약은 어떤가?

먹는 피임약은 호르몬 대체요법이 발달되기 전까지 폐경주위기 증상들을 완화하는 유일한 처방이었다. 오늘날 대부분의 여성들은 아이를 가질 때를 제외하고는 되도록 일찍부터 피임약을 복용하는 것이 안전하다고 믿고 있다. 그러나 모든 피임약은 자연적인 호르몬 리듬이나 몸이 전하는 건강의 메시지를 억제하는 합성물질임을 명심하라. 또 피임약은 두통이나 혈전(핏덩어리), 월경전 증후군 같은 부작용을 일으킨다. 경우에 따라서는 효과적인 면도 있지만, 나는 호르몬 조절을 차라리 달과 우주의 순환에 맞추라고 권하고 싶다. 제약회사들이 들으면 코웃음을 칠 얘기이다. 지금 당장 다른 피임방법으로 바꾸기 힘들거나, 불규칙하고 고통스러운 증상을 조절하기 위해 피임약을 사용하는 경우도 있을 것이다. 그러나 다른 대체요법이 얼마든지 있다는 점을 잊지 말라.

호르몬에 관한 기초지식

먼저 호르몬 대체요법은 에스트로겐에 국한된 게 아니라는 사실을 이해하는 것이 중요하다. 여기에는 난소에서 생성되는 다른 호르몬, 즉 프로게스테론이나 안드로겐(테스토스테론 같은)도 포함되어 있다. 어떤 여성들은 호르몬 보충이 전혀 필요하지 않을 수도 있고, 프로게스테론만 필요하거나, 3가지 모두 필요할 수도 있다. 우리 몸 안에서 작용하는 호르몬의 역할과 그 수치가 떨어졌을 때 나타나는 반응을 이해하면 자신에게 맞는 호르몬 대체요법을 선택하는 데 많은 도움이 될 것이다.

에스트로겐

안면홍조, 질건조증, 기분변화 같은 증상들에 장기간 시달리는 여성들에게 가장 많이 처방되어온 호르몬이다. 그러나 4장에서 강조했듯이 에스트로겐의 수치는 폐경기 변화가 거의 끝날 때까지 감소하지 않는다. 난소에 관계된 폐경주위기 증상들의 대부분은 에스트로겐의 부족보다는 프로게스테론 부족이 원인이다.

사실 '에스트로겐'은 우리 몸에서 생성되는 에스트라디올, 에스트론, 에스트리올이라는 3가지 호르몬을 통칭하는 이름이다. 에스트리올은 임신중에 최고수치를 기록하며 에스트론과 에스트라디올보다 유방조직과 질조직의 증식에 영향을 덜 미친다. (에스트리올 수치가 자연적으로 높은 여성은 다른 여성보다 유방암에 걸릴 확률이 적다. 그래서 의사에 따라서는 유방암 발생률을 낮추기 위해 에스트리올을 처방하기도 한다.[6] 그러나 이것을 확실히 입증하기 위해서는 많은 연구가 필요하다.)

에스트리올 보충이 탁월한 효과를 나타내는 질환이 있다. 바로

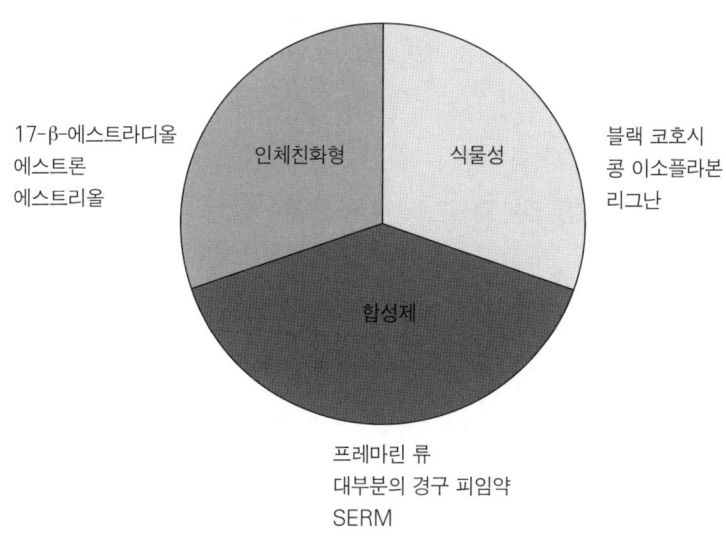

〈그림 9〉 에스트로겐의 종류

비뇨생식기 질환이다. 질에 바르면 빈뇨, 질건조증, 기타 해당조직이 얇아져서 생기는 증상을 치료할 수 있다.[7]

    4장에서 밝힌 바와 같이 에스트로겐의 역할은 가임기 동안과 폐경기 이후에 현저하게 달라진다. 폐경기 이전에 에스트라디올의 주된 역할은 유방이나 난소, 자궁 조직의 성장을 자극하며 난자를 생성하는 난포의 성장과 성숙을 돕는 것이다. 또 생식과정에 많은 영향을 미쳐 임신과 양육 같은 모성 행동을 자극하고 촉진한다. 반면 폐경기가 지나면 에스트로겐의 주도권이 에스트라디올에서 에스트론으로 넘어간다. 그 이유는 알 수 없지만 생식과 전혀 관계가 없는 것만은 분명하다. 심장과 뇌의 기능을 보호하고 뼈를 강화하는 에스트로겐의 능력이 이 시기에 필요하기 때문이 아닌가 추측할 뿐이다.

    폐경기 이후에도 난소는 여전히 소량의 에스트라디올을 생성하

에스트로겐 부족증상	에스트로겐 과다증상
• 안면홍조	• 양쪽이 지끈거리는 두통
• 야간발한	• 재발성 질 효모 감염
• 질건조증	• 유방 팽창과 통증
• 기분변화(신경과민과 우울증)	• 우울증
• 건망증	• 구역질과 구토
• 두통, 편두통	• 부종
• 질 혹은 방광 감염	• 다리경련
• 요실금, 재발성 요로감염증	• 피부가 노르스름해지는 것
• 질벽이 얇아지는 것	• 과다출혈
• 성욕감퇴	

며 제2의 호르몬 생성기관으로서 역할을 지속한다는 사실을 잊지 말라. 그 덕분에 인생의 후반기에 건강한 몸을 유지하는 데 필요한 충분한 양의 에스트로겐이 생성된다. 그러나 스트레스와 해결되지 않은 정신적 욕구, 문화적 기대감으로 인해 에스트로겐을 필요한 만큼 생산하려는 여성의 선천적인 능력이 약화되기 때문에 이런 난소의 기능은 간과되고 있다.

에스트로겐 보충으로 얻을 수 있는 가장 분명하고 즉각적인 유익은 에스트로겐 부족증상에서 벗어나는 것이며, 장기적으로는 골다공증의 원인이 되는 뼈 속의 무기질(골질) 손실을 막아준다는 장점이 있다. 에스트로겐은 또 정신적 기능을 유지하고 알츠하이머성 치매와 같은 노인성 뇌의 변화를 지연시키는 효과가 있다. 그러나 지각능력 상승 자체만을 위한 에스트로겐 처방은 아직 효능이 확실히 입증되지 않았다.

에스트로겐은 경구용, 피부 부착용, 질 크림 등 여러 형태가 있다. 질 크림은 비록 합성제이지만 소량만 발라도 조직 전반에 걸쳐 흡수되며, 부분적인 효과가 필요한 여성들에게 안전하다.

특별조제된 에스트로겐 SERM

SERM(Selective Estrogen Receptor Modulators, 선택적 에스트로겐 수용체 조절자)은 타목시펜이나 라록시펜 같은 합성 에스트로겐을 일컫는다. 이런 이름을 얻게 된 배경은 에스트로겐 수용체와 선택적으로 결합하여 신체조직에 따라 에스트로겐의 효과를 전환시키는 능력 때문이다. 타목시펜(판매상표:놀바덱스)은 유방세포의 에스트로겐 수용체를 봉쇄하는 반면, 뼈나 자궁조직, 심혈관계에는 유익한 에스트로겐 효과를 나타낸다. 라록시펜(판매상표:에비스타)은 유방조직에 대한 자극은 줄이는 반면 골밀도는 증가시킨다. 이렇게 선택적 작용이 가능한 것은 ER-α와 ER-β라는 두 개의 수용체가 있기 때문이다. 같은 에스트로겐이라도 어떤 수용체와 결합하느냐에 따라 다른 효과를 나타낼 수 있다.[8]

가장 널리 이용되는 SERM인 타목시펜은 1978년 미국 식품의약국 FDA에 의해 에스트로겐 수용체 양성인 유방암 환자의 치료제로 공식 인정되었다. 현재 이 약은 미국의 유방암 환자 절반 이상에게 처방되고 있다. 타목시펜은 유방암의 재발과 전이, 사망률을 감소시키는 것으로 증명되었고, 최근에는 유방암에 걸릴 요인이 많은 여성들의 암 예방약으로 공식 인정받았다. 이 밖에도 뼈의 골질손실을 예방하고 LDL 콜레스테롤에 작용하여 유익한 효과를 내는 것으로 밝혀졌으나, 심장발작 위험을 낮추는 효과는 아직 확인되지 않았다.

라록시펜은 최근 들어 유방암의 위험을 높이지 않고 골다공증이나 심장질환을 예방하는 약으로 각광받고 있다. 그러나 에스트로겐보다는 뼈를 보호하는 효과가 떨어진다.

나는 SERM에 대해 매우 우려하고 있다. SERM은 자연상태에서는 존재하지 않으며 아직 그 장점이나 부작용이 확실히 입증되지 않았다. 그러나 에스트로겐의 단점을 배제하고 장점만 작용하도록 만들었기 때문에 유방암의 공포에서 벗어나게 해주며 좀더 안전한 호르몬 대체요법을 원하는 여성들에게 각광받고 있다. 그런데 젊은 여성의 경우 일단 SERM을 복용하기 시작하면 몇 년 동안 장기복용하게 될 경향이 많다. 이렇게 선택적으로 어느 쪽 수용체는 계속 활성화하고 어느 쪽은 계속 봉쇄한다면 이것은 양날을 가진 칼에 비유할 수 있다. 이 약이 뇌 속의 에스트로겐 수용체를 봉쇄함으로써 알츠하이머병에 걸릴 위험을 높인다는 결과가 나오지 않는다고 누가 장담할 수 있겠는가.

타목시펜의 양면성은 시력감퇴, 폐색전증, 자궁내막암 등으로 이미 입증되기 시작했다. 라록시펜은 타목시펜과 달리 자궁내막암을 예방한다는 연구가 있긴 하지만 두 합성제 모두 대장암의 위험을 높이는 것으로 드러났다.[9] 또 폐경주위기 여성들이 가장 피하고 싶어하는 안면홍조를 증가시킨다.[10] 최근에는 5년 이상 복용할 경우 유방조직에 대한 타목시펜의 항에스트로겐 효과가 역전되어 오히려 유방암 위험률을 높일 수 있다는 연구까지 나왔다. 이제 이 약은 원인은 분명하지 않지만 유방암 촉진제라는 오명을 얻게 되었다.[11]

결론적으로 말해서, 다른 대체요법이 없어 굳이 사용한다면 SERM의 복용은 5년을 넘지 않는 것이 좋다. 아직은 효과가 확실히 입증되지 않았으므로 인체친화형 호르몬이나 6장에서 소개하는 다른 형태의 대체요법을 사용하길 권한다.

프로게스테론

프로게스테론 감소는 폐경기를 앞둔 여성들에게 가장 먼저 일어나는 호르몬 변화이다. 때로 폐경기가 시작되기 여러 해 전부터 수치가 떨어지기도 한다. 우리 몸은 프로게스테론과 에스트로겐의 양이 서로 반비례하며 존재하도록 만들어졌기 때문에 프로게스테론이 감소하면 에스트로겐 우세현상이 나타난다.

프로게스테론은 폐경기 전이든 후이든 난소에서 주로 분비되지만 뇌와 말초신경에서도 생성된다.[12] 가임기에 이 호르몬의 주된 업무는 자궁의 가장 중요한 기능인 임신을 준비하고 유지하는 일이다. 또 자궁근육을 이완하고 조산성 자궁수축을 예방한다. 임신 가능한 배란기가 돌아오면 프로게스테론 수치가 증가함으로써 자궁내막이 두꺼워지고 태아를 보호하기 위해 혈액순환이 활발해진다. 그러나 임신을 하지 않으면 이 호르몬의 수치는 급격히 떨어진다. 프로게스테

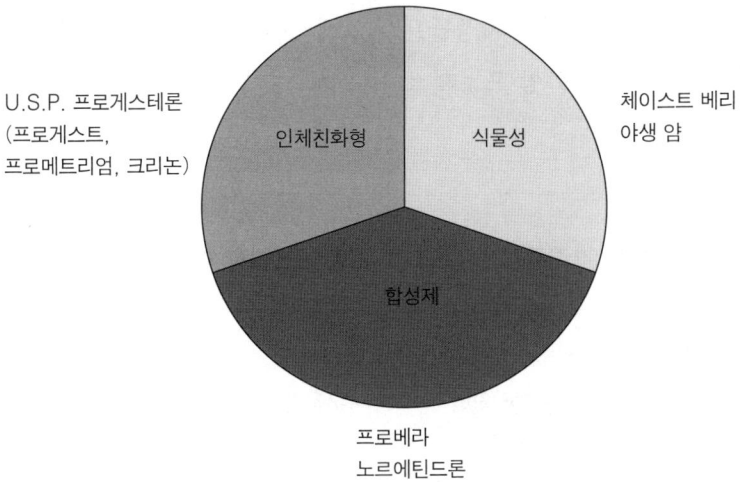

〈그림 10〉 프로게스테론의 종류

론 수치의 급격한 하락은 '둥지(두꺼워진 자궁내막)'를 월경이라는 출혈을 통해 밖으로 배출한다는 신호이다.

프로게스테론은 또 뇌의 기능에도 영향을 미쳐 정신을 맑게 해주며 마음의 근심걱정을 차분하게 가라앉혀 숙면을 취하게 해준다.

프로게스테론은 난포가 배란을 할 때 일시적으로 형성되는 황체(주머니 모양의 노르스름한 내분비선)에서 생성된다. 난소 안에 있는 황체는 몸이 "임신을 하지 않았다."는 신호를 보내기 전까지 계속해서 프로게스테론을 만들어낸다. 황체는 임신이 되지 않으면 다시 난소에 흡수된다. 여성이 30대 중반이나 40대 초반이 되면 난포가 배란을 건너뛰는 경향이 생겨 황체가 형성되지 않는다.[13] 이런 현상이 되풀이 되면 프로게스테론 부족이 나타나기 쉽다.

▶참고 우리 몸은 임신을 하면 높은 수치의 프로게스테론을 공급하도록 설계되어 있다. 따라서 과다한 프로게스테론으로 인한 부작용은 거의 없다. 그러나 우울증은 프로베라 같은 합성 프로게스틴의 대표적인 부작용이다. 일부 여성들은 프로게스테론에 너무 민감해서 극소량의 천연 인체친화형 프로게스테론에도 우울증을 나타낸다. 이런

프로게스테론 부족증상	프로게스테론 과다증상
• 월경전 편두통 • 월경전 증후군과 유사한 증상 • 불규칙적이거나 과도한 월경 • 불안과 신경과민	• 졸음 • 나른함 • 우울증

여성들은 체내의 프로게스테론 생성을 자연스럽게 증가시키는 체이스트 베리를 복용하면 효과적이다.

인체친화형 프로게스테론

인체친화형 프로게스테론을 보충하면 우리 몸의 균형을 회복시킴으로써 프로게스테론 부족과 에스트로겐 우세라는 두 가지 증상을 모두 완화할 수 있다.

이 방법은 장기적으로도 효과가 있다. 앞에서 밝혔듯이 에스트로겐 우세는 민감한 여성들에게 유방암이나 자궁암의 주된 요인이 된다. 여러 연구 결과 호르몬 대체요법시 에스트로겐을 적당한 양의 프로게스테론과 병행하면 자궁암의 위험이 증가하지 않는다는 사실이 확실히 입증되었다. 이 경우 프로게스테론이 합성제이든 인체친화형이든 효과는 동일하다. 그러나 유방암에 대한 호르몬 대체요법의 효과는 확실하지 않다. 합성 프로게스틴이 쓰일 경우 유방암 발생률이 증가한다는 보고가 있기 때문이다. 그리고 유방암에 대한 인체친화형 프로게스테론의 영향에 관해서는 아직 장기적인 연구를 하지 못하고 있다.(13장 참고)

얌 크림

인체친화형 프로게스테론이 종종 멕시코 얌(고구마의 일종)에서 추출되어 만들어지기 때문에 일부 여성들은 날로 된 멕시코 얌 크림을 구입하고 싶어한다. 그러나 문제는 얌 속에 프로게스테론 전구체만 들어 있어서 피부에 발라도 그냥 비활동성으로 남아 있다는 점이다. 얌 크림은 피토에스트로겐의 효과가 일부 증명되었으나 프로게스테론의 효과는 아직 입증되지 않았다.

프로게스테론을 보충했을 때의 또 다른 효과는 필요할 경우 다른 호르몬으로 전환될 수 있다는 점이다. 예를 들어 프로게스테론의 수치는 정상인 데 반해 테스토스테론의 수치가 낮을 경우 보충된 프로게스테론은 테스토스테론으로 전환된다. 적당한 환경이 주어지면 에스트로겐으로 전환되기도 한다. 많은 여성들이 이들 세 호르몬의 수치 변동이 심한 폐경주위기 초기에 천연 프로게스테론 크림만으로 불편한 증상을 완화할 수 있는 것도 이런 이유 때문이다.

2% 프로게스테론 크림은 쉽게 구입할 수 있으며 내가 오랫동안 선호해온 처방이다. 몸의 어느 부위에나 문질러 바르면 되지만 가장 좋은 곳은 혈관이 많은 손이다. 그러나 프로게스테론 크림을 얼굴이나 몸에 바르는 걸 좋아하는 여성들도 많다.(부록의 〈참고자료〉 참조)

천연 프로게스테론은 질에 바르는 4% 또는 8% 겔(판매상표 : 크리논), 경구용, 저용량 타입(판매상표 : 프로메트리엄) 등이 있다. 제조회사의 사용 설명서에는 이런 내용이 없지만 프로메트리엄 캡슐을 열어 내용물을 피부에 바르는 방법도 있다. 일반 크림보다 강력한 효과가 필요하거나 경구용을 복용하기 싫어하는 여성들에게 효과적인 방법이다.

합성제의 문제점

합성 프로게스틴은 상표마다 구성성분이 모두 다르다. 가장 일반적으로 처방되는 프로게스틴은 메드록시프로게스테론 아세테이트 MPA(판매상표 : 프로베라, 에이멘)이다. 합성 프로게스틴은 여러 증상을 일으키거나 악화시킨다. 내가 합성 프로게스틴을 첨가한 호르몬 대체요법을 추천하지 않는 이유도 그 때문이다.

MPA는 또 혈관에 작용하는 에스트로겐의 긍정적 효과를 상쇄하는 것으로 입증되었다. 뿐만 아니라 혈관저항을 증가시키고, 혈관의 흐름을 방해하며, 대뇌동맥의 저항을 증가시키는 것으로 드러났다. 에스트로겐과 MPA를 복합처방한 대체요법을 장기간 사용할 경우 처음 2년 동안은 심근경색, 관상동맥 질환으로 인한 사망, 정맥 혈전증의 가능성이 높아진다는 연구 결과가 발표되었다.[14]

반면에 천연 인체친화형 프로게스테론은 이런 위험요소가 없고 인체에 유익하다. 유명한 〈PEPI 연구〉(폐경기 이후 에스트로겐/프로게스틴 조정에 대한 연구)에 따르면, 저용량의 경구용 천연 프로게스테론은 프로베라를 복용할 경우에 나타나는 콜레스테롤에 대한 부작용을 예방하는 것으로 입증되었다.

합성 프로게스틴의 부작용

- 두통
- 우울증
- 체중증가와 부종
- 침울한 기분
- 성욕감퇴
- 혈관수축으로 인해 가슴 통증이나 심장의 산소부족 초래

엘렌의 경우 — 과다한 에스트로겐, 부족한 프로게스테론

도예가이자 요가 지도자인 엘렌은 43세 되던 해 봄, 아침에 잠자리에서 일어나는 순간 갑자기 현기증을 느꼈으며 머리 속에 솜이 가득 찬 것 같은 기분이 들었다. 또 어느 날 가게에서 아스피린을 바구니에 담는 순간 이제까지 경험한 적이 없던 두통이 느껴졌다. 두통은 날이 갈수록 점점 빈도가 심해졌는데 주로 긴장을 하거나 날씨가 좋

지 않거나 월경중에 나타났다. 그녀는 의사를 찾아가 혈액검사를 받았다. 난포자극 호르몬 수치가 높게 나오자 의사는 폐경기가 찾아온 것이라고 확신했다. 의사는 엘렌에게 머리 속이 흐릿해지고 현기증이나 두통이 생기는 것은 폐경기 증상이며 호르몬을 보충하면 나아질 거라고 말했다. 그리고 매일 프레마린을 복용하고 매달 월경주기의 마지막 12일 동안은 프로베라와 병행하라는 처방을 내렸다. 며칠 지나지 않아 엘렌의 상태는 극도로 악화되었다. 이전에는 뻐근한 정도였던 두통이 사정없이 지끈거리는 편두통으로 발전했다. 또 우울증과 불면증이 시작되었고 다른 모든 증세들도 지속되었다.

물론 엘렌이 경험한 증상들이 폐경기와 관련이 있는 것은 분명하다. 그러나 아직 젊은 나이라는 점과 전에는 이런 증상이 없었다는 점으로 미루어볼 때 이제 막 폐경주위기 초기에 접어든 것으로 볼 수 있다. 이런 현상은 프로게스테론 수치가 낮고 에스트로겐 수치가 상대적으로 높은 여성들에게 주로 나타나는 증상이다. 의사가 폐경기라는 진단을 내린 근거가 되었던 난포자극 호르몬 수치를 측정한 혈액검사는 전체적인 증상을 판단하는 데 부적절한 방법이었다. 마치 긴 영화 속의 한 장면만 찍은 것과 같다. 에스트로겐 복용 후 경험했던 엘렌의 증상은 에스트로겐 과다의 결과였다.

이런 과학적 근거는 몰랐지만 엘렌은 직관을 발휘하여 필요한 조치를 취했다. 에스트로겐 복용을 중단한 것이다. 그후 24시간이 채 못되어 엘렌의 기분은 나아지기 시작했고 그녀는 병원에 가지 않고 견뎌보기로 했다. 그러나 기본적인 증상들이 지속되자 친구의 소개로 다른 의사를 찾아갔다. 의사는 타액검사를 통해 에스트로겐과 프로게스테론, 테스토스테론 수치를 측정한 결과 그녀가 현재 프로게스테론 수치가 감소하는 폐경주위기의 초기에 있다고 말해주었다. 엘렌은 현

> **포장만 바꾼 호르몬 복합제**
>
> 호르몬 대체요법은 최근 복합제라는 획기적인 묘안을 개발했다. 그러나 이 처방에는 여전히 합성 호르몬이 사용되고 있다. 내용물은 그대로이고 포장과 처방법만 달라진 것이다. 가장 널리 사용되는 프렘프로는 프레마린과 프로베라의 복합제이다. 이 밖에도 오르토-프레페스트(인체친화형 에스트라디올+합성 프로게스틴 노르게스티메이트)와 펨HRT(합성 에스트라디올+합성 노르에틴드론) 같은 제품들이 시판되고 있다. 이들 복합제의 장점은 편리하다는 것과 여성들이 매달 이중으로 돈을 지불하지 않아도 된다는 것이다. 그리고 문제점은 우리 몸이 이 복합제에 익숙해지기 전까지 여러 달 동안 간헐적으로 피가 비친다는 점인데, 이것이 많은 여성들이 복용을 중단하는 이유이다. 가장 큰 단점은 합성 프로게스틴이 들어 있다는 것과 맞춤식이 아닌 획일적인 처방이라는 것이다.

재 천연 프로게스테론 크림으로 부족한 호르몬을 보충하고 있다. 엘렌은 증상이 한결 호전되었으며, 폐경주위기의 변화에 대해 많은 것을 알게 되었다. 그녀는 편지에 이렇게 적었다. "나는 지금 변화를 겪고 있습니다. 내 호르몬 상태는 달라지고 있으며 앞으로 6개월 안에 어느 정도 안정될 것입니다."

테스토스테론

테스토스테론은 난소와 부신에서 만들어진다. 이 호르몬의 주된 임무는 우리 몸에 활력과 성적 에너지를 불어넣는 것이다. 테스토스테론과 같은 안드로겐 호르몬은 성적 욕구를 증진시키고 성적 충동을 자극한다. 또 성감대를 자극하여 오르가슴이나 성적 쾌감, 황홀경에 좀더 민감하게 만들어준다.

폐경주위기를 맞은 모든 여성의 테스토스테론 수치가 반드시 떨어지는 것은 아니며 경우에 따라서는 안드로겐 수치가 올라가기도 한다. 그러나 만성적인 스트레스에 시달려 부신이 고갈될 경우(4장 참고) 테스토스테론 분비가 줄면서 성욕이 감퇴되고 활력이 떨어진다. 난소·자궁적출술, 화학요법, 방사선 치료, 자가면역성 질병 등도 테스토스테론 수치를 떨어뜨려 위와 같은 증상을 일으킨다.

아직 원인은 분명히 규명되지 않았지만, 일부 여성들은 성인이 되면서부터 다른 여성들이 테스토스테론을 충분히 분비하는 시기에도 테스토스테론 수치가 갈수록 감소하는 경우가 있다. 이럴 경우 부신의 기능에는 이상이 없더라도 아직 밝혀지지 않은 어딘가에 이상이 있는 것이 분명하다. 테스토스테론의 보충을 결정하기 전에 혈액이나 타액 속의 활동성 테스토스테론의 수치를 확인해보는 과정이 반드시 필요하다. 다른 폐경기 증상들과 마찬가지로 테스토스테론 부족증상도 에스트로겐이나 프로게스테론과 많은 상관관계가 있다. 예를 들어 성욕감퇴를 느끼는 대부분의 여성들이 테스토스테론 수치는 정상인 반면 에스트로겐 부족인 경우가 많다. 따라서 테스토스테론의 부족이 확인되지 않은 상태에서 섣불리 보충할 경우 부작용을 겪게 된다.

테스토스테론 부족증상	테스토스테론 과다증상
• 성욕감퇴	• 극심한 기분변화
• 정력부족	• 얼굴과 머리의 여드름
• 활력감소	• 얼굴에 털이 많아짐
• 우울한 기분	• 목소리가 굵어짐
• 가늘어지는 머리카락	

테스토스테론의 보충이 토크쇼의 단골주제일 만큼 대중의 관심을 끌고 있으며, 성욕회복을 원하는 많은 여성들이 의사에게 테스토스테론 처방을 요청하는 현재의 상황에서 이 점은 우리가 더욱 명심해야 할 문제이다. 만일 테스토스테론 부족이 분명하다면 그것을 보충함으로써 성욕이나 정력을 증진시키고, 활기를 되찾으며, 근육을 강화하고, 기분이나 감정을 고취할 수 있다. 또 테스토스테론 수치를 정상으로 유지함으로써 골밀도 저하를 막을 수 있고, 질에 테스토스테론 크림을 바르면 얇아진 질벽이 회복되고 질건조증을 막을 수 있다. 그러나 부족하지 않은 상태에서 보충을 할 경우에는 테스토스테론 과다로 인한 불쾌한 증상을 감수해야 한다.

인체친화형 테스토스테론이나 그 전구체인 DHEA를 피부나 질에 바르는 크림으로 사용하면 더 좋은 효과를 얻을 수 있다. (DHEA는 소매점에서 쉽게 구입할 수 있지만 품질이 천차만별이므로 제대로 처방된 제품을 구입해야 한다. 부록의 〈참고자료〉를 참조하라.) 또 테스토스테론은 피부 부착용으로도 판매되고 있다.

합성제인 메틸테스토스테론을 에스트로겐과 혼합해서 에스트라테스트라는 상표로 판매하고 있지만 권하고 싶지는 않다.

호르몬 대체요법이 필요한 경우

폐경기에 호르몬 대체요법을 선택할 것인가 아닌가는 신체적·감정적·영적 건강상태, 영양상태, 생활방식 등 여러 요인에 의해 좌우된다. 이 같은 요인들은 2차 호르몬 생성기관이 몸의 새로운 욕구에 얼마나 부응할 수 있는가를 결정한다. 어떤 여성들은 폐경주위기 증

호르몬 상표에 따른 성분분석

호르몬 상표	용법	에스트로겐	프로게스테론	인체친화형 또는 합성제 여부
프레마린 Premarin	경구용	접합 마馬 에스트로겐	없 음	말의 오줌에서 추출한 합성제
에스트레이스 Estrace	경구용	17-β-에스트라디올	없 음	인체친화형
오르토-에스트 Ortho-Est	경구용	에스트론	없 음	합성제
에스트라태브 Estratab	경구용	에스테르화 에스트로겐	없 음	합성제
오겐 Ogen	경구용	에스트론	없 음	합성제
트리에스트로겐 Triestrogen (Tri-Est)	경구용	에스트론 17-β-에스트라디올 에스트리올	없 음	인체친화형 공인된 처방
에스트라덤 Estraderm	피부 부착용	17-β-에스트라디올	없 음	인체친화형
비벨 Vivelle	피부 부착용	17-β-에스트라디올	없 음	인체친화형
클리마라 Climara	피부 부착용	17-β-에스트라디올	없 음	인체친화형
에스트레이스 Estrace	질 크림	17-β-에스트라디올	없 음	인체친화형
프레마린 Premarin	질 크림	접합 마馬 에스트로겐	없 음	합성제
에스트리올 Estriol	질 크림	에스트리올	없 음	인체친화형

호르몬 상표	용법	에스트로겐	프로게스테론	인체친화형 또는 합성제 여부
오겐 Ogen	질 크림	에스트로피파테	없음	합성제
에스트링 Estring	질 실리콘 링	에스트라디올	없음	인체친화형
아이게스틴 Aygestin	경구용	없음	노르에틴드론 아세테이트	합성제
프로베라 Provera	경구용	없음	메드록시프로게스테론 아세테이트	합성제
에이멘 Amen	경구용	없음	메드록시프로게스테론 아세테이트	합성제
프로메트리엄 Prometrium	경구용	없음	저용량의 프로게스테론	인체친화형
크리논 Crinone	질 크림	없음	프로게스테론	인체친화형
프렘프로 Prempro	경구용	접합 마馬 에스트로겐	메드록시프로게스테론 아세테이트	합성제
펨HRT FemHRT	경구용	에티닐 에스트라디올	노르에틴드론 아세테이트	합성제
오르토-프레페스트 Ortho-Prefest	경구용	17-ß-에스트라디올	노르게스티메이트	인체친화형 에스트로겐 합성 프로게스틴
콤비-패치 Combi-Patch	피부 부착용	에스트라디올	노르에틴드론 아세데이트	인체친화형 에스트로겐 합성 프로게스틴

5. 호르몬 대체요법

상이 일시적인 현상이라는 걸 인식하는 것만으로도 충분히 극복한다. 약물이라는 가면으로 증상을 가리지 않고 기꺼이 받아들이는 것이다. 우리가 마음을 편히 하고 늙는 것에 대한 두려움이나 반감을 인정한 다면 이런 증상들은 한결 가벼워질 것이다. 실생활에서 나타나는 '위약효과placebo effect'라고 볼 수 있는데 폐경주위기 증상 치료에 매우 효과적이다. 무엇을 요구하고 얻을 수 있는지 안다면 자신을 치유하는 에너지를 얻는 데 많은 도움이 될 것이다.

결정을 내리기 전에 가족의 병력을 파악하자

호르몬 대체요법을 사용하기 전에 먼저 자신과 가족의 병력에 대해 면밀히 검토함으로써 자신이 원하는 목표와 욕구에 대한 청사진을 명확히 그려볼 수 있다. 어떤 여성들은 폐경기 증상에서 벗어나기 위해 일시적으로 호르몬 대체요법을 택한 다음 폐경기 변화가 마무리되면 호르몬 보충을 중단한다. 또 심장발작이나 골다공증에 걸릴 요인이 많은 경우에는 호르몬 대체요법을 장기적으로 복용할 계획을 세운다. 반면 호르몬 대체요법의 위험요소 때문에 망설이는 여성들도 있다. 호르몬 대체요법을 사용하고 싶지만 자신과 가족의 병력을 감안할 때 에스트로겐을 보충하면 심각한 위험을 초래할 수도 있다는 점을 두려워하는 것이다. 호르몬 대체요법 사용 여부를 결정하기 전에 자신의 위험요소를 먼저 파악한 다음 얼마나 비중을 두어야 할지 판단하는 것이 바람직하다.

'얼마나 비중을 두어야 할지' 결정할 수 있는 건 오직 자신뿐이다. 당신의 사회적·가족적 상황이 현실에 얼마나 영향을 미치는지 판단할 수 있는 권한은 오직 당신만이 가지고 있다. 대부분의 미국 여성들이 폐경주위기에 불편한 증상들을 경험하는 데 반해 일부 문화권의 여성들은 그렇지 않다. 연구보고서에 따르면 미국 여성의 70~85%가 홍조를 경험하지만 홍콩의 기업에서 근무하는 중국 여성은 18%만이 경험한다고 한다.[15] 기본적으로 중국 여성들의 난소 기능이 미국 여성들의 그것과 전혀 다르지 않다는 건 확실하다. 따라서 어떤 문화권에서 사느냐, 어떤 역할을 요구받으며 어떤 경험을 기대하느냐에 따라 개인의 증상이 매우 달라질 수 있다. 우리 각자는 이런 영향력을 인식하고 그에 맞는 대응책을 택하는 지혜가 필요하다.

통계라는 것은 한 집단의 보편적인 상황을 나타내는 것이지 개인적 특성을 파악하는 게 아니다. 자신의 문화적 바탕과 유전적·가족적 기질에 대한 믿음은 한 여성의 현재 상황에 중요한 영향을 미친다는 연구 결과가 나와 있다. 예컨대 가족 사이에서 '골칫거리'로 찍힌 사람은 그 가족의 유전적 질병에 걸릴 확률이 매우 낮다. 테두리에서 벗어나 규범을 거부하는 태도와 생활방식 때문인 것으로 보인다. 의사들은 처방을 하거나 환자의 건강상태를 예측할 때 전체적인 통계를 근거로 삼는다. 따라서 우리가 자신의 건강이나 감정상태에 영향을 미치는 '골칫거리' 성향을, 즉 우리 각자의 특수성을 의사에게 강조하는 것이 중요하다.

최근 들어 무엇이 이성적인 사고방식인가에 대한 과학적 평가에 변화가 일고 있긴 하지만, 실제로 우리의 행동방식과 과학적 정보를 다루는 태도는 다른 어떤 것보다도 가족이나 친구와의 일상적인 인간관계에 의해 형성된다고 할 수 있다. 예컨대 호르몬 대체요법으로 좋은 효과를 본 엄마나 언니, 친구들이 있다면 당신은 이것에 대해 매우 긍정적인 사고방식을 갖게 될 것이다. 반면 에스트로겐 과다복용으로 인한 두통이나 유방 통증, 체중증가로 고통받는 가족이 있다면 호르몬 대체요법을 피하려고 할 것이다. 또 당신 주위에 호르몬 대체요법을 전혀 사용하지 않고도 90세까지 건강하게 사는 할머니나 친지들이 많다면 호르몬 보충 없이 폐경기를 지내는 것을 당연하게 생각할 것이다.

우리 집안은 심장혈관 질환의 내력이 있다. 외할아버지, 외할머니가 모두 심장질환으로 돌아가셨고, 아버지는 68세에 테니스를 치다가 뇌동맥 파열로 갑자기 돌아가셨다. 그때 엄마는 불과 52세로 폐경 주위기를 겪고 있었다. 폐경 이후에는 신체적으로나 사회적으로 이제 끝이다, 라는 생각이 팽배하던 시절에 엄마는 혼자 몸으로 폐경기를 견뎌내야 했다. 엄마는 병원에 가거나 약 먹는 걸 매우 싫어하셨으므로 이모와 친구들이 프레마린을 먹지 않으면 뼈와 심장이 약해져서 빨리 늙는다고 성화를 해도 결코 굴하지 않았다. 지금 70대인 엄마는 아직도 무거운 배낭을 메고 산을 오르며 나보다 스키를 더 잘 탄다. 엄마는 아직도 왕성한 사회활동을 하고 있으며 예리한 판단력을 갖추고 있다. 혈압도 120/60으로 지극히 정상이며 어떤 형태의 에스트로겐도 엄마의 활기찬 몸에 침투된 적이 없다. (가끔 관절에 이상이 생기지 않도록 천연 프로게스테론 크림을 사용하는 경우는 있다.)

우리 집안의 어떤 질병이 내게 유전되었을까? 내가 신체적·감정적으로 어떤 선택을 하느냐에 따라—그리고 어떤 믿음과 기대를 가지고 사느냐에 따라—나의 미래가 달라질 것이다. 나의 딸들이나 손자들도 마찬가지일 것이다. 나도 70대에 엄마처럼 건강하게 인생을 즐길 수 있을까? 물론 그럴 것이다. 엄마에게 물려받은 건강 때문이 아니라 내가 갖고 있는 믿음 때문이다.

당신이 원하는 목표는 무엇인가?

대부분의 여성들과 의사들이 호르몬 대체요법을 한다, 안 한다의 차원에서 결정하려고 한다. 그러나 나는 그 적용과정에 좀더 융통성을 부여하고 싶다. 가장 먼저 해야 할 일은 호르몬 대체요법을 통해 당신이 도달하고자 하는 목표를 세우는 것이다. 제약회사들의 광고문구와는 다르게 호르몬 대체요법은 당신의 건강을 오히려 악화시킬 수도 있으며, 늙는 걸 부정하고 영원히 젊음을 유지하고 싶은 환상에 빠지게도 한다. 그러나 이런 자세는 당신의 신체적·감정적·영적 건강에 악영향을 초래한다. 만일 당신이 갱년기를 맞이하길 거부한다면 호르몬 대체요법이 위안이 될 수는 있다. 그러나 자신에게 맞는 프로그램―호르몬 보충을 하든 안 하든―을 택해 신체적 증상이나 건강의 문제점을 해결해야만 삶을 이끌어갈 창조적인 열정을 발견하는 일에 에너지를 집중할 수 있다. 호르몬 대체요법이 폐경기로 인한 가슴 두근거림이나 신경과민을 완화할 수는 있지만, 당신의 관심을 촉구하는 근본적 원인인 인간관계를 해결해주지는 못한다.

최근 들어 식이요법이나 건강보조식품, 영양 보충제, 운동, 약초 등이 폐경주위기의 변화를 견디는 데 얼마나 효과적인지 입증하는 연구 결과들이 매일 쏟아져나오고 있다. 아직도 일부 의사들은 이런 방법을 알지 못하거나 추천하지 않지만 경우에 따라서는 이 방법들이 호르몬 대체요법보다 더욱 효과적일 수도 있다. 또 호르몬 대체요법의 과잉복용으로 인한 부작용이나 잠재적인 위험요인을 완화하는 역할을 하기도 한다. 다시 말해서 호르몬 대체요법과 다른 여러 대체요법 중 반드시 하나만 택해야 하는 건 아니라는 의미이다. 폐경주위기를 잘 넘기는 방법이 반드시 한 가지일 필요는 없다. 여러 가지를 섞어 만든 퓨전 요리 중에서 입맛에 맞는 건 택하고 맞지 않는 건 과감히 버리는 융통성을 갖자.

결정에 적극적으로 참여하자

우리 어머니와 할머니 세대는 '말 잘 듣는' 환자로서 호르몬 대체요법 적용 여부를 결정할 때 대부분 의사(또는 남편이나 친구)의 처방을 수동적으로 받아들였다. 아니면 아무 결정도 내리지 않고 그냥 시간이 지나가길 기다리곤 했다. 그 당시에는 호르몬 대체요법 약품이 매우 한정되어 있었으므로 선택은 둘 중 하나였다. 예스냐 노냐. 그리고 최근까지도 호르몬 대체요법의 진정한 효과는 잘못 조제된 약이나 장기복용으로 인한 부작용에 가려 제대로 빛을 발하지 못했다. 1990년대 말까지 미국에서 호르몬 대체요법을 사용하는 여성은 20% 이하였으며 대개 사용기간도 6개월 미만이었다.[16]

하지만 이런 추세는 변하고 있다. 좀더 많은 여성들이 자신에게 맞는 처방을 파악하고 있으며 효과가 없으면 곧바로 다른 방법을 택한다. 요즘 여성들은 폐경기 증후군이나 처방에 대해 많은 정보를 접하고 있다. 무엇보다도 호르몬 대체요법에 대한 인식이 지난 5년 동안 놀랄 만큼 발전했다. 오늘날 많은 여성들이 "내게 호르몬 대체요법이 필요한가요?"라는 질문뿐 아니라 "어떤 종류가 얼마나 효과가 있죠?" "복합제입니까?" "얼마나 오래 그리고 왜 복용해야 하죠?" "어떤 부작용이 있죠?"라는 질문에 익숙해져 있다.

호르몬 대체요법은 개발 초기에는 위험한 방법도 많았지만 요즘에는 여성들이 안심하고 사용할 수 있도록 선택의 폭이 넓어졌다. 나는 폐경주위기에 몸과 마음의 변화를 피하기 위한 수단으로 호르몬 대체요법에 의존하는 걸 반대하지만 고통을 일부러 겪을 필요는 없다. 오늘날에는 복용형태나 사용량이 다양하게 시판되고 있으므로 폐경주위기의 변화를 부정하는 것보다 그 증상을 좀더 잘 넘길 수 있는 자신만의 치료방법을 선택하는 것도 좋은 방법이다.

에비의 경우—불안정한 당뇨병과 불안정한 호르몬

에비는 활기차고 의욕이 넘치는 보험설계사였다. 하지만 그녀는 30대부터 줄곧 시달려온 당뇨병을 인정하려 하지 않았다. 그녀는 정기적으로 혈당량 수치를 점검하고 매일 두 번씩 인슐린을 스스로 주사했다. 그러나 당뇨병은 여전히 심각한 증상을 보였으며 일 년에 한 번씩 위험한 고비를 맞곤 했다.

하지만 에비는 이런 상황을 친구나 사랑하는 사람에게 대수롭지 않게 얘기함으로써 증세를 '더 심각하게' 만들고 있었다. 주위 사람들이 충고를 할 때마다 그녀는 귀찮은 잔소리쯤으로 여겼다. 또 그녀의 감정상태는 당뇨병에 더욱 악영향을 미치기 시작했다. 그녀가 아이들이나 상사, 남편에게 화를 낼 때마다 인슐린과 혈당량이 급격하게 변했다. 당연한 결과로 폐경주위기를 맞게 되자 그녀의 혈당량은 걷잡을 수 없는 파동을 겪기 시작했다. 그녀는 편지에 이렇게 썼다. "우리 집 옆에 있는 놀이공원에는 정말 타기 겁나는 롤러코스터가 있습니다. 그 롤러코스터를 타고 있는 것 같다고나 할까요. 내 몸의 에스트로겐, 난포자극 호르몬, 혈당량 수치는 극심한 변동을 겪고 있습니다."

그녀의 호르몬 수치는 너무 민감하고 불규칙적이어서 제대로 잡기가 매우 힘들었지만 많은 시행착오를 거쳐 마침내 호르몬 대체요법으로 효과를 거둘 수 있었다. 신체적 불편함이 크게 완화되고 신진대사가 안정되어(혈당량도 정상으로 회복되었다) 그녀는 폐경주위기의 변화에 적응할 수 있었다. "매우 힘든 여행이었지만 몇 주가 지나자 호르몬 수치가 정상으로 회복되는 걸 느낄 수 있었습니다."

자신에게 필요한 것을 분명히 파악하자

자신에게 가장 알맞은 방법을 선택하기 위해서는 우선 자신이 필요로 하는 것을 분명히 파악한 후에 적극적으로 문제를 해결해가야 한다. 이를 위해서는 최소한 한 사람 이상의 건강관리사와 상담을 하고 산부인과 의사의 진단은 물론 약초 전문가까지 만나보는 것이 좋다. 또 의사가 시도해보지 않은 새로운 치료법에 대해 요구하고 그 결과를 상담하는 것도 필요하다.

처음 호르몬 대체요법을 시작하는 사람들이 고려해야 할 중요한 사항을 요약해보았다. 자신에게 어떤 방법이 적합하고 그 방법을 얼마 동안 사용해야 하는지 판단하는 데 많은 도움이 될 것이다.

1. 홍조와 같은 신체적 불편을 해소하고 싶은 경우

여성들이 호르몬 대체요법, 특히 에스트로겐을 복용하는 가장 일반적인 이유이다. 그러나 불편한 증상은 호르몬 대체요법을 중단하는 가장 중요한 원인이 되기도 한다. 자신의 몸에 맞지 않는 형태나 복용량은 부작용을 초래할 수 있다.

만일 당신의 목적이 단지 폐경주위기 증상을 치료하기 위한 것이라면 폐경주위기의 변화가 끝남과 동시에 호르몬 복용도 중단해야 한다. 월경이 일 년 이상 없거나, 4장에 소개한 타액 호르몬 검사, 혈액 호르몬 검사를 통해 폐경 여부를 진단할 수 있다. 호르몬 요법을 중단할 경우 일시적인 폐경주위기 증상이 나타날 수 있으나 몇 달이 지나면 사라진다. 많은 여성들이 약초나 콩제품, 운동 또는 식이요법 등의 효과에 힘입어 호르몬 대체요법을 중단하기도 한다. 이런 방법들은 증상을 한결 가볍게 만드는 효과가 있다.

만일 당신이 호르몬 대체요법에 대해 부정적인 시각을 갖고 있다

면 자연요법이나 침술을 이용하는 방법도 있다.(6장 참조)

2. 비뇨생식기 문제로 고통을 당할 경우

질벽이나 요도조직은 호르몬에 매우 민감한 부위이다. 많은 여성들이 폐경주기에 스트레스성 요실금(기침이나 재채기, 웃을 때 또는 무거운 것을 들 때), 절박성 요실금(화장실에 도착하기도 전에 조금씩 나오는 경우), 재발성 질염, 질건조증, 질위축증, 재발성 방광염, 빈뇨(하루에 8번 이상 또는 밤에 한 번 이상 소변을 보는 경우) 등을 경험한다.

에스트로겐이나 안드로겐은 아주 적은 양으로도 질과 요도조직의 건강을 회복시킨다. 또 1~2mg의 천연 테스토스테론 크림을 일주일에 두세 번 질에 바르는 것도 효과가 있다. 약초와 콩제품, 아마인에서 추출한 피토에스트로겐도 질조직을 강화시켜 질건조증을 회복시킨다.(6장 참조)

어떤 여성의 경우, 경구용 합성 에스트로겐은 질이나 요도조직에 아무런 도움이 못 되지만 국소에 바르는 타입은 효과가 있다. 그 이유는 아직 밝혀지지 않았다.

3. 심장혈관 질환에 걸릴 위험요인이 많은 경우

심장질환에 걸릴 가능성이 큰 여성은 (1) 유전적인 요인(아버지가 55세 이전에 심장질환이나 심장발작을 일으켰거나 혹은 어머니나 여자형제가 65세 이전에 이런 증상을 보인 경우) 그리고 그러한 감정적 기대감이 있는 경우 (2) 흡연이나 운동부족 등 생활방식으로 인한 요인 (3) HDL 콜레스테롤 수치가 낮고, LDL 콜레스테롤 수치가 높거나, 트리글리세리드(지방산의 일종) 수치가 높은 경우 등이다.

에스트로겐 보충은 우리 몸에 해로운 LDL 콜레스테롤을 낮추고 이로운 HDL 콜레스테롤을 높여준다.[17] 또 혈관벽에 작용하는 화학물질인 산화질소에 영향을 주어 혈관을 확장하는 역할을 한다. (남성 불임치료제 비아그라도 산화질소 반응과정을 통해 작용한다.)

일부 연구들은 전통적인 에스트로겐 요법이 혈전을 증가시켜 폐색전증 같은 질병의 위험을 높인다는 결과를 발표하기도 했다.[18] 또 에스트로겐은 경우에 따라서 트리글리세리드의 수치를 높일 가능성이 있다는 사실도 확인되었다.

그럼에도 불구하고 많은 여성건강 전문가들은 심혈관계에 대한 에스트로겐의 효과가 그 위험을 상쇄하기에 충분하다는 데 의견을 모으고 있다. 그런데 이런 효과는 프로베라 같은 합성 프로게스틴과 병행할 경우 일부가 사라진다. 현재 시판되고 있는 복합 호르몬제 중에서 프렘프로나 콤비-패치, 펨HRT 같은 것은 합성 프로게스틴을 포함하고 있어 나는 권하지 않는다.

에스트로겐은 천연 또는 인체친화형 호르몬을 맞춤식으로 사용할 경우 효과가 훨씬 더 클 것이라고 생각한다. 반면 합성 프로게스틴(특히 프로베라와 에이멘)은 혈관에 해로운 영향을 끼치므로 호르몬제를 복용하지 않는 것보다 더 위험하다. 심장질환을 피할 수 있는 방법은 흡연을 삼가고, 정기적으로 운동을 하며, 비타민 E 같은 항산화제를 복용하고, 과일과 야채, 콩제품을 충분히 섭취하며, 적절한 체중을 유지하는 것이 중요하다는 사실이 임상실험을 통해 증명되었다.(14장 참고)

4. 이미 심장질환이 있는 경우

최근 발표된 역학연구 보고서들은 심장질환이 있는 여성이 호르몬 대체요법을 시작할 경우 첫해에는 심장발작 같은 치명적인 심혈관계 질환을 일으킬 확률이 약간 높아진다는 사실을 지적했다. 그러나 이런 위험은 일 년이 지나면 줄어든다.

과학자들은 그 원인을, 여성들이 호르몬 대체요법을 사용할 경우 혈액 속에 85%나 증가하는 것으로 나타난 C-반응성 단백질 같은 '염증요인' 때문인 것으로 추측하고 있다. 그러나 유의해야 할 점은 이 연구에 참가한 모든 여성이 프레마린과 합성 프로게스틴을 복용했다는 사실이다. 요컨대 심장질환의 위험성이 오히려 다소 증가하는 것은 메드록시프로게스테론 아세테이트(판매상표 : 프로베라, 에이멘)의 역작용 때문이라고 생각한다. 또 에스트로겐을 과다한 양으로 장기복용했을 경우에도 심장발작의 원인이 되는 혈전이 증가한다. 특히 흡연자는 더욱 심하다.

다시 한번 강조하지만 심장질환 여부를 떠나서 가능하면 합성 프로게스틴의 복용을 피하고, 에스트로겐은 자연상태에 가깝게 최소량만 복용하도록 유의해야 한다.

5. 골다공증에 걸릴 위험이 크거나 이미 골밀도 저하가 진행된 경우

어머니나 할머니가 골다공증에 걸렸던 여성은 이 증상에 노출될 확률이 매우 크다. 그 원인이 선천적으로 건강하지 못한 뼈를 타고나서 그런지 아니면 물려받은 습관이나 생활방식 또는 성격 탓인지는 아직 밝혀지지 않았다.(12장 참고) 그러나 에스트로겐이 폐경기로 인한 뼈의 약화를 예방하는 것은 분명하며 지속적으로 에스트로겐을 사용할 경우 골절의 위험을 최소한 50% 이상 예방할 수 있다는 사실이 입증되었다. 에스트로겐의 뼈 보호효과는 장기복용할 경우에만 나타나는 현상이다.

테스토스테론 같은 안드로겐 호르몬도 뼈의 건강에 도움이 된다.

선천적으로 테스토스테론 수치가 높은 여성은 골다공증으로 인한 골절위험이 작은 것으로 나타났다. 테스토스테론을 소량 보충하면 골밀도 유지에 도움이 되는 것으로 드러났다.

이 밖에도 칼시토닌, 알렌드로네이트(상표명:포사맥스)와 같은 비스포스포네이트, 타목시펜(놀바덱스)·라록시펜(에비스타) 같은 SERM도 골질손실을 예방하고 골절위험을 낮추는 것으로 확인되었다. 그러나 모든 호르몬 요법이 그렇듯이 복용을 하는 동안에만 효과가 지속된다.

콩 단백질이나 정기적인 운동(웨이트 트레이닝), 비타민 D도 폐경 주위기부터 노년기까지 여성들의 골밀도를 유지해주고 골절위험을 감소시킨다.

6. 알츠하이머병에 걸릴 위험이 높은 경우

알츠하이머병에 걸린 사람들이 대부분 유전적 소인이 전혀 없었음에도 불구하고 우리는 이 병에 가족력이 막대한 영향을 미친다는 인식을 가지고 있다. 또 알루미늄을 많이 섭취했을 경우(알루미늄 조리기구를 사용하거나 캔 제품을 많이 먹었을 때) 이 질병에 노출될 위험이 크다는 주장도 큰 호응을 얻지 못하고 있다.

이 병에 대한 근본원인은 아직 규명되지 않았지만, 알츠하이머병에 대한 유전적인 잠재력이 강한 여성이 에스트로겐 대체요법을 사용할 경우 이 병에 걸릴 위험이 줄고 시기도 늦춘다는 가설이 대두되고 있다. 그러나 이 가설을 입증할 만한, 장기적이고 충분한 인원을 대상으로 한 연구 결과는 아직 발표되지 않았다. 에스트로겐과 알츠하이머병의 상관관계는, 1990년대 초 많은 논란을 불러일으켰던 에스트로겐과 심장질환의 관계와 마찬가지로 여러 증거들은 많으나 결정적으로 입증되지는 않은 상태이다.

한편 모든 호르몬—에스트로겐, 프로게스테론, 안드로겐—은 뇌에 영향을 미치며 여성의 몸은 뇌를 보호하기 위해 전생애에 걸쳐 이들 호르몬을 충분히 생산하고 있다. 최근 호르몬 대체요법을 사용하지 않은 폐경기 이후 여성들을 조사한 영국의 한 연구보고서는 선천적으로 에스트라디올의 수치가 높은 여성들은 알츠하이머병에 걸릴 확률이 낮다는 결과를 발표했다.[19] 여성들이 중년 이후에 자신의 정신적 기능을 보호하기 위해 할 수 있는 방법들은 여러 가지가 있다.(10장 참고)

7. 유방암이나 자궁암, 난소암, 대장암에 걸릴 확률이 높은 경우

가족 중에 이런 호르몬 관련 암에 걸린 사람이 있을 경우 여성들은 호르몬 대체요법을 두려워하게 된다. 최근의 한 연구는 호르몬 대체요법의 형태나 복용량이 암조직에 매우 중요한 영향을 미친다는 사실을 발표했다. 어떤 타입의 에스트로겐이든 과다한 양을 장기복용하면 유방암 세포의 증식을 자극한다. 나는 특히 DNA 손상을 초래하는 합성제인 프레마린이 인체친화형 에스트로겐보다 발암성이 매우 높다고 생각한다. 여러 연구사례를 통해 입증된 바와 같이 유방암이나 자궁암에 걸릴 가능성은 에스트로겐 그 자체보다 과잉복용이나 형태에 따라 좌우된다.

만일 우리 몸 속에서 생성되는 호르몬에 아주 가까운 에스트로겐이라면, 즉 몸이 원하는 양과 형태에 맞는 에스트로겐을 복용하고, 합성제가 아닌 인체친화형 프로게스테론과 병행한다면 그 부작용은 한결 줄어들 것이다.(13장 참조)

유방암이나 자궁암, 난소암에 걸릴 가능성이 아주 많은 여성들이 폐경주위기 증상들을 치료하고 싶을 때 위험을 낮출 수 있는 방법은 두 가지가 있다. 첫째, 폐경주위기 증상들이 정점에 달하는 시기에 최소량의 인체친화형 호르몬을 복용하는 것으로 기간은 5년을 넘기지 않아야 한다. 이 방법은 타액검사나 혈액검사를 통해 정확한 호르몬 수치를 측정해서, 생리적 균형을 이루고 불편한 증상을 해소할 수 있는 양만 호르몬을 보충하는 것이 가장 중요하다. 둘째, 호르몬 대체요법을 피하고 약초요법을 사용하는 방법이다. (6장 참조)

직장암을 예로 들어보자. 미국 여성의 암 중에서 직장암은 전체의 11.2%로 유방암·폐암에 이어 세 번째이다. 발병률과 사망률에서도 자궁내막암이나 난소암, 자궁경부암보다 높다. 에스트로겐 사용시점과 관련된 연구 열 가지를 종합해볼 때, 에스트로겐을 복용하고 있는 여성은 직장암에 걸릴 위험이 34% 줄어드는 것으로 밝혀졌다. 그러나 에스트로겐을 중단하면 수년 내에 그 효과가 사라졌다. 정확한 이유는 규명되지 않았지만, 에스트로겐이 직장암을 촉진하는 것으로 알려진 담즙산(간에서 생성)을 감소시키는 것으로 보인다.[20]

8. 조기폐경(40세 이전) 또는 갑작스런 인공폐경을 맞이한 경우

이런 여성들은 좀더 체계적인 호르몬 요법이 필요하다. 어느 한 부위에 치우치거나 약초 또는 식이요법에 의존하는 것보다 몸 전체에 걸쳐 적절한 호르몬 수치를 유지하는 프로그램이 효과적이다. 그 이유는 첫째, 조기 또는 갑작스런 호르몬 생성 중단으로 인한 신체적, 정신적 증상은 자연적인 폐경주위기 증상보다 심각하기 때문이다. 둘째, 조기폐경이나 인공폐경은 심장혈관과 뼈, 뇌에 호르몬 보충이 더욱 필요하기 때문이다. 조기폐경의 경우 여성의 몸은 자연적인 폐경기 때보다 호르몬 감소 환경을 몇 년 더 견뎌야 한다. 각자에게 적절한 양의 인체친화형 호르몬 복합제를 사용하도록 권하고 싶다.

샌디의 경우—수술로 인한 폐경기

샌디는 심각한 자궁내막증으로 난소적출술을 받았기 때문에 35세란 이른 나이에 갑작스런 폐경을 맞게 되었다. 인공적인 폐경으로 호르몬이 갑자기 감소했으므로 그녀의 폐경기 증후군은 매우 심각했다. 샌디는 원래 예전부터 폐경기가 되어도 호르몬 요법을 사용하지 않겠다고 생각하고 있었다. 그런데 한마디로 기습을 당한 셈이었다. 만일 그녀가 자연스러운 폐경기가 되기 전까지 약 15년 동안 호르몬 대체요법을 사용하지 않는다면 나중에 골밀도 저하나 심장질환, 정서 장애를 겪게 될 가능성이 아주 많았다. 호르몬 대체요법은 불가피한 것이었다. 그녀는 편지에 이렇게 썼다. "솔직히 말해서 다른 선택의 여지가 없다는 사실에 비참한 기분을 느꼈습니다." 그녀는 의사와 상의한 끝에 피부 부착용 인체친화형 에스트로겐과 경구용 천연 프로게스테론을 사용하기로 결정했다. 얼마 후 그녀는 자신에게 맞는 양을 파악하게 되었고 불편함이 크게 해소되었다.

"나 스스로 그 방법이 장래에 도움이 될 거라고 생각하고 결정을 내리게 되었습니다. 사실 폐경기 후에도 호르몬 대체요법을 사용하고 싶지 않았습니다. 그렇지만 골다공증이나 심장질환에 걸리는 건 더욱 피하고 싶었어요. 그래서 호르몬 대체요법을 사용하는 것이 현명하다고 판단했습니다. 그 방법은 적중했습니다. 나는 수술 이후에도 최고의 컨디션을 유지할 수 있게 되었습니다. 이 호르몬 요법을 자연적인 폐경기 변화가 끝나는 55세까지 사용할 생각입니다. 그후에는 호르몬 사용을 중단하고, 폐경기 이후의 삶을 바람에 자연스레 떠다니는 한 조각 돛단배처럼 살고 싶습니다. 얼마나 멋진 계획입니까. 나는 이 계획을 몸이 보내준 감사의 선물이라고 생각합니다. 몸의 변화에 순응해서 15년간의 특별한 폐경기를 호르몬으로 감싸준 데 대한 보답인 것 같습니다."

호르몬 대체요법의 적절한 시기

오랫동안 여성들과 상담하면서 나는 힘들고 어려운 폐경주위기를 무조건 '참고 견디는' 여성들을 수없이 만났다. 의사들이 폐경기임이 확실해지기 전까지 호르몬을 처방해주지 않기 때문이었다. 하지만 그럴 필요는 없다. 호르몬이나 약초, 식생활, 생활방식 개선 등 당신이 필요하다고 느끼는 순간에 언제든지 원하는 방법을 시작할 수 있다. 폐경기는 직접 경험하기 전까지는 언제 닥칠지 알 수 없는 증상이기 때문이다.

폐경주위기 증상에 시달리고 있는 한 여성이 있다고 가정하자.

호르몬 대체요법의 원칙

- 30대 후반이나 폐경주위기 초기에 검사를 통해 자신의 호르몬 수치를 파악하라.
- 반드시 필요한 호르몬만 보충하라.
- 자신에게 필요한 최소한의 양만 보충하라.
- 우리 몸에서 분비되는 호르몬과 분자구조가 동일한 인체친화형 호르몬을 사용하라.
- 호르몬 대체요법과 함께 건전한 식습관, 충분한 영양섭취, 규칙적인 운동을 병행하라.
- 현실을 직시하라. 목표는 세월을 거꾸로 돌리는 게 아니다. 그보다는 인생의 후반기를 활력과 통찰력을 가지고 살 수 있도록 신체적·정신적 건강을 최대화하겠다는 마음가짐을 가져라.

호르몬 요법이 아닌 다른 방법들은 왠지 불충분하다는 생각이 들고, 그렇다고 에스트로겐을 보충하는 것은 유방암이나 자궁암을 유발할 지 모른다는 두려움을 느끼고 있다면, 선뜻 호르몬 요법을 택하기가 힘들 것이다. 그러나 나는 폐경주위기 증상이 가장 심한 약 5년 동안 적당량의 인체친화형 에스트로겐을 복용하는 것은 크게 염려할 게 없 다고 생각한다. 그 이후에는 호르몬 복용을 줄이거나 중단할 수 있으 며 다른 대체요법으로 변경할 수도 있다. 많은 여성들이 유방암에 걸 렸을 때 에스트로겐 복용을 꺼리지만 유방암에 걸린 여성이 에스트로 겐을 복용하면 안 된다는 것을 입증한 연구는 없다.

얼마 전까지 나는 홍조를 완화하기 위해 매일 이소플라본 160mg 이 함유된 콩 단백질 파우더를 사용했으며, 이와 더불어 천연 프로게 스테론 크림과 당귀, 한약재를 병행했다.(6장 참조) 언젠가는 인체친 화형 에스트로겐을 소량 사용하게 될지도 모르지만, 아직까지는 타액 검사 결과 에스트로겐 수치가 정상인 것으로 나타났다. 나는 식이요 법을 통해 인슐린 수치를 정상으로 유지하며, 정기적으로 운동을 하 고, 가끔씩 침을 맞기도 한다. 그 결과 내 혈압과 콜레스테롤 수치는 정상이며 골밀도도 지극히 양호한 상태를 유지하고 있다.

르네의 경우—자신에 대한 통제에서 연민으로

대부분의 여성들이 폐경기가 되면 이렇게 하겠다, 저렇게 하겠다 하고 미리 다짐해보지만 막상 직접 닥치면 생각대로 되지 않는다. 르 네가 그 대표적인 경우였다.

나는 오래 전부터 흰머리가 생겨도 염색을 하지 않을 것이며, 폐경 기가 와도 호르몬 요법은 절대로 사용하지 않겠다고 다짐해왔습니다. 내게 폐경기는 멋진 중년을 의미했고 나는 거기에 맞게 모든 계획을 세워놓았습니다.

그런데 내 47번째 생일날 아버지가 갑자기 심장마비로 돌아가셨습니다. 몹시 상심하고 두려웠던 엄마는 우리 집에 와서 지내기로 했습니다. 그런데 같은 해 연말에 남편이 갑자기 직장을 잃게 되었습니다. 그로부터 일 주일 후 갑자기 내게 안면홍조가 나타났고 그 강력한 열기는 안경을 뿌옇게 만들 정도였습니다. 감정적으로, 재정적으로, 호르몬 상태까지, 그야말로 나의 안정된 생활이 일순간에 무너져내린 것 같은 기분이었습니다. 홍조는 갈수록 심해졌고 특히 밤에 더욱 심해서 잠을 이루지 못할 정도였습니다. 엄마나 남편에게 신경질을 부리기 일쑤였고 집이 마치 감옥처럼 느껴졌습니다. 생리적으로 가장 예민한 시기에 예상치 못한 스트레스를 받게 된 나는 그 위기를 잘 처리하지 못했던 것입니다. 의사가 호르몬 대체요법을 제안했을 때 마치 구세주를 만난 기분으로 선뜻 받아들였고 덕분에 지금은 기분이 한결 좋아졌습니다. 도움을 받아들이기로 결정한 것 뿐인데 내 컨디션이 크게 달라졌습니다.

이 과정을 통해 배운 게 많습니다. 모든 일을 마음먹은 대로 할 수 없다는 걸 깨달았으니까요. 나는 언제나 자신을 통제하려고 노력해왔지만 지금은 생각이 많이 달라졌습니다. 우리는 인생이라는 여정을 가고 있으며 때로 방향을 바꿀 수도 있는 것입니다. 자신을 좀더 받아들이고 보살필 필요가 있습니다. 우리가 여정의 어디쯤 와 있든 삶이 우리를 이끄는 길로 가보는 것도 인생의 참맛을 누리는 길이 아닐까요.

호르몬 투여

자, 이번에는 호르몬 대체요법을 사용하겠다고 결심한 경우를 예로 들어보자. 당신은 아직 월경이 중단된 건 아니지만 월경 전에 안면 홍조가 나타나고 밤에는 식은땀을 흘린다고 가정해보자. 바로 이 시점에서 호르몬 검사가 필요하다. 가장 좋은 시기는 월경이 시작되기 일 주일 전이다. 이 시기에는 프로게스테론 수치가 최고에 도달하며 얼마나 많은 양의 에스트로겐과 테스토스테론이 몸을 돌고 있는지 알 수 있기 때문이다. 이들 호르몬의 수치를 파악함으로써 호르몬을 얼마나 보충해야 할지 알 수 있다.

다음단계로 할 일은 호르몬 수치를 감안해서 아주 소량부터 호르몬 보충을 시작하는 것이다. 대부분의 경우 프로게스테론이나 에스트로겐을 보충하지만, 최근에는 많은 폐경주위기 여성들이 안드로겐 부족을 겪고 있는 것으로 확인되었다. 2% 천연 프로게스테론 크림은 손쉽게 구할 수 있으며 혈액 내의 호르몬 수치를 정상으로 유지하는 데 효과적이다. 이것 하나로 증상이 다 해결될 수도 있다. 월경이 시작되기 2주일 전부터 사용하되 월경이 시작되면 2주일 동안 사용을 중지하는 것이 바람직하다. 경우에 따라서는 3주일 사용하고 1주일 중지하는 방법도 있다. 대부분의 여성들이 이 크림을 사용한 지 한 달 안에 증상이 완화되는 걸 느낄 수 있다. 그러나 원하는 결과를 얻을 때까지 지속적으로 사용하는 것이 중요하다.

만일 에스트로겐 수치가 너무 낮다면 에스트로겐 보충을 아주 소량부터 시작하라. 에스트로겐은 처방이 있어야만 살 수 있으므로 의사를 찾아가서 호르몬 검사를 한 후 자신에게 맞는 양을 처방받도록 하라. 많은 여성들이 선호하는 피부 부착용 타입은 접착력이 강해서 며칠 동안 붙일 수 있다. 이 밖에 먹는 타입도 있다. 에스트로겐을 보충할 때 명심할 점은 자궁내막의 과다증식을 막기 위해서 충분한 양의 프로게스테론을 병행해야 한다는 것이다. 2% 프로게스테론 크림은 어디서나 구할 수 있지만 좀더 수치가 높은 프로게스테론이 필요하면 처방을 받아야 한다. 내가 추천하고 싶은 것은 크리논 질 크림과 경구용 프로메트리엄 캡슐이며 자신의 특성에 맞게 처방된 형태면 더욱 좋다.

다행히도 요즘에는 인체친화형 호르몬에 대한 의사들의 인식이 높아지고 있으며, 갈수록 개인의 특성에 맞게 처방된 제품을 권장하고 있다.

호르몬 요법에 시간과 비용을 들이기 전에 의사와 충분한 상의를 거쳐 자신의 특성에 맞게 조제된 천연 호르몬 대체요법을 선택하는 것이 중요하다. 만일 의사가 여기에 대해 충분히 이해하지 못한다면 다른 의사를 찾아가라.

얼마 동안 사용해야 할까?

호르몬 요법의 사용기간은 왜 사용하며 원하는 목표가 무엇인지에 달려 있다. 만일 당신이 뼈의 건강을 위해 에스트로겐을 사용하면서 규칙적인 운동으로 체중조절을 병행했다면 에스트로겐 양을 점점 줄여도 골밀도를 정상으로 유지할 수 있다. 반면에 당신이 방안에 틀어박혀 있는 걸 좋아하기 때문에 골다공증에 걸릴 확률이 높다면 에스트로겐이나 골밀도를 유지하는 약을 복용하는 것이 바람직하다.

인체친화형 호르몬을 적당량 사용하면 호르몬 요법의 장점은 부작용을 상쇄하고도 남는다. 특히 당신이 호르몬 대체요법에 긍정적이며, 호르몬 대체요법을 사용하지 않을 경우 나타날 위험요소가 있거나, 친척 중에 건강하게 90세까지 산 사람이 없다면 더욱 호르몬 대체요법이 효과적이다. 많은 여성들이 홍조나 질건조증 같은 폐경기 증상을 치료하기 위해 호르몬이나 약초를 사용한다. 알츠하이머병이나 골다공증, 심장질환 예방에 관심이 더 많은 여성들도 있다. 단기적인 효과를 위해 사용하는 것과 예방을 목적으로 장기간 사용하는 것은 많은 차이가 있다. 대부분의 여성들에게 폐경기 증상이 나타나는 기간은 5~10년 정도로 그 이후에는 저절로 증상이 사라진다.

정해진 방법은 없다

모든 여성의 몸은 끊임없이 변화하기 때문에 당신의 호르몬 상태―그리고 자신에게 필요한 호르몬 프로그램―도 자주 변한다. 만일 당신이 호르몬 요법을 선택했다면 첫해에는 3~6개월 간격으로 호르몬 수치를 점검하는 것이 좋다. 그리고 당신의 기분상태와 검사 결과를 비교함으로써 필요한 양의 호르몬을 조절할 수 있다. 자신에게 맞는 방법을 찾았다면 일 년에 한 번씩만 점검해도 좋다.

한 여성에게 효과적인 방법이 다른 여성에게도 효과적인 것은 아니다. 여성에 따라 자신만의 독특한 형태, 전달체계, 적절한 양이 필요하며 호르몬이 아닌 약초나 다른 대체요법이 더 효과적일 수도 있다. 늘 자신의 몸과 마음에 관심을 기울여 자신에게 맞는 방법을 선택하라. 한 방법이 기대에 부응하지 않으면 언제든지 다른 방법으로 바꾸어도 좋다.

6

변화를 위한 식품과 건강보조식품

우리 문화가 약품이라는 문명의 이기를 누리기 전 수천 년 동안 여성들은 스스로의 직관과 대자연에 기대어 자신과 가족의 건강을 지켜왔다. 우리 조상들은 내면의 지혜에 의존하여 자연에서 자라는 각종 식물을 약으로 선택해왔다. 향기로운 카모마일 차는 마음을 가라앉혀주었고, 생강은 구역질이나 위병을 낫게 해주었으며, 디기탈리스는 심장박동을 고르게 해주었다.

우리 조상들은 놀랍게도 수천 km나 떨어져 있는 서로 다른 지역에서도 같은 증상에 같은 약초를 사용하는 지혜를 발휘했다. 미국 인디언이나 지구 반대편에 사는 중국 여성 모두 폐경기 증상을 치료하는 데 안젤리카(당귀)라는 식물을 사용했던 것이다.

오늘날 이 같은 조상들의 직관적인 지혜는 과학적인 연구를 통해 확인되고 있다. 식물에는 폐경기를 비롯해 여성의 전생애에 걸쳐 도움이 되는 필수지방산, 피토에스트로겐, 항산화제 같은 성분들이 함유되어 있다.

약초나 식품을 적절하게 사용하기 위해서는 우선 사고방식부터 바꿔야 한다. 식물은 약품이나 호르몬과는 다른 방법으로 인체에 작용한다. 현대 약품이나 호르몬은 대개 인체에 효과적으로 작용할 수 있도록 잘 가공되고 정제된 한 가지 성분—때로 식물에서 추출되어 인체에 맞게 가공된—으로 이루어져 있다.

반면에 모든 식품과 약초는 우리 몸에서 서로 상승작용을 하는 여러 성분을 동시에 함유하고 있다. 따라서 가장 효과적인 방법은 어느 한 부위가 아니라 식물 전체—또는 잎이나 뿌리 등 한 부위의 전체—를 섭취하는 것이다. 콩에서 추출한 콩 이소플라본 정제나 캡슐을 먹는 것보다 콩 자체를 먹는 것이 우리 몸에 더 유익하다는 연구결과도 이런 사실을 뒷받침한다.

서구의 약품에 익숙한 우리는 어떤 증상이나 질병을 치료하기 위해 한 가지 약만 복용한다. 예를 들면 과다출혈이나 월경불순을 치료하기 위해 경구 피임약을 복용하는 식이다. 피임약은 겉으로 드러나는 증상을 완화할 수는 있지만 근본적인 원인은 치료하지 못한다.

그러나 식품이나 약초는 서로 상승작용을 하는 여러 성분이 정교하게 결합되어 있기 때문에 몸에 적합한 양이 동시에 작용하면서 균형을 유지해준다. 불규칙한 월경주기나 폐경주위기 증상을 조절하는 데 도움이 되는 식품이나 약초는 콩제품, 아마인 가루, 당귀, 체이스트 베리 등 무수히 많다. 모든 식품이나 약초에는 서로 상승작용을 하며 내분비계의 균형을 유지시키는 물질이 포함되어 있다.[1]

약초요법도 식이요법과 운동, 인간관계의 개선과 함께 병행하면

> **약초가 효과적인 경우**
> - 증상은 가볍지만 치료를 하고 싶은 경우
> - 호르몬 요법보다 약초가 더 자연적이고 유익하다고 믿는 경우
> - 유방암이나 다른 부작용 때문에 호르몬 요법을 피하고 싶은 경우
> - 호르몬 대체요법을 사용하고 있지만 추가로 약초의 도움을 받고 싶은 경우
> - 호르몬 대체요법에 거부반응이 일어나는 경우

좋은 효과를 거둘 수 있다. 명심할 점은 반드시 식품이나 약초에 대해 믿음을 가져야 한다는 것이다. '어떤 약을 먹어야 이 증상이 치료될까?'라는 생각보다 '어떤 식품이나 약초가 내 증상을 치료하는 데 도움이 될까?'라는 사고방식을 갖는 것이 중요하다.

약초요법의 기본원리

폐경주위기 증상을 약초로 다스리기 위해서는 다음과 같은 기본적인 원리를 먼저 이해해야 한다.

- 모든 식물성 식품에는 피토 영양분(피토phyto는 식물plant이란 뜻)이 함유되어 있다. 이 물질은 식물의 성장과정과 식물 특유의 유전자와 환경에 의해 생성되는 것이다. 피토 영양분은 맛과 영양에 도움을 주는 것은 물론 신진대사를 거쳐 치료제 역할도 한다. 이것이 식물성 약품의 원리이다. 한 예로 브로콜리 같은 겨자과 식물에서 발견된 화학물질인 인돌-3-카르비놀을 들 수 있다. 이 물질은 우리 몸에서

강력한 에스트로겐을 발암성이 약한 형태로 전환시킨다. 겨자과 채소를 많이 섭취하면 유방암이나 유방 통증, 부종, 기타 에스트로겐 과잉으로 인한 증상을 완화할 수 있다.

• 약초를 식품으로 사용하느냐 약으로 사용하느냐에 대한 기준은 모호하다. 예를 들어 마황은 천식이나 정맥동염에 효과적이지만 매일 복용하는 건 피해야 한다. 그러나 일반적으로 약초는 많이 복용하면 할수록 그 효과도 증대된다. 안전을 기하기 위해서 매일 적당량을 복용하고 포장에 명시되어 있는 용법이나 약초 전문가의 도움을 받는 것이 좋다. 그리고 가능하면 주치의에게 어떤 약초를 복용하는지 알리는 것이 좋다. 약초에 따라서는 다른 약의 효과를 상쇄하는 성분을 함유하고 있기 때문이다.

• 최근 들어 약초에 대한 인식이 높아지면서 그 품질이나 효능이 한결 좋아졌다. 가장 효과적인 방법은 원하는 성분이 기준 함유량 이상 포함되어 있는 식물을 통째로 혹은 한 부분을 전체적으로 다 섭취하는 것이다.

• 여기서 언급하는 폐경기 약초들은 수천 년 동안 안전성과 효과가 입증된 것으로 부작용이 거의 없다. 그러나 드물기는 하지만 특정한 약초에 대해 특정한 시기에 거부반응을 보이는 사람들도 있다. 또 약초 전문가의 도움 없이 사용해서는 안 되는 독성을 함유한 약초도 있다. 가지과의 벨라도나, 블루 코호시, 로벨리아(잔대), 미국자리공 등은 독성이 있는 식물들이다.

• 식물에 함유되어 있는 천연 호르몬인 피토에스트로겐은 우리 몸에서 분비되는 호르몬과 효능은 비슷하지만 성분은 약간 다르다. 피토에스트로겐은 우리가 흔히 먹는 사과, 당근, 귀리, 자두, 감자, 올리브, 홍차, 커피, 해바라기씨 등 3백여 가지의 식물에서 발견되며 특히 콩과 아마인에는 많은 양이 함유되어 있다.[2] 피토에스트로겐은 크게 이소플라본과 리그난 두 범주로 분류할 수 있다.

피토에스트로겐의 활동은 인체에서 생성되는 에스트로겐인 에스트라디올보다 1/100 혹은 1/1000 정도로 매우 약하다. 또 항산화제 기능과 세포증식을 억제하는 기능이 있는 것으로 밝혀졌다. 이 말은 피토에스트로겐이 조기노화의 주요인인 세포의 손상을 예방하고 비정상적인 세포의 증식을 억제한다는 의미이다.

다른 에스트로겐과 마찬가지로 피토에스트로겐도 몸 안에서 에스트로겐 수용체와 결합한다. (연구 결과 에스트로겐 수용체는 질이나 자궁, 유방조직뿐만 아니라 우리 몸의 모든 세포 표면에서 발견되었다.) 피토에스트로겐은 이처럼 수용체에 결합했을 때 호르몬 균형을 유지하고 조절하는 효과를 발휘한다.[3] 즉, 우리 몸의 에스트로겐 수치가 낮으면 약초가 에스트로겐 역할을 대신하고 수치가 높으면 강력한 에스트로겐의 작용을 억제한다는 뜻이다. 당귀 같은 약초가 에스트로겐이 과잉생성될 때(월경전 증후군)나 지나치게 부족할 때(홍조) 모두 효과를 발휘하는 것도 바로 이 때문이다.

그러나 피토에스트로겐은 유방이나 자궁처럼 에스트로겐에 민감한 조직의 증식을 자극하지는 않는다. 동물실험 결과 오히려 유방 종양을 억제하는 것으로 밝혀졌는데, 그 이유는 피토에스트로겐이 에스트로겐 수용체와 결합해서 세포의 과자극을 예방하기 때문으로 보인다.[4] 폐경기 증상에 쓰이는 약초는 인체에서 결코 암의 원인으로 작용하지 않으며 약초에 따라서는 암의 증식을 억제하는 효과가 있다.[5] 따라서 암에 걸린 여성들에게 폐경기 약초는 탁월한 선택이라 할 수 있다.

• 여성의 골반기관을 튼튼하게 해주는 식물 추출물은 무수히 많다. 이들은 혈관의 흐름을 원활하게 하고 골반기관의 무게를 증가시키기도 한다.[6] 블랙 코호시나 체이스트 베리 같은 약초들은 뇌하수체에 작용해서 폐경기 증상을 완화한다.

• 대개 약초는 약품이나 인체친화형 호르몬보다 인체에 서서히 작용한다. 따라서 약초요법으로 효과를 보려면 최소한 3, 4주는 참고 기다려야 한다.

• 마지막으로, 폐경기 증상을 치료하는 약초는 여러 가지를 혼합한 형태가 많다. 약초 전문가들이 오랜 경험을 통해 이런 방법이 시너지 효과를 높여 좀더 나은 결과를 얻을 수 있다는 걸 발견했기 때문이다. 한약재는 이런 시너지 효과를 높이는 방법으로 조제되고 있다.

주요 폐경기 약초
다음의 약초들은 폐경기 증상에 많이 쓰이는 것들로 단독 또는 복합 형태로 사용된다. 가장 확실한 것들만 몇 가지 소개한다. 이 밖에 작약, 홉, 익모초 등 효과적인 약초들이 많다.

당귀 *Angelica sinensis* 당귀는 우수한 피토에스트로겐을 함유하고 있으며 에너지를 증강하고 기력을 회복시키기 때문에 여성의 인삼이라 불린다. 무월경, 월경불순, 과다출혈에 탁월한 효과가 있다. 대만에서 온 침술가의 말에 따르면 당귀는 중국에서 가장 널리 쓰이는 약초이며 모든 여성이 가임기와 폐경주위기에 복용한다고 한다.

당귀는 또 진통과 항알레르기, 항박테리아 효과가 있으며 근육을 이완하고 혈압을 정상적으로 유지한다.[7]

당귀는 어디서나 손쉽게 구할 수 있고 모든 폐경기 증상에 두루 효험이 있으며 많은 양을 복용해도 상관없다. 아시아에서는 말린 당귀를 닭과 함께 고아 먹기도 한다. 당귀 뿌리는 약초상이나 건강식품점에서 판매하며 캡슐, 정제, 팅크제로도 개발되어 있다. 그러나 시판되고 있는 당귀의 일회분 복용량은 너무 적어서(하루에 4.5g) 크게 도움이 되지 않는다. 양을 늘려도 문제될 건 없지만 가능하면 약초 전문가나 한의사의 관리를 받는 것이 좋다.

▶ 주의할 점 임신 가능성이 있을 때는 당귀를 복용하면 안 된다.

체이스트 베리 *Vitex agnus-castus* 체이스트 베리는 지중해가 원산지인 체이스트 나무의 열매로, 자연식품점에서 비텍스라는 이름으로 널리 판매되고 있다. 이 열매는 뇌하수체 기능에 영향을 미쳐 황체형성 호르몬의 분비를 증가시키고 난포자극 호르몬의 분비를 감소시킴으로써 프로게스테론을 증가시키고 에스트로겐을 감소시키도록 만든다.[8] 폐경주위기의 호르몬 변동으로 인한 월경불순에 효과가 있는 이유도 바로 이 때문이다. 체이스트 베리는 또한 신경전달물질인 도파민과 비슷한 기능을 하기도 한다. 특히 월경전 증후군과 비슷한 증상이 있거나 월경이 불규칙하고 건너뛰는 여성들에게 많은 효과가 있다. 또 식욕을 억제하고, 우울증을 치료하며, 숙면을 취하게 해준다. 효과를 얻기 위해서는 여러 달 동안 복용해야 한다.

복용방법은 물 한 컵에 으깬 열매 1ts을 넣어 하루에 1~4번 마시거나, 1:3 추출액을 20~75방울 정도 하루에 1~4번 마신다.

▶주의할 점 체이스트 베리는 민감한 사람에게 발진을 일으킬 수 있다. 신경안정제와 함께 복용하는 것을 피하고 임신이나 수유중에는 삼가는 것이 좋다.

블랙 코호시 *Cimicifuga racemosa* 미국에서 수백 년 동안 애용된 약초로 원주민들은 크램프 바크 cramp bark(생리통 식물)라고 부르기도 한다. 중국에서도 폐경기 증상에 많이 사용되는 약재이다. 블랙 코호시는 에스트로겐 수용체와 결합해서 폐경기에 황체형성 호르몬 수치가 높아지는 것을 선택적으로 억제한다.[9] 따라서 홍조와 야간발한, 극심한 기분변화를 완화하며 월경전 증후군에도 도움이 된다. 레미페민이라는 상표로 판매되는 블랙 코호시 추출액은 유럽에서 호르몬 요법의 대안으로 가장 널리 쓰이는 약초이다. 여러 임상연구를 통해 이 약초가 우울증이나 질건조증, 홍조, 생리통 같은 폐경기 증상에 효과가 있음이 입증되었다. 많은 여성들이 레미페민 하나로 폐경기 증상을 완화하고 있다.

일반적인 용법은 하루에 2번 레미페민을 2알씩 먹거나(1정당 60mg 또는 120mg) 다음 방법 중 한 가지를 하루에 3번 복용하면 된다. (1) 뿌리 파우더나 차 tea로 1~2g (2) 4:1 추출액 파우더 250~500mg (3) 추출액 1:1 팅크제 4mg(1ts 혹은 5ml 정도).

▶주의할 점 블랙 코호시는 고혈압 약과 함께 복용하면 지나친 저혈압을 일으킬 수 있다.

감초 뿌리 *Glycyrrhiza glabra* 감초는 온대지역에서 자라는 다년

생 식물로 1~2m까지 자라며 줄기와 뿌리가 약초로 쓰인다. 감초 뿌리는 가장 많이 쓰이는 동시에 과학적으로 효능이 인정된 약초이다. 감초에는 이소플라본과 리그난 성분이 모두 함유되어 있다. 또 에스트로겐 효과와 항염, 항알레르기, 항박테리아, 항암 효과를 나타내는 약용물질이 함유되어 있다. 감초는 에스트로겐과 프로게스테론의 비율을 조절해주며 부신의 기능을 돕기 때문에 피로회복에 매우 효과적이다.

고체 추출물을 하루에 1, 2번 1/4ts씩 먹으면 된다.

▶주의할 점 복용시 반드시 혈압을 측정해야 한다. 코르티솔과 비슷한 효능이 있어서 고혈압인 사람에게 문제를 일으킬 수 있는 반면 저혈압인 사람에게는 매우 도움이 된다.

위에 소개한 약초들은 단독으로 복용하든 복합형태로 복용하든 질건조증, 홍조, 기분변화 같은 폐경기 증상에 매우 효과가 있다. 최소한 한 달 이상 복용해야 하며 그래도 별 차도가 없으면 다른 약초를 병행하든지 아니면 좀더 특별한 처방을 선택하는 것이 좋다.

폐경기를 치유하는 식품

대부분의 식품들이 폐경주위기의 변화에 도움이 되는 비타민이나 무기질, 피토에스트로겐을 함유하고 있지만 그중에서 특히 콩이나 아마인, 또는 비오플라보노이드가 함유된 몇몇 식품은 매우 유용하다. 폐경주위기 증상을 치료하는 데 어떤 방법을 택하든 간에 앞으로 소개할 '유익한' 식품 중 한 가지는 꼭 섭취하길 권한다.

콩

다른 폐경기 약초와 마찬가지로 호르몬 대체요법의 대안으로 많이 사용되고 있는 콩은 호르몬 요법의 장점을 모두 갖추었으면서도 부작용이 전혀 없다. 호르몬 대체요법을 사용하고 있더라도 콩제품을 함께 섭취하면 더욱 효과적이다. 실제로 콩이나 다른 피토에스트로겐을 충분히 섭취하면 사용중인 호르몬의 양을 줄일 수 있다.

최근 의학계에서는 식이요법의 필수요소인 콩 단백질이 홍조나 다른 폐경주위기 증상의 빈도와 정도를 완화한다는 연구 결과를 잇따라 발표하고 있다. 콩 단백질은 우리 몸의 모든 기관에 유익하게 작용한다. 많은 폐경주위기 여성들이 콩 단백질을 섭취하면 피부나 머리카락, 손톱에 윤기와 탄력이 생기고, 두세 달 동안 다량의 콩 단백질을 섭취하면 질 분비물이 늘어난다는 사실을 경험하고 있다. 또 기분 변화나 월경전 증후군, 편두통, 월경불순, 체중증가를 억제하며 신장을 통한 칼슘 손실을 막아주기도 한다.[10] 연구보고서에 따르면 콩 단백질은 폐경기 여성의 지방을 감소시키고 날씬한 조직을 증가시키는 것으로 나타났다.[11] 또 항증식 효과가 있어서 유방암이나 자궁내막암에 걸릴 위험을 감소시키는 것으로 밝혀졌다.[12]

콩의 효능을 입증한 연구는 헤아릴 수 없이 많다. 최근 한 연구에서는 50명의 폐경주위기 여성들에게 12주 동안 매일 세 가지 두유제품이나 볶은 콩 석 줌씩을 먹게 함으로써 하루에 이소플라본 60~70mg을 섭취하게 하였다.[13] 다음은 그 결과이다.

심장 우리 몸에 이로운 HDL 콜레스테롤 수치가 5.5% 증가한 반면 해로운 LDL 콜레스테롤은 9% 감소한 것으로 나타났다. 콜레스테롤 수치를 낮추는 콩의 효능을 입증한 연구들은 많다. 1999년 10월 26일 미국 식품의약국FDA은 콩 단백질이 관상동맥 질환에 걸릴 위험을 감소시킨다는 사실을 공식적으로 인정했다.[14] 또 콩 단백질은 혈관의 반응성을 활발하게 함으로써 편두통을 완화시킨다.[15]

뼈 뼈를 형성하는 조골세포를 13% 증가시키고 뼈를 손상하는 파골세포를 14.5% 감소시키는 것으로 나타났다. 콩 단백질은 에스트로겐의 작용이 미치지 못하는 뼈의 형성에 도움을 준다.

이프리플라본 등과 같은 인공 이소플라본은 골밀도를 증가시키긴 하지만 콩 단백질과 동일한 효능을 가지고 있지는 않다.[16] 현재 시판되고 있는 식물성 에스트로겐 유사 정제는 8가지나 되지만 다양한 복용량에 따른 효과를 보여주는 연구 결과는 발표되지 않았다. 또 우리 몸이 합성된 정제를 통해서도 콩식품과 동일한 이소플라본을 흡수할 수 있는지도 아직 미지수이다. 콩에는 이소플라본 외에도 우리가 알지 못하는 다른 성분들이 포함되어 있을 것이기 때문이다.

대장암과 대장질환 콩 단백질을 보강한 식이요법이 대장암 병력이 있거나 전암前癌단계의 종양을 제거한 경험이 있는 사람들에게 대장암 발병률을 감소시킨다는 연구 결과가 발표되었다. 이 결과를 근거로 미시간 주립대학의 모리스 베닌Maurice Bennink 박사는 환자에게 콩을 섭취하게 함으로써 암 발병률을 50% 낮추고 그 시기도 10~15년 늦출 수 있었다.[17] 수많은 동물실험을 통해서 콩 단백질(이소플라본 정제가 아님)은 전암단계의 대장질환을 원래대로 되돌릴 수 있는 것으로 증명되었으며, 크론병이나 궤양성 대장염 같은 대장 염증을 억제하는 것으로 밝혀졌다.

SERM 타목시펜을 복용하면서 콩을 많이 섭취한 여성들은 홍조나 우울증 같은 증상이 호전되는 것을 경험했다.

콩과 갑상선의 관계

뉴스레터의 한 독자가 갑상선 질환에 대해 자주 받는 질문을 보내왔다. "콩의 섭취가 갑상선 기능에 영향을 미치나요?"

혈액검사 결과 갑상선염인 하시모토병에 걸렸다는 진단을 받은 45세의 여성입니다. 의사는 폐경주위기와 관계없다고 말했지만, 당신이 뉴스레터에 폐경주위기와 갑상선염이 동시에 시작되기도 한다고 쓴 기억이 났습니다. 나는 폐경주위기 증상을 치료하고 심장과 뼈의 건강을 위해 콩제품을 많이 먹으려고 합니다. 그러나 콩을 많이 섭취하면 갑상선 기능부전의 원인이 된다는 글을 읽은 후부터는 매우 혼란스럽습니다. 어떻게 하는 것이 좋을까요?

이 독자는 실험실에서 동물세포에 실시했던 연구보고서나 유아에게 콩으로 만든 두유를 계속 먹였을 때 나타나는 항갑상선 반응에 대해 읽은 것 같았다. 그러나 최근 캘리포니아의 로스앨토스 건강연구센터에서 호르몬 대체요법을 사용한 적이 없는 64~83세의 여성 38명을 임의로 선정해서 이중맹검법 double-blind*으로 실험을 실시한 적이 있다. 실험 대상자들에게 6개월간 매일 콩 이소플라본 90mg을

---

* 의료효과를 알아보기 위해 약의 이름과 치료 대상자를 알리지 않고 실험하는 방법. 실험 대상자뿐 아니라 연구자에게도 알리지 않는다. ─역주

섭취하게 한 결과 항갑상선 반응은 나타나지 않았다.[18] 이와 유사한 의학적 증거는 일본에서도 찾아볼 수 있다. 일본 사람들은 매일 콩 이소플라본을 평균 100~200mg씩 섭취하지만 갑상선 기능부전 발병률은 다른 나라보다 높지 않다.[19]

결론적으로 말하자면, 콩을 섭취하는 것이 폐경주위기에 갑상선 기능부전을 일으킨다는 명백한 증거는 없다. 그러나 폐경주위기는 여성들이 콩 섭취를 늘리는 시기인 동시에 생애 처음으로 갑상선 기능을 점검하는 시기이기도 하다. 그중 25%가 갑상선 질환을 발견하기 때문에 사람들이 그 책임을 콩에게 돌리는 것이다. 만일 갑상선 기능에 이상을 느낀다면 검사를 받아보라. 간단한 혈액검사로 가능하며 마음이 한결 편해질 것이다.

콩의 효과는 섭취량에 달려 있다

콩제품을 몇 그램 섭취했느냐에 따라 효과를 판단한다는 건 쉬운 일이 아니다. 콩제품마다 이소플라본 함유량이 각각 다르고, 어떤 토양에서 어떻게 재배되었는가에 따라서도 효과가 달라지기 때문이다. 일반적으로 콩의 한 끼 섭취량에는 20g의 단백질과 30mg의 콩 이소플라본(제니스테인, 다이드제인 등)이 함유되어 있다. 콩으로 만든 건강보조식품에는 이보다 많은 양이 포함되어 있다.

미국에서 이루어지는 대부분의 연구는 하루에 40~60g의 콩 단백질을 섭취하는 것을 기준으로 행해지고 있다. 이 양은 실험 자원자들의 평균 섭취량이며 효과가 나타나는 최소량이기 때문이다. 콩을 섭취한 효과를 얻기 위해서는 이 정도 양을 4~6주간 지속적으로 섭취해야 한다. 여성들이 하루에 60g의 콩 단백질 파우더를 물에 타서 마실 경우 12주가 지나면 홍조가 45% 감소된다는 연구 결과가 있다.[20] 이 같은 연구 결과와 나의 임상경험, 개인적인 경험을 종합해볼 때 질건조증 같은 폐경기 증상을 치료하고 심장과 뼈를 보호하기 위해서는 하루에 콩 이소플라본 100~160mg 정도는 필요하다는 게 내 생각이다. 아래에 소개하는 콩제품은 약 30~50mg의 콩 이소플라본을 섭취하는 방법이다.

- 두유 1컵
- 두부 1/2컵
- 템페 1/2컵(흰콩을 삶아서 생수에 발효시킨 것)
- 날것 혹은 얼린 완두콩 1/2컵
- 볶은 땅콩 3줌

여러 상표로 시판되고 있는 콩 단백질 파우더는 물이나 우유, 주스 등에 섞어 간편하게 마실 수 있다. 리바이벌 같은 제품에는 한 병에 4~6번을 복용할 수 있는 양이 들어 있다.(부록의 〈참고자료〉 참조)

당신의 식생활에 콩제품을 조금씩 늘려가도록 하라. 갑자기 섭취량을 늘리면 장 속의 박테리아가 새로운 식품에 적응하느라 배에 가스가 찰 수도 있다. 이때는 적절한 소화제를 복용하면 된다.

수의 경우—우울증이 치료되고 유방이 건강해지다

콩이 한 여성의 삶을 얼마나 변화시켰는지에 대한 사례는 수없이 많다. 여기 한 편지를 소개한다.

몇 해 전 내게 리바이벌을 권해주신 엄마에게 평생 감사해도 모자랄 것입니다. 엄마는 유방암이라는 진단을 받은 후부터 리바이벌을 복용해왔습니다. 화학요법과 방사선 치료, 타목시펜 등 안 받아본 치료가 없을 정도였지만 지금은 암이 말끔히 치료되어 건강하게 지내고 계십니다.

나는 우울증 치료제인 프로작과, 프레마린·프라바콜 같은 호르몬제를 수년 동안 복용해왔고, 이 약들이 없는 삶은 생각할 수도 없었습니다. 그러나 리바이벌을 복용하기 시작한 지 2주가 지나면서 서서히 약을 줄이기 시작했고 6주 후에는 모든 약과 호르몬제를 끊었습니다. 그런데 놀랍게도 아무런 불편도 느껴지지 않았습니다.

여러 해 동안 나는 정기적으로 매머그램(유방 X선사진)을 찍을 때마다 두려운 마음이 들었습니다. 유방에 낭포가 생기는 유선증을 앓고 있었기 때문에 X선촬영을 할 때마다 왼쪽 유방에 2개의 검은 덩어리가 나타났고, 정밀진단이 필요하니 다시 와달라는 병원의 전화를 받곤 했습니다. 그러나 어제 병원에 갔다가 깜짝 놀랄 만한 사실을 발견했습니다. 왼쪽 가슴의 검은 덩어리가 거의 사라져서 자세히 들여다보지 않고는 발견할 수 없을 정도였습니다. 예전 필름에서는 선명하게 나타났던 검은 덩어리가 사라지고 정상적인 조직이 30% 정도 회복되어 있었습니다. 의사는 이제 6개월마다 오지 말고 일 년에 한 번만 오면 된다고 말했습니다.

식이요법에 콩을 첨가하면 어떤 효과가 있는가?

얼마나 많은 양의 콩을 섭취하느냐에 따라 며칠 안에 홍조가 완화되는 것을 느낄 수도 있다. 일본 여성들은 평균적으로 매일 4~6차례 콩을 먹음으로써 100~200mg의 콩 이소플라본을 섭취하는 것으로 알려져 있다. (일본 여성들은 비교적 홍조도 별로 겪지 않는다.)

폐경주위기 여성 중에는 콩을 섭취하거나 시중에서 판매하는 폐경기 약초를 복용한 후 월경이 다시 시작된 것 같은 경험을 하는 경우가 있다. 한 여성이 이런 문제로 나를 찾아온 적이 있다. 그녀를 진찰한 의사가 혹시 약초의 부작용일지도 모른다고 우려를 나타냈기 때문이었다. 그러나 콩이나 약초에 들어 있는 피토에스트로겐은 완전히 폐경기를 맞은 여성에게 다시 월경을 돌려주진 않는다.

폐경주위기의 월경불순은 호르몬 변동으로 인한 것이다. 폐경주위기 여성 중에는 월경이 여러 달 건너뛰었다가 다시 규칙적으로 몇 달 심지어 몇 년 동안 지속되는 경우도 다반사이다. 콩을 섭취한다고 해서 이런 증상을 예방할 수는 없으며 또 콩을 많이 섭취했기 때문에 자궁근종이 커지는 것도 아니다. 폐경주위기에 심한 변동을 겪는 에스트로겐으로 인해 자궁근종의 증식이 빠르게 진행되는 경우는 있지만 콩을 많이 섭취했다고 종양이 커지지는 않는다. 오히려 여성에 따라서는 호르몬 요법 대신 콩을 섭취했을 경우에 자궁근종이 축소된 예가 있다.

콩 단백질 상품인 리바이벌을 복용하는 한 여성이 이런 편지를 보낸 적이 있다. "여러 달 동안 리바이벌을 복용하고 나서 매우 성공적인 결과를 얻었습니다. 자궁근종이 작아지고 과다출혈도 줄어들었지요. 하지만 호르몬 대체요법을 시작하자 한 달이 못 되어 자궁근종이 다시 커지고 과다출혈도 시작되었습니다. 그래서 호르몬 대체요법을 중단하고 다시 리바이벌을 복용하고 있습니다."

한 환자는 건강식품점에서 콩 드링크제를 구입해서 복용한 후 홍조와 저혈당증이 완전히 사라졌다고 했다. 그녀는 후에 이렇게 덧붙였다. "콩 드링크제를 마셨기 때문에 홍조가 사라졌다는 사실이 믿어지지 않았습니다. 그래서 콩 드링크제를 중단했더니 일 주일 안에 홍조가 다시 시작되었습니다. 나는 다시 콩을 복용하기 시작했습니다.

홍조가 다시 사라지기까지는 2주가 걸렸습니다."

온 가족이 콩을 먹자

콩 요리로 식탁을 꾸미면 온 가족이 콩을 섭취할 수 있다. 남성들이 콩 단백질을 많이 섭취할 경우 전립선의 건강에 도움이 된다. 콩을 섭취하면서 밤에 소변을 보기 위해 일어나지 않아도 된 남성들이 많다. 현재 콩이 전립선암에 미치는 영향에 대한 연구가 진행중이다.

유전자변형이 되지 않은 유기농 콩을 먹자

미국에서는 전체 콩의 20% 정도를 유전자변형GMO 콩으로 생산하고 있다. 가뭄에 대한 저항력을 높이고 여러 장점을 살리기 위한 노력의 결과이지만, 유전자변형은 윤리적으로 그리고 영양 면에서 많은 논란이 있다. 유럽에서는 유전자변형 확산을 우려해 유전자변형을 금지하는 운동이 일고 있으며 미국에서도 점차 이 운동이 활발해지고 있다. 유전자변형이 건강이나 환경에 미치는 영향에 대해 좀더 확실한 정보를 얻기 전까지는 유기농으로 재배되었거나 '유전자변형작물이 아님 non-GMO'이라는 표시가 붙은 제품을 먹도록 하자.

아마인—리그난, 섬유질, 오메가-3 지방산의 보고

아마인은 항암효과가 뛰어나며 리그난이라는 피토에스트로겐 복합체가 풍부하게 함유되어 있는 식물이다. 아마인의 리그난 함유량은 다른 곡물이나 과일, 야채 등에 비해 무려 100배나 많다. 리그난은 장내 박테리아에 의해 엔테로디올과 엔테롤락톤이라는 두 가지 화학물질로 분해되는 식물성 물질이다. 이 물질은 간을 거친 다음 소변으로 배설된다.[21] 이 밖에도 아마인은 섬유질과 오메가-3 지방산의 훌륭한 공급원이다.

우리가 리그난을 많이 섭취해야 하는 이유는 여러 가지가 있다. 가장 중요한 이유 몇 가지를 소개한다.

리그난

리그난은 항암효과가 탁월하다 주목할 만한 여러 연구 결과 아마인에 함유된 리그난은 유방암과 대장암을 예방하는 것으로 밝혀졌다. 우리 몸에서 분비되는 호르몬의 생성이나 작용을 조절하는 기능이 있기 때문이다.[22]

리그난은 강력한 피토에스트로겐이다 아마인을 복용하는 여성은 콩 이소플라본을 복용할 때와 마찬가지로 에스트라디올 등 호르몬의 수치가 상당히 변화하는 것으로 나타났다. 콩을 싫어하면서 피토호르몬의 섭취를 원하는 여성에게 아마인유나 가루는 더없이 좋은 식품이다.[23]

리그난은 좋은 항산화제이다 콩이나 다른 약초와 마찬가지로 리그난도 항바이러스, 항박테리아, 항산화 성질이 있다. 따라서 노화나 질병으로 인한 세포손상을 예방한다.

리그난은 심혈관계를 보호하는 기능이 있다 연구보고서에 따르면 아마인에 들어 있는 리그난은 LDL 콜레스테롤을 감소시키고 HDL 콜레스테롤을 증가시키며 아테롬성 동맥경화증의 발병률을 줄이는 것으로 밝혀졌다.[24]

섬유질

아마인은 섬유질의 우수한 공급원이다. 피토에스트로겐 성분과 더불어 가용성·불용성 섬유질이 풍부하게 함유되어 있다. 따라서 매일 아마인 가루를 복용하면 변비를 해결할 수 있다. 밀기울에 들어 있는 섬유질은 너무 단단해서 장을 지나치게 자극하는 반면 아마인의 섬유질은 좀더 부드럽다. 아마의 섬유질은 우리 몸에서 체액과 결합하여 점액을 형성함으로써 당뇨병이나 심장혈관 질환 위험을 크게 낮춘다. 섬유질은 혈중 콜레스테롤 수치와 트리글리세리드 수치를 감소시키는 물질이다.

아마인 45g(약 1/4컵)에 들어 있는 섬유질은 11.7g으로, 이것은 오트밀(귀리 죽) 1/2컵에 들어 있는 양의 거의 4배에 가깝다.

오메가-3 지방산

아마인에는 오메가-3 지방산이 풍부하게 함유되어 있다. 이 지방산은 뇌와 심장을 포함한 모든 세포의 건강을 지켜주는 기본적인 성분이다. 흔히 나타나는 오메가-3 지방산의 부족증상은 피로감, 피부건조, 갈라지는 손톱, 가늘어지는 머리카락, 면역계의 기능부진, 변비, 관절염, 우울증, 관절 통증, 호르몬 불균형 등이다. 오메가-3 지방산은 아마인뿐 아니라 지방이 많은 생선(특히 연어, 전갱이, 고등어, 정어리, 멸치 등), 생선기름, 육류의 내장, 계란 노른자, 해조류 등에도 함유되어 있다. 아마인 가루는 신선도만 보장된다면 오메가-3 지방산의 우수한 공급원이다. (아마인유도 오메가-3 지방산을 함유하고 있지만 섬유질은 없다. 그리고 오일은 냉장보관하지 않으면 부패하기 쉽다.)

그렇지만 우리 몸에 필요한 모든 지방산을 아마에서 섭취할 수 있는 것은 아니다. 아마에는 뇌조직의 중요한 구성성분이지만 몸 속에서 생성되지 않아 음식에서 꼭 섭취해야 하는 DHA가 들어 있지 않다. 반면에 어류, 특히 찬물에서 살아 지방이 많은 생선에는 DHA가 풍부하다. 생선을 많이 먹는 사람은 우울증에 걸릴 확률이 낮다는 연구 결과가 나오는 이유도 바로 이 때문이다. 만일 당신이 생선을 정기적으로 먹지 않는다면 DHA를 반드시 보충(하루에 100~400mg)해야 한다.(부록의 〈참고자료〉 참조)

아마인을 섭취하는 법

아마인이라고 모두 같은 것은 아니다. 나는 기름진 토양, 좋은 기후가 오메가-3 지방산과 향기를 높여주는 로키 산맥 부근의 대평원에서 자란 황금색 아마를 권하고 싶다.(부록의 〈참고자료〉 참조) 대부분의 건강식품점에서 판매하는 갈색 아마는 피하라. 향기도 고약할 뿐 아니라 황금색 아마에 비해 영양도 크게 떨어진다. 커피분쇄기에 갈아서 가루(1/4컵)를 수프나 음료에 타서 먹거나 시리얼, 샐러드에 뿌려 먹으면 좋다. 나는 매일 아침 반은 두유에, 나머지 반은 바닐라 요구르트에 넣어 마신다. 섬유질과 피토에스트로겐이 풍부한, 폐경기에 좋은 아침식사를 하는 셈이다.

비오플라보노이드

피토에스트로겐이 풍부한 또 다른 식품으로는 비오플라보노이드가 많이 함유된 약초나 과일을 들 수 있다. 비오플라보노이드는 과잉 생성된 에스트로겐과 서로 수용체를 차지하려고 경쟁함으로써 폐경기 호르몬의 균형을 유지하고 골반기관을 강화한다. 감귤류의 희고 스펀지 같은 내피에 풍부하게 함유되어 있어 귤이나 오렌지, 자몽 등을 통해 섭취할 수 있다. (나는 오렌지 껍질의 하얀 부분만 떼어 먹기도 하고 아티초크 잎을 그냥 씹어먹기도 한다.) 비오플라보노이드가 많이 들어있는 식품으로는 체리, 블루베리, 크랜베리, 빌베리, 도정되지 않은 곡물, 포도껍질, 붉은 토끼풀을 들 수 있다. 매일 1,000mg의 비오플라보노이드를 비타민 C와 함께 복용하면 홍조를 치료할 수 있다.[25]

한약과 침술

한약과 침술은 2천 년 전부터 폐경기 증상을 비롯한 수많은 부인병의 치료법으로 사용되어왔다. 나는 의사로서 오랫동안 수백 명의 여성들에게 이것을 소개해왔으며, 개인적으로도 생리통이나 홍조를 치료하기 위해 한약재나 침술을 사용했다.

한약은 천연 약초를 개인의 신체나 감정, 영혼, 심리에 맞게 조제하는 전인적인 심신의학 치료법이다. 우리 몸의 음과 양의 균형을 유지함으로써 건강을 지키는 것이다. 폐경기에 가장 많이 나타나는 증상에 대해 침술 애호가인 나와 엄마의 경험을 살려 쉽고 간단하게 설명해보겠다.[26]

한의학에 의하면, 나이를 먹을수록 우리 몸은 음(생명의 체액)이 점점 줄어들고 양(에너지와 열)이 우세해져서 기(생명 에너지)가 침체한다고 한다. 우리 몸에서 음과 양, 그리고 기가 조화롭게 균형을 이루는 것은 물이 담긴 주전자(음)가 불(양)에 끓는 것과 같은 이치이다. 그 결과 나오는 증기(기의 흐름)가 우리 몸을 돌면서 영양을 공급하고 몸을 따뜻하게 만든다.

음이 얼마나 고갈되느냐는 우리의 생활방식이나 식습관, 유전자에 의해 좌우된다. 음이 고갈되면 주전자에 물이 없는 것과 같아서 아무리 불을 때도 우리 몸에 수분과 영양을 전달할 증기가 생성되지 못한다.

따라서 남아도는 과다한 열이 우리 몸에 퍼져 홍조를 비롯해 피부나 눈, 질 등을 건조하게 만든다. 또 열은 우리 심장에서 신神spirit을 빼앗음으로써 불안감과 불면증을 초래한다. 과다한 열이 혈액에 들어가면 월경 때 과다출혈이 되기 쉽다. 기가 원활하게 순환하지 않으면 여기저기가 아프며 기분변화나 우울증이 생기기 쉽고, 여기에 열의 과다까지 동반되면 불안과 초조감에 사로잡히게 된다.

식이요법

한의학에 따르면 식이요법은 여러 증상을 호전시키는 효과적인 방법이다. 나도 이 효과를 몸소 경험했다. 가장 염두에 두어야 할 점은 열을 생성하는 모든 식품의 섭취를 줄여야 한다는 것이다. 카페인과 알코올, 정제된 설탕, 식용색소, 방부제, 식품첨가물(육류나 닭, 계란 등의 생산과정에서 동물에게 먹이는 항바이러스제나 호르몬제를 포함해서) 등은 열의 과다와 음의 고갈을 초래한다. 붉은살 고기는 적게 먹는 것이 좋으며 완벽한 채식주의자가 되는 것은 바람직하지 않다. 체중과 생활방식에 따라 다르지만 육류와 생선을 최소한 1, 2주에 50~100g은 섭취해야 한다. 또 자극성이 강한 카레나 고추가 들어 있는 음식, 기름에 볶거나 튀기거나 지방이 많은 음식은 피하는 게 좋다.

음식은 날것이나 차가운 것을 먹지 말고 가볍게 익힌 것이 좋다. (요즘 나는 레몬 주스를 살짝 떨어뜨린 야채 샐러드를 전자레인지에 30초 정도 익혀 먹는다.) 날것을 먹으면 소화시키는 데 에너지를 많이 소모하므로 열이 생겨나고 기가 침체된다. 일반적인 인식과는 다르게 차가운 음식은 우리 몸을 차갑게 식혀 균형을 유지하는 게 아니다. 오히려 기의 흐름을 방해해서 기가 침체되게 만든다. 차갑게 먹는 게 좋은 음식은 멜론, 콩나물, 두부, 흰살 생선, 사과, 샐러리, 아스파라거스, 포도 등이다.

담배는 여러 가지 악영향을 미친다. 담배를 피우는 것은 그야말로 열과 독을 직접 들이마셔 뇌와 혈액으로 보내는 것이다. 흡연은 난소에 영향을 미쳐 정상적인 경우보다 2년 빠르게 에스트로겐 수치를 감소시키는 것으로 밝혀졌다.

한의사들은 또 폐경주위기에는 많은 열을 발생시키는 생강이나 아시아 인삼, 시베리아 인삼의 복용을 피하라고 권한다.

폐경기에 잘 듣는 한약재

종류와 효과가 다양한 한약재는 우리 몸의 기를 보강해줄 뿐 아니라 폐경주위기 증상에도 매우 효과적이다. 약초 중 상당부분은 서구에도 상응하는 식물이 있지만 여러 가지 약초를 배합해서 만든 한약은 매우 독특한 효과가 있다. 이 조제법은 중국 사람들이 수천 년 동안 발전시켜온 것이다.

한약이나 약초에 대한 방대한 내용을 이 책에서 모두 다루는 건 역부족이다. 다음에 소개한 한약들은 많은 사람들이 효과적으로 안전하게 사용해온 것들만 간추린 것으로 빙산의 일각에 불과하다. 한약은 대부분 개인의 상태를 점검한 후 조제하는 걸 원칙으로 하기 때문에 한의사에게 짓는 것이 가장 좋은 방법이다.

만일 건강식품점에서 구입할 경우에는 성분표시가 되어 있는지 반드시 확인해야 한다.

다음 약재들은 폐경주위기에 효과적인 것들이다.

조이풀 체인지 Joyful Change 폐경주위기에 주로 복용하는 보약으로 당귀와 블랙 코호시, 작약 등 25가지 약재가 들어간 한약이다. 특별히 폐경기 증상을 위해 처방된 약으로 홍조와 불면증, 질건조증 등에 효과가 있으며, 특히 열을 식히고 음기를 보강하는 약재이다. 월경이 불규칙하거나 배란이 부족한 여성에게 주기를 회복시키는 효능이 있다.

운남백약(산) 雲南白藥(散) 폐경주위기 여성에게 흔한 증상인 과다출혈을 막아주는 효과가 있다. 치료제가 아니므로 장기간(한 달 이상) 복용하면 안 된다. 그리고 에스트로겐 우세나 자궁근종 같은 과다출혈의 원인을 규명해서 치료해야 한다.

계지가용골모려탕 桂枝加龍骨牡蠣湯 심장의 음기와 신神을 보강하는 약재이다. 불안감, 신경과민, 불면증에 효과가 있다. 장기간 복용해도 무방하며 중국에서는 폐경주위기 여성뿐 아니라 모든 사람들이 즐겨 복용한다.

시호가용골모려탕 柴胡加龍骨牡蠣湯 간의 기를 높이고 신神을 가라앉힌다. 침울한 기분, 정서불안, 절망감, 극심한 분노를 가라앉히는 효과가 있다. 불면증 치료제로도 쓰인다.

침술

침술은 중국 의학의 기본적인 치료법으로 우리 몸의 에너지, 즉 기를 정상적으로 흐르게 하기 때문에 에너지의 흐름이 재편성되는 폐경주위기에 사용하면 더욱 효과적이다. 특히 홍조나 불면증, 야간발한, 걱정, 초조, 정서불안, 기분변화, 생리통, 과다출혈 등의 증상을 완화한다.

많은 사람들이 서양의학의 약물이나 수술로 효과를 보지 못했을 때 마지막 수단으로 침술을 택하는데, 이런 어려운 상황에서 효과를 보는 경우도 종종 있지만, 침술은 원래 예방의 목적이나 증상의 초기에 쓰면 가장 효과적이다. 침술은 기의 흐름을 원활히 함으로써 우리 몸의 문제가 질병으로 나타나기 전에 미리 막을 수 있다.

나도 30대에 침술로 생리통을 치료한 경험이 있는데 그후로 재발되지 않았다. 나는 편두통에서부터 만성 요로감염증에 걸린 사람들까지 침술을 권하고 싶다. 침술은 생리불순이나 과다출혈을 막아주고 급작스런 발작을 멈추게 하며 경우에 따라서는 자궁근종을 축소시키기도 한다. 연구보고서에 따르면 침술은 우리 몸의 코르티솔 균형을 향상시키고, 면역계의 기능을 강화하며, 담배나 알코올 중독에서 벗어나게 해준다.

침술은 경락이라 불리는 우리 몸의 에너지 통로에 기가 잘 흐르도록 하는 것이다. 경락이 해부학적인 특정한 구조로 발견되지 않았기 때문에, 현대의학은 프랑스 과학자들이 경락의 존재를 확실히 증명하기 전까지 오랫동안 그 효과를 무시해왔다. 프랑스 과학자들은 방사성 동위원소를 인체에 특정지점에 주입하여 그 이동경로를 추적해보았는데, 한 번은 우리 몸의 침자리(취혈점)에 주입했고 또 한 번은 무작위로 정한 자리에 주입했다. 그 결과 진짜 침자리에 주입했던 동위원소의 이동경로는 일정한 궤적을 나타내며 경락의 흐름과 일치하는 것으로 드러났다.[27] 침술의 효과는 임상실험을 통해서도 확실히 증명되었다.

편한 것부터 시작하자

앞서 소개한 모든 방법들은 부담을 갖거나 반드시 해야 하는 강제성을 띤 것이 아니다. 자연의 지혜는 온화하고 친절하며, 이미 당신의 내면에도 상당히 존재한다. 당신에게 잘 맞을 것 같은 약초나 음식을 골라 그냥 시도해보라. 여기에 소개한 모든 약초와 식품에는 어떤 종류이든 피토호르몬이 함유되어 있고 부작용이 전혀 없기 때문에 자유롭게 실험을 해보아도 괜찮다.

7

폐경기의 식이요법

─ 호르몬 균형과 체중조절 프로그램

지난 여러 해 동안 30대 후반에서 40대 초반의 여성들이 수없이 나를 찾아와 이런 불평을 늘어놓았다. "내 허리를 두르고 있는 이 스페어 타이어 같은 살은 어디서 오는 거죠?" "전에는 몇 주 만에 2,3kg이 빠지곤 했는데 이젠 더이상 체중이 줄지를 않아요." "체중은 처녀 때와 같은데 몸매는 달라진 것 같아요. 왜 그렇죠?"

어떤 여성들은 전보다 많이 먹지도 않는데 체중이 늘고, 또 어떤 여성들은 멋진 몸매가 일그러지기 시작한다. 허리가 굵어지고 배와 옆구리와 어깨에 지방이 쌓여간다. 이처럼 중년에 몸매를 망가뜨리는 주범이자 만병의 근원이 되는 체중증가를 막기 위해서는 식습관을 바꾸고 운동을 해야만 한다.[1]

이런 변화가 나타나는 이유는 중년이 되면 신진대사율이 이전보다 10~15% 감소하기 때문이다. 또 몸이 에너지를 지방의 형태로 바꿔 세포에 저장하는 능력이 증가하고,[2] 에스트로겐 수치의 감소로 식욕이 왕성해진다.[3] 자연은 두 가지 이유로 우리 몸에 이런 장치를 해 놓았다. 첫째, 늙어갈수록 적은 음식으로도 지탱할 수 있게 하기 위해서이며 둘째, 난소가 예전처럼 왕성하게 생성하지 못하는 에스트로겐과 안드로겐을 체지방이 만들어내도록 보조장치를 한 것이다.

우리가 조상들처럼 수렵채취 생활을 하고 있다면 중년의 신진대사 변화는 크게 문제될 것이 없을지도 모른다. 그러나 "너무 뚱뚱하거나 너무 마르면 안 된다."는 얘기를 귀에 못이 박이도록 듣는 현대사회에서는 중년에 신진대사율을 떨어뜨리는 자연의 지혜가 고마운 일만은 아니다.

다행스럽게도 체중과 지방이 늘지 않고도 신진대사와 호르몬 변화에 대처할 수 있는 방법이 많이 개발되었다. 나는 의사로서 그리고 직접 체험에 의해 효과적인 방법을 많이 파악하고 있다.

체중과의 전쟁에서 평화로

내가 체중에 신경을 쓰기 시작한 것은 처음 다이어트를 시작하던 열두 살 때부터였다. 나는 골격이 크고 근육이 발달한 체형이어서 10대와 20대 초반까지 언제나 정상체중보다 5~10kg 적게 유지하려고 애썼다. 10대를 거치면서 52kg을 유지하기 위해 투쟁을 벌였고 대학 때에는 굶기를 밥먹듯 해서 한두 달 안에 목표에 도달하곤 했다. 정기적으로 조깅을 하던 20대에는 설탕탐식증과 싸우면서 피나는 노력을 기울인 끝에 57kg 선을 유지할 수 있었다.

그러나 아이를 낳자 다른 여성들과 마찬가지로 아무리 애써도 이전의 체중을 회복할 수가 없었다. 나는 아이를 양육하는 데 필요한 힘을 제공하기 위해 새내기 엄마들의 체중을 늘리는 자연의 섭리에 몸을 맡길 수밖에 없었다.

두 아이를 4년 정도 키우고 난 후 30대 때에는 체중이 60~63kg으로 안정되었다. 이 기간에는 몸매관리에 웨이트 트레이닝까지 했으므로 늘어난 체중은 지방보다 근육 때문이라고 생각했다. (근육은 지방보다 무게가 더 나가지만 칼로리로 좀더 쉽게 전환된다.)

마침내 40대가 되자 55사이즈를 입을 정도는 아니었지만 어느 정도 체중과 평화관계를 수립하게 되었다. 식생활에 유의하고—자연식품, 이로운 지방, 과일과 야채, 식물성 단백질 등—웨이트 트레이닝을 비롯한 운동을 계속한 덕에 25%의 체지방률과 63kg 정도의 체중을 유지할 수 있었다. 물론 체중을 3~5kg 더 줄일 수 있다면 환상적이겠지만 그동안의 생활방식을 바꾸고 싶은 생각은 없었다. 특히 내가 가장 좋아하는 초콜릿 브라우니(케이크의 일종)와 파이를 먹는 기쁨을 포기할 수는 없었다.

중년의 신진대사—몸이 제 갈 길을 가다

그러나 쉰 고개를 넘자 한두 달도 못 되어—월경이 불규칙해지기 시작할 즈음—갑자기 체중이 늘기 시작했다. 식이요법과 운동을 계속하고 있음에도 불구하고 웬일인지 체중계 눈금은 하루가 다르게 올라갔다. 나는 두려웠다. 아니, 공포감이 밀려왔다는 표현이 더 정확하다. 과장된 표현이라고 생각하겠지만, 나는 원래 하루라도 다이어트와 운동을 건너뛰면 순식간에 비만이 되는 체질이었다. 내가 더이상 허용하지 않겠다고 결심한 몸무게 상한선은 65kg이었다. 그러나 불과 몇 주 만에 그 마지노선이 무너지고 체중계 눈금은 첫아이를 임신했던 말기의 몸무게인 68kg에 육박해 있었다.

뭔가 새로운 조치를 취해야만 했다. 그러나 어떤 방법을 써야 할까? 나는 체중과의 전쟁에서 반드시 이기리라는 믿음을 가지고 노력한 끝에 마침내 평생 실천할 효과적인 방법을 개발했다.

케토시스

지난 7, 8년 동안 나는 메리 댄 이디스Mary Dan Eades와 마이클 이디스Michael Eades 박사 부부가 그들의 저서 〈단백질의 힘Protein Power〉에서 주장한 저탄수화물 고단백질 다이어트를 추천하고 또 실천해왔다. 그러나 이번엔 탄수화물 섭취를 좀더 강력하게 줄이기로 결심하고 〈앳킨스 박사의 신 다이어트 혁명Dr. Atkins' New Diet Revolution〉이라는 책을 구입했다. 표지에 2백만 부가 팔렸다고 쓰여 있었다. 그렇게 많은 사람들이 선택한 책이라면?[4] 어쨌든 탄수화물, 인슐린과 체중증가의 상관관계를 고려할 때 앳킨스 박사의 연구와 임상실험은 설득력이 있었다.[5]

나는 또 체지방이 연소될 정도로 탄수화물 섭취를 줄였을 때 나타나는 현상인 케토시스ketosis*대해서도 연구하기 시작했다. 케토시스가 고단백 다이어트의 위험성을 입증하는 것이라고 비판하는 사람들도 있지만 나는 앳킨스 박사가 지시한 기간을 지킨다면 신장에 문제가 없는 사람들에게는 해가 되지 않는다는 것을 알고 있었다. 더구

---

* 체내에 당분이 모자라거나 당대사가 불완전하여 혈액 내 케톤체(아세토아세트산, 아세톤 등)가 다량축적되어 소화기장애와 신경증상을 일으키는 상태. 케톤증, 아세톤혈증이라고도 한다.―역주

나 이 증상은 빠르고 지속적으로 체중이 감소된다는 증거로 볼 수도 있었다.

나는 최소한 14일 동안은 앳킨스 박사의 다이어트법을 따르기로 결정하고 약국에서 케토시스 여부를 확인하기 위한 소변검사지를 샀다. (체지방이 분해되어 생기는 케톤체는 소변을 통해 배출되므로 집에서도 쉽게 검사할 수 있다.) 앳킨스 박사에 따르면 소변에 케톤체가 배출되는 것은 체지방이 에너지로 연소되었다는 증거였다. 나는 탄수화물 섭취를 하루에 20g 이하로 줄였다. 이제까지 한 번도 시도해본 적이 없는 양이었다.

앳킨스 박사에 따르면 대부분의 사람들은 48시간 안에 케토시스 상태에 이른다고 한다. 그 시간은 사람에 따라 다르며, 간에 저장된 글리코겐이 고갈되어 몸이 체지방을 에너지화하는 데 얼마나 걸리느냐에 달려 있다. 나는 탄수화물을 제한하고 48시간이 지나기를 기다려 하루에 두세 번씩 소변을 확인했다. 아무 변화가 없었다. 검사지는 보라색으로 변하지 않았다. 몸이 가뿐하고 에너지가 넘쳤지만 상당량의 L-카르니틴을 보충하기 전까지 내 몸에는 케토시스 상태가 나타나지 않았다.

탄수화물을 제한한 지 꼬박 열흘이 지나자 그제서야 소변검사지에 약간의 흔적이 나타났다. 그러나 그때까지 내 체중이나 지방은 줄어드는 기미가 없었다. 오히려 앳킨스 다이어트를 실시한 후 체중이 1.5kg 늘었다. 또다시 체중의 최고수치가 경신된 것이다. 절망감이 몰려왔다. 나는 그동안 열심히 운동을 했고, 탄수화물을 최대한 제한했으며, 나머지 음식도 적절히 섭취했고, 수백만 명의 체중감소를 도왔다는 다이어트를 실천했다. 그런데 결과는 어떤가. 많은 폐경주위기 여성과 마찬가지로 나도 중년의 신진대사라는 장벽에 부딪쳤던 것이다. 중년의 몸은 지방을 유지하도록 프로그램되었다는 것을 뼈저리게 느꼈다. 경험을 바탕으로 나는 전문가의 도움을 받아 연구를 계속하며 체중의 딜레마를 푸는 일에 주력했다. 넉 달이 지나자 체중은 이전 수준인 63kg을 회복했다.

다음 프로그램은 나의 경험과 수많은 뉴스레터 독자들의 편지, 환자들의 사례를 정리한 것이다. 중년의 지방을 조절하고, 호르몬 균형을 유지하며, 각 기관의 건강을 지키는 데 많은 도움이 될 것이다.

체중조절의 5단계

1단계─허리/엉덩이 비율, 체질량지수, 체지방률을 측정하자

중년에 체중이 늘어난다고 반드시 건강에 해가 되는 건 아니다. 폐경주위기에 늘어난 체중은 폐경기가 지나 신진대사가 안정되면 다시 줄어든다.

그러나 폐경주위기의 호르몬 변화는 건강의 적신호인 복부비만을 초래한다. 복부의 지방세포는 엉덩이나 허벅지의 지방세포보다 신진대사가 활발하기 때문에 상대적으로 더 위험하다. 우리 몸이 일정한 혈당량을 유지하기 위해 인슐린을 갈수록 많이 분비하는 '인슐린 저항'이라는 상태를 유발하는 데도 일조한다.

또 복부지방은 안드로겐과 에스트로겐을 과다생성한다. 비만의 대명사인 축구공 같은 몸매는 심장질환과 유방암, 자궁암, 당뇨병, 신장결석, 고혈압, 관절염을 비롯하여 요실금, 다낭성 난소, 스트레스성 요실금, 뇌졸중, 담석증, 수면 무호흡증에 걸릴 위험을 높인다.[6]

'허리/엉덩이 비율'은 질병에 노출될 위험을 가장 빨리 파악할 수 있는 지표이다. 엉덩이의 가장 불룩한 부분과 허리의 가장 잘록한 부분의 치수를 재서 허리치수를 엉덩이치수로 나누어라. 그 숫자가 0.8 이하면 건강한 편이고 가장 이상적인 숫자는 0.74이다. 이 비율이 0.85 이상이면 위에 열거한 질환에 걸릴 위험이 있다.[7]

체질량지수도 건강상태를 가늠하는 좋은 척도이다. 이것을 산출하는 공식은 다음과 같다.

$$체질량지수(BMI) = \frac{체중(kg)}{신장 \times 신장(m^2)}$$

체질량지수가 18 이하이면 저체중, 19~24이면 적정, 25~29이면 과체중, 30 이상이면 비만이라고 할 수 있다. 체질량지수가 높으면 각종 질환에 걸릴 위험이 증가하는데 25~29의 범위에 있을 경우, 수치가 약간 더 증가하면 얼마나 위험률이 더 커지는지는 아직 명확하지 않다.

체지방률도 건강상태를 대변해준다. 병원이나 건강센터에서 측정할 수 있다. 측정기를 판매점에서 구입할 수도 있으나 그 정확도가 의심스럽다. 체지방률이 20~28%로 건강한 정도이면 체질량지수가 24 이상이어도 괜찮다. 근육이 발달한 운동선수들이 좋은 예이다.

만일 당신의 허리/엉덩이 비율과 체질량지수, 체지방률이 이상적인 범위에 속한다면 체중이나 호르몬 균형을 유지하기 위해 현재 실시하는 프로그램을 그대로 유지하라. 그러나 이 범위를 넘었다면 위험을 낮추기 위해 모든 노력을 기울여라. 1999년 하버드 의과대학에서 실시한 연구에 따르면 성인이 된 이후로 체중이 10kg 증가한 여성은 흡연 여성보다 신체적 기능이나 활력이 훨씬 감소하는 것으로 밝혀졌다. 또 체중증가는 이전의 체중이 얼마였느냐에 관계없이 몸의 통증을 증가시켰다. 반면에 초과된 체중을 줄였을 경우 몸의 건강이나 활력이 다시 회복되었다.[8] 이것은 매우 고무적인 결과이다. 굳이 이상적인 체중에 도달하려고 애쓰지 않아도 된다는 뜻이다. 현재 체중에서 3~5kg만 줄여도—또는 체질량지수를 1단계만 낮추어도—건강이 크게 향상되고, 혈압이 낮아지며, 호르몬 균형이 회복되기 때문이다.

2단계—스트레스 요인을 점검하자

미국 국립보건원NIH 연구원인 파멜라 피크 Pamela Peek 박사는 〈40세부터는 지방과 싸우자 Fight Fat After Forty〉라는 저서에서 여성을 조기사망으로 이끄는 복부비만과 스트레스 사이의 관계를 규명했다. 스트레스는 일상생활에서 올 수도 있지만 40대 이후의 여성에게는 환경적 요인 때문에 많이 생긴다는 것이다. 어린 시절 마음의 상처, 완벽주의, 이혼이나 빈둥지 증후군 같은 인간관계의 변화, 직장에서의 스트레스, 고질적·만성적인 질병, 다이어트, 폐경기의 영향 등이 스트레스 요인으로 작용한다.

폐경주위기 초기에 새로운 스트레스 요인 때문에 체중이 느는 경험을 했던 나는 이 주장에 충분히 수긍이 갔다. 이혼 후 첫 명절인 추수감사절을 맞아 대학에 진학한 큰딸이 집으로 돌아오기 바로 전부터 체중계 눈금이 올라가기 시작했다. 두 딸은 나와 남편 사이를 오가며 휴가를 보내야 했다. 나는 이런 일이 우리 가족에게 벌어지리라고는 꿈에도 생각지 못했다.

나는 또 그즈음 척추수술을 받고 회복중인 가장 절친한 친구를 돌보고 있었다. 식사준비와 시중을 들며, 진통제로도 가라앉지 않는 극심한 통증에 괴로워하는 친구 곁에서 되도록 편한 분위기를 만들어주려고 애쓰고 있었다. 거의 한 달 이상 특별한 경우를 제외하고는 24시간 친구 곁을 떠나지 않았다. 돌이켜보면, 체중이 느는 것도 놀랄 일이 아니었다.

체중이 늘었을 때는 어떤 스트레스 요인이 있었는지 예전 달력이나 수첩을 찾아보라. 특히 스트레스에 대한 반응을 향상시켜주는 호르몬―세로토닌과 코르티솔―수치가 떨어져 감정이 예민해지기 쉬운 늦은 오후 시간대에 관심을 기울여라. 우리는 기분을 좋게 해주는 신경전달물질인 세로토닌이 고갈되면 그 수치를 정상으로 돌리기 위해 눈에 보이는 건 무엇이든―특히 정제된 탄수화물 종류―먹어치우려고 한다.

반면 스트레스가 해결되면 체중이 준다. 폐경주위기에 있는 한 동료 의사는 최근 의과대학에 다니는 딸과 여행을 다녀왔다. 그들은 함께 학회에 참석한 후 그랜드캐년을 구경했다. 여행중에 그녀는 다이어트에 신경쓰지 않고 먹고 싶은 대로 먹었지만 집에 돌아와보니 체중이 2.5kg이나 줄었다! 그녀는 이렇게 말했다. "내 생각에는 열흘 동안 응급호출에 신경쓰지 않고 숙면을 취한 덕에 코르티솔 수치가 정상으로 돌아왔던 것 같아요. 더구나 눈부신 햇살 아래서 딸과 정겨운 대화를 나누는 동안 당연히 세로토닌 수치가 올라갔겠죠!"

3단계―운동

그동안 운동을 하지 않았다면 지금이야말로 운동을 시작할 좋은 기회이다. 당신의 근육에는 인슐린 수용체가 자리잡고 있다. 근육의 양이 커질수록, 그리고 정기적으로 근육에서 열이 생성되게 만들수록 몸 안의 탄수화물과 체지방이 잘 연소된다. 뿐만 아니라 뼈와 심장을 보호하는 효과도 있다. 생활방식의 변화 중에서 체중을 유지할 수 있는 가장 효과적인 방법은 규칙적인 운동이다. 일 주일에 적어도 5일은 30분씩 운동하길 권한다.

당신이 이미 운동을 하고 있다면 형태를 바꿔보라. 당신도 나처럼 탄수화물을 줄이고 규칙적인 운동을 해도 중년의 신진대사 장벽에 부딪쳐 살이 빠지지 않는 경험을 했을지도 모른다. 이런 현상은 당신의 몸이 반복되는 운동에 적응했기 때문이다. 이것은 하루에 1천 칼로리밖에 섭취하지 않는데도 체중이 유지될 수 있는 것과 같은 이치이다. 이럴 경우 우리 몸은 단지 신진대사율을 낮춤으로써 배고픔을 느끼지 않도록 한다.

고집이 센 지방세포가 짐을 내려놓게 하기 위해서는 그들을 교란시킬 필요가 있다. 일상적인 운동 스케줄을 바꿔 다른 근육을 자극하라. 그동안 걷는 운동을 했다면 이번에는 계단 오르기, 훌라후프, 웨이트 트레이닝이나 크로스컨트리 스키 운동기구로 바꿔보라. 당신의 몸은 일상적인 신진대사의 궤도를 벗어나게 될 것이다.

나는 익숙해져서 더이상 땀이 나지 않는 걷기를 그만두고 웨이트 트레이닝의 강도와 시간을 늘렸다. 몸의 부담이 커지자 시간이 흐르면서 효과가 나타났다.

4단계─갑상선을 점검하라

미국 여성의 약 25%는 폐경주위기에 갑상선 문제를 보인다. 갑상선 기능부전은 신진대사율의 저하와 관계가 있다. 만일 당신이 피로감, 체중증가, 변비, 손발이 차갑고, 머리카락이 가늘어지는 등의 증상이 있다면 갑상선을 검사해보라. 나도 신진대사가 잘 안 되는 것 같아 이 검사를 실시한 결과 갑상선 호르몬 수치가 잠재적 기능부전 수준임을 발견했다. 그러나 체중이 는 것 이외에는 다른 증상을 느낄 수 없었다. 나는 소량의 갑상선 호르몬—레보티록신(T4)과 트리요도티로닌(T3)—을 복용하며 수시로 점검했다. (대부분의 의사들이 레보티록신만 처방하는데 T3와 T4의 복합제가 더 효과적인 경우가 많다.) 다른 약을 복용할 때와 마찬가지로 나는 이 호르몬제의 복용 여부를 한 달 단위로 결정했다. 마침내 혈액검사 결과 정상임이 확인되었다. 갑상선 호르몬의 보충이 체중감소에 영향을 미쳤는지를 판단하기는 어렵다. 비슷한 시기에 정제된 탄수화물의 섭취를 제한하고 운동방식도 바꿨기 때문이다. 더구나 추수감사절 휴가가 끝나고 친구도 병석에서 일어나자 스트레스 요인이 일시에 사라졌다.

5단계—인슐린, 혈당량, 호르몬의 균형을 이루는 식습관을 들이자

모든 폐경주위기 여성들은 과다한 에스트로겐을 조절하는 데 초점을 맞춘 식이요법과 호르몬 보충, 운동 프로그램을 따라야 한다. 자궁근종이나 유방의 통증, 과다출혈 같은 에스트로겐 우세현상이 있는 여성에게는 특히 중요한 문제이다.

미국 가정의 식생활은 에스트로겐 우세와 호르몬 불균형을 초래하기 쉽다. 정제된 설탕과 녹말, 해로운 지방이 많은 식품과, 섬유질·영양분이 부족한 패스트푸드가 대다수이기 때문이다.

앞으로 소개할 식이요법은 폐경주위기에 흔히 나타나기 쉬운 다음 세 가지 호르몬 불균형을 조절하는 데 효과적인 식품들이다.

(1) 인슐린 저항을 초래하는 인슐린 과다상태.
(2) 에스트로겐 과다와 프로게스테론 부족.
(3) 에이코사노이드라는 조절물질의 불균형 상태.

불균형의 요소

구체적인 식이요법을 소개하기 전에 이 방법의 과학적 근거를 간단히 설명하겠다. 모든 요소들이 서로 어떤 상호작용을 하는지 파악하는 데 도움이 될 것이다.

인슐린 저항

인슐린은 췌장에서 생성되는 호르몬으로 혈액 속의 포도당을 세포 안으로 운반하는 역할을 한다. (포도당은 세포 안에서 생명활동의 연료로 쓰인다.)

우리 몸의 건강은 혈당을 적정수준으로 유지하고 신진대사가 정상적으로 이루어지도록 적절한 양의 인슐린을 만들어내고 사용하는 능력에 달려 있다고 해도 과언이 아니다. 정제된 탄수화물의 지나친 섭취는 혈당량을 급격히 높이는 원인이 된다. 따라서 그 혈당량을 처리하기 위해 췌장이 막대한 양의 인슐린을 분비하게 된다. 몸의 모든 세포는 표면에 인슐린 수용체가 있다. 이 수용체는 인슐린이 '문을 열어' 포도당이 세포 안으로 들어오게 한다.[9] 그러나 혈당량이 높은 상태가 지속되면 인슐린 수용체는 이러한 비정상적인 부담을 감당할 능력을 잃게 된다. 결국 반응이 둔감해지는 인슐린 저항상태가 되고 이럴 경우 인슐린을 아무리 많이 분비해도 그 효과는 갈수록 줄어든다. 결국 몸의 조직과 췌장 모두 더이상 혈당 부담을 견디지 못하게 된다. 우리 몸의 모든 세포는 이러한 비정상적인 상태의 영향을 받는다. 심각할 경우 제2형 당뇨병(인슐린 비의존형 당뇨병)으로 발전해 필요한 인슐린을 외부에서 주입할 수밖에 없게 된다.

비만도 이런 과정에 영향을 미친다. 체지방은 인슐린 수용체를 가지고 있기 때문에 지방이 쌓일수록 혈당을 세포로 전달하기 위해 더 많은 인슐린이 필요하게 된다. 제2형 당뇨병은 체중을 줄이는 것만으로도 치료되는 경우가 있다.

전체 인구의 25%는 유전적으로 인슐린 과다와 인슐린 저항의 부정적 효과에 면역성이 있는 것으로 나타났다. 이런 사람들은 아무리 많이 먹어도 살이 찌지 않는다. 그러나 나머지 75%의 사람들은 그런 행운아가 아니며 특히 폐경주위기에는 더욱 그렇다. 여성들은 나이를 먹으면 체중에 관계없이 근육이 줄어들고 체지방이 늘어난다. 이것은 인슐린 저항의 원인이 되며 그로 인해 무수한 건강문제와 호르몬 문제가 발생한다. 또 임신중에 임신성 당뇨병에 걸린 여성들은 폐경주위기에 인슐린 저항이나 X 증후군(대사성 증후군)에 노출될 확률이 많아진다.

과다출혈이나 생리통, 자궁근종, 월경전 증후군 같은 폐경주위기 증상들은 혈당과 인슐린 수치를 안정화하는 식습관을 실천하면 완화된다. 이런 식습관은 또 에이코사노이드의 균형을 유지해준다. 인슐린과 혈당량은 혈당지수가 낮은 탄수화물, 즉 과일, 야채, 도정되지 않은 곡물 등 정제되지 않은 자연식품을 섭취하면 정상적인 수치를 지킬 수 있다. 혈당지수란 식품에 함유되어 있는 탄수화물이 혈당을 높이는 비율이나 정도를 나타내는 것이다. 혈당지수가 높은 탄수화물—알코올, 과자, 사탕, 소다수, 흰빵, 가공식품—은 재빨리 당으로 전환되어 혈액 속에 인슐린이 분비되게 만든다.

반면 혈당지수가 낮은 탄수화물은 천천히 분해되어 오랜 시간에 걸쳐 당으로 전환되므로 혈당을 크게 높이지 않는다. 따라서 적은 양의 인슐린으로도 충분하다.

혈당지수가 높은 음식은 20세기 들어 급격히 늘어나기 시작한

> **X 증후군**
>
> 인슐린 저항과 관계된 증상을 종합적으로 X 증후군이라는 의학용어로 표현한다. 이 용어를 처음 사용한 사람은 스탠퍼드 의과대학의 저명한 내분비학자인 제럴드 리븐Gerald Reaven 박사이다.[10] 다음은 X 증후군의 증상이다.
>
> - 제2형 당뇨병에 걸릴 위험 증가[11]
> - 비정상적인 콜레스테롤 수치[12]
> - 고혈압
> - 심장질환 — 관상동맥 질환과 말초혈관 질환[13]
> - 비만
> - 무배란[14]
> - 난소 테스토스테론의 과자극[15]
> - 다낭성 난소질환
> - 얼굴에 털이 많아짐, 탈모, 여성에게 나타나는 남성형 대머리 증상
> - 성인 여드름
> - 유방암과 자궁내막암에 걸릴 확률 증가[16]

'신제품'들이다. 그 이전까지 우리 식생활은 인슐린 수치를 정상으로 유지시키는 자연식품 위주였다.

에스트로겐 우세

정제된 탄수화물은 호르몬 균형을 깨뜨리기 때문에 폐경주위기 증상을 더욱 악화시킨다. 또 복부·허리 비만을 촉진하여 에스트로겐과 안드로겐을 과잉생성하게 만든다. 이러한 중앙부위 비만과 높은 인슐린 수치—체중과 체질량지수가 정상인 여성들에게도 일어난

다—는 혈중 트리글리세리드 수치를 높이기도 한다. 이런 상태는 심장에 악영향을 줄 뿐 아니라 잉여 에스트라디올을 억제하는 몸의 정상적인 신진대사를 방해한다. 혈중 에스트라디올 수치가 늘어나면 에스트로젠에 민감한 유방과 자궁내막 조직의 과다증식을 초래할 수 있다. 인슐린 저항에 따른 인슐린 과잉증이 유방암이나 다낭성 난소질환에 심각한 위험요인이 되는 것도 이 때문이다.[17] 높은 인슐린 수치는 또한 유방과 다른 조직의 성장을 자극하는 것으로 알려진 인슐린 유사 성장인자 IGF-1라는 단백질에 대한 조직의 민감성을 높인다.[18]

에이코사노이드 불균형

미국인의 전형적인 식생활은 에이코사노이드라는 방대하고 강력한 세포 전달자 집단의 불균형을 초래한다. 이 호르몬 유사물질은 우리 몸의 모든 생리과정을 조절하므로 우리의 건강은 이 물질들의 균형에 달려 있다. 예를 들어 2차 에이코사노이드가 지나치게 많고 1차와 3차 에이코사노이드가 상대적으로 부족하면 염증이 생기고, 세포의 산소 이용도가 감소하며, 혈전이 증가한다.

가장 널리 알려진 에이코사노이드인 프로스타글란딘 F2-α는 생리통에 영향을 미친다. 시판되고 있는 생리통 치료제(아나프록스부터 마이돌까지)는 모두 프로스타글란딘 F2-α의 과잉합성을 억제하는 작용을 한다. 또 다른 에이코사노이드인 인터류킨-1은 관절염에 관여하며 아스피린이나 비스테로이드계 항염제에 의해 억제된다.

프로스타글란딘과 프로스타사이클린, 트롬복산, 류코트리엔 같은 에이코사노이드는 혈압과 혈전, 모든 종류의 염증, 면역계, 수면주기, 출산이나 월경중의 자궁수축, 위산의 분비, 혈관과 기도의 수축과 확장 등 다양한 기능을 조절한다.

에이코사노이드의 역할은 호르몬과 유사하지만, 내분비선에서 만들어져 혈액으로 분비되는 호르몬과는 달리 세포 자체에서 생성되며 활동을 마치면 재빨리 사라진다. 1980년대 초까지만 해도 과학자들은 에이코사노이드를 측정할 만한 정밀한 장치를 개발하지 못했다. 오늘날에도 일부 의사들은 많은 질병의 최종적인 원인이 에이코사노이드의 불균형이라는 것을 이해하지 못하고 있다. 두통이나 생리통, 발진, 관절의 팽창과 통증을 느낀다면 에이코사노이드가 불균형한 상태라고 생각하면 된다.

다행히도 에이코사노이드의 균형을 위해 약을 복용할 필요는 없다. 에이코사노이드의 수치가 감정을 비롯한 삶의 모든 면에 영향을 미치긴 하지만 그 균형을 유지하는 가장 효과적인 방법은 건전한 식습관이다.

에이코사노이드의 불균형―그리고 그와 관계된 질병과 증상―을 초래하는 가장 주된 원인은 다음과 같은 잘못된 식습관이다.

- 정제된 탄수화물의 과잉섭취로 인한 인슐린 과다분비. 과다한 인슐린은 프로스타글란딘 $F2-\alpha$와 시토킨 같은 염증성 에이코사노이드의 생성을 촉진한다.

- 다중불포화지방산인 오메가-3 지방산의 부족. 오메가-3 지방산은 모든 세포, 특히 신경계와 뇌, 눈, 면역계의 기능에 필수적이다. 또 '해로운' 2차 에이코사노이드의 균형을 유지하는 데 필요한 1, 3차 에이코사노이드의 생성을 촉진한다. 최근 조사에 따르면 미국 여성은 평균적으로 유럽 여성에 비해서 특히 중요한 오메가-3 지방산인 DHA 수치가 40% 낮은 것으로 나타났다.

- 과다한 전이지방산. 마가린이나 쇼트닝에 주로 들어 있는 전이지 방산(289쪽 참고)은 1, 3차 에이코사노이드의 생성을 억제하고 염증성인 2차 에이코사노이드의 생성을 촉진한다.

- 에이코사노이드의 신진대사에 필요한 미량 영양소의 부족. 비타민 C나 비타민 B6, 마그네슘이 지나치게 부족하면 염증성 에이코사노이드의 과다생성이 촉진된다.

해결되지 않은 스트레스도 에이코사노이드의 균형을 깨뜨린다. 스트레스는 염증성 에이코사노이드를 촉진하는 스트레스 호르몬인 코르티솔과 에피네프린이 과다분비되게 만든다. 스트레스와 피로를

〈그림 11〉 호르몬의 버뮤다 삼각지대

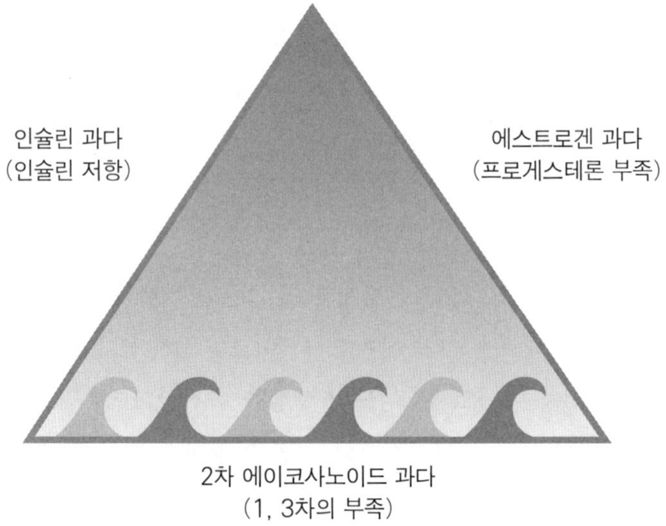

인슐린 과다
(인슐린 저항)

에스트로겐 과다
(프로게스테론 부족)

2차 에이코사노이드 과다
(1, 3차의 부족)

완화하는 카페인도 같은 효과가 있다.

호르몬 균형을 위한 식습관

요즘 폐경주위기 여성들의 생활방식을 감안할 때 인슐린, 에스트로겐, 에이코사노이드의 불균형이 생기는 원인을 쉽게 진단할 수 있다. 이들 불균형은 심장병과 고혈압에서 관절염과 유방암에 이르기까지 발병위험을 높인다. 그러나 여기서 제안하는 식습관을 따른다면 더이상 걱정할 필요가 없다. 며칠 지나지 않아 잠을 잘 자고, 지방이 줄어들며, 불편한 증상들이 사라지고, 피부의 윤기와 탄력을 되찾게 될 것이다. 또 노화로 인한 질병에 노출될 위험이 줄어들 것이다.

혈당과 에이코사노이드와 호르몬 균형을 유지하려면 다음 소개하는 방법을 따르라.

하루에 적어도 세 번은 먹어라

많은 여성들이 아침과 점심을 건너뛰고 저녁때까지 칼로리를 섭취하지 않는다. 그러나 문제는 우리 몸의 신진대사율은 정오에 최고에 달하며 그 이후부터 감소한다는 것이다. 밤에 먹는 음식은 낮보다 지방으로 축적될 가능성이 많다. 체중조절을 위해서 식사를 거르지 말아야 하는 것도 이 때문이다. 또 자주 굶거나 제때에 식사를 하지 않으면 전체적인 신진대사율이 떨어진다. 시간이 흐르면서 우리 몸은 이 상태에 적응해 신진대사 효율을 높이기 때문에 아무리 칼로리를 적게 섭취해도 체중이 줄지 않는다.

내가 중년이 되어 체중이 늘었을 때 칼로리를 크게 줄이지 않은 것도 이 때문이다. 나는 10대와 20대를 거치면서 굶기 다이어트를 너무 많이 했기 때문에 신진대사율이 항상 낮았으며 중년에 들면서 더욱 낮아지고 있었다. 더이상 상태를 악화시킬 수는 없었다. 또 극심한 음식물 제한은 체지방을 감소시키는 게 아니라 유익한 근육을 감소시키는 결과를 낳기도 한다. 이 말은 극심한 음식물 제한이 오히려 체지방률을 높일 수 있다는 의미이다.

폐경주위기 여성들이 혈당을 안정시키는 가장 좋은 방법은 하루 종일 조금씩 자주 먹는 것이다. 나는 혈당과 기분과 세로토닌 수치가 떨어지는 오후 4시경에 간단한 스낵을 권하고 싶다. 이것은 밤에 집에 돌아와 폭식하는 것을 방지해줄 것이다.

중년의 신진대사율 변화에 효과적으로 대처하기 위해서는 인내심이 필요하다. 또 당신의 정신적 다이어트에 대해서도 관심을 가져야 한다. 다시 말해서 중년의 새로운 신진대사를 임시변통의 다이어트법으로 해결하려 들지 말고 삶의 방식이나 식습관을 변화시키는 기회로 삼으라는 것이다. (나는 앳킨스 박사의 프로그램을 따라하면서 이 사실을 깨달았다.)

칼로리보다 먹는 양에 중점을 두라

식사 때마다 칼로리를 계산하는 대신 질 좋은 식품을 소량으로 섭취하는 데 주력하라. 손을 컵 모양으로 만들어 두 손을 붙여보라. 그 크기가 당신의 위 크기이다. 한 번에 위 크기보다 많은 양을 섭취하지 말라. 과식은 인슐린 과잉생성을 초래한다. 일반적으로 미국 음식점의 음식양은 유럽보다 많다. 미국인들이 유럽인들에 비해 비만이 많은 이유 중 하나이다. 한 예로 내가 단골로 가는 한 음식점은 치킨을 주문하면 커다란 치킨 몸통 두 조각이 나온다. 나는 항상 하나만 먹고 나머지 하나는 싸온다.

나는 체중을 줄이기 위해 전체적인 음식량을 줄여야 했다. 식사 때마다 곡물의 섭취를 줄이고, 디저트도 일 주일에 한 번으로 제한했으며, 점심은 푸짐하게 저녁은 가볍게 먹고, 운동시간을 늘렸다.

식사 때마다 단백질을 섭취하라

식사 때마다 달걀, 생선, 살코기, 유제품을 비롯해 콩 단백질 파우더, 콩제품, 두부, 템페 같은 식물성 단백질을 섭취하라. 콩에는 단백질뿐 아니라 많은 양의 탄수화물도 들어 있다. 콩의 탄수화물은 혈당지수가 최저에 가깝긴 하지만 폐경주위기 여성에게는 과도한 탄수화물의 원인이 될 수도 있다. 그러나 그 밖의 사람들에게는 매우 유익하다. 판단은 당신에게 맡긴다.

단백질 필요량은 사람마다 체격이나 활동성에 따라 다르다. 체격이 크고 활동적인 사람에게는 더 많은 양이 필요하다. 중년에 체중이 느는 타입이라면 식단은 단백질 40%, 혈당지수가 낮은 탄수화물 35%, 지방 25%가 이상적이다. 끼니 때마다 비율을 점검할 필요는 없지만 일 주일 단위로 이 비율에 맞추는 것이 좋다.[19]

만일 에스트로겐 과다로 인해 상태가 악화될 어떤 질환이 있다면 (암을 포함하여) 단백질 섭취를 늘리면 위험이 감소된다. 그 과정을 살펴보자. 간과 체지방, 난소가 에스트로겐을 대사·분해하려면 시토크롬 P450이라는 효소체계를 이용한다. 단백질이 풍부한 식품은 시토크롬 P450 체계의 활동을 증가시키므로 에스트로겐 과다로부터 몸을 보호한다. 한 연구 결과 단백질 44%, 탄수화물 35%, 지방 21%의 식습관을 실천하는 사람은 에스트로겐 우세를 억제하는 능력이 향상되는 것으로 밝혀졌다.[20]

혈당지수가 높은 탄수화물을 줄여라

탄수화물이라고 모두 효과가 같은 건 아니다. 설탕에 들어 있는 탄수화물과 블루베리에 들어 있는 탄수화물은 몸에 미치는 영향이 다르다. 이 차이점을 나타내는 것이 혈당지수로, 이 수치는 섭취한 음식물이 얼마나 빨리 혈당을 높이는지를 말해준다. 흰빵은 혈당지수가 가장 높은 100이다. 혈당지수가 높은 구운 감자나 바나나는 일부 사람들에게 여전히 건강식품으로 인식되고 있지만 사람마다 신진대사 과정에 따라 효과가 달라진다.

가능하면 정제된 탄수화물을 줄여라. 백미처럼 도정을 많이 한 곡물과, 흰 밀가루로 만든 음식 — 머핀, 베이글, 비스킷, 프렌치빵, 크래커, 스낵류, 파스타 등 — 을 삼가라. 소다수는 설탕물에 불과하므로 피하는 것이 좋지만 아스파탐(인공감미료의 일종)에 민감하지 않다면 다이어트 소다를 가끔씩 마시는 것은 무방하다. (10장 참고)

또 모든 형태의 알코올 섭취를 줄여라. 여기에는 와인쿨러, 와인, 맥주, 양주 등이 포함된다. 알코올도 설탕물의 한 형태로 흡수가 빨라서 마신 지 수분 안에 뇌에 작용한다. 알코올을 줄인 후 가장 먼저 나타나는 효과는 체중이 빨리 감소되는 것이다. 또 홍조가 사라지는 여성도 있다. 이것은 알코올이 에스트로겐의 대사를 상당히 방해해서 프로게스테론에 비해 에스트로겐이 많아지는 호르몬 불균형을 초래하기 때문이다.

또 금지해야 할 목록은 단것이다. 사탕, 과자, 케이크, 패스트리, 아이스크림을 삼가라. 가끔씩 생각이 나겠지만 혈당과 에이코사노이드가 정상적인 균형을 찾으면 이들에 대한 탐식증이 급격히 사라질 것이다.

당신의 몸은 해로운 탄수화물을 과다하게 먹거나 마시지 않을 때만 축적된 지방을 연소하고 인슐린과 혈당을 정상적으로 유지할 것이다. 그렇지 않을 경우 과다한 혈당은 지방이 되어 엉덩이뿐만이 아니라 동맥이나 심장, 뇌에 쌓인다.

문제는 당신이 체중을 유지하거나 줄이는 데 필요한 탄수화물의 종류와 양을 파악하는 일이다. 어떤 사람들은 하루에 300g의 탄수화물을 섭취해도 살이 찌지 않는 반면 나를 포함한 일부 사람들은 그보다 훨씬 적은 양을 섭취해야 같은 효과를 거둘 수 있다. 이것은 사람

탄수화물 탐식증에 걸렸을 경우

알코올 중독자 부모나 불안정한 가정에서 자란 여성은 체질이나 뇌가 세로토닌이라는 신경전달물질에 지나치게 민감하기 쉽다. 세로토닌은 시리얼이나 과자처럼 정제된 탄수화물이 많이 든 식품을 섭취할 때 뇌에서 재빨리 분비된다. 탄수화물 탐식증에 걸린 사람은 과자나 감자칩 몇 개로 만족할 수 없다. 정상적인 포만감은 그들을 만족시키지 못한다. 다음의 책이 참고가 될 것이다.

〈생애주기에 따른 탄수화물 탐식증 프로그램 *The Carbohydrate Addict's Lifespan Program: A Personalized Plan for Becoming Slim, Fit, and Healthy in your 40s, 50s, and 60s and Beyond*〉, Richard F. Heller and Rachael F. Heller.

〈프로작 대신 감자를 먹자 *Potatoes, Not Prozac*〉, Kathleen DesMaisons.

〈설탕탐식증의 총체적 치료 프로그램 *The Sugar Addict's Total Recovery Program*〉, Kathleen DesMaisons.

설탕탐식증을 억제하는 법

설탕섭취를 줄이는 식생활을 실천하는 동시에, 설탕부족으로 인한 정신적 피로감을 예방하는 것으로 알려진 L-글루타민이라는 아미노산을 섭취하면 뇌의 생화학 작용의 균형을 유지하고 설탕탐식증을 억제할 수 있다.(하루에 1g씩 섭취하거나 부록의 〈참고자료〉 참조) 어떤 연구에 따르면 L-글루타민은 또한 알코올 중독자들이 알코올을 피하는 데 도움을 주어 궁극적으로는 설탕탐식증에 도움이 된다고 제시한다.[21]

인공감미료가 가미된 제품도 설탕탐식증에 도움이 된다. 내가 가장 좋아하는 감미료는 아세설팜 칼륨과 스테비아이다. 아세설팜은 사카린과 같은 종류의 화학물질로 부작용에 대해서는 보고된 바가 없다. 아세설팜은 열을 받거나 액체상태로 있을 때 안정되므로 요리할 때 또는 커피나 홍차를 마실 때 넣으면 좋다. 스테비아는 남아메리카의 국화과 식물인 스테비아 잎에서 추출한 천연감미료이다. 건강식품점에서 액체나 가루를 구입할 수 있으나 너무 많이 넣으면 쓴맛이 난다. 스테비아 역시 액체상태나 열을 가할 때 안정된다. 나는 개인적으로 다른 인공감미료도 몇몇은 안전하다고 생각하지만 아직 좀더 지켜봐야 하므로 되도록 적은 양을 쓰는 것이 좋다.

나는 아세설팜으로 단맛을 내고 단백질과 유익한 지방이 많이 든 '케토 바'라는 제품을 즐겨먹는다. 케토 바는 땅콩버터 같은 맛인데 이 제품을 먹고 난 후부터 브라우니에 대한 탐식증이 사라졌다. 어떤 여성은 인공감미료를 사용한 후 폭식증이 생겼다고 하기도 하는데 내 경우는 그런 적이 없다. 전문가들은 인공감미료를 쓰지 말아야 한다고 주장하지만 나는 별로 그럴 생각이 없다. 내가 꼭 규칙적으로 먹어야만 했던 과자나 다른 디저트들보다는 그래도 인공감미료가 훨씬 건강에 낫다고 생각하기 때문이다.

의 체질이나 스트레스 정도에 달려 있다. 또 섭취하는 탄수화물의 종류에도 좌우된다. 당신이 콩이나 쌀, 야채, 과일을 통해 하루에 200g의 탄수화물을 섭취한다면 체중을 유지할 수 있을 것이다. 그러나 과자, 케이크, 알코올을 통해 같은 양을 섭취한다면 어떻게 되겠는가.

곡물의 섭취에 유의하라

모든 형태의 정제된 탄수화물을 제한해도 기울을 제거하지 않은 통밀이나 호밀, 귀리, 기장 가루 등도 문제가 될 수 있다. 한 연구에서 밝혀진 흥미로운 사실은 현대인에게 흔한 퇴행성 질환이 농경사회가 뿌리내리기 전에는 인류역사에 등장하지 않았다는 것이다. 고대사 연구를 통해 밝혀진 바로는 고대 이집트인들은 지방이 많고 치아가 많이 상해 있었다. 이런 증상은 곡식을 주식으로 하는 식생활과 관련된 것으로 수렵채취 사회에서는 나타나지 않았다.

탄수화물에 민감한 사람들은 곡물이 폭식으로 이끄는 방아쇠임을 알고 있다. 나는 '건강식품'인 현미를 정기적으로 섭취할 때 이런 현상을 경험했다. 나는 도정하지 않은 곡물로 만든 모든 빵—효모가 들어 있지 않은 제품까지—도 삼가고 있다. (효모가 들어 있는 제품은 장에서 효모가 과다증식할 가능성이 있어 소화하기가 힘들다. 따라서 많은 사람들이 효모가 들어 있지 않은 빵을 선호한다. 그러나 나는 효모가 들어 있지 않은 통밀 샌드위치를 먹은 다음 현기증이 나고 몸이 붓는 증상을 경험했다.) 돌이켜보면 그동안 빵을 지나치게 많이 먹은 게 문제였다. 그러나 폐경주위기가 되자 몸이 마침내 선언을 했다. "이제 그만!"

매일 신선한 야채와 과일을 다양하게 섭취하라

식사는 조금씩 자주 하는 게 좋다. 하루에 다섯 번 이상도 좋다.

단 식사량은 적어야 한다는 것을 명심하라. (한 번에 100g이나 1/2컵 정도가 좋다.) 건강에 좋은 야채와 과일은 색이 진한 것이다. 색이 진한 식품에 함유된 천연색소들—카로틴이나 카로티노이드 같은 것들—은 강력한 항산화제이다. 브로콜리나 빨강·노랑·초록색 고추, 콜라드, 케일, 시금치, 토마토 같은 녹황색 채소를 많이 섭취하라. 색소가 풍부한 블루베리는 40여 가지의 다른 야채와 과일에 비해 항산화 작용이 가장 높은 것으로 조사되었다.

여러 연구 결과 몸의 조직 내의 카로티노이드 양이 인간을 비롯한 영장류의 수명에 중요한 역할을 한다는 사실이 밝혀졌다.[22] β-카로틴(당근이나 녹황색 채소에 들어 있는 비타민 A의 전구체)이 가장 주목을 받고 모든 종합 비타민제에 대표로 들어가긴 하지만, 비타민 A 성질이 없는 다른 카로틴이 오히려 항산화 효과는 더욱 크다. (β-카로틴과 같은 식품에 들어 있는) α-카로틴은 β-카로틴에 비해 항산화 효과가 38% 더 강하며 동물의 간암, 피부암, 폐암을 억제하는 효과가 10배나 큰 것으로 조사되었다.[23] 이보다 더 강한 건 토마토에 들어 있는 붉은 색소인 리코펜이다. 암에 걸린 노인들 가운데 토마토를 많이 섭취한 사람들은 어떤 암에 걸렸든 암세포가 50% 감소했다는 연구가 있다.[24] 리코펜은 가공과정에서 파괴되지 않으므로 토마토 주스나 토마토 캔도 같은 효과가 있다.

색소가 풍부한 식품에 들어 있는 천연 항산화제의 유익함은 갈수록 많이 발견되고 있다. 호르몬 균형을 유지하고, 자외선으로부터 피부를 보호하며, 피부와 눈의 광택을 유지하고, 혈관 내벽을 보호하며, 정맥류를 예방한다. 또 면역계를 강화하고 암이나 퇴행성 질환에 대한 저항력을 길러준다.

과일과 야채는 콜레스테롤을 낮추는 섬유질의 보고이자 리그난의 좋은 공급원이기도 하다. 리그난은 우리 몸 속에서 호르몬 균형을 유지하고 과다한 에스트로겐을 분해하는 피토호르몬으로 변한다. 아마인에는 리그난과 오메가-3 지방산이 풍부하게 함유되어 있다.

감자, 옥수수, 바나나같이 혈당지수가 높은 과일은 항산화 효과는 떨어지지만 다른 영양소를 많이 함유하고 있으므로 섭취를 완전히 제한할 필요는 없다. 가공을 많이 할수록 혈당지수가 높아진다는 것을 명심하라. 구운 감자는 감자칩이나 프렌치프라이에 비해 건강에 매우 유익하다. 또 제철에 나온 신선한 옥수수는 옥수수 시럽과 크림을 첨가해서 가공한 캔 옥수수와는 비교할 수 없다. 야채는 신선한 게 최고이긴 하지만 캔이나 냉동제품도 영양손실이 많지 않은 것으로 조사되었다.

어떤 음료를 마시는 게 좋은가?

대답은 순수한 물이다. 많은 여성들이 물을 너무 많이 마시면 체중이 증가한다는 잘못된 인식 때문에 물 마시는 것을 꺼린다. 그 결과 탈수나 피부가 건조해지는 현상이 나타난다. 그러나 체중을 줄이고 싶다면 우리 몸이 지방의 분해물을 제거할 수 있도록 물을 많이 마시는 게 오히려 도움이 된다.

밋밋한 물이 싫으면 라임이나 다른 향이 첨가된 생수를 선택하라. 아이스티도 건강에 좋은 음료이다. 나는 냉장고에 항상 디카페인 녹차를 준비해놓고 있다. 녹차에는 뼈를 강화하는 피토호르몬을 함유한 항산화제가 풍부하다. 또 희석된 과일주스를 마시는 방법도 있다. (너무 많이 마시면 탄수화물을 지나치게 섭취하게 된다.) 주스와 광천수를 반반씩 섞으면 훌륭한 칵테일이 된다. 아스파탐에 민감하지 않다면 다이어트 소다수도 무방하다.

유익한 지방을 매일 섭취하라

지난 20년간 우리는 저지방 다이어트에 주력해왔다. 그 결과 대부분의 사람들이 건강한 지방 대신 탄수화물을 섭취함으로써 갈수록 체중이 늘고 있다.

1980년대와 1990년대 초 지방을 줄이자는 유행이 극에 달했을 때, 우리 병원에는 피부가 창백해지고, 손톱이 부서지며, 체중이 늘고, 감염에 대한 저항력이 약해지고, 집중력이 감퇴되며, 피로감에 젖은 환자들이 문전성시를 이루었다. 모든 지방은 적이라는 사고방식에 세뇌되어 유익한 지방을 충분히 섭취하지 않았던 것이다. 그러나 이런 인식은 점점 바뀌고 있다.

필수지방산은 인간의 발달과 건강에 없어서는 안 될 영양소인데, 우리 몸에서 합성되지 않아 꼭 식품에서 섭취해야 한다. 필수지방산에는 오메가-6 지방산과 오메가-3 지방산이 있다. 오메가-6 지방산은 우리가 먹는 식품에 대부분 함유되어 있으나 현대인의 식단에는 오메가-3 지방산이 크게 부족한 실정이다. 이것은 오메가-3 지방산이 전이지방산이나 탄수화물로 대치된데다, 축산업의 과학화로 오메가-3 지방산이 많이 들어 있던 계란이나 육류에 이들 비율이 현저하게 낮아졌기 때문이다. 곡물이 아닌 신선한 풀을 먹고 자란 가축들은 건강하고 지방이 적다. 인간과 마찬가지로 동물도 방목하지 않고 곡물로 키울 경우 지방이 많아진다.

오메가-3 지방산의 부족은 유일한 지방 공급원이 엄마인 태아 시절부터 시작된다. 엄마의 부족현상이 아이에게 영향을 미치는 것이다. 그리고 원래 오메가-3 지방산, 특히 DHA는 모유에 많이 함유되어 있는데, 미국과 캐나다의 유아용 분유에는 DHA가 들어 있지 않다. DHA의 부족은 아이나 어른 모두에게 널리 퍼지고 있는 주의력결핍장애의 원인이 된다는 연구 결과가 갈수록 쌓이고 있다. 모유를 먹고 자란 아이들이 분유를 먹은 아이들보다 IQ가 높은 이유 중 하나도 이 필수지방산 때문이다.[25] 오메가-3 지방산을 충분히 섭취하는 어른이나 아이는 학습능력이 향상되고 정서가 안정된다는 연구 결과가 있다.

이와 같은 신경계와 뇌기능에서의 역할뿐 아니라 오메가-3 지방산은 1, 3차 에이코사노이드의 생성을 촉진함으로써 염증을 일으키는 2차 에이코사노이드의 생성을 억제한다. 따라서 오메가-3 지방산을 충분히 보충하면 에이코사노이드의 불균형으로 인한 증상이 완화된다. 여기에는 관절염, 월경전 증후군, 습진, 유방의 통증, 여드름, 당뇨병, 손톱 부서짐, 가늘어지는 머리카락, 건선(피부염의 일종), 피부건조, 폐경주위기의 호르몬 불균형이 포함된다.

오메가-3 지방산의 주요 공급원은 호박씨, 해바라기씨, 아마인 혹은 아마인유, 동물의 내장, 찬물에 사는 생선이나 어유魚油 보충제, DHA 보충제 등을 들 수 있다. 견과류도 좋은 공급원인 동시에 저탄수화물 식품이다. 나는 영화를 볼 때 고탄수화물인 팝콘 대신 땅콩을 먹는다. 그러나 하루에 한두 줌 이상 먹는 것은 좋지 않다.

전이지방산—해로운 지방

가장 위험한 지방의 형태는 전이지방산이다. 이것은 지방에 부분적으로 수소를 첨가한 것으로 자연상태에는 존재하지 않으며 쇼트닝이나 마가린에 들어 있다. (이것들의 제조원리가 바로 고열과 고압을 이용하여 식물성 기름에 수소를 첨가하는 것이다.) 전이지방산은 염증성 에이코사노이드의 과다생성을 촉진하므로 암이나 심장병의 원인이 될 수 있다.

전이지방산은 거의 모든 포장식품에 첨가된다. 가공되지 않은 지방보다 부패가 더디므로 오래 보관할 수 있기 때문이다. 이런 식품에는 대부분 정제된 탄수화물도 많이 함유되어 있으므로 가능하면 섭취하지 않는 것이 좋다.

포화지방산—과장된 위협

나는 우리가 심장병의 주범인 것처럼 몰아세우는 포화지방산에 대해 견해가 다르다. 인슐린과 혈당을 정상화하는 식단을 따른다면 포화지방산은 문제가 되지 않는다. 1940년대부터 식탁에 등장하기 시작한 마가린이나 쇼트닝—포화지방산이 아니라 전이지방산이다—이 없었다면 지금처럼 심장병이 만연하진 않았을 것이다. 라드와 버터를 사용했던 그 이전에는 심장병이 드물었다. 포화지방산이 많이 포함된 다이어트를 개발한 앳킨스 박사는 연구를 통해 포화지방산이 콜레스테롤이나 심장병에 영향을 미치지 않는다는 사실을 입증했다. 그러나 일부 여성들은 유제품이나 계란, 쇠고기에 들어 있는 아라키돈산에 민감한 반응을 보이는 경우가 있다. 아라키돈산은 사람에 따라 2차 에이코사노이드 수치를 높이기 때문에 어떤 여성들은 위와 같은 식품을 섭취하면 생리통이나 관절염이 악화된다. 그러나 나머지 여성들은 별로 문제될 게 없으므로 적당량의 포화지방산을 즐겨도 무방하다.

탄수화물 섭취가 낮다면 식사 때마다 지방의 양에 신경쓰지 않아도 된다. 인슐린이 과다하지 않으면 지방을 섭취해도 체지방으로 쌓이지 않는다. 그러나 지방이 설탕이나 전분과 만났을 때—도넛처럼—체중이 탄생한다.

샐러드유와 식용유

대부분의 샐러드유나 식용유에는 오메가-6 지방산이 들어 있다.

그러나 과다한 오메가-6 지방산은 염증성 에이코사노이드의 과다생성을 유도하므로 많이 사용하지 않는 것이 바람직하다. 가능하면 아마인유나 올리브유로 바꿔라. (올리브유는 단∭불포화지방산인 오메가-9 지방산으로 에이코사노이드의 균형에 중립적인 효과가 있다.) 좀더 정화된 버터인 기ghee를 사용해도 좋다. (이 버터는 타지 않는다.) 나는 올리브유에 발삼 향의 식초를 섞어 샐러드 드레싱으로 사용한다. 여기에 참기름이나 견과유를 조금 첨가해도 좋다.

지방과 탄수화물의 연소기능을 높이자

우리 몸의 신진대사에는 두 종류의 '연소 시스템'이 있다. 하나는 지방 연소를 위한 것이고 다른 하나는 탄수화물 연소를 위한 것이다. 우리는 이 두 시스템의 불씨가 하나라도 꺼지지 않도록 신경을 써야 한다.

우선 지방 연소 시스템인 미토콘드리아에 대해 살펴보자. 우리가 지방을 혈당지수가 낮은 탄수화물과 함께 섭취하거나 아예 탄수화물 없이 섭취할 경우에는 인슐린이 과다분비되지 않는다. 따라서 스트레스나 과식 등 다른 요인이 없다면 섭취된 지방은 체지방으로 쌓이지 않는다.[26] 그러나 혈당지수가 높은 탄수화물과 함께 지방을 섭취할 경우 인슐린 수치가 치솟아 몸에 지방이 쌓이게 된다. 혈당지수가 높은 탄수화물은 지방을 제한하고 마음이 즐거울 때 적당량만 섭취해야 하는 이유도 이 때문이다. 인슐린이 분비되지 않은 상태에서 지방을 섭취하면 우리 몸은 섭취한 지방뿐만 아니라 엉덩이에 쌓여 있는 지방까지 지방산으로 분해한다. 이 지방산은 미토콘드리아로 흡수되어 케톤이라는 물질로 다시 분해된다.

그러나 지방산은 L-카르니틴이라는 물질의 도움 없이는 미토콘

> **체중조절을 위한 식단 짜기**

다음은 체중조절에 도움이 되는 식단과 요리법을 소개한 책들이다. 인슐린과 에이코사노이드의 균형뿐 아니라 호르몬의 균형까지 유지해 준다. 마음에 드는 책을 골라 공부하라고 권하고 싶다.

〈단백질의 힘*Protein Power*〉, Michael R. Eades & Mary Dan Eades.

〈단백질의 힘 생애계획*The Protein Power Lifeplan*〉, Michael R. Eades & Mary Dan Eades.

〈변화를 위한 요리법:폐경기에 좋은 고급요리*Recipes for Change: Gourmet Wholefood Cooking for Health and Vitality at Menopause*〉, Lissa DeAngelis & Molly Siple.

〈지방을 빼려면 설탕을 줄여라*Sugar Busters: Cut Sugar to Trim Fat*〉, H. Leighton Steward, Morrison Bethea, Sam Andrews & Luis A. Balart.

〈X증후군:심장발작을 일으키는 침묵의 살인자*Syndrome X: Overcoming the Silent Killer That Can Give You a Heart Attack*〉, Gerald Reaven.

〈혈당 혁명:혈당지수에 대한 권위 있는 가이드*The Glucose Revolution: The Authoritative Guide to the Glycemic Index*〉, Jennie Brand-Miller, Thomas Wolever, Stephen Colagiuri & Kaye Foster-Powell.

〈잘 먹어야 건강하다:식품, 식생활, 영양에 대한 필수 가이드*Eating Well for Optimum Health: The Essential Guide to Food, Diet, and Nutrition*〉, Andrew Weil.

〈앳킨스 박사의 신 다이어트 혁명*Dr. Atkins' New Diet Revolution*〉, Robert C. Atkins.

드리아라는 아궁이에 들어가지 못한다. L-카르니틴은 해로운 지방산 분해산물이 심장에 쌓여 협심증이나 부정맥을 일으키는 것을 방지한다. L-카르니틴은 몸 안에서 생성되며 붉은살 고기나 채소잎에 들어 있다. 원인은 밝혀지지 않았지만 사람에 따라서는 지방을 분해할 만큼 L-카르니틴을 충분히 생성하지 못하는 경우가 있다. 나도 유전적으로 이런 성향이 있어서 지방을 분해하고 심장병을 예방하기 위해 매일 이 영양소를 보충하고 있다.(14장 참고) L-카르니틴의 하루 권장량은 500~2,000mg이다.

무기질의 하나인 크롬은 인슐린 수용체를 좀더 민감하게 만들어 탄수화물의 신진대사를 돕는다. 크롬은 또 세포막에 있는 인슐린 수용체의 조절을 돕기도 한다. 대부분의 미국인들은 토양의 오염과 정제된 식품의 과용으로 크롬 수치가 낮다. 그러나 크롬은 보충제를 통해 간단히 보충할 수 있다. 하루 권장량은 200~700mcg이다.

이 밖에 녹차, 조효소 Q_{10}, α-리포산 같은 물질도 지방의 연소를 돕는 것으로 밝혀졌다. 그러나 대부분의 연구가 남성 위주로 이루어졌기 때문에 폐경주위기 여성에게도 같은 효과가 있는지 확실하지 않다. 그러나 항산화 효과는 확실히 입증되었으므로 섭취해도 해가 될 것은 없을 것이다.[27]

항산화제를 많이 먹자

최근 들어 비타민과 무기질, 특히 항산화제로 알려진 비타민과 무기질의 유익함에 대한 연구가 하루가 다르게 쌓여가고 있다. 항산화제는 세포를 손상시키는 유리기 free radicals와 싸우는 병사라고 할 수 있다. 유리기는 심장질환이나 백내장, 검버섯, 암 같은 만성질환을 초래하는 근본적인 원인 중 하나이다.

유리기란 전자 하나를 잃어 매우 불안정한 상태의 분자로 전자를 채우기 위해 매우 강한 반응성을 보인다. 따라서 DNA를 비롯해 피부의 콜라겐층에 이르는 모든 것이 공격을 받아 손상될 수 있다. 유리기는 정상적인 신진대사의 부산물이기 때문에 그 공격을 완전히 피할 수는 없다. 예를 들면 지방이 산소와 반응할 때도 유리기가 생긴다. 유리기는 또 오존이나 담배연기, 자동차 배기가스, 새 카펫에서 발산되는 화학약품, 기타 오염물질에 노출될 때도 발생한다. 자외선이나 살충제, 과다한 햇빛도 유리기의 형성을 초래한다. 유리기에 의한 손상은 세포의 감염이나 모든 질환에 관여하는 염증성 에이코사노이드의 과다생성을 유발한다.

면역계가 박테리아나 바이러스에 대항하듯이 우리 몸은 유리기에 의한 손상에 대처하도록 프로그램되어 있다. 한 가지 장치는 손상된 부분을 회복하는 기능이고, 또 다른 장치는 손상을 입히기 전에 유리기를 없애는 것이다. 즉, 유리기가 약한 조직에서 전자를 취하기 전에 전자를 공급하는 방법인데, 이런 역할을 하는 것이 항산화제이다.

항산화제는 신선하고 색이 진한 과일이나 야채에 풍부하게 함유되어 있다. 항산화제의 양은 과일이나 야채, 곡물 등이 자란 토양이나

폐경주위기에 필요한 영양 보충제

일부 의사들은 정상적인 식생활의 경우 보충제가 필요없다고 주장하지만 그에 반하는 증거들이 갈수록 늘어나고 있다. 여러 해 동안 나는 다음과 같은 적절한 보충 프로그램을 통해 많은 효과를 본 환자들을 무수히 보았다.

여기 소개한 프로그램을 따르려면 우선 영양제 한 알로 모든 영양을 보충할 수 있다는 생각을 버려야 한다. 하루에 10개 이상의 캡슐을 복용할 수도 있다. 약이라고 생각 말고 음식이라고 생각하라.

분류	영양소	하루 권장량
항산화제	비타민 A (β-카로틴) 비타민 D 비타민 E (복합 토코페롤) 비타민 C 글루타티온 α-리포산 조효소 Q_{10}	25,000 IU 350~800 IU 400~800 IU 1,000~5,000 mg 2~10 mg 10~100 mg 10~100 mg
오메가-3 지방산	DHA	100~400 mg
비타민 B 복합체	티아민 (B_1) 리보플라빈 (B_2) 피리독신 (B_6) 니아신 비오틴 엽산 비타민 B_{12} 판토텐산 (B_5) 이노시톨 콜린	8~100 mg 9~50 mg 10~100 mg 20~100 mg 40~500 mcg 400~800 mcg 20~250 mcg 15~400 mg 10~500 mg 10~100 mg
무기질	칼슘 Ca 마그네슘 Mg 붕소 B 크롬 Cr 구리 Cu 철 Fe 망간 Mn 아연 Zn 셀렌 Se 칼륨 K 몰리브덴 Mo 바나듐 V 미량원소 — 주로 해산물에 들어 있는 무기질 복합체	500~1,200 mg* 400~1,000 mg 2~9 mg 100~400 mcg 1~2 mg 15~30 mg 1~15 mg 6~50 mg 50~200 mcg 200~500 mg 10~20 mcg 50~100 mcg

*식단의 칼슘 함량에 따라 달라짐.

환경에 따라 좌우된다. 유기농으로 재배하고 충분히 성숙한 다음 수확한 야채나 과일에는 항산화제와 무기질이 많이 함유되어 있다.

식품은 최고의 항산화제 공급원이다. 항산화제는 서로 상승작용을 하기 때문에 다른 항산화제나 영양소와 균형을 이룰 때 효과가 높아진다. 그러나 하루에 다섯 번 과일이나 야채를 섭취할 수 없다면 보충제를 복용하는 것도 괜찮다.

소화불량을 해결하자

소화장애, 특히 복부팽만이나 가스가 차는 증상은 중년여성들에게 매우 흔히 발생한다. 이 같은 증상은 중년에 시작되기도 하고 그보다 늦게 60대나 70대에 나타나기도 한다. 90세의 나이에도 양로원에서 요가를 가르치는, 내가 스승처럼 모시는 여성이 있다. 최근 그분과 얘기를 나눌 기회가 있었는데 다른 건 모두 건강한데 변비와 속쓰린 증상이 있다고 말했다.

소화와 제3감정센터

중년에 소화문제를 해결하기 위해 가장 먼저 할 일은 제3감정센터의 에너지를 북돋우는 것이다. 제3감정센터는 복강신경총에 자리잡고 있으며 이 부위의 건강은 위, 간, 담낭, 췌장, 소장, 대장 등 모든 소화기관에 영향을 미친다. 체중에 문제가 있는 여성은 제3감정센터에 해결되지 않은 문제가 남아 있는 것이다.

제3감정센터의 건강은 자신에 대한 책임감과 다른 사람에 대한 책임감 사이의 균형과 자신에 대한 자부심에 달려 있다. 우리가 다른 사람의 행복에 지나치게 부담을 느낄 때나 책임감을 회피할 때 제3감정센터의 에너지는 차단된다. 내가 수년간 진찰을 해온 글로리아는 제3감정센터의 갈등을 잘 설명하는 경우였다. 글로리아는 네 형제 중 맏이였다. 그녀의 어머니는 항상 그녀에게 동생들을 잘 보살펴야 하며 무슨 일이든 잘해야 한다고 귀에 못이 박이도록 말했다. 형제 중 누군가가 다치거나 싸우면 그녀가 야단을 맞았다. 어려서부터 지나친 책임감에 눌려온 그녀는 일이 어긋날 때마다 어김없이 위에 불편한 증상을 느꼈다.

책임감이 투철했던 그녀는 커다란 종합병원의 행정보조원으로서 업무를 잘 수행했다. 그러나 직장에서 갈등이 있을 때마다 그 책임을 자기 탓으로 돌렸기 때문에 소화가 잘되지 않았다. 그녀는 항상 상사와 동료들의 중간에 끼인 것 같은 느낌이라고 말했으며 이 갈등은 실제로 그녀 몸의 중간부위에 끼어들었다. 글로리아의 체중과 혈당에 문제가 생기는 건 당연한 일이었다. 그녀는 일을 잘 처리하지 못했다는 책임감을 느낄 때마다 음식을 먹어댔고, 최선을 다했지만 늘 충분하지 않다는 불만을 갖고 있었다.

중년에 우리가 반드시 해야 할 일은 다른 사람보다 자기 자신을 보살피는 법을 배우는 것이다. 자신이 아니면 아무도 그 일을 대신해주지 않는다. 그러나 우리는 이 중요한 기술을 배우기 시작할 때 왠지 모를 죄의식을 느낀다. 내가 아니면 누가 집안일이나 직장일을 대신해줄 것인가? 이런 죄의식은 자부심이나 자아와 관련된 복강신경총을 공격한다.

자부심은 자신이 세상에서 중요한 존재라는 것을 인식할 때 생긴다. 따라서 외부세계에서 능력을 발휘할 때 느낄 수 있다. 많은 중년 여성들이 늦게 대학에 들어가 학위를 취득하면 삶이나 소화기관의 문

복부팽만의 해결법

폐경주위기는 지방을 분해하는 호르몬(에스트로겐과 성장 호르몬)에서 지방을 축적하는 호르몬(코르티솔과 인슐린)으로 옮겨가는 시기이다. 만일 당신의 몸이 스트레스에 노출되어 있다면 이 변화는 잘 이루어지지 않는다. 더구나 복부 지방세포는 중년이 되면 코르티솔 수용체가 좀더 많아지므로 지방이 가장 먼저 축적된다. 이런 과정이 수분 정체와 복부팽만의 원인이 된다.[28] 다음은 복부팽만을 해결하는 방법이다.

- **혈당지수가 높은 탄수화물의 섭취를 줄여라.** 몸에 해로운 2차 에이코사노이드는 위산을 증가시킨다. 저탄수화물, 고지방, 고단백질 식단은 속쓰림이나 소화불량을 해결해준다.

- **하루에 3~5번 음식을 섭취하라.** 아무리 좋은 음식이라도 한 번에 많은 양을 섭취하면 인슐린 수치를 높이고 복부팽만을 악화시킨다.

- **식사 때마다 단백질과 유익한 지방, 혈당지수가 낮은 탄수화물을 섭취하라.** 그러나 과일은 따로 섭취하는 것이 좋다. 여성에 따라서는 과일을 지방과 함께 섭취할 경우 복부팽만과 소화불량을 느끼기도 한다.

- **최소한 일 주일 동안 모든 빵이나 구운 음식을 삼가라.** 그리고 어떤 변화가 있는지 살펴보라. 많은 여성들이 글루텐(밀에 들어 있는 식물성 단백질)에 민감한 반응을 보인다.

- **물을 많이 마셔라.** 물은 몸의 독성을 없애준다.

- **음식을 먹은 후 최소한 3시간 후에 잠자리에 들어라.** 배가 부른 상태에서 자면 산이 역류할 수 있다.

- **알코올을 삼가라.** 알코올은 위를 지나치게 자극한다.

- **장에서 흡수되도록 코팅된 박하를 복용하라.** 이 보충제는 소화불량을 완화한다. 식사 사이에 2~3캡슐씩 복용하라. 직장이 따끔거리면 복용량을 줄여라.

제가 치유되는 것도 이 때문이다. 제3감정센터는 또 자신의 인간관계나 신체, 가정, 그리고 삶에 대해 어떤 마음가짐을 갖는가와도 관련되어 있다. 체중문제나 자부심 결여는 우리가 자신을 받아들일 때 해결된다.

멜바의 경우―스트레스와 제산제

멜바는 42세의 폐경주위기 여성이었다. 자동차 등록소에서 10년째 일하고 있었던 그녀는 아침마다 면허증을 갱신하거나 새로 발급받으려고 늘어서 있는 찌푸린 얼굴들을 대해야 했다. 이 일을 시작한 지 몇 달이 지나자 멜바에게는 복부 통증과 팽만, 소화불량 증세가 나타났다. 정기검진 때 그녀는 스트레스를 줄이고 식생활을 고탄수화물 저지방으로 바꾸라는 처방을 받았다. 그러나 증상이 점점 악화되자 한 동료가 제산제를 먹어보라고 권했다. 얼마 지나지 않아 그녀는 텀스(제산제) 없이는 아무 곳도 갈 수 없게 되었다. 처음에는 필요할 때만 복용했으나 시간이 흐르자 복용하는 시간이 점점 늘어났다. 마침내 직장에서 근무하는 아침 9시부터 저녁 5시까지 제산제의 노예가 되었다. 그녀는 갈수록 피곤하고 기운이 없어졌으며 입맛을 잃었다. 장의 기능도 떨어졌다. 그녀가 산부인과 정기검진을 받으러 왔을 때 나는 그녀의 문제가 잘못된 식습관과 과다한 제산제 복용 때문임을 알았다. 정제된 탄수화물과 곡물류 섭취를 줄이고 스트레스를 줄이는 방법을 배운 지 일 주일 만에 멜바는 비로소 제산제에서 해방될 수 있었다. 그후 그녀는 완전히 제산제를 끊었다.

제산제 중독을 피하자

많은 여성들이 제산제나 잔탁 같은 산중화제에 중독되어 있다.

제산제는 수십 년 동안 소화불량이나 위궤양 치료제로 사용되어왔다. 제산제에는 여러 종류가 있지만 대부분이 수산화알루미늄이나 수산화마그네슘을 함유하고 있다. 따라서 많은 부작용을 수반한다. 수산화알루미늄은 위산을 중화하는 대신 변비를 유발하고, 장기복용할 경우 인산염의 수치를 떨어뜨려 무력감과 식욕감퇴를 일으킨다. 이와 더불어 알루미늄이 알츠하이머병에 영향을 미치는지 여부가 아직 명확히 규명되지 않았으므로 가능하면 피하는 것이 좋다. 반면 수산화마그네슘은 일부 사람들에게 묽은 변이나 설사를 유발한다. 알루미늄과 마그네슘을 결합시킨 제산제가 개발되었지만 부작용이 있기는 마찬가지이다.

이 밖에 텀스 같은 제산제는 주성분이 탄산칼슘이다. (따라서 골다공증을 예방하는 약으로도 널리 판매되고 있다.) 비록 이 성분이 소화불량을 완화하긴 하지만 시간이 흐르면 과다한 칼슘이 위산분비를 자극해서 다시 위산이 많아지게 된다. 더구나 탄산칼슘의 장기복용은 밀크 알칼리 신드롬이라는 비정상적인 혈액작용을 일으킨다. 이 증상은 혈중 칼슘·인산·중탄산염 수치를 높이고 다른 부작용을 유발하며 장기간 지속될 경우 신장결석이나 진행성 신장질환의 원인이 된다.[29] 아이러니컬한 것은 많은 사람들이 소화불량이나 속쓰림은 위산과다 때문이라고 믿고 제산제를 복용하지만, 실제로 만성적인 소화불량의 원인은 과다한 위산이 아니라 위산부족인 경우가 많다는 점이다. 위산부족이 지속되면 비타민 B_{12}와 같은 비타민들이 부족해져서 만성빈혈이나 치매에 걸릴 수 있다.

만일 당신이 정제된 탄수화물을 많이 섭취해서 단백질과 탄수화물의 균형이 깨진다면 위산의 분비가 줄고 2차 에이코사노이드가 과다생성되어 다음과 같은 증상이 나타날 것이다. (1)면역계가 억제되고 (2)위벽의 염증이 증가하며 (3)위장의 불편한 증상과 통증이 증가된다. 혈당량이 높으면 위산분비가 감소한다는 연구 결과를 감안할 때 정제된 탄수화물이 소화불량의 원인이 되는 건 당연한 결과이다.

체중조절을 위해 탄수화물을 줄이고 단백질을 늘리는 다이어트를 실시한 수많은 사람들이 위염, 위역류, 소화불량 증상이 완전히 사라지는 효과를 경험했다. 나도 식습관을 바꾸고 난 후 같은 경험을 했다. 나는 가끔 저녁식사 후 텀스나 디겔을 복용하면서도 빵과 밥과 과자 등을 중단하기 전까지는 그 원인이 빵(탄수화물)이라는 걸 모르고 있었다. 이러한 저탄수화물 고단백 식이요법은 위벽 점액의 질을 향상시키고 위의 근육활동을 정상화시켜 역류나 경련을 예방하는 것으로 밝혀졌다.

만일 당신이 정기적으로 제산제를 복용하고 있다면 다음 제안이 도움이 될 것이다.

제산제라는 회전목마에서 내려라 어쩔 수 없이 복용해야 할 경우에는 알루미늄이 들어 있지 않은 제품을 택하라.

항산화제를 복용하라 속에 비타민 C와 E, 기타 다른 항산화제의 수치가 낮으면, 과다증식될 경우 위궤양을 일으키는 헬리코박터 파일로리라는 박테리아의 증식을 촉진하는 것으로 밝혀졌다. 항산화제를 충분히 복용하면 이들 박테리아의 과다증식을 예방할 뿐 아니라 위와 장의 내벽 치유에도 도움이 된다.

감초 추출물DGL을 복용하라 감초 추출물도 헬리코박터 파일로리균을 감소시키고 몸의 저항력을 높여준다. 또 제산제처럼 위산을 억제하지도 않는다. 감초 추출물은 장벽을 보호하는 물질의 양과 질을 향상시키며, 장세포의 수명을 연장시키고, 장벽에 혈액공급을 늘린다.[30] 건강식품점에 가면 구할 수 있다.

칼슘 보충제를 복용하라 텀스 안에 들어 있는 칼슘도 아예 없는 것보다는 도움이 되지만 마그네슘과 비타민 D가 함께 들어 있는 칼슘 보충제를 복용하면 칼슘의 효과를 높일 수 있다.

시큐어를 복용하라 시큐어는 흰살 생선으로 만든 폴리펩티드 보충제로 우리 몸에 들어가자마자 바로 장벽에 영양을 공급한다. 시큐어는 만성적 소화불량이나 과민성 대장증상, 궤양성 대장염을 비롯해 화학요법의 부작용으로 인한 소화불량을 회복시키는 효과가 있다. 또 생선의 장점도 모두 가지고 있다. 아침 저녁으로 하루에 세 알씩 두 번 복용하면 된다.

자신의 몸을 받아들이자

우리가 자신의 몸을 아무 조건 없이 받아들이지 않는 한 소화불량이나 체중문제는 완전히 치유될 수 없다. 중년의 건강을 창조하는 방법 중 하나는 사춘기에 들어서면서 잃어버렸던 자부심을 회복하고 자신을 있는 그대로 받아들이는 것이다. 이 말은 변화를 원하는 열망과 모순되는 것이 아니다. 오히려 그러한 변화를 촉진하는 것이다. 다음에 소개하는 뉴스레터 독자의 편지는 진정으로 자신에게 공감하고 자신을 받아들이며 제3감정센터를 치유하고자 노력할 때 어떤 일이 일어나는지 깨닫게 해준다.

트레이시의 경우—폐경기에 몸과 화해하다

나는 대학 1학년이던 열여덟 살 때 원치 않는 임신으로 강제결혼을 한 후 내 몸과 단절된 채 살아왔습니다. 나는 임신한 걸 저주했습니다. 배를 바라볼 때마다 결혼도 하지 않고 성관계를 했다는 사실을 만천하에 드러내는 것 같아 죄의식과 수치심이 되살아났습니다. 나는 부른 배를 쓰다듬어주지도 않았고, 아픈 다리나 허리를 문질러주지도 않았으며, 내 몸 안에서 일어나고 있는 일에 대해 신기해하거나 기뻐하지도 않았습니다. 옷을 벗고 불러오는 배를 바라본 적이 딱 한 번 있습니다. 그러나 수치심과 경멸감 외에는 아무것도 느낄 수 없었습니다.

이때부터 트레이시의 체중은 평균보다 20~40kg 초과했으며 그녀는 몸과 전쟁을 벌이기 시작했다. 그녀의 엄청난 체중은 성관계를 피하려는 한 방법이었다. 자신에 대한 부정적인 생각이 다른 사람과의 친밀한 관계를 막고 있었다. 시간이 흘러 나이를 먹으면서 자신을 재발견하고 상담치료를 받은 덕에 트레이시는 더이상 그런 방어가 필요없다는 사실을 깨닫기 시작했다. 이제 47세가 되어 폐경주위기에 들어선 그녀는 통찰력을 갖추게 되었다. 그녀의 편지는 이렇게 이어졌다.

몇 해 전 치료사에게 했던 말이 생각났습니다. 자기 몸 중에서 어디를 제일 좋아하는지에 대해 얘기하고 있었는데 나는 차마 좋아하는 데가 전혀 없다는 말을 할 수 없었습니다. 그래서 이렇게 말했죠.

"저를 보세요. 마치 임신한 것 같지 않아요?" 이 말은 사실이었습니다. 내 몸은 실제로 임신했을 때 내가 베풀지 않았던 사랑을 갈망하며 늘 임신한 모습을 하고 있었습니다. 나는 이제 임신을 기뻐하지 못했던 걸 가슴 아파하고 있습니다. 나는 있는 그대로의 내 모습을 사랑합니다. 내 안에 있는 내 모습을 보게 된 것이 너무 행복합니다. 이제 겉모습은 나의 본질을 세상에 드러내기 위한 방법이라는 걸 알았습니다. 나는 이런 내 모습을 존중합니다. 그동안 단절되었던 나의 본질과 몸은 이제 다시 연결되었습니다. 나는 창의성을 표현하는 나의 손과 감각을 존중하게 되었으며 사랑을 표현하는 내 몸에게 감사할 줄도 알게 되었습니다.

당신의 체격이나 생긴 모습, 체지방률, 체질량지수에 관계없이 당신과 나는 트레이시와 마찬가지로 우리 몸에 감사를 표해야 한다. 우리 영혼의 안식처가 되어주고 지구상에서 나라는 유일한 존재를 표현하게 해준 것에 대해 경의를 표하자.

8
골반의 건강과 힘을 창조하자

　폐경주위기는 여성들이 과다출혈이나 자궁근종, 요실금 같은 골반기관의 이상을 경험하는 시기이다. 따라서 많은 여성들이 이런 증상을 치료하기 위해 자궁적출술 등 외과수술을 많이 받는 시기이기도 하다.
　중년의 골반 증상을 완화하는 방법은 여러 가지가 있지만 그 증상 뒤에 숨어 있는 메시지를 이해하지 않는다면 완전한 치유는 불가능하다. 중년에 골반기관에 이상이 생기는 것을 감정적·에너지적 차원으로 풀어보면 다음과 같다. 제2감정센터(차크라 2)로 알려진 골반기관—외음부, 하복부, 허리, 방광—의 문제는 자아실현이나 인간관계 갈등을 해소하고 싶은 욕구를 반영한 것이다. 변화를 추구하는 쿤달리니 에너지는 골반기관에 머물면서 이 부위에 관계된 돈이나 성생활, 힘에 관한 문제점들을 깨닫도록 끊임없이 메시지를 보낸다. 증상을 해결하기 위해 수술을 받든 다른 치료법을 택하든, 폐경주위기는 골반의 힘을 발휘해 영역의 한계를 분명히 하고 창조적 에너지를 좀더 많이 발휘하는 시기라고 할 수 있다.

자신의 영역을 구축하자

제2감정센터의 건강은 우리가 얼마나 창의적 추진력을 발휘하느냐에 달려 있다. 많은 시간과 에너지를 쏟는 인간관계에 얼마나 자신의 욕구를 반영하고 있는가? 이미 언급했듯이 젊은 여성들은 생리적·문화적으로 엄청난 창조적 에너지를 인간관계에 집중하는 반면 남성들은 외부세계에 눈을 돌리도록 프로그램되어 있다. 그러나 폐경주위기를 맞아 우리 몸의 에너지가 변하게 되면 많은 여성들이 외부적인 성취에 관심을 가진다. 중년남성들이 내부세계에 관심을 갖고 인간관계나 누군가를 돌보는 일에 흥미를 느끼는 것과 대조적인 현상이다.

우리의 사회적 인식과 여성들의 창의적 욕구를 감안해볼 때, 여성들이 생전 처음으로 자신이 원하는 것을 추구하는 과정에서 영역의 한계를 경험하는 것은 당연한 일이다. 그러나 우리의 힘과 자주성을 발휘할 수 있도록 자신의 영역을 주장하는 일은 반드시 필요한 과정이다.

베티의 경우—채워지지 않은 창조적 욕구

베티가 요로감염증으로 나를 찾아왔을 때 그녀는 마흔두 살이었다. 내가 그녀에게 어떻게 지내며 삶의 의미를 주는 것이 무엇이냐고 물었을 때 그녀는 다소 의외라는 반응을 보였으나 곧 속마음을 털어놓을 기회를 반가워하는 눈치였다.

대학을 졸업한 지 20년이 넘은 베티는 결혼 전까지 프리랜서 작가로 활동했으며 예리한 지성과 불타는 야망을 갖추고 있었다. 서른두 살 되던 해 그녀는 작가라는 자신의 직업을 잘 이해해주는 랠프라는 멋진 청년을 만나 결혼했다. 랠프의 꿈은 패밀리 레스토랑을 경영하는 것이었다.

결혼 후 일 년 동안은 그런 대로 글 쓰는 스케줄을 맞춰갈 수 있었다. 그러나 레스토랑을 개업하게 된 랠프는 베티에게 직원채용을 위한 면접과 준비작업에 들어간 비용을 계산해달라고 도움을 청했다. 그는 일 주일만 시간을 내면 된다고 부탁했으나 일 주일이 한 달로 연장되었고 결국 매일 레스토랑에 나가 일해야 할 입장이 되었다.

랠프는 그녀에게 글을 쓰라고 격려했지만 베티의 계획은 늘 레스토랑의 일에 치여 뒷전으로 밀리기 일쑤였다. 마감시간을 어기는 횟수가 늘어나자 그녀에게 글을 청탁하는 사람들이 점점 줄어들기 시작했다. 세월이 흐르면서 그녀는 깨어 있는 시간의 대부분을 남편의 사업을 위해 사용하게 되었다. 남편은 아예 '우리' 레스토랑이라고 불렀으며 '그의 것'이 '그들의 것'으로 변하고 '그녀의 것'은 사라지게 되었다.

중년여성들은 현재 처한 환경에 대한 책임감뿐 아니라 그 환경을 창조하도록 만든 세뇌된 믿음에서 벗어나지 못하는 경우가 흔하다. 베티의 가족사에도 이런 영향력이 작용하고 있었다. 그녀는 자라면서 아버지의 지나친 간섭과 사생활 침해를 견뎌야 했다. 아버지는 가족들의 일거수 일투족을 일일이 간섭했으며 그녀를 잠시도 내버려두지 않았다. "지금 당장 숙제를 마치거라." "설거지는 언제 할 거냐?" "집에 돌아오면 바로 옷을 벗어 잘 정돈하거라."

베티의 몸에는 어려서부터 이 같은 제2감정센터의 침범이 낱낱이 기록되기 시작했다. 그녀가 방광염을 앓기 시작한 것은 여덟 살이라는 어린 나이부터였다. 방광염은 그녀가 대학을 졸업할 때까지 간헐적으로 지속되다가 그후 약 20년 동안은 잠잠했다. 그러나 결혼 후 5년이 지나자 다시 재발되었다.

그녀는 자신의 살아온 내력을 얘기하는 도중 방광염이 삶의 균형을 잃고 있다는 걸 알려주기 위한 내면의 소리임을 깨닫게 되었다. 그녀는 어려서는 아버지로부터 결혼 후에는 남편으로부터 자신의 영역을 침범당했던 것이다. 나는 요도기관 검사와 병행해서 그녀에게 자신의 영역을 구축해야만 증상이 사라질 수 있음을 알려주었다.

당신의 영역은 건강한가?

우리는 누구나 자신의 정체성을 침해당한 경험이 있다. 누군가가 우리의 생각이나 옷 입는 취향, 돈을 쓰거나 시간을 사용하는 방법, 창의성을 발휘하는 방식과 어떤 경력을 추구하느냐를 통제하려고 든다. 어렸을 때는 자신의 영역을 분명히 할 능력이 없기 때문에 부모들이 적절한 선택을 하도록 도와줄 필요가 있다. 그러나 나이가 들면서 우리는 자신의 선택과 부모님의 요구 사이에 점점 거리감이 생긴다는 걸 깨닫는다. 실제로 우리가 한 개인으로 서는 과정은 서너 살 때부터 시작된다. 아장아장 걷는 아이도 "싫어."라고 곧잘 말하지 않는가. 그러나 대부분 이런 과정은 우리 뜻대로 이루어지지 않고 불완전한 상태로 지속되다가 폐경주위기가 되어 경종 소리를 듣고서야 비로소 느끼게 된다.

우리는 어떤 가족사에 얽매여왔든 상관없이 자신이나 다른 사람의 영역을 존중할 줄 알아야 한다. 제2감정센터의 건강은 영역의 한계를 분명히 함으로써 좀더 쉽게 달성될 수 있다.

자신의 문제점을 깨닫자

어떤 일이 당신의 증상을 악화시키고 있는가? 어떻게 하면 좋아질 수 있겠는가? 자신이 진정 건강하다고 느낀 게 언제였나? 베티는 집을 떠나 대학에 다니던 때와 작가로서 활동하던 몇 년 동안 요로감염증에서 해방될 수 있었다. 사랑하는 사람의 요구에 부응해서 자신의 창의성을 양보하지 않아도 되는 시기였기 때문이다.

영역의 침범은 교묘하게 진행되기 때문에 잘 인식하지 못할 수도 있다. 나의 환자 중 한 사람은 남편의 동의 없이는 구두를 사지 못했다. 그 이유를 묻자 그녀는 이렇게 대답했다. "돈을 내는 건 남편이잖아요." 나는 그녀의 구두를 사는 것이지 남편의 구두를 사는 게 아니라고 지적해주었다. 당신도 다음 질문에 대답해보라.

- 배우자의 의견이나 동의 없이 옷을 구입할 수 있는가? 만일 동의 없이 사면 죄책감을 느끼는가?
- 배우자의 동의 없이 당신 마음대로 카메라나 가전제품 같은 주요 물품을 구매한 적이 있는가? 또 당신의 배우자는 그런 결정을 내릴 때 당신 의견을 참고로 하는가?
- 당신의 배우자는 당신의 결정을 거부할 권리가 있는가? 당신도 똑같은 권리를 보장받고 있는가?
- 만일 당신이 구매한 물품을 배우자가 싫어한다면 교환해야 할 것 같은 기분이 드는가?

- 선거철에 당신과 배우자는 누구에게 투표할지 의논해서 결정하는가? 서로 의견이 다르면 어떻게 해결하는가?
- 시간과 돈을 사용하는 일에 점점 배우자의 기호를 따라가고 있는 건 아닌가?
- 배우자의 일이나 성공을 위해 자신의 발전을 뒤로 미루고 있는가?
- 배우자가 당신보다 돈을 많이 번다면 그의 일은 당신 일보다 더 중요하고 우선순위라고 생각하는가?
- 자신의 삶에 대해 배우자나 가족으로부터 끊임없이 충고나 비판을 듣고 있는가?

때로는 자신의 상태를 깨닫는 것만으로도 건전한 영역을 구축할 수 있다. 그러나 당신의 영역이 확고하지 못한 것이 신체건강에 영향을 미친다는 생각이 들면 믿을 만한 친구나 카운슬러와 상담을 하라. 어떤 것이 건전한 영역인지 깨닫게 해주고 무엇보다도 현재의 인간관계에서 분명한 영역을 창조할 능력이 있는지 알게 해줄 것이다.

호르몬 불균형

폐경주위기에 우리의 관심을 촉구하는 감정적 불균형은 세포 내의 호르몬 불균형에 의해 촉발된다. 구체적으로 말하면 에스트로겐 과다, 프로게스테론 부족, 그리고 (때로) 인슐린 과잉생성이 원인이며 결국 안드로겐 호르몬의 과잉생성을 초래하게 된다. 모든 감정적·신체적·영양학적 스트레스도 에이코사노이드의 불균형을 유발하는 주요인이다. 프로스타글란딘이나 시토킨 같은 에이코사노이드는 미세한 세포 내 호르몬으로서 세포의 모든 신진대사를 관장한다. 중년의 신진대사 불균형은 자궁근종이나 생리통, 자궁내막증, 자궁선근종, 과다출혈 등의 증상에 영향을 미친다. 여성에 따라서는 이 모든 증상이 동시에 나타나기도 한다.

당신의 증상이 자궁근종이든 과다출혈이든 식이요법과 영양보충을 통해 증상을 완화할 수 있다. 에스트로겐 우세현상과 에이코사노이드 불균형을 일으키는 식품이 동일하기 때문이다. 7장에서 소개한 정제된 탄수화물이나 단백질, 이로운 지방, 필수 비타민과 무기질을 참고로 하라. 골반문제에 대한 의학적 접근은 이 8장에서 자세하게 설명할 것이다.

생리통과 골반통

여성의 50%가 월경이 시작되는 10대부터 생리통으로 고통받고 있다. 폐경주위기에 들어서면 호르몬 불균형이나 자궁근종, 자궁내막증 같은 증상의 영향을 받기 때문에 생리통이 더욱 악화된다. 나는 열네 살 때 처음 생리통을 경험한 후로 첫아이를 임신하기 전까지 월경이 시작되는 처음 이틀 동안 고통에 시달리곤 했다. 첫아이를 낳고 1, 2년 잠잠하던 생리통은 30대 중반이 되자 다시 시작되었다. 침을 맞고 식이요법을 꾸준히 실천한 결과 마흔 살 때부터는 생리통에서 완전히 해방될 수 있었다.

해로운 에이코사노이드의 과잉생성

생리통은 자궁근육과 자궁내막이 프로스타글란딘 E2와 F2-α라는 해로운 에이코사노이드를 지나치게 분비하기 때문에 나타나는 것이다. 이들 프로스타글란딘이 혈액에 스며드는 순간(보통 생리가 시작된 지 한두 시간 안에, 때때로 생리 시작 전에) 부작용이 시작된다. 그 증상은 자궁근육의 경련, 식은땀, 홍조, 극심한 체온변화, 변실금, 무기력 등이다. 프로스타글란딘 E2로 만든 겔은 산고를 촉진하기 위해 사용되는데 같은 효과가 월경중에도 작용하는 것이다. 생리통을 일으키는 에이코사노이드의 불균형은 음식이나 스트레스에서 비롯된다.

생리통의 메시지

생리통이 긴장을 풀고 휴식을 취하면서 삶을 조절하라는 메시지라고 생각해본 적이 있는가? 긴장을 풀고 휴식을 취하는 것은 에이코사노이드의 균형을 가져온다. 당신은 월경주기를 어떻게 생각하는가? 생리적으로 불편한 시기라고 생각하는가, 아니면 지혜를 얻는 시기로 생각하는가?

월경은 휴식과 회복을 위한 자연의 선물이다. 자연스럽게 휴식을 취하고 몸의 활력을 회복해서 내일을 준비하게 만든다. 고대사회, 그리고 인도 같은 일부 현대사회에서는 월경을 맞은 여성들이 휴식을 취하도록 보호하고 있지만, 미국에서는 이런 배려 없이 여성들이 언제나 100% 에너지를 발휘해 고군분투하길 바란다. 따라서 지혜로운 우리의 몸이 휴식하라는 경고 메시지를 보내주는 것이다. 여성은 달에 비유된다. 여성의 몸과 에너지는 달의 주기에 매우 민감하게 반응한다. 이것이 여성의 나약함으로 인식되기도 하지만 일단 몸의 메시지에 귀를 기울이기 시작하면 주기적인 에너지 변화가 영감의 근원임을 발견할 것이다.

여성들이 20대나 30대에 자연의 주기에 순응해서 휴식을 취하지 않는다면 건강에 대한 경종의 소리가 커지는 폐경주위기에 그 통증이 한결 심해질 것이다. 폐경주위기를 맞은 한 환자가 이런 말을 했다. "월경 때에도 휴식을 취하며 오랜 목욕으로 몸을 풀고 자신에게 많은 관심을 기울이면 생리통은 거의 찾아오지 않습니다. 그러나 몸을 혹사하며 내면의 욕구를 무시하면 몸은 생리통이라는 방법을 통해 나의 관심을 얻으려고 합니다."

만일 당신이 월경중에 몸과 마음을 편히 한다면 생리통이 사라지는 것은 물론 직관이 최고로 발휘되는 걸 발견할 것이다. 당신은 놀라운 통찰력을 경험하고 이 특별한 능력이 찾아오는 시기를 기다리게 될 것이다.

대부분의 여성들이 생리통처럼 지극히 정상적인 생리작용을 고통스럽게 생각하는 것은 잘못된 문화의 책임도 크다는 사실을 명심하라. 눈을 크게 뜨고 그 잘못된 무지를 바로 본다면 여성으로서의 지혜를 자랑스럽게 여길 수 있을 것이다.

골반통과 생리통의 치료법

호르몬의 균형을 유지해주는 식이요법을 따르라(7장 참조)

유제품을 두 달 동안 줄여보라 정확한 통계자료는 없지만, 나는 그동안 아라키돈산이 많이 함유된 유제품(치즈, 아이스크림, 크림, 우유, 요구르트 등) 섭취를 줄임으로써 생리통에서 해방된 여성들을 수없이 만났다. 어떤 경우에는 월경이 시작되기 2주일 전부터 이런 음식들을 피함으로써 생리통을 예방한 사례도 있다. 폐경주위기에 월경이 불규칙해지면 유제품을 몇 달간 중단해보라. 놀라운 효과를 경험하게 될 것이다.

붉은살 고기의 섭취를 줄여라 살이 붉은 고기에도 유제품과 마찬가지로 아라키돈산이라는 지방산 에이코사노이드 전구체가 많기 때문에 생리통이나 관절염의 원인이 될 수 있다. 살이 붉은 고기의 섭취를 줄인다면 생리통이나 자궁내막증을 일으키는 염증성 에이코사노이드의 수치를 감소시킬 수 있을 것이다.

영양제를 보충하라 7장에서 소개한 영양 보충제를 참고로 하여 다음과 같은 영양소 섭취에 중점을 두라.

마그네슘 통증이 나타나는 동안 2시간마다 마그네슘을 100mg 복용하면 자궁근육이 이완되어 생리통이 사라진다. 단, 하루에 1,000mg 이상 복용하는 건 좋지 않다.

오메가-3 지방산 오메가-3 지방산은 1차 에이코사노이드와 2차 에이코사노이드의 전구체이다. 하루에 다음 중 한 가지를 섭취·복용하라.

- 지방이 많은 생선을 일 주일에 서너 번
- DHA 하루에 100~400mg
- 유기농으로 재배된 아마인 가루 하루에 4ts
- 신선한 아마인유 하루에 1ts

비타민 C 하루 권장량이 1,000~5,000mg이지만 생리통이 시작되면 양을 늘린다.

침술과 약초요법 침이 생리통과 골반통 치료에 효과가 있다는 사실은 이미 과학적으로 입증되었다.[1] 나도 개인적으로 수백 번이나 그 효과를 체험했으며 40대 초반에 극심한 생리통을 침으로 고친 경험도 있다. 그리고 일 년 전부터 환자들에게 약초도 처방하고 있다. 만일 주위에 한약 전문가가 없다면 소요(산)환을 복용하는 것이 무방하다. 이 약초는 특허를 받아 널리 사용되며 많은 환자들이 효능을 체험한 바 있다.(부록의 〈참고자료〉 참조) 월경이 시작되기 2주일 전부터 출혈이 시작된 첫날까지 하루에 네 번 너덧 알씩 복용하라. 최소한 두세 달은 계속해야 효과를 볼 수 있다. 또한 운남백약도 1, 2주 안에 과다출혈을 멈추게 하는 전통적인 약이다. 하루에 두 알씩 네 번 복용하라.

피마자유 일 주일에 2~4번 60분씩 하복부에 피마자팩을 하면 생리통과 골반통을 치료하거나 예방할 수 있다. 1900년대 중반 직관을 이용한 치료로 널리 알려진 에드가 케이시Edgar Cayce도 면역계를 강화하는 이 치료법을 모든 증상에 처방했다.
▶ 주의할 점 통증이나 출혈이 더 심해지면 사용을 중단하라.

비스테로이드계 항염제 NSAID 이부프로펜(판매상표:모트린, 아드빌), 나프록센 나트륨(아나프록스, 알리브), 케토프로펜(오루디스) 같은 비스테로이드계 항염제도 부분적으로 프로스타글란딘 F2-α의 생성을 억제한다. (아스피린이나 타이레놀도 마찬가지지만 작용기전이 조금 다르다.) 비스테로이드계 항염제는 통증이 시작되기 전에 복용해야 효과가 좋다. 통증이 시작되면 프로스타글란딘이 이미 혈액에 침투한 것이고, 이렇게 이미 분비된 프로스타글란딘이 작용하는 것은 억제할 수가 없기 때문이다.

경구용 피임약 모든 골반의 이상은 피임약에 들어 있는 합성 호르몬의 영향으로 호르몬 순환이 잠잠해지면 그 증상이 완화된다. 꼭 필요한 양만 복용하되 흡연가라면 경구용 피임약 복용을 피하라.

과다출혈

많은 여성들이 폐경이 시작되기 여러 해 전부터 월경불순이나 과다출혈을 경험하는 것은 과잉생성된 에스트로겐이 자궁내막을 증식시키기 때문이다. 감정적 스트레스에 시달리고 있다면 그 증상은 더욱 악화된다. 과다출혈은 매달 자궁내막이 정상적으로 형성되었다 제거되지 못하고 과잉증식되었다가 비정상적인 방법으로 분해되기 때문에 발생한다.

그럼 과다출혈의 범위는 어디까지일까? 출혈은 월경이 시작된 첫째, 둘째 날 가장 많으며 그후로 점점 줄어든다. 이 패턴은 지극히 정상적인 범주에 속한다. 그러나 외출이 어려울 정도로 출혈량이 많거나, 한 번에 탐폰 2개와 패드를 동시에 착용하고도 옷에 스며들 정도이거나, 철분 부족으로 빈혈이라는 진단을 받은 적이 있다면 무언가 조치를 취해야 한다.

과다출혈의 메시지

나는 환자들을 대할 때마다 원치 않는 직업이나 인간관계로 인해 인생이라는 혈액을 과다출혈하고 있지 않은지 묻곤 한다. 당신은 받는 것보다 훨씬 많이 주고 있는가? 주위에 당신의 에너지를 빨아먹는 드라큘라 같은 사람이나 일은 없는가? 혼자 차분히 앉아 길을 인도하고 당신의 에너지를 북돋워줄 지혜를 구하라.

과다출혈의 신체적 원인

매달 월경 출혈을 중지시키는 자궁수축을 방해하는 요소는 호르몬 불균형 외에도 여러 가지 원인이 있다.

자궁근종은 과다출혈을 일으키는 가장 일반적인 원인이다. 자궁근종이 과다출혈의 원인인지 아닌지 여부는 그 위치에 달려 있다. 출혈을 일으키는 근종은 대부분 자궁의 벽을 형성하는 점막, 즉 자궁내막 안 오른쪽에 위치한 점막하근종이다.

자궁선근종도 과다출혈의 원인이 된다. 자궁선근종은 자궁의 내막을 형성하는 자궁내막선이 자궁근조직을 파고들며 자라는 것이다. 자궁선근종이 자라면 자궁벽에 작은 혈액의 호수가 형성되어 월경중에도 밖으로 배출되지 않는다. 시간이 흐르면서 자궁은 확대되고 습해지며, 해면질 현상이 나타나고 응혈이 생겨 정상적인 자궁수축을 혼란시킨다.

자궁근종이나 자궁선근종은 모두 에스트로겐 과다와 프로게스테론 부족, 프로스타글란딘 F2-α 과잉, 그리고 (종종) 인슐린 과다와 관계가 있으며 대부분의 경우 호르몬 요인과 신체적 요인이 동시에 작용한 결과이다.

과다출혈의 치료법

과다출혈의 치료법을 택하기 전에 우선 검사를 받은 지 일 년이 지났으면 정밀진단부터 받는 것이 좋다. 대부분의 과다출혈은 양성이기 때문에 다음 소개하는 방법으로 얼마든지 치료가 가능하다. 그러나 다른 신체적 증상이 없는지 미리 확인해야 한다.

식이요법과 비타민 7장에서 소개한 호르몬 균형 식습관을 실천하되, 특히 항산화제와 비타민 B 복합체의 섭취에 중점을 두라. 이들 영양소는 혈관벽을 튼튼하게 해주고 간의 분해작용을 도와주며 에스트로겐 과다를 말끔히 해결해줄 것이다.

비타민 B 복합체　295쪽에 소개한 권장량을 충분히 섭취하라. 에스트로겐 과다를 중화할 수 있다.

비타민 E(복합 토코페롤)　하루에 두 번 400IU씩

비오플라보노이드와 비타민 C 복합제　하루에 1,000~5,000mg

비타민 A(β-카로틴)　하루에 25,000IU

철분　과다출혈로 인해 가장 먼저 나타나는 증상은 철분 부족 빈혈로 인한 피로감이다. 혈구수 측정을 해서 수치가 낮으면 철분을 보충하라. 하루 권장량은 15mg이다. (철분 보충은 그 자체로도 월경량을 감소시키는 효과가 있다.)

내가 알기로 가장 흡수가 잘되는 철분 보충제는 ANR 철분 27+이다.(부록의 〈참고자료〉 참조) 이 약은 위장장애나 변비를 초래하지 않으며 빨리 잘 흡수된다. 다른 철분제보다 혈구수를 정상으로 유지해주는 효과도 있다. 심지어 이 약 덕분에 수술을 피한 여성도 있다.

침술과 중국 전통한약 256~260쪽을 참고하라.

피마자유 315쪽을 참고하라.

천연 프로게스테론 2% 프로게스테론 크림은 과다출혈을 감소시키는 효과가 있다. 월경이 시작되기 2, 3주 전 하루에 두 번 1/4~1/2ts을 손바닥이나 피부의 연한 부분에 문질러 바르면 된다. 월경이 시작되면 중단하고 1,2주 후에 다시 시작하라. 이 방법이 당신 몸에 잘 맞는다면 석 달 정도 후에 좋은 결과가 나타날 것이다. 여성에 따라서는 이 크림이 약할 수도 있다. 이런 경우에는 의사와 상담한 후 프로게스테론이 4~8% 들어 있는 좀더 강력한 처방을 받거나 소량의 경구용 정제를 복용하라.

비스테로이드계 항염제 NSAID 앞서 소개한 비스테로이드계 항염제를 월경이 시작되기 1, 2일 전부터 출혈이 심한 날까지 규칙적으로 복용하라. 단, 양은 효과가 있는 한에서 최소량을 복용하라. 이 약은 과도한 프로스타글란딘 F2-α를 억제하는 효과가 있으므로 월경량을 감소시킨다.

합성 프로게스테론 천연 프로게스테론이 효과가 없을 경우 메드록시프로게스테론 아세테이트(상표명 : 프로베라) 같은 좀더 강력한 합성제가 필요하다. 만일 자궁근종으로 인한 과다출혈이라면 약한 처방으로는 문제를 해결할 수 없다. 월경이 시작되기 2주 전부터 복용하고 월경 후에는 2주 동안 중단하라. 이렇게 석 달이 지나면 과다출혈이 줄어들 것이다. 프로베라는 부작용이 전혀 없진 않지만 자궁을 제거하는 것보다는 훨씬 나은 방법이다.

경구용 피임약 자궁근종이나 난소제거, 프로게스테론에 비해 과다한 에스트로겐, 또는 이 모든 원인이 복합적으로 작용하는 과다출혈이나 월경불순을 겪고 있는 여성들은 경구용 피임약으로 좋은 결과를 얻고 있다. 자궁적출술보다는 나은 방법이지만 근본적으로 원인이 치료되는 건 아니다.

자궁내막소파술D&C 과다출혈을 치료하는 전형적인 외과수술로 자궁내막의 과다증식된 조직을 긁어내는 수술이다. 그러나 깨끗하게 처리하지 못할 경우 증상을 완화시키는 데 그치는 경우도 허다하다. 이 수술은 이 밖에도 과다출혈을 일으키는 원인을 규명하는 데도 사용된다.

자궁내막절제술 이 수술은 레이저나 도구를 이용해 자궁내막을 제거하는 것이다. 자궁내막이 제거되기 때문에 월경이 아주 중단되거나 견디기가 한결 수월해진다. 그러나 아이를 갖기를 원하는 사람은 이 수술을 받아서는 안 된다.

자궁내막절제술은 증상이 심한 출혈에 주로 실시하며 입원을 하지 않고 수술할 수 있다. 그러나 고도의 기술을 요하는 수술이기 때문에 경험이 풍부하고 기술이 뛰어난 의사에게 수술을 받는 것이 좋다.

나는 많은 여성들에게 이 수술을 권했고 그중 대부분이 좋은 결과를 얻었다. 뉴스레터의 한 독자가 이런 편지를 보냈다.

"석 달 전 자궁내막절제술과 불임수술을 받았습니다. 마흔넷인 내게 이 수술은 두 가지 선물을 안겨주었습니다. 계속되던 과다출혈과 여러 주 동안 비치던 핏덩어리가 동시에 사라진 것입니다. 나는 이제 더이상 월경에 시달리지 않게 되었습니다! 야호!"

마사의 경우—참을 수 없는 과다출혈

나는 마흔두 살의 중년여성으로 체중 86kg의 건장한 체격에 규칙적인 운동으로 건강을 유지하고 있습니다. 그동안 과다출혈 때문에 여러 의사를 찾아다니며 상담을 했습니다. 의사들은 경구용 피임약을 처방해주었으나 넉 달 동안 복용해도 아무 소용이 없었습니다. 생체조직 검사 결과는 아무 이상이 없었습니다.

월경은 12일 동안이나 계속되며 혈전이 섞인 매우 많은 양의 출혈이 지속됩니다. 그리고 월경기간이 끝나도 출혈이 완전히 멈추지 않습니다. 약초 전문가를 찾아갔더니 체중이 평균보다 20kg이나 더 나가서 지방세포가 에스트로겐을 과잉생성하기 때문이라고 하더군요. 그동안 사용해왔던 피임약이나 프로게스테론 크림이 아무 효과가 없었던 것도 그 때문이었습니다.

나는 수잔 위드Susun S. Weed 박사의 〈폐경기: 여성이 현명해지는 시기Menopausal Years: The Wise Woman Way〉라는 책을 읽은 적이 있습니다. 이 책에서 위드 박사는 라케시스lachesis 같은 동종요법을 제안했습니다. 나는 라즈베리 잎차를 마시고 냉이를 먹으며 부족한 철분을 보충하고 있습니다. 또 유산균 음료와 칼슘, 마그네슘, 복합 비타민제를 복용하고 있습니다.

하지만 과다출혈은 여전히 계속되고 있습니다. 나는 매우 지쳐 있고 늘 패드를 하고 있는 처지이므로 당연히 성욕도 감퇴되었습니다. 넉 달 동안이나 그치지 않는 출혈을 멈추게 할 방법이 없을까요?

나는 이 편지를 받고 나서 그녀에게 침술을 권했고 철분을 계속 섭취하라고 충고했다. 또 과다출혈에 잘 듣는 한약인 운남백약을 1, 2주 복용하면 효과가 있을 거라고 말했다. 그리고 체중을 10kg 정도만 줄인다면 에스트로겐이 과잉생성되는 것을 상당히 줄일 수 있다고 조언했다.

마사에게는 자궁내막하근종이 자라고 있을 가능성도 있었다. 자궁내막하근종 진단에는 염료를 자궁에 주입하여 초음파나 X선으로 촬영하는 자궁난관촬영법을 사용한다. 만일 자궁내막하근종이 있다면 자궁내막절제술이나 질을 통해 용종을 떼어내는 수술법으로 제거할 수 있다. 이런 경우 자궁내막소파술을 통해서도 효과를 기대할 수 있다.

내가 강조하고 싶은 점은 폐경주위기의 과다출혈을 중단시키는 방법이 무수히 많다는 사실이다. 어떤 경우이든 자궁적출술을 피하고 다른 대체요법을 찾아라. 과다출혈을 경험하는 폐경주위기 여성들은 안전하고 효과적인 치료법이 얼마든지 있다는 점을 반드시 인식해야 한다. 우리에게 지혜를 주는 자궁을 제거하는 방법은 최후의 수단임을 명심하라.

자궁근종

미국 여성의 30~50%가 자궁 내에 양성근종을 가지고 있다. 이런 현상은 인종과 배경에 관계없이 어느 여성에게나 공통적이지만 흑인여성이나 중남미 여성들에게 특히 심하다. 근종은 자궁근육의 결합조직이나 평활근에 생기며, 10대 후반이나 20대 초반의 젊은 여성에게 나타나기도 하지만 대부분 30, 40대에 주로 발생한다.[2]

대부분의 자궁근종은 문제를 일으키지 않는다. 즉, 그냥 존재하고 있을 뿐이다. 근종이 생긴 위치에 따라 직접 느낄 수도 있어서 치골 바로 위 하복부에 부드러운 덩어리가 느껴지는 경우도 있다. 여성의 골반은 태아를 지탱하도록 프로그램되어 있기 때문에 아무리 큰 근종이라도 별문제가 되지 않는다. 다시 말해서 근종이 있더라도 자궁검사나 초음파 검사를 해보지 않는 한 거의 느끼지 못한다. 월경주기에 전혀 이상이 없고 통증이나 다른 증상을 수반하지 않는 경우에

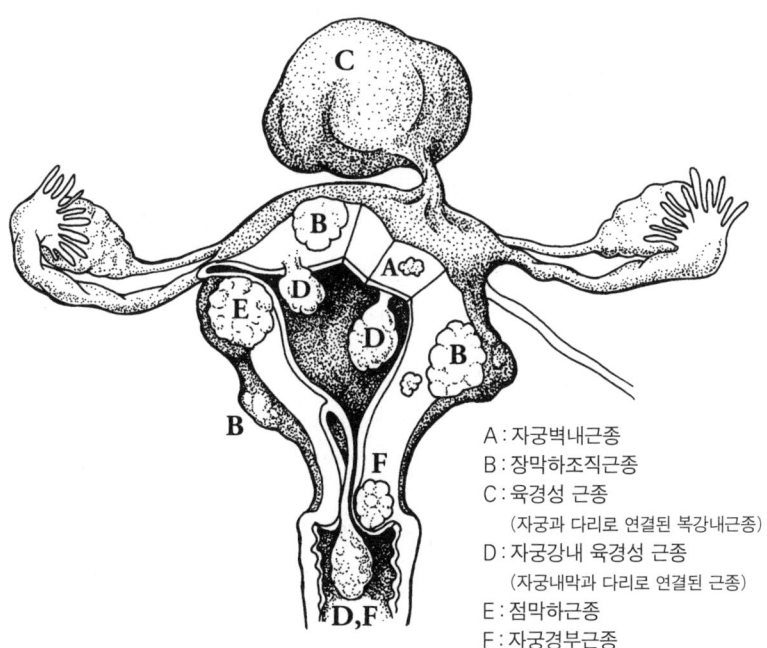

〈그림 12〉 자궁근종의 유형

A : 자궁벽내근종
B : 장막하조직근종
C : 육경성 근종
　　(자궁과 다리로 연결된 복강내근종)
D : 자궁강내 육경성 근종
　　(자궁내막과 다리로 연결된 근종)
E : 점막하근종
F : 자궁경부근종

는 더욱 그렇다. 자궁근종은 폐경주위기에 에스트로겐 우세가 나타나면 급격히 커질 수도 있으나 대부분 폐경기가 지나면 저절로 크기가 줄어든다.

자궁근종의 메시지

식생활이나 호르몬에 문제가 있다고 해도 왜 그렇게 많은 여성들이 자궁근종을 가지고 있는 것인가? 자궁근종의 가장 밑바탕에 깔려 있는 원인은 제2감정센터 에너지의 단절과 침체이다. 여성들이 벗어나고 싶은 인간관계에 자신의 창조적 에너지를 낭비하고 있을 때 자궁근종(혹은 다른 골반의 문제)의 위험에 노출된다. 나도 마흔두 살 때 자궁근종이 생겼는데, 그 원인은 내가 원하던 것보다 더 많은 시간을 환자를 진찰하는 데 매달렸기 때문이었다. 정기적으로 수술을 하고 하루 종일 진찰실을 지키지 않으면 진정한 의사로 존경받지 못할까 봐 두려웠던 것이다. 글을 쓰고 강연하는 일에 창의성을 쏟고 싶었지만 시간제 근무를 요청하면 동료의사들의 원망을 살 것 같았다. 이것이 바로 제2감정센터를 둘러싼 전형적인 이중결합이다. 사랑과 칭찬에 대한 야망과 욕구가 창조적 샘을 고갈시키고 그 결과 자궁근종이라는 경고의 메시지를 듣게 되는 것이다.

엘렌의 경우—마침내 창의성을 발휘하다

엘렌은 서른여덟 살로 두 아이의 엄마이자 한 지방대학의 연구원이었다. 그녀는 자신의 일을 사랑했으며 직장동료들과도 좋은 관계를 유지하고 있었다. 그녀는 동료들이 함께 프로젝트 작업을 하자고 도움을 청할 때마다 뿌듯했고 자부심을 느꼈다. 시간이 흐르면서 엘렌은 다른 사람의 프로젝트에 참여하기보다 주체적으로 자신의 연구를 진행해보고 싶다는 욕구가 생겼다. 그러나 그녀는 이미 보조적인 역할에 익숙해져 있었기 때문에 기존의 프로젝트를 제쳐두고 자신의 일을 창조한다는 게 쉽지 않았다. 그녀 몸에서 자궁근종이 자라기 시작한 것은 이때부터였다.

수년 동안 그녀는 자신의 독자적인 영역을 세우고 싶은 욕구와 동료, 아이들, 남편의 욕구 사이에서 고민했고 자궁근종은 점점 커졌다. 그녀가 근종을 제거하기 위해 찾아왔을 때 나는 에너지를 낭비하고 있지 않은지 물었다. 그녀는 자신의 정체성이나 자긍심의 대부분은 다른 사람을 돕는 일에서 비롯된다고 말했다. 또 자신이 주체적으로 연구를 시작하면 예전처럼 보람을 느낄 수 있을지 의심스럽고 다른 사람들로부터 이기적이라는 손가락질을 받을까 봐 두렵다고 고백했다. 대화를 나누면서 엘렌은 일정이나 우선순위를 조정하는 데 시간이 필요하다는 걸 깨달았다. 그녀는 내게 수술을 6개월만 연기해달라고 요청했다.

다음에 엘렌을 다시 만났을 때 자궁근종은 더 자라지 않았고 오히려 약간 작아져 있었다. 그러나 그보다 중요한 것은 엘렌이 동료들에게 자신이 원하는 일과 원하지 않는 일의 한계를 분명히 밝혔으며, 자신만의 프로젝트를 위해 첫걸음을 내디뎠다는 사실이었다. 그녀는 마침내 창의성을 발휘하기 시작한 것이다.

만일 당신이 자궁근종이 생겼던 경험이 있거나 현재 뱃속에 있다면 다음 질문에 대답해보라.

- 만일 기회가 허락된다면 내가 발휘하고 싶은 창의성은 어떤 것인가?
- 만일 하고 싶은 걸 할 수 있다면 내 삶은 어떻게 변할까?

- 만일 6개월밖에 못 산다면 지금 당장 청산하고 싶은 인간관계는 무엇인가?
- 내가 가장 많은 시간과 관심을 기울이는 사람은 누구인가?
- 내게 진정 도움이 되고 기쁨을 주는 사람은 누구인가?
- 내 에너지를 낭비하게 만드는 사람은 누구인가?

이 질문에 대한 대답을 적은 다음 도움이 될 만한 친구와 의논해 보라. 당신의 내면 깊은 곳에 모든 해답이 들어 있다. 그 해답을 듣기 위해 마음의 문을 열기만 하면 된다.

자궁근종의 치료법

먼저 강조하고 싶은 점은 자궁근종은 굳이 치료할 필요가 없다는 것이다. 대부분의 경우 기다리면 저절로 치유되기 때문이다. 자궁근종을 품고 산다고 건강에 해로울 건 전혀 없다. 한 가지 해로운 점이 있다면, 자궁근종이 있다는 사실을 알게 되었을 때 쓸데없는 걱정이 앞선다는 것이다. 여성의 골반기관에 대한 그릇된 사회적 인식 때문에 자궁근종이 있으면 무언가 잘못될 것이라는 두려움이 근종 그 자체보다 건강에 더욱 나쁘게 작용한다.

그러나 부정적인 이미지를 버리고 자궁근종을 대하면 여성들은 그를 통해 자신의 삶에 대해 많은 것을 깨달을 수 있을 것이다. 우리는 자궁근종이라는 진단을 받았을 때 곧바로 제2감정센터의 불균형을 초래한 원인을 떠올리진 못한다. 그러나 지난날을 돌이켜보면 원인을 발견할 수 있다. 어떤 치료법을 택하든, 부디 몸의 가르침을 배우는 기회로 만들어라.

배움의 기회로 삼기 위한 가장 기본적인 요소는 자신에 대한 비난에서 벗어나는 것이다. 자신이 뭔가 잘못했기 때문에 병이 생겼다는 식의 사고방식을 버려라. 우리 몸이 관심을 끌기 위한 메시지를 보내기 전에 미리 내용을 알아차린다면 경고를 피할 수 있다. 모든 신체적 증상은 유전적, 영양적, 환경적, 감정적 요소가 복합적으로 작용한 결과이다.

한편 당신이 자궁근종을 굳이 치료하고 싶다면 시간은 충분하다. 대부분의 근종은 폐경기가 되면 크기가 줄어들지만 그때까지 부른 배를 안고 살아가기 싫다면 해결할 방법은 얼마든지 있다. 증상이 통증이나 과다출혈, 생리통, 요통 등을 수반한다면 더욱 치료가 필요할 것이다. 다행히도 치료하는 방법은 매우 광범위하다.

식생활 변화와 대체요법

과다한 에스트로겐의 균형을 잡고 골반의 에너지 흐름(기)을 보강해주는 식이요법과 대체요법은 과다출혈이나 생리통을 완화할 뿐 아니라 자궁근종에도 효과가 있다. 여기에는 침술과 한약을 비롯해서 콩이나 아마인에서 추출한 피토에스트로겐, 식생활 변화, 에스트로겐 균형을 위한 보충제 등이 포함된다. 또 요가 같은 운동도 매우 도움이 된다.

뉴스레터 독자가 보낸 다음의 편지에서도 증명되었듯이 이런 방법들은 시도해볼 만한 충분한 가치가 있다.

나는 자궁벽에서 자라고 있는 약 25~30개에 달하는 자궁근종으로 인해 여러 해 동안 고통을 받아왔습니다. 매달 2주일 정도는 참기 힘든 통증에 시달려야 했습니다. 잠도 거의 잘 수 없었고 고통스러워서 몸을 공처럼 구부리고 식은땀을 흘리곤 했습니다. 1991년과 92년에 복강경을 통해 수술을 두 번이나 받았지만 고작해야 큰 것 서너 개를 떼어내는 데 그쳤습니다. 그럴 즈음 우연히 당신의 책을 읽게 되었고 그 충고에 따라 유제품을 중단하고 마그네슘 800mg과 비타민 B 복합체를 복용했습니다. 그런데 세상에, 통증이 감쪽같이 사라졌지 뭡니까! 할 수만 있다면 내 첫아이라도 감사의 선물로 바치고 싶은 심정입니다. 수술날짜를 받아놓았지만 당신의 처방이 효과가 있다는 걸 알게 된 순간 마음을 바꿨습니다. 나는 완전히 새 사람이 된 기분입니다. 활력과 에너지가 넘치는 사람으로 새로 태어난 것입니다.

호르몬 요법

인체친화형 프로게스테론 프로게스테론 크림은 에스트로겐 수치를 낮추는 효과가 있다. 2% 프로게스테론 크림(판매상표 : 프로게스트, 펨게스트)을 하루에 한두 번 1/4~1/2ts을 손바닥이나 피부의 연한 부위에 바르면 된다. 3주 동안 바르고 1주는 쉰다. 월경이 규칙적이라면 월경기간 동안 쉬면 되고, 불규칙적이라면 모든 인간의 몸이 따르고 있는 달의 주기에 맞추어 사용하라. 즉, 전기가 발명되기 전까지 대부분 여성들이 월경을 하던 그믐께 중단하면 된다. 사람에 따라서는 주기에 관계없이 매일 사용하는 게 효과적인 경우도 있다.

또 많은 양이 필요한 여성도 있다. 좀더 강력한 천연 프로게스테론 크림이나 크리논 같은 4~8% 겔 타입의 질 좌약은 처방전을 가지고 약국에서 구입해야 한다. 대부분의 여성들은 혈액에 직접 흡수되는 피부 부착용 프로게스테론을 선호한다. 경구용 프로게스테론은 간에서 분해되는데 그 과정에서 발생한 부산물이 졸음이나 우울증의 원인이 되기도 한다. 한 달에 최소한 2주일 동안 하루에 한두 번 100~200mg씩 복용하는 것이 일반적이지만 매일 복용해야 하는 여성도 있다.

경구 피임약 경구 피임약은 합성 에스트로겐과 프로게스틴의 복합제로 자궁근종을 일으키는 과도한 에스트로겐의 양을 조절해준다. 합성 호르몬제이기 때문에 가능하면 식생활 변화나 침술, 한약 등의 자연요법이 실패한 경우나 자연요법을 따르고 싶지 않은 여성에 한해 권하고 싶다.

성선자극호르몬 방출호르몬GnRH 촉진제 나파렐린(판매상표:시나헬)이나 류프롤라이드(판매상표:루프론) 같은 성선자극호르몬 방출호르몬 촉진제는 뇌하수체에 작용해서 인위적인 폐경을 유발하며 에스트로겐 수치를 낮추고 자궁근종을 축소시킨다. 폐경주위기에 발생하는 모든 증상, 즉 홍조, 골밀도 저하, 질건조증 같은 부작용도 있지만 자궁근종을 증식시키지 않는 호르몬 요법을 병행하면 이를 막을 수 있다.

GnRH 촉진제는 수술을 피할 수 있는 효과적인 방법이긴 하지만 알츠하이머병 가족력이 있는 여성은 피하는 것이 좋다. 뇌에서 에스트로겐을 급격히 감소시키는 것이 민감한 여성에게는 해로울 수도 있기 때문이다.

수술요법

자궁근종절제술 자궁근종은 수술을 통해 절제할 수 있으나 크기와 위치에 따라 수술방법이 달라진다. 자궁내막 바로 밑에 자리잡은 근종은 질을 통해 수술하지만 다른 것들은 대부분 복강경 수술을 통해 제거한다. 나처럼 크기가 클 경우에는 복부를 절개하기도 한다.

　자궁근종을 수술하기로 결정했으면 숙련된 골반 전문의를 찾아가라. 가능하면 골반기관을 보존하고 자궁을 잃고 싶지 않은 당신의 마음을 헤아릴 수 있는 의사에게 수술을 받는 것이 중요하다. 내 수술을 맡았던 의사는 수술이 끝난 후 이렇게 말했다. "당신은 이제 건강하고 정상적인 자궁을 갖게 되었습니다. 나는 자궁근종 이외에 다른 것은 털끝 하나 건드리지 않았습니다." 내가 듣고 싶었던 말이었다.

　자궁근종을 제거한 것이 매우 큰 의미가 있었다는 뉴스레터 독자의 편지를 소개한다.

　자궁근종을 제거한 후 내 삶의 모든 부정적인 문제들을 같이 잘라버린 것 같은 후련함을 느꼈습니다. 두통이 없어졌고 생리통과 요통도 사라졌습니다. 아직 식이요법을 실천하고 있지만 근종을 절제했다는 사실이 나를 좀더 긍정적이고 활기차고 홀가분하게 만들었습니다. 이제는 모든 일에 감사할 줄 아는 마음가짐을 갖게 되었습니다. 자궁근종을 수술하고 나서 사는 방식이 변화되었고, 나이 마흔이 되어 비로소 치유와 성장의 삶을 살아가게 되었습니다!

　자궁동맥색전　자궁동맥색전 UAE은 자궁근종의 새로운 치료방법으로 자궁동맥에 폴리비닐알코올 같은 물질을 주입하는 것이다. 이로 인해 자궁근종에 혈전이 흘러 들어감으로써 시간이 지나면 근종이 축소되는 방법이다. 특별한 훈련을 받은 방사선기사가 실시하며, 자궁동맥에 접근하기 위해 대퇴부 정맥에 도관을 주입한다. 이 방법은 세계적으로 85%라는 높은 성공률을 얻고 있다. 과다출혈이나 월경불순, 자궁증식을 포함한 모든 자궁근종 증상과 빈뇨증상 같은 자궁근종의 크기에 관계된 증상에 주로 사용된다.

이 수술을 받고 약 6개월이 지나면 자궁 크기가 40~60% 작아지게 된다. 그러나 자궁 크기가 작아지지 않을 경우에도 과다출혈 같은 증상이 호전되었다는 결과가 나와 있다. 아직 장기적인 통계는 없지만 자궁동맥색전은 자궁근종절제술이나 자궁적출술에 비해 합병증이 적은 방법이다. 그러나 신장결손이나 혈전에 대한 알레르기 반응 같은 합병증이 나타나기도 한다.[3] 만일 이 방법을 택하고 싶다면 자궁동맥색전술을 전문으로 하는 병원을 찾아가 전문가와 상의하라.

자궁적출술 자궁적출술은 자궁근종을 치료하는 마지막 수단이 되어야 한다. 어떤 방법을 사용해도 극심한 통증이나 과도한 출혈이 치료되지 않는 여성에게 해당되는 방법이다. 만일 당신이 이런 경우라면 자궁적출술을 통해 일시에 고통에서 해방될 것이다.

캐롤의 경우—꿈에 지나치게 집착한 태도

캐롤이 두 번째 수술을 상의하기 위해 나를 찾아온 것은 46세 때였다. 자궁에 근종이 여러 개 있었던 캐롤은 월경 때마다 과다한 출혈로 고생했으며 만성적인 편두통과 피로감에 시달리고 있었다. 지난 4년 동안 그녀는 언젠가 아이를 가질 수 있을 거라는 희망을 버리지 않고 자궁을 지키기 위해 필사적으로 노력해왔다. 자궁을 지키려는 그녀의 집념은 자신의 경력에도 큰 손상을 입혔다. 의사와의 약속시간을 지키기 위해 결근하기 일쑤였고 매달 찾아오는 과다한 출혈로 자리를 비우는 게 다반사였다. 캐롤은 경구 피임약과 합성 호르몬제를 복용하고, 과다한 출혈을 막기 위해 확장소파술을 사용해보았으나 별 효과가 없었다. 그녀의 상태는 침술이나 식이요법 같은 대체요법을 사용하기에는 증상이 너무 심각했다. 나는 그녀가 건강을 유지하고 편안한 삶을 누리기 위해서는 자궁적출술을 하는 수밖에 없다고 제안했다. (최근에 그녀를 만났다면 자궁동맥색전을 권했을 것이다.)

캐롤의 자궁상태는 정상적인 생활을 영위하기가 힘들 정도였다. 그녀는 실현할 기회가 없었던 지난날의 꿈과 희망(아이를 갖고 싶은)에 대한 집착을 버리지 못했기 때문에 삶의 피를 철철 흘리며 살아가고 있었다. 중년기의 모든 여성들과 마찬가지로 캐롤도 실현되지 못한 지난날의 꿈을 마음껏 애통해한 다음 거기서 벗어나는 과정이 필요했다. 물론 쉬운 일은 아니지만 마음의 상처를 치유할 절호의 기회가 될 수도 있다.

수술을 잘 견뎌내는 법

수술을 할 것인지 자궁동맥색전을 선택할 것인지 결정하는 상황에 처했을 때 당신이 선택한 방법에 대해 진정으로 이해하게 된다면 당신은 희생양이 아니라 동반자 관계에 올라선 것이다. 이런 변화만으로도 자신의 선택을 좋은 결과로 이끌 수 있다. 나의 동료인 페기 허들스턴Peggy Huddleston 박사가 지은 〈수술에 대한 준비와 빠른 회복법 Prepare for Surgery, Heal Faster〉이란 책을 읽으면 많은 도움이 될 것이다. 페기는 이 책에서 수술 후에 건강과 활기를 되찾는 법을 명쾌하게 제시하고 있다. 나도 자궁근종절제술을 받았을 때 이 책에서 많은 도움을 얻었다. (부록의 〈참고자료〉 참조)

자궁적출술을 하지 않아도 되는 경우

누군가가 다음과 같은 이유로 자궁적출술을 권한다면 굳이 그 의견에 따르지 않아도 무방하다.

1. "종양이 더 커지기 전에 수술을 받아야 합니다. 그러지 않으면 종양이 크게 자라 나중에 수술하기가 더 힘들어질 것입니다."

작은 종양은 과도한 출혈이나 심각한 문제를 유발하지 않으므로 굳이 제거할 필요가 없다. 그리고 모든 자궁근종이 자라는 것은 아니며 만일 자라더라도 근종이 크다고 해서 수술이 더 위험하지는 않다는 연구 결과가 나와 있다. 만일 수술이 꼭 필요하다면 자궁은 보존하고 종양만 제거할 수 있다.

2. "자궁근종이 암으로 발전할 가능성이 있습니다." 또는 "만일 제거하지 않으면 암으로 발전되지 않는다고 장담할 수 없습니다."

근종이 암으로 발전된 사례는 매우 드물다. 자궁근종이 암으로 발전되는 것을 자궁육종이라고 부르는데, 통상적으로 이런 상태가 되면 수술을 해도 생존 가능성이 커지지는 않는다. 통계적으로 볼 때 자궁육종으로 사망할 확률은 자궁적출술의 합병증으로 사망할 확률보다도 적다.

3. "초음파로도 난소가 보이지 않습니다."

자궁근종을 확인하기 위해 초음파 검사를 할 경우 난소 중 하나가 종양에 가려서 보이지 않을 수 있다. 따라서 의사들은 혹시 난소의 문제점을 발견하지 못할까 봐 자궁적출술을 권하기도 한다.

난소에 질병이 있을 것이라는 확실한 가능성이 있다면 의사의 말에 따라도 좋다. 그러나 초음파로 난소를 볼 수 없는 것이 난소에 문제가 있다는 의미는 아니란 것을 명심하라. 단지 첨단기기의 한계일 뿐이다. 이럴 경우 어떤 여성들은 복강경 수술을 통해 밝은 조명 아래서 자궁 안(이 과정에서 자궁과 난소의 생체조직을 현미경으로 검사할 수도 있다)을 샅샅이 조사해야 속이 시원할 수도 있다. 반면 아무 문제가 없을 것이라고 믿음으로써 편안히 지내는 여성도 있을 것이다. 어떤 선택이든 자신의 마음이 편한 쪽을 택하라.

자궁적출술을 반드시 받아야 할 경우인가?

자궁근종, 과다출혈, 월경불순은 많은 중년여성들이 자궁적출술을 받는 가장 일반적인 이유이다. 물론 반드시 필요한 경우도 있지만 지나치게 많은 여성들이 자신의 문제를 좀더 손쉽게 해결하기 위해 또는 다른 목적을 위해 이 수술을 남용하고 있다. 하지만 골반기관은 가능한 한 손상을 입히지 않고 간직할 충분한 가치가 있는 여성의 에너지원이다.

가장 이상적인 것은 모든 여성들이 어린 시절부터 골반기관의 중요성을 배울 기회를 갖는 것이다. 또 남성의 생식기관과 마찬가지로 이 기관들의 기능과 장점에 대한 연구가 활발히 진행되어야 하며, 과다출혈이나 통증을 좀더 안전하고 효과적으로 치료할 수 있는 대체요법도 개발되어야 한다. 그리고 자궁적출술은 난소를 함께 제거하든 그렇지 않든 모든 방법이 실패했을 경우 택하는 최후의 수단이어야 한다. 최근 들어 남성의 생식기에 대해서는 이런 인식이 자리를 잡아가고 있다. 그 결과 고환을 제거하는 고환적출술은 전립선암의 가장 효과적인 치료법이지만 다른 방법이 없는 불가피한 경우에만 행해지고 있다. 또 음경에 암이 생겼다고 해서 음경을 제거했다는 말은 들어 본 적이 없다.

하지만 자궁과 난소는 오랫동안 그릇된 인식의 희생물이 됨으로써 많은 여성들이 골반기관에 대해 두려움을 갖고 있다. 최근 나는 어떤 파티에서 한 여성이 친구들과 나누는 얘기를 들은 적이 있다. 자궁적출술을 앞두고 있는 그녀는 다른 증상이 없는데도 오렌지 크기만한 근종 때문에 수술을 한다는 것이었다. 그녀는 이렇게 말했다. "내 나이도 이제 오십이야. 자궁에 무슨 문제가 생길지 알 수 없는 나이잖니? 이 기회에 아예 들어내는 것이 속 편해!" 이건 의사들의 잘못이다. 의사로부터 자궁적출술을 권유받았으나 내키지 않아서 다른 진단을 받아보려고 나를 찾아온 환자가 있었다. 그녀의 주치의는 불과 7개월 전에 건강한 아기를 생산한 그녀의 자궁에 근종이 생기자 "도움이 안 된다."는 이유로 수술을 권했다는 것이다.

고대사회에서 그리스어로 히스테라 hystera(자궁)라는 말은 자궁으로 인한 여성의 모든 정신적·신체적 고통을 일컫는 말이었는데, 이 모든 고통이 자궁으로 인해 생기는 것이라고 믿었기 때문이다. 마취법이 발명된 1800년대에는 자궁적출술이 여성의 질병을 치료하는 가장 흔한 방법이었으며, 여성의 남편이나 아버지, 의사가 뭔가 문제가 있다고 여길 때마다 단골로 사용하던 방법이었다. 즉, 폭식증이나 월경전 증후군, 정신질환을 비롯해서 심지어 자위행위를 하거나 행실이 단정치 못한 경우에도 억지로 이 수술을 받도록 했다.

자궁적출술은 미국에서 가장 많이 행해지는 수술 중 하나이다. 의사나 환자 모두 골반기관을 좋게는 없어도 되는 것으로 나쁘게는 위험한 것으로 배워왔다. 60대 미국 여성의 1/3이 자궁 없이 살아가고 있다는 게 믿어지는가. 심지어 의사 부인들까지도 여기에 합세하고

〈그림 13〉 골반기관과 골반저 근육

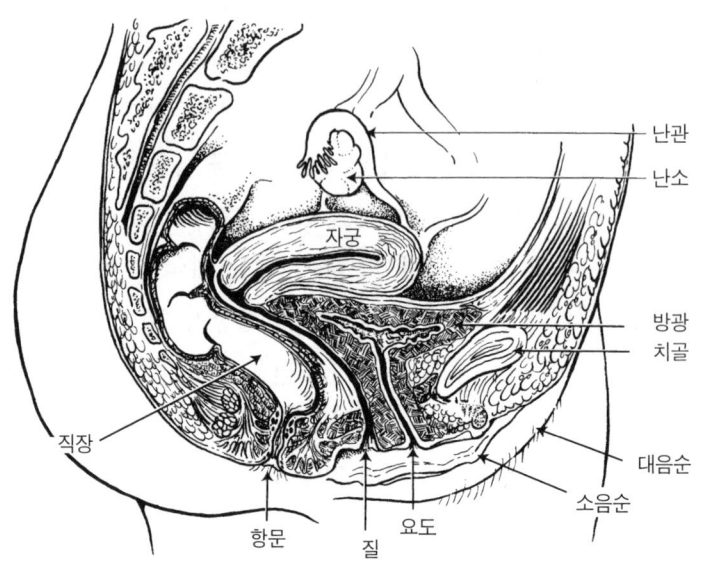

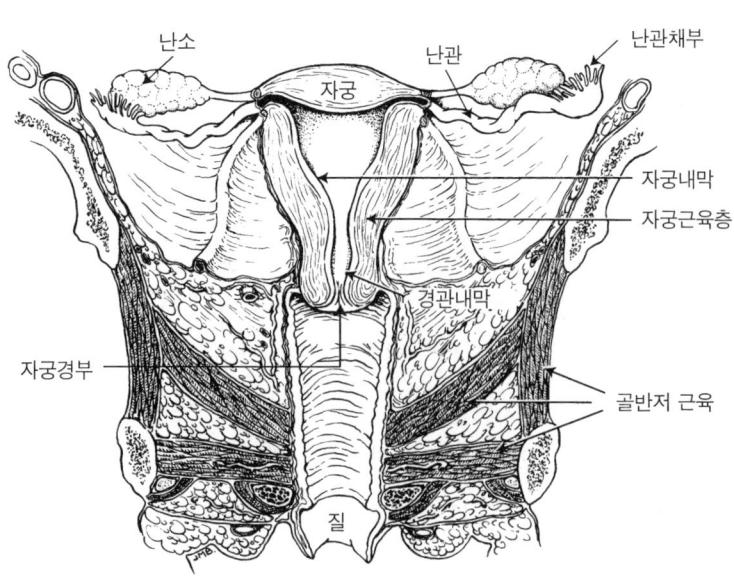

강한 골반저 근육은 골반의 힘을 위한 필수요소이다.

있다. 또 자궁을 제거하는 여성의 43%가 난소암을 예방하기 위해 난소까지 함께 제거하고 있다. 대부분의 여성은 난소암에 걸릴 가능성이 없으며 난소에서 생성되는 호르몬이 우리에게 많은 유익을 주는데도 왜 난소를 잘라내는지 이해가 안 된다.

자궁, 경부, 난소를 보존해야 하는 이유

• 자궁과 경부, 난소는 서로 협력해서 일생 동안 우리 몸에 호르몬을 공급하는 중요한 기관들이다. 이 기관들은 대부분 같은 혈관을 통해 혈액을 공급받기 때문에 자궁이 제거되면 난소가 남아 있더라도 그 기능에 상당히 지장을 받는다. 자궁적출술을 받은 여성의 50%가 난소의 기능을 일찍 상실함으로써 조기에 폐경이 시작되어 심장질환이나 골다공증에 걸릴 확률이 높아진다.[4]

• 여성의 난소는 남성의 고환에 해당된다. 난소는 성욕과 관계된 안드로겐 호르몬을 생산하는 곳이다. 연구논문들은 난소를 제거한 여성의 25%가 성욕이 감퇴되었다고 보고했다. 난소의 제거는 여성을 거세하는 것과 같으며 실제로 이런 표현을 쓴 연구논문도 있다.[5]

많은 의사들이 자궁적출술을 하면서 난소암을 예방한다는 차원에서 난소도 함께 제거하고 있다. 만일 유전적으로 난소암에 걸릴 확률이 높은 여성이라면 제거하는 것이 타당하다. 그러나 대부분의 여성들은 난소암에 잘 걸리지 않으며 난소암을 예방하기 위해 함부로 난소를 제거한다면 값비싼 대가를 치르게 될 것이다.

• 난소와 자궁이 건재한 상태에서 자연스럽게 찾아오는 폐경기

는 6~13년에 걸쳐 이루어지는 정상적인 생리작용이다. 난소의 기능이 쇠퇴하면 일부 호르몬 생성기능은 자연스럽게 부신이나 체지방으로 넘어간다. 그러나 자궁이나 난소를 제거할 경우 갑자기 시작된 폐경은 호르몬 체계에 혼란을 초래한다.

• 대부분의 여성들은 오르가슴을 느끼는 순간 자궁이 리드미컬하게 수축함으로써 더 큰 쾌감을 맛본다. 그러나 자궁적출술을 받은 여성들은 그렇게 깊은 만족감을 느끼지 못한다.

• 자궁 입구에 해당하는 경부는 골반저의 일부이며 방광의 지탱을 보조한다. 방광과 연결된 신경섬유는 경부와 밀접하게 연결되어 있다. 만일 경부를 포함해 자궁을 제거할 경우 이들 신경이 손상됨으로써 요실금에 걸릴 가능성이 커진다.[6]

• 자궁적출술의 불과 10%만이 암으로 인한 것이다. 이 말은 나머지 90%는 양성질환 때문에 골반기관을 제거한다는 의미가 된다. 양성질환은 수술을 하지 않고도 얼마든지 치료할 수 있다.

자궁적출술의 악습을 뿌리뽑자

세상에 아무리 교육과 정보의 기회가 널려 있어도 여성 자신이 입증되지 않은 잘못된 인식에 사로잡혀 있다면 그녀의 삶은 결코 나아질 수 없다. 우리 개개인은 가족들로부터 물려받은 나름대로의 유산을 지니고 있다. 특히 골반기관에 관한 잘못된 인식은, 늘 비밀스럽게 취급하고 잘못된 정보를 전해준 가족의 영향이 크다. 다음 질문들은 자궁적출술에 관한 잘못된 유산을 깨우치는 데 도움이 될 것이다.

- 가족 중 자궁적출술을 받은 사람이 있는가? 있다면 어떤 이유에서인가?
- 그 당시 그들의 삶에 대해 알고 있는가?
- 그들에게 어떤 증상이 있었으며 어떤 진단을 받았는지 알고 있는가?
- 이런 사실을 알아낼 수 있다고 생각하는가?
- 이런 정보들이 너무 '개인적'이기 때문에 물어보기가 꺼려지는가?
- 당신의 가족들은 '수술로 좀더 나은 삶'을 만들 수 있다는 믿음을 가지고 있는가?

한 환자는 '언니들이 모두 그랬기 때문에' 자신도 40대에 무조건 자궁적출술을 받아야 한다는 생각을 갖고 있었다. 그 결과 그녀는 월경불순이나 과다출혈, 통증 같은 증상이 전혀 없었음에도 지나치게 골반기관에 신경을 곤두세우게 되었다. 결국 그녀의 잘못된 믿음과 불건전한 생활습관은 증상을 유발하는 원인이 되었고 그녀는 실제로 자궁적출술을 받아야 할 처지가 되었다.

만일 위의 질문에 솔직하게 대답한 후에도 여전히 자궁적출술이 최선의 방법이라고 생각한다면 수술을 해도 무방하다.

이미 자궁적출술을 받은 경우

만일 당신이 다른 방법이 있다는 것을 모르고 이미 자궁적출술을 받은 상태라면 수술이 최선의 방법이 아니라는 말에 울화가 치밀 것이다. 다음은 한 뉴스레터 독자의 편지이다.

자궁과 난소를 보존하는 것이 좋다는 당신의 글을 읽고 나는 펑펑 울었습니다. 나를 심하게 괴롭히지도 않았던 근종 때문에 자궁적출술을 받았을 당시 내 나이는 마흔다섯에 불과했습니다. 의사는 난소도 함께 제거했습니다. 그러나 이미 20년 전의 일이고 그 당시에는 다른 선택의 여지가 있다는 걸 알지 못했습니다. 그리고 골반기관을 잃은 것에 대해 충분히 슬퍼하지도 않았다는 사실을 깨달았습니다. 나는 이제서야 없어진 나의 골반기관에 대해 충분히 슬퍼함으로써 마음속의 응어리를 풀어낼 수 있었습니다.

자궁적출술을 받은 후 가장 빨리 치유될 수 있는 방법은 수술로 인해 얻었던 유익을 되새기는 것이다. 이곳 메인 주에서 발표된 주목할 만한 연구논문에 따르면 암이 아닌 다른 증상, 즉 과다출혈이나 극심한 통증으로 인해 자궁적출술을 받은 여성들은 대부분 삶이 한결 만족스러워진 기분을 느꼈다는 것이다.[7] 나는 이 특별한 연구에 참가했던 모든 여성이 수술을 받을 것인지 여부를 스스로 선택했다는 점을 강조하고 싶다. 나는 많은 여성들에게 이 논문을 소개하며 심지어 논문의 주인공 격인 자궁적출술을 받은 여성들에게도 그 결과를 설명한다. 수술을 받는 여성들은 자궁적출술을 받으면 한결 삶이 편해질 거라고 믿고 선택한다. 여러 해 동안 골반통증이나 과다출혈로 고생하던 여성들은 수술을 통해 증상에서 벗어날 수 있다. 또 수술을 받고 나서 성생활이 향상된 사람들도 있다. 자궁적출술은 필요한 경우에 행해진다면 바람직한 치유법이라는 결론을 내릴 수 있다.

그렇다. 난소와 자궁은 매우 중요한 기관이다. 그러나 기억해야 할 점은, 당신은 신체기관의 총합 그 이상이라는 것이다. 당신의 육체를 둘러싸고 에너지를 공급하고 있는 전자기적 에너지장, 즉 당신의 영적인 몸Spiritual body은 언제나 온전하고 건재하다. 당신의 육체에 어떤 일이 일어나더라도 이 본질적인 에너지는 결코 손상되지 않는다.

다행히도 우리 몸은 스스로 호르몬의 균형을 회복하고 건강을 유지하는 능력이 있다. 만일 당신이 건전한 식습관과 정기적인 운동, 몸에서 분비되는 호르몬과 가장 가까운 형태의 호르몬 대체요법을 사용한다면 건강을 되찾을 수 있을 것이다.

만일 자궁적출술을 받았으나 지금 와서 후회된다면 그 당시에는 최선의 선택이었다고 생각하라. 자신이 내렸던 판단을 신뢰하라. 의학계의 치료법이나 믿음은 그 당시 속했던 문화를 따를 수밖에 없다. 만일 당신이 앞선 정보를 미리 알았더라면 자궁적출술을 피할 수도 있었을 것이다. 그러나 우리는 신이 아니다. 이 문제에 대해 당신이 어떤 감정을 느끼든 그 생각을 막지 말고 마음껏 표출하라. (나의 환자 가운데 한 사람은 최근 자신의 수술을 담당했던 의사를 해치거나 죽이고 싶은 생각이 들었다고 고백했다. 하지만 그녀는 이런 복수심을 속시원히 드러냄으로써 과거의 상처에서 벗어나 점차 자신과 의사를 용서할 수 있게 되었다.)

우리 몸은 모든 것을 회복할 능력이 있다. 몸의 한 부분을 수술로 잃음으로써 삶이 달라졌더라도 곧 회복할 수 있다. 그리고 치유과정을 무사히 넘긴 당신은 다른 사람들에게 좋은 본보기가 될 수도 있다. 지금 당신이 건강을 위해 할 수 있는 가장 바람직한 일은 자궁적출술을 받게 된 동기를 되돌아보는 것이다. 그러면 그럴 수밖에 없었던 사정과 당신의 판단이 옳았음을 알게 될 것이다. 이처럼 원인과 결과를 연결시켜 생각하면 나름대로 의미를 부여할 수 있으며 몸이 보내준 지혜에 감사하게 될 것이다.

비뇨기와 골반저 근육을 강화하자

중년이 되어 질이나 요로에 공급되는 호르몬이 감소하면 골반저 근육이 약화된다. 그 결과 많은 여성들이 요실금이나 재발성 요로감염증 같은 비뇨기 문제를 경험한다.

어떻게 하면 건전한 인간관계를 창조할 수 있는지 배우는 것과 마찬가지로 골반저 근육도 규칙적인 케겔 체조나 질근육 운동을 통해 강화할 수 있다. 이런 운동은 골반저를 튼튼하게 해줄 뿐 아니라 질이나 방광, 요도에 혈류를 증가시켜 근조직을 좀더 탄력 있게 만들어준다. 따라서 성생활은 물론 방광의 힘을 향상시켜줄 것이다.

요실금

소변이 자신도 모르게 새어나오는 요실금은 약 1,300만 명의 미국인이 고통을 당하는 중요한 문제이다. 15~64세의 여성은 10~30%가 요실금을 경험하고 있는데 나이가 들면서 그 확률이 높아진다. 요실금이 시작되면 폐경주위기에 접어든 것이지만 여러 가지 방법으로 치료할 수 있다. 여성의 나이가 65세를 넘으면 요실금에 걸릴 확률은 15~35% 가량 증가한다.[8]

요실금은 남성보다 여성에게 5배나 더 많이 나타난다. 그러나 대부분의 여성들이 이 문제로 의사를 찾아가길 꺼리기 때문에 새롭고 효과적인 치료법의 혜택을 받지 못하고 있다. 또 많은 의사들이 새로운 치료법에 대해 제대로 알지 못하고 있다. 닐 레스닉 Neil M. Resnick

박사는 미국의학협회 회지 JAMA의 사설에 다음과 같은 글을 썼다. "대부분의 임상의들은 요실금에 대한 교육이 부족해서 원인을 제대로 규명하거나 성공적인 치료를 펼칠 가능성이 매우 낮다."[9]

그렇다고 고통을 묵묵히 참고 견뎌야 한다는 뜻은 아니다. 요실금은 쉽게 진단할 수 있으며 치료하면 좋은 결과를 얻을 수 있다. 다음에 소개되는 치료법 중에서 자신에게 맞는 방법을 찾아보라. 그리고 그 방법을 의사와 의논해보라. 가능하면 여성비뇨기 문제에 능통한 전문의를 찾아보라. 일단 어떤 타입의 요실금인지 정확히 규명하는 것이 적절한 치료법을 찾아내는 지름길이다. 요즘은 많은 산부인과 의사들이 부인 비뇨기학에 대해 교육받고 이 분야의 치료도 병행하고 있다.

요실금 중에서 가장 많은 타입은 스트레스성 요실금이다. 웃거나 갑자기 일어서거나 운동을 할 때 소변이 나오는 경우인데, 이런 행동들이 복강 내의 압력을 증가시켜 요도괄약근의 능력을 무력하게 만들기 때문에 일어나는 증상이다. 이 밖에도 괄약근 자체에 문제가 있거나 또는 요도관이 지나치게 움직이는 요도 운동과잉일 때도 나타난다. 다음은 요실금의 원인이 되는 폐경주위기 요인들이다.

- 골반저 근육의 약화. 만일 당신이 골반저 근육을 포함해 몸을 정기적으로 단련하지 않는다면 이 근육들은 빨리 약해질 것이다.
- 에스트로겐 부족으로 인해 얇아지는 요도 외부조직.
- 출산으로 인한 신경섬유의 손상, 골반기관의 수술, 방사선 치료병력, 소변을 볼 때마다 요도를 밀어내는 과다한 복부지방도 요실금의 원인이다. 나이를 먹으면서 요도괄약근의 신경감응이 감소하긴 하지만 나이 자체가 기능약화의 원인이 되지는 않는다. (폐경

주위기 여성의 요도괄약근 신경섬유 밀도는 사람에 따라 각각 다르다는 연구논문이 발표되었다.)[10]
- 다발성경화증 정신장애도 요실금의 원인이 된다.

당신의 문제가 어떤 경우이든 남은 인생 동안 기저귀를 차는 일에서 벗어날 수 있는 방법은 얼마든지 있다.

비수술요법

일지를 쓰라 일지를 쓰면 요실금의 원인이 되는 물질이나 상황을 좀더 쉽게 판단할 수 있다. 얼마나 자주 어떤 행동을 할 때 나타나며, 나오는 소변의 양은 얼마나 되며, 요실금 전에 미리 어떤 증상을 느끼며, 밤에 잠에서 깨었을 때 나타나는지 여부를 기록하고, 어떤 음식이나 음료수, 약물에 반응을 보이는지도 상세히 적어라. 언제 증상이 나타나는지 깨달아 조절을 하는 것만으로도 요실금을 완화할 수 있다.

또 월경주기의 첫날 월경혈과 함께 요실금이 나타나는 여성들도 많다. 최근 들어 스트레스성 요실금이 늘어나는 것은 스트레스로 방광이 빨리 차오르기 때문이다.

카페인 음료를 제한하라 많은 여성들이 커피나 홍차 등 카페인 음료를 마셔 소변의 양이 늘 경우에만 요실금을 경험하기도 한다. 카페인이 없는 커피도 추운 날씨에 소변이 자주 마려운 것과 마찬가지로 배뇨를 촉진한다. (나는 스키장에 가면 아침에 절대로 커피를 마시지 않는다. 커피를 마시면 소변보기에 바빠 스키를 마음껏 즐길 수 없기 때문이다.) 커피는 방광 자극제이다. 나는 환자들에게 단지 이 정보를 알려줌으로써 요실금에서 완전히 벗어나게 한 경험도 있다.

약물요법 단순한 스트레스성 요실금과 절박성 요실금에는 공통된 원인이 많기 때문에 많은 여성들이 방광근육을 이완하는 약물을 처방받고 있다.

골반저 근육을 강화하라 많은 여성들이 골반저 근육과 요도근육을 강화함으로써 요실금 문제를 완화하고 있다. 근육의 수축력이 강화되면 복부압력이 증가해도 소변이 배출되지 않는다. 또 튼튼한 골반저 근육은 혈액의 양을 증가시키고 골반기관의 신경감응도를 높여준다. 1948년 케겔 Kegel 박사가 출산을 앞둔 여성들에게 질 수축운동을 권장한 것도 이런 이유 때문이다. 임신한 모든 여성들은 출산 전이나 출산 후 모두 케겔 운동을 정기적으로 실시해서 근육을 강화해야만 힘든 출산을 잘 견뎌낼 수 있다. 또 케겔 운동을 지속적·규칙적으로 실시할 경우 성생활에도 도움이 된다. 스트레스성 요실금으로 고통받던 여성의 75%가 케겔 운동만으로 이 증상에서 해방되었다는 연구논문이 발표된 적이 있다.[11]

그러나 안타깝게도 대부분의 여성들이 케겔 운동의 정확한 시행방법을 잘 모르고 있다. 따라서 제대로 효과를 보지 못할 뿐 아니라 이에 대한 연구 결과도 서로 일치하지 않는다. 여기 그 방법을 정확하게 소개하겠다. 질근육(소변의 흐름을 막는 근육과 같음)을 수축시킨 다음 천천히 열까지 세어라(10초). 그런 다음 근육을 이완한 상태에서 다섯을 세어라. 이 과정을 5번씩 하루에 3차례 실시하면 3, 4 주 후에 효과가 나타날 것이다.

케겔 운동은 하복부나 허벅지, 엉덩이 근육을 동시에 수축시키면 효과가 없다. 오히려 복부압력을 증가시켜 문제를 악화시킬 뿐이다. 운동을 실시할 때 손가락 한두 개를 질 속에 넣으면 쉽게 점검할 수 있다. 오직 질근육만 수축해야 한다는 점을 명심하라. 다른 한 손은 하복부에 얹어 배에 힘이 들어가는지 확인하라.

여기 10까지 셀 필요도, 근육을 수축시키기 위해 집중할 필요도 없는 좀더 쉬운 방법이 있다. 고대 중국의 비법으로, 되도록 무거운 동전을 질 속에 삽입한 뒤 질근육으로 조이는 것이다. 처음에는 하루에 5분 정도 지탱하고 갈수록 시간을 늘려 15분까지 버티는 것이 좋다. 처음에는 1분 정도 지탱할 수 있는 무게의 동전부터 시작해서 점점 무거운 것으로 바꾸고 시간도 늘려가라. 질 속에 있는 동전을 조이려면 우리가 단련하고자 하는 모든 근육이 동원된다. 나는 이 방법을 여러 해 동안 많은 환자들에게 권했고 모두들 결과에 만족했다. 하지만 감염의 위험이나 마음의 거리낌이 없어야 하고 배뇨촉진제나 카페인 사용을 금지해야 좋은 효과를 얻을 수 있다. 이 방법을 사용한 여성의 약 70%가 4~6주 안에 요실금이 완전히 치료되거나 한결 나아지는 효과를 경험했다.[12] (부록의 〈참고자료〉 참조)

첨단기기를 이용한 골반근육 강화　바이오피드백(생체기능훈련)을 이용한 행동치료법은 청각적·시각적인 자기제어를 통해 골반근육을 강화하는 첨단기술로 6~8주 동안 지속적으로 사용하면 증상을 50~89% 호전시킬 수 있다. 이 방법은 어떤 약물보다 요실금에 효과적이며 특별훈련을 받은 물리치료사들을 통해 갈수록 많이 사용되고 있다.[13] 한 가지 단점이 있다면 질이나 직장에 탐침을 삽입해야 한다는 것이다. 이 밖에도 최근 미국 식품의약국 FDA으로부터 공식 인정받은 체외자기공명요법 EMRT이라는 첨단기술이 있다. 네오컨트롤이라는 이름으로 알려진 이 장비는 자기장치가 부착된 특수의자를 사용해 골반저 근육에 자기에너지를 작동시킨 다음 자기장을 서서히 증가시키는 방법이다. 몸에 스며든 자기의 흐름이 신경이나 근육에 번갈아 감극작용을 유발해서 필요한 근육을 수축시키고 운동시키는 것이다. 발표된 논문에 따르면 환자의 증상이 77% 호전되는 효과가 있는 것으로 확인되었다.[14]

에스트로겐 크림 요도의 바깥쪽 1/3은 질조직과 마찬가지로 에스트로겐에 민감한 부분이다. 스트레스성 요실금 증상을 보이는 폐경주위기 여성에게 질의 위쪽 요도를 따라 에스트로겐 크림을 바른 결과 요도의 신경기능과 혈액공급이 활발해져 근육의 크기와 힘이 증가했다. 또 에스트로겐 부족으로 인한 요실금으로 고생하는 여성의 약 50%는 요도 부위에 에스트로겐을 보충해주는 것만으로도 증상이 완치되거나 호전되었다. 골반저 근육의 강화를 병행하면 그 수치는 한결 높아진다.

호르몬 대체요법도 요실금에 매우 효과적이지만 나는 질 크림을 더 권장하고 싶다. 질 크림은 국소에 바르기 때문에 원하는 부위에만 흡수되며 혈액에는 거의 스며들지 않는다. 따라서 유방암에 걸릴 확률이 큰 병력이 있거나 에스트로겐 부작용을 걱정하는 여성들에게 좋은 방법이다.

보조장치 미국 식품의약국은 지난 수년간 여러 가지 배뇨조절 삽입물의 성능을 공식 인정했다. 이 장치들은 스트레스성 요실금에 매우 효과적이며 특히 골프나 에어로빅 등 특별한 운동을 할 때 요실금이 나타나는 여성들에게 적합하다.

임프레스 소프트패치 Impress Softpatch는 일회용 반창고 타입으로 적당한 양의 소변만 나오도록 요로 입구를 막아준다.[15]

릴라이언스 유리너리 컨트롤 인서트 Reliance Urinary Control Insert는 작고 부드러운 풍선 타입의 요로 삽입물이다. 공기를 넣어 부풀렸기 때문에 요로 안에서 고정된다. 공기가 빠지면 줄을 잡아당겨 빼낸다. 이 장치는 요로감염의 위험이 있지만 매우 효과적이다.[16] 성교중의 요실금 방지에도 효과적이지만 성교중에는 사용을 피하는 것이 좋다.

펨-어시스트 Fem-Assist와 캡슈어 실드 CapSure Shield는 컵 모양의 실리콘으로 요로 입구에 부착해서 소변을 막는 장치이다. 음순 사이에 넣기 때문에 달라붙는 옷을 입어도 겉으로 나타나지 않는다. 소변을 볼 때는 모서리를 잡고 꺼낸 후 나중에 물이나 비누로 씻어 다시 끼우면 된다. 처방을 통해서만 구입할 수 있으며 일 주일 정도 사용이 가능하다.[17]

이 밖에도 방광을 강화하고 방광과 요도의 각도를 정상으로 회복시키는 장치가 시판되고 있는데 실리콘이나 플라스틱, 고무로 된 링이나 접시 모양 등 다양하다. 병원에서 의사를 통해서만 방광 입구에 부착할 수 있는 블래더 넥 서포트 프로스테시스 Bladder Neck Support Prosthesis라는 장치는 요도 입구를 영구적으로 고정시키는 요도고정술의 원리를 이용한 것이다. 이 장치는 24시간마다 꺼내서 세척해주어야 한다.[18]

배뇨조절 삽입물을 사용한 환자의 대부분은 만족감과 해방감을 나타냈다. 이 장치들은 필요할 때만 사용할 수 있고 부작용이 없다는 장점이 있다.

수술요법

일반적인 수술 스트레스성 요실금의 다양한 치료술은 오랜 기간 효과가 입증되었으며 숙련된 의사가 시술할 경우 80~95%의 성공률이 보장된다. 이 수술들은 모두 방광의 경부를 올리기 위해 요도 근처의 조직을 봉합하는 방법을 사용한다. 이 수술의 단점은 복부를 절개하기 때문에 회복에 오랜 시간이 걸린다는 것이다.[19]

절차가 간단한 수술 최근 영구적으로 방광경부를 교정함으로써 요도기능을 회복시키는 새로운 수술법이 개발되었다. 복강경을 이용하는 이 수술은 입원할 필요가 없으며 82%의 완치율과 단기간에 효과를 볼 수 있다는 이점이 있다. 하지만 아직 장기적인 임상결과는 입증되지 않은 상태이다.[20]

대체물질 주입법 마취상태에서 체지방이나 소의 콜라겐 등을 요도에 주입하는 방법이다. 주입된 물질이 요도조직의 부피를 증가시켜 웃거나, 기침을 하거나, 몸을 움직일 때 복부 내의 압력이 증가해도 소변이 새어나오지 않게 해준다. 빠른 시간 안에 입원하지 않고 받을 수 있는 수술법이다. 하지만 수술하기 4주일 전에 피부검사를 통해 주입할 물질이 알레르기 반응을 일으키지 않는지 확인해야 한다. 주입은 보통 두세 차례에 걸쳐 이루어지며 정기적으로 반복해야 한다. 요실금의 종류에 따라 완치율은 82~96%에 달한다.[21]

절박성 요실금

요실금은 방광근육(방광압박근)이 자신도 모르게 수축함으로써 발생하는 경우도 있다. 이 무의식적인 방광수축은 갑작스럽고 강력하게 소변을 밀어냄으로써 옷을 적시게 만든다. 방광운동이 지나치게 활발한 여성들은 일상적인 움직임에도 소변이 흘러나와 늘 불안한 마음으로 화장실을 들락거리게 된다.

절박성 요실금은 흔히 압박근의 수축을 막아주는 디트롤 같은 약으로 치료된다. 하지만 두통, 입이나 눈의 건조증, 변비, 소화불량 등의 부작용이 있으므로 가능하면 복용을 삼가는 것이 좋다.

또한 폐경기나 폐경주위기에 방광이나 요도 부위에 에스트로겐이 부족하면 방광이 과민해진다. 이럴 경우 에스트로겐을 보충해주면 문제가 해결된다.

이 밖에도 시험이나 일에 대한 평가를 앞두고 있거나, 잘 풀리지 않는 일에 대한 근심 등 정신적으로 스트레스가 많을 때도 방광이 예민해진다. 많은 폐경기 여성들이 근심이나 걱정으로 잠을 못 이루는 밤에 화장실을 자주 들락거린다. 내 경험으로 보아도 뇌의 근심-강박관념 부위와 방광 사이에는 밀접한 관계가 있다. 다행히도 우리 모두에게는 이러한 부위와 의식적으로 상호작용하고 조절할 수 있는 능력이 있다.

바이오피드백을 이용한 행동요법은 절박성 요실금을 80%까지 완치할 수 있다. (약물요법은 68%의 완치율을 보인다.)[22] 한 임상실험에서는 환자들을 다음과 같이 훈련시켰다. 우선 요실금이 발생하는 시간과 그 시간에 하던 일을 기록하게 함으로써 요실금의 형태와 주변 상황을 정확하게 파악했다. 그리고 그들에게 하복부 근육에 힘을 주지 않고 골반근육을 수축·이완하는 법을 가르쳐주고 갑자기 요의를 느낄 때 가능하면 앉아서 몸을 이완하고 골반근육을 계속 수축시켜 요실금을 방지하는 훈련을 했다. 이렇게 긴급한 상황을 넘기고 난 후에는 정상적으로 화장실에서 소변을 보도록 했다. 또 요실금이 나타난 행동을 할 때나 평소 집안에서 여러 자세로 골반근육 수축운동을 하도록 권장했다. 마지막으로 하루에 한 차례는 소변을 보는 동안 소변량을 조절하거나 잠시 중단해보도록 했다.

재발성 요로감염증

재발성 요로감염증에 걸리면 소변을 자주 보거나 잘 참지 못하게 된다.

- 의학적인 견지에서 볼 때 요로감염은 해부학적인 문제가 아니다. 골반검사를 통해 요로의 에스트로겐 수치를 파악해보라. 요로는 질 바로 위쪽에 있기 때문에 쉽게 관찰할 수 있다. 만일 바깥쪽 요도벽이 얇아졌다면 에스트로겐 크림을 바르면 된다.(380쪽 참고)

- 방광에 문제가 있을 경우 물이나 무가당 크랜베리 주스를 많이 마셔라. 물을 많이 마셔 소변을 자주 보면 박테리아가 조직에 달라붙어 감염되는 것을 막을 수 있다. 크랜베리 주스도 요도나 방광 내벽이 박테리아에 감염되는 것을 방지해준다.

- 자연식품점에서 크랜베리 캡슐을 사서 복용하는 방법도 있다. 크랜베리 안에는 박테리아가 방광 벽에 붙는 것을 방지하는 물질이 들어 있어 감염을 막아준다.

- 장에 유익한 박테리아가 서식하도록 생균 활성제품(촉생제)을 많이 섭취하라. 항문과 요로는 서로 가까운 위치에 있으므로 한 부위

에 유익한 박테리아가 많아지면 다른 부위에도 도움이 된다.

• 앞에 소개한 방법들이 효과가 없으면 침을 맞거나 한약재를 복용해보라. 재발성 요로감염증에 탁월한 효과가 있다.

당신은 이제 많은 정보들을 알고 있다. 이 정보들이 문제를 해결할 수 있다는 희망과 마음의 평화를 안겨주길 바란다. 여러 가지 치료법이 있는데 기저귀를 하고 살 필요가 있는가. 요실금은 당뇨병보다 흔한 증상이므로 당신만 그런 것이 아니다. 그리고 쉽게 치료할 수 있다. 도움을 구하라. 얻을 것이다.

9

폐경기와 성생활

― 신화와 현실

처음 사랑에 빠졌던 순간을 회상해보라. 하늘의 별과 달이 모두 나를 위해 빛나고 라디오에서 흘러나오는 노래도 모두 나를 위해 만든 것같이 느꼈을 것이다. 세상이 온통 행복과 기쁨으로 충만했을 것이다. 여자가 사랑에 빠지면 에너지가 솟구친다. 힘과 활력이 넘치고 창의성과 열정이 충만하며 때로는 끝없는 성욕에 불타게 된다.

하지만 잠 못 이루는 밤은 첫사랑에 빠진 젊은 여성에게만 해당되는 얘기가 아니다. 누군가와 감정과 영혼의 깊은 교감을 느낄 수 있다면 나이가 무슨 상관이랴! 서로 강하게 끌리는 상대를 만나면 우리는 자신의 진정한 모습을 보여주고 또 상대방의 모습을 보며 서로 닮아간다.

이런 황홀한 기분은 사랑에 빠진 사람만이 느낄 수 있는 것일까?

오늘날 책이나 영화, 방송매체는 행복에 이르는 지름길이 사랑과 섹스라는 사고방식을 부추긴다. 그러나 반드시 그런 것만은 아니다. 우리가 우주를 창조한 에너지를 깨닫게 되면—달리 표현하자면 자신의 삶과 사랑에 빠지면—우리의 내면과 주위에 존재하는 활기에 주파수를 맞추기만 해도 사랑에 빠졌을 때처럼 기쁨과 황홀감을 맛볼 수 있다. 자연의 아름다움이나 우리가 믿는 이상의 추구, 창조적 힘의 발휘 등 우리에게 기쁨을 안겨주는 것은 어디에서나 찾을 수 있다. 삶 그 자체와 사랑에 빠지는 것은 강력한 에너지를 솟구치게 해서 이미 폐경기를 거친 여성이 다시 월경을 시작할 정도이다.

만일 우리가 성 에너지를 삶의 가장 큰 원동력으로 여긴다면 이런 결론을 내릴 수 있다. 우리의 성생활이 건강하고 활기에 넘친다면 우리의 삶도 건강하고 활기차게 변할 것이다.

성욕의 해부학

중년에 접어들면서 우리의 가장 큰 관심사는 다른 사람을 행복하고 황홀한 눈길로 바라보는 대신 어떻게 하면 사랑에 빠진 것 같은 충만함을 느낄 수 있느냐는 것이다. 삶의 원동력이 되는 레퍼토리를 갖고 싶은 욕망이 솟는 것이다. 대부분의 남성들은 젊은 파트너와의 성관계를 통해 이 욕구를 충족시킨다. 하지만 우리 여성들에게 이에 상응하는 기회가 허락된 것은 최근의 일이다. 〈발광하는 미치광이들 Moonstruck〉이라는 영화에서 주인공 역을 맡은 올림피아 듀카키스 Olympia Dukakis는 남편을 비롯한 남성들이 왜 부인을 속이고 불륜을 저지르는지 이유를 알고 싶어했다. 그녀는 딸의 약혼자가 하는 말을 듣고 비로소 해답을 얻었다. "죽는 것이 두렵기 때문이죠." 많은 중년남성들이 젊은 여성의 풍만한 몸을 통해 스러져가는 삶의 에너지를 회복하고 싶어한다. 하지만 남성들의 이런 행동은 새로운 에너지원을 개발할 기회를 차단한다.

여성들 대부분은 중년의 문턱을 넘어서면서 일시적인 성욕의 감퇴를 경험한다. 한 연구논문에 따르면 여성의 86%가 폐경기 전이나 후에 성적인 문제점을 겪는 것으로 드러났다. 여성들이 겪는 성욕 감퇴는 질건조증이나 성교불쾌증(성교중이나 성기삽입시 통증), 질근육 경련, 음핵 감각상실, 접촉감각 손상 등으로 인한 것이다.[1]

성욕감퇴의 원인으로 폐경기의 호르몬 부족이 주로 거론되고 있으나 성문제의 원인은 좀더 복합적이다. 성기능은 난소와 호르몬의 균형뿐 아니라 심혈관계와 뇌, 척추, 말초신경의 건강을 반영하는 통합적인 현상이다. 성기능에 영향을 미치는 요인으로는 정신적·사회적·문화적 요인을 비롯해서 인간관계나 성기관의 생리적인 힘 등 여러 가지가 있다.

흥미로운 사실은 앞서 예로 든 연구논문에서 성적인 문제가 없는 나머지 14%의 여성 중에서 1/3은 이전에 성문제가 있었지만 새로운 파트너를 만난 후 해결되었다는 점이다. 중년의 리비도 libido* 문제를 해결하기 위한 유일한 방법으로 얼마나 많은 여성들이 호르몬 대체요법에만 매달리고 있는가! 현재 파트너와의 성문제를 해결하려면 우선 인간관계부터 개선해야 한다. 여성이 진심으로 사랑하는 파트너를 만나면 생기가 넘치고 성욕도 되살아난다.

---

* 정신분석학 용어로, 인간 행동의 밑바탕을 이루는 성적 욕망을 가리킨다. 프로이트가 성적 충동 및 후기 저술에서 인간의 모든 건설적 행동과 관련된 본능적인 생리적·심리적 에너지를 표현하기 위해 만들어낸 개념이다. ─ 역주

활발하고 만족스러운 성생활은 삶을 놀랍도록 변화시킨다. 성욕이 마음껏 발산될 때 나타나는 놀라운 치유의 힘은 성 에너지와 삶 에너지 사이의 상관관계를 잘 설명하고 있다. 린다 새비지 Linda Savage는 1991년에 출간한 저서 〈여신의 성을 개발하자 : 여성스러움의 힘 *Reclaiming Goddess Sexuality: The Power of the Feminine Way*〉에서 크론병을 극복한 자신의 경험담을 소개했다. 크론병은 소장에 염증이 생겨 체중감소, 혈변, 피설사 같은 증상을 보이는 만성질환으로 장암에 걸릴 위험이 높은 질환이다. 매우 특별한 관계를 맺게 될 파트너를 만났을 때 그녀의 체중은 36kg까지 줄어 있었다. 그러나 그 남자를 만난 지 몇 주 만에 모든 크론병 증상이 씻은 듯이 사라졌다. 그녀가 한 일이라곤 삶의 여러 힘 가운데 하나인 성 에너지를 개발한 것뿐이었다.

그렇다고 당장 집 밖으로 뛰어나가 당신의 질병을 치료해줄 파트너를 찾아보라는 말은 아니다. 성 에너지가 치유의 능력을 발휘하는 순간은, 조건 없이 깊이 사랑하는 인간관계를 통해 당신의 몸과 영혼과 정신이 파트너와 자기 자신에 의해 충족될 때이다. 하지만 명심할

성기능 변화

다음은 폐경주위기에 겪는 성기능의 변화이다. 이것을 보면 누구나 어떤 형태의 변화를 겪는다는 것을 알 수 있다.

- 성욕의 증가
- 성 취향의 변화
- 성행위 감소
- 질건조증과 질 윤활제 부족
- 성적 욕망에 눈뜨거나 오르가슴의 증가
- 성교시 통증이나 화끈거림
- 음핵 쾌감의 증가나 감소
- 오르가슴의 횟수와 강도의 감소
- 반응감각의 증가나 감소

점은 활력을 되찾아주는 성 에너지를 경험하기 위해 반드시 파트너를 찾을 필요는 없다는 것이다.

우리가 기억해야 할 것은 폐경주위기라는 과도기와 그에 따른 변화를 겪고 있는 여성들은 잠시 리비도가 감퇴된다는 사실이다. 삶의 우선순위와 에너지를 쏟아부을 대상을 재정립하느라 바쁘기 때문이다. 이것은 삶의 에너지를 전환시키는 과정 — 막대한 이익배당이 보장된 투자 — 에서 발생하는 지극히 정상적인 변화이며, 시간이 지나면 회복되는 일시적인 현상이다. 생리적으로는 폐경기 여성이 성욕감퇴를 느낄 만한 원인이 전혀 없다.

성에 대한 문화적 유산

좋든 싫든 우리 여성들의 성은 남성우월주의 문화의 영향을 받아온 게 사실이다. 그 좋은 본보기로 최근 잘 팔리고 있는 노화를 늦추는 법에 대한 책의 이중적인 기준을 들 수 있다. 이 책을 보면 남성 성생활의 질이나 건강 여부는 오르가슴을 일 년에 몇 번 느끼느냐에 달려 있다는 것이다. 즉, 그 횟수가 300번 이상이면 가장 건강하다는 논리이다. 그러나 저자는 여성이 일 년에 오르가슴을 몇 번 느껴야 장수할 수 있는지에 대해서는 언급이 없다. 여성들의 성에 대해서는 단지 "양이 만족스럽고 질적으로 행복하면"이라는 표현으로 얼버무린다. 왜 남성들에 대해서는 그렇게 기록이 차고 넘치면서 여성들에 대해서는 인색한 것일까?

이 같은 이중적인 기준은 우리 사회에서 얼마든지 찾아볼 수 있다. 남성들은 의사의 처방 없이도 수많은 인터넷 사이트를 통해서 얼마든지 비아그라를 살 수 있는 데 반해, 여성들은 처방전 없이는 피임약 한 알도 살 수 없다. TV 광고도 마찬가지이다. 전체 남성의 1/3에 해당하는 발기부전 남성들에게 스스로 완벽하게 치료할 수 있는 정보를 제공한다. "비아그라 한 알이면 확실한 발기가 보장됩니다. 그리고 심장과 페니스 사이에는 아무 상관관계도 없습니다." 하지만 사람들은 심장마비라는 무서운 부작용이 있다는 걸 모두 알고 있다.

뿐만 아니라 나는 최근에 프레마린 질 크림이 '여성의 비아그라'인지 실험하는 연구에 대한 기사를 읽었다. 이 연구는 중년여성의 성욕감퇴가 질벽이 얇아지거나 질건조증 때문이라는 전제 하에서 이루어지는 것이다. 연구원들은 질에 프레마린 크림을 바르면 에스트로겐 부족이 해소되어 좀더 만족스러운 섹스를 할 수 있을 것이라고 추측한 것이다. 나는 이 문제에 대해 친구인 모나 리자 슐츠 박사와 토론을 벌였다. 그녀는 한마디로 말도 안 되는 소리라고 일축했다. "질에 바르는 에스트로겐 크림이 여성에게 비아그라 구실을 할 것이라는 발상 자체가 말도 안 되는 소리야. 그건 마치 여성의 성이나 질을 남성이라는 비행기를 쉽게 이륙시키기 위한 활주로 수준으로 끌어내리는 짓이야."

대부분의 여성에게 성행위는 질의 에스트로겐 균형 이상의 것이다. 여성의 성감은 그 사람의 모든 것과 관련되어 있다. 신체나 호르몬의 상태는 물론이고 감정, 정신, 영혼을 비롯해서 감촉이나 냄새, 기호에 이르기까지 여러 가지 여건이 갖추어져야 진정한 만족을 느끼는 것이다.

나는 여기서 질vagina이라는 단어가 라틴어로 '칼의 집'을 의미한다는 사실을 상기시키고 싶다. 현대에 사는 우리들도 고대 로마인들의 이런 사고방식에서 크게 벗어나지 못하고 있다. 우리는 여전히 여성의 성에 대해 자신보다는 남성의 욕구를 어떻게 만족시키느냐에 더 중점을 두고 있다. 이런 자세는 우리 삶의 모든 분야에 뿌리를 내리고 있으며 심지어 여성의 건강을 다루는 연구에서조차 벗어나지 못하고 있다.

최근 발표된 〈자궁경부암을 앓았던 여성의 질의 변화와 성〉이라는 논문에서 저자들은 자궁경부암을 앓았던 여성은 질의 구조나 기능이 쇠퇴한다고 보고했다. 즉, 질 분비물과 탄력성, 성기의 팽창도가 감소한다는 것이다. 저자들은 또 이런 변화를 경험한 여성들이 '우울증'을 호소했다고 말하며 다음과 같은 추론을 덧붙였다.

> 유방을 잃은 여성들의 우울증에 대한 연구논문은 무수히 많은 데 반해 질의 변화에 대해서는 소홀했던 게 사실이다. 1998년 중반만 해도 '암, 유방, 우울증' 등을 주제로 한 논문은 무려 197편이나 발표된 반면 '질'을 주제로 한 논문은 2편에 불과했다. 그러나 질의 변화가 성의 기능에 미치는 영향은 유방에 결코 뒤지지 않는다. 선진국에서 질보다 유방에 관심이 높은 것은 유방암 발병률이 생식기암보다 높기 때문인 것으로 추측된다. 이 점을 감안하더라도 질의 변화에 대한 논문 부족이 심각한 이유는 아무래도 과학적으로는 설명이 안 되는 부분이다. 남성에게 여성의 유방은 성적인 가치 이외에도 미학적 의미가 강하다. 때문에 남성 연구원이 월등히 많은 의학 연구분야에서 이 점이 영향을 미친 게 아닐까 추측된다.[2]

문화적 장벽을 극복하자

아무리 사회가 발달했어도 여성의 성에 대한 사회적 인식은 크게 달라지지 않았다. 많은 여성들이 아직도 자신의 성 에너지를 자기 방식대로 개발해나갈 용기를 내지 못하고 있다. 앞서 소개한 〈여신의 성을 개발하자〉라는 책에서 린다 새비지는 이렇게 말했다.

여성들은 성교 자체보다도 감미로운 애무를 더 중요하게 생각한다. 그들은 천천히 부드럽게 사랑받길 원한다. 그들은 오르가슴보다는 파트너가 자신을 열렬히 원하고 있음을 증명하는 열정적인 애무에 더 황홀감을 느낀다. 그리고 무엇보다도 여성으로서의 아름다움을 인정받기를 바란다.[3]

우리 문화에서 여성의 이런 욕구를 충족시켜주는 것은 로맨스 소설이다. (이 시장의 규모는 수천만 달러에 이른다.) 여성들이 이런 소설에 심취하는 이유는 육체적 가치로서가 아니라 존재 자체를 인정받는 여자 주인공들을 만날 수 있기 때문이다.

로리의 경우―사랑을 위한 노력

나이가 들면서 로리는 남편 데이비드와의 성생활에 문제가 있다는 것을 자각하기 시작했다. "남편은 나를 부드럽고 따뜻하게 애무해주거나 만족시키려고 노력하는 법이 없었습니다. 그는 매일 관계를 원했고 특히, 직장에서 힘들게 지낸 날은 더욱 강렬한 욕망에 불탔습니다. 남편에게 성생활은 일종의 긴장을 푸는 방법이었고 나는 욕구를 해소하는 대상에 불과했기 때문에 불만이 쌓여갔습니다." 그들은 부부문제 상담소를 찾았고 데이비드는 아내 로리가 무엇을 원하는지 깨닫기 시작했다. 그들은 함께 테크닉을 개발하면서 새로운 세상이 열리는 기분을 경험했다. "섹스가 그렇게 아름다운 것인지 처음 알았습니다." 로리는 이렇게 표현했다. 그러나 남편이 직장에서 받은 스트레스를 성생활을 통해 '해소하려는' 태도를 완전히 버리지 못하자 로리는 절망감을 느꼈다. "가슴이 터질 것 같았습니다. 남편에게 이렇게 소리치고 싶었어요. '내가 당신의 스트레스 해소 대상인가요?'" 그러나 상담가는 로리에게 바람직한 동반자 관계를 위해서는 남편의 욕구도 받아들여줘야 한다고 말했다.

일반적으로 볼 때 이 충고는 올바르다. 모든 커플은 서로의 욕구를 충족시켜주기 위해 노력해야 하며 성생활도 예외는 아니다. 그러나 45세인 로리가 월경이 건너뛰는 증상을 치료하기 위해 나를 찾아왔을 때, 두 사람의 관계는 뭔가 내 관심을 끄는 부분이 있었다.

나는 로리가 남편의 긴장이나 스트레스를 풀어주는 도구로 이용되는 것이 자기의 '임무'가 아니라고 믿고 있다는 걸 확인했다. 그녀의 분노를 인정한 나는, 이 문제는 무언가 해결되지 않은 감정이 있다는 걸 알려주는 내면의 소리임을 지적해주었다. 다음 단계로 스트레스를 풀기 위해 성생활에 집착하는 것은 그 사람의 삶에 문제가 있다는 증거라고 충고했다. 나는 부부상담 과정에서 남편이 자신의 삶이나 일, 스트레스에 대해 되돌아볼 기회가 있었는지 물었다. 로리는 남편에게 이 문제를 거론했으나 그것은 자신의 문제이지 둘 사이의 문제가 아니라는 말로 거절당했다고 대답했다. 남편이 개인적인 문제의 상담을 원치 않았으므로 더이상 언급할 수가 없었다는 것이다.

이것이 부부문제 치료가 실패하는 대표적인 본보기이다. 성생활에 문제가 있어서 부부문제 상담을 받는 커플의 96%가 여성의 제안에 의한 것이며, 결혼생활을 유지하기 위한 마지막 카드로 남성에게 조르고 졸라 얻는 기회이다. 남성들은 마지못해 따라나서며 '이건 아내의 문제고 나는 함께 가주는 것뿐이야.'라는 생각을 한다. 자신의 문제가 두 사람의 역학관계에 영향을 미친다는 사실을 인정하려고 하지 않는다.

　상담가들에 따르면, 만일 남성의 문제를 직접 거론하면 심기가 불편해진 남성이 상담 자체를 거부한다는 것이다. 따라서 상담가들은 남성과 대화를 나눌 때 부부문제에 대해서만 언급하려고 노력한다. 여성의 개인적인 문제가 부부 사이를 악화시키는 경우도 적지 않다. 부부문제는 오랜 시간을 두고 두 사람의 갈등을 해소하는 과정을 거쳐야 부부가 함께 치료에 동참할 수 있다. 만일 열쇠를 쥐고 있는 쪽의 행동이 변하지 않는다면 두 사람 사이의 기본적인 역학관계는 달라지지 않는다. 이럴 경우 진정한 동반자 관계를 기대하기는 어렵다.

　로리의 경우에도 데이비드가 아내를 스트레스를 가라앉히기 위한 진정제로 사용하고 있다는 사실을 먼저 깨달아야 한다. 데이비드가 스트레스 해소를 성생활의 주된 목적으로 생각하는 한, 로리는 사랑받고 있다는 느낌이나 진정한 교감을 느낄 수 없다. 두 사람 사이에 가끔은 '금방 끝나버리는' 성생활에 대한 이해가 필요하지만, 성생활을 스트레스 해소 수단으로 생각하는 데이비드에게 분명히 섹스중독증이나 발기부전 같은 문제가 있을 거라는 생각이 들었다.

　데이비드는 스트레스를 해소하는 다른 방법을 찾아야 할 필요가 있다. 운동이나 명상, 심지어 자위행위를 통해서라도 자신의 문제는 자기가 해결하는 책임감이 필요하다. 수세기 동안 우리 여성들은 남성들에게 '아내로서의 의무'에 충실할 것을 강요당했고, 만일 그러지 않으면 남성들이 다른 곳에서 '욕구를 충족시킬' 것이라는 두려움 때문에 묵묵히 참고 견뎌왔다. 그러나 아직도 이런 사고방식을 버리지 못했다면 중년에 두 사람은 만족스런 관계를 갖지 못할 것이다.

　다음해 정기검진을 위해 나를 찾아왔을 때 로리는 그동안 남편이 아버지의 전철을 밟지 않으려면 직업을 바꿔야 한다는 걸 깨닫게 되었다고 말했다. 그의 아버지는 평생 싫어하던 일에서 은퇴한 지 불과 일 년 만에 60세의 나이로 타계했다. 데이비드는 스트레스를 해소하는 방법을 찾기 시작해서 일 주일에 두 번 요가교실에 나가고 직장의 야구팀에 입단했다. 이런 생활의 변화에 힘입어 데이비드의 혈압과 콜레스테롤 수치는 정상으로 떨어졌고 자신에 대해 좀더 긍정적인 생각을 갖게 되었다. 자신의 삶을 잘 조절한다면 아버지처럼 이른 나이에 죽음을 맞이하지 않을 것이라는 자신감이 생긴 것이다. 스트레스에서 벗어나 정신적으로 안정된 남편은 성생활에서도 한결 로맨틱해졌고 그제서야 로리는 진정한 섹스의 기쁨을 누리게 되었다.

비아그라와 성생활

비아그라와 그 효능에 대한 떠들썩한 선전문구들은 우리 문화의 가치관을 여실히 드러내는 본보기이다. 이 약이 발기부전으로 고통받는 커플들의 삶에 많은 도움을 준 것은 사실이다. 그러나 약물로 조정된 남성의 성기가 두 사람 사이의 갈등을 완전히 치유할 수 있겠는가.

우리 문화는 성의 전체적인 특성과 마음과 영혼이 진정으로 교감을 느낄 때 만족한 성생활을 누린다는 사실을 잊고 있다. 성문제 연구자인 매스터스Masters와 존슨Johnson도 두 사람이 육체적으로는 물론 마음과 영혼이 진정으로 화합할 때 얼마나 오래 쾌감과 황홀함이 지속되는지 설명하고 있다. 많은 커플들이 중년이 되면 육체적·정신적으로 깊은 교감을 나누고 싶은 욕망에 눈을 뜨게 되므로 일생중 최고의 성적 쾌감을 누린다. 나는 이런 중년 커플의 스토리를 무수히 접하고 있다. 그러나 어떤 커플의 경우에는 성생활이 아직도 일종의 의무에 불과하다. 성문제 전문가인 패트리샤 러브Patricia Love 박사는 이런 글을 쓴 적이 있다.

많은 부부들이 몸의 긴장을 풀어주고, 시간을 멈추게 하며, 스킨십을 통해 전달되는 관능성을 너무 소홀하게 생각하고 있다. (……) 얼마나 많은 남편과 아내들이 사랑의 속삭임도 없이 기계적으로 서로의 몸을 애무하고 있는가. 자동차가 출발해서 바로 시속 100km로 가속하는 것처럼 서로의 욕구를 무시한 채 15분도 안 되어 오르가슴까지 가는 성생활이 만족스럽겠는가.[4]

이런 성생활은 성 전문가들이 '방관자'라고 부르는 현상, 즉 사랑을 나누면서 파트너보다 직장일이나 잡다한 집안일을 떠올리는 정신적인 단절을 초래한다. 이 같은 관계는 남성에게는 발기부전, 여성에게는 불감증의 원인이 될 수 있다. 비아그라를 '구세주'처럼 여기는 남성들은 상대방과 교감을 나누는 것이 얼마나 중요한지 모르는 사람들이다. 심인성 발기부전을 비아그라로 해결하려는 남편을 둔 여성들은 진정한 부부관계가 무엇인지에 대해 다시 한번 생각해볼 필요가 있다. 서로 말하기 곤란하다고 회피하는 태도가 발기나 오르가슴을 방해하고 있으며, 비아그라로 인해 건강에 심각한 위험이 초래될 수도 있다.

지니의 경우 ─ 비아그라에 의존하는 남편
지니와 빅터는 30년 동안 행복한 결혼생활을 해오고 있는 이상적인 부부였다. 빅터는 언제나 정력에 자신만만했으며, 그들은 일 주일에 세 번씩 만족스런 성생활을 즐겨왔다. 그러나 빅터는 55세가 되면서부터 정력이 예전과 같지 않다는 걸 느끼기 시작했다. 때로는 지니가 오르가슴을 느낄 때까지 버티지 못했다. 두 사람의 성생활은 점점 시들해졌고 마침내 2주일에 한 번 정도로 뜸해졌다. 하지만 지니는 이런 변화에 크게 개의치 않았다. 오랫동안 꿈꿔오던 케이터링(여객기에 음식을 제공하는 일) 사업을 시작해서 눈코 뜰 새 없이 바빴기 때문이다. 새로운 사업을 시작한데다 막내아이도 집을 떠나 대학에 다니고 있었기 때문에 그녀는 더이상 남편이나 아이들에게 집착하지 않았다. 그러나 앞으로 1, 2년 안에 은퇴를 생각하고 있던 빅터는 만족스러운 나날을 보내고 있지 못했다. 지니가 외부세계로 눈을 돌린 것이 정력이 떨어진 것과 관계가 있다는 생각이 들었다.

빅터는 의사를 찾아가 상담한 끝에 비아그라를 처방받았다. 그는 매우 의기양양해서 돌아왔지만 지니는 기분이 썩 내키지 않았다. 둘 사이의 성생활에 '인위적인' 요소가 개입되는 게 석연치 않았다. 그녀는 알약에 의존하는 남편과 더이상 관계를 갖고 싶지 않았으므로 점점 밖에서 보내는 시간이 많아졌다. 일에 재미를 붙인 탓도 있었지만 그보다는 비아그라로 욕망에 불이 붙은 남편의 대용품이 되고 싶지 않았다. 그녀는 비아그라에 대해 어떻게 생각하느냐는 질문에 이렇게 대답했다. "그 약이 없으면 우리 관계가 한결 좋아질 거예요. 나는 남편을 사랑하기 때문에 예전과 같지 않은 건 문제가 되지 않아요. 오히려 그를 도와주려고 노력했어요. 하지만 지금은 서로 깊이 나누던 교감을 알약에게 빼앗긴 기분이 들어요."

이 얘기는 그들 부부에게만 국한된 게 아니다. 빅터가 외부의 압력에 의해 은퇴를 결정한 것은 아니지만 그의 정력감퇴는 외부세계에서 자신의 위치가 위축된 것과 관계가 있었다. 물론 비아그라가 일시적인 해결책이 될 수는 있지만 자신의 에너지를 쏟을 새로운 삶의 목적을 찾는 것이 더 좋은 방법이다. 그러지 않으면 침실에서나 다른 면에서도 부인과 좋은 관계를 유지할 수 없을 것이다. 비아그라의 효능을 부정하는 건 아니다. 그러나 성기능은 페니스의 크기나 지속성에 의해서만 좌우되는 것이 아니란 점을 강조하고 싶다.

폐경기는 부부관계를 새롭게 정립하는 시기이다

5년 전 이 주제에 관한 글을 쓰고 있을 때 나는 이런 얘기들이 나와 전혀 관계없다고 생각했다. 아마 당신도 그럴 것이다. '흥미있는 얘기야. 하지만 우리 부부관계는 견고해.' 당신 생각이 옳길 바란다. 오랫동안 정성들여 가꿔온 부부관계는 자신은 물론 서로에게 유익과 행복을 가져다줄 것이다. 그러나 중년에 들어서면서 재정립이 필요한 부부관계도 있다. 이전에 얼마나 좋은 관계였는지를 불문하고 새롭게 변해갈 자신의 모습에 부합되는 새로운 관계를 재정립할 필요가 있는 것이다.

변화가 뚜렷이 나타나는 양상으로 리비도의 감소를 들 수 있다. 사로잡힌 야생동물이 주위환경이 마음에 들지 않을 경우 번식을 포기하는 것처럼, 여성도 두 사람의 관계가 재정립이 필요할 경우에 성생활이 원만하지 못하다. 폐경기는 인간관계를 통해 얻고자 하는 목적이 달라지는 시기이다.

이미 지적했듯이 여성들은 직장을 가지고 있더라도 가족을 돌보기 위해 경력이나 성장을 희생하는 경우가 많다. 드러나지 않는 사회적 규범과 가임기의 호르몬은 여성들로 하여금 가족을 돌보고 사랑하는 사람을 내조하는 일을 우선순위로 여기게 만든다. 그러나 폐경기에는 호르몬 변화만 일어나는 게 아니다. 여성들은 생리적 변화뿐 아니라 사고방식과 직관, 신경회로, 감정, 창의성, 관심분야 등 다방면에 걸쳐 변화를 겪게 된다. 이제까지 인생의 절반을 다른 것들을 탄생시키기 위해 보냈다면 폐경기를 고비로 나머지 인생은 자신을 탄생시키기 위해 보내길 원한다.

중년의 달라진 렌즈로 자신을 비춰볼 때 자신의 삶을 사랑하고 있지 않다면 당신의 리비도는 고통을 받고 있을 것이다. 어쩌면 감퇴되는 성욕은 삶의 열정이 스러져간다는 걸 제일 먼저 알리는 빨간 깃발일 수도 있다. 당신과 파트너가 두 사람의 관계에서 잃어가는 것을 찾기 위해 함께 노력할 때, 비로소 삶의 에너지가 회복되고 열정이나 성생활이 다시 불붙게 될 것이다. 관계 재정립은 함께 노력할 때 가능하다. 두 사람이 관계를 회복시키기 위해 말하기 껄끄러운 문제들을 용기를 내어 함께 풀어갈 때 치유의 역사가 이루어진다.

일 중독증이 성욕감퇴를 부른다

누군가 전자우편으로 다음과 같은 편지를 보냈다. 중년여성들이 공통적으로 겪고 있는 어려움이기에 여기에 소개한다. 이 편지는 여성들의 삶이 남편들의 삶과 얼마나 다른지 잘 설명해주고 있다.

엄마와 아빠가 텔레비전을 보고 계시다가 엄마가 "너무 늦었어요. 그만 자야겠어요."라며 일어섰다. 엄마는 부엌에 가서 내일 점심에 싸줄 샌드위치를 만들고, 다 먹은 팝콘 그릇을 헹구고, 내일 저녁에 먹을 고기를 냉동고에서 꺼내놓고, 아침에 먹을 시리얼이 남아 있나 확인하고, 설탕통에 설탕을 채워넣고, 식탁에 스푼과 그릇을 준비해놓고, 커피포트에 아침에 마실 커피를 끓여놓았다. 그런 다음 젖은 빨래를 건조기에 옮기고, 세탁기에 다시 빨래를 넣고, 셔츠를 다림질했다. 그리고 바닥에 펼쳐진 신문을 정돈하고, 탁자 위에 널려 있던 장난감을 정리한 다음 전화번호부를 서랍에 넣었다. 엄마는 화분에 물을 주고, 쓰레기통을 비우고, 수건을 넌 다음 하품을 하고 기지개를 켜며 침실로 향했다. 침실로 가던 엄마는 책상 옆에서 멈추더니 선생님께 보낼 편지를 쓰고, 내일 현장학습 갈 때 보낼 돈을 챙기고, 의자에 떨어져 있던 교과서를 올려놓았다. 그리고 친구에게 보낼 생일카드에 사인을 해서 주소를 쓰고 우표를 붙인 다음 필요한 식료품을 재빨리 메모해서 지갑 옆에 놓았다. 그리고 나서 얼굴에 크림을 바르고 이를 닦고 손톱을 다듬었다. 아빠가 말씀하셨다. "자러 간다고 하지 않았소?"

"아직 할 일이 남았어요." 엄마는 강아지 밥그릇에 물을 주고, 고양이를 밖에 내놓은 다음, 문이 제대로 잠겼는지 확인했다. 그리고 동생들 방을 차례로 들여다보며 불을 꺼주고, 바닥에 널린 옷가지를 정돈하고, 더러운 양말을 빨랫바구니에 넣은 다음 아직 숙제를 하고 있는 동생과 몇 마디 얘기를 나누었다. 침실에 들어간 엄마는 알람시계를 맞추고, 다음날 입을 옷을 꺼내놓고, 구두걸이를 정돈했다. 그런 다음 내일 할 일의 목록에 세 가지 일을 더 적어넣었다.

그때서야 아빠는 텔레비전을 끄고 "그만 자야겠군." 하고 말씀하시더니 곧바로 침실로 들어가셨다.

메리의 경우─만성피로와 기력저하로 인한 성욕감퇴

간호사인 메리는 엄격한 아일랜드 가톨릭 집안의 다섯 형제 중 맏이로 언제나 부모와 동생들을 보살펴야 한다는 교육을 받으며 자랐다. 엄마가 갑자기 돌아가시자 알코올 중독으로 노인성 치매증상을 보이던 아버지는 경찰관인 사위와 딸이 사는 집으로 들어왔다. 다른 형제들이 넷이나 있음에도 불구하고 메리는 가족을 돌보는 자신의 역할에 한 번도 회의를 품은 적이 없었다. 그러나 폐경주위기의 다른 많은 여성들처럼 '혼자만의 시간'에 대한 욕구가 커지자 메리는 성욕감퇴뿐 아니라 감정적 고갈상태에 이르렀다. 최근 들어 갑상선 기능부전이라는 진단을 받았으며 체중증가와 우울증, 무기력증, 피로감, 피부건조, 쏟아지는 졸음 등의 증상으로 고통을 받게 되었다. 의사가 갑상선 호르몬 보충제를 처방해주었으나 그녀의 증상은 차도가 없었다. 그녀는 에스트로겐, 프로게스테론, 테스토스테론 수치가 정상이었음에도 불구하고 불감증 증세를 보였다.

여성이 다른 사람을 돌보는 일에 지나치게 무리를 하면 몸은 말 그대로 활기를 잃게 된다. 그녀가 극심한 피로감을 느끼는 원인은 비타민 B 복합체나 마그네슘 부족이 원인일 것이다. 또 너무 오래 스트레스에 시달렸기 때문에 부신이 코르티솔을 지나치게 많이 혹은 지나치게 적게 생산하고 있을 것이다. 어떤 경우이든 결국 신체적으로 기진맥진해져 섹스가 아닌 잠을 원하게 된다.

나는 메리에게 마음과 몸이 모두 회복될 수 있는 프로그램을 처방해주었다. 그녀에게 최소한 일 주일에 이틀은 다른 사람의 도움을 받을 것을 권했고 식습관을 바꾸라고 충고했다. 케이크나 사탕, 과자 등 정제된 탄수화물 섭취를 줄이고 단백질과 필수지방산, 신선한 야채와 과일 섭취를 늘리라고 말했다. 또 복합 비타민제를 복용하고 매일 밤 열시에는 잠자리에 들 것을 제안했다. 메리는 자신의 삶이 변해야 한다는 걸 알고 있었다. 그러나 꺼진 리비도 불꽃을 비롯해 여러 기능들을 다시 불태워줄 의학의 힘을 만나지 못했더라면 절망의 늪에서 헤어나지 못했을 것이다. 그녀가 적당한 휴식과 운동, 충분한 영양을 통해 만성적인 기력저하에서 회복된다면 리비도를 비롯한 다른 건강을 되찾을 수 있다. 다른 사람을 돌보는 역할에서 헤어나지 못하는 많은 여성들이 의사의 처방이 있어야만 건강한 삶을 회복한다는 건 가슴 아픈 일이다.

호르몬이 리비도를 좌우하지는 않는다

한 동료는 48세에 자궁적출술을 받았는데, 수술 후 난소에 혈액 공급이 감소되어 에스트로겐과 테스토스테론 수치가 급격히 떨어졌다. 자궁적출술을 받은 많은 여성들이 성욕감퇴를 경험하는 이유도 이 때문이다. 그러나 수술 바로 전에 새로운 사람을 만난 그 동료는 병원 문을 나서자마자 곧바로 사랑을 나눌 수 있었다. 그녀의 말을 인용하면 "누군가 미치도록 사랑하는 사람이 있다면 성욕감퇴나 질 분비물 부족 같은 문제로 고민하는 일은 없다."는 것이다. 반면에 오랫동안 원만하지 않은 성생활을 참고 견뎌왔다면 당신의 몸은 그런 관계를 거부하는 몸짓을 보일 것이다. 예를 들면 발기부전 파트너를 참고 견뎌온 여성은 어쩌다 오르가슴을 느낄지 모르지만 성기의 감각은 무뎌진다. 반면 성적으로 적극적인 여성은 성욕도 왕성하고, 오르가슴도 자주 느끼며, 파트너와의 관계에서도 깊은 만족감을 느낀다.[5]

정신과 의사이자 신경과학자인 모나 리자 슐츠 박사에 따르면 성적 충동이나 성욕은 뇌의 전두엽이 관장하기 때문에 이 부위의 활동을 변화시키는 것은 어떤 문제라도 리비도에 영향을 미칠 수 있다는 것이다. 전두엽 기능저하의 한 증상인 우울증은 리비도를 감소시키지만 노인성 치매는 오히려 성적 충동을 부추겨 사회적 물의를 일으키는 행동을 유발한다. 내가 치료했던 한 수녀는 하루 종일 자위행위를 자제하지 못했다. 그녀 자신에게는 크게 해로울 게 없었지만 그녀가 몸담고 있던 수녀원에서는 매우 곤란해했다. 신경정신과 의사에게 노인성 치매에 대한 치료를 받은 그녀는 점점 이런 충동을 억제할 수 있었다.

리비도의 감소는 호르몬 영향일 수 있으며 특히 폐경기에 수술을 받은 여성에게는 그 가능성이 더욱 크다.[6] 그러나 의사로서 나의 경험에 비추어볼 때 삶의 활력을 잃는 것도 성욕감퇴의 한 원인으로 작용할 수 있다. 여성들의 리비도에 영향을 미치는 요소 중 흔히 과소평가되는 두 가지 요소가 있다. 성관계를 나누는 파트너와의 인간관계와, 자신의 삶을 감정적·영적으로 얼마나 사랑하고 있느냐는 점이다. 그리고 흥미로운 사실은 이 두 요소는 자신뿐 아니라 상대방의 호르몬 수치에도 영향을 미친다.[7]

자신의 삶을 사랑함으로써 활력이 넘치는 여성은 호르몬 수치가 어떻게 달라지든 왕성한 리비도를 유지한다. 폐경기의 호르몬 변화 그 자체는 성욕감퇴의 원인이 아니라는 연구 결과가 있다. 호르몬과 리비도의 상관관계는 닭이 먼저냐 달걀이 먼저냐라는 질문과 같다. 성욕감퇴가 삶의 활력을 빼앗느냐, 삶에 지쳐 성욕이 감퇴되느냐는 무엇이 먼저라고 꼬집어 단정지을 수 없다.

모든 여성들이 폐경기에 건강과 활력을 유지하기 위해서는 호르몬 문제와 성생활이 서로 조화를 이루어 시너지 효과를 창조하도록 노력해야 한다.

호르몬이 성생활에 미치는 영향

폐경주위기 여성들은 자신의 삶에 활기를 주는 진정한 파트너와 관계를 맺더라도 리비도의 감퇴를 막을 수는 없다. 그러나 자신의 삶을 진정 사랑함으로써 에너지가 흘러넘치는 여성이라면 성욕감퇴는 2차적 요소, 즉 호르몬의 영향 때문이다.

에스트로겐과 프로게스테론은 혈액순환이나 신경전달, 세포분열 등 광범위한 생리작용에 관여하기 때문에 이들 호르몬의 감소가 성기능에 영향을 미치는 건 당연한 일이다.

• 모든 신경계는 에스트로겐에 민감한 세포들로 둘러싸여 있다.[8] 따라서 에스트라디올의 수치가 감소하면 성행위 동안의 신경전달 기능이 약화된다. 연구에 따르면 에스트로겐의 부족은 실제로 말초신경 장애―여성이 애무나 피스톤 운동에 덜 민감해지는 신경기능 장애―를 유발한다. 이럴 경우 에스트라디올을 보충하면 감각을 되찾을 수 있다.

• 에스트라디올과 프로게스테론 감소는 성적 흥분이나 감각, 기분, 오르가슴에 영향을 미친다. 이들 호르몬은 정상적으로 작용할 경우 성적으로 민감한 부분에 혈액량을 증가시킨다. 만일 성감대에 혈액량이 감소하면 여성의 몸은 같은 자극에도 좀더 천천히 그리고 적게 오르가슴에 도달한다. 에스트로겐 부족으로 신경기능 장애가 일어나 감각이 무뎌지기 때문이다.

• 에스트로겐 수치가 지나치게 낮으면 성기의 세포가 위축되어 질이나 요도조직이 얇아짐으로써 성교시 통증을 느끼게 된다. 또 에스트로겐이 부족한 여성은 재발성 요로감염증이나 스트레스성 요실금 같은 비뇨기 문제를 겪기 쉽다.

• 애무나 성교시 분비되는 질 분비물도 에스트로겐의 영향을 받는다. 에스트로겐이 부족하면 질 윤활제가 잘 분비되지 않음으로써 질이 건조해지거나 성교통을 느끼게 된다. 여성의 성적 흥분 정도는 질 분비물의 양으로 평가되기 때문에 질 분비물이 부족하다는 것은 성적으로 충분히 흥분되지 않았다는 의미이다. 이처럼 통증으로 인한 불감증은 성욕감퇴와는 관계가 없다.

• 프로게스테론이 리비도에 미치는 영향은 에스트로겐처럼 충분히 연구되지 않았지만 그 비중은 결코 뒤지지 않는다. 프로게스테론은 리비도가 감소하지 않도록 유지하는 매우 중요한 역할을 한다. 더구나 에스트로겐과 테스토스테론의 전구체인 프로게스테론은 성적 만족에 필요한 이들 호르몬 수치를 적정수준으로 유지시켜준다. 또 프로게스테론 수치가 균형을 유지할 경우 정서적으로 안정되고 갑상선이 제 기능을 발휘하므로 감정적·신체적으로 리비도가 강화된다.

결론적으로 말해서 에스트로겐과 프로게스테론 부족은 성생활을 불만족스럽게 만들어 리비도를 감소시킨다. 질건조증이나 질벽의 약화, 질근육의 경련은 성교시 통증을 유발한다. 또 신경기능 장애로 인한 성감대의 둔화와 혈액의 감소는 자극에 대한 반응을 무디게 만들어 오르가슴에 도달하는 것을 방해한다.

연구 결과에 따르면 여성의 혈중 에스트라디올 수치가 50pmol/l 이하이거나 타액 속의 에스트라디올 수치가 1pg/ml 아래로 떨어지면 성욕이 줄어드는 것으로 밝혀졌다.[9] 에스트라디올 수치가 정상으로 회복되면 외음부와 질의 혈액량이 빠른 속도로 증가해 성적 욕망이 되살아난다. 에스트라디올 수치는 0.1mg의 에스트라디올 반창고를 붙이거나 하루에 두 번 0.5~1mg의 알약을 먹으면 간단히 회복된다. 프로게스테론이 감소하고 에스트로겐 수치가 정상인 폐경주위기 초기에는 천연 프로게스테론 크림 1/4ts을 손이나 약한 피부에 하루 두 번 바르는 것만으로 성욕을 회복할 수 있다.

자넷의 경우―나의 성욕은 어디로 가는 걸까요?

"남편 데이브와 나는 아주 어려운 시기를 잘 견뎌왔어요. 나는 우리 관계가 어려움을 견디면서 더 성숙해졌다고 생각해요. 지금은 관계가 많이 좋아졌지만 문제는 내가 부부관계를 원하지 않는 거예요. 남편을 진심으로 사랑하지만 성관계를 갖지 않고도 나머지 인생을 얼마든지 잘 지낼 수 있다고 생각해요."

지금 마흔다섯 살인 자넷은 폐경주위기 징후를 일찍 느끼기 시작했다. 홍조나 질건조증을 경험하진 않았지만, 시계처럼 정확하던 월경주기가 불규칙해졌고 식은땀을 흘리기 시작했다.

타액 호르몬 검사 결과 자넷의 에스트로겐 수치는 정상이었지만 프로게스테론 수치는 낮은 편이었고 테스토스테론 수치는 크게 부족했다. 함께 대화를 나눈 끝에 우리는 2% 프로게스테론 크림을 쓰기로 결정하고 테스토스테론은 알약으로 보충하기로 했다. 그녀는 나중에 이렇게 말했다. "이 처방은 내 삶을 바꾸어놓았어요. 나는 예전보다 자주 성욕을 느끼고 이전보다 감각이 예민해져서 빨리 흥분하게 되었습니다."

테스토스테론은 성욕 호르몬인가?

대중매체는 테스토스테론이 정력 호르몬이라고 떠들고 있지만 실제로 테스토스테론 부족은 여성의 성욕감소에 결정적인 영향을 주지는 않는다. 가장 중요한 것은 서로의 인간관계이고 그 다음이 프로게스테론과 에스트로겐이며 테스토스테론은 네 번째 요소이다. 그러나 테스토스테론이 그처럼 사람들의 관심을 끄는 이유—일반적으로 남성 호르몬으로 알려져 있다—는 그 특화된 효과 때문이다. 에스트로겐과 프로게스테론이 여성의 건강한 리비도를 지탱하는 기둥 역할을 하는 데 반해, 테스토스테론은 그 수치의 저하로 성욕이 감퇴되었을 경우 테스토스테론만 보충해주면 남녀 모두 곧바로 성욕이 되살아나는 특징이 있다.

사람들의 일반적인 인식과는 반대로 테스토스테론 수치는 폐경기 이후에도 눈에 띄게 감소하지 않는다. 실제로 대부분의 여성들은 폐경기 전보다 폐경기 후에 난소에서 더 많은 테스토스테론이 분비된다. 그러나 일부 여성의 경우에는 테스토스테론 수치가 20대 후반부터 중년까지 점점 감소함으로써 리비도를 억누를 정도로 수치가 내려가게 된다.

때에 따라서는 테스토스테론 수치가 점차로 감소하지 않고 갑자기 줄어드는 경우도 있다. 난소가 기능을 상실했거나 난소를 제거한 경우이며 부신이 고갈되었을 때도 같은 현상이 일어난다.(4장 참조) 왜냐하면 우리가 집합적으로 안드로겐이라고 부르는 스테로이드계 호르몬(테스토스테론도 여기에 속한다)을 생성하는 곳이 바로 난소와 부신이기 때문이다. 만일 화학요법이나 방사선 치료, 수술의 영향으로 난소가 제거되었거나 기능을 상실한 경우 성욕이 급격히 감퇴되는 건 피할 수 없다. 우리 몸이 안드로겐 생성기능을 다른 부위로 옮길 충분한 시간이 없었기 때문이다. 이런 상황에 처한 여성들은 "내가 도무지 나 같지가 않다…… 마치 삶의 에너지가 모두 쑥 빠져나가버린 것 같다."고 불만을 토로한다. 그들은 리비도, 즉 성 에너지를 잃은 것이다. 그런데 난소의 기능을 잃어버린 모든 여성이 이런 증상을 느끼는 건 아니다. 사람에 따라서는 호르몬 수치의 변화에 크게 좌우되지 않고 안드로겐 생성을 다른 부위로 옮길 능력이 있기 때문이다. 그러나 쉽게 적응하지 못하는 여성들은 적절한 호르몬 보충을 통해 안드로겐 수치를 회복해야 한다.

여러 가지 이유로 테스토스테론 수치가 크게 감소한 여성들은 테스토스테론을 보충해주면 곧 리비도가 회복된다. 연구에 따르면 테스토스테론을 보충한 폐경기 여성의 65%가 리비도의 증가, 성감의 증가, 성행위 횟수 증가, 오르가슴 증가, 성감대 쾌감 증가 등을 경험한다는 사실이 확인되었다.[10]

그러나 나의 경험으로 보면 두 사람의 관계에 문제가 없고 진정한 교감이 이루어져야만 진실로 만족스러운 결과를 얻을 수 있다. 특히 여성이 분노를 억제하지 않는 중년에는 더욱 절실한 문제이다. 두 사람의 관계에 갈등이 내재해 있다면 아무리 테스토스테론을 보충해도 리비도는 살아나지 않는다.

만일 당신의 성욕감퇴 원인이 테스토스테론이나 다른 안드로겐 호르몬 부족 때문이라는 생각이 든다면 혈액검사나 타액검사를 통해 테스토스테론과 DHEA 수치를 점검해볼 필요가 있다.

만일 테스토스테론 수치가 낮으면 의사에게 천연 테스토스테론 처방을 받아 약국에서 구입하면 된다. 캡슐로 된 것도 있고 질 크림 형태도 있다. 처음에는 이틀마다 한 번 1~2mg으로 시작하고 필요하면 차차 늘린다. 또는 처방 없이 쉽게 구입할 수 있는 DHEA(테스토스테론의 전구체)를 하루에 한두 번 5~10mg씩 복용하는 것도 효과가 있다. (수잔 라코Susan Rako의 책 〈성욕 호르몬 : 성, 폐경기, 테스토스테론에 대한 진실 *The Hormone of Desire : The Truth About Sexuality, Menopause, and Testosterone*〉을 참고하라.)

질을 촉촉하게 만들자

중년이 되면 마음은 변함없지만 몸이 예전 같지 않음을 느낀다. 성욕도 무슨 이유인지 알 수 없지만 점점 감소되고 질 분비물도 충분치 않다. 하지만 이런 문제점을 치료하는 방법은 다양하다.

나탈리의 경우—현재의 관계를 개선하다

나탈리가 처음 나를 찾아온 것은 그녀 나이 쉰두 살 때로 남편 브래드와 함께였다. 나탈리는 건강에는 문제가 없었으나 성생활에서 갈등을 겪고 있었다. 그녀는 성교 전에 질이 충분히 촉촉해지지 않아 성생활이 고통스러웠다. 그리고 요도가 화끈거리는 요로감염증 증세를 보이고 있었다.

브래드와 나탈리를 관찰한 나는 브래드가 자세한 상황을 밝히길 꺼리긴 하지만 진심으로 부인을 걱정한다는 걸 알았다. 그는 부인에게 상처를 주고 싶진 않았지만 두 사람의 성생활에서 무엇이 문제인지 알고 싶어했다. 혹시 문제점이 점점 악화되어 둘 사이가 소원해지지 않을까 두려워하고 있었다.

나는 나탈리의 골반검사를 실시한 결과 질벽이 너무 얇아져서 탄력이 감소되고 자극에 지나치게 예민해 성교통을 느낄 수밖에 없는 상황임을 발견했다. 질벽이 얇아지는 증상은 요도의 바깥 쪽 1/3이 과민해지고 얇아지는 것과 관련이 있기 때문에 대부분 요로감염증이 수반된다. 검사 결과 나탈리는 질 분비물이 부족한 게 확실했다. 성교통은 물론이고 두 사람 다 깊은 만족감은 못 느낄 터였다.

나탈리가 폐경주위기 증상을 겪고 있다고 생각한 나는 질조직의 샘플을 떼어 검사를 의뢰했다. '성숙지수 maturation index'를 알아보는 이 검사는 에스트로겐이 충분한 세포와 부족한 세포가 얼마나 되는지 판별하는 것이다. 또 에스트로겐, 프로게스테론, 테스토스테론 수치도 검사했는데, 테스토스테론 수치는 정상이었으나 나머지 두 호르몬은 부족한 상태였다. 성숙지수 검사 결과는 예상대로 위축성 질염으로 나왔다. 위축성 질염이란 질벽세포에 에스트로겐이 부족해서 질벽이 얇아지고 염증에 노출되는 증상이다.

나는 나탈리와 의논한 끝에 에스트리올 질 크림과 프로게스테론 크림을 선택했다. 그녀에게 적절한 사용량을 처방해준 결과 3개월이 지나자 에스트로겐과 프로게스테론 수치가 정상으로 회복되었다. 한 달 후 재검진을 받으러 다시 온 나탈리는 그들의 성생활이 정상으로 돌아왔다고 알려주었다. 내가 생각했던 대로였다. 폐경주위기에 흔히 나타나는 질건조증이나 질벽이 얇아지는 증상은 매우 안전하고 쉽게 완치될 수 있다.

그레이스의 경우—새로운 관계를 시작하다

그레이스가 처음 진찰을 받으러 온 건 쉰다섯 살 때였다. 20년을 함께 동고동락한 남편이 5년 전에 세상을 떠났는데 결혼생활이 너무 행복했기 때문에 남편이 죽은 후에도 다른 사람을 만날 생각이 들지 않았다고 했다. 그녀는 테니스를 가르치고 정원을 가꾸거나 여행을 하면서 활기찬 삶을 즐기고 있었다. 그러던 중 오랫동안 만나지 못했던 고등학교 시절의 남자친구를 우연히 만나게 되었다. 그도 부인이 몇 해 전에 세상을 떠난 홀아비였다. 그는 유타 주에, 그녀는 메인 주에 살기 때문에 그들은 편지를 쓰고 전화를 주고받으며 사랑을 키워갔다. 그녀가 나를 찾아온 것은 남자가 자기 목장에 와서 몇 주일 같이 지내자고 초대했기 때문이었다. 남자는 그녀에게 결혼할 의사가 있음을 비쳤으므로 방문기간 동안 갖게 될지도 모를 성관계에 미리 대비하고 싶었던 것이다. 많은 여성들이 그렇듯이 그레이스도 오랫동안 성생활을 하지 않았기 때문에 질이 탄력성을 잃지 않았을까 걱정하는 눈치였다. 나는 여성의 질은 평생 기능을 발휘할 수 있게 만들어졌다는 점을 인식시키고, 오랜 금욕생활 후이므로 처음에 약간의 도움이 필요할 뿐이라고 설명해주었다. (질에 삽입하는 방법으로 자위행위를 해온 여성들은 오래 성교를 하지 않았더라도 탄력성에 아무 문제가 없다. 물론 아무런 삽입 없이 오르가슴에 이르는 여성들도 많다.)

지난 5년 동안 폐경주위기에 있었던 그레이스는 호르몬 대체요법은 원하지 않았다. 심장병이나 관절염을 앓은 가족력이 없는데다 골밀도도 정상이었으므로 유방암 가능성을 피하고 싶었던 것이다. 나도 굳이 호르몬 대체요법이 필요하지 않다고 판단했다.

골반검사 결과 그레이스의 질은 붉은색을 띠고 있었으며 질벽의 안쪽인 질점막이 얇아져 있었다. 이런 증상이 성교통의 원인이 되는지는 매우 주관적인 문제이다. 성교에 문제가 없을 수도 있지만 새로운 관계를 시작한다는 생소한 상황을 감안할 때 한두 가지 조치를 취하는 게 바람직해 보였다. 그녀도 지난 10년간 질건조증이나 다른 불편한 증상을 경험하진 않았지만 만약의 경우에 대비해 확실히 해두고 싶어했다.

　나는 두 가지 방법을 제시했다. 에스트리올 크림과 매우 효과적이고 안전한 비호르몬성 질 윤활제였다. 그레이스는 질 크림을 선택했고, 3주일 후 그녀가 유타 주로 날아갈 때쯤이면 그녀의 질은 에스트로겐이 풍부해져 한결 두꺼워질 것이었다. 그녀는 떠나기 바로 직전에 진행상황을 점검받고 싶어했다. 에스트리올은 천연 호르몬이기 때문에 에스트론이나 에스트라디올에 비해 유방이나 자궁 조직을 덜 증식시킨다. 종류는 경구용 알약과 질건조증을 치료하는 국소 크림이 있다. 질 크림은 필요한 부분에만 작용하기 때문에 유방암이나 자궁암, 난소암 또는 에스트로겐과 관련된 문제가 있는 여성에게도 안전하다. 에스트리올은 처방전을 가지고 약국에서 구입할 수 있으며 질의 에스트로겐 민감성 조직에 매우 탁월한 효과가 있다. (프레마린이나 에스트레이스 같은 전통적인 에스트로겐 크림 또한 질건조증이나 질벽이 얇아지는 증상에 매우 효과적이다. 하지만 이들은 유방암이나 자궁암 병력이 있는 여성에게 이 부위 조직을 증식시키는 요인으로 작용할 수 있다. 그러나 소량을 사용한다면 큰 문제가 되지 않는다. 에스트리올 크림과 마찬가지로 이 크림들도 부분적인 에스트로겐 부족으로 인한 요실금에 도움이 된다.)

　나는 그녀의 질 표면에 각질층이 형성되도록 하기 위해 일 주일 동안은 매일 크림을 사용하도록 처방하고, 그 이후에는 질을 유연하고 촉촉하고 탄력성 있게 만들기 위해 일 주일에 1~3일 사용하도록 했다. 또 그녀에게 정기적으로 성교를 하게 되면 질에 혈액공급이 늘어날 것이라고 설명해주었다. 질이 반복적인 자극과 스트레칭을 받게 되면 더이상 크림을 사용하지 않아도 되며 필요할 경우 질 윤활제만 사용하라고 조언했다.

질 윤활제

에스트리올 크림의 사용 여부와 관계없이 질건조증을 치료하는데 도움이 되는 질 윤활제는 다양하다. 오랫동안 각광을 받아온 KY젤리는 약국에서 손쉽게 구할 수 있지만 불쾌한 잔류물이 남기 때문에 싫어하는 사람들도 있다. 또 다른 윤활제로는 키위로 만든 실크SYLK나 약초를 포함한 것들이 있다.(부록의〈참고자료〉참조) 질을 촉촉하게 해주는 약초로는 블랙 코호시, 야생 얌, 당귀, 체이스트 베리 등이 있으며 비타민 E 좌약도 많은 도움이 된다. 이 밖에도 이소플라본이 함유된 콩제품을 정기적으로 섭취하면 질을 한결 탄력 있고 촉촉하게 유지할 수 있다. (그러나 오일이 포함된 윤활제는 고무로 된 콘돔이나 페서리 같은 피임기구를 약화시켜 효과를 감소시킬 수도 있다.)

케겔 운동은 질의 근육을 자극하고 단련하는 데 매우 효과적인 방법이다. 언제 어디서나 손쉽게 아무에게도 들키지 않고 할 수 있다. 연구 결과 케겔 운동은 질의 혈액공급을 증가시키며, 음핵의 팽창과 쾌감을 높여 성욕을 향상시키고, 오르가슴의 강도를 높여주는 것으로 나타났다. 케겔 운동은 또한 요실금을 예방하고 치료하는 효과도 있다.(8장 참조)

솔직하게 고백하자

중년이 되면 많은 여성들이 한결 스스럼없이(자신에게나 남들에게나) 성문제를 토로할 수 있게 된다. 여기 도움이 되는 몇 가지 점들을 소개한다.

자신의 성적 욕구를 파악하라 모든 인간은 성욕을 가지고 있다. 성욕은 인간의 본능이다. 수면중에 여성들은 일정한 간격을 두고 규칙적으로 질이 축축해지며 남성들은 발기를 경험한다. 그러나 깨어 있을 때 성욕을 표현하는 것은 자라온 환경, 호르몬 수치, 건강 정도, 파트너와의 만족도 등에 따라 달라진다.

남과 비교하지 말라 어떤 것이 정상적인 성생활인가? 이 질문에 대해서는 오직 당신만이 대답할 수 있다. 이 대답을 하기에 앞서 우리는 양과 질을 혼동하는 문화 속에 살고 있다는 점을 강조하고 싶다. 심지어 의사들조차도 성생활의 질을 성교의 횟수로 평가하려고 든다. 이런 고정관념은 많은 커플들에게 큰 부담을 안겨주며 자신의 성생활이 수준미달이 아닐까 하는 불안감에 젖게 만든다. 최근 발표된 시카고 대학의 한 연구논문은 많은 커플들이 한 달에 세 번밖에 성교를 하지 않으며 거기에 만족하고 있다는 사실을 지적했다. 이제 안심이 되는가. 다음 질문에 솔직하게 대답해보라. 당신은 일 주일에 몇 번 성교하기를 원하는가?

타고난 성욕을 존중하라 성문제 전문가인 패트리샤 러브 박사는 사람들이 타고나는 성욕은 강하거나, 중간이거나, 약한 세 가지 범주 중 하나라고 설명했다.[11] 일반적으로 테스토스테론 수치가 높은 사람은 낮은 사람보다 성욕이 강하며, 테스토스테론 수치가 낮은 사람은 신혼시절이 지나고 나면 에너지 소모가 많은 성생활을 종종 힘들어한다. 그러나 테스토스테론 수치가 높은 사람이 낮은 사람에게 매력을 느끼는 경우도 흔하기 때문에 성생활의 유형은 커플에 따라 각양각색이다. 이것을 '잘못되었다'거나 '비정상이다'라고 표현할 수는 없다.

우리 사회의 인식은 정기적으로 일정한 횟수의 성행위를 하지 않으면 문제가 있다고 치부하지만 언제까지나 처음처럼 감정적·육체적으로 뜨겁게 불타오를 수는 없다. 시간이 지나면서 서로에게 적합한 형태로 타협해가는 게 정상이다.

안전한 성생활을 하자 미국의 경우 현재 폐경주위기에 있는 여성들은 여러 파트너와 성생활을 즐기는 것이 유행하던 1960년대를 거친 사람들이다. 그리고 대부분이 에이즈가 번지기 시작하던 1980년대 초반에 결혼을 했다. 만일 그후 이혼을 했거나 사별을 했다면 다른 사람과 성행위를 하는 데 불안감을 느낄 것이다. 에이즈 바이러스에 새로 감염된 사람의 11%가 50대 이상이며, 1991~96년에 에이즈 바이러스에 감염된 50대 이상 인구의 증가율은 젊은 층의 2배나 된다.[12]

물론 자신의 파트너가 감염되지 않았을 거라고 믿고 싶을 것이다. 당신은 사람을 잘 판단해서 골랐겠지만 그가 전에 만났던 파트너가 누구냐에 따라서 안전하지 않을 수도 있다. 이 밖에도 음부포진(급성염증성 피부질환), 음부 사마귀, B형 간염 같은 치료가 불가능한 증상을 포함한 성병도 있다는 걸 명심하라. 폐경주위기나 폐경 이후의 여성들은 젊은 여성들보다 모든 성병에 노출될 가능성이 크다. 성교 시 윤활제가 감소되었거나 얇아진 질벽에 작은 상처들이 생겨 박테리아나 바이러스에 감염되기 쉽기 때문이다.

안전한 섹스란 파트너의 체액이 질이나 항문, 입으로 흘러들지 않게 하는 것이다. 체액이란 정액, 질 분비물, 혈액, 그리고 포진 같은 성병의 분비물 등을 말한다. 대부분의 사람들이 콘돔을 사용하면 안전하다고 생각하지만 그것만으로는 충분하지 않다. 파트너의 성병 여부가 확인되지 않은 상태에서 성교를 한다는 게 얼마나 위험한지 인식해야 한다. 또 새로운 파트너와 성에 대해 솔직하게 이야기하고 콘돔이나 혈액검사에 대해 의논할 수 있을 만큼 친밀해진 다음에 성행위를 하는 것이 바람직하다. 쉽게 나눌 수 있는 대화는 아니지만 이 정도는 나눌 수 있어야 모든 걸 나누는 사이가 아니겠는가.

피임을 하라 자신은 결코 임신의 위험이 없으며 기저귀나 유모차로부터 오래 전에 졸업했다고 생각하던 여성들이 임신으로 인해 삶이 뒤바뀌는 경우가 많다. 월경을 건너뛰어도 배란 가능성은 여전히 존재한다. 월경이 완전히 중단되기 전까지는 반드시 피임을 해야 한다. 최소한 일 년 이상 월경이 중단되어야 안전하다고 할 수 있다.

리비도에 다시 불을 붙이는 9가지 비결

정신과 의사이자 성문제 개척자인 헬렌 싱어 캐플런 Helen Singer Kaplan 박사는 처음으로 '뜨거운 일부일처'라는 말을 사용했다. 그 의미는 헌신적이고 충실한 파트너로서 성적 열정을 잃지 않는 것을 말한다. 패트리샤 러브 박사는 자신의 저서인 〈뜨거운 일부일처 *Hot Monogamy*〉에서 이렇듯 뜨거운 열정을 지속하는 9가지 비결을 소개했다. 이런 사람들은 모든 부분을 서로 연결시킴으로써 한 부분의 성적인 진척이 다른 부분에도 유리하게 작용한다고 설명한다.[13]

1) 많은 대화를 나누어라 지금까지 당신은 파트너와 성에 대해 많은 대화를 나누었는가. 아니라면 앞으로 대화를 많이 나누는 것이 중요하다. 처음에는 파트너가 당신의 상태를 알게 하는 것부터 시작하

라. 그러다 보면 서로 원하는 것을 맞추어가게 될 것이다.

2) 의욕을 가져라 중년이 되면 예전처럼 갑자기 성욕이 일지는 않는다. 하지만 성생활을 즐기겠다는 마음을 가져라. 쉰여섯 살인 한 동료가 이런 말을 한 적이 있다. "나이를 먹는다는 것은 섹스가 저절로 하고 싶어지는 것이 아니라 하려고 마음먹는 것이라고 생각해요."

3) 많은 시간을 함께 보내라 서로 교감을 나누는 시간을 많이 가져라. 파트너와 정기적으로 서로의 생각이나 느낌을 나누는 것보다 성생활에 도움이 되는 것은 없다. 중년에 무엇보다도 필요한 일은 파트너와 전보다 더 많은 시간을 함께 보내는 것이다. 중년은 제2의 신혼기이다. 최근 한 동료가 부인과 유럽여행을 다녀왔다. 아이 넷을 키우느라고 이제서야 처음으로 단둘이 긴 여행을 한 것이다. 여행이 어땠느냐고 묻자 그가 말했다. "서로에 대해 다시 한번 생각해보는 시간이 되었어요. 나는 결혼 후 처음으로 아내와 결혼하려고 했던 이유를 되돌아볼 수 있었지요." 한 환자는 남편과 단둘이 집에 있을 때 사랑을 재확인할 수 있다고 말하며 웃었다. "둘 다 큰 소리로 비명을 지를 수 있거든요."

4) 테크닉을 개발하라 당신이나 파트너가 어떤 경우에 흥분하는지 알려면 노력과 훈련이 필요하다. 파트너와 사랑을 나눌 때 오르가슴에 도달하는 법을 배우는 건 중요한 기술이다. 자신이 어떻게 하면 흥분하는지 발견해 상대방에게 가르쳐줄 필요가 있다. 좀더 자세히 알고 싶으면 로니 바버크Lonnie Barbach가 지은 〈자신을 위하여 *For Yourself* 〉라는 책을 읽어보라.

5) 다양한 체위를 시도해보라 파트너와 사랑을 나눌 때 창조적이고 색다른 방법을 시도해봄으로써 새로운 기분을 느껴라.

6) 로맨틱한 분위기를 만들어라 상대방에게 사랑을 보여줄 수 있는 방법을 고안해보라. 꽃이나 카드, 특별한 밤 외출 등으로 로맨틱한 분위기를 연출한다면 사랑은 더욱 돈독해질 것이다.

7) 자신만의 '보디 이미지'를 만들어라 러브 박사는 보디 이미지를 '내면을 담은 겉모습'이라고 표현했다. 우리는 대부분 자신의 몸에 만족하지 못한다. 흔히 접하는 대중매체의 연출된 완벽한 모델과 자신을 비교하기 때문이다. 더구나 중년이 되면 몸매가 변화하는 것이 사실이다. 만일 몸매에 자신감이 없으면 충분히 성행위에 몰두할 수가 없다. 만일 그렇다면 내가 개발한 거울훈련을 실시해보라. 한 달 동안 하루에 두 번씩 거울 앞에 서서 눈을 깊이 들여다보며 큰 소리로 이렇게 말하라. "나는 아무 조건 없이 지금 내 모습을 사랑한다!" 어리석게 들리겠지만 그 효과는 대단하다. 이 방법은 당신에게 어떤 부위에 사랑과 연민이 필요한지 가르쳐주기도 한다.

8) 감각이 깨어 있도록 하라 성욕을 높이기 위해서는 사랑을 나누는 동안 오감을 모두 동원해야 한다.

눈 중국의 풍수에 따르면 침실은 돈을 계산하거나 TV를 보는 장소가 아닌 편안하고 아늑한 곳이어야 하며 동시에 감성을 높여주는 곳이어야 한다. 로맨틱한 분위기를 연출하기 위해 파트너와 의논해서

벽지나 침대 커버 색깔을 선택하라.

많은 커플들이 함께 에로틱한 영화를 즐기곤 하는데 사람마다 각자 취향이 다르기 때문에 어떤 것이 좋다고 단정지을 수는 없다. 또 영화보다 상상력이 필요한 에로 잡지를 애용하는 사람들도 많다.

▶주의할 점 잡지나 영화, 사진, 책 등은 여성을 비하하지 않은 것으로 선택하라. 진정한 사랑은 두 사람 모두에게 행복과 자부심을 키워주는 것이다. 굴욕적인 성행위를 강요하는 상대를 만났을 때는 외부에 도움을 청하라.

코 여성은 남성보다 냄새에 민감하다. 그리고 남성과 냄새에 대한 취향이 다르다. 서로 땀냄새나 입냄새 등 불쾌한 냄새에 대해 솔직하게 표현하라. 향기요법으로 성감을 높일 수 있지만 좋아하는 향이어야 효과가 있다.

촉감 서로의 발이나 어깨를 애무해보라. 다양한 형태의 애무를 '받아들이는' 법을 배우라. 대부분의 여성들은 가만히 누워서 묵묵히 상대방의 애무를 받아들이기만 한다. 그러나 어떻게 해주면 기분이 좋고 어떤 애무는 기분이 나쁜지 서로에게 솔직하게 알리는 것이 좋다.

입 당신이 받아들일 수 있다면 향 오일 등 여러 가지 방법으로 혀의 감각을 사용할 수 있다.

귀 분위기를 돋우기 위해 감미로운 음악을 틀어라. 전화벨을 끄고 아이들이 가까이 있는지 혹은 문이 잠겼는지 확인하라. 성행위 도중 여성들이 가장 두려워하는 것은 아이가 갑자기 방으로 들어오는 것이다.

9) 열정을 가져라 러브 박사는 잘 모르는 사람과 열정적인 사랑에 빠지는 것은 불가능하다고 말한다. 그녀는 열정을 '파트너를 위한 사랑에 강한 흥분을 결합시키는 능력'이라고 표현했다. 우리들 대부분은 열정과는 거리가 멀며 그런 관계를 열망하고 있을 뿐이다. 그러나 중년이 되면 내면으로부터 쿤달리니 에너지가 생성되어 마음과 영혼, 그리고 성기를 통해 영적·성적 결합을 이룰 수 있게 된다.

우리 몸에서 가장 중요한 성기관은 뇌라는 사실을 명심하라. 파트너와 대화를 나누고, 기꺼운 마음으로 사랑이라는 모험에 뛰어들며, 함께 웃고 즐기는 시간을 가져라. 손을 맞잡고 '뜨거운 일부일처'의 새로운 세계에 과감히 도전하라. 만일 지금 파트너가 없는 상태라면 자신과의 사랑을 가꾸어라.

10
뇌를 잘 보살피자

― 수면장애, 기억력 감퇴, 우울증

　중년이 되면 뇌는 이전보다 더욱 지혜롭게 변한다. 이 새로운 지혜는 뇌가 가임기의 교류에서 폐경기의 직류로 전환되며 입력된다. 이 조정작업이 이루어지는 동안 우리는 불면증이나 우울증, 건망증 같은 혼란스러운 증상을 경험한다. 중년에는 뇌가 서서히 노화와 침체의 늪에 빠져들기 시작한다는 사회적 인식에 굴복하지 말고 우리가 경험하는 뇌의 변화는 지극히 정상적인 과정이라는 것을 깨닫자. 인생의 여정에 놓인 한 장애물에 불과하며 그것을 내면의 메시지로 볼 줄 아는 용기만 있다면 얼마든지 잘 넘길 수 있다. 이전에 그러한 증상을 경험한 적이 없다면 폐경기 자체가 우울증이나 건망증, 걱정 같은 정신적 장애의 원인이 된다는 사실을 입증한 연구논문은 단 한 편도 없다. 폐경주위기는 우리의 뇌와 사고방식을 확장시키며 도움과 변화가 필요한 부분에 관심을 갖게 해준다.

정신적 장애를 해결하기 위해 증상을 부정하거나, 약물로 치료하려고 애쓰거나, 명상 같은 정신요법에 지나치게 의존하면 결코 성공을 거둘 수 없다. 통제하려 들기보다는 증상 뒤에 숨어 있는 메시지에 귀를 기울이고 그 내면의 정보에 따라 삶의 방식을 바꾸는 자세가 훨씬 더 중요하다.

여성의 인내심을 미덕으로 여기는 우리 사회에서 이렇게 하려면 많은 용기와 신념이 필요하다. 어떤 여성들은 깊은 고통을 감수하고서야 비로소 깨닫게 되기도 한다.

프루덴스의 경우─위험을 알리는 사이렌

대학교수와 결혼한 법률회사 변호사인 프루덴스가 처음 나를 찾아온 것은 서른네 살 때로 첫아이를 임신중이었다. 프루덴스와 남편은 누구나 부러워하는 전문직 맞벌이 부부로 환상적인 커플이었다. 프루덴스의 임신과 산고, 출산은 모두 순조롭게 진행되었다. 그러나 출산 후 6개월 동안이나 심한 산후 우울증에 시달렸다. 그녀는 정신과 의사의 치료를 받고 항우울제를 일 년 간 복용했다. 그 결과 월경주기 중간부터 월경 시작 첫날까지 계속되는 불안감, 기분변화, 설탕탐식증 같은 월경전 증후군을 제외하고는 정신적 안정을 되찾았다. 그녀는 프로게스테론 크림이나 식이요법, 운동 등으로 이런 증상들을 극복해갔다. 그녀의 월경전 증후군을 악화시키는 다른 요인이 있는지에 대해서는 굳이 더 물어보지 않았다. 치유 프로그램은 효과가 있었고 그녀도 회복 결과에 만족스러워했지만, 나는 직관적으로 그녀가 삶이나 내면을 깊이 드러내는 걸 피하고 있다는 느낌이 들었다.

40대 중반이 되어 월경을 건너뛰기 시작하자 프루덴스는 월경전 증후군을 어떻게 다스려야 할지 갈피를 잡지 못했다. 프로게스테론 크림을 언제 발라야 할지 몰랐으며 식이요법과 운동도 시들해졌다. 밤에도 종종 잠을 이루지 못했다. 그러나 내가 의아하게 생각했던 건 그녀의 엉뚱한 걱정이었다. 그녀는 월경을 건너뛸 때마다 임신을 걱정했던 것이다. 그녀의 남편은 아이가 태어난 후 정관수술을 했기 때문에 나는 그녀의 삶에 결정적인 변화가 생겼다는 걸 알았다.

내가 프루덴스에게 스트레스를 받는 일이 있느냐고 묻자 그녀는 동료와 불륜관계에 있다고 고백했다. "마치 무엇에 홀린 것 같아요. 내가 이런 일을 저지르게 될 줄은 정말 몰랐어요. 데이비드와 함께 있으면 나 자신도 몰랐던 내 본연의 모습이 깨어나는 느낌이 들어요. 젊고 자유분방하게 변하죠. 평생 처음으로 섹시한 속옷이 입고 싶어졌어요. 법률서류를 검토하려고 책상 앞에 앉아 있을 때도 다음에 함께 떠날 출장에 대해 상상하곤 해요. 그와 함께 있거나 그를 생각만 해도 마음이 연처럼 하늘 높이 날아올라요. 그러나 집에 돌아가는 시간에는 그를 만날 수 없기 때문에 마음이 산산조각 나는 것 같아요. 불안하고 초조해서 잠을 이룰 수가 없어요."

프루덴스는 내게 피임법이나 항우울제를 다시 복용해야 할지 혹은 수면제를 사용할지에 대해서만 자문을 구했다. 또 약이 새롭게 불붙은 그녀의 성욕에 나쁜 영향을 미치지 않을까 걱정했다. 나는 약이 증상을 완화해줄 것이라는 데 동의했지만, 폐경주위기의 정신적 증상과 그녀의 삶 사이에는 밀접한 관계가 있다는 점을 지적했다.

왜 그녀는 불륜을 저지르게 되었을까? 처음에 그녀는 남편이나 결혼생활에는 별문제가 없다고 말했다. 그러나 몇 분이 지나자 그녀는 눈물을 흘리며, 남편이 대학에서 종신교수직을 얻지 못했기 때문에 지난 일 년 동안 매우 힘든 시기를 보냈다고 고백했다. 남편은 중년의 위기를 경험하고 있었지만 그것에 대해 얘기하기를 꺼린다는 것이었다. 프루덴스는 직장에서 어느 때보다 인정받고 있었기 때문에 더욱 견디기 어려웠다. 의기소침하고 침울한 남편의 얼굴을 대하기 싫어 점점 집보다 사무실을 더 좋아하게 되었다는 것이다.

나는 프루덴스에게 불륜을 통해 얻는 것이 무엇이냐고 물었다. 그녀는 잠시 생각에 잠기더니 이렇게 대답했다. "힘이 솟고 활기에 넘치며 훨씬 섹시해졌어요. 전에는 느껴보지 못했던 감정이죠." 프루덴스의 불륜이 10대 후반이나 20대 초반에 이미 정지했으나 폐경주위기에 다시 활동을 시작한 뇌의 측두엽 어느 부위를 작동시킨 것이다. 모나 리자 슐츠 박사에 따르면 뇌의 이 부위는 황홀감이나 성적 관심, 창의성과 관계 있는 부분으로 그 메시지는 종종 규범이나 규칙, 도덕관 등을 관장하는 전두엽에 의해 억압된다는 것이다.

중년이 되면 우리 몸과 뇌는 균형을 주장한다. 지나치게 지적이고 자제심이 강한 사람들은 좀더 자유롭고 융통성 있고 충동적으로 변할 필요가 있다. 반면 순간적인 쾌락에 충실하며 지나치게 감정에 치중하던 사람들은 좀더 조직적인 자기 훈련을 해야만 건강을 유지할 수 있다.

중년의 불륜을 옹호하는 말은 아니지만 일상을 벗어난 열정적인 관계는 프루덴스의 경우처럼 건강에 도움이 될 수도 있다. 하지만 불륜은 지나친 자기 억제에서 벗어나거나 황홀경과 창의성을 배우기 위한 바람직한 방법은 아니다. 섹스나 부자연스럽고 비밀스러운 관계를 통해 기쁨을 추구함으로써 삶의 진정한 기쁨을 방해하는 수단에 불과하다.

나는 프루덴스에게 다음과 같은 질문에 대해 혼자 혹은 전문가의 도움을 받으며 몇 달간 생각해보라고 제안했다. 남편을 진정 사랑하는가? 그와 결혼생활을 유지하며 함께 늙어가고 싶은가? 당신을 불륜으로 이끈 원인은 무엇인가? 불륜은 당신에게 어떤 기분을 느끼게 했는가? 불륜이 삶의 다른 부분에도 황홀경을 가져다준다고 믿는가? 이제까지 남편과 쌓아온 삶을 포기해도 좋을 만큼 현재의 불륜이 소중한가? 당신의 증상과 삶을 연결시켜 생각할 의사가 있는가?

프루덴스는 내 제안을 심각하게 생각해보겠다고 동의했다. 그녀는 우울증과 걱정, 불면증을 치료하기 위해 정신과 의사를 찾아갔다. 그로부터 2년 동안 여러 가지 처방을 써보았으나 별 효력이 없었으며 부작용만 생겼고 프로작, 자낙스, 발륨 같은 약을 거친 뒤 마침내 특별한 식이요법이 필요한 항우울제인 나르딜을 복용하기에 이르렀다. 그러나 약을 통해 안정을 얻으려는 이 모든 노력에도 불구하고 그녀의 증상은 나아지지 않았다.

프루덴스가 다시 나를 찾아온 건 2년 반이 지난 후였다. 그녀는 불륜관계를 청산하고 결혼생활에 충실하고 있다고 말했다. 남편은 어떻게 지내느냐는 질문에, 다른 일자리를 찾았으나 은퇴 전까지 시간을 때우기 위한 것 같다고 대답했다. 종합검진 결과 그녀의 왼쪽 유방에서 작지만 또렷한 덩어리가 발견되었다. 나는 프루덴스에게 유방 전문병원을 찾아가서 확실한 진단과 치료를 받으라고 권했다. 프루덴스는 내 진료실을 떠나기 전에 울음을 터뜨렸다. "내 몸은 완전히 나의 통제를 벗어난 것 같아요. 증상을 치료하려고 애쓰면 애쓸수록 더 나빠지기만 해요. 이젠 어떻게 해야 할지 모르겠어요." 나는 프루덴스에게 좀더 충만한 삶으로 향하는 첫걸음인 '돌파를 위한 붕괴'에 도달했음을 알렸다.

프루덴스는 마침내 전문가의 도움을 받아 변화가 필요한 삶에 직면하기 시작했다. 그녀의 가슴 종양은 전암단계였으며 정기적으로 유방 전문의의 진단을 받아야 했다. 그녀의 미래는 불투명했다. 현대의학은 전암단계의 혹 가운데 어떤 종류가 나중에 암으로 발전하는지 아직 확실히 규명하지 못하고 있다. 프루덴스의 몸은 그녀에게 더 나은 정보나 치료법으로 해결할 수 없는 무엇인가를 표현하고 있었다. 그녀는 마침내 몸의 주장에 굴복하고 자신의 삶과 건강이 동시에 치료되어야 한다는 사실을 인정하기에 이르렀다.

중년은 우리에게 해방의 진리를 가르쳐준다. 남편이나 가족, 아이들, 직업을 포함한 삶의 대부분은 우리 마음대로 통제되지 않는다. 진정한 정신적 건강은 확실함과 모호함 사이의 균형과 밀접한 관계가 있다. 중년이 되면, 젊은 시절 삶에 도움을 주던 확실성과 통제력이 다른 것에게 길을 비켜주어야 한다. 우리는 보고 듣고 만지거나 측정할 수는 없지만 스스로 통제해가는 내면의 지혜를 믿어야 한다.

충분한 수면이 필요한 시기

사춘기에 잠이 쏟아지는 것과 마찬가지로 중년이 되면 수면의 형태가 달라진다. 어떤 사람은 잠이 많아지기도 하고 어떤 사람은 불면증으로 고생하는가 하면 아무런 변화를 느끼지 못하는 사람도 있다.

불면증은 중년의 변화를 한결 힘들게 만든다. 수면이 부족하면 스트레스 호르몬이 증가해서 호르몬 균형을 깨뜨리고 면역계를 약화시킨다. 한 연구에 따르면 여성의 20~40%가 수면장애를 느끼고 있으며 35세 이후에는 남성보다 불면증에 시달리는 확률이 훨씬 높은 것으로 나타났다.[1] 또 폐경주위기의 여성들은 같은 연령층의 남성보

다 많은 수면이 필요한 것으로 확인되었다.[2]

수면은 신체적·정신적 에너지를 회복시켜준다. 실험 결과 잠을 자지 못한 동물은 결국 죽고 말았다. 수면이 부족하면 활기가 없고 피로감에 젖으며 신경질적으로 변한다. 집중력과 일의 능률이 떨어지고 의욕이 없어지며 잘못된 판단을 할 확률이 많아진다. 이런 이유로 미국 연방항공국 FAA은 승무원의 수면시간을 엄격하게 규정짓고 있다. 수면이 부족하면 우리의 뇌는 겉으로 드러나진 않지만 '순간적인 잠'에 빠지게 되므로 사고의 위험성이 높아진다.

불면증은 내면의 안내자이다

폐경기에 겪게 되는 불면증이나 피로감은 분노, 슬픔, 근심 같은 해결되지 못한 감정 때문인 경우가 많다. 폐경기가 되면 수면에 지대한 영향을 미치는 뇌의 화학작용이 변화를 겪는데 이 생리변화는 감정에 따라 달라진다.

예를 들면 남편과 한바탕 부부싸움을 벌인 후 지친 감정으로 일찍 잠자리에 들어 10시간을 잤는데 그래도 여전히 피곤했던 경험이 있을 것이다. 어떤 환자는 자신의 불면증이 딸에 대한 걱정 때문이라는 것을 깨달았다. 딸이 자신에게 맞는 직업과 삶을 찾아 독립하지 못하고 있었기 때문이었다. 그녀의 불면증은 스물세 살 된 딸에게 생활비를 받지 않고 함께 살기로 결단을 내리자 씻은 듯이 사라졌다. 그녀는 딸이 직업을 갖고 혼자 살아가는 법을 배워야 한다고 고집하고 있었던 것이다.

또 한 환자는 왜 불면증에 시달려야 하는지 이유를 모르고 있었다. 폐경주위기에 있던 그녀는 홍조나 야간발한 증세도 없고 커피를 마시거나 스트레스를 받는 일도 없다고 맹세했다. 남편과 한 침대에서 같이 자지 않으면 잠이 잘 오느냐고 묻자 "네, 맞아요, 그런 것 같아요."라고 수긍했다. 나는 그녀에게 이것은 내면의 신호라고 말해주었다. "그럼 어떻게 하죠? 선생님 같으면 어떻게 하시겠어요?" 나는 어떻게 하라고 말할 수는 없지만 불면증의 원인이 무엇인지 아는 게 중요하다고 말했다. 남편과 잠시 잠자리를 따로 하는 방법도 있을 것이다. 그리고 그녀의 이런 제안에 남편이 어떤 반응을 보이느냐에 따라 많은 사실을 깨닫게 될 것이다.

얼마나 자는 것이 좋은가?

조상에게서 물려받은 우리의 바이오리듬은 늘 신경을 곤두세우고 살아야 하는 현대생활에 많은 부담을 느끼고 있다. 예전에 우리 조상들은 밤에 불을 밝히는 시간이 짧았으며 자정까지 깨어 있지 않았다는 점을 기억하자. 현대인들은 낮잠을 자거나, 궂은 날 아침 늦게까지 일어나지 않거나, 해가 지면 잠자리에 드는 사람을 게으름뱅이 취급한다. 하루에 16시간씩 일에 매달리는 사람을 숭배하며 심지어 얼마나 잠을 적게 자는지를 자랑삼아 얘기한다.

의과대학 시절 나는 점심을 먹고 강의실에 앉아 있노라면 졸음이 쏟아져 책상을 베개삼고 강의 소리를 자장가삼아 오수를 즐기곤 했다. 이런 피로감은 저혈당에서 비롯될 수도 있다. 나는 탄수화물을 지나치게 많이 섭취하고 있었다. 그러나 식생활을 개선한 후에도 하루에 5, 6시간 자는 것으로는 하루 종일 생생함을 유지할 수 없었다. 잠이 부족할 때마다 아침을 생기 있게 시작할 수 없었고 일에 대한 의욕도 사라졌다. 힘든 일을 앞두고 몸의 요구에 부응하는 것은 매우 중요하다. 특별한 능력이 요구되는 일을 하는 동안에는 침대에 들어가 부교감신경계가 우리를 회복시킬 기회를 많이 제공하는 것이 좋다. 한

낮에 잠깐씩 낮잠을 자는 것도 피로회복에 매우 좋다. 어떤 회사에서는 직원들에게 낮잠을 허용한 후로 생산성이 증가된 사례도 있다.

잠은 숨을 쉬거나 먹는 것과 마찬가지로 없어서는 안 될 중요한 몸의 기능이다. 아직 의사나 과학자들이 생리학적으로 왜 그렇게 잠이 중요한지 정확히 규명하진 못했지만 몸을 쉬게 하고 학습능력과 기억력을 높여준다는 사실은 모두 인정하고 있다. 또 잠은 낮 동안 배우거나 경험한 것들을 몸이나 마음 속에 정리하는 시간이기도 하다. 숙면을 취하고 나면 그 전날 힘들게 배웠던 운동이나 댄스 동작 등 새로운 기술이나 정보가 한결 발전된 기분을 느꼈을 것이다. 어떤 문제를 하룻밤 자면서 생각하면 풀리지 않았던 문제가 풀린 경험도 있을 것이다.

연구 결과 자신의 바이오리듬을 따를 때 가장 숙면을 취할 수 있다는 사실이 입증되었다. 내 경우에는 아침에 해가 뜨는 시각에 일어나고 저녁에 되도록이면 9~10시 사이에 일찍 잠자리에 든다. 나는 이 패턴을 따를 때 가장 능률이 오르고 마음이 행복하다는 것을 항상 느낀다. 여기에는 훈련이 필요하다. 나는 늘 저녁시간은 나 자신을 위해 할애하려고 애쓴다. 당신이 언제 최선의 컨디션을 유지할 수 있었는지 돌이켜보라. 몇시에 잠자리에 들고 몇시에 일어나는가? 다시 말해서 당신의 시계를 바이오리듬에 맞추라는 뜻이다.

나를 찾아오는 폐경기 환자들은 1, 2년 전에는 충분하던 수면시간이 지금은 부족하게 느껴진다는 사실을 알고 당황한다. 나도 몇 해 전보다 잠자는 시간이 많이 늘었다. 내 삶에서 일어나는 많은 변화에 적응하기 위한 몸의 지혜라는 것을 알고 있다. 사춘기와 폐경주위기는 다른 시기보다 생리적으로 잠이 많이 필요한 시기이다. 폐경주위기의 여성들은 이 사실을 인식하고 존중하며 가능하면 많은 휴식을 취하는 것이 중요하다.

숙면을 취하는 방법

다음의 방법들은 폐경주위기에 잠을 잘 자는 비결을 소개한 것이다. 사람에 따라 효과가 있는 것과 없는 것이 있으므로 일단 시도해보고 시행착오를 거칠 필요가 있다. 이 밖에도 명상이나 긴장을 푸는 운동, 감미로운 음악, 따뜻한 캐모마일 차 한 잔 등도 도움이 된다. 무엇보다도 명심할 점은 부담을 갖지 말아야 한다는 것이다. 지금 당장 잠들지 않으면 몇 시간밖에 못 잘 거라는 초조한 마음은 오히려 잠을 쫓는다. 시계를 들여다보며 자야 한다는 의무감에 사로잡히지 말라. 초조한 마음은 뜬눈으로 밤을 지새게 할 뿐이다.

홍조를 치료하라 폐경기에 잠을 못 이루는 가장 일반적인 원인은 홍조와 야간발한이다. 낮잠을 잘 수 없는 형편이라면 먼저 홍조를 치료해야 편안한 밤을 보낼 수 있다.

이미 설명했듯이 홍조와 야간발한은 에스트로겐 수치의 급격한 변동 또는 에스트로겐과 프로게스테론 사이의 불균형으로 뇌의 신경전달물질에 변화가 생겨 발생한다. 프로게스테론은 호르몬의 균형을 유지할 뿐 아니라 중추신경계 특히 뇌에 작용하여 진정효과를 나타낸다.[3] 따라서 에스트로겐의 불균형은 대뇌에 영향을 미쳐 아드레날린과 같은 효과를 일으킬 수 있다.

나는 수면장애를 겪고 있는 환자에게 주로 천연 프로게스테론 크림이나 에스트로겐 대체요법, 침술, 약초 등을 이용해 호르몬 수치를 안정시키는 처방을 한다. 그러나 호르몬 수치의 급격한 변동이 수면장애의 유일한 원인은 아니라는 점을 명심하라. 홍조 또한 해결되지 않은 스트레스나 걱정거리, 잘 풀리지 않는 비즈니스 등 근본적인 원인으로 인해 더욱 악화될 수 있다.

숙면을 위한 음식 가장 명심해야 할 점은 배부른 상태로 잠자리에 들지 말라는 것이다. 배가 부른 상태에서 수평으로 눕는 것은 식도역류의 원인이 된다. 위의 내용물이 압력을 받아 식도 괄약근을 역류해서 식도로 넘어오는 현상으로 속쓰림, 위산과다, 입맛이 쓴 것, 그리고 천식과 같은 호흡곤란이 일어날 수도 있다. 가장 바람직한 것은 음식을 먹고 3시간이 지난 다음에 잠자리에 드는 것이다.

반면 잠자리에 들기 전에 먹는 간단한 간식은 오히려 건강에 도움이 된다. 단, 고단백 저탄수화물 또는 정제되지 않은 탄수화물을 함유한 간단한 스낵이어야 한다. 추천할 만한 식품으로는 신선한 과일이나 치즈, 현미, 구운 감자, 살코기, 두부, 흰 치즈 등이 있다. 과자나 먹다 남은 파이, 초콜릿, 아이스크림, 오레오 과자, 감자칩 등은 삼가는 것이 좋다. 정제되거나 가공된 식품은 휴식을 취하거나, 긴장을 풀거나, 다음날을 위해 수면시간 동안 건강은행에 예금을 하는 데 전혀 도움이 되지 않는다.

하루에 한두 번 항산화제를 복용하는 것도 숙면을 취하는 데 도움이 된다.

카페인을 피하라 아침에 마시는 커피 한 잔도 밤의 수면을 방해할 수 있다. 카페인은 남성보다 여성의 몸에서 훨씬 천천히 분해된다. 이처럼 중추신경계에 미치는 영향 이외에도 카페인은 방광을 자극하여 밤에 자주 화장실을 들락거리게 만든다.

알코올을 피하라 알코올은 진정제이긴 하지만 뇌의 수면 메커니즘을 혼란시켜 오히려 불면증을 초래한다. 다시 말해서 몸이 수면상태로 돌아가려면 더 강력한 진정제가 필요하기 때문에 밤늦게까지 잠을 이루지 못하는 것이다.

규칙적인 운동을 하라 운동은 여러 장점이 있지만 숙면을 취하게 만드는 효과도 크다. 그러나 잠자리에 들기 3~6시간 전에 하는 격렬한 운동은 오히려 역효과를 초래한다. 지나친 활동량은 신진대사를 촉진하고 중추신경계를 자극해서 편안한 수면을 방해한다. 반면 몸의 긴장을 풀어주는 요가나 명상 같은 가벼운 운동은 수면에 매우 도움이 된다. 직접 실험해보라. 잠자리에 들기 한두 시간 전에 가벼운 운동을 하면 다음날 아침을 상쾌하게 시작할 수 있을 것이다.

침실을 어둡게 하라 방안의 조명이나 길에 지나다니는 자동차 헤드라이트, 심지어 창문을 통해 들어오는 달빛조차도 수면을 방해할 수 있다. 불빛 때문에 잠을 이룰 수 없거든 두꺼운 커튼을 쳐서 시계가 보이지 않을 정도로 어둡게 만들어라. 불면증에 시달리고 있을 경우 시계가 보이면 초조감이 더욱 증가한다. 눈가리개를 사용하는 방법도 있다. 나는 방을 어둡게 하기 힘든 상황일 경우 눈가리개를 하고 잔다. 또 라벤더 향을 맡으면 좀더 편안하게 잘 수 있다.

침실의 거울은 덮거나 치워라 침대에 누웠을 때 거울에 자신의 모습이 비친다면 이것도 잠을 방해하는 요소가 된다. 거울에 무언가 어른거리면 신경이 쓰이고 마음이 불안해질 수 있다. 풍수원리에 따르면 거울은 방의 기운을 활기차게 만들고 에너지가 많이 흘러들게 한다고 한다. 그렇다면 잠을 자거나 쉬는 데 도움이 되겠는가. 해결책은 잠을 잘 때 거울에 덮개를 씌우는 것이다.

잠자리에 드는 의식을 습관화하라 하루이틀 잠이 안 올 경우에는 멜라토닌이나 발레리언(403~404쪽 참고) 같은 수면제가 도움이 된다. 그러나 항상 숙면을 취하려면 좋은 습관을 몸에 익히는 게 중요하다. 이것을 '숙면건강법'이라고 부른다.

우선 충분한 수면을 취할 수 있는 시간을 확보하라. 그리고 이 시간을 매일 정확히 지켜라. 주말이라고 예외를 두어서는 안 된다. 당신의 몸에 시간이 입력되도록 습관을 들여야 한다. 다음에는 잠자리에 들기 최소한 30분 전에 편안한 옷으로 갈아입어 몸에 긴장을 풀 시간임을 알려라. 그리고 30분 전까지 이를 닦고 세수를 끝내라. 잠자리에 누웠다가 다시 일어나는 일이 없도록 모든 준비를 끝내고 침대에 누운 다음 편안히 잠 속으로 빠져드는 것이다.

마음의 혼란을 피하라 잠자리에 들기 전에는 마음을 혼란하게 만드는 것을 읽거나 보거나 듣지 말라. 이런 것들은 교감신경을 자극해서 상대적으로 휴식과 회복기능을 하는 부교감신경의 활동을 위축시킨다. (아이들과 〈타이타닉〉이란 영화를 보러 갔던 날 밤 나는 물에 빠져 얼어죽은 수많은 사람들의 모습이 눈에 어른거려 잠을 이룰 수가 없었다.) 이밖에도 침실에서 TV를 치우면 세상의 근심걱정으로부터 멀어질 수 있다.

스트레스를 받을 대화나 전화를 피하라 남편과 긴급히 의논해야 할 골치 아픈 얘기도 불면증을 초래할 수 있다. 이럴 경우 감정이 고조되지 않도록 노력하라.

잡다한 근심거리를 머릿속에서 몰아내라 잠을 방해하는 가장 주된 원인은 다람쥐 쳇바퀴 돌듯 늘 되풀이되는 잡다한 근심거리이다. 해결되지도 않을 걱정거리를 되씹고, 못다 한 말이나 못다 한 일들을 되풀이해서 생각하고, 내일 일정표를 되새겨보는 등 생각이 끊이지 않는다. 이럴 경우 나는 침대에서 나와 카바카바나 발레리언(옆면 하단 참고)을 먹고 따뜻한 욕조물에 들어가 마음의 양식이 되는 책을 읽는다. 이윽고 졸음이 밀려오면 신께 숙면과 좋은 꿈을 기원한 후 침대에 들어간다. 시계는 절대 보지 않는다.

걱정근심을 글로 적어라 잡다한 걱정근심에서 헤어날 수 있는 또 다른 방법은 잠자리에 들기 전 걱정거리를 글로 적는 것이다. 그리고 이것을 당신이 선택한 어떤 전능한 존재에게 맡기고, 잠자는 동안 해결책으로 인도해달라고 기도하라. 다음날 아침에 일어나 명철한 판단력으로 상황을 해결하는 모습을 상상하며 잠자리에 들어라.

잠자리를 편하게 만들어라 혹시 오래 전에 바꾸었어야 할 망가진 매트리스 위에서 편안한 잠을 청하고 있지는 않은가.

수면제를 남용하지 말라

가능하면 수면제 사용은 삼가는 것이 좋다. 많은 의사들이 다이아제팜(판매상표 : 발륨), 로라제팜(아티반), 테마제팜(레스토릴) 같은 벤조디아제핀 류의 신경안정제를 수면제로 처방하고 있다. 이 약들은 뇌에 있는 감마아미노부티르산 GABA 수용체와 결합하여 진정작용을 한다. 이들 신경안정제는 습관성이 있으며 장기복용하면 뇌에 내성이 생겨 갈수록 복용량을 늘려야 한다. 나는 폐경주위기에 걱정과 불면증을 치료하기 위해서 발륨을 복용했던 여성들이 20년이 넘도록 그 중독에서 벗어나지 못하는 경우를 많이 보았다.

이 밖에 수면장애를 해결하는 약으로 프로작이나 이펙사, 졸로프트 같은 SSRI 항우울제가 있다. 신경안정제와 마찬가지로 이들 항우울제도 장기복용하면 효과가 줄어든다.

쉽게 구할 수 있는 수면제인 다이펜하이드라민(상표명 : 소미넥스, 베나드릴)은 기억력에 매우 중요한 뇌의 아세틸콜린 생성을 방해한다. 따라서 장기복용하면 기억력이 감퇴하고 판단력이 흐려진다.

천연 수면제

천연 프로게스테론 잠자리에 들기 전 2% 프로게스테론 크림 1/4~1/2ts을 발라보라. 천연 프로게스테론은 신경안정제와 마찬가지로 뇌의 GABA 수용체와 결합하여 진정효과를 나타낸다. 중독성은 거의 없으며 지난 20년 동안 오직 한 명의 환자만이 중독증세를 보였다.

카바카바 이 약초는 긴장을 풀어주고 30분 내에 잠을 불러온다. 자연식품점이나 약국에서 구할 수 있다. 잠자리에 들기 한 시간 전에 150~210mg을 복용하면 불면증에 좋다.

발레리언 만일 카바카바가 잘 듣지 않으면 발레리언과 함께 복용하라. 한 연구에 따르면 발레리언과 소량의 벤조디아제핀·바르비투르산염을 비교해본 결과, 잠을 잘 오게 하고 밤에 깨는 것을 방지하는 데는 비슷한 효과를 보이지만 아침에 졸린 증상이 없는 것으로 드러났다.[4] 발레리언은 맛이 매우 고약하므로 캡슐로 복용하는 것이 좋으며 하루 용량은 150~300 mg이다.

멜라토닌 멜라토닌은 빛과 어둠의 주기에 반응하여 뇌의 송과샘에서 분비되는 호르몬인데 졸음을 일으킨다. 멜라토닌의 분비는 우울증이나 교대근무, 계절 증후군, 시차 등의 영향을 받으므로 이런 환경 때문에 수면장애를 겪고 있는 사람에게 보충해주면 문제를 해결할 수 있다. 잠들기 한 시간 전에 0.5~3.0 mg을 복용한다. 만일 당신이 밤에 근무한다면 낮에 잠자리에 들 때 멜라토닌을 보충해주면 정상적인 수면패턴을 유지할 수 있다. 멜라토닌은 또 수면주기가 다르게 변화할 경우 우리 몸의 생체시계를 새롭게 정립하는 역할도 한다.

5-HTP 멜라토닌의 전구체인 5-HTP(하이드록시트립토판)는 수면장애나 계절 증후군, 월경전 증후군 같은 증상에 매우 효과적인 것으로 밝혀졌다. 처음 복용량은 하루에 세 번 100 mg씩이지만 몇 달에 걸쳐 점차 200 mg으로 늘린다.[5]

▶ **주의할 점** 발레리언이나 천연 프로게스테론, 카바카바 같은 천연물질도 장기복용하면 그 효과가 줄어든다. 뇌에 결합하는 부위가 합성 수면제와 같기 때문이다. 따라서 천연 수면제의 복용도 되도록 절제하는 것이 좋으며 다른 노력을 한 후 마지막 수단으로 사용하는 것이 바람직하다.[6]

우울증은 성장의 기회이다

　전체 여성의 25%는 일생에 적어도 한 번은 우울증에 시달리는 것으로 나타났다. 대부분의 여성들이 엘라빌이나 프로작 같은 항우울제를 복용한 경험이 있다는 뜻이다.
　그러나 사회적 통념이나 과거의 의학적 견해와는 다르게 중년여성들은 다른 연령층의 여성들에 비해 우울증에 덜 시달리는 것으로 조사되었다.[7] 그럼에도 불구하고 중년에 우울증을 경험하거나, 잠재적 요인을 가지고 있다가 중년이 되면서 우울증으로 발전하는 여성들은 아직도 상당수에 이르고 있다. 호르몬 대체요법이나 항우울제가 없던 시절에는 어떠했을까? 절친한 친구이자 40년 동안 가정의로 일해온 글래디스 맥거레이Gladys Mcgarey 박사에 따르면, 어떤 여성들은 중년의 변화에 부딪히면 문을 닫아걸고 침대에 틀어박혀 가족과 살림을 돌보지 않다가 몇 달이 지나서야 비로소 과도기적 우울증에서 회복되어 제2의 인생을 맞을 자세를 갖추었다고 한다. 물론 그때쯤이면 엄마의 역할이나 의무에 대한 가족들의 기대도 변화되어 있다.
　다행히도 오늘날에는 중년의 우울증을 해결할 수 있는 방법이 무궁무진하다. 그러나 우울증에 걸린 여성이라면 도움을 청하는 행동 자체도 매우 힘겹게 느껴질 것이다. 우울증은 성취의 기쁨이나 더 나은 방향으로 노력하려는 의욕을 빼앗아간다. 또 관상동맥 질환이나 골다공증에 걸릴 확률을 높이는 것으로 밝혀졌다.[8]
　우울증이나 슬픔, 분노 등의 감정은 우리의 정신이 성숙하는 과정임을 명심하라. 이런 사실을 깨닫는 것 자체만으로도 어두운 터널을 빠져나오기에 충분하다. 때로는 식생활 개선이나 약초, 항우울제가 필요할 수도 있다. 당신에게 필요한 방법을 선택하기 전에 스스로 이렇게 자문해보라.

- 나는 정말 우울증에 걸린 걸까? (우울증은 가끔 이유를 알 수 없는 만성적인 통증, 변비, 두통, 기분변화, 요통 등의 가면을 쓰기도 한다.)
- 내 우울증의 원인은 무엇인가?
- 약을 복용하면 나아질까?

다음 내용들은 이 질문에 대답하는 데 도움이 될 것이다.

우울증의 해부학

우울증에는 여러 가지 종류가 있다. 일시적인 울적한 기분에서부터 상실감에서 오는 비통함과 지속적이고 위험한 정신적 장애에 이르기까지 다양하다. 정신의학에서 우울증이란, 우울한 기분으로 고통받고 있을 뿐 아니라 외모나 행동, 말, 생각, 사고방식 등에 변화를 일으키는 것을 의미한다. 우울증에 걸린 사람은 통찰력이나 판단력이 떨어지며 일에 대한 능률이나 자신을 통제하는 능력, 사회성이 떨어지게 된다. 우울증에 걸리면 표정이 매우 슬프거나 무표정하며 제스처가 빈약하고 몸단장에 소홀하다. 만일 당신이 우울증에 걸렸다면 정상적인 일상생활에서 전혀 기쁨을 느끼지 못하며 전에는 없었던 여러 가지 신체적 통증이 나타날 것이다. (만성적인 통증 환자를 대상으로 조사한 통계자료에 따르면 이들의 90%는 통증에 중대한 영향을 미치는 감정적인 스트레스 요인을 갖고 있는 것으로 밝혀졌다.)[9] 우울증은 수면장애를 동반하는 경우도 있다. 침대를 벗어나기가 힘들거나 또는 불면증에 시달리거나 새벽 일찍 잠에서 깨어나곤 한다. 또 식욕장애(너무 먹거나 너무 안 먹는)로 인해 심각한 체중감소나 체중증가가 나타난다. 우울증은 사고에도 영향을 미쳐 집중력이나 기억력이 감퇴된다. (많은 중년여성들이 기억력 감퇴를 나이탓이라고 생각하지만 사실은 우울증 때문인 경우가 많다.)[10] 생각은 일정한 범주에서 벗어나지 못하고 쳇바퀴 돌듯 되풀이되며 죄의식이나 자기 비난, 절망감, 무력감, 자신에 대한 가치상실로 이어진다. 우울증이 깊어지면 죽음이나 자살에 대해서도 생각하게 된다.

만일 이 말이 당신 얘기처럼 들린다면 지체 말고 의사나 정신건강 전문가를 찾아가 상담하라. 당신의 증상이 우울증인지 아닌지 진단받을 수 있으며, 약물치료나 해결되지 않은 감정문제를 해결하는 상담치료 등 적절한 처방을 받을 수 있을 것이다. 이제 당신은 그동안 외면했던 자신의 욕구에 관심을 갖고 치료를 통해 새로운 삶을 찾아야 할 시기가 되었다.

호르몬 요법

에스트로겐, 프로게스테론, 안드로겐을 포함한 모든 성 호르몬은 기분이나 기억력, 복합적이고 상호 관련된 지각능력에 영향을 미친다. 이들 호르몬 수용체는 뇌와 신경계 전반에 걸쳐 분포되어 있으며 신경조직 자체도 이들을 생성하는 것으로 확인되었다. 예를 들면 월경주기의 전반부에 많이 분비되는 에스트로겐은 폐경기에도 가임기와 마찬가지로 기분을 고조시키는 β-엔도르핀을 증가시키는 것으로 나타났다.[11] 또 긍정적인 기분과 기억력에 관계되는 신경 호르몬인 세로토닌과 아세틸콜린의 수치를 높이는 것으로 밝혀졌다.[12] 에스트로겐처럼 연구가 활발히 이루어지진 않았지만 테스토스테론 같은 안드로겐 호르몬도 기분과 활력을 향상시키는 것으로 조사되었다.[13] 이런 사실로 미루어볼 때 많은 여성들이 호르몬 대체요법을 사용한 후 기분이 상승되는 것은 당연한 결과이다. 그러나 에스트로겐이나 안드로겐의 양이 과도하면 두통이나 불안감 같은 역효과를 겪게 된다. 한편 합성 프로게스테론은 우울증의 원인이 될 수 있으나 인체친화형 프로게스테론은 이런 부작용이 거의 없다.

아이리스의 경우-중년의 먹구름

51세의 아이리스는 6개월 동안 생리가 없다고 호소했다. 그녀는 규칙적으로 운동을 하고 충분한 영양을 보충하고 있었으며 날씬하고 매력적인 커리어우먼이었다. 그런데 약 일 년 전부터 우울한 기분을 떨쳐버릴 수가 없다는 것이었다. 그녀는 아무리 생각해도 기분을 어둡게 만드는 특별한 이유나 삶의 변화가 없다고 주장했다. 검사 결과 그녀의 에스트로겐과 프로게스테론 수치가 낮았기 때문에 우리는 천연 프로게스테론을 병행한 에스트로겐 대체요법을 시도해보기로 결정했다.

두 달 후 아이리스가 다시 찾아왔을 때 그녀는 전혀 다른 사람처럼 보였다. "에스트로겐과 프로게스테론을 복용한 지 며칠 만에 머리가 맑아지면서 날아갈 듯한 기분을 느꼈어요."

그후 2년 동안 아이리스는 아무 탈 없이 잘 지냈으나 계속 호르몬 대체요법을 사용하고 있음에도 불구하고 우울증이 재발되었다. 마침내 그녀는 어린 시절에 받았던 성적 학대에 대한 기억이 자꾸 생각난다고 고백했다. 이런 기억들이 되살아나기 시작한 것은 폐경주위기에 접어들면서부터였다. 자꾸만 되살아나는 기억을 무시하려고 노력했으나 처음에는 호르몬 대체요법으로 억제할 수 있었던 기억들이 결국 우울증이라는 모습으로 다시 표출되기 시작한 것이다. 그녀는 마침내 유일한 해결책을 깨달았다. 어린 시절 어떤 일이 일어났는지 몸으로 느끼고 뇌로 인식하는 일을 허용함으로써 자신을 사로잡고 있던 통증에서 벗어날 수 있었던 것이다.

아이리스는 숙련된 정신과 의사를 찾아갔고, 그는 그녀의 꿈을 실현하고 창의성을 발휘할 수 있도록 도와주었다. 그녀는 또 매주 온몸 마사지를 받음으로써 긴장한 근육을 풀어주었다. 아이리스는 나중에 이렇게 말했다. "마사지 치료사가 처음 내 몸을 만졌을 때 눈물이 흘러나와 깜짝 놀랐습니다. 나는 몸이 안정되고 편안해짐을 느꼈고 마사지사는 내 몸이 원하는 것을 직관적으로 알아채고 나를 내버려두었습니다. 나는 가만히 누워 내 자신에게 모든 것을 느낄 충분한 시간을 주었습니다. 내 몸은 울고 있었던 것입니다."

6개월이 지나자 아이리스의 우울증은 완전히 치료되었고 다시는 재발하지 않았다. 하지만 호르몬 대체요법은 그녀에게 잘 맞는 것 같아 계속하고 있다.

많은 여성들이 중년이 되면 그동안 인식하지 못했던 과거의 고통을 돌아보고 거기에서 벗어날 수 있는 충분한 자아와 경험과 지원체계를 갖추게 된다. 이런 과정을 기꺼이 감수하는 여성들은 우울증이나 다른 증상들이 좀더 빨리 치유될 것이다.

전통적인 우울증 치료법

오늘날 우울증으로 고통받고 있는 사람에게 가장 흔히 하는 처방은 항우울제이다. 가장 많이 사용되는 프로작이나 팍실, 졸로프트 같은 약들은 뇌의 신경전달물질인 세로토닌의 작용을 증가시키는 것으로, SSRI(selective serotonin reuptake inhibitor, 선택적 세로토닌 재흡수 억제제) 종류로 분류된다. 그 밖에 토프라닐이나 엘라빌 같은 삼환계 항우울제도 수년 동안 성공적인 효과를 나타내고 있다.

그러나 명심해야 할 점은 뇌의 생리작용을 변화시키는 약품이 모두 그러하듯이 이런 효과 뒤에는 심각한 부작용이 숨어 있다는 것이다. 프로작을 비롯한 SSRI 항우울제는 메스꺼움이나 식욕부진, 두통, 신경과민, 불면증, 리비도와 성기능 감퇴 등의 부작용을 유발한다. 또 삼환계 항우울제는 시력저하, 현기증, 입건조증, 불규칙한 맥박, 변비, 기억력 감퇴 등을 일으킬 수 있다. 자신에게 잘 맞는 약품을 찾아내기 위해서는 여러 가지 약을 다양한 양으로 사용해볼 필요가 있다.

이런 부작용에도 불구하고 비참하고 참담한 기분을 느낀다면 항우울제를 6개월 정도 복용하는 것은 고려해볼 만하다. 자신에게 잘 맞는 약이라면 한결 우울증이 호전될 것이다. 이것이 당신의 삶을 긍정적으로 바꿀 에너지를 제공해줄 수도 있다.

다음에 소개하는 방법들을 병행하여 실천하면 치료에 한결 도움이 될 것이다.

술을 끊어라 알코올은 우울증에 매우 해롭다. 알코올 자체가 기분을 침체시킬 뿐 아니라 여성들이 기분을 억제하는 수단으로 술을 마시기 때문이다.

규칙적인 운동을 하라 운동은 뇌의 생리작용을 변화시킨다. β-엔도르핀을 증가시키고, 흥분을 일으키는 호르몬인 카테콜라민을 감소시키며, 활동적인 신경전달물질인 모노아민을 증가시킨다. 유산소,

무산소 운동 모두 우울증 완화에 도움이 되는 것으로 알려져 있다. (연구논문에 따르면 우울증 환자의 50%가 운동만으로 증상을 치료할 수 있었다.)[14] 하루에 20~30분씩 일 주일에 4, 5번 운동을 하면 기분을 향상시키는 데 매우 도움이 된다. 어떤 운동이든 상관없다. 그리고 꼭 운동이 아니어도, 음악을 틀어놓고 신나게 춤을 추며 집안을 한바퀴 돌고 나면 기분이 상쾌해질 것이다.

밖으로 나가서 자연광을 쬐어라 밝은 햇살과 맑은 공기는 계절 증후군을 치료하고 뇌의 세로토닌 수치를 높여준다. 해가 짧은 겨울철에는 자연광을 내는 전등을 이용해서 부족한 빛을 보충할 수 있다. (부록의 〈참고자료〉 참조)

충분한 영양과 복합 비타민제를 복용하라 정상적인 뇌의 기능을 위해서는 세로토닌과 필수지방산, 그리고 포도당의 균형이 중요하다. 정제된 탄수화물을 피하고 하루에 세 번 단백질을 섭취하며 유익한 지방을 충분히 보충하는 것이 필요하다. 복합 탄수화물(단백질이 함유된)을 적당히 섭취하면 세로토닌의 기본성분인 트립토판 공급에 도움이 된다.

카페인 음료나 정제된 설탕 섭취를 줄여라 이들 음식은 우울증의 원인이 된다는 사실이 입증되었다.

약은 최소한 6개월 이상 복용하라 항우울제 복용을 3개월 내에 중지한 사람의 50%는 우울증이 재발되었다는 보고가 있다. 약이 필요할 정도로 우울증이 심할 경우에는 최소한 6개월 이상은 복용해야 효과를 볼 수 있다.

항우울제가 우울증을 치료하지는 못한다

많은 의사들이 우울증은 재발성 질환이라고 믿고 있으며 실제로 우울증을 성공적으로 치료한 환자의 50~85%는 다시 우울증에 걸린다. 연구에 따르면 항우울제를 복용한 환자의 80%가 복용을 중지한 지 3년 이내에 다시 증상이 재발되는 것으로 밝혀졌다.[15] 매우 비관적인 결과이긴 하지만 우울증의 실체에 대해 좀더 정확히 안다면 한결 좋은 결과를 기대할 수 있다.

오늘날에는 우울증이 마치 '프로작 결핍증'이라도 되는 것처럼 항우울제가 남용되고 있다. 우울증은 예고 없이 찾아오는 단순한 생리적 질환이 아니며, 인간 본래적인 것도 아니다. 연구에 따르면 우울증은 토착민 사회에서는 찾아볼 수 없다고 한다. 우울증은 우리가 살아가는 삶의 형태에서 비롯된 것이다. 따라서 이를 극복하기 위해서는 삶을 변화시켜 뇌의 생리작용을 건전하게 바꿔야 한다. 우울증은 재발성이 강하다. 나는 우울증 환자를 치료할 때 잘못된 삶의 형태를 바꾸기 위해 전문가와 상담하겠다는 의지를 보이지 않으면 항우울제를 처방해주지 않는다. 다시 말해서 우리 자신이나 사회적 인식이 약으로 우울증을 치료할 수 있다는 사고방식에서 벗어나야 한다는 뜻이다.

다른 증상들과 마찬가지로 우울증도 삶의 균형이 깨져 있다는 내면의 경고이다. 이 메시지는 삶의 일부가 성장을 멈추었거나 침체되어 있다는 걸 알리고 삶에 대한 열정이 부족하다는 걸 경고해주는 인도자이다. 또 누군가에게 분노를 느끼지만 직접 표현하지 못하는 감정을 대변해주는 것이기도 하다. 이별이나 죽음을 통해 사랑하는 사람을 잃은 상실감이나 슬픔이 우울증의 원인이 되기도 한다.

내가 아는 가장 효과적인 우울증 치료법은 자신의 모든 감정에 솔직해지는 것이다. 특히 표현을 억제해온 질투나 분노, 죄의식, 슬픔, 노여움 등을 표출하는 과정이 필요하다. 이런 부정적인 감정들도 자신의 한 부분이다. 이들을 인식하고, 긍정적인 방법으로 표출하며, 자신의 일부로 받아들인다면, 이들은 당신을 해치지 않을 것이다. 무엇보다도 중요한 것은 극복하려는 행동이 따라야 한다는 점이다. 나는 구체적인 행동 없이 우울증이 치료되는 환자를 본 적이 없다. 마치 동물이 스스로 은신처에서 나와야 하는 것과 같은 이치이다.

내 임상경험에 따르면 만성적인 우울증의 주된 원인은 스트레스가 많은 일이나 갈등이 깊은 인간관계이다. 만일 당신이 침울하고 의기소침한 기분을 6개월 이상 느끼고 있다면 깊은 상실감에서 헤어나지 못하거나, 진정 도움이 되는 일이나 인간관계를 맺지 못하고 있음이 분명하다. 이런 문제를 해결해줄 약품이나 보충제, 운동, 약초 등은 존재하지 않는다. 그러나 당신 자신이 삶을 가로막고 있는 문제들을 해결하려고 노력한다면 이런 방법들은 큰 도움이 될 것이다.

만일 아래와 같은 상태라면 항우울제를 복용할 것을 권한다.

- 세 번 이상 우울증에 걸린 병력이 있다.
- 평생 동안 가벼운 우울증을 겪어왔는데, 중대한 우울증 요인이 또 생겼다.(이런 경우를 이중 우울증이라고 부른다.)
- 항우울제를 복용하다 중지한 후 재발했다.
- 처음 우울증을 경험한 것이 중년 이후이다.

항우울제는 안전한가?

뇌의 생리작용을 변화시키는 약물을 장기복용할 경우 부작용을 피할 수는 없다. 오늘날 손쉽게 구입할 수 있는 향정신성 약품들은 장기적으로 그 효능이 입증되지 않은 새로운 제품들이 대부분이다. 우리 뇌에서 기분에 관계된 생리작용을 일으키는 중요한 물질들의 수용체 위치를 많이 발견한 캔더스 퍼트 Candace Pert 박사는 이렇게 밝혔다.

> 25년 전 존스 홉킨스 대학의 신경과학자인 솔로몬 스나이더 Solomon Snyder 박사와 내가 뇌에서 약물 수용체와 그에 결합하여 작용하는 화학물질들을 발견했을 때 우리가 어떤 괴물을 만들어낸 것인지 그 때는 알지 못했다. 프로작과 같이 세로토닌 수용체를 활성화시키는 항우울제들은 장기복용할 경우 관상동맥 질환을 일으킬 수 있다. 그러나 오늘날 많은 의사들이 안전성에 관한 충분한 연구 없이 항우울제 처방을 남용하고 있다.
>
> 또 일반 대중들은 SSRI 류의 약품(프로작, 졸로프트, 팍실, 지반 등)에 대해 정확한 정보를 얻지 못하고 있다. 이 약들이 뇌에 미치는 영향을 의사와 전문가들이 지나치게 단순화하고, 우리 몸을 마치 뇌의 명령을 수행하기만 하는 존재로 무시하고 있기 때문이다.[16]

나도 요즘 여성들 사이에서 각광을 받는 월경전 증후군 치료제에 대해 믿음을 갖지 못하고 있다. 소위 신약이라는 미명 하에 판매되는 세라펨 같은 약들은 프로작과 같은 성분에 포장만 새롭게 한 것에 불과하다. 많은 여성들이 제약회사들의 그럴듯한 감언이설에 속아 몸이 보내는 지혜의 메시지를 듣지 못하는 것이다.

향정신성 약품들은 삶의 험난한 물결을 건너게 해줄 다리 정도로 생각하라. 다리는 일시적인 해결책이지 그 위에서 살아갈 수는 없다.

우울증을 치료하는 가장 좋은 방법은 자신의 억제된 감정을 표현하고 긍정적인 행동을 취하는 것이다.

우울증을 치료하는 대체요법

만일 당신이 대체요법으로 우울증을 치료하고 싶다면 다음에 소개하는 비타민이나 약초, 보충제들이 많은 도움이 될 것이다. 하지만 여러 가지를 병행하고 싶을 경우에는 반드시 의사와 상의하라.

비타민과 영양제 비오틴과 엽산, 비타민 B_6(피리독신), 비타민 B_{12} 같은 비타민 B 복합체와 비타민 C 등은 우울증과 관계된 영양소이다. 예를 들어 비타민 B_6가 부족하면 세로토닌 수치가 낮아진다. 비타민 B_6는 기분을 안정시키는 신경전달물질인 모노아민의 생성에 중요한 작용을 한다. 이 밖에 칼슘, 구리, 마그네슘, 오메가-6 지방산도 우울증과 관계가 있다. 다음은 우울증을 예방하고 치료하는 데 필요한 하루 복용량이다.[17]

피리독신(B_6) 반드시 비타민 B 복합체와 함께 복용해야 한다. (295쪽 참고) 하루 권장량은 50~500mg이다.
비타민 C 하루에 1,000mg을 복용해야 한다.
DHA 하루에 두 번 100~200mg씩 복용해야 한다.

세인트존스워트 하이페리신 성분을 함유하고 있는 이 약초는 많은 연구를 통해 그 효능이 확증되었으며 프로작만큼 우울증을 완화하는 효과가 있다. 하루에 세 번 300mg씩 섭취하는 것이 좋다.

발레리언 우울증에 불안감이 수반된다면 세인트존스워트와 발레리언을 함께 복용하라. 0.8% 발레리언산이 함유되어 있는 추출물 100~300mg 정도면 된다.

은행잎 우울증으로 인해 집중력과 기억력 감퇴가 나타나며 연령이 50세 이상인 여성이라면 세인트존스워트와 은행잎 추출액을 함께 복용하라. 하루에 세 번 40~80mg을 복용하면 된다.

이노시톨 이노시톨은 손쉽게 구할 수 있고 널리 사용되는 항우울제이다.[18] 정확한 메커니즘은 아직 밝혀지지 않았으나 세로토닌과 관련되어 있는 것으로 추정된다. 다른 삼환계·SSRI 항우울제와 마찬가지로 뇌의 생리작용에 영향을 주지만 부작용이 없다. 나는 몇몇 환자들에게 비타민 B_3와 B_6, 마그네슘이 함유된 '에퍼베슨트 이노시톨'을 처방해서 많은 효과를 보았다. 사랑하는 사람을 잃은 상실감으로 우울증에 시달리던 한 환자도 이 처방을 사용한 결과 우울증 가족력에도 불구하고 큰 도움이 되었다. 그녀는 이렇게 표현했다. "이노시톨을 복용하기 전에는 슬픔을 이기지 못하고 블랙홀에 빠진 것 같은 나날을 보냈습니다. 지금도 슬픔이 가시진 않았지만 우울증에 빠지지 않고 잘 견딜 수 있게 되었습니다." 에퍼베슨트 이노시톨은 하루에 8~20g 복용하면 된다. (부록의 〈참고자료〉 참조)

5-HTP 5-하이드록시트립토판은 우리 몸 속에서 트립토판이라는 아미노산에서 만들어진다. 트립토판은 세로토닌의 중요한 전구체로 많은 식품에 함유되어 있지만 세로토닌 부족을 보충할 만큼 충분히 섭취하기는 힘들다. 5-HTP는 식물에서 추출하며 영양제로 널리 쓰이고 있다. 이 약은 수십 년 동안 유럽에서 우울증 치료제와 수면제

로 사용되어왔다. 부작용으로 구역질이 심했으나 장에서 흡수되는 형태로 코팅한 다음부터 해결되었다. 하루에 세 번 100~200mg을 복용한다. (부록의 〈참고자료〉 참조)

만일 우울증 초기 증상이라면 우선 세인트존스워트부터 시작하길 권한다. 이 약초는 수백 년 동안 안전성이 검증된 식물이다. 두 달 이상 복용해도 아무 차도가 없으면 5-HTP를 병행하라. 5-HTP는 우울증 중에서 특히 체중이나 불면증으로 고통받는 여성들에게 효과가 있다. 그러나 믿을 만한 곳을 통해 구입해야 품질을 확신할 수 있다. 공포증이나 강박관념 또는 불안감이 수반된다면 에퍼베슨트 이노시톨을 복용하라.

하지만 이 약품들은 그 효능에 개인차가 있다는 점을 명심하라. 어떤 약물이나 운동, 정신요법, 영양제 등을 선택해도 마찬가지이다. 자신에게 맞는 방법을 찾아내기 위해서는 시행착오가 불가피하다.

기억력 감퇴—알츠하이머성 치매일까?

많은 여성들이 폐경주위기가 되면 '흐릿한 사고력'과 '솜뭉치 머리' 증상을 경험한다. 이름이나 물건 둔 곳을 기억하지 못하거나 수표책을 관리하는 데 어려움을 느낀다. 이것은 알츠하이머병이 아니라 호르몬이 변화하고 뇌가 재편성되는 과도기에 경험하는 지극히 정상적인 과정이다. 기억력이 많이 필요한 여성에게 이런 기억력 감퇴는 큰 타격이 될 수도 있다. 또 사람에 따라서는 이 과정을 내면으로 관심을 돌리려는 폐경기의 지혜로 여기고 기꺼이 받아들이기도 한다.

기억력 감퇴현상은 월경 전이나 출산 후에도 나타난다.

중년의 기억력 감퇴는 정해진 시간에 지나치게 과다한 부담이 생길 때도 일시적으로 나타난다. 이런 현상은 어버이날 전화에 비유할 수 있다. 너무 통화량이 많아서 전화가 연결되지 않는 것이다. 무언가 기억하려 할 때 바로 생각이 나지 않거든 긴장을 풀고 다른 일을 하면서 뇌가 저장된 정보를 꺼낼 수 있도록 충분한 시간과 공간을 주어라. 기억이 나지 않는다고 자신을 책망하거나 근심하는 것은 문제를 악화시킬 뿐이다.

뇌세포 수가 줄어드는 것은 아닌가?

여성의 뇌 크기는 20세 무렵에 최고에 달했다가 그 이후 점점 줄어든다. 뇌가 클수록 좋은 것이라면 우리는 20세 무렵에 최고의 지혜와 지성을 갖추어야 한다. 그러나 10대, 20대를 상대로 한 음악 전문 채널인 MTV를 보라. 20대가 최고의 지성과 지혜를 가지지 않았다는 것을 금방 알 수 있을 것이다.

연구논문에 따르면 천진난만함에서 시작해 지혜의 틀을 갖춰가는 일생 동안 우리의 뇌기능은 경험에 의해 형성되어간다. 뇌를 나무에 비유해보자. 나무가 잘 자라고 멋진 모양을 하려면 필요없는 가지를 잘라주어야 한다. 나이를 먹으면서 뇌세포가 손실되는 것도 불필요한 가지를 쳐내는 것과 같다. 그러나 신경세포 수가 줄어드는 대신 그들 사이의 연결고리는 증대된다. 뇌 신경세포의 수상돌기와 축삭돌기의 연결은 나이를 먹으면서 증가해 사물을 종합하는 능력이 커지게 된다. 즉, 나이를 먹고 경험이 풍부할수록 우리의 뇌는 좀더 정교하고 능률적으로 변해간다.

알츠하이머병의 예방법─〈수녀원 연구〉의 교훈

폐경주위기에 사고력과 집중력이 떨어지는 건 정상적인 과정이라고 인식하면서도 많은 여성들이 나이를 먹으면 정신에 이상이 생겨 독립적인 생활을 하지 못할까 봐 근심하고 있다. 오늘날 알츠하이머병으로 고통받는 미국인은 약 4백만 명으로, 노년층이 자식에게 의존하거나 사회복지시설의 신세를 지게 되는 주요인으로 등장했다. 이 증상은 남성보다 여성에게 일찍 나타나며 여성의 수명이 길기 때문에 환자의 약 2/3가 여성이다. 최근 통계를 보면 60세 여성의 약 5%가 어떤 형태로든 치매증상을 보이는 것으로 밝혀졌다. 이 수치는 75세가 되면 12%까지 올라간다. 그리고 85세 이상 고령층은 28~50%가 치매로 고통받고 있다는 연구가 있다.[19] 이런 수치를 대할 때마다 우리는 기억력 감퇴가 심각해지거나 치매가 오기 전에 무슨 방법을 동원해서라도 뇌의 기능을 강화하고 싶은 생각이 들게 마련이다.

'알츠하이머'라는 병명은 독일의 신경병리학자인 알로이스 알츠하이머 Alois Alzheimer의 이름에서 유래된 것이다. 그는 1906년 편집증과 분노발작을 일으켰던 55세 여성의 뇌조직을 현미경으로 조사한 결과, 정신질환의 원인으로 추측되는 두 가지 물질을 발견했다. 뇌세포 바깥쪽의 β-아밀로이드 단백질에 의해 형성된 짙은 반점과 신경세포섬유 자체가 엉켜 있는 덩어리였다. 이 반점과 엉킴이 알츠하이머병의 원인인지 아닌지 여부는 아직도 많은 논란이 있다. 그러나 뇌혈관 기능부전이나 뇌졸중으로 인한 노인성 치매와, 반점과 엉킴으로 인한 알츠하이머성 치매 사이에 많은 공통점이 있는 것만은 분명하다.

알츠하이머병에는 유전적 요인도 작용한다.[20] 하지만 가족 중에 알츠하이머병에 걸린 사람이 있다고 해서 당신도 반드시 위험하다는 의미는 아니다. 뇌의 기능은 우리가 섭취하는 신선한 야채에서부터 교육 정도에 이르기까지 다양한 요인의 영향을 받는다. 또 뇌에 입력된 어린 시절의 사건이나 행동은 늙어서까지 영향을 미친다. 요인이 이렇게 다양하기 때문에 뇌를 지켜주는 특정한 호르몬이나 특효약이 없는 것이다. 뇌의 건강은 각자의 삶의 방식에 달려 있다.

이런 사실은 사후에 뇌를 기증한 노트르담 수녀원의 수녀 수백 명의 도움으로 실시된 유명한 〈수녀원 연구〉에서 확실히 입증되었다.[21] 수녀들은 대부분의 생을 수녀원에서만 보냈기 때문에 각 사람에 대한 자료가 충분했고 수십 년에 걸쳐 상세한 자료가 확보된 경우도 있었다. 한 가지 놀라운 사실은 젊은 시절 복합적인 사고— '사고밀도 idea density' —능력이 적었던 사람은 말년에 알츠하이머병에 걸리는 확률이 높았다는 것이다. 수녀원에 들어오면(보통 20대) 모든 수녀들은 이제까지 살아온 내력을 적게 된다. 나중에 이 자서전을 분석한 언어학자는 수녀의 언어표현 능력과 알츠하이머병 사이에 놀라운 연관성이 있다는 걸 발견했다. 그들은 사고밀도가 낮을수록 치매에 걸릴 확률이 높았다.

〈수녀원 연구〉를 통해 발견한 또 한 가지 놀라운 사실은 뇌의 반점과 엉킴이 반드시 정신적 질환의 예고지표는 아니라는 점이다. 한 수녀는 80대에 죽음을 맞이하기 전까지 정신이 매우 또렷했고 몸도 정정했다. 그러나 그녀의 뇌를 부검한 학자들은 심하게 손상된 신경세포와 여러 개의 아밀로이드 엉킴을 발견하고 매우 놀랐다. 이것은 매우 중요한 사실, 즉 우리의 몸과 영혼은 복잡하게 엉켜 있다는 중요한 사실을 증명해주었다. 이 수녀처럼 매우 낙천적이고, 활기차고, 적극적인 성격의 소유자는 신체적인 장애가 큰 영향을 미치지 않았다.

반면 〈수녀원 연구〉는 가벼운 발작 같은 소혈관 장애가 치매의 중요한 원인이 된다는 사실을 밝혀냈다. 만성적인 우울증도 알츠하이머성 치매에 영향을 미친다. 몸의 혈액순환을 차단하면 삶의 에너지를 차단하게 되는 것처럼, 우울증이 우리 몸의 에너지 흐름을 막는 것이다.

알츠하이머병과 에스트로겐

에스트로겐이 알츠하이머성 치매를 예방하거나 지연시키는 효과를 입증한 연구는 상당수에 이른다.[22] 에스트로겐이 (프로게스테론이나 테스토스테론과 마찬가지로) 손상된 신경세포의 재생을 촉진한다는 사실이 입증되었기 때문에 이것은 생물학적으로 타당성이 있다. 에스트로겐은 또 기억력과 학습능력, 기타 인식기능에 관여하는 신경전달물질인 아세틸콜린의 생성을 증가시킨다. 실제로 에스트라디올은 뇌에서 기억과 관계된 부위(피질, 해마상 융기, 전뇌)에 결합하는 것을 볼 수 있다. 에스트로겐은 신경세포의 축삭돌기와 수상돌기의 분지分枝를 촉진하여 신경세포간의 연결을 확장한다.[23] 일부 연구논문은 호르몬 대체요법이 폐경주위기 여성의 뇌졸중 위험을 낮춘다는 결과를 발표하기도 했다.[24] 또 다른 연구에 따르면 에스트라디올 수치가 높은 여성은 알츠하이머병에 걸릴 위험이 낮은 것으로 드러났다.[25]

이것은 알츠하이머성 치매를 걱정하는 여성들에게 희소식이 아닐 수 없다. 많은 의사들이 알츠하이머성 치매를 예방하기 위해 에스트로겐을 처방하는 것은 일리가 있다.[26] 그러나 알츠하이머성 치매는 단순히 에스트로겐 부족만이 원인은 아니므로 둘 사이의 연관성에 지나치게 의존해서는 안 된다. 폐경기 이후에 에스트라디올을 생성할 수 있는 여성과 그렇지 않은 여성 사이에는 분명히 차이가 있으며, 그 차이점은 단순히 에스트로겐 보충만으로 상쇄될 성질이 아니다.

알츠하이머성 치매를 비롯한 모든 형태의 치매는 뇌조직의 유리기 손상과 관계 있는 것으로 밝혀졌다. 이것은 2차 에이코사노이드 과잉생성으로 인한 염증이 점차적으로 뇌세포를 파괴하거나 손상시키기 때문이다. 유리기 손상과 그로 인한 뇌조직 염증은 뇌를 포함한 모든 조직에 악영향을 미치는 감정적, 신체적, 환경적 스트레스가 그 원인이다.[27]

교육 정도가 높고, 건강하며, 경제적으로 안정되고, 평균 이상의 높은 지성과 사회적 지위를 누리는 사람과, 나이를 먹으면서 자기가 좋아하는 일을 추구하는 사람은 기억력이 크게 감퇴되지 않는다는 연구 결과가 있다. 그들은 에스트로겐 수치와는 관계가 없었다.[28]

이 모든 사실을 종합해볼 때 에스트로겐이 알츠하이머성 치매를 예방한다고 확실히 단언할 수는 없다. 에스트로겐을 복용하는 여성이 그렇지 않은 여성보다 건강한 뇌를 오래 유지할 가능성이 높은 것은 사실이다. 여러 역학연구 결과는 유전적 요인을 강조하고 있다. 이 연구들은 유전인자나 가족력과 치매의 상관관계를 밝혔지만 그 결론이 잘못 짚은 것일 가능성도 배제할 수 없다. (여기서 나는 한 주정뱅이에 관한 유머를 생각해본다. 스카치 위스키와 소다수를 즐겨 마시던 그는 의사를 찾아가서 이렇게 말했다. "이제 소다수를 그만 마셔야겠습니다. 소다수가 판단력을 흐리게 만드는 것 같아서 말입니다.") 표본대상을 잘 선정하고, 이중맹검법을 사용하며, 많은 여성을 대상으로 잘 통제된 신뢰할 수 있는 연구를 통해서만 우리는 에스트로겐이 알츠하이머성 치매에 결정적인 요인이 되는지, 아니면 주요인은 따로 있고 에스트로겐은 부수적인 역할만 하는 것인지에 대해 확실한 결론을 내릴 수 있다.

현재 에스트로겐과 뇌기능의 관계에 대한 논란은 에스트로겐과 심장질환 사이에 밀접한 관계가 있다고 생각했던 1990년대 초반의 상황과 비슷하다. 그 당시 많은 의사와 과학자들은 에스트로겐이 심장질환을 예방해준다고 확신했으며 이것을 증명하는 많은 연구논문이 발표되었다. 그러나 두 개의 장기간에 걸친 대규모 조사 결과(〈HERS 연구〉와 〈여성건강에 대한 주도적 연구〉) 에스트로겐 대체요법이 심장질환을 감소시킨다는 뚜렷한 증거가 나타나지 않자 모두들 충격을 받았다.(5장과 14장 참조) 에스트로겐과 알츠하이머병에 대한 연구도 장기적으로 실시하면 이 같은 결과가 나오지 않는다고 어떻게 장담할 수 있겠는가.

그러나 좀더 많은 연구가 필요하긴 하지만 호르몬이 (에스트로겐뿐만이 아니라 다른 호르몬도) 뇌기능에 도움을 준다는 사실은 분명히 입증되었다.[29] 조기에 폐경을 맞는 여성들은 일찍 치매에 걸릴 가능성이 높다. 그리고 에스트로겐이 기억력을 향상시키는 데 도움이 된다는 것은 분명한 사실이다. 대부분의 여성들이 일생 동안 충분한 양의 에스트로겐을 몸에서 생성해내지만 그렇지 않은 경우도 있다. 바바라 셔윈 Barbara Sherwin 박사의 연구에 따르면, 여성의 언어 기억 능력은 난소를 포함한 자궁적출술을 받은 후에 현저히 감소되지만 호르몬 대체요법을 실시하면 회복된다.[30] 셔윈 박사는 에스트로겐만을 연구대상으로 삼았지만 다른 연구들을 통해 프로게스테론과 안드로겐의 효과도 입증되었다.[31]

난소 호르몬도 정서안정을 관장하는 뇌의 부위에 작용한다. 이 사실은 에스트로겐이 우울증을 완화하며 프로게스테론도 불안감을 덜어주고 숙면을 취하게 만든다는 연구 결과를 뒷받침해준다. 에스트로겐과 기억력의 상관관계는 아직 확실히 규명되지 않았지만 호르몬 수치나 가족력, 기타 생활방식에 맞추어 적당한 인체친화형 에스트로겐(혹은 프로게스테론과 안드로겐)을 보충하는 것은 바람직한 선택으로 보인다.

뇌를 보호하는 비호르몬 요법

다음에 소개하는 방법들은 뇌의 기능을 보강하는 비결이다.

충분한 영양을 공급하라 정제된 설탕이나 불포화지방을 많이 섭취하는 식습관은 뇌의 기능을 도와주는 영양소의 결핍을 초래한다. 다른 부분도 마찬가지이지만 뇌의 건강을 위해서는 신선한 과일이나 야채, 온전한 곡물을 포함해 저지방 식품을 섭취해야 한다. 연구에 따르면 치매나 우울증 환자들은 뇌기능이 정상인 사람에 비해 아연과 비타민 B군(특히 B_1), 셀렌, 항산화제인 비타민 E와 C의 수치가 낮다는 것이다.

예를 들어 아연은 비타민 B군을 뇌척수액으로 전달하는 데 역할을 한다. 뇌척수액은 뇌와 척수에 영양을 공급하고 불순물을 제거한다. 그러나 많은 여성들이 매일 음식을 통해 충분한 아연을 섭취하지 못하고 있다.[32] 한 연구에서 심각한 치매환자들을 대상으로 10명의 환자에게는 두 달 동안 충분한 비타민제를 공급하고 나머지 집단에는 공급하지 않았다. 한 달 후 검사를 해본 결과 비타민제를 공급받은 환자들은 기억력이 향상되었다.[33] 대부분의 전문가들은 알츠하이머성 치매가 무기질과 비타민, 필수 미량 영양소의 부족과 관계가 있다고 생각한다.[34] 혹은 이들 영양소를 혈액이나 뇌로 전달하는 체계에 문제가 있을 수도 있다. 치매환자들에게 영양소 공급이 기억력을 향상시킨다는 사실을 감안할 때 뇌의 기능을 위해 우리가 취할 태도는 무엇일까.

뇌조직의 손상을 억제하자 뇌의 건강은 유리기 손상 여부에 달려 있다고 해도 과언이 아니다. 항산화제의 중요성을 다시 한번 상기하자. 당신은 비타민 C와 E, 비타민 B 복합체, 셀렌을 충분히 섭취하고 있는가.[35] 이 밖에 강력한 항산화제로 소나무 껍질과 포도씨에서 추출한 프로안토시아니딘을 들 수 있다. 여러 연구논문들이 하루에 최소한 다섯 번 이상 과일이나 야채를 먹는 여성들은 뇌졸중에 걸릴 확률이 낮아진다는 임상 결과를 발표했다. 이 연구는 뇌기능 보호를 위해 이들 음식을 섭취할 충분한 근거자료가 된다.

흡연과 음주를 삼가라 흡연이 관상동맥 질환을 일으키는 원인이라는 사실은 널리 알려져 있다. 흡연은 미세혈관을 수축시켜 뇌의 산소 공급을 감소시킨다. 그리고 알코올은 기억력을 관장하는 전뇌에 악영향을 미친다.

뇌의 아세틸콜린 수치를 높여라 당신의 아세틸콜린 수치, 즉 기억력에 영향을 미치는 요인은 다양하다. 이미 에스트로겐이나 다른 호르몬 대체요법을 사용하고 있다면 계속 유지하라. 호르몬이 단독으로 알츠하이머성 치매를 예방한다는 확신은 없지만 아세틸콜린 수치를 높이는 건 사실이다. 그리고 아세틸콜린 수치를 낮추는 약물 복용을 피하라.[36] 많은 약품이 뇌의 기능에 악영향을 미치고 있으며, 더구나 이런 사실을 깨닫고 있는 의사들은 소수에 불과하다. 수면제나 감기

약, 알레르기약을 복용할 때 디펜하이드라민 성분이 포함되었는지 확인해보라. 소미넥스, 베나드릴, 타이레놀 PM, 콘택 데이&나이트 등이나 모든 기침약에는 이 성분이 포함되어 있다.

프로게스테론, DHEA, 프레그네놀론을 보충하라 뇌에서 신경전달물질로 작용하는 이들 호르몬이 에스트로겐과 마찬가지로 축삭돌기와 수상돌기의 분지를 촉진한다는 사실이 여러 연구를 통해 밝혀졌다. 이 중에서 처방 없이 살 수 있는 프레그네놀론이 특히 효과가 좋다. DHEA와 다른 여러 호르몬의 전구체이면서 DHEA보다 신체적 거부반응이 덜 나타나기 때문이다. 프레그네놀론은 특허를 받을 수 있는 호르몬이 아니어서 에스트로겐처럼 많이 연구되고 있진 않으나 에스트로겐을 사용할 수 없는 여성에게 적극 권할 만하다. 처음에는 하루 25~50mg씩 복용하고 점차 늘려서 100~200mg 정도까지 복용해도 좋다. 이미 천연 프로게스테론을 복용하고 있다면 유사한 효과를 보고 있을 것이다. (프레그네놀론은 프로게스테론의 전구체이기도 하다.) DHEA도 뇌기능의 보존에 중요한 역할을 하는 것으로 드러났다.[37] 하루 복용량은 5~25mg이 적당하다.(171~174쪽 참고) 그러나 DHEA의 수치를 측정해보고 낮을 경우에만 복용하라.

▶ 주의할 점 간질 병력이 있는 사람은 이들 호르몬을 복용해서는 안 된다.

뇌에 좋은 보조식품

다음에 소개하는 보조식품은 기억력에 도움이 되는 것들이다. 처음에는 한 가지씩 시도해보며 자신에게 맞는 것을 찾아라.

은행잎 은행잎 추출물은 유럽에서 가장 많이 사용되는 약초로 이중맹검법을 이용한 40개 이상의 연구를 통해 효능이 확실히 입증되었다. 뇌의 혈액량을 증가시켜주며 뇌의 동맥경화증 치료제로도 사용되고 있다. 하루에 세 번 40~80mg을 복용하면 된다.

고투콜라 '기억 약초'로 널리 알려진 고투콜라는 뇌의 혈액순환을 돕는다. 하루 복용량은 90mg이다. 흥분제 효과가 있으므로 잠자리에 들 때 사용해서는 안 된다.

질 좋은 지방 우리 몸에 퍼져 있는 신경섬유는 마이엘린이라는 지방에 의해 코팅되어 있다. 따라서 뇌와 신경의 기능을 돕기 위해서는 매일 소량의 질 좋은 지방(불포화지방이 아닌)을 섭취해야 한다. 올리브유, 참기름, 연어나 정어리 같은 생선을 섭취하라. 나는 지방의 대용물로 해조류에서 추출한 DHA를 하루에 100~200mg 섭취하고 있다.(부록의〈참고자료〉참조)

콩 미국보다 콩 소비가 월등히 높은 일본은 알츠하이머성 치매나 다른 치매 환자가 현저하게 적다. 최근 웨이크 포레스트 대학의 보먼 그레이 의대는 알츠하이머성 치매를 예방하는 콩의 용법에 대한 특허를 받았다.[38] 이 연구논문은 콩의 피토에스트로겐이 강도가 좀 약하긴 하지만 뇌에 에스트라디올과 같은 영향을 미친다는 사실을 발표했다.[39] 콩은 또 관상동맥에 유익하게 작용해서 치매환자에게 흔히 발생하는 발작을 예방한다.

뇌에 해로운 물질

알루미늄 알츠하이머성 치매환자의 뇌에서는 알루미늄이 발견되며 이 질병은 아연과 셀렌 수치의 감소에 따른 알루미늄 수치의 증가와 관계가 있다. 둘 사이의 상관관계는 아직 명확하게 규명되지 않았지만 알루미늄이 알츠하이머성 질병의 유전적 요인을 가진 사람에게 해롭다는 건 분명한 사실이다. 만일 가족 중에 알츠하이머성 치매환자가 있다면 알루미늄 주방기구나 알루미늄 캔 음료수, 알루미늄이 함유된 베이킹파우더의 사용을 피하라. (예를 들면 칼루멧이나 클래버걸 제품보다는 럼포드 제품을 사용하라.)[40]

아스파탐 '이퀄' 또는 '뉴트라스위트'라는 상표로 판매되는 아스파탐은 뇌의 신경세포를 과열·흥분시켜 심하면 뇌세포를 파괴하기도 한다. 아스파탐을 많이 섭취한 여성들이 다발성 경화증을 나타내는 이유도 이 때문이다.[41] 특히 다이어트 콜라에 들어 있는 아스파탐은 민감한 여성들에게 심각한 악영향을 미칠 수도 있다.

많은 여성들이 다른 영양소를 충분히 섭취하지 않은 상태에서 하루에 수 리터의 다이어트 콜라를 마시고 있다. 이것은 신경계에 많은 부작용을 초래해 두통, 현기증, 불안발작, 기억력 상실, 분명치 않은 발음, 마비, 근육경련, 기분변화, 심각한 우울증, 성격변화, 월경전 증후군, 불면증, 피로감, 가슴 두근거림, 지나친 활동성, 부정맥, 가슴 통증의 원인이 된다. 또 피부손상, 메스꺼움, 소화불량, 이명증상, 청력손실, 식욕상실, 침침한 눈, 수분 정체, 중풍을 일으키기도 한다. 이런 증상을 경험한 적이 있다면 다이어트 콜라를 삼가라.

SERM(선택적 에스트로겐 수용체 조절자) 뇌의 기능에 영향을 미치는 난소 호르몬의 역할을 감안할 때 타목시펜이나 라록시펜 같은 항에스트로겐 약품은 에스트로겐 부족과 유사한 증상을 유발한다. 타목시펜은 유방에 작용하는 에스트로겐을 억제하듯이 뇌에 작용하는 에스트로겐의 효과도 억제하는 것으로 밝혀졌다.[42] 골다공증 예방약인 라록시펜(상표명 : 에비스타)도 뇌에 영향을 미치기 때문에 부작용으로 홍조와 우울증이 나타난다. 이 약품들의 부작용에 대해서는 아직 관심이 부족한 상태이다.

만일 당신이 타목시펜이나 라록시펜을 복용하고 있다면 뇌의 기능을 보호하는 다른 조치를 병행해야 한다. 많은 여성들이 콩을 많이 섭취함으로써 타목시펜으로 인한 우울증을 완화시킨 사례가 보고되었다. 이는 콩에 함유된 호르몬의 효과 때문일 것이다. (SERM에 대해서는 5장, 13장 참조)

중년의 지혜를 극대화하자

우리의 뇌는 몸의 근육에 비유할 수 있다. 따라서 효과를 극대화하려면 규칙적으로 사용해야 한다. 뇌의 기능은 또 삶에 대한 자세와 기대감에 의해 영향을 받을 수도 있다. 나이를 먹는 것을 막을 방법은 없으나 정신적인 활기를 유지할 수 있는 방법은 얼마든지 있다.

1단계 나이를 먹는 것에 연연하지 말자. 대중매체의 잘못된 선전에 현혹되지 말고 자신이 아직 젊다고 생각하라. 무언가를 기억하지 못해도 '이젠 늙었나 봐!'라는 생각을 하지 말라. 나는 30대 초반에 불과한 여성이 이런 말을 하는 것을 들은 적이 있다. 우리 엄마가 예순 살을 넘어가자 우체통은 기저귀부터 보청기에 이르기까지 각종 건강기구를 선전하는 광고지로 차고 넘쳤다. 그러나 엄마는 전혀 개의치 않고 광고지를 그대로 우체국으로 돌려보냈다.

2단계 정신적 활기와 사회적 활동을 유지하라. 육체적 운동이 가슴이나 근육, 뼈의 건강을 유지하는 것처럼 정신적 운동을 위해서는 새로운 아이디어나 새로운 사람들, 새로운 환경에 자신을 노출시키는 게 필요하다.[43] 나이를 먹어도 무언가를 배우는 것은 뇌의 신경세포를 활발하게 성장하게 만든다는 사실을 명심하라.[44] 친숙한 세계에 안주하지 말고 새로운 세계에 도전하며 여러 연령층의 사람들과 친분을 나누어라. 친구들과 새로운 운동이나 활동을 시작하거나, 새로운 경력이나 비즈니스 또는 자원봉사 등에 참여하라. 뇌세포와 신경을 매일 새로운 아이디어와 인간관계, 새로운 생각으로 채워라.

나는 친구들이 나이를 먹으면서 새로운 사람을 만나거나 생소한 자리에 어울렸을 때 어색한 표정을 짓는 것을 많이 보았다. 그들은 집 안에서는 잘 지내지만 새로운 환경에 처했을 때 대화에 잘 어울리지 못한다. 너무 오래 새로운 것을 피해 편안한 일상에 안주해왔기 때문에 변화에 대처할 능력이 줄어든 것이다. 예전에 활기 넘치던 그들이 내리막길을 걸으면서 표정이나 몸, 마음이 변하는 모습을 보는 것은 가슴 아픈 일이다.

저명한 뇌 연구가인 마리언 다이아몬드Marian Diamond는 "뇌의 기능은 한마디로 설명할 수 있다. 쓰지 않으면 녹슨다."라고 말했다. 우리의 뇌는 새로운 정보를 받아들이지 않으면 쇠퇴한다는 사실이 연구 결과를 통해 증명되었다. 다이아몬드는 나이 먹은 쥐를 이용해 실험해보았다. 한 집단의 쥐에게는 새로운 장난감이나 색다른 물건들을 계속 제공하고 다른 집단의 쥐는 익숙한 환경에만 있도록 했다. 그 결과 변화가 많은 환경의 쥐들이 안정된 환경의 쥐보다 대뇌피질조직이 늘어났다. 흥미롭게도 이런 뇌조직의 변화는 수명의 75% 이상을 산 늙은 쥐에게도 똑같이 나타났다.[45]

3단계 긍정적인 자세를 가져라. 낙천주의는 우울증의 천연 예방제이다. 연구 결과 낙천적인 성격을 가진 사람은 더 건강하게 오래 사는 것으로 밝혀졌다. 심장질환의 위험요소가 전혀 없는 사람들을 대상으로 실시한 연구조사에서 우울증이 있는 사람은 낙천주의자보다 심장발작 가능성이 4배나 높은 것으로 나타났다. 심장발작은 치매와도 관련이 있으므로 건강한 생활태도와 건강한 뇌는 매우 밀접한 관계가 있다.

4단계 적대적이고 부정적이며 자신을 고립시키는 사고방식이나 행동을 변화시켜라. 이런 사람들은 조기에 사망하거나 이른 나이에 질병에 걸릴 확률이 높다. 필요할 경우 전문가의 도움을 받아라. 인식행동요법은 당신의 부정적이고 폐쇄적인 생각을 깨닫게 하고 좀더 긍정적이고 유능한 방향으로 인도해줄 것이다. 삶의 어려움을 부정하는 게 아니라 자신의 상황을 인식하고 받아들여 좀더 건설적인 방향으로 해결하는 것이다. 그 결과 당신의 근심걱정은 한결 가벼워질 것이다.

5단계 유머감각을 키워라. 코미디 방송 프로그램을 보거나 유머에 관한 책을 읽으면 도움이 될 것이다.

6단계 영양을 충분히 섭취하고 규칙적인 운동을 하라. 연구 결과 모든 치매는 뇌의 미세혈관 이상이 원인인 것으로 밝혀졌다. 혈관에 문제가 생기는 가장 큰 이유는 영양과 운동이 부족하기 때문이다. 매일 걷거나 에어로빅, 수영, 웨이트 트레이닝 등 좋아하는 운동으로 몸을 움직여라. 운동은 뇌를 비롯한 몸 구석구석에 혈액과 영양분과 산소를 공급해준다. 서로 경쟁의식이 없고 같은 운동을 즐기는 사람들과 함께 한다면 운동과 교제라는 두 마리 토끼를 좇을 수 있다.

7단계 감정을 충분히 표출함으로써 삶을 치유하라. 긍정적인 감정이든 부정적인 감정이든 감정을 억제하는 것은 뇌의 동맥경화를 비롯한 심장질환의 원인이 된다. 다음은 폐경주위기에 있는 한 환자의 편지이다.

나는 감정을 겉으로 드러내서는 안 된다는 가르침을 받으며 자랐습니다. 지나치게 좋거나 지나치게 나쁜 감정을 표현하는 게 허락되지 않았습니다. 울고 싶을 때면 지하실에 숨어서 베개에 얼굴을 파묻고 울어야 했습니다. 좋은 성적을 받았거나 게임에 이겨도 "지나치게 호들갑을 떨지 말라."는 가르침 때문에 기쁨의 환호성 한 번 질러보지 못했습니다. 따라서 김빠지고 따분한 감정밖에 느낄 수 없었습니다. 친가 외가 할 것 없이 치매와 우울증, 심장질환에 시달리는 사람이 많은 건 당연한 결과일 것입니다. 중년이 되자 나는 감정을 느끼는 법을 새로 배워야겠다는 생각이 들었습니다. 가끔 나는 몸에서 일어나는 변화를 느끼기 위해 조용히 앉아 감정이 느껴질 때까지 기다리곤 합니다.

슬픔을 느낀다면 그 슬픔에 온몸을 내맡겨라. 그러면 슬픔이 사라질 것이다. 그러나 슬픔을 다르게 느끼려고 하거나 의기소침해진다면 그 감정은 당신의 몸 속에 남아 있다가 언젠가는 질병으로 나타날 것이다.

반면에 적대감은 쉽게 사라지지 않는다. 오랜 시간 적대감을 해결하지 않으면 자신을 파괴하게 된다. 적대감에서 헤어나오는 가장 좋은 방법은 무언가 감사할 일을 찾는 것이다. 아무리 작은 일이라도 감사할 일을 찾아 적대감 대신 마음속에 자리잡도록 하라.

8단계 절대로 은퇴하지 말라. 많은 사람들이 그렇듯이 중년에 은퇴하는 것은 바람직하지 않다. 회사를 그만두거나 직장동료와의 관계를 청산할 수는 있지만 뭔가 할 일을 찾아야 한다. 당신이 좋아하는 일을 찾는다면 죽는 날까지 즐겁게 몰두할 수 있을 것이다. 돈이 생기는 일이든 아니든 좋아하는 일에 매일 시간과 에너지를 투자하라.

끝으로 한 연구 결과를 살펴보자. 보스턴의 베스 이스라엘 디커니스 병원의 연구원이자 노인병 학자인 제프리 하우스도르프 Jeffrey Hausdorff 박사와 하버드 대학원생인 베카 레비 Becca Levy는 잠재의식이 걸음걸이 속도에 미치는 영향에 대해 조사했다. 걸음걸이 속도는 일반적으로 나이를 먹으면 느려지지만, 균형과 조절능력을 깨뜨리는 약물도 노인들에게 전형적인 '다리를 질질 끄는' 걸음걸이의 원인이 된다. 연구원들은 63세부터 82세까지의 건강한 노인들을 대상으로 축구 경기장 크기의 홀을 걸어가게 하는 검사를 실시했다. 그들은 걸음속도와 바닥에서 발이 떨어져 있는 '스윙 타임'을 측정했다. 그후에 참가자들은 잠시 컴퓨터 게임을 했다. 한 집단은 컴퓨터 화면에

'성취하다, 현명한, 민첩한' 같은 긍정적인 단어가, 다른 집단에는 '노쇠한, 의존적인, 질병에 걸린' 같은 부정적인 단어가 잠재의식에만 입력될 정도로 빨리 스쳐지나가게 했다. 그런 다음 참가자들에게 다시 같은 홀을 걸어가도록 했다. 그 결과 긍정적인 영향을 받은 집단은 속도가 9% 빨라지고 '스윙 타임'이 늘었으며 발을 끄는 시간이 줄었다. 하지만 부정적인 영향을 받은 그룹은 아무 변화가 없었다. 그 이유는 그들이 이미 노인에 대한 사회의 부정적인 이미지에 익숙해졌기 때문인 것으로 분석되었다.[46]

이 연구는 나이를 먹는 것에 대한 우리의 인식과 그에 따른 신체적 효과를 깨닫게 하는 경종이 되었다. 나는 30대에 벌써 신체적 퇴보를 호소하는 여성들을 무수히 보았다. 그리고 우리는 친구의 40세 생일에 '전성기를 넘어가는' 기념으로 검은 풍선을 띄우고 위로의 농담을 건네지 않는가!

하버드 대학의 심리학자이자 저명한 〈마음다함 *Mindfulness*〉이라는 책의 저자인 엘렌 랑어 Ellen Langer 박사는 이렇게 말했다. "인생의 말년에 나타나는 전형적이고 거스를 수 없는 노화현상은 우리가 어떻게 늙을 것이라고 예상하는 믿음의 산물일지도 모른다. 만일 이런 한정된 사고방식을 강요당하지 않는다면 우리는 나이를 먹으면서 쇠퇴해가는 시간들을 성장과 목표를 위한 시간으로 바꿀 수 있을 것이다."[47]

아멘.

11

장미 봉오리에서 열매로

― 중년의 아름다움 가꾸기

얼마 전에 나의 하프 선생님이었던 앨리스 샬리포 선생님이 여름 하프학교에 참가하는 학생들을 위해 하프를 빌리려고 찾아오셨다. 선생님은 메인 주 캠덴에서 60년 이상 하프를 가르치고 있으며 나도 열네 살 때 선생님께 하프를 배웠다.

선생님은 다이어트나 운동, 건강식품에 시간과 돈을 투자하지 않는데도 혈색이 좋고 피부가 매끄러웠으며 눈이 빛났다. 병을 앓은 적도 없었고 늘 유머감각과 웃음을 잃지 않았다. 샬리포 선생님은 반짝이는 눈으로 올여름에는 스케줄을 반으로 줄여 일 주일에 36시간만 하프 강습을 한다고 말씀하셨다. 선생님은 자신의 능력을 아름답게 조화시킬 줄 아는 여성의 본보기였다. 지혜의 씨를 뿌리고 가꾸며 어디를 가든지 다른 사람들에게 영감을 불러일으키는 여성, 즉 인생의 수확에서 풍성한 열매를 거두는 아름다운 여성이었다. 선생님의 순수한 영혼의 빛은 여러 곳을 통해 빛나고 있었으며 얼굴에는 생기가 넘쳤다. 샬리포 선생님의 연세는 올해 아흔둘이다.

어느 계절이나 나름대로의 아름다움과 가치가 있게 마련이다. 우리 인생의 계절도 마찬가지이다. 어떻게 사느냐에 따라 어느 계절도 충분히 아름다울 수 있다. 우리 주위에는 이와 같은 사실을 증명해주는 샬리포 선생님과 같은 이들이 항상 있다.

폐경주위기의 여성은 늦여름과 초가을에 활짝 피어난 장미에 비유할 수 있다. 이제 그 꽃잎이 한 장씩 떨어지고 나면 단단하고 알찬 열매가 맺힐 것이다. 그 안에는 또 다른 장미 수백 송이를 피울 수 있는 씨앗들이 들어 있다.

안타깝게도 우리 사회는 장미의 봉오리에만 관심을 갖기 때문에 다른 단계의 아름다움을 소홀히 하고 있다. 얼마 전까지만 해도 이슬 맺힌 장미 꽃봉오리를 내세워 호르몬 대체요법 약품을 선전하는 광고들이 성행했다. 그 저변에 깔린 메시지는 분명하다. 만일 호르몬 보충제를 복용한다면 항상 봉오리 같은 아름다움을 잃지 않을 것이며 꽃이 피고 져서 열매로 익어가는 과정을 거치지 않는다는 뜻이다. 그럴 리가 있겠는가.

일단 열매로 변하면 아무리 광고가 그럴듯한 감언이설로 우리를 유혹해도 다시 봉오리로 돌아갈 수는 없다. 옷이나 화장품 광고에 스물다섯 살 넘은 모델이 등장하는 걸 보았는가! 봉오리로 남아 있고 싶은 유혹을 뿌리치고 생명을 간직한 단단한 열매로 변하는 게 쉬운 일은 아니지만, 활짝 피어나는 중년을 전성기로 여기고 잘 가꾸어간다면 아름다운 열매를 맺을 수 있다. 몸은 열매로 변해가는데 마음은 봉오리에 집착하는 모습을 상상해보라. 마치 낙엽이 다시 나무로 돌아가 초록색 페인트를 칠하고 봄을 가장하는 것처럼 우스꽝스러운 꼴이 될 것이다. 이루어질 수 없는 꿈에 집착하지 말고 우리가 처해 있는 계절의 아름다움과 지혜에 감사하는 마음을 지니자.

폐경기 이전에 뭇 남성들의 관심을 한몸에 받아온 여성이라면 자신의 변화를 더욱 받아들이기 힘들 것이다. 당신이 이런 경우라면 아름다운 외모를 타고났을 것이며 사춘기부터 자신의 몸을 가꿔왔을 것이다. 사람들의 눈길을 끄는 빼어난 외모를 갖춘 여성은 그렇지 못한 여성보다 꽃에서 열매로 옮겨가는 일이 더욱 힘들다. 그러나 외모에 자신이 없는 여성들은 일찍부터 내면의 가치와 아름다움을 가꾸는 데 관심을 돌리게 마련이다.

내 주위에 미모를 자랑하는 한 여성이 있었다. 그녀는 마흔다섯 살이 지나자 더이상 남자들이 자기에게 눈길을 주지 않는다는 것을 알고 슬픔에 잠겼다. 그녀가 누리는 경제적 안정과 영향력은 아름다움을 미끼로 능력 있는 남성들에게서 얻은 것이었기 때문에, 그녀는 꽃이 아닌 열매로 변한다는 사실에 위기의식을 느끼고 있었다. 남은 인생을 더이상 미모에 의존할 수 없다는 것을 깨달았기 때문이다. 하지만 이런 경험과 거리가 있는 여성들은 열매의 계절을 좀더 즐길 수 있을 것이다.

외모에 관계없이 우리는 자신의 나이에 맞게 최선을 다하는 자세가 필요하다. 폐경기가 되면 다시는 장미 봉오리로 되돌아갈 수 없지만 몸매를 가꾸고 피부손질을 잘한다면 여전히 매력적인 여성으로 남을 수 있다. 또 수술이나 화장품을 통해서도 아름다움을 유지할 수 있다. 풍성한 열매를 맺기 위해 여러 가지 선택을 할 수 있는 것이다.

주름살을 사랑하자

많은 여성들이 중년에 가장 속상해하는 일은 피부의 탄력이 떨어지고 주름살이 생기는 것이다. 내가 처음 피부의 변화를 느낀 것은 30대 후반이었다. 처음 눈가의 주름살을 발견했을 때 나는 그것을 좋아하기로 마음먹었다. 늘 미소와 웃음을 잃지 않아서 눈가에 주름이 많았던 아버지의 눈이 생각났다. 그러나 나도 주름살이 더 깊어지고 늘어나기 전에 어떤 조치를 취하고 싶었다.

한 뉴스레터 독자의 편지가 모든 중년여성들이 느끼는 피부변화와 그에 따른 감정변화를 잘 대변해주고 있어서 여기 소개한다.

아직 날씬한 몸매를 자랑하는 마흔여덟의 중년여성입니다. 정기적으로 운동을 하며 웨이트 트레이닝도 하고 시간이 날 때마다 등산도 즐깁니다. 그런데 어느 날 아침 일어나보니 다리 피부가 늘어져 있는 게 아니겠어요! 걸을 때마다 밑을 내려다보면 허벅지살이 흔들리는 게 보일 정도입니다. 아마도 여러 해에 걸쳐 체중이 5kg씩 늘었다 줄었다 했고 햇볕을 많이 쬔 결과가 아닐까 생각합니다. 아니면 다른 이유가 있을까요? 요즘은 밖에 나갈 때마다 선크림을 바르고 햇볕에 타지 않으려고 조심하며 체중을 일정하게 유지하려고 애씁니다. 이제 노출이 좀 있는 롱드레스 입는 걸 포기해야 할까요? 피부의 콜라겐층을 회복시키는 약은 없을까요? 수술을 하면 도움이 될까요? 요즘 27년간의 결혼생활을 청산하는 이혼수속을 밟고 있기 때문에 외모에 자꾸만 더 신경이 쓰입니다. 좋은 방법이 있으면 연락해주세요.

다행히도 피부의 건강을 유지하며 이미 손상된 피부를 치유할 수 있는 방법은 얼마든지 찾을 수 있다. 그러나 이런 방법을 취하는 것과 동시에 피부가 노화되고 몸매가 변하는 것에 개의치 않고 자신의 삶을 즐겁고 충만하게 살려는 용기가 필요하다. 나는 개인적 경험이나 환자들을 통해 이혼이나 파트너를 잃을 경우 이런 용기를 갖는 것이 매우 힘들다는 것을 알고 있다.

하지만 주름살이 늘고 피부가 늘어지는 중년에도 새로운 사랑과 행복을 찾는 여성들이 많다는 사실을 잊지 말라. 나는 최근 두 여성과 대화를 나누면서 이 같은 사실을 더욱 절감했다. 한 여성은 티없이 깨끗한 피부에 완벽한 미모를 갖춘데다 성공가도를 달리고 있는 멋진 비즈니스 우먼이었다. 그녀는 주위에 자신을 행복하게 해줄 남성이 없다는 사실을 매우 한탄하고 있었다.

그녀와 헤어진 지 30분 후에 나는 또 다른 여성을 만났다. 쉰다섯인 그녀는 화장기 없는 평범한 얼굴이었고 몸매도 뚱뚱한 편이었다. 진료에 관한 얘기를 나누던 중 그녀는 몇 해 전에 유방절제술을 받아 가슴에 수술자국이 있다는 말을 했다. 대화 도중 그녀는 "우리 여성들이 남성을 너무 과소평가하는 것 같지 않아요? 그들은 생각보다 멋져요."라고 말했다. 그녀는 세 명의 남자와 데이트를 하는 중인데 그중 한 사람과는 결혼까지 생각하고 있다는 것이었다. 이 여성의 내면의 아름다움과 유머감각은 주위에 있는 나까지 행복하게 만들었다. 나는 그녀의 에너지와 생활태도를 바로 전에 만났던 빼어난 미모의 여성과 비교하면서 아름다운 영혼이 들어 있지 않은 육체의 아름다움은 빛을 발하지 못한다는 것을 깨달았다.

이날 두 여성에게서 배운 교훈은 내게 많은 위안이 되었다. 그리고 35세가 지나면 여성의 몸은 사양길을 걸으며 아무도 사랑해주지 않는다는 방송매체의 부추김과 사회적 인식에 부딪칠 때마다 두 여성을 생각한다. 가장 큰 힘은 진실이다.

피부는 외부 신경계이다

침침해지는 혈색, 창백한 안색, 착색, 건조증, 주름살 등 피부의 노화를 방지하기 위해서는 먼저 피부가 어떤 역할을 어떻게 하는지 이해해야 한다.

피부는 배아 발생시에 뇌와 말초신경계로 분화되는 신경외배엽이라는 조직층에서 발생한다. 따라서 외부의 뇌라고 부를 수 있는 기능, 즉 압력과 기온, 상쾌함과 고통 등을 느낌으로써 외부환경으로부터 정보를 모으는 기능을 한다.

티파니 필드Tiffany Field 박사는 마사지의 면역계 강화효과에 대한 연구에서 피부가 감정이나 영양상태 등 우리의 건강을 얼마나 예민하게 반영하는지 증명했다. 피부는 말 그대로 몸과 환경 사이의 보호막이다. 박테리아나 바이러스, 자외선, 바람, 공기오염, 담배연기 같은 외부의 환경으로부터 우리를 보호하는 최전방인 피부는 외부에서 일어나는 일에 민감할 뿐만 아니라 감정이나 영양 같은 내부요인에도 많은 영향을 받는다.

피부상태는 얼마나 조화로운 삶을 영위하며 얼마나 유익한 환경에 있는지를 나타내는 지표이다. 불안정하거나 잘 맞지 않는 환경에 있을 경우 자신이 의식하기 전에 피부가 먼저 반응을 보인다. 피부과에서 환자들을 치료할 때 감정치료를 병행해야 좋은 결과를 얻는 것도 이 때문이다. 피부염이나 두드러기는 정신적·신체적 요인이 복합적으로 작용하는 대표적인 증상이며 건선(마른버짐)이나 탈모, 습진 등도 정신적 요인의 영향을 받는다. 좋은 인상을 주어야 할 중요한 모임을 앞두고 여드름이 더 커지거나, 데이트 전에 입 안에 물집이 생기거나, 새 직장에 출근하거나 낯선 도시로 이사했을 때 두드러기가 생기는 증상은 누구나 한 번쯤 경험했을 것이다. 우리의 모든 것은 빠르거나 늦는 차이가 있을 뿐 얼굴에 모두 나타나기 마련이다.

피부의 해부학

피부는 표피와 진피, 지방층의 세 층으로 이루어져 있다. 종이 얇기 정도의 표피는 습기와 유분을 함유하고 있는 죽은 세포로 이루어진 보호층이다. 이 층은 새로운 세포들이 표면으로 밀고 나오며 기존의 세포를 몰아내기 때문에 끊임없이 다른 세포로 대치된다. 나이가 들어 피부가 생기를 잃는 것은 전반적으로 이런 과정이 더디게 진행되기 때문이다.

표피의 맨 아래 기저층에는 멜라닌 생성세포들이 있다. 피부색을 결정하는 멜라닌의 양과 타입은 유전인자의 영향을 받는다. 피부의 90%를 차지하는 진피층은 신경섬유와 혈관이 지나가며 땀샘과 피지샘이 자리잡고 있다. 지방을 생성하는 피지샘은 모낭 안에 들어 있다. 블랙헤드(콧등에 생기는 끝이 검은 작은 여드름)와 여드름은 모낭의 뿌리에 있는 끈끈한 피지관을 통해 밖으로 나온다. 진피에서 분비되는 유분과 땀은 피부에 산성막을 형성해서 감염을 막아준다. 이 막은 강력한 세제나 알칼리성이 강한 비누를 쓰면 쉽게 파괴된다.

이 밖에도 진피층에는 피부에 탄력과 유연성을 주는 두 단백질, 콜라겐과 엘라스틴도 들어 있다. 20대가 지나면서 콜라겐 생성은 일 년에 1%씩 줄어들기 때문에 중년이 되면 대개 콜라겐층이 20%까지 감소한다. 그러나 피부색이 검을수록 콜라겐과 엘라스틴을 많이 함유하게 된다. 피부색이 검은 여성은 백인여성에 비해 나이를 먹어도 피

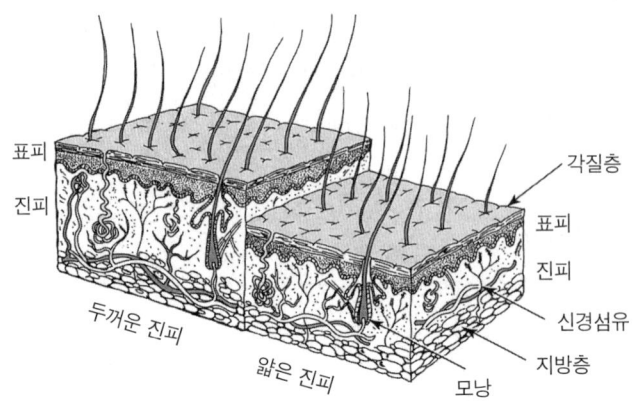
〈그림 14〉 피부의 해부학

부와 뼈가 덜 손상되며, 피부가 검거나 갈색인 여성이 백인여성에 비해 주름살이 덜 생기는 것도 이 때문이다. 황색 피부는 그 중간이다.

나이를 먹으면 콜라겐층이 얇아질 뿐 아니라 피지샘에서 분비되는 유분도 감소하여 피부가 건조해진다. 50세가 지나면 피부의 회복능력이 현저하게 떨어지는데 그 원인은 유리기 손상으로 추측된다.

유리기와 피부노화

지금 당장 엉덩이와 허리의 피부를 살펴보라. 중요한 사실을 발견할 것이다. 이 부분은 환경오염이나 직사광선에 잘 노출되지 않고 다른 부위에 비해 주름이 덜 가는 피부이다. 피부노화는 나이뿐만이 아니라 우리 몸의 내부·외부환경에 많은 영향을 받는다는 것을 알 수 있다.

피부의 조기 노화는 유리기 생성과 밀접한 관계가 있다. 유리기란 산소분자가 호흡이나 소화 등 기초적인 신진대사 동안 다른 분자와 반응하는 과정에서 전자를 잃었기 때문에 불안정하게 된 상태를 말한다. 유리기는 또 직사광선을 쬘 때나 담배연기, 공기오염 등 여러 가지 독성물질에 노출될 때도 만들어진다. 이 불안정한 유리기는 몸 안을 돌며 아무 조직의 세포막에나 붙어 그 조직에서 전자를 취해 안정한 상태가 되려고 한다. 만일 그들이 피부의 콜라겐층에 있는 전자를 취하면 콜라겐이 손상되고 피부는 시간이 지나면서 거칠어지고 변색되며 탄력을 잃게 된다. 마치 쇠가 공기중에 노출되면 녹이 스는 것과 같은 과정이다.

주름살은 피부 깊숙이 있는 콜라겐과 엘라스틴이 섬유가 손상되어 생긴다. 콜라겐과 엘라스틴은 피부에 탄력을 주며 늘어지지 않게 팽팽한 상태를 유지시킨다. 따라서 콜라겐층이 손상되면 피부가 늘어지고 주름이 생긴다.

유리기는 또 세포 내의 지방과 세포막, 그리고 유전인자가 들어 있는 세포의 DNA를 손상시키고 파괴한다. 오늘날 많은 과학자들이 주름살이나 노인성 질환인 심장병, 알츠하이머성 치매, 관절염과 같은 노화의 주된 요인은 유리기 손상이라는 데 동의하고 있다.

어느 정도의 유리기 생성은 일상생활에서 피할 수 없기 때문에 몸은 여기에 대처하는 방어체계를 구축하고 있다. 이 방어체계의 기본요소가 항산화제인데, 음식에 들어 있는 비타민 C와 E, 그리고 몸에서 생성되는 글루타티온, 카탈라제 등을 들 수 있다. 항산화제는 불안정한 유리기에 전자를 제공함으로써 다른 조직의 분자와 결합하여 조직을 손상시키는 것을 막는다.

그렇다면 이런 방어체제에도 불구하고 왜 우리에게 노화현상이 일어나는가? 그것은 균형이 깨지기 때문이다. 우리 몸 안에서 항산화제가 생성되고 음식을 통해 보충하는데도 담배연기나 공기오염, 자외선, 전이지방산, 기타 유해물질이 많은 식생활, 스트레스 등으로 인해 항산화제 시스템이 파괴되기 때문이다. 유리기로 인한 몸의 손상을 산화 스트레스라고 부른다. 수많은 연구논문들이 산화 스트레스를 최소화하려면 항산화제를 복용하고, 환경오염을 피하며, 감정적 안정을 유지하라고 제안한다.

피부와 흡연

중년의 흡연은 얼굴에서 코가 평평해지는 것과 맞먹는 심각한 결과를 초래한다. 담배를 많이 피우는 여성은 안 피우는 여성보다 피부가 창백해지고 주름살이 많아진다. 니코틴으로 인해 피부의 혈액순환이 감소되기 때문이다. 피부의 혈액순환이 감소되면 영양공급이 줄어들고 세포의 신진대사 과정에서 배출되는 독성을 해결하는 능력이 감소된다. 따라서 피부의 성장이나 회복속도가 느려진다.

이 밖에도 흡연은 난소에 치명적인 악영향을 미쳐 콜라겐과 엘라스틴을 유지하는 데 필요한 에스트로겐을 감소시킨다.

피부와 자외선

나이를 먹으면서 나타나는 피부노화의 70%는 진피의 콜라겐층이 손상되기 때문으로 보인다. 특히 자외선은 피부의 탄력성과 유연성을 떨어뜨린다.[1] 그리고 태양광선에 장기간 노출된 피부에는 가벼운 염증이 생긴다. 햇볕에 그을린 갈색 피부가 건강해 보인다고들 하지만 잘못된 생각이다. 햇볕에 그을린 피부에 생긴 가벼운 염증과 부풀어오름, 일시적으로 줄어드는 주름살이 젊어 보이게 만들지만 그을린 껍질이 벗어지면 주름살이 다시 나타나며 피부는 정상적인 구조를 잃게 된다.

피부가 자외선에 지나치게 노출되면 유리기가 발생하여 피부 세포막을 손상시켜 염증을 일으킨다. 결국 콜라겐과 엘라스틴 섬유가 손상됨으로써 원래 유연하고 유동적인 콜라겐과 엘라스틴 섬유는 점점 거칠고 단단하게 변한다. 피부의 콜라겐이 노화를 일으키는 과정은 뜨거운 프라이팬 위에 계란을 깨뜨렸을 때 투명하고 부드러운 흰자가 굳어지는 과정에 비유할 수 있다. 계란 흰자의 부드러운 단백질이 굳어 단단한 단백질로 변하는 것과 같다. 또 자외선은 피부의 혈관을 손상시켜 혈액이나 영양소의 공급을 감소시킨다. 볼이나 코의 혈관이 팽창하는 이유도 이런 과정 때문이다.

주름살 예방과 치료법

폐경주위기에 싱싱한 피부를 유지하는 비결은 흡연을 삼가고 과도한 햇볕을 피하며 항산화제를 복용하는 것이다. 안타깝게도 많은 여성들이 10대, 20대, 30대에 피부가 햇볕에 그을리면 이미 손상된다는 걸 알지 못한다. 나이를 먹어 피부를 회복하려면 매우 힘들다. 어떤 여성들은 아무리 햇볕에 그을려도 평생 주름살 없이 젊고 싱싱한 피부를 간직할 수 있도록 타고난다. 그러나 대부분의 여성은 중년에 탄력 있는 피부를 갖기 위해서는 애써 가꾸고 다듬어야 한다.

중년의 피부관리법

피부의 청결을 유지하라 피부는 '제3의 신장'이라는 말이 있다. 신장과 마찬가지로 우리 몸의 노폐물을 처리해주기 때문이다. 만일 피부가 건성이라면 물로 씻는 것은 하루 한 번이 좋으며 지성이라면 두 번이 바람직하다. 매일 밤 화장을 깨끗이 지우는 것도 중요하다. 얼굴을 손질할 때 목도 빼놓지 말라. 목은 나이가 가장 먼저 나타나는 부분이다. 피부를 깨끗이 씻으면 모공이 뚫려 몸이 원기를 회복하는 수면시간에 노폐물을 효과적으로 내보낼 수 있다.

피부의 산성도를 유지해주는 클렌징 로션이나 비누를 사용해야 감염이나 발진을 예방할 수 있다. 비누나 세제를 살 때 pH 균형을 맞추어주는지 확인하도록 하라. 건성피부이면 수분을 제공하는 클렌저를 선택하고 지성이면 유분이 없는 강력한 클렌저를 사용하라.

피부가 지성일 경우 아스트린젠트를 많이 사용하지 말라. 알코올이 함유되어 있기 때문에 지성을 더욱 악화시키고 피부에 손상을 줄 수 있다.

닦은 후에는 모공을 수축시켜라 특히 지성피부는 세수를 한 후에 반드시 토너를 사용해서 모공을 수축시켜야 한다. 시원한 물은 어느 타입의 피부에나 잘 듣는 모공수축제이다.

박피와 항산화제로 피부를 재생시켜라 중년에 피부가 늘어지고 탄력을 잃는 이유 중 하나는 피부의 성장이나 세포의 교대속도가 느려지기 때문이다. 얼굴에 윤기를 주는 새로운 피부세포가 겉으로 나오지 못하고 피부 밑에 머물러 있는 것이다. 피부 표면의 죽은 세포를 제거하고 모공을 열어 새로운 세포가 빨리 드러나게 하려면 정기적으로 박피를 해주는 게 필요하다. 수건으로 문지르거나 과일산이 함유된 제품을 사용하면 효과적으로 박피할 수 있다.

견과류 껍질이 든 클렌저(살구씨 비누 등) 사용을 피하라. 모세혈관을 파괴하여 감염과 여드름의 가능성을 높인다.

지성피부일 경우 수건에 중성세제를 묻혀 매일 밤 부드럽게 박피하라. 매번 깨끗한 수건을 사용하면 피부에 닿는 세균을 줄일 수 있다. α-하이드록시산, β-하이드록시산, 글라이콜산, 항산화제가 들어 있는 제품을 수건에 묻혀 사용하면 한결 효과적이다. 건성이나 민감한 피부일 경우 수건은 가끔씩 사용하고 α-하이드록시산이나 항산화제 분말을 사용하라.

매일 얼굴과 목, 손에 선크림을 바르라 외출시에는 자외선 차단지수가 15이상인 선크림을 얼굴과 목, 손에 바르는 습관을 들여라.

수분을 공급하라 당신이 사용하는 α-하이드록시산이나 항산화제, 선크림에 수분이 함유되어 있지 않다면 낮에는 수분이 적은 제품으로 밤에는 충분하게 함유된 제품으로 바꿔라. 피부세포에 충분한 수분을 공급하면 늘 싱싱한 피부를 간직할 수 있다.

박피와 항산화제

과일산 α-하이드록시산과 다른 과일산들은 박피와 항산화 효과가 모두 있다. 박피제로서의 효과는 3가지를 들 수 있다. (1)죽은 세포를 잡고 있는 아교질을 용해시켜 쉽게 떨어지게 함으로써 새로운 세포가 표면에 나올 수 있게 만든다. (2)피부에 수분을 증가시킨다. (3)엘라스틴과 콜라겐층의 회복을 도와 두껍게 해준다.

시판되는 제품들은 어떤 타입의 피부에나 잘 맞도록 제조되었기 때문에 과일산의 함유량이 5~10%밖에 들어 있지 않다. 어느 제품이든 사용 전에 팔꿈치 안쪽이나 턱 아래쪽의 연한 피부에 테스트를 해보는 것이 좋다. 민감성 피부인 경우 5% 과일산부터 시작해서 이상이 없으면 10~12%가 함유된 제품으로 바꾸는 것이 안전하다. 과일산을 처음 바르면 따가울 수도 있지만 곧 익숙해진다. 농도가 진한 α-하이드록시산(70%)은 미백효과가 있으나 피부를 박피하는 정도가 강하기 때문에 전문가와 상의한 후 사용해야 한다.

과일산은 건성이나 지성에 관계없이 피부를 정상적인 상태로 만들어준다. 지성피부인 경우 겉에 있는 죽은 세포층을 제거해서 유분이 모공 밖으로 쉽게 배출되도록 함으로써 수분은 남겨두고 유분만 없애준다. 건성일 경우에는 죽은 세포를 제거해 새로운 세포의 노출을 돕는다.

과일산을 사용한 후 효과가 눈에 보이기까지는 약 2주일이 걸린다. 대부분의 여성들이 밤에만 과일산을 사용하는데 효과가 있으면 하루에 두 번 사용해도 무방하다.

과일산은 또한 항산화제로서 자외선이나 공기오염에 노출되어 생긴 유리기 손상을 완화하는 효과가 있다.

항산화제 비타민과 약초 연구 결과 비타민 C, 녹차 추출물, 비타민 E와 A는 피부에 바르면 자외선에 손상된 피부를 회복시키고 손상을 예방하는 효과가 있는 것으로 증명되었다.[2] 다양한 제품이 시판되고 있으나 효과를 높이기 위해서는 무엇보다도 흡수가 잘되는 것이 중요하다. 예일 대학의 피부과 조교수인 니콜러스 페리콘 Nicholas Perricone 박사는 항산화제의 사용에 관하여 선구적이고 광범위한 조사를 실시했다.[3] 그 결과 비타민 C 에스테르(지용성), α-리포산(수용성, 지용성), DMAE로 알려진 물질이 특히 효과가 뛰어나 사용한 지 며칠 만에 좋은 결과를 얻었다.[4]

비타민 C 에스테르 강력하고 구하기 쉬운 항산화제인 비타민 C를 복용하면 노쇠한 피부가 매끄러워지고 윤기를 되찾는다는 것이 여러 연구로 증명되었다. 이것은 각 기관의 노화를 방지하는 비타민 C 역할의 일부에 불과하다. 비타민 C는 콜라겐 생성에 필수적인 요소이다. 또 염증을 일으키는 에이코사노이드의 생성을 억제하기 때문에 염증을 치료하는 데도 도움이 된다.

그러나 천연 비타민 C는 산성이 너무 강해서 피부를 지나치게 자극하는 문제점이 있고 수용성이라 빨리 파괴되어 24시간 안에 효능이 사라지는 단점이 있다. 대부분의 비타민 C 제품의 효능이 떨어지는 것도 이 때문이다. 비타민 C를 야자유와 결합시켜 에스테르로 만들면 산성이 중화되고 항산화제나 콜라겐 보충제의 역할은 유지할 수 있다. 비타민 C 에스테르는 지용성이기 때문에 얇은 세포막에 침투해서 유리기 손상이 심한 세포의 외막을 최대한 보호할 수 있다. 비타민 C 에스테르는 천연 비타민 C보다 10배나 빨리 스며들어 효과를 나타낸다는 사실이 많은 연구를 통해 증명되었다. 또 크림이나 로션에 비타민 C 에스테르를 첨가하면 여러 달 동안 효능이 지속된다.

앞서 소개한 페리콘 교수의 연구에서 비타민 C 에스테르 크림은 햇볕으로 인한 화상이나 건선을 치료하는 효과가 있는 것으로 밝혀졌다. 그리고 콜라겐과 엘라스틴의 생성을 돕는 섬유아세포의 성장을 촉진하므로 주름살을 없애주고, 콜라겐 손상으로 늘어진 피부를 수축시키며, 염증을 치료하는 효과가 있다.(부록의 〈참고자료〉 참조)

토코트리에놀(고농축 비타민 E) 얼마 전까지만 해도 과학자들은 토코페롤, 특히 d-α-토코페롤이 비타민 E군 가운데 가장 효과적인 형태라고 생각했기 때문에, α-토코페롤은 30년 이상 화장품이나 건강보조식품에 널리 애용되어왔다. 그러나 최근에 이루어진 연구에서 비타민 E군의 또 다른 형태인 토코트리에놀이 훨씬 효과적이라는 사실이 증명되었다. 토코트리에놀은 유리기 손상을 일으키는 과산화물 형성을 억제하는 데 α-토코페롤보다 한층 효과적이며 자외선으로부터 피부를 보호하는 피부효소의 수치를 더욱 증가시킨다. 실제로 실험해본 결과 토코트리에놀은 다른 형태의 비타민 E보다 40~50배나 강력한 것으로 드러났다.[5] 이 새로운 타입의 초강력 비타민 E는 쌀겨 기름이나 야자열매 기름에서 추출한 것으로 액체이기 때문에 크림이나 로션, 샴푸, 화장품 등에 쉽게 배합할 수 있다. 페리콘 박사의 연구에서 이 제품은 건조하고 손상된 머리, 건조한 피부, 손톱 부서짐에 효과가 있는 것으로 밝혀졌다. 제품에 'HPE'나 '고농축 E'라고 표시된 것을 고르면 된다.

α-리포산 α-리포산은 우리 몸의 모든 세포에 존재하는 순수한 천연 항산화제이다. 지용성과 수용성의 특징을 모두 가지고 있어 일반적인 항산화제인 비타민 C(수용성)나 E(지용성)와는 다르게 세포 표면이나 내부 깊숙이 침투할 수 있고 다른 항산화제의 효과도 증가시킨다. 또 나이를 먹으면서 느려지는 세포의 신진대사를 증가시키는 유일한 항산화제이다.

α-리포산은 주름살의 원인이 되는 염증을 억제하는 특별한 효과도 있다. 또 세포를 손상하는 에이코사노이드(시토킨)의 생성을 억제하고, 유리기로 손상된 콜라겐층을 분해하는 효소의 활동을 촉진한다. 따라서 α-리포산은 얼굴의 잔주름이나 흉터를 현저하게 감소시키는 효과가 있다.

α-리포산은 또 세포가 과다한 당분으로 인해 손상되는 것을 막아준다. 세포 속의 과다한 당은 우리 몸의 모든 단백질에 들러붙는데, 콜라겐에 붙을 경우 계란 흰자가 불에서 굳듯이 유연성을 잃고 단단해진다. 또 피부에 혈액을 공급하는 데 관여하는 산화질소의 수치를 적절한 수준으로 높여주기도 한다. (비아그라의 효과도 이에 토대를 두고 있다.) 혈액순환을 촉진하여 팽창이나 부종을 감소시키므로 부어오른 눈 밑을 가라앉혀주고 피부의 윤기를 더해준다. 끝으로 α-리포산은 원인이 밝혀지지는 않았지만 붉어진 혈색을 완화하고 넓어진 모공을 수축시킨다.

DMAE(디메틸아미노에탄올) 생선에 풍부하게 함유된 항산화제로 다른 영양소나 항산화제와 혼합해서 사용한다. DMAE는 콜라겐뿐 아니라 피부의 신경이나 근육에 발생하는 유리기 손상을 막아주기 때문에 노화된 피부나 늘어진 피부의 회복에 매우 효과적이다.

DMAE 제품은 바른 지 수분 안에 효과가 나타나며 24시간 동안 지속된다. 따라서 지속적으로 사용하면 팽팽한 피부를 유지할 수 있다. 또 다른 항산화제의 효과를 높여주므로 피부를 매끄럽게 만들고 주름살을 없애준다. 다른 한편 DMAE는 세포막의 일부를 구성함으로써 모든 스트레스에 좀더 효과적으로 대처하게 만들기도 한다.

처방전이 필요한 제품

만일 당신이 인슐린 수치를 정상으로 유지하는 식생활(7장 참고)을 지속하며 좋은 항산화제를 사용하고 있다면 그것으로 피부를 위한 투자는 충분하다. 그러나 피부손질을 위해 널리 사용되는 제품을 알아두는 것도 도움이 될 것이다. 여기에는 두 가지 종류가 있다. 레티놀산 유도체와 호르몬제이다.

레티놀산 유도체 레틴-A, 레틴-A 마이크로, 레노바 등은 모두 레티놀산에서 유도된 제품들이다. 레티놀산은 비타민 A의 한 형태로 주름살과 잔주름을 제거하고 햇볕에 손상된 피부나 여드름을 치료하는 효과가 있다.

이 물질은 강력한 항산화제로 의사의 처방에 따라 정기적으로 사용할 경우 주름살을 없애주고, 피부의 혈액순환을 자극하며, 착색된 피부를 회복시키고, 주름살이 생기는 것을 방지한다.

그러나 레티놀산은 사람에 따라서 피부가 빨개지거나, 건조증 혹은 가려움증을 일으키며, 햇빛에 민감해지는 부작용이 나타난다. 효과를 보려면 2~6개월 정도 사용해야 하며 반드시 선크림을 같이 발라야 한다.

나는 페리콘 박사의 연구를 접하기 전까지는 많은 여성들이 사용하는 레틴-A를 사용했다. 특별한 부작용은 없었지만 가끔씩 볼이나 턱의 피부가 허옇게 일어났으며 이 증상은 강연하러 가기 직전에 특히 심했다. 모든 여성들이 이런 부작용을 경험하진 않겠지만 나는 지금 쓰고 있는 항산화제로 바꾸면서 더 좋은 효과를 보았다.

바르는 형태의 호르몬 대체요법 에스트로겐에는 항산화 효과도 있어 피부에 있는 호르몬 수용체에 결합하여 콜라겐층을 유지하는 데 기여한다. 따라서 폐경주위기에 호르몬 수치가 떨어지면 콜라겐층도 얇아지게 된다. 폐경기에 수술을 받거나 약물복용으로 호르몬이 부족해질 경우 호르몬을 보충하거나 천연 호르몬을 섭취하지 않으면 피부가 급격히 노화된다.

연구에 따르면 에스트로겐을 국소부위에 바를 경우 콜라겐층을 두껍게 만들고 모공을 수축시키며 피부에 수분을 준다는 사실이 밝혀졌다. 유럽에서는 피부를 촉촉하고 윤기 있게 가꾸기 위해 에스트로겐을 사용하므로 당신도 같은 효과를 기대할 수 있다.

이미 인체친화형 호르몬 대체요법(195~199쪽 참고)을 사용하고 있다면 의사에게 호르몬을 스킨 로션에 첨가해달라고 부탁하라. 조엘 하그로브 박사가 개발한 제품은 무향의 저겐스 로션 10온스 한 병에 에스트라디올 150mg과 천연 프로게스테론 1,500mg을 첨가한 것이다. 이 로션의 1ts(5cc)에는 2.5mg의 에스트라디올과 25mg의 프로게스테론이 들어 있다. 매일 목욕 후에 1ts을 피부에 바르면 부작용 없이 효과를 볼 수 있다.[6] 연구 결과 이 정도의 에스트로겐과 프로게스테론의 비율이면 자궁내막이 에스트로겐에 의해 과자극되는 것을 막을 수 있다는 사실이 증명되었다.[7]

내 경험으로 미루어볼 때 대부분의 여성들이 호르몬 대체요법을 이용한 피부관리를 선호한다. 피부를 젊게 만들고, 촉촉하게 하며, 호르몬 대체요법의 효과도 누리는 일석삼조의 효과가 있기 때문이다. 하지만 어떤 타입의 호르몬 대체요법이든 절대로 과용해서는 안 된다. 지나치게 많이 사용해서 호르몬 수치가 높아지면 유분 분비가 많아지고, 여드름이 생기며, 얼굴에 털이 나는 부작용이 따른다.

에스트로겐 크림 피부관리를 위해 에스트로겐을 사용하고 싶다면 의사에게 이런 목적에 합당한 양의 에스트로겐을 처방해달라고 부탁하라. 크림이나 연고에 에스트라디올이나 에스트리올을 소량 첨가해줄 것이다. 크림을 사용하면 에스트로겐 과잉으로 인한 부작용이 없어 안전하고 효과적이다. 1996년에 행해진 한 연구에서 에스트로겐

연고를 피부에 바른 결과 탄력성과 팽팽함이 현저히 향상되었으며, 에스트로겐이 수분을 증가시키고, 모공을 수축시키며, 깊은 주름살을 회복시킨다는 사실이 증명되었다. 이 연구에서는 연고 1g에 0.01%의 에스트라디올과 0.3%의 에스트리올이 첨가된 제품을 매일 얼굴과 목에 발랐다. 매달 혈액검사를 통해 에스트라디올과 난포자극 호르몬, 프롤락틴의 수치를 측정해본 결과 이 연고로 인한 심각한 호르몬 변화는 발견되지 않았다.[8]

프로게스테론 크림 많은 환자들이 2% 천연 프로게스테론 크림을 피부에 바른 결과 피부가 좋아지고, 여드름이 사라졌으며, 촉촉해지고, 주름살이 사라지는 효과를 경험했다. 당신도 같은 효과를 경험할 수 있으며 에스트로겐 크림과는 달리 처방이 필요없으므로 손쉽게 구할 수 있다.

피부를 위한 식품과 보충제

좋은 피부는 외부에서 비롯되는 게 아니다. 피부는 당신의 외부와 내부 건강의 거울이다. 항산화 비타민제를 복용하고 하루에 최소한 다섯 번은 과일이나 야채를 섭취하라. 이들 식품에 함유되어 있는 수백 가지의 물질 가운데 토마토의 리코펜이나 녹황색 채소의 루테인 같은 성분은 임상실험 결과 햇볕에 손상된 피부를 치유하고 손상을 예방해주는 것으로 밝혀졌다. 항산화제는 서로 시너지 효과가 있으므로 다양한 야채와 과일을 많이 섭취할수록 좋다.

중년에 호르몬 균형을 지켜주는 인슐린 조절 식생활도 피부의 탄력을 유지하는 데 도움이 된다. 과자나 사탕, 파이, 케이크, 정제된 탄수화물 빵 같은 고혈당지수 식품이나 카페인은 인슐린을 과다분비시켜 수분 정체를 일으키므로 가능하면 줄여라. 이 식품들은 피부에 영양을 주는 비타민과 무기질이 결여되어 있으며 재빨리 당분으로 분해되어 콜라겐층의 유연성을 떨어뜨린다. (이것이 바로 당뇨병 환자들이 혈당을 잘 관리하지 않을 경우 수정체에 콜라겐이 쌓이는 백내장이 발생하고 상처가 잘 아물지 않는 이유이다. 또 α-리포산의 복용이 당뇨병의 부작용을 완화하는 이유이기도 하다.)

섬유질 섬유질을 충분히 섭취하는지 점검해보라. 만성적인 변비보다 피부에 악영향을 미치는 요인은 없다. 나는 장이 제 기능을 회복하자 여드름이 감쪽같이 사라지는 경우를 많이 보았다. 가장 간단하고 효과적인 방법은 매일 아마인 가루 1/4컵을 먹는 것이다. 이 정도 양의 아마인에는 11g의 섬유질과 피부를 아름답게 해주는 오메가-3 지방산, 식물성 에스트로겐이 들어 있다. 항산화제인 과일과 야채에도 섬유질이 풍부하게 함유되어 있다.

물 매일 200ml의 컵으로 여덟 번 물을 마신다면 피부가 몰라보게 달라질 것이다.

생선 특히 연어, 정어리, 황새치 등에는 오메가-3 지방산과 DMAE가 풍부하게 함유되어 있다. 오메가-3 지방산은 우리 몸의 세포막을 형성하는 데 매우 중요한 작용을 하며, DMAE는 세포를 안정시키는 항산화제이다.

콩 여러 달 동안 콩 단백질(하루에 100~160mg의 콩 이소플라본)을 충분히 섭취하면 피부나 머리카락, 손톱에 윤기가 흐르는 효과도

볼 수 있다. 콩 보충제인 리바이벌을 복용했던 한 여성은 이런 편지를 보냈다. "리바이벌을 마신 지 2개월이 지나자 손톱이 단단해지고 윤기가 살아났으며 머리숱이 많아지고 피부가 매끄러워졌습니다. 정말 놀라운 일입니다." 콩에 함유된 식물성 에스트로겐은 얼굴이나 질조직, 뼈 등 우리 몸의 모든 콜라겐층을 강화시킨다.

피부보호제 앞서 7장에 소개했던 피부에 좋은 다양한 보충제 중에서 조효소 Q_{10}, 비타민 C와 E, 프로안토시아니딘, α-리포산 같은 항산화제가 특히 중요하다.

예를 들면 소나무 뿌리나 포도씨에서 추출한 프로안토시아니딘은 지나친 자외선으로 인한 피부손상을 막아준다는 연구 결과가 있

냉장고 식품을 이용하자

시간여유가 있다면 일 주일에 한두 번 냉장고에 있는 식품으로 신선한 항산화제나 과일산, 식물성 호르몬을 만들 수 있다. 당신이 가장 좋아하는 향기의 식품을 택하라. 피부에 유익할 뿐 아니라 아로마 요법의 효과도 얻을 수 있다. 요구르트를 얼굴에 바르면 유산 영양분을 공급할 수 있고 우유 단백질의 수분공급 효과도 거둘 수 있다. 과일을 갈아서 섞으면 더욱 좋다. (당분이 포함된 요구르트는 피부에 해롭다.)

나는 오이를 얇게 썰어서 눈 주위나 얼굴에 붙이는 것을 좋아한다. 긴장이 풀어지고 저녁만찬에 매끄러운 피부로 나갈 수 있다. 녹차 티백을 적셔서 눈에 붙이면 처진 눈꺼풀을 수축시킨다. 복숭아나 딸기, 사과 같은 신선한 과일을 갈아서 오트밀과 섞으면 훌륭한 과일팩이 된다. 이 밖에도 파슬리나 로즈마리, 바실, 백리향 등을 사용할 수 있다. 기억할 점은 피부가 이들 식품의 영양분을 섭취해서 새롭게 태어나는 데 15분이면 충분하므로 그 이상 시간을 낭비할 필요가 없다는 것이다.

다. 이 강력한 항산화제가 피부 세포핵의 특정부위에서 자외선 활성을 억제함으로써 햇볕 화상으로 인한 감염을 줄인다는 사실이 증명되었다.[9] 또 많은 사람들이 피부나 손톱, 머리카락이 건강해졌다고 증언했다. 하루 권장량은 40~120 mg이며, 나는 60~80 mg을 복용하고 있다.

우리 몸의 모든 세포에서 발견되는 조효소 Q_{10}은 지용성으로 세포막에 집중적으로 존재하여 유리기 손상을 막아준다. 이 항산화제는 피부가 자외선이나 기타 오염된 환경에 노출되었을 때 작용하는데 붉은살 고기, 연어, 견과류 등의 식품을 통해서 섭취하거나 필요한 부분에 발라주어야 한다. 조효소 Q_{10}은 α-리포산과 마찬가지로 세포의 신진대사를 돕기 때문에 α-리포산과 병행해서 사용하면 더욱 효과적이다. 하루 권장량은 30~100 mg이다. 독일의 한 연구에서는 조효소 Q_{10}이 들어 있는 크림을 얼굴에 바른 결과 주름살이 23%나 감소되는 효과가 나타났다.[10] 조효소 Q_{10} 크림은 건강식품점이나 일반 판매점에서 구할 수 있다.

비타민 E와 C도 자외선으로 인한 유리기 손상을 막아주는 효과가 있다. 이 효과를 위해 비타민 C는 단지 하루에 200 mg, 비타민 E는 1,000 IU가 필요하다.[11] 비타민 E는 토코트리에놀을 복용하면 한결 효과적이다.

중년의 여드름

감정적 스트레스나 영양결핍 등 면역계를 손상하는 요인은 무엇이든 여드름을 악화시킨다. 우리 몸이 안드로겐을 과다생성할 때도 호르몬의 균형이 깨져서 여드름 증상이 나타나며, 스트레스를 받을 때도 코르티솔이나 인슐린의 균형이 흔들려 피부에 악영향을 미친다. 폐경주위기가 되면 사춘기와 마찬가지로 호르몬 변동으로 감정의 기복이 심해지므로 이 시기에 피부발진이 자주 발생하는 것은 당연한 결과이다.

얼굴이 두껍지 못해 정체성을 확립하지 못하는가?

사춘기와 중년기는 개성화가 이루어지고 인간관계에서 자신의 정체성을 확립하는 중요한 전환기이다. 피부는 엄마와 아기가 처음 접촉하는 부위이며 전생애에 걸쳐 자신과 다른 사람 사이의 경계(한계)를 나타낸다. 일부 연구에서 피부질환은 다른 사람과의 관계에서 자신의 정체성을 확립하기 위한 과정이며 건전한 한계가 필요하다는 표현이라는 주장이 대두되었다.[12] 나도 이 의견에 동의한다.

호르몬이 비교적 안정되고 피부도 전성기를 누려야 할 30대 초반에 나는 여드름으로 고생했었다. 그것은 내게 당시의 삶에 대해 생각할 기회를 주었다. 나는 10대부터 피부에 별문제가 없었고 그 이후에도 규칙적으로 운동을 하고, 비타민을 복용하며, 자연식품을 섭취하려고 노력했기 때문에 그 나이에 갑자기 여드름이 난다는 게 이해되지 않았다. 그러나 그 당시에 나는 식이요법이나 심신의학에 대한 내 아이디어가 잘 받아들여지지 않는 곳에서 일하고 있었다. 나는 가능한 한 잘 맞추며 지내려고 애썼지만 때로는 나 자신을 보호하기 위해 스스로를 비하하는 농담을 해야만 할 때도 많았다. 나는 동료들의 인정을 받으려고 필사적으로 노력했으며, 얼굴이 두껍지 못해 내 아이디어나 믿음에 대한 비판을 앞질러 막으려고만 했다. 마침내 서른다섯 살이 되자 더이상 다른 사람들에게 맞추기 위해 에너지를 낭비할

> **여드름의 해부학**
>
> 1. DHEA나 테스토스테론 같은 안드로겐 호르몬이 피지선의 분비물 생성을 증가시킨다.
> 2. 피지가 피부의 단단한 바깥층(케라틴이 많은 세포층)이 빨리 교체되도록 만든다. 그 결과 모공이나 모낭이 죽은 세포나 유분으로 막히게 된다.
> 3. 프로피오니박테리움이라는 피부 박테리아가 피지를 먹어치워 자유지방산으로 분해한다.
> 4. 자유지방산이 면역계로부터 백혈구 세포와 다른 염증성 분자들(에이코사노이드)을 끌어들인다.
> 5. 그 결과 여드름이 생기게 된다.

필요가 없다는 것을 깨달았다. 그후 나는 영혼의 탐구에 몰두했고 굳은 신념을 가지고 〈여성 대 여성〉 건강센터를 창설했다. 그러자 4년 동안이나 나를 괴롭히던 여드름이 석 달도 못 되어 씻은 듯이 사라졌고 호르몬 변화가 심한 중년에도 결코 재발하지 않았다!

호르몬과 여드름

피지선의 활동은 DHEA나 테스토스테론 같은 안드로겐 호르몬에 의해 활성화되는 반면, 에스트로겐이나 난소의 제거(안드로겐 수치가 낮아짐)로 인해 위축된다.[13] 경구 피임약이 여드름 치료에 도움이 되는 것도 이 때문이다. 호르몬 수치가 여드름에 미치는 영향에는 개인차가 있다. 여드름이 유난히 심한 여성들은 호르몬 수치에 관계없이 선천적으로 안드로겐 민감성인 경우가 많다.

어른이든 아이든 피지선이 작으면 여드름이 나지 않는다. 여드름은 대개 피지선의 활동이 활발해지는 사춘기에 나기 시작하며 얼굴과 등, 가슴에 주로 나타난다. 내분비학자들은 그동안 여드름이 안드로겐 과다분비로 인한 호르몬성 질환이라고 주장해왔다. 모낭과 피지선은 에스트로겐을 테스토스테론으로 전환시킬 수 있는 $5-\alpha-$환원효소라는 특정효소를 가지고 있다. 따라서 일부 여성의 경우 폐경주위기를 맞았거나 과도한 호르몬 대체요법으로 에스트로겐 수치가 높아지면 여드름이 많아지기도 한다. 그러나 인체친화형 호르몬 요법을 사용하고 똑같은 식습관과 스트레스 환경에 있다 하더라도 사람에 따라 피부의 반응은 차이가 있다. 사람에 따라 치료법이 달라져야 하는 것도 이런 이유 때문이다.

자연요법

여드름이 심하지 않을 경우에는 다음에 소개하는 자연요법을 사용해보라. 그러나 심한 여드름으로 고생하고 있다면 아래의 방법이 도움이 되긴 하지만 전문가와 상담하는 것이 좋다.

여드름을 억제하는 식품을 섭취하라 섬유질이 많고 인슐린을 낮추어주는 식단이 좋다.(7장 참고) 혈당지수가 높은 탄수화물은 인슐린 과다의 원인이 되어 안드로겐 호르몬 수치의 변동을 초래한다. 많은 여성들이 식습관을 바꾸는 것만으로도 충분한 효과를 보고 있다.

보충제를 복용하라 매일 비타민과 무기질 보충제를 복용하라.(7장 참고) 아연과 비타민 C, 비타민 B군은 건강한 피부기능에 필수라는 사실이 입증되어 있다. 보충제를 잘 챙겨먹으면 머리카락이나 피부가 몰라보게 달라질 것이다.

과다한 체지방을 줄여라 체지방을 적정한 수준으로 줄여라. 과다한 체지방은 안드로겐 수치를 오르락내리락하게 만든다. 지방을 3~5kg만 줄여도 피지선에 영향을 주는 인슐린과 안드로겐 수치가 달라진다.

중년의 피부관리법에 따르라(445~447쪽 참고) 과일산 하나만으로도 여드름을 없앨 수 있다. 또 α-리포산도 여드름에 매우 효과적이며 여드름 자국을 없애는 데 도움이 된다.

효과적인 자가치료법 여드름이 나기 시작하면 밤에 자기 전에 차나무 오일을 발라보라. 오일 속의 항박테리아 성분의 작용으로 아침에 일어나면 여드름이 사라지고 없을 것이다. 매일 차나무 오일을 사용하는 여성도 있다.
베이킹 소다와 레몬 주스를 섞어 여드름에 바르는 것도 효과적이다. 베이킹 소다는 좋은 박피제이기도 하다.

블랙헤드를 없애자 한 달에 한 번은 전문 화장품으로 콧등을 덮고 있는 블랙헤드를 없애자. 비오레 같은 제품은 블랙헤드 제거에 효과적이지만 일 주일에 한 번 이상 사용하면 피부가 건조해진다.

약물요법

비타민 A 유도체 트레티노인(판매상표 : 레틴-A, 레틴-A 마이크로, 레노바)과 이소트레티노인(어큐테인)은 피부세포의 교체를 활성화하고 피지가 잘 빠져나와 모공이 막히지 않게 한다. 어큐테인은 경구용 비타민 A 유도체로 피지와 여드름을 발생시키는 박테리아를 강력하게 억제한다. 이 약은 다른 방법으로 치료되지 않는 심각한 여드름도 치료하는 강력한 효과가 있다. 매우 자극적이기 때문에 임산부나 임신을 시도하는 여성이 사용할 경우 기형아를 낳을 위험이 있다.[14]

과산화벤조일과 황 과산화벤조일이나 황이 포함된 로션, 크림, 겔은 항박테리아 기능이 있다. 과산화벤조일은 모낭에 침투해 산소를 생성함으로써 여드름을 일으키는 박테리아를 억제한다. 여드름을 억제하긴 하지만 피부에 지나치게 자극을 주는 단점이 있다.

항생제 테트라사이클린이나 에리트로마이신은 여드름의 원인이 되는 박테리아가 피지를 자유지방산으로 분해하지 못하도록 작용한다. 그러나 항생제는 장 속의 이로운 박테리아를 죽이므로 영양흡수율을 떨어뜨리고 설사나 이스트 감염을 일으킨다. 또 항생제 내성의 원인이 된다.

경구 피임약 경구 피임약은 종종 피지분비 감소제로 사용된다. 난소에서 호르몬을 생성하도록 명령하는 뇌의 신호를 감소시키기 때문이다. 다른 치료법이 없을 경우를 제외하고는 이 합성 호르몬제의 사용은 피하는 것이 좋다.

주사

주사Rosacea는 40, 50대 중년에게 흔히 나타나며 남성보다 여성에게 더 많다. 얼굴이나 가슴의 혈관이 확장되어 붉어지는 증상으로 붉은 혹이나 농포를 동반하기도 한다. 주사 환자의 피부를 현미경으로 관찰하면 수종, 확장된 혈관, 작고 붉은 혹 주위에 집중된 백혈구를 볼 수 있다. 주사는 감정적 스트레스가 심할 경우에 더욱 악화되기 때문에 감정과 피부 사이의 상관관계를 확실히 증명해준다. 주사와 감정적으로 흥분해서 붉어지는 현상을 비교한 심리학 연구에 따르면, 흥분이나 수치심, 당황함으로 얼굴이 붉어지는 현상은 정상적인 반응이지만, 주사는 감정이 지나치게 자주 오래 억제됨으로써 일어나는 비정상적인 반응이라는 것이다. 이런 증상을 보이는 사람들은 완벽주의자이거나 남의 칭찬을 몹시 갈구하는 타입이라는 것이 연구 결과 밝혀졌다. 지나치게 죄의식이나 수치심을 느끼는 사람들도 그러하다.[15] 따라서 현재와 같은 문화적 분위기에서 남성보다 여성에게 주사가 많이 나타나는 것은 당연한 현상이다.

셰럴의 경우―주사와 수치심

셰럴이 처음 나를 찾아온 것은 마흔두 살 때로 월경불순을 치료하기 위해서였다. 그녀에게는 피부과 전문의가 주사라는 진단을 내린, 코와 가슴 주위가 붉어지는 증상도 있었다. 그녀는 이 문제를 해결하기 위해 여러 가지 항생제를 사용했으나 아무 효과가 없었다. 그녀의 주사는 월경이 시작되기 전에 더욱 악화되곤 했는데, 월경이 불규칙해지면서 2주마다 나타났고 예고 없이 시작되었다.

나는 셰럴을 일 년 이상 치료하면서 그녀의 주사가 감정적 스트레스로 인한 증상이라는 것을 알았다. 셰럴은 오랫동안 많은 정신적 고통을 겪어왔다. 주사가 처음 나타나던 해에 그녀는 유부남인 교수와 그의 연구실에서 불륜의 관계를 갖곤 했다. 시간이 지나면서 그의 섹스 파트너가 자신만이 아니라는 사실을 알게 되자 그녀는 깊은 수치심을 느꼈다. 그녀는 어린 시절 아버지로부터 수년 동안 근친상간을 당한 경험도 있었다. 마침내 셰럴은 용기를 내어 근친상간 치료모임에 나갔으며 스스로도 치료를 시작했다. 식습관을 바꾸고 삶을 송

피부 트러블을 해결하는 심신접근법

주사나 중년의 여드름으로 고통받는 환자들의 정신적 원인을 설명한 글에 공감하는가? 자신이 수치심이나 불안감, 분노에 사로잡혀 있다는 생각이 드는가? 그렇다면 다음의 방법을 실천해보라.

1. 배로 숨을 깊이 들이마셔라. (우리는 강한 감정을 느낄 때 마치 그 감정을 받아들이지 않으려는 듯이 숨을 멈춘다.) 숨을 내쉰 다음 심호흡을 계속하라.
2. 눈을 감아라.
3. 당신이 감정을 느끼는 부위가 몸의 어디인지 가만히 느껴보라.
4. 당신의 느낌을 묘사해보라. 모양이나 색깔, 소리가 있는가?
5. 느낌을 바꾸려고 하지 말라. 있는 그대로 충분히 느껴라.
6. 이 과정을 거치는 동안 심호흡을 하면서 몸을 움직여라. 당신이 감정을 깊숙이 느끼고 제자리에 돌려놓을 수 있도록 도와줄 것이다.

당신은 무엇을 느꼈는가. 감정을 충분히 느끼는 순간 그 감정이 사라지는 것을 느꼈을 것이다. 혼란스러운 감정을 느낄 때마다 이 방법을 실천해보라. 외부의 도움 없이도 감정을 다스릴 수 있는 능력이 솟아날 것이다.

두리째 개조하기 시작했다. 몇 년이 지나자 셰럴은 강해지고 독립심을 갖게 되었다. 그리고 부도덕한 남자와 관계를 맺었던 자신을 용서하기 시작했다. 내면의 지혜에 귀를 기울이고 건강한 식생활과 운동을 통해 몸의 건강을 되찾자 그녀의 주사는 감쪽같이 사라졌다. 그녀는 예전의 부끄러운 기억을 떠올릴 때마다 얼굴이 달아오르지만 이제는 효과적으로 대처하는 기술과 자부심을 갖게 되었다.

치료법

주사를 치료하는 전통적인 방법은 메트로니다졸 같은 항생제를 복용하거나 스테로이드 연고를 해당부위에 발라 감염과, 농포로 인한 백혈구 축적을 감소시키는 것이다. 하지만 이런 방법으로는 붉어지는 피부를 해결할 수 없다. 그리고 장기적으로 사용할 경우에 감염이나 피부가 얇아지는 부작용이 있다. 이 밖에 발륨이나 아티반 같은 신경안정제를 사용하는 방법도 있다. 이 약들은 기분을 안정시키긴 하지만 중독성이 있다.

앞서 소개했던 니콜러스 페리콘 박사는 α-리포산 조제약이 주사에 매우 효과적이라고 밝혔다. 나는 요즘 주사 환자에게 α-리포산이 들어 있는 약품을 처방한다. 또 많은 여성들이 인슐린을 낮추는 식습관(7장 참고)을 실천함으로써 주사가 사라지는 것을 경험했다.

몸의 털과 머리카락

많은 여성들이 중년에 턱이나 코밑에 뻣뻣한 검은 털이 늘어나는 걸 발견한다. 매우 신경이 쓰이긴 하지만 이것은 에스트로겐에 비해 안드로겐 비율이 높아지기 때문에 생기는 지극히 정상적인 폐경주위기 과정이다. 안드로겐은 복숭아털 같은 솜털을 뻣뻣한 수염으로 바꾼다. 때로 얼굴에 털이 많이 나는 것은 다낭성 난소질환이라고 부르는 호르몬 불균형이 원인인 경우도 있다. 뻣뻣한 털은 또 정제된 탄수화물을 많이 섭취하는 여성에게도 흔히 나타나는데 탄수화물이 호르몬들을 안드로겐 호르몬으로 변화시키기 때문이다. 그러나 중년에 얼굴의 털이 많아지는 것은 호르몬이나 영양학적으로 문제가 있는 게 아니라 안드로겐 수치가 높아져서 일어나는 자연스러운 현상이다.

턱이나 코밑의 털을 뻣뻣하게 만드는 안드로겐 호르몬은 또한 머리나 다른 부위의 털을 빠지게 하는 원인이다. 안드로겐 호르몬은 머리의 모낭에 작용해서 모발 성장주기를 단축시킴으로써 머리카락이 가늘어지게 만든다. 그러나 어느 부위의 털이냐에 따라 안드로겐의 영향을 받는 정도가 다르다. 몸의 각 부위 모낭의 안드로겐 수용체는 그 숫자나 감응도가 각각 다르기 때문이다. 따라서 안드로겐이 머리카락을 가늘게 만들면서 얼굴의 털은 늘어나게 만들 수 있는 것이다. 안드로겐 감응도는 몸의 각 부위에 따라 다를 뿐만 아니라 사람마다 개인차가 있다. 어떤 여성은 안드로겐 수치가 낮아도 얼굴에 털이 나는가 하면 그렇지 않은 여성도 있다. 또 인종에 따라서도 차이가 있는데 머리색이나 피부색이 검은 사람은 금발이나 백색 피부보다 털이 많다.

털을 제거하는 방법

아무리 정상적인 현상이라고 하지만 여성들은 과다한 털을 없애고 싶어한다. 그러나 털을 뽑거나, 왁스를 사용하거나, 면도를 하는 것은 시간이 지나면서 모낭을 망가뜨려 오히려 영구적인 탈모를 힘들게 만든다. 영구적으로 털을 제거하기에 앞서 7장에 소개한 인슐린을 낮추는 식생활을 실천해보라. 그리고 일시적인 효과를 위해서 털을 짧게 깎거나 탈색하는 방법도 있다. 만일 영구적인 탈모를 원한다면 몸에 난 솜털 같은 비안드로겐성 털이 폐경주위기가 되면 안드로겐성으로 변할 수도 있다는 점을 염두에 두라. 즉, 턱이나 코밑의 뻣뻣한 털을 제거해도 스트레스를 받거나 안드로겐 호르몬이 증가하면 언제든지 다시 나올 수 있다. 이 밖에도 털은 당신이 사용하는 호르몬이나 식습관, 스트레스에 의해 무성해지기도 한다.

전기분해법 전기분해법은 숙련된 전문가의 손으로 바늘을 통해 전류를 모낭으로 흘려보내는 방법이다. 모낭을 확실히 파괴하여 다시 자라지 않게 하기 위해서는 한 곳에 여러 번 시도해야 한다. 전기분해법은 통증을 피할 수 없으므로 의사에게 EMLA라는 국소마취제를 부탁해서 시술 한 시간 전에 바르는 것이 좋다. 전기분해법 치료를 받고 나서 몇 주 혹은 몇 달이 지나면 털이 현저하게 줄어든다. 그러나 새로 나온 솜털이 또 뻣뻣한 털로 전환되기 때문에 매달 치료를 받아야 하며, 숙련된 의사에게 시술받아야 부작용이 없다.

레이저 요즘에는 털을 제거하는 레이저 기술이 발달해서 좋은 효과를 거두고 있다. 전기분해법과 마찬가지로 통증이 있으므로 국소마취제를 사용해야 한다. 레이저 기술은 빠르게 발전하는 분야이므로 유능한 전문가에게 시술을 받는 것이 중요하다.

조제약품 472쪽에서 소개할 탈모 방지제가 역설적으로 얼굴의 털을 없애는 데 효과적이다. 두 경우 모두 폐경기의 호르몬 변화로 인한 증상이기 때문이다. 특히 스피로놀락톤을 국소에 바를 경우 항안 드로겐 효과가 있다.

중년의 탈모

일부 여성들은 폐경주위기의 호르몬 변화로 탈모를 경험하지만 대부분의 여성들은 그렇지 않다. 탈모가 폐경기 증상이라고 말하는 것은 치매가 정상적인 노화현상이라고 말하는 것과 같다. 그럼에도 불구하고 폐경주위기의 탈모는 자신감과 자긍심을 손상하고 사교생활을 즐기는 데 핸디캡이 되는 매우 흔한 문제점이다.

남성의 대머리에 해당하는 여성의 원형탈모증은 중년이 되면 머리카락이 가늘어지고 많이 빠지기 때문에 생기는 증상이다. 여성들은 대부분 앞머리는 많지만 다른 부분의 머리카락이 가늘어지면서 빠진다. 폐경주위기 여성의 13%, 그리고 폐경기 이후 여성의 37%가 호르몬으로 인한 탈모로 고통받고 있다.

나는 최근 뉴스레터 독자인 에블린으로부터 다음과 같은 편지를 받았다.

천연 호르몬 대체요법에 대해 좀더 자세하게 알고 싶어 이 편지를 보냅니다. 나는 마흔네 살이던 작년 7월 자궁근종으로 인해 자궁적출술을 받았습니다. 의사는 프레마린을 처방해주었고 별문제 없이 그 약을 복용했습니다. 그러나 천연 호르몬 요법에 관한 책을 읽고 나서 하그로브 박사의 호르몬 요법(453쪽 참고)을 따르기로 결정하고 의사에게 필요한 처방을 받았습니다. 홍조를 치료하기 위해 하루에 호르몬 로션 4방울을 사용해왔는데 시간이 흐르면서 피부가 지성으로 바뀌고 여드름이 나기 시작했습니다. 더욱 심각한 것은 머리카락이 자꾸 빠진다는 것입니다.

혈액검사를 통해 갑상선 호르몬과 다른 호르몬 수치를 측정해봤지만 모두 정상이었고, 타액검사 결과 호르몬 수치는 건강한 젊은 여성보다 높았습니다. 나는 과다한 에스트로겐이 탈모의 원인이라는 걸 알기 때문에 사용량을 줄여보았습니다. 주치의는 자신이 20년 동안 성공적으로 처방해온 이전의 호르몬 요법으로 돌아가길 권합니다. 아직 결정을 내리지 못했지만 머리카락이 빠지지 않는 방법을 택하고 싶습니다. 이 문제의 해결책을 알려주시기 바랍니다.

에블린의 경우 에스트로겐이 안드로겐으로 전환되고 있으며 안드로겐 수치가 탈모를 일으킬 정도로 높은 게 분명했다. 따라서 피부가 지성으로 변하고 여드름이 나며 머리카락이 빠지는 것이다.

그녀가 사용하고 있는 하그로브 박사의 호르몬 요법이 많은 여성들에게 좋은 효과를 나타내고 있지만, 피부에 바르는 호르몬은 혈액에 바로 스며들기 때문에 경구용 호르몬에 비해 적은 양으로도 호르몬 수치가 높아질 수 있다. 나는 에블린에게 경구용 에스트로겐-프로게스테론 요법으로 바꾸든지, 에스트로겐과 프로게스테론 로션의 사용량을 줄이라고 제안했다. 아직 원인이 밝혀지진 않았지만 일부 여성들에게 경구용 호르몬제가 좀더 효과적인 경우가 있다. 그리고 에블린에게 식습관을 점검하여 정제된 탄수화물로 인한 인슐린 과다로 안드로겐 수치가 높아지지 않도록 하라고 당부했다. 홍조를 치료하고 뼈를 강화하기 위해 콩을 많이 섭취하는 것도 도움이 될 것이다. 콩에 들어 있는 식물성 호르몬은 그녀의 에스트로겐 수치를 낮출 것이고 따라서 안드로겐으로 전환되는 호르몬이 줄어들 것이다.

에블린처럼 안드로겐에 민감한 모낭을 가진 여성들은 어떤 호르몬 요법이든 안드로겐이 지나치면 탈모를 일으킬 수 있으며 호르몬제를 중단하면 탈모증상은 곧 사라진다. 그러나 호르몬으로 인한 모발손상은 일반적으로 호르몬 대체요법과는 큰 관계가 없으며 우리 몸 자체의 호르몬 분비가 균형을 잃을 때 생긴다.

내 경우에 안드로겐으로 인한 모발손상은 머리가 노랗게 변하는 것이었다. 이 증상은 호르몬 불균형의 신호로서, 많은 여성들이 한 번쯤 경험하는 증상이다. 앞서 밝혔듯이 폐경기 여성의 37%가 안드로겐 증가로 인해 머리카락이 가늘어지고, 10~15%는 여드름, 탈모, 상체비만(공 모양의 몸매), 인슐린 저항, 얼굴의 털 증가, 혈중 지방질 과다 등 안드로겐 과다 신드롬으로 인한 모든 증상을 경험하고 있다.

이것은 7장에 소개했던 X증후군과 비슷하며 다낭성 난소질환, 부신 분비과다, 유전적 요인, 과다한 체지방 등과 관계가 있다. 이 증상들은 심장혈관 질환이나 당뇨병을 일으키는 원인이기도 하므로 호르몬으로 인한 탈모는 좀더 심각한 문제를 예고하는 서곡이라 할 수 있다.

머리카락을 회복하는 방법

먼저 건강관리사에게 부탁해서 탈모를 일으키는 어떤 구조적인 원인이 있는지 검사해보라. 탈모의 원인을 확실히 규명해야 정확한 치료법을 선택할 수 있다.

호르몬 수치를 확인해보라. 탈모를 경험하는 여성들의 대부분은 안드로겐 수치가 정상이긴 하지만 당신의 수치가 나머지 비정상적인 범위에 포함될 수도 있지 않은가. 또 몸의 전체적인 안드로겐 수치는 정상이더라도 모낭이 안드로겐에 민감한 경우도 있다. 의사에게 갑상선, DHEA, 테스토스테론, 안드로스테네디온의 수치 검사를 부탁하

라. 안드로겐 과다 신드롬의 모든 증상이 나타날 경우에는 지방질 검사나 혈압, 혈당량을 측정하는 것도 잊지 말라.

호르몬 수치가 정상으로 나왔을 경우에도 다음의 방법을 실천해 보라.

- 7장에 소개한 호르몬 균형을 맞추어주는 식생활을 실천하라.
- 병원이나 건강센터에서 체지방을 측정해보고 비율이 30%를 넘을 경우 체지방을 줄여라. 체지방은 안드로겐 생산공장이며 인슐린이나 혈압, 혈중 지방질 수치를 높인다. 움직이지 않는 생활습관이나 정제된 탄수화물, 전이지방산이 많은 식습관에서 비롯된 과다한 체지방은 안드로겐으로 인한 탈모와 그 밖에 안드로겐과 관계된 문제점을 일으키는 핵심요소이다.
- 머리카락이 새로 나오게 하려면 비타민과 무기질 보충제를 복용하는 것이 좋다. (7장 참조)
- 한약재도 탁월한 효과가 있다. 특히 수오편 首烏片 Shou Wuu Pian 은 모발을 새로 돋아나게 하는 모발 촉진제이다. 내가 아는 한 침술사는 이 약을 여러 해 동안 복용한 결과 흰머리도 없어지고 머리숱이 많이 늘었다. (부록의 〈참고자료〉 참조)

미녹시딜과 트레티노인 미녹시딜은 최근 미국 식품의약국 FDA에서 모발 촉진효과를 공식적으로 인정받은 유일한 약품이다. 미녹시딜은 경구용 항고혈압제로 혈관을 확장시켜 혈압을 낮출 뿐 아니라 모발의 성장을 촉진한다. 작용과정이 확실히 규명되진 않았지만 필요한 부위에 바를 경우 모낭의 크기를 확대하고, 모낭의 성장기간을 연장하며, 피부의 혈액공급을 증가시키고, DNA 합성을 돕는다. 부작용은 거의 없으나 피부가 자극을 받거나 모발의 수명이 짧아지기도 한다. 한 연구에서 2% 미녹시딜 희석액을 40주 동안 사용한 결과 전체 머리카락의 40%가 증가하는 효과를 보였다.[16] 2% 미녹시딜 희석액에 0.025% 트레티노인(레틴-A)을 섞어서 매일 네 번씩 머리에 스프레이 한 결과 6개월이 지나자 참가 여성의 90%가 머리카락의 양과 질이 현저하게 향상되었다.[17]

호르몬성 탈모의 치료법 구조적인 호르몬 불균형을 바로잡는 조제약은 호르몬성 탈모를 겪는 일부 여성들에게 효과가 있다. 그러나 근본적인 원인—체지방, 잘못된 식습관, 운동부족 등—을 치료하지 않거나 내면을 치유하는 과정 없이 약에만 지나치게 의존해서는 안 된다. 다음에 소개하는 약품을 사용할 경우 적절한 식습관과 생활습관 변화를 병행하는 것이 중요하다.

경구 피임약(에티닐 에스트라디올 함유) 경구 피임약은 안드로겐으로 인한 탈모와 여드름에 효과가 있다. 이 약은 모낭과 피지선의 안드로겐 민감성을 감소시킨다.

덱사메타손 안드로겐 분비를 억제하는 강력한 스테로이드이기 때문에 머리카락이 빠지는 것을 방지해준다. 또 많은 여성들이 원형탈모증과 함께 겪는 여드름도 완화해준다. 하지만 코르티솔 과다로 인한 부작용, 즉 인슐린 증가, 피부와 뼈의 약화, 감염에 대한 민감성 증가 등을 일으킨다.

스피로놀락톤 경구용 또는 국소용 항안드로겐제이다. 경구용은 테스토스테론 수치를 감소시키고, 국소용은 모낭에 직접 영향을 미치는 안드로겐을 감소시킨다.

일부 여성의 경우 5장에 소개한 맞춤식 호르몬 대체요법이 호르몬 균형을 유지할 뿐만 아니라 안드로겐 과다를 완화하기도 한다.

모발 손질법

모발을 잘 유지하기 위해서 최선을 다하는 것도 중요하지만 있는 모발을 보기 좋게 손질하는 것도 중요하다.

전문가와 상의해서 자신에게 맞는 스타일을 찾도록 하라. 필요할 경우 피부과 의사를 찾아가 모발을 이식할 수도 있고 성형수술을 하는 방법도 있다.[18]

가늘어진 머리카락을 손질하는 몇 가지 방법을 소개한다.

- 자극이 약한 샴푸를 쓰되 이틀에 한 번 이상 사용하지 않는다.
- 젖었을 때 빗질을 하지 말라. 머리카락이 늘어난다.
- 머리카락을 비비지 말라. 머리카락이 상한다.
- 염소는 머리카락에 손상을 준다. 염소가 포함된 물은 필터를 사용해서 염소를 제거한 후에 사용하라.
- 미용사와 상의해서 머리카락의 볼륨을 살릴 수 있는 전용제품을 선택하라.

성형수술

경우에 따라서는 건강한 식습관과 피부손질만으로 자신의 얼굴에 만족하지 못할 수도 있다. 거울을 볼 때마다 눈에 거슬리는 부분이 있다면 성형수술을 생각해보라. 미용 치과수술로 멋진 미소를 갖고 싶거나, 늘 피곤해 보이게 만드는 눈 밑의 늘어진 부분을 제거하고 싶을 경우, 에너지를 낭비하게 만드는 부위를 성형하면 삶의 질이 향상된다. 많은 중년여성들이 치열교정을 하거나 티없는 피부를 갖기 위해 피부 박피를 하는 것도 이 때문이다. 미용 성형수술은 최근 들어 기술의 발달과 수요의 증가로 그 수가 급속히 증가하고 있다.

요즘에는 눈 주위나 늘어진 턱살을 수술하지 않고 자연스럽게 나이를 먹는 여성들을 찾아보기가 힘든 것 같다. 나이를 먹어도 눈이나 턱 주위가 늘어지지 않는 여성은 축복받은 사람이다. 그러나 주름살이나 눈꺼풀 수술, 피부 박피, 지방흡입술, 레이저 수술 등 아름다운 외모를 갖기 위해 성형수술을 할 수 있다는 것 또한 축복받은 일이다. 나는 여러 환자들에게 성형수술이나 피부과 수술을 추천한 결과 그들 모두가 100% 만족해하는 것을 보았다. (물론 공개적으로 얘기하지는 않지만.)

나는 〈여성 대 여성〉에서 일하면서 성형수술을 추천하는 것과 동시에 피부 심층 박피술을 개발했다. 우리는 진찰실에서 시술을 하고 환자를 집에서 4일 동안 보살펴주는 서비스를 제공했다. 나는 이것을 '누에고치'에 비유했다. 여성들이 상한 피부를 벗겨낸 후 약해져 있을 때 고치 안에서 안전하고 푸근하고 건강하게 지낸 다음 멋진 모습으로 날아오르게 해주는 것이다. 나에게는 수술을 받은 여성들을 충분히 만족시킬 의무가 있었다. 수술을 받은 환자들이 마지막날 베일을 벗는 기분으로 새롭게 변한 자신의 모습을 보면서 기뻐하는 모습은 항상 짜릿한 흥분을 자아내곤 했다. 원망과 우울증으로 얼룩졌던 지난날의 모습을 벗겨내고 새로운 모습으로 제2의 인생을 준비하는 것이다. 내가 치료했던 환자들은 내면의 치유를 먼저 거친 후에 달라진 내면에 어울리는 외모를 창조하는 과정을 밟았다.

한 환자는 유방절제술을 받고 일 년 후인 41세에 눈 밑의 늘어진 부분을 성형수술로 고쳤다. 그녀는 10년은 젊어 보였고, 달라진 외모는 아마도 그녀의 면역계에 영향을 미쳤을 것이다.

만일 당신이 성형수술을 고려하고 있거나 이미 계획을 세웠다면 몇 가지 주의점을 당부하고 싶다.

• 자신이 정말 원하는 수술인가? 남편이나 남자친구, 엄마의 권유에 못 이겨 수술하지는 말라. 나는 지난 수년간 수술을 받고자 하는 동기가 분명할 경우에 결과가 훨씬 좋다는 것을 확인했다.

• 의사를 잘 선정하라. 성형수술, 특히 레이저 수술은 의사에 따라 결과가 크게 다를 수 있다. 레이저 박피술은 잘하면 주름살 성형수술의 효과까지 기대할 수 있다.

• 비용이 싸다는 이유로 의사를 선택하지 말라. 성형수술이나 레이저 수술은 위험부담이 따른다. 비용이 싸기 때문에 최선을 다하지 않는다면 그만큼 위험이 커진다.

• 마음을 편하게 해주는 의사를 찾아가라. 자신에게 이렇게 물어보라. "이 의사는 거리낌없이 나를 맡길 수 있을 만큼 기술적, 인격적으로 믿을 만한 사람인가?" 좋은 의사는 당신에게 신뢰감을 줄 것이다. 불안한 마음이 든다면 다른 곳을 찾아가라. 한 친구가 코 성형수술을 하기 위해 의사를 찾아갔다. 그런데 의사는 자꾸만 그녀의 작은 가슴에 눈길을 주었다. 그녀는 가슴을 수술할 생각은 없었다. 이 의사는 기술이 좋기로 이름난 사람이었지만 점잖지 못한 태도로 환자를

불편하게 만들었다. 게다가 자기가 수술한 환자에 대해 얘기를 하고 다녔다. 친구는 물론 다른 의사에게 수술을 받았다. 기술이 훌륭한 것도 좋지만 신뢰할 만한 의사를 선택하라.

• 가능하면 수술을 주변에 알리지 말라. 가까운 친구들조차 성형수술에 대해 다른 견해를 가질 수 있으며 거주지역에 따라서도 인식의 차이가 크다. (미국에서는 남동부 사람들이 성형수술에 비교적 관대하다.)[19] 사람에 따라서는 성형수술을 받는 것이 지성적이지 못하다고 생각하는 경우도 있다. 굳이 알릴 필요가 있겠는가.

• 가능하다면 수술이 끝나고 완전히 회복될 때까지 집을 떠나 있는 게 좋다. 많은 환자들이 현관 벨이 울릴 때마다 부부싸움을 한 사람처럼 얼굴에 붕대를 두르고 나가는 걸 싫어했다.

• 충분히 회복할 시간을 가져라. 박피술이나 성형수술은 회복에 최소한 2주일이 걸린다. 이 기간 동안에는 일상생활을 잠시 접어두고 책을 읽거나 편히 쉬도록 하라. 수술부위뿐 아니라 마음도 빨리 회복될 것이다.

• 수술 후 최소한 3일은 편히 누워 지내라. 수술을 하고 나면 괜찮은 것 같아도 몸이 피곤하고 감정적으로도 약해져 있다. 편히 쉴 장소를 마련해 충분한 휴식을 취하라.

• 수술 후에 한약인 운남백약(산)을 하루 4알씩 복용하면 수술부위가 빨리 아문다. 또 수술 2주 전부터 수술 4주 후까지 비타민 C를

최소 2,000mg씩 복용하면 피부의 콜라겐층이 빨리 회복된다. 비타민 C 에스테르가 함유된 크림을 발라도 좋다.

• 성형수술이 당신의 인생을 바꿔주지는 않는다는 점을 명심하라. 아무리 외모가 아름답게 바뀌어도 내면이 불행한 생각으로 가득 차 있다면 수술실을 걸어나오기 전에 그 효과가 사라질 것이다. 어디에 있든지 유머와 즐거움과 기쁨을 가져다주는 사람은 갈수록 아름답게 보인다는 것을 잊지 말라.

정맥류

만일 당신에게 이미 정맥류가 나타났다면 그것을 해결하기 위해 어떤 방법이라도 동원하고 싶을 것이다. 정맥류는 외관상의 문제뿐만이 아니라 악화될 경우 밤에 다리에 무지근한 통증을 느낀다. 다행히도 이 증상을 예방하거나 치료할 수 있는 방법은 다양하다.

우선 정맥류가 무엇이고 왜 생기는지부터 알아보자. 정맥류란 팽창되고 뒤틀린 정맥이 피부 바로 아래에 자리잡는 증상이다. 그 원인은 혈액의 역류를 막는 정맥의 밸브가 제 기능을 발휘하지 못하기 때문이다. 피부 표면 가까이 뻗어 있는 정맥이 탄력성을 잃거나 밸브가 잘 닫히지 않으면 혈액이 역류하여 정맥에 고임으로써 피부 밑에 푸른 반점이 생기는 것이다. 정맥류는 푸른 핏줄이 벌레 모양으로 크게 나타날 수도 있고, 아주 작은 자줏빛을 띤 청색인 경우도 있다. 이 작은 '거미' 모양의 정맥류는 허벅지에 부채꼴로 나타난다. 정맥류는 크든 작든 혈액순환이 활발하지 못한 결과이다.

정맥류가 생기는 식습관

정맥류는 심장질환이나 유방암, 피부 트러블을 일으키는 식습관과 동일한 식생활, 즉 정제된 탄수화물이 많고 섬유질은 적은 식생활 때문에 발생한다. 이 같은 식습관은 미량 영양소 결핍, 체중과다, 변비, 복부 내 압력 증가 등을 일으키며 오래 계속되면 다리의 정맥에 무리한 압력을 가하게 된다.[20] 만성적인 기침이나 복부의 과다한 지방도 정맥류의 원인이 될 수 있다.

정맥류는 섬유질이 풍부한 자연식품을 많이 섭취하고 정제된 식품을 먹지 않는 아프리카 원주민들에게는 없는 증상이다. 그러나 대부분의 현대인은 다리에 최소한 한두 군데 정맥류가 나타날 위험에 처해 있다. 정맥류는 또 인생의 3대 전환기, 즉 월경이 시작될 때, 임신중, 폐경기가 시작될 때 호르몬 변화에 의해서 발생하기도 한다. 이때는 혈액의 흐름에 매우 민감하게 반응하는 시기로 정맥벽이 손상될 가능성이 높아진다. 호르몬 변화로 인한 정맥류는 20대에도 나타날 수 있다. 반면 남성의 경우는 호르몬과 관계없기 때문에 70세 무렵까지 어느 때나 고르게 나타난다.

정맥류 예방과 치료

다음에 소개하는 치료법을 참고로 정맥을 건강하게 만들어보자.

다리를 보호하자 이미 정맥류가 나타난 상태이거나 가족 중에 정맥류 환자가 있다면 오랫동안 서 있게 될 경우 신축성이 강한 스타킹으로 다리를 보호하라. 그리고 가능하면 다리를 높은 곳에 올려놓아라. 내 경우에도 정맥류 가족력이 있기 때문에 레지던트 시절 당직근

무릎 할 때 항상 압박 스타킹을 신곤 했다. 압박 스타킹은 많은 도움이 되었다. 당시에는 20대였지만 압박 스타킹을 신지 않고 밤새 서서 근무하면 다리가 쑤시고 발목이 부어오르기 일쑤였다. 만일 정맥류가 있다면 밴드 스타킹이나 무릎까지 오는 스타킹은 피하라. 스타킹의 밴드가 혈액의 흐름을 방해해서 정맥류를 악화시킬 수 있다.

에스트로겐을 과용하지 말라 에스트로겐 대체요법이 정맥류의 원인이 되진 않는 것으로 보이지만, 어떤 여성은 에스트로겐 보충제를 복용한 후 다리의 통증이 심해지고 정맥류가 악화되는 증상을 경험하기도 한다. 이럴 경우에는 에스트로겐 양을 줄여보라.

적절한 식습관으로 변비를 예방하라 정제된 탄수화물을 줄이고 섬유질과 물을 많이 섭취하는 게 좋다.

혈액순환이 잘되도록 근육을 움직여라 걷기, 자전거타기, 달리기, 수영 같은 율동적인 운동은 혈액순환을 활발하게 만들고 정맥의 혈액을 심장으로 돌려보내는 근육운동을 촉진한다. 나는 규칙적인 운동으로 정맥류를 치료하고 다리를 아름답게 가꾸는 여성들을 많이 보았다.

정맥의 내벽을 보호하자 '빌베리'라는 약초에는 플라보노이드 복합체인 안토시아노사이드가 함유되어 있는데 이 물질은 좋은 항산화제일 뿐만 아니라 미세혈관의 혈액순환을 촉진하고 정맥의 내벽을 보호하는 효능이 있다. 또한 이 물질은 혈소판 응집을 억제하는 프로스타사이클린이라는 호르몬을 증가시켜 혈액의 흐름을 원활하게 한다. 그리고 임신중의 정맥류를 예방하고 치료하는 데 탁월한 효과가 있음이 입증되었다.[21] 예방 차원이라면 하루에 160mg, 치료 차원이라면 하루에 480mg까지 복용해도 좋다. 블루베리, 블랙베리, 라즈베리(나무딸기)에 함유되어 있는 플라보노이드 복합체도 정맥을 보호하는 효과가 있다.

정맥벽을 매끄럽게 하자 여러 연구에 따르면 정맥류가 있는 사람은 정맥 내벽의 피브린을 분해하는 능력이 부족하다. 피브린은 혈액 응고에 관여하는 단백질인데, 플라스미노겐 활성화 효소에 의해 분해되지 않을 경우 정맥의 내벽에 달라붙어 벽을 울퉁불퉁하고 단단하게 만든다. 정상적인 정맥은 피브린을 분해하기에 충분한 플라스미노겐 활성화 효소를 가지고 있지만 정맥류가 되면 이 효소의 수치가 줄어든다.[22] 따라서 다른 방법으로 보충해야 한다.

파인애플에 함유되어 있는 브로멜란이란 물질은 피브린을 분해하는 플라스미노겐 활성화 효소와 비슷한 작용을 하는 것으로 밝혀졌다.[23] 브로멜란 보충제는 정맥류를 예방하거나 치료하는 데 도움이 된다. 하루 복용량은 125~450mg으로 공복에 하루 세 번 복용한다. 물론 파인애플을 통해 섭취할 수도 있다.

비타민 E를 보충하라 비타민 E 결핍은 정맥류를 악화시키기 때문에 매일 충분한 양을 복용하면 도움이 된다. 하루 복용량은 100~400IU이다.

수술과 경화요법(경화액 주사법)

위에 소개한 방법들이 효과가 없고 심한 통증이 계속된다면 정맥 절제술이나 경화요법을 권한다. 피부과 병원에서 시술하며 입원할 필요가 없는 경화요법은 경화액을 주입해서 정맥벽을 자극하여 정맥 밸브가 닫히게 만드는 것이다. 이 요법은 50년간 유럽에서 성공적으로 행해지고 있다. 수술을 하기 전에 우선 초음파를 이용해서 정맥절제술과 경화요법 중 어느 방법을 이용할지 판단하는 것이 좋다.

대부분의 경우 경화요법만으로 치료가 가능하다.[24] 그러나 허벅지부터 무릎 아래까지 길게 뻗은 커다란 정맥류는 경화요법만으로는 치료가 불가능하다. 정맥절제술은 다리 피부 바로 밑에 있는 확장되고 뒤틀린 정맥을 잡아맨 다음 제거하는 것이다. 이 수술은 마취가 필요하므로 입원해야 하며 대부분 수술을 하면 완쾌된다.

젊어지려는 필사적인 노력에도 불구하고 좀 늦거나 이르다는 차이가 있을 뿐 우리는 얼굴과 몸에 생기는 세월의 흔적을 피할 수 없다. 그러나 다행히도 중년이 되면 20대의 젊은 시절에 비해 자신의 모습을 있는 그대로 받아들이는 지혜를 터득하게 된다. 젊은 시절에는 체중을 몇 kg 줄이거나 코를 조금만 높여도 삶이 완벽해질 것이라고 믿지만 폐경주위기의 시련을 거치다 보면 자만심을 버리게 된다. 우리는 다리의 각선미가 완벽하지 않아도 건강하게 걸을 수 있다는 데 감사할 줄 알며, 눈가에 주름이 지더라도 웃을 수 있는 일에 마음껏 웃는 지혜를 갖게 된다. 얼마나 다행스러운 일인가!

12
뼈의 건강을 창조하자

— 삶을 꼿꼿하게, 몸을 꼿꼿하게

　　지난여름 나는 로큰롤의 여왕 티나 터너의 라이브 콘서트를 보러 갔었다. 뒷전으로 물러앉아 손자나 보며 소일하고 있을 예순이 넘은 나이에 그녀는 특유의 폭발적인 노래로 2시간 동안 무대를 휘어잡았다. 그녀 나이의 절반도 안 되는 백댄서들이 빛을 잃을 정도였다. 그녀의 열정적인 공연은 나이를 먹으면 스태미너가 떨어진다는 고정관념을 뒤집기에 충분했다. 나는 아직 10대인 딸들이 함께 공연을 보면서 여성의 놀라운 힘과 에너지를 공감할 수 있어서 기뻤다. 그날 밤 티나 터너의 공연을 보고 나서 폐경주위기 여성들도 쉬지 않고 근육을 단련하고 우리를 억누르는 사회적 인식을 극복할 수만 있다면 힘과 정력을 오랫동안 유지할 수 있다는 사실을 다시금 깨달았다.

　　티나 터너 — 그리고 자신의 삶을 개척해가는 수많은 중년의 여성들—는 골다공증에 대해 새로운 인식을 갖게 해주었다. 우리는 골다공증으로 인해 허리가 굽거나 등이 휜 여성들을 주위에서 쉽게 발견할 수 있다. 골다공증은 폐경주위기부터 본격적으로 시작되지만 그 영향은 더이상 손을 쓸 수 없는 20여 년 후에나 나타난다. 뼈의 건강을 유지하는 데에는 예방이 가장 중요하다. 예방은 폐경주위기부터 시작해야 한다.

골다공증

뼈의 손상은 아무런 자각증상 없이 조용히 시작된다. 골다공증의 초기증상을 골감소증이라고 부르는데, 이 증상이 발전해서 뼈에 구멍이 많아지고 깨지거나 부러지기 쉬운 골다공증이 되는 것이다. 골다공증은 치명적인 질환임을 명심하라. 4천만 명에 이르는 미국의 중년 여성들이 65세 이상이 되는 2020년에는 이들의 18~33%가 90세까지 고관절 골절로 고생하게 될 것이다. 그 가운데 12~20%는 그로 인한 합병증으로 사망하게 될 것이며(50세 여성의 고관절 골절로 인한 사망률은 유방암 사망률과 같다), 합병증으로 사망하지 않은 나머지 여성들 중 50%는 걷지 못해서 혼자 살아갈 수 없을 것이다.

골다공증은 또한 손목과 척추의 골절 가능성을 높이는데 그 결과 통증, 무능력, 외관손상이 발생한다. 척추골절은 척추가 내려앉는 증상으로 등이 곱사등처럼 구부러지게 된다. 만일 가족 중에 이런 사람이 있다면 미래의 당신 모습이 될 가능성이 있다.

미국에서 백인여성들은 거의 대부분 85세 무렵이 되면 적어도 하나 이상의 척추 결함을 보이게 된다.[1] 흑인은 그보다 수가 적고 아시

〈그림 15〉 여성의 척추골

(척추의 단면도)

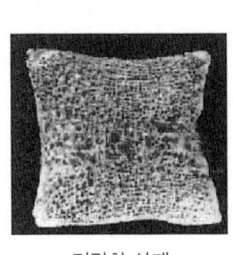
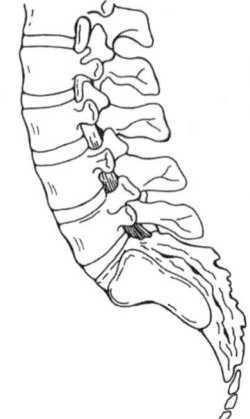
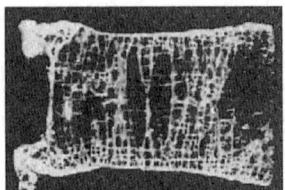

건강한 상태　　　　　　　　　　골다공증

아계 미국인은 그 중간이다. 이것은 피부색소가 많을수록 뼈를 받치는 콜라겐층이 두껍기 때문이다. 남성은 여성보다 뼈가 굵고 강한데, 첫째는 유전적 요인 때문이고 둘째는 뼈를 생성하는 테스토스테론 수치가 높아서이다. 남성이 골다공증에 걸리는 경우는 알코올 섭취나 스테로이드 사용으로 인한 것이며, 여성보다 늦은 나이에 나타난다. 최근 미국에서 골다공증으로 인한 병원비 지출은 일 년에 180억 달러에 달하고 그중 80%가 고관절 골절 치료에 쓰이며 환자 1인당 평균 3만 5천 달러가 드는 것으로 조사됐다.[2]

이 통계를 감안해볼 때 의사들이 왜 그렇게 에스트로겐이나 라록시펜(판매상표:에비스타), 알렌드로네이트(포사맥스) 같은 뼈 강화제를 자주 처방하는지 이해할 수 있다. 그러나 이 통계는 평균적인 수치이므로 당신에게 반드시 적용되는 것은 아니다. 나의 환자 중 80세인 한 여성은 골밀도가 25세 여성과 같았다. 그러나 정반대의 경우도 있었다. 요즘에는 뼈를 보호하고 유지하는 방법이 많이 개발되어서 선택의 폭이 넓어졌다.

우리의 뼈는 평생을 견딜 수 있다

우리 인간들, 특히 폐경 이후의 여성들에게 나이를 먹으면서 뼈가 약해지는 유전적 원인은 전혀 없다. 우리는 지구상에 사는 동안 태어나서 죽을 때까지 튼튼한 뼈를 유지하도록 만들어졌다. 현대 서구사회에서 퇴행성 질환으로 알려진 관상동맥 질환, 고혈압, 비만, 골다공증은 땅의 지혜와 더불어 살아가는 전통적인 생활방식을 가진 원주민들에게서는 발견되지 않는 질환이다. 그들은 제1감정센터 ―소속감과 정서적 안정감과 관련되어 있는 ―의 건강을 유지해주는 흙과 깊은 교감을 나누기 때문이다. 이 깊은 안정감은 우리의 뼈와 피와 면역계에 커다란 영향을 미친다.

그동안 남성 위주였던 사회가 여성의 몸을 신뢰할 수 없고 통제할 수 없는 존재로 인식해왔기 때문에 많은 여성들은 몸에 대해 유대감이나 안정감을 느끼지 못한다. 그 결과 골다공증 같은 제1감정센터의 질환이 발생하는 것이다. 또 우리 문화가 지나치게 날씬한 외모를 선호하기 때문에 뼈의 손실이 시작되는 나이가 갈수록 어려지는 것도 큰 문제점이다.

여기에 소개하는 뼈의 손실 예방법과 더불어 지구의 중력(하중을 지탱하는 운동)과 밝은 햇살은 뼈의 건강에 중요한 열쇠이다.

뼈의 건강은 어떻게 만들어지나?

건강하고 튼튼한 뼈를 유지하고 싶다면 우선 당신의 몸이 어떻게 뼈를 만들고 형태를 변화시키는지, 그 역동적이고 자연적인 과정을 알아야 한다. 골다공증을 일으키는 과정은 당신의 몸이 수백만 년간의 진화과정을 거치면서 생리적 균형을 유지하기 위해 창조해온 생존의 메커니즘이다. 따라서 당신이 몸의 근본적인 지혜를 깨닫는다면 이미 약해진 뼈도 강하게 만들 수 있다.

뼈의 신진대사는 건설과 파괴가 동시에 진행되는 복합적인 과정이다. 206개에 달하는 우리 몸의 뼈 속에는 콜라겐으로 단백질 구조물('뼈대')을 끊임없이 만들어내는 세포들이 자리잡고 있다. 혈액을 따라 온몸을 돌던 무기질이 이 단백질 구조물(콜라겐 기질)에 붙어 단단해지면 뼈가 만들어지는 것이다. 다른 한편 뼈 속에는 이 구조물을 파괴하는 세포도 있다. 한창 성장하는 어린 시절에는 뼈 건설세포가 파괴세포보다 우세하다. 그러나 나이를 먹으면서 이 균형은 점차 바뀐다. 여러 가지 원인—우울증, 비타민 D 부족, 뼈의 구성성분이 되는 무기질 부족, 스테로이드 사용—으로 뼈를 만드는 조골세포보다 뼈를 분해하는 파골세포가 우세해져 뼈가 약해지는 것이다.

뼈는 필수 무기질의 저장고이다

뼈는 모든 세포의 기능에 필요한 칼슘, 인, 마그네슘과 같은 무기질의 중요한 저장고이다. 칼슘을 예로 들어보자. 칼슘은 우리 몸에서 심장박동과 혈액응고에서부터 신경세포의 점화에 이르기까지 여러 과정을 조절한다. 혈중 칼슘 농도가 낮아지면 다음과 같은 일련의 복합적인 생리반응이 일어난다.

- 목의 부갑상선에서 부갑상선 호르몬을 분비한다.
- 부갑상선 호르몬은 신장을 자극하여 몸에 저장된 비타민 D를 활동적인 형태로 전환시키고 뼈의 표면에서 칼슘을 방출시킨다. 또 칼슘을 사용하는 뼈의 무기질화가 느려진다.
- 활성화된 비타민 D가 장에 작용하여 음식물로부터 칼슘의 흡수를 증가시키며, 신장을 자극해서 칼슘이 소변으로 배출되지 않도록 하고, 뼈에서 칼슘이 빠져나오는 것을 촉진한다.

혈중 칼슘 수치가 다시 정상으로 회복되면 이 모든 신진대사는 뒤바뀐다. 다른 필수 무기질의 경우도 비슷한 과정을 거친다.[3]

파골세포의 임무는 뼈를 미세한 입자로 분해하여 무기질을 혈액 속으로 방출하는 것이다. 매일 300mg 이상의 칼슘이 뼈에서 빠져나온다. 우리 몸의 전체적인 요구에 부응하여 뼈들이 끊임없이 분해되고 다시 만들어짐으로써 성인의 경우 뼈의 20%가 매년 교체된다. 보충되는 무기질보다 빠져나오는 무기질이 더 많으면 골밀도가 낮아지게 된다.

뼈는 형태를 변화시킴으로써 스트레스와 긴장에 적응한다

뼈세포의 놀라운 특징 중 하나는 뼈에 가해지는 스트레스의 양을 측정할 수 있다는 것이다. 정확한 과정이 모두 밝혀지지는 않았지만 뼈에 가해지는 스트레스가 미세한 전류를 일으켜 그 부위에 칼슘이나 다른 무기질을 끌어들이는 것으로 보인다. 이것은 수정 결정이 전자 기기나 시계에서 작용하는 원리인 압전효과와 비슷하다.

이 과정의 놀라운 점은 어느 뼈가 보강이 필요하고 어느 뼈가 축소가 필요한지 정확하게 파악한다는 것이다. 옛날부터 전해오는 "엉덩이뼈와 허벅지뼈는 연결되어 있다네."라는 노래가사는 두 뼈가 단순히 인접해 있다는 의미만은 아닌 것이다. 모든 세포와 마찬가지로 우리 몸의 뼈도 기능적으로 서로 연결되어 있다. 예를 들어 다리뼈에 어떤 긴장이 가해지면 단지 다리뼈만 보강되는 것이 아니라 척추와 어깨뼈의 골밀도까지 변화한다.[4] 뼈에 가해지는 규칙적인 스트레스는 뼈를 강하게 만드는 절대적인 요소이다. 한 예로 우주비행사가 경험하는 '체중이 없는 상태'(무중력 상태에서는 체중이 존재할 수 없다)는 침대에 오래 누워 있는 것과 마찬가지로 골밀도를 현저하게 떨어뜨린다는 사실이 입증된 바 있다.

이에 대한 한 가지 단서는 조골세포와 파골세포가 OPG(osteo-protegerine)와 OPG-리간드라는 단백질을 통해 서로 정보를 주고받는다는 것이다. 한 과학자는 이렇게 표현했다. "OPG-리간드는 차의 액셀러레이터와 같아서 계속 밟으면 뼈가 손상된다. OPG는 브레이크와 같아서 계속 작동시키면 뼈가 강해진다. 둘 사이의 균형이 뼈의 건강을 좌우한다."[5] 오늘날 많은 과학자들이 뼈를 손상하는 모든 물질은 OPG의 생성을 방해하거나 OPG-리간드의 생성을 촉진한다는 사실을 밝혀냈다. 예를 들면 부신피질 호르몬제인 프레드니손은 뼈를 급격하게 약화시킨다. 실험실에서 조골세포에 프레드니손을 처리해 보면 OPG 생성능력은 억제되고 OPG-리간드의 생성능력은 활성화되는 것을 볼 수 있다. 반면 에스트로겐은 조골세포를 자극해서 OPG의 생성을 촉진한다.

면역계와 뼈의 건강은 밀접한 관계가 있다. 둘 다 제1감정센터의 영향력 아래 있다는 점을 감안할 때 새삼스러운 일도 아니다. 파골세포와 백혈구는 동일한 골수세포에서 만들어진다. 류머티스성 관절염,

낭창(루푸스), 당뇨병, 다발성 경화증, 간염, 우울증, 림프종 등과 같이 뼈와 전혀 관계없어 보이는 질환들이 골다공증을 수반하는 이유도 이 때문이다. 과학자들은 면역계의 어느 곳에나 존재하는 비활동성 T세포를 자극하는 것이 OPG-리간드의 생성을 촉진한다는 사실을 밝혀냈다. 언제든 T세포가 활성화될 때마다(만성적인 감염이나 자가면역 장애 등으로) 뼈가 손실되는 것이다.

또한 조골세포와 파골세포는 에스트로겐, 테스토스테론, 갑상선 호르몬, 인슐린, 영양상태, 감정적 스트레스에 의해 생성되는 호르몬(코르티솔이나 노르에피네프린 등)의 영향을 받는다.[6] OPG-리간드는 파골세포나 '해로운' 에이코사노이드 같은 물질을 자극해서 연골조직을 손상시키는데, 이 과정이 지속되면 관절이 망가지거나 관절염으로 발전한다. 최근 들어 활동시간이 긴 OPG를 합성해서 파골세포를

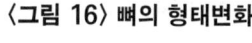

〈그림 16〉 뼈의 형태변화

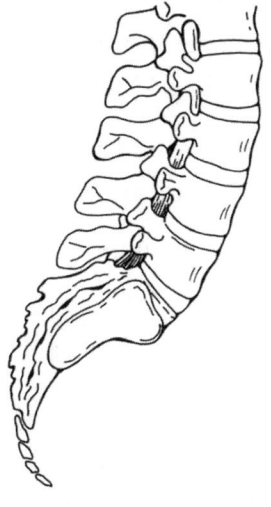

뼈의 형성
조골세포
(골밀도를 높임)

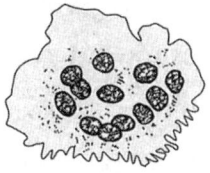

뼈의 손실
파골세포
(골밀도를 낮춤)

자극요인
• 프로게스테론
• 에스트로겐
• 테스토스테론
• 이소플라본
• SERM
• 비타민 D
• 운동

자극요인
• 면역계의 이상
• 우울증
• 움직이지 않는 것
• 영양부족
• 스테로이드 약품
• 호르몬 부족

억제함으로써 뼈의 손상을 방지하는 연구가 진행되고 있다.

생애주기에 따른 뼈의 발달과 쇠퇴

골격은 엄마 뱃속에서부터 만들어지기 시작하여 아동기, 사춘기, 청년기를 거치면서 발달한다. 크기와 밀도가 정상에 도달하는 시기는 대개 25~30세 무렵이다. 그 이후 여성들은 나이를 먹으면서 38%의 뼈가 손실되는 반면 남성들은 23%의 뼈만 손실된다.[7] 그러나 사람에 따라서는 뼈가 거의 손실되지 않는 경우도 있다.[8] 한 연구 결과 55~64세의 연령층에서 남성의 38%와 여성의 2%는 11년 동안 거의 뼈가 손실되지 않은 것으로 나타났다.[9] 대부분의 여성들은 에스트로겐 수치가 감소하기 훨씬 이전인 30대 후반부터 뼈가 약해지기 시작한다. 뼈 손실은 폐경주위기에 접어들면 가속화된다. 백인여성들은 일반적으로 폐경기가 시작된 후 5년 동안 매년 2~4%의 뼈가 손실되며 그 이후에는 손실이 급격히 완화되거나 사라진다.[10] 남성의 뼈 손실은 여성보다 훨씬 늦은 60대 후반부터 증가한다.

더욱 흥미있는 사실은 골밀도 감소 자체만으로는 골절이 일어나지 않는다는 점이다. 골밀도가 낮은 수많은 사람들이 거리를 활보하고 다니지만 그중에서 골절을 입는 사람은 극히 소수에 불과하다. 일본인의 고관절 골밀도는 미국인보다 현저히 낮지만 고관절 골절률은 2.5배나 적다. 더구나 일본인들은 미국인보다 칼슘을 적게 섭취한다.[11]

골절이 잘 일어나는 뼈와 그렇지 않은 뼈의 차이점은 무엇인가? 기본적인 뼈의 구조와 재생력 차이라고 할 수 있다. 골다공증에 걸린 사람도 일상생활의 스트레스와 피로를 견딜 만큼 충분한 양의 뼈를 가지고 있다. 연구 결과에 따르면 척추 골질의 50%를 잃은 사람도 일상적인 생활에 필요한 압력(무게)의 5배를 견딜 만큼 충분히 강하다는 것이다. 다시 말해서 뼈의 다른 기능에 이상이 없다면 골절은 일어나지 않는다. 이 말은 골밀도가 낮은 여성들에게 반드시 골절이 일어나지는 않는다는 뜻이다.

그러나 우리는 골다공증에 걸린 여성들이 큰 충격을 받지 않아도 쉽게 골절이 일어나는 경우를 많이 본다. 실제로 일부 여성들은 뚜렷한 이유 없이 고관절 골절을 일으켜 쓰러진다는 연구 결과가 있다. 골다공증으로 인한 골절은 뼈의 무기질 부족 이상의 다른 요인도 관련되어 있다. 즉, 뼈의 질이나 재생력 외에 뭔가 문제가 더 있는 게 분명하다.[12] 뼈의 질이 저하되는 원인은 영양결핍이나 운동부족, 인슐린과다 등이다.[13]

뼈의 해부학적 구조

뼈는 두 부분으로 구성되어 있다. 지주뼈(골소주)와 피질뼈(겉뼈)이다. 피질뼈는 겉의 단단한 부분으로 내부를 보호하는 역할을 하며 지주뼈보다 훨씬 더 석회화되어 있다. 지주뼈는 골수가 들어 있는 해면질의 조직인데 골수에서는 혈액세포가 만들어진다. 우리 몸의 모든 뼈는 80%가 피질뼈이고 20%가 지주뼈이다. 팔과 다리의 뼈는 대부분 피질뼈이고 고관절은 반반이며 척추와 갈비뼈, 턱, 손목 아래쪽 2/3부분은 대부분이 지주뼈이다. 골다공증으로 인한 골절이 척추와 손목에 먼저 일어나고 고관절에는 나중에 일어나는 원인은 지주뼈가 상대적으로 조직이 치밀하지 않고 작은 구멍이 많으며 표면적이 넓어서 골질의 손실이 쉽게 일어나기 때문이다.

뼈는 수백 kg의 압력을 견딜 수 있으며 비틀거나 돌려도 부러지지 않는 유연성이 있다. 이것은 뼈의 23%를 구성하고 있는 콜라겐 덕분이다. (콜라겐은 피부의 탄력과 두께에 영향을 미치는 바로 그 단백질이다. 얇은 피부는 또한 얇은 뼈와 관계가 있다.) 콜라겐 구조물에 결합한 무기질은 수정 결정체 같은 구조를 형성해서 뼈에 단단함과 힘을 부여한다.

사람은 모든 동물들이 그러하듯 평생 단단하고 강인한 뼈를 유지하도록 설계되었다. 우리는 20대에 최고의 골밀도를 유지하지만 나이를 먹는다고 골절이 일어날 만큼 뼈가 약해지지는 않는다. 그러나 운동부족이나 과다한 운동, 흡연, 잘못된 식습관, 신경성 식욕부진이나 대식증 등 그릇된 생활습관으로 인해 많은 여성들이 최고의 뼈 상태를 유지해야 할 20대에 뼈의 양이나 질이 부실해지고 있다. 따라서 뼈 잔고가 적자인 상태에서 폐경주위기에 들어서게 된다.

골다공증 교육 프로젝트의 책임자이자 〈건강한 뼈, 건강한 신체 : 에스트로겐과 칼슘을 넘어서 *Better Bones, Better Body : Beyond Estrogen and Calcium*〉라는 혁신적인 책의 저자인 의학 인류학자 수잔 브라운 Susan Brown 박사는, 현대 서구사회에 살고 있는 사람들의 뼈가 갈수록 약해져서 뼈의 건강이 심각한 위협을 받고 있다고 지적했다.[14] 또 다른 연구는 몇 세기 전의 여성들이 현대여성보다 뼈가 튼튼했으며 지금부터 1만 2천 년 전 서아시아 지역에 살았던 사람들은 현대인보다 골밀도가 20% 높았다는 사실을 밝혀냈다.[15]

당신의 뼈는 건강한가?

당신의 뼈가 얼마나 건강한지 알고 싶다면 다음 사항을 점검해보라. 위험요소가 하나도 해당되지 않으면 당신의 뼈는 걱정 없으며 현재의 생활방식을 잘 유지하는 것으로 충분하다. 그러나 여러 사항에 해당되고 나중에 늙어서 혼자 걷고 싶다면 당장 적절한 조치를 취해야 한다. 골다공증을 일으키는 요인들은 심장질환의 요인도 된다는 사실을 명심하라.[16] 뼈의 건강을 추구하면 심장의 건강에도 도움이 된다.

• 부모가 골다공증이라는 진단을 받았거나 고관절 골절을 경험한 적이 있는가? 골다공증 가족력이 있더라도 당신은 얼마든지 미리 예방할 수 있다.

• 백인이며 푸른 눈을 가졌는가? 유전적으로 볼 때 푸른 눈에 금발이나 빨간 머리는 갈색, 흑색, 황색, 붉은색 피부의 사람에 비해 뼈나 피부의 콜라겐층이 얇다. 따라서 무기질이 결합할 수 있는 뼈의 기질도 적다. 흑인여성은 백인여성에 비해 뼈와 콜라겐층이 두껍기 때문에 골다공증에 걸릴 위험이 적다.

• 키가 크거나 마른 체격에 체지방률이 18% 이하인가? 뼈가 가늘고 키가 큰 여성은 당연히 위험이 증가한다. 전체적인 뼈의 양이 상대적으로 적은 상태에서 폐경기를 맞으므로 골질손실의 부담이 더 크다. 더구나 체지방은 폐경기 전후에 에스트로겐을 생산하는 곳이다. 체지방이 적을수록 뼈에 도움이 되는 에스트로겐의 분비가 줄어든다.

• 담배를 피우는가? 담배연기는 난소에 매우 해로우며 호르몬 수치를 조기에 감소시킨다. 에스트로겐, 테스토스테론, 프로게스테론은 모두 뼈를 보호하는 기능이 있다.

• 집에서 지내는 시간이 많은가? 햇볕을 쬘 기회가 적은 여성은 태양에 그을린 피부에서 생성되는 천연 비타민 D가 부족하다. 비타민 D는 뼈의 건강에 매우 중요한 영양소이다. 햇볕과 건강한 뼈는 매우 밀접한 관계가 있으므로 뒤에 자세히 다루었다.

• 주로 앉아서 지내며 하루에 서 있는 시간이 4시간 이하인가? 뼈는 규칙적으로 수직적인 자극을 받아야 건강을 유지한다. 웨이트 트레이닝 같은 하중을 지탱하는 운동을 해야 뼈의 성장이 촉진되는데 앉아서 지내는 생활방식은 이와는 거리가 멀다. 많은 연구들이 침대에 누워만 있을 경우 골다공증이 생긴다는 사실을 입증하고 있다. 반면 에스트로겐 보충제를 복용하지 않는 폐경 이후의 여성도 웨이트 트레이닝을 하면 골밀도가 유지된다는 보고가 있다.

• 당신은 '날씬한 몸매 광신자'인가? 매일 운동을 하지 않으면 불안하고 초조해지는가? 이런 여성들은 체중감소를 위해 다이어트를 하며 매일 마라톤 같은 격렬한 운동을 한다. 심한 다이어트와 장기적인 과다한 운동은 무기질의 섭취와 흡수를 방해한다. 또 뇌와 몸과 호르몬 수치 사이의 절묘한 피드백 연결고리인 시상하부-뇌하수체 축을 혼란시킨다. 적절한 열량과 무기질을 섭취하지 않고 장기적으로 과다한 운동을 하는 발레리나, 체조선수, 축구선수, 육상선수 등에게는 스트레스성 골절이 잘 일어난다. 이 골절은 최근 들어 어린 육상선수들에게도 흔히 일어나는데 나중에 골다공증으로 발전할 가능성이 있다.

• 과다한 운동이나 신경성 식욕부진으로 인한 무월경 경력이 있는가?[17] 무월경은 우울증과 마찬가지로 시상하부-뇌하수체 축을 교란시킨다. 이것은 결국 에스트로겐, 안드로겐, 프로게스테론의 부족을 초래하며 골다공증이나 기타 질환을 일으키는 에이코사노이드의 작용을 촉진한다.[18]

• 하루에 25g 이상의 알코올을 마시는가? (맥주 360cc와 포도주 120cc에는 알코올 10g이 들어 있다.)[19] 알코올은 조골세포와 파골세포의 기능을 방해함으로써 새로운 뼈를 생성하고 오래된 뼈의 형태를 변화시키는 능력을 억제한다.[20]

• 간이 지나친 스트레스를 받고 있지 않는가? 에스트로겐을 분비하고 대사하는 능력은 연령에 관계없이 뼈의 성장과 건강에 필수적이다. 하루에 두 번 이상 알코올을 마시거나, 간에 부담을 주는 약(콜레스테롤 강하제 등)을 복용하거나, 바이러스성 간염에 걸리면 간의 스트레스 요인이 증가해서 뼈의 건강을 해치게 된다.

• 하루에 카페인을 지나치게 많이 섭취하지는 않는가? (커피 2잔 이상이나 콜라 1.8리터 이상을 마실 경우) 카페인은 칼슘을 소변으로 방출시키는 작용이 있다. 카페인을 많이 마실수록 그만큼 칼슘을 잃는 것이다. 칼슘의 섭취가 부족한 상태에서 카페인을 규칙적으로 마시면 장기적으로 심각한 뼈의 손실을 초래할 수 있다. 반면 칼슘이나 무기질의 섭취가 충분하다면 하루에 커피 한두 잔은 크게 문제될 것이 없다.

▶참고 차에도 카페인이 들어 있지만 녹차나 검은 홍차는 뼈의

밀도를 높여준다. 식물성 에스트로겐이 함유되어 있기 때문인 것으로 추정된다.

• 우울증을 오랫동안 앓고 있는가? 수많은 연구논문들이 우울증은 골다공증의 중요한 요인임을 증명하고 있다. 우울증이 있는 사람은 IL-6라는 면역계 물질의 수치가 높아져 파골세포가 필요 이상으로 자극된다. 또 우울증은 시상하부-뇌하수체-부신 축을 교란하고 코르티솔의 분비를 촉진함으로써 뼈 손실의 원인을 유발한다.[21]

• 식습관이 잘못되지 않았는가? 신선한 과일이나 야채를 적게 섭취하고 즉석식품과 가공식품을 많이 섭취하지 않는가? 이런 식습관은 단단한 뼈를 만들고 유지하는 데 필요한 무기질과 여러 영양소를 충분히 공급하지 못한다.[22]

• 난소 제거, 방사선 치료, 화학요법 등으로 인해 조기폐경을 겪거나 머리가 일찍 세지 않았는가? 어떤 이유에서든 조기폐경을 맞은 여성들은 스스로 충분한 양의 호르몬을 분비하기 전까지 호르몬 대체요법으로 보충하지 않으면 골다공증에 걸릴 위험이 커진다. 수술을 하지 않았는데도 조기에 폐경이 시작되거나 머리가 일찍 세는 것은 모낭이나 난소에 영향을 미치는 자가면역계의 반응이다. 그 원인은 아직 정확히 규명되지 않았다.

• 천식이나 낭창(루푸스)으로 인해 스테로이드 약품을 계속 복용하고 있는가? 스테로이드 약품은 피부와 뼈의 콜라겐층을 비롯한 우리 몸의 조직 파괴를 촉진한다.[23] 또 비타민 D에 대한 장의 감응도를

낮춤으로써 칼슘흡수를 저해한다.[24] 스테로이드를 장기복용하면 에스트로겐과 안드로겐 수치가 상당히 낮아지기도 한다.[25]

• 항경련제나 발륨, 리브리엄, 아티반 같은 신경안정제를 복용하고 있는가?[26] 이들 약품은 뼈의 신진대사를 방해한다.

• 6개월에 한 번씩 정기적으로 받는 골밀도 검사에서 나이에 비해 낮은 수치가 나왔는가?

• 갑상선 질환이 있는가? 갑상선 기능항진증에 걸린 여성은 골다공증에 걸릴 위험이 높다. 과다한 갑상선 호르몬(티록신)이 파골세포가 뼈를 파괴하도록 자극하기 때문이다. 또 갑상선 치료제를 과잉 복용할 경우에도 뼈의 건강이 악화된다. 갑상선 질환을 앓고 있다면 되도록 적은 양의 갑상선 대체요법을 사용하고 뼈의 건강에 도움이 될 프로그램을 병행하라.[27] (리다 아렘 Ridha Arem 박사의 책 〈갑상선 치료법 : 몸과 마음의 건강을 되찾는 심신 프로그램 The Thyroid Solution:A Mind-Body Program for Beating Depression and Regaining Your Emotional and Physical Health〉 참고)

골다공증에 걸릴 위험이 높게 나왔든 낮게 나왔든 간에 뼈도 다른 부분과 마찬가지로 살아 있고 변화, 발전하고 있다는 것을 인식하는 것이 중요하다. 즉, 식습관을 고치거나 약의 도움을 얻는 등 여러 가지 방법으로 뼈를 튼튼하게 할 수 있다는 뜻이다.

골밀도 검사

폐경기이든 아니든 관계없이 골밀도를 검사해보는 것은 매우 중요하다. 골절은 70세나 80세 전까지는 흔히 나타나지 않지만 잠재적인 문제점을 짚어보는 것은 지금 해야 할 일이다. 미국에서는 안타깝게도 많은 보험들이 골다공증으로 인한 골절을 당한 경우를 제외하고는 골밀도 검사비를 지급하지 않는다. 이것은 예방을 도외시하는 서구사회 의식구조의 전형적인 맹점이다. 그러나 나는 건강에는 예방이 최선이라는 점을 강조하고 싶다.

종골 골밀도 검사

나는 마흔여덟 살 때 처음 골밀도 분석기로 골밀도를 측정해보았다. 발을 따뜻한 물에 담근 상태에서 종골(발꿈치뼈)에 X선을 투사하여 골밀도를 측정하는 방법으로 매우 인상적인 경험이었다. (X선 대신 초음파를 이용하기도 한다.) 내 골밀도는 정상이었으나 평균수치와 비교한 결과 칼슘과 마그네슘이 부족했다. 이를 보충하기 위해서 밤에 한 번 먹던 보충제를 하루에 두 번으로 늘리고 여행중에 건너뛰던 무기질 보충제를 꾸준히 복용했다.

종골 골밀도 검사는 모든 연령층의 여성들을 위한 정확하고 저렴한 방법으로 인정받고 있다. 예를 들면 10대들도 지나친 다이어트로 골밀도가 얼마나 부족한지 측정할 수 있다. 종골 골밀도 검사는 의사의 처방 없이도 받을 수 있다.

DEXA 검사

이중에너지 골밀도 검사DEXA는 최근 가장 많이 사용하는 방법이다. 이 검사는 척추와 고관절에 X선을 투사하여 골밀도를 측정하는데, 측정된 수치는 해당연령의 정상적인 골밀도와 비교할 수 있도록 그래프로 표시된다. 미국 국립골다공증협회 NOF와 세계보건기구 WHO는 모두 정상수치를 기준곡선으로 정하고 이것을 0으로 삼아 골밀도를 표시한다. 이 곡선보다 낮으면 골밀도가 떨어지는 것이고 높으면 골밀도가 좋은 것이다. 다음 표는 골감소증과 골다공증에 대한 두 기관의 기준을 비교한 것이다.

골밀도 분류

	WHO	NOF
정상수치	0 ~ -1.0	0 ~ -1.0
골감소증	-1.0 ~ -2.5	-1.0 ~ -2.0
골다공증	-2.5 이하	-2.0 이하

*WHO, 〈폐경 이후 골절과 골다공증 위험률 평가를 위한 자료〉(제네바, 1994)

종골 골밀도 검사와 마찬가지로 DEXA 검사도 일정한 간격을 두고 여러 번 검사한 다음 종합적으로 검토한다. 한 번의 검사로는 골밀도가 증가하는지 감소하는지, 또는 그대로인지 파악할 수 없다. 뼈의 상태가 어떻게 달라졌으며 치료가 필요한지 여부를 정확히 파악하려면 적어도 6개월 간격으로 두 번 검사를 실시해야 한다. 예컨대 골다공증의 위험이 없는데도 뼈가 가는 여성은 DEXA 검사에서 낮은 수치가 나올 수 있다. 이 검사는 의사의 처방이 필요하며 기계에 따라 조금씩 차이가 날 수 있으므로 같은 기계로 측정해야 한다.

피부두께 검사

많은 연구논문들이 초음파를 이용한 피부두께 검사가 골밀도 검사와 마찬가지로 정확하게 골절의 위험을 예측할 수 있다고 밝혔다.[28] 피부두께 검사와 골밀도 검사를 병행하면 정확도를 더욱 높일 수 있다. 이 검사는 아직까지 흔히 사용되고 있지 않으나 의사에게 요청하면 받을 수 있다.

뼈의 부산물 검사(소변검사)

뼈가 파괴되면 소량의 콜라겐 부스러기가 소변으로 방출된다. 어느 정도의 부산물은 정상적인 현상이며 모든 사람들의 소변에는 콜라겐 조각들이 함유되어 있다. 만일 소변의 콜라겐 양이 급등하면 뼈가 빨리 손상되고 있는 것이다.[29]

결론

골밀도 검사와 소변검사는 서로 천생연분이다. 골밀도 검사는 뼈의 건강상태에 대한 기본적인 정보를 제공하며 뼈가 손실되고 있는지 강화되고 있는지 알기 위해서는 보통 6개월이 지나야 한다. 그러나 골질의 손실을 중단시키거나 새로운 뼈를 만드는 동안에도 골밀도 검사에서는 낮은 수치가 나올 수 있다.[30] 소변검사가 필요한 것은 바로 이런 경우이다. 소변검사는 뼈 손실이 일어나고 있는지 여부를 바로 알 수 있으며, 매달 검사해보면서 뼈가 강화되고 있는지도 파악할 수 있다. 일단 뼈에 이상이 없다는 결과가 나와도 1, 2년에 한 번씩은 소변검사를 받는 것이 좋다.

이러한 검사들은 중년여성들에게 늦기 전에 뼈 손실을 예방하고, 골다공증이 생기기 전에 골밀도를 증가시킬 기회를 준다. 증상이 나타나기 전에 건강을 미리 지킬 수 있도록 하는 것이다.

헬가의 경우─매일 운동을 하는데도 뼈가 손실되다

헬가가 처음 나를 찾아온 것은 쉰일곱 살 때로 월경이 멈춘 지 5년이 지난 후였다. 활동적이고 건강한 그녀는 매일 승마를 즐겼으며 많은 시간을 밖에서 보내고 힘든 일도 척척 해결했다. 담배는 피우지 않았고 술도 와인을 가끔 즐기는 정도였다. 그녀는 에스트로겐 요법을 원치 않았고 실제로 건강에 아무 문제가 없었다. 그녀가 온 것은 단지 전체적인 건강상태를 확인해두기 위해서였다.

헬가는 금발에 푸른 눈이었고 유난히 피부가 희었다. 뼈가 가늘고 마른 체형으로 162cm의 키에 몸무게는 48kg이었다. 골밀도 검사 결과 평균보다 약간 낮게 나왔지만 크게 신경쓸 정도는 아니었다. 그녀의 가냘픈 뼈대를 고려할 때 심각한 뼈 손실이 없어도 수치가 낮게 나올 수 있다고 생각했기 때문이다. 나는 뼈를 강화하는 방법을 알려주고 6개월 후 다시 검사해보자고 말했다. 6개월 후의 검사 결과는 처음보다 더 낮게 나왔지만 크게 걱정할 정도는 아니었다. 그러나 만전을 기하기 위해서 소변검사를 제안했다. 소변검사 결과 놀랍게도 그녀의 뼈 손실은 빠르게 진행되고 있었다.

그녀는 에스트로겐이나 다른 뼈 강화제들에 거부감이 있었으므로 나는 하루에 180mg의 콩 이소플라본을 섭취할 수 있는 콩제품을 권했다. 이 정도의 양이면 골밀도를 유지하기에 충분했다. 또 매일 천연 프로게스테론 크림을 30mg씩 바르라고 권했다.

건전한 생활방식을 따르고 있는 헬가의 뼈 손실은 우울증이나 상실감 같은 원인으로 인한 것이었다. 헬가는 서른 살에 스웨덴에서 미국으로 이민와서 미국인과 결혼하여 세 자녀를 낳았다. 그녀와 가족들은 정기적으로 스웨덴에 사는 그녀의 엄마를 방문하는 것을 매우 즐겼다. 그러나 얼마 전 엄마가 돌아가시자 스웨덴에는 가족이 아무도 없게 되었다. 설상가상으로 막내아이마저 얼마 전에 집을 떠났다. 나는 헬가에게 뼈의 건강은 급작스럽거나 돌이킬 수 없는 삶의 변화를 겪을 때 위협을 받을 수도 있다는 것을 설명해주었다. 헬가는 자제심이 강하고 냉철한 성격이었지만 지난해 커다란 슬픔에 빠졌었다는 것을 인정했다.

잃은 가족을 다른 사람으로 대신할 수 없고 이미 지난일을 돌이킬 수는 없지만 새로운 인간관계를 창조할 수는 있다. 나는 이미 운동을 하고 있는 그녀에게 다음과 같은 뼈를 강화하는 프로그램을 알려주고 콩 에스트로겐과 프로게스테론 크림을 처방하면서 모국인 스웨덴과 연결해줄 수 있는 친구를 찾아보라고 충고했다. 두 달 후 그녀의 소변검사 결과는 정상으로 돌아왔다. 뼈의 손실이 멈춘 것이다.

뼈를 강화하는 프로그램

아무리 위험요소가 많다 하더라도 뼈를 회복시키기에 너무 늦은 때는 없다. 나이가 90세이든 이미 심각한 뼈 손실을 겪고 있든 상관없다. 생명이 있는 한 당신의 뼈는 일상생활에 일일이 반응하며 살아 숨쉬는 기관이다. 우선 개선할 수 있는 것부터 살펴보자.

알코올과 카페인을 줄여라

담배를 끊어라 금연에는 침이 효과적이다.

7장에 소개한 폐경주위기의 식이요법을 따르라 하루에 최소한 5번은 과일과 야채를 먹어라. 이들 식품에는 칼륨과 붕소가 풍부해서 칼슘이 소변으로 배출되는 걸 억제함으로써 뼈의 건강을 지켜준다.[31]

식물성 에스트로겐을 섭취하라 콩과 아마인 가루는 에스트로겐의 보고이다. 최근의 연구 결과 콩 단백질을 규칙적으로 섭취하면 에스트로겐에 상당하는 뼈 보호효과를 얻을 수 있다는 것이 밝혀졌다.[32] 또 다른 연구에서는 폐경기 이후 여성 50명에게 매일 두유 3컵이나 볶은 콩 3줌을 제공하여 하루에 60~70mg의 이소플라본을 섭취하게 했는데, 12주 후 검사를 해본 결과 뼈의 형태를 구성하는 석회질이 13% 증가하고 뼈 손실의 주역인 파골세포가 14.5% 감소한 것으로 드러났다. 콩의 효과와 호르몬 대체요법을 일일이 비교한 연구는 없었지만, 에스트로겐에는 없는 뼈 형성기능이 콩 단백질에는 있다는 것은 분명하다.[33]

녹차를 마시자 녹차에는 특히 식물성 호르몬과 항산화제가 풍부하다. 연구 결과 정기적으로 녹차나 검은 홍차를 마시는 여성은 그렇지 않은 여성보다 뼈가 튼튼하다는 사실이 증명되었다.[34] 나는 디카페인 녹차를 만들어 냉장고에 넣어두고 하루 종일 마신다.

우울증을 치료하라 규칙적인 운동과 밝은 햇살을 쬐는 것만으로 우울증이 치료되기도 한다. 형광등을 사용하고 있다면 전초파장 전등으로 바꾸어라. 햇빛과는 달리 자외선이 없어 비타민 D 합성이나 칼슘의 흡수를 자극하진 못하지만 우울증이나 계절 증후군을 완화하는 데는 확실히 도움이 된다. 흥미로운 사실은 영양 보충제이자 항우울제 효과를 지닌 세인트존스워트가 면역계에 관련이 있는 IL-6라는 시토킨(해로운 에이코사노이드)의 수치를 낮추는 효과도 있다는 것이다. 이 물질의 수치가 정상이면 골밀도가 좋아진다. 항우울제도 이런 효과가 있는지는 분명치 않다.

호르몬 수치를 점검하라 많은 여성들이 폐경 이후에도 정상적인 테스토스테론 수치를 유지하고 있다. 따라서 호르몬을 보충하지 않더라도 골다공증에 대한 저항력이 있다. 일부 여성들은 폐경기 이후에도 에스트로겐 수치가 정상범위 내에서 유지된다. 이런 여성들은 골밀도를 위해 호르몬을 따로 보충할 필요가 없다.

뼈에 유익한 호르몬

에스트로겐 대체요법은 뼈의 손실을 막아주는 것으로 확인되었다. 실제로 에스트로겐의 효능 중 가장 먼저 미국 식품의약국FDA의 승인을 받은 것은 골다공증 예방이었다. 연구 결과 호르몬 대체요법은 골절위험을 50%나 감소시킨다는 사실이 증명되었다.[35] 그러나 건강한 뼈를 유지하기 위해서 모든 여성이 에스트로겐을 보충해야 한다는 의미는 아니다. 아무리 소량이라도 몸에서 에스트라디올이나 테스토스테론을 생성하는 여성들은 그렇지 않은 여성에 비해 골다공증에 걸릴 가능성이 크게 낮다.[36]

뼈는 에스트로겐 외에도 많은 요소들에 의해서 영향을 받는다는 사실을 명심하라. 미국 여성들의 경우 평생 동안 잃는 척추의 골질 손실량의 절반을 폐경기 이전에 잃는다는 사실이 연구 결과 드러났다.[37] 또 폐경기 전의 여성과 후의 여성은 척추와 고관절의 골밀도가 크게 다르다는 것을 증명하려고 했던 연구는 실패로 끝났다. 두 그룹의 여성들 사이에서 골질손실이나 뼈의 무기질 농도 모두 의미 있는 차이를 발견하지 못한 것이다.[38] 일부 전문가들은 여성의 전체 골격량 가운데 에스트로겐의 영향을 받는 비율은 10~15%에 불과할 것으로 추측하고 있다.[39] 그리고 에스트로겐 대체요법을 사용하는 여성 중 일부는 여전히 뼈가 손실되는 것으로 밝혀졌다.[40] 에스트로겐이 뼈의 건강에 중요한 역할을 하는 건 분명하지만 유익한 하나의 요소일 뿐이다. 나는 가능한 한 최소량의 에스트로겐을 복용하라고 권하고 싶다. 뼈를 보호하는 효과는 아주 적은 양이어도 유효하기 때문이다.

다음은 호르몬 수치를 낮추는 조건들이다. 해당사항이 있다면 호르몬 대체요법을 고려해보라.

- 일 년에 6개월 정도는 월경이 없다. 무월경 상태가 6개월에서 1년까지 지속된다.
- 수술이나 화학요법으로 인해 조기 폐경기를 맞았다.
- 스테로이드 약품을 사용하고 있다.
- 집안에 골다공증 환자가 많다. (엄마나 할머니가 골다공증이었다.)
- 골감소증이나 골다공증 진단을 받았다.

호르몬 대체요법은 사용하는 동안에만 골밀도를 유지시킨다는 사실을 잊지 말라. 중단하는 순간부터 다시 뼈의 손실이 시작된다. 운동도 마찬가지이다.

만일 에스트로겐이나 안드로겐을 사용할 수 없는 상황이라면 천연 프로게스테론을 크림이나 먹는 알약 형태로 고려할 수 있다. 합성 프로게스틴은 조골세포를 자극하는 것으로 입증되었으며 이러한 효과는 천연 프로게스테론 크림이나 알약도 마찬가지이다.[41] 2% 프로게스테론 크림이 안면홍조를 완화하는지 확인하는 연구에서, 첫해에는 참가자인 폐경주위기 여성들에게 뼈의 손실이 나타나지 않았으며 그렇다고 뼈의 양이 증가하지도 않았다. 장기적인 효과는 아직 연구 중이다.[42]

뼈에 좋은 영양소

뼈에 필요한 영양소, 특히 칼슘을 충분히 섭취하는 여성은 미국에서 전체의 11%에 불과한 것으로 조사되었다. 다음은 뼈를 튼튼하게 하는 데 꼭 필요한 영양소들이다. 당신은 매일 충분한 양을 섭취하고 있는가?

뼈를 강화하는 영양소

마그네슘	600~800mg (영농의 과학화로 식물의 마그네슘 함유량이 줄어들고 있기 때문에 보충제를 복용해야 한다)[43]
칼슘	600~1,200mg[44]
비타민 D	200~1,200IU (연령이 높아질수록 권장량이 늘어난다)
비타민 C	1,000~3,000mg
붕소	4~12mg[45]
아연	15mg
망간	2~5mg
구리	2~3mg
비타민 K	70~140mcg

칼슘 보충제

연구 결과 칼슘을 보충하면 뼈가 잘 형성되고 골절이 예방된다는 것이 명확하게 입증되었다.[46] 또 이미 골다공증 치료를 받고 있는 사람들에게 운동이나 비타민 D 보충, 호르몬 대체요법 등이 좀더 효과적으로 작용하도록 도와준다.

나는 흡수를 돕기 위해 아미노산과 킬레이트(결합)된 칼슘 보충제를 선호한다. 미세한 결정의 하이드록시아파티트도 칼슘의 좋은 공급원이다. 명심할 점은 칼슘을 마그네슘과 같이 섭취해야 한다는 것이다. 1:1이나 2:1의 비율이 바람직하다. (부록의 〈참고자료〉 참조)

오늘날에는 텀스가 칼슘 보충제로 홍보되고 있지만 내가 볼 때 좋은 선택은 아니다. 텀스는 위의 염산을 억제하는 제산제인데, 칼슘 흡수에는 염산이 필요하기 때문이다. 많은 사람들이 나이를 먹으면서 위산이 줄어 소화장애를 겪는 마당에 굳이 악화시킬 필요가 있겠는가? 또 텀스는 마그네슘이나 뼈에 유익한 다른 영양소를 함유하고 있지 않다. 마그네슘 결핍은 칼슘 부족만큼 뼈에 해로우며 두 영양소는 어느 한쪽이 부족하면 제 기능을 발휘하지 못하므로 함께 섭취해야

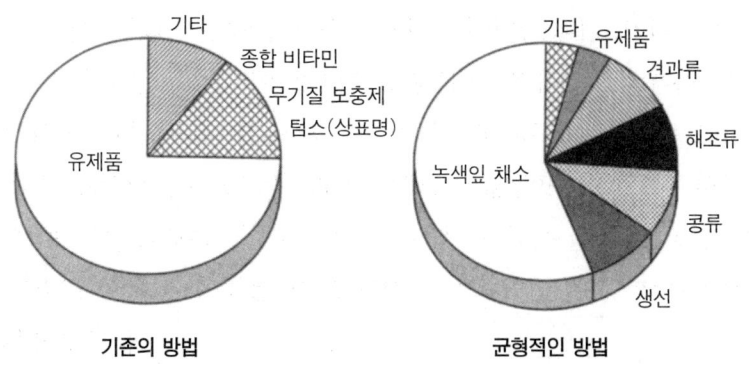

〈그림 17〉 칼슘의 공급원

칼슘이 많이 들어 있는 식품[48]

칼슘이 들어 있는 식품은 많다. 대표적인 것이 요구르트로 한 컵에 300mg의 칼슘이 들어 있다. 흔히 뼈에 가장 좋은 식품은 유제품이라고 알고 있지만 100g짜리 정어리 캔에는 300mg의 칼슘과 오메가-3 지방산이 다량 함유되어 있다.

구분	식품	양	칼슘량(mg)
녹색잎 채소 (조리된 상태)	콜라드잎	1컵	300
	야생 명아주와 양파	1컵	350
	브로콜리	1컵	150
	케일	1컵	179
	시금치	1컵	278
	무잎	1컵	229
	사탕무잎	1컵	165
	배추	1컵	200
	겨자잎	1컵	150
	대황잎	1컵	348
	물냉이(날것)	1컵	53
	파슬리(날것)	1컵	122
	민들레잎	1컵	147
해조류 (조리된 상태)	톳	1컵	610
	미역	1컵	520
	다시마	1컵	305
	우뭇가사리	1컵(말린 가루)	400
	홍조류	1컵(말린 것)	567
생선류 (뼈가 중요한 칼슘 공급원)	정어리(뼈와 함께)	100g(캔)	300
	연어(캔)	1컵	431
	굴(날것)	1컵	226
콩제품	두부	110g	80~150
	템페	110g	172
	가르반소콩(이집트콩)	1컵(익힌 것)	150

구분	식품	양	칼슘량(mg)
콩제품	검은콩 얼룩콩 토르틸라(옥수수빵)	1컵(익힌 것) 1컵(익힌 것) 2개	135 128 120
견과류와 씨앗	참깨(가루) 아몬드 해바라기씨 브라질넛 헤이즐넛	3Ts 1컵 1컵(껍질 벗긴 것) 1컵 1컵	300 300 174 260 282
기타	당밀 오렌지 주스(칼슘 보강) 광천수	1Ts 1컵 1리터	137 210 90~450(제품에 따라)

유제품	우유
	  크림을 뺀 것
	  온전한 제품
	치즈
	아이스밀크
	저지방 요구르트
	코티지 치즈(저지방)
		
		1컵
		1컵
		40g
		1컵
		1컵
		1컵
			
			300
			288
			300
			204
			294
			150

한다. 실제로 칼슘이 너무 많거나 적으면 식품에서 마그네슘을 흡수하는 능력이 현저히 떨어진다. 식생활에 관한 연구에 따르면 미국 여성의 80~85%가 마그네슘을 하루 권장량보다 적게 섭취하는 것으로 나타났다. 지나치게 많은 칼슘 섭취는 또한 망간의 섭취를 방해하고, 철의 흡수를 떨어뜨리며, 비타민 K의 합성을 저해하고, 대변을 통한 인의 배출을 증가시킨다. 이 밖에 제산제에 들어 있는 칼슘 형태인 탄산칼슘을 과다(매일 4~5g) 섭취할 경우 신장에 심각한 손상을 주는

밀크 알칼리 신드롬을 일으킬 수 있다.[47]

단백질과 칼슘의 관계

레이첼이라는 뉴스레터 독자가 많은 여성들이 궁금해하는 단백질에 대한 질문을 보냈다.

폐경주위기에 있는 50세의 중년여성입니다. 얼마 전 DEXA 골밀도 검사를 받은 결과 척추는 -2.0, 고관절은 -2.4라는 수치가 나왔습니다. 의사는 아직 명확한 진단을 내리지 않았지만 폐경기도 되기 전에 위험수위에 들게 된 건 아닌지 걱정됩니다. 나는 뼈대가 작은 편이고, 담배를 피웠지만 지금은 끊은 상태이며, 아버지가 골다공증에 걸리시는 등 위험요소가 많은 편입니다.

나는 호르몬 대체요법이나 포사맥스 같은 약 대신 식생활 개선이나 보충제, 운동 등을 통해 문제를 해결하고 싶습니다.

참고가 될까 해서 이제까지 해온 노력을 소개합니다. 일 주일에 최소한 다섯 번은 빨리 걷거나 웨이트 트레이닝을 하거나 태극권을 하고 있습니다. 골다공증에 대해 잘 아는 영양사를 찾으려고 했는데 쉽지가 않더군요. 그동안 읽었던 자료들에는 단백질을 많이 섭취하면 칼슘이 소변을 통해 방출되는 것을 촉진한다고 나와 있었습니다. 그러나 최근에 읽은 〈여성의 몸 여성의 지혜〉에서 이 주장에 이의를 제기하는 연구들을 접했습니다. 이 부분에 대해 좀더 자세히 설명해주시겠어요? 하루에 얼마나 많은 양의 단백질을 섭취해야 할까요? 동물성 단백질을 섭취해도 관계없는 건가요?

대부분의 영양사들이 골다공증이나 신장질환을 지나치게 단백질 탓으로 돌린다. 이런 입장을 뒷받침하는 연구들도 있다.[49] 그러나 비뇨기과 전문의이자 〈폐경기의 식생활 The Menopause Diet〉의 저자인 래리언 길레스피Larrian Gillespie 박사는 이런 연구들이 대부분 병원 환경에서 인슐린 의존성(제1형) 당뇨병이나 다른 병이 있는 환자들을 대상으로 실시되었음을 지적한다.[50] 건강한 사람이라도 과다한 단백질, 특히 붉은살 고기에 들어 있는 단백질은 소변으로 칼슘을 방출시키는 원인이 된다는 사실이 일부 연구에서 입증되긴 했지만, 지나친 스트레스나 알코올, 정제된 탄수화물에 의한 에이코사노이드의 불균형이 뼈에 미치는 영향에 비하면 미미한 수준이라는 것이다.

인간이 지구상에서 살아온 대부분의 기간 동안(약 1백만 년) 우리의 주식은 나무 열매나 씨앗, 제철 과일, 그리고 동물성 단백질이었다. 곡식과 유제품을 먹기 시작한 농경사회가 도래한 것은 불과 1만 년 전이다. 구석기시대의 영양상태를 조사한 연구에 따르면 수렵채취 사회 인류의 건강이 곡식 위주 사회보다 모든 면에서 나은 것으로 밝혀졌다. 골다공증이란 증상은 존재하지도 않았다.[51]

따라서 이런 결론을 내릴 수 있다. 우리 몸의 전체적인 건강에 유익한 양의 단백질이라면 뼈의 건강에도 유익하다. 미국 여성의 평균 체형인 키 160cm, 몸무게 63kg의 여성이라면 하루 세 번 매끼마다 27g(하루 전체양은 81g)의 단백질을 섭취하는 것이 좋다. 약 30g의 고기나 생선에는 7g의 단백질이 들어 있으므로 식사 때마다 120g을 섭취해야 한다. 계란에는 6g의 단백질이 들어 있으며 흰자에만 4g이 들어 있다. 단단한 치즈에는 30g당 6~7g, 부드러운 치즈에는 3~4g이 들어 있다. 코티지 치즈에는 1/4컵당 7g, 두부는 1/4컵당 10g의 단백질이 들어 있으므로 식사 때마다 단백질의 양을 대강 추정할 수 있다.

활동적인 사람은 움직이기 싫어하는 사람보다 더 많은 양의 단백질이 필요하며 체형이 큰 여성도 마찬가지이다. 다이어트나 잘못된 정보로 인해 많은 여성들이 단백질을 충분히 섭취하지 못하고 있다.

뼈에 좋은 약품

요즘에는 의사들이 골다공증이나 골감소증이 아닌데도 뼈의 양이 감소하는 것 같으면 무조건 뼈 보충제를 처방하는 경향이 있다. 물론 미리 예방하는 것은 바람직한 태도이지만 우리 몸의 지혜에 부응하는 안전하고 효과적인 대체요법이 얼마든지 많다.

여기 몇 가지 효과적인 보충제를 소개한다. 호르몬 대체요법과 마찬가지로 이 보충제도 사용중에만 효과를 거둘 수 있다.

포사맥스(알렌드로네이트) 이 비호르몬성 약품은 파골세포의 기능을 억제함으로써 뼈의 손상을 방지한다. 이 약은 에스트로겐과 마찬가지로 척추와 고관절의 골밀도를 증가시켜 척추 골절의 위험을 낮추는 것으로 밝혀졌다.[52] 이러한 골밀도의 증가가 실제로 고관절 골절을 줄이는지 여부에 대한 임상실험이 현재 진행중에 있다. 이와 유사한 임상실험에서 이 약은 연어에 함유된 칼시토닌보다 골밀도 증가 효과가 좋은 것으로 밝혀졌다.[53] 그러나 포사맥스는 구역질, 변비, 가슴 통증 같은 부작용이 따를 수도 있다. 연구 결과 참가자의 1/3이 위산으로 인한 불편한 증상을 호소했으며 1/8은 치료를 요할 정도였다. 심지어 일부는 심각한 식도궤양 증상까지 보였다.[54] 실험에 참가했던 여성의 50%가 일 년 안에 약의 복용을 중단했다. 그럼에도 불구하고 포사맥스는 다른 보충제나 치료법을 원치 않는 여성들에게 골다공증의 위험을 감소시키는 좋은 방법이다.

에비스타(라록시펜) 이 SERM(선택적 에스트로겐 수용체 조절자)은 타목시펜과 마찬가지로 뼈에는 에스트로겐과 같은 효과를 나타내지만 유방조직에서는 항에스트로겐 효과를 보인다. 에비스타는 뼈를 강화하고 척추 골절을 감소시키지만 고관절 골절의 위험을 낮추지는 못한다. 그 이유는 아직 명확히 규명되지 않았다.[55] 부작용으로는 안면홍조를 들 수 있다. 나는 이 약이 치매의 발병 가능성을 높이는지에 관심이 있다. 타목시펜과 마찬가지로 이 약은 뇌세포에 유익하게 작용하는 에스트로겐의 효능을 억제하기 때문이다.

연어 칼시토닌 이 보충제는 부갑상선 호르몬으로 주사약 또는 코로 흡입하는 두 가지 형태가 있다. 소변을 통한 칼슘 방출을 조절하며 골절 위험률을 감소시킨다. 부작용으로는 구역질과 홍조가 있다.

이프리플라본 천연 피토에스트로겐과 마찬가지로 이 합성 피토에스트로겐은 뼈의 질량을 증가시키고 손실을 막아준다. 에비스타나 포사맥스보다 안전하지만, 자연식품을 통해 천연 피토호르몬을 섭취하는 것이 더 좋지 않겠는가?

뼈를 강화하자

식습관이나 보충제, 호르몬 요법에 관계없이 웨이트 트레이닝이나 근육강화 운동은 뼈의 건강을 유지하는 데 상당히 도움이 된다. 당신은 규칙적으로 운동을 하고 있는가? 전체 미국 인구의 60%가 운동 부족이며 골다공증에 걸리는 인구비율이 크게 높아지는 것도 이 때문이다. 뼈가 약해지는 것은 노화 그 자체 때문이 아니란 사실을 명심하라. 대부분의 여성들이 운동을 하지 않고 근육을 사용하지 않는 것이 원인이다.

웨이트 트레이닝은 뼈의 무기질화와 형태변화 과정을 자극함으로써 뼈를 튼튼하게 만든다. 몸의 주요 근육들은 모두 그것을 받쳐주는 뼈에 힘줄로 연결되어 있으므로 근육이 수축할 때마다 그것을 지탱하는 뼈에 압력이 가해진다. 테니스 선수를 예로 들면 라켓을 드는 팔이 다른 팔보다 골밀도가 현저하게 높은 것으로 조사되었다. 요가와 태극권도 골밀도를 높여주지만 가장 뼈를 강화하는 운동은 아령이나 역도 같은 웨이트 리프팅이라는 연구 결과가 있다.

터프츠 대학의 미리엄 넬슨 Miriam Nelson 박사는 연구를 통해 웨이트 트레이닝이 뼈의 손실을 방지하는 데 얼마나 큰 역할을 하는지 보여주었다. 그는 폐경기가 지난 여성을 두 그룹으로 분리하고 양쪽 모두 에스트로겐 대체요법이나 뼈 강화제, 뼈에 도움이 되는 보충제 등을 전혀 공급하지 않았다. 두 그룹 모두 처음 시작할 때는 운동을 시키지 않았다. 그러나 점차 한 그룹은 운동을 시작한 반면 다른 그룹은 여전히 운동을 하지 않았다. 일 년이 지나자 일 주일에 두 번 40분씩 웨이트 트레이닝을 한 여성들은 여러 면에서 큰 차이를 보였다. 근력 테스트에서 30대 후반이나 40대 초반의 수치를 기록했으며, 다이어트를 하지 않았는데도 군살이 빠져 몸매가 날씬해졌다. 지방이 부피가 작은 근육으로 대치되어 적절한 균형이 이루어졌기 때문이다. 무엇보다도 큰 성과는 운동을 하지 않은 그룹의 여성들이 일 년 동안 2%의 골밀도 손실을 보인 데 반해 운동을 한 여성들은 오히려 1%가

증가했다는 사실이다.[56]

　운동으로 얻은 것은 튼튼해진 뼈만이 아니었다. 넬슨 박사는 웨이트 트레이닝을 한 여성들에게 매우 흥미로운 변화가 있었다고 지적했다. 나도 환자들을 치료하면서 무수히 경험했던 일이다. 웨이트 트레이닝을 한 여성들은 몇 주가 지나자 즐겁고 활기차고 자신감에 넘치는 모습으로 변한 것이다. 근육이 강해지면 강해질수록 그들의 내면도 활기 있고 대담해졌다. 그들은 연구에 충실하기 위해 다른 몸매 관리 프로그램은 전혀 하지 않았다. 그러나 운동을 하지 않는 그룹의 여성들에게는 카누를 타거나 인라인 스케이팅이나 춤을 즐기는 것이 허락되었다. 넬슨 박사는 또 웨이트 트레이닝이 유산소 운동과 마찬가지로 우울증과 관절염 치료에도 효과가 있음을 확인했다.[57]

　건강해지는 기쁨과 유익함은 일일이 열거할 수 없을 정도로 많다. 건강을 위해 규칙적인 운동을 하라. 운동은 우리에게 활력과 힘과 매력을 되돌려줌으로써 세월을 거슬러 올라가게 해준다. 나이가 얼마이든 건강상태가 어떻든 간에 운동은 모든 것을 향상시키고 삶의 활력소를 제공해줄 것이다. 1994년 한 연구에서 요양소에 있는 평균연령 87세인 노인들을 대상으로 운동 프로그램을 실시했다. 한 그룹은 일 주일에 세 번 하루에 45분씩 고관절과 무릎을 강화하는 운동을 한 결과 10주가 지나자 근력이 100% 이상 증가되었다. 반면 운동을 하지 않은 그룹은 그동안 근력이 1% 정도 감소되었다. 운동을 통한 근력의 향상은 나이, 성별, 병력, 체력에 관계없이 확실했다. 근력강화 트레이닝을 받은 노인 중 일부는 전에 사용하던 보행보조기 대신 지팡이 하나에 의지해서 걸을 수 있었다. 운동은 또 계단을 오르거나 빨리 걷는 능력은 물론 모든 신체활동 능력을 높여준다.[58]

　요양소에서 치료를 받던 80대 노인들에게도 이런 놀라운 결과가 나타났는데 50세의 건강한 여성이라면 어떤 결과를 얻겠는가. 현재의 중년여성의 평균수명은 앞으로 최소한 85세는 될 것이다. 중년이면 아직 근육과 뼈가 건재하며 얼마든지 건강한 앞날이 보장되어 있다. 어떤 약품이나 혁신적인 기술, 유전학적인 발전도 당신에게 건강을 가져다줄 수는 없다. 규칙적인 운동을 하는 여성은 그렇지 않은 여성보다 수명이 6년 길다는 통계가 나와 있다. 바쁘다는 핑계로 운동을 미루고 있다면 그만큼 수명이 단축되는 것이다. 활기차게 거리를 활보하는 대신 보조기에 의지해 다리를 끌며 걷고 싶은가. 그리고 6년이나 일찍 죽는다는 건 억울하지 않은가.

내가 아는 여성들은 모두 운동할 시간이 없을 만큼 바쁘다. 언제나 할 일이 산더미처럼 쌓여 있는데 어떻게 운동할 시간을 낸단 말인가. 그러나 할 일이 없어질 때까지 기다린다는 건 기적을 바라는 것과 같다. 팔을 뻗어 역기를 들기 전에는 근육이 키워질 수 없는 것과 마찬가지로 운동도 이를 닦거나 샤워를 하는 것처럼 일상의 일부로 생각하지 않는다면 영원히 시작할 수 없다. 운동을 하려면 우선 마음가짐부터 바꿔야 한다. 어떤 핑계도 당신의 생명보다 소중할 순 없다.

사고방식을 바꾸자

내가 이 글을 쓰는 시간에도 일흔넷 되신 우리 엄마는 그 경험과 노련함을 높이 평가하는 30대 여성들을 이끌고 뉴욕 북동부의 애디론 산으로 등반대를 떠났다. 많은 여성들이 조용히 은퇴생활을 즐길 나이에 엄마는 등반대를 인솔하기까지 한다. 여행을 떠나기 이틀 전 엄마는 아침 6시에 일어나 내가 자란 농장의 커다란 잔디밭을 깎고 넓은 정원에 물을 주고 테니스를 두 게임 뛰었다. 그리고 몇 시간이나 차를 몰아 친척이 있는 양로원을 방문하고 돌아와서 자기 전에 18홀짜리 골프를 쳤다.

　우리 엄마의 정력은 남달라서 나를 비롯한 보통 여성들이 기준으로 삼기에는 무리가 있다. 엄마의 지칠 줄 모르는 활력과 힘을 보면서 신체적 한계나 나약함은 나이 때문이 아니라는 믿음을 가지게 된다. 이런 믿음은 엄마 뱃속에서부터 물려받았다. 엄마는 임신중에는 물론 아이들이 태어난 후에도 등에 업고 스키와 등산을 즐겼던 것이다.

　이런 유산에도 불구하고 나는 스포츠나 몸관리에 그렇게 적극적이지 못하다. 엄마나 다른 형제들과 달리 나는 스키 슬로프에서 시간을 보내거나 무거운 짐을 짊어지고 산을 오르지 못한다. 겨울에는 벽난로 옆에서, 여름에는 나무 그늘 밑에서 책 읽는 걸 더 좋아한다. 사춘기 시절, 나는 영화에서 본 것처럼 크리스마스 아침에 온 가족이 둘러앉아 코코아를 마시며 정겨운 이야기를 나누는 장면을 꿈꾸곤 했다. 하지만 이런 내 꿈은 아랑곳없이, 우리 가족들은 선물을 풀어보기가 바쁘게 친척들이 도착하는 저녁 전에 스키장에 다녀오기 위해 문으로 달려나가곤 했다. 내가 바라던 가족간의 정을 나누려면 그들과 동참하는 길밖에 없었다. 덕분에 나는 스키를 매우 잘 타게 되었다.

　그러나 나는 어떤 스포츠든 아무리 노력해도 엄마나 형제들의 실력을 따라갈 수가 없었다. 열세 살 나던 해 여름, 나는 6주 동안 혼자서 헛간 벽을 치며 테니스를 익혀야 했다. 아버지가 해준 유일한 코치는 "너는 라켓을 꼭 빗자루처럼 휘두르는구나."라는 말이었다. 이 말은 스포츠에 대한 내 열등감을 가중시켰다. 중년으로 접어들면서 나는 이 짐을 벗기로 결심하고 대신 역기―그리고 내면의 통찰력―를 들기 시작했다. 그리고 마흔다섯 살에 운동을 위해서보다 과거의 상처를 치유하기 위해 다시 테니스 강습을 받았다. 여름이 끝날 무렵 나는 비로소 테니스라는 게임을 제대로 즐길 수 있게 되었다. 그후부터는 엄마와 오빠들과 복식 게임까지 즐길 수 있었다. 얼마나 신났겠는가!

건강관리 전문가이자 〈신체, 정신, 스포츠 Body, Mind, Sports〉의 저자인 존 듀일라드 John Douillard 박사는 전체 여성의 50%가 학교 체육시간에 느낀 신체적 능력부족을 통해 최초의 실패를 경험하고, 이때 느낀 신체적인 열등감은 평생을 지배한다고 지적했다. 폐경 주위기를 맞아 스스로 이렇게 반문해보라. "여섯 살 때 엄마의 말에서 받았던 상처나 고등학교 시절 체육시간에 느꼈던 열등감 때문에 내 건강이나 행복에 그늘이 드리워지길 바라는가?"

일기를 펼치고 열한 살부터 열세 살까지 주로 했던 놀이나 스포츠에 대해 생각나는 대로 적어보라. 어떤 운동을 좋아했는가? 어떤 놀이를 할 때 즐거웠는가? 체육시간에 대한 기억은 어떤가? 운동에 대한 집안 분위기는 어땠는가? 당신 나이 또래 여성들의 신체적 능력

운동을 시작하자

- 당신은 활동적인 성격인가? 신나게 춤추고, 달리고, 수영과 점프를 즐기던 시절을 회상해보라. 이런 기쁨을 느낀 게 언제였는가?
- 하루 종일 신나게 논 후 느끼는 나른한 기쁨을 맛본 게 언제였는가? 온종일 스키를 타거나 등산을 하고, 물살을 가르며 항해하고, 신나게 몸을 흔들며 춤추고, 스케이트를 타며 시간 가는 줄 모르고 즐기던 기분을 기억하는가?
- 어린 시절 어떤 놀이를 좋아했는가? 10대 시절에는?
- 지금 운동을 하지 않는다면 그 이유는 무엇인가?
- 운동할 시간이 없을 만큼 바쁜가? 아니면 다른 이유인가?

에 대해 어떻게 생각하는가? 나이가 일흔다섯 혹은 아흔이 된다면 어떻게 변하겠는가? 어머니나 할머니의 체력은 어느 정도였는가? 체육관으로 걸어 들어갈 때 어떤 기분을 느끼는가?

친구이자 동료인 모나 리자 슐츠 박사는 타고난 체력을 여러 번 개조하는 과정을 거쳐 마침내 건강한 몸을 얻었다. 그녀가 어렸을 때 주말이 되면 가족들은 뉴잉글랜드에 있는 산기슭까지 차를 몰고 가서 샌드위치를 먹으며 놀다 돌아오는 게 고작이었다. 그녀는 산 정상까지 올라보는 게 꿈이었다. 그러나 아버지는 두통과 가슴 통증으로, 어머니는 요통으로 거동이 자유롭지 못했다. 열여섯 살 때 그녀는 스키를 타고 싶어했다. 그러나 어머니는 "스키장에 가려면 다시는 엄마 얼굴 볼 생각 마라. 그만큼 아빠 엄마 애간장을 태우고도 부족하니?"라며 강력히 반대했다. (그 나이에 이미 그녀는 척추측만수술을 받았다.) 그래도 그녀는 스키장에 갔고 점차 육상과 자전거경주 같은 경쟁종목의 선수가 됨으로써 신체적으로 나약한 가족에게서 벗어나 자신의 잠재력을 증명해보고 싶어했다. 가족에게 받는 스트레스를 푸는 해결책이기도 했다. 비록 척추가 그녀의 활동을 끊임없이 방해했지만 그녀는 도전의지를 굽히지 않았다. 그녀는 걷고, 자전거 타고, 여러 장비로 체력단련을 한 덕에 지금은 건강을 유지하고 있다.

즐겁게 할 수 있는 운동

나는 내게 맞는 체력단련법을 통해, 그리고 가족이나 사회적 인식에 연연하지 않고 자신의 운동능력이나 힘이 어느 정도인지 깨달음으로써 과거의 체력단련 패턴을 바꿀 수 있었다. 중년이 되어서야 비로소 자신의 부족한 운동능력을 인정하게 된 것이다. 당신에게도 필요한 과정이므로 이렇게 자문해보라. "내가 하고 싶은 운동은 무엇인가?" 나는 가족들과 달리 운동신경이 발달하지 않았다는 것을 깨달음으로써 내게 맞는 삶을 찾을 수 있었다. 그렇다고 운동을 포기했다는 말은 아니다. 내게 맞는 프로그램을 따르게 된 것이다.

당신이 늙어서까지 즐길 수 있는 운동을 찾아라. 태권도든 태극권이든 어떤 운동이라도 상관없으니 자신에게 맞는 것을 택하라. 나는 여러 해 동안 조깅을 한 적이 있다. 1970년대와 1980년대 유행처럼 번지던 운동이었다. 학교 교정이나 동네를 규칙적으로 뛰었으나 아무리 열심히 달려도 뛰는 기쁨을 느낄 수가 없었고 오히려 점점 싫어졌다. 마침내 나는 뛰는 것을 그만두었다.

요즘 나는 하고 싶은 운동만 한다. 나는 필라테스를 좋아한다. 조지프 필라테스에 의해 개발된 심신단련 프로그램인데 정신과 근육 강화, 호흡, 스트레칭을 동시에 할 수 있다. 이 운동을 시작하고 2년 동안 나는 여러 면에서 크게 달라졌다. 필라테스는 다른 심신단련 운동과 마찬가지로 몸과 마음을 모두 변화시킨다. 나는 또 〈더 펌 The Firm〉이라는 비디오를 따라 역기를 가지고 에어로빅을 한다. (부록의 〈참고자료〉 참조) 역기 무게가 늘어갈 때마다 보람을 느끼고 무거운 것을 번쩍 들어올리는 순간 깊은 쾌감을 느낀다. 나는 비상시에 비행기 유리창쯤은 가볍게 깨뜨릴 수 있는 슈퍼우먼으로 변하고 있다! 강력한 근육은 강인한 자신감을 가져다준다.

루스의 경우―더이상 붙박이로 살지 않다

55세인 루스는 각종 통증과 불면증으로 나를 찾아왔다. 그녀는 다섯 아이를 낳아 길렀으며 관청의 비서직에서 곧 은퇴할 예정이라고 했다. 그녀는 운동과는 담을 쌓고 지내는 타입이었다. 골밀도 검사 결과, 몇 해 전 과다출혈로 자궁적출술을 받은 후 에스트로겐을 계속 보충해왔음에도 평균보다 수치가 낮게 나타났다. 나는 루스에게 식이요법과 보충제를 처방해주면서 운동을 권했다. 움직이기 싫어하는 그녀의 생활태도는 멋진 노후에 대한 꿈을 위협하고 있었다.

루스는 마침내 친구들과 아침 산책을 하기로 결심했다. 석 달이 지나자 다이어트를 하지 않았는데도 체중이 5kg이나 줄고, 여기저기 쑤시고 아프던 증상이 사라졌으며, 불면증도 치료되었다. 그후 그녀는 남편과 함께 스키와 등산을 즐기기 시작했다. 나는 루스에게 웨이트 트레이닝을 권했으며 그녀의 골밀도는 더이상 나빠지지 않고 있다. 이제 체력단련과 야외운동은 그녀 삶의 일부가 되었다.

어디에서부터 시작할까?

아직 웨이트 트레이닝 같은 운동을 시작할 자신이 없으면 한 달 동안 하루에 10분씩 아무 운동이나 시작하라. 좋아하는 음악을 틀어놓고 춤을 추며 집안을 돌아다니는 것도 좋다. 휠체어에 앉아 있는 처지라도 윗몸은 움직일 수 있지 않은가. 어떤 이유이든 평계에 불과하다. 한 달이 지나면 틀림없이 춤추는 시간을 기다리게 될 것이다. 춤은 간단한 운동이지만 인간이면 누구나 갖고 있는 강력한 본능, 즉 움직이고 싶어하는 본능을 일깨워준다.

운동은 전염성이 있다. 집안을 돌며 춤추다 보면 근육이 점점 깨어나 좀더 강한 자극을 바라게 된다. 고양이나 강아지를 안고 춤을 출 수도 있다. (이것도 결국 웨이트 트레이닝 아닌가!) 춤을 추면서 천천히 코로 숨을 들이쉬고 내쉬어보라. 이렇게 하면 폐의 아랫부분이 확장되면서 유연해진다. 코로 숨쉬는 것이 힘들더라도 포기하지 말라. 시간이 지날수록 폐가 튼튼하고 유연해질 것이다. 호흡과 맥박이 지나치게 빨라질 정도로 무리하는 것은 좋지 않다. 매일 조금씩 빨리, 그리고 깊숙이 움직여라. 몸을 움직이는 것 자체만으로 뼈를 튼튼하게 만들 수 있다.

외부시설을 이용하라

한 달 동안 댄스를 즐겼다면 어느 정도 움직이는 습관이 몸에 익었을 것이다. 이제 웨이트 트레이닝을 시작해야 할 시기이다. 가까운 사회체육센터나 헬스클럽에 가서 전문가의 도움을 받아 트레이닝 프로그램을 짜라. 방법을 몸에 익히면 나중에 집에서도 할 수 있다.

집에서 운동을 하느냐 체육시설을 이용하느냐는 자신의 생활방식이나 성격에 맞추어 선택하면 된다. 나는 두 방법을 다 사용하는데 둘 다 장단점이 있다. 외부의 체육시설을 이용하면 전화나 다른 사람의 방해를 피할 수 있고, 모든 여건이 잘 구비되어 있으므로 운동에 몰두할 수 있다. 그러나 오가는 시간의 낭비가 많은 단점이 있다. 나는 요즘 일 주일에 2번 한 시간씩 필라테스 센터에 나가 전문가의 지도를 받고, 일 주일에 2번은 30분 동안 집에서 연습한다. 그리고 일 주일에 2번 한 시간씩 비디오를 보며 에어로빅 웨이트 트레이닝을 한다. 또 정기적으로 45분 정도 걷는다. 물론 이런 여러 운동에 항상 시간을 충분히 할애할 수는 없지만 다행히 폐경주위기는 어느 때보다 나를 위한 시간이 많기에 가능하다. 나는 점점 운동하는 게 좋아진다.

매일 손쉽게 할 수 있는 운동

매일 틈나는 대로 체력을 키울 수 있는 간단한 방법을 소개한다. 전화를 받는 중이나 자투리 시간을 이용해서 실천해보라. 근육을 강화시키는 데 많은 도움이 될 것이다.

발가락으로 서기 벽을 마주 보고 30cm 정도 떨어져 다리를 어깨 넓이로 벌리고 서라. 균형을 유지하기 위해 손가락으로 벽을 가볍게 짚어라. (익숙해지면 벽을 짚지 않고도 할 수 있다.) 그리고 가능한 한 높이 발뒤꿈치를 들어라. 정상적으로 호흡하면서 셋까지 센 다음 천천히 내려라. 심호흡을 한 다음 다시 시작하라. 이렇게 여덟 번 되풀이하라. 시간이 지날수록 발뒤꿈치를 드는 시간이 늘어날 것이다.

발뒤꿈치로 서기 벽을 마주 보고 손으로 벽을 짚어라. 천천히 발가락을 들어 발뒤꿈치로 선 다음 셋을 세라. 천천히 발가락을 내리고 심호흡을 한 다음 다시 시작하라. 이렇게 여덟 번 되풀이하면 시간이 흐르면서 발뒤꿈치로 서 있는 시간을 30초까지 늘릴 수 있다.

발가락이나 발뒤꿈치로 서기는 자신의 몸무게를 이용해서 다리의 힘을 기르고 균형감각과 유연성을 키워준다.

팔굽혀펴기 대부분의 여성들이 싫어하지만 상체를 강화시키는 데 더이상 좋은 운동은 없다. 벽을 짚고 팔굽혀펴기를 하면 좀더 쉽게 시작할 수 있다. 벽에서 1m 정도 떨어져 선 다음 손바닥을 벽에 대고 팔을 굽혀라. 벽을 밀며 일어나 등과 머리가 다리와 직선이 되게 하라. 여덟 번씩 세 차례 되풀이하라.

벽에 대고 팔굽혀펴기가 수월해지면 이번에는 바닥에서 무릎 팔굽혀펴기를 해보자. 손과 무릎으로 바닥을 짚은 다음 팔을 굽혀 가슴이 최대한 바닥에 닿게 하라. 천천히 호흡하며 여덟 번씩 두 차례 반복하라.

무릎 팔굽혀펴기에 익숙해지면 이제 본격적인 팔굽혀펴기에 들어가자. 머리와 척추, 다리가 일직선이 되게 하는 것이 중요하다. 엉덩이가 올라가지 않도록 유의하고 머리를 숙이지 말라. 처음에는 네 번 하고 쉬지만 점차 여덟 번까지 계속하라. 여덟 번씩 두 차례 반복하는 것이 효과적이다.

아령들기 TV 앞에 아령을 준비하라. 좋아하는 드라마나 코미디 프로를 보면서 아령을 위로 들어올리거나 팔을 굽혔다 폈다 하며 움직여보라. 핵심은 당신이 언제나 규칙적으로 할 수 있는 곳에 아령을 두는 것이다.

천천히 하라. 사랑과 존경심을 가지고 자신의 몸에 집중하며 관찰하고 느껴보라. 아령을 들어올릴 때마다 자신의 몸에게 좀더 깊이 호흡해도 좋은지, 무게를 늘려도 좋은지 물어보라. 몸의 반응을 무시하고 무조건 밀어붙이지 말라. 잘되는 날은 더 하고, 하기 싫으면 그만두라. 운동은 훈련임에 틀림없지만, 규칙적으로 하기로 마음먹었다면 즐거운 마음으로 하도록 하라. 운동에 가장 좋은 동기는 역시 기쁨과 즐거움, 그리고 당신의 몸으로부터 비롯되는 어떤 깨달음이다.

햇볕과 뼈의 건강

우리는 끊임없이 햇볕의 위험성에 대해 경고받고 있다. 자외선에 오래 노출되면 피부가 일찍 노화되고 심할 경우 피부암을 일으키기도 한다. 물론 자외선의 악영향이 충분히 입증되긴 했지만, 일 년 동안 태양이 작열하는 기간이 그리 길지 않은 북쪽지방에 사는 사람들에게는 좀 과장된 감이 있다. 대략 보스턴에서 시카고를 거쳐 캘리포니아에 이르는 경계선(북위 40도 정도) 북쪽의 여성들은 폐경기 이후 매년 겨울마다 뼈의 양이 3~4%씩 줄어드는 것으로 밝혀졌다.[59] 심지어 메인 주 북부에서는 화창한 12월 한낮에 옷을 거의 벗고 30~50분 정도 햇볕을 쬐지 않는 이상 비타민 D를 생성할 만큼의 충분한 자외선에 노출되지 못한다. 식품을 통해 칼슘이나 비타민 D를 충분히 섭취하지 못하면 문제는 더욱 심각해진다. 북쪽지방에 사는 사람 중 고관절 골절을 경험하는 사람의 40%는 비타민 D 결핍이 원인이다. 그러나 칼슘이나 다른 영양소를 풍부하게 섭취하는 여성들은 정기적으로 햇볕을 쬐는 여름이 되면 골밀도가 다시 회복된다.

햇볕은 몸을 건강하게 만들어 수명을 연장한다. 자외선이 비타민 D의 생성을 돕기 때문이다. 그러나 햇볕도 지나치면 해가 된다는 것을 명심하라.

비타민 D는 일종의 호르몬으로 뼈가 칼슘을 잘 흡수하도록 돕는다. 혈중 비타민 D 수치가 낮으면 아무리 식품이나 보충제로 칼슘을 섭취해도 우리 몸에 흡수되지 않는다. 따라서 비타민 D는 골다공증 예방에 필수적인 요소이다. 비타민 D의 하루 권장량은 구루병을 예방하는 데 필요한 양이다. 구루병이란 비타민 D가 크게 부족해서 몸이 뼈를 만드는 능력을 잃는 병이다. 성인의 경우에는 골연화증이라고 부르며 뼈의 석회질화가 이루어지지 않아 뼈가 점점 물러지고 구부러진다.

구루병 예방에 필요한 비타민 D는 하루에 최소한 200~400 IU이다. 그러나 비타민 D는 구루병을 예방하는 효능만 있는 것이 아니다. 비타민 D를 충분히 섭취하면 혈압이 낮아져서 고혈압을 예방할 수 있다.[60] 또 퇴행성 관절염이나 다발성 경화증의 위험을 감소시킨다.[61] 이 밖에도 비타민 D는 유방암이나 난소암, 전립선암, 직장암을 예방하는 효과가 있다. 남쪽지방 여성에 비해 북쪽지방 여성의 유방암 발병률이 높은 것도 비타민 D 결핍이 한 원인이다.

유방암이나 난소암, 직장암의 확률을 낮추기 위해서는 하루에 대구 간유 1ts이나 비타민 D 보충제를 복용하는 것이 필요하다. 그러나 가장 확실하고 효과적인 방법은 햇볕을 알맞게 쬐는 것이다.

태양광선과 비타민 D 보충제

우리 몸은 햇볕을 통해 비타민 D를 얻도록 만들어졌다. 우리 조상들은 피부를 거의 햇볕에 드러낸 채 수천 년 동안 아프리카 평원을 누볐다. 태양광선에 피부를 노출하는 것이 음식을 통해 섭취하는 것보다 비타민 D를 효과적으로 보충할 수 있다. 음식을 통해 섭취할 경우 혈액에 모두 흡수되지 않기 때문이다. 경구용 비타민 D 보충제의 효과가 사람마다 큰 차이가 나는 것도 이 때문이다. 보충제를 복용할 경우 과용으로 인한 부작용이 우려되지만 자외선으로 인한 과잉생성 부작용은 없다. 우리 몸은 필요한 만큼만 태양광선으로부터 얻는 지혜를 갖추고 있기 때문이다. 또 자외선에 의해 생성된 비타민 D는 경구용 보충제보다 우수해서 칼슘 흡수율을 높인다.[62]

비타민 D를 우리 몸에 꼭 필요한 양만큼 생성하도록 만드는 것은 태양광선뿐이다. 일 년에 4~5개월, 일 주일에 3~5일, 하루에 20분씩 얼굴과 손에 선크림을 바르지 말고 햇볕에 나가라. 이 정도면 골밀도를 유지할 만한 충분한 자외선을 쬘 수 있다. 우리 몸은 비타민 D를 저장하는 능력이 있으므로 햇볕을 쬐지 않는 시간에 꺼내 쓸 수 있다. 이것은 지역마다 자외선 양이 다른 것을 감안한 자연의 지혜이다. 피부가 검을수록 더 오래(1~2시간) 햇볕을 쬐어야 같은 효과가 난다.

노출부위가 많을수록 비타민 D 생성이 빠르므로 전문가들은 가능하면 전신노출을 권한다. 햇볕에 15분간 전신을 노출했을 경우 1만

IU의 보충제를 복용한 것과 같은 효과를 얻을 수 있다. 그러나 나이를 먹으면 비타민 D를 생성하는 능력이 떨어지므로 65세가 넘으면 햇볕을 쬐는 시간을 늘려야 한다. 적절한 시간을 판단하는 간단한 방법이 있다. 햇볕에 노출된 부위가 발그스름해지면 충분한 자외선을 흡수한 것이다.

안전하게 태양광선을 쬐는 법

모든 사람이 밖으로 나가기만 하면 필요한 태양광선을 쬘 수 있다. 적당한 자외선의 효과는 매우 놀랍다. 보스턴 대학병원의 내분비 학자인 마이클 홀릭 Michael Holick 박사와 그의 동료들은 노인들에게 인공 자외선을 제공한 후 그 효과를 연구하고 있다. 미국 항공우주국NASA도 우주선에 탑승하는 승무원들이 장기적인 임무로 인해 뼈가 약해지는 것을 방지하기 위해 이 특별한 광선을 우주선에 이용하는 방법을 의뢰했다.[63]

이른 아침이나 늦은 오후의 햇볕은 안전하다. 나는 춥지 않은 계절이면 반바지에 민소매 옷을 입고 일 주일에 네 번 정도 아침마다 산책을 나간다. 아침에 늦잠을 잔 날은 늦은 오후나 저녁 무렵 45분 정도씩 걷는다. 이 시간에는 자외선에 과잉노출될 위험이 없기 때문이다. 그 외의 시간에는 잊지 않고 선크림을 바른다.

한낮의 작열하는 태양광선은 피하라. 대부분의 피부암은 차단제를 바르지 않고 자외선에 지나치게 노출된 결과이다. 피부가 발그스름해질 정도 이상으로 자외선에 오래 노출되었다고 해서 비타민 D가 더 생성되는 것은 아니다. 비타민 D는 피부가 흰 사람이 햇볕을 20분 쬘 때 최고치에 달한다.

비타민 D를 보충할 수 있는 또 다른 방법은 운전할 때 창문을 내리거나 집안에서 창문을 열어놓는 것이다. 밖으로 나가지 않고도 창문만 열면 햇볕을 쬘 수 있는 공간을 만든다면 이상적이다. 도시에 사는 사람들에게 적절한 방법이다.

햇볕을 충분히 쬘 수 없는 상황일 때

비타민 D는 필수 호르몬이다. 태양광선을 쬘 수 없다면 식품으로라도 보충해야 한다. 적당한 양의 햇볕을 쬐지 않고 식품만으로 충분한 양의 비타민 D를 섭취할 수는 없지만 비타민 D 보충제를 복용하면 골밀도를 높일 수 있다.[64]

65세 이하는 하루에 400~800 IU를, 65세 이상은 800~1,200 IU를 섭취해야 한다. (사람에 따라 다를 수 있다. 햇볕만큼 믿음직한 보충제는 없다는 것을 명심하라.) 비타민 D의 공급원에는 간, 대구 간유, 계란 노른자가 있다.

왜 강화우유만으로 충분하지 않은가?

우리는 강화된 유제품을 통해 충분한 양의 비타민 D를 섭취할 수 있다고 배웠지만 반드시 그런 것만은 아니다. 강화우유에 함유된 비타민 D를 연구했던 마이클 홀릭 박사에 따르면, 비타민 D가 충분하지 않은 이유는 가공과정 때문이라는 것이다. 실제로 검사대상이었던 우유 중에서 50%는 라벨에 표시된 비타민 D보다 양이 부족한 것으로 나타났으며, 15%는 비타민 D가 전혀 들어 있지 않았다. 또 크림을 뺀 우유는 비타민 D를 첨가하는 데 문제가 있는 것으로 드러났다. 비타민 D는 지용성이라 지방이 있어야 섞이기 때문이다. 이것이 크림을 뺀 우유에 비타민 D가 매우 적거나 전혀 없는 이유이다.[65]

의심스러우면 측정해보라

골밀도 검사나 소변검사를 통해 골다공증이란 진단을 받았다면 혈청검사로 다시 한번 확인해보라. 혈청검사는 간단한 혈액검사로 비타민 D의 혈중농도를 측정하는 것이다. 리터당 20~25nmol 이하이면 결핍이 심한 상태이므로 정상적인 수치인 75~250nmol/l까지 끌어올려야 한다. 100nmol/l 이상이면 고혈압을 감소시키는 효과가 있는 것으로 밝혀졌다.[66] 수치가 75nmol/l 정도이면 퇴행성 관절염의 진행을 늦출 수 있다. 연구 결과 항상 밖에서 일하는 인명구조원이나 농부들은 평균 100nmol/l로 나타났다. 몸상태가 건강하더라도 햇볕을 통해 얼마나 많은 비타민 D가 생성되는지 궁금하면 혈청검사를 받아보라. 검사 결과 수치가 낮으면 현재 뼈에 이상이 없더라도 건강한 노후를 위해 햇볕을 좀더 많이 쬐어라.

나는 여름을 주로 메인 주에서 보내는 40대 중반의 여성을 상담한 일이 있다. 그녀는 일 년의 대부분을 남서부의 눈부신 햇살 속에서 지내기 때문에 피부암이 걱정되어 운동중에도 선크림을 바르고 옷으로 피부를 감싼다고 했다. 혈청검사를 해본 결과 그녀의 비타민 D 수치는 25nmol/l로 결핍이 매우 심각했다. 그후 그녀는 매일 아침 일찍 정원에서 15분씩 햇볕을 쬐었다. 두 달이 지나자 비타민 D 수치가 충분히 높아졌을 뿐 아니라 기분이 즐거워지고 면역성도 크게 향상되었다. 6개월이 지나자 골밀도도 높아졌다. 그리고 놀랍게도 툭하면 감기에 걸리고 여기저기 쑤시던 증상이 감쪽같이 사라졌다.

선탠실을 이용해도 좋은가?

피부 전문가들은 선탠실 이용을 부정적인 시각으로 보고 있다. 자외선에 과다노출될 위험 때문이지만 나는 골다공증이나 우울증, 암에 걸릴 확률이 높거나 햇볕을 쬘 시간이 없는 사람들에게 추천하고 싶다.

겨울철 일 주일에 한두 번 하루에 5~10분 정도 인공 태양광선을 쬐는 것은 뇌의 세로토닌 수치를 높여주고, 우울증을 완화하며, 뼈의 형성이나 관절염에 도움이 되고, 암을 예방한다. 자연광과 마찬가지로 인공 선탠도 지나치게 피부를 태우는 것은 삼가야 하며 반드시 항산화제를 함께 복용해야 한다.

항산화제를 복용하라

비타민 E나 비타민 C, 프로안토시아니딘, β-카로틴 같은 항산화제는 피부가 햇볕에 손상되는 것을 막아주며 이미 손상된 피부를 빨리 회복시켜주는 것으로 밝혀졌다.(11장 참고)

태양광선에 민감하게 만드는 약품

우리가 흔히 복용하는 약품 중에는 햇볕에 민감하게 만드는 약도 있으므로 유의해야 한다. 이 약들은 햇볕에 오래 노출될 경우 피부를 지나치게 그을리게 만든다. 이런 약품으로는 술파제나 미노신 같은 항생제, 당뇨병 치료제인 설포닐 요소, 피부 치료제인 레틴-A, 레노바, 그리고 이뇨제 등을 들 수 있다.

자연의 지혜를 이용하자

약초 전문가들에 따르면 우리가 정기적으로 식물을 섭취하면 그 안에 들어 있는 비타민이나 무기질뿐 아니라 그들의 에너지도 함께 섭취하게 된다고 한다. 자연의 에너지를 통해 제1감정센터를 보강할 수 있는 완벽한 방법이다. 예를 들어 귀리(잎, 줄기, 꽃, 열매 포함)는 거친 바람과 강한 폭풍우를 동반하는 차갑고 습한 지형에서 자라는 식물이다. 이 강인한 식물에는 칼슘, 철, 인, 비타민 B 복합체, 칼륨, 마그네슘, 비타민 A와 C가 풍부하게 함유되어 있다.[67]

저명한 약초 전문가인 수잔 위드는 약초를 정기적으로 섭취하면 그 안에 들어 있는 살아 있는 영양소의 작용으로 골밀도가 증가할 뿐 아니라 우리 몸에 여러 가지로 유익하다고 지적했다. 영양학자인 한 동료도 약초 혼합물을 추천해주었다. 나는 귀리 줄기를 넣은 약초 혼합물을 복용하고 있는데 여러분에게도 적극 권장하고 싶다.

약초 혼합물 만드는 법

약초 혼합물은 약초 차 tea보다 효과가 강하다. 말린 잎 30g을 주전자에 넣고 뜨거운 물 1리터를 부은 다음 뚜껑을 닫고 상온에서 네 시간 정도 우려낸다. 우려낸 물을 냉장고에 넣고 하루에 두 컵씩 마시면 된다.[68]

귀리 줄기나 다른 식물을 섭취할 때는 마음을 활짝 열고 식물에 들어 있는 흙과 자연의 지혜도 함께 섭취한다는 기분으로 하라. 차분한 마음으로 인내심을 가져라. 당신의 뼈가 지구의 등줄기를 형성하는 산과 바위처럼 강인하고 단단해진다고 생각하라.

13
유방의 건강을 창조하자

　중년여성이었던 한 동료와 함께 분만실에서 보냈던 많은 밤들이 떠오른다. 아이들이 거의 장성한 나이였지만 그녀는 아기 울음소리를 듣거나 유난히 예쁜 신생아를 보면 가슴을 감싸안곤 했다. "난 아기들만 보면 유방이 짜릿해져요. 마치 아기를 먹일 젖이 분비되는 것처럼." 그녀는 눈을 반짝이며 말하곤 했다.
　유방은 상징적으로, 그리고 실제로 보살핌의 대명사이다. 유방의 역할은 프롤락틴이라는 뇌 호르몬의 영향을 받는다. 이 호르몬은 여성이 출산하면 유방을 젖으로 가득 채우고 아기와의 유대감을 높이는 역할을 한다. 젖을 먹이는 엄마는 아기에게 젖과 사랑을 동시에 베푸는 것이다. 그 대가로 엄마는 젖이 빨리는 쾌감과 사랑하는 아기에게 무언가를 줄 수 있다는 충만한 기쁨을 얻는다. 이처럼 유방을 젖으로 가득 채우는 프롤락틴은 여성들이 보살핌을 베풀고 싶은 강한 충동을 느끼게 만든다. 아기를 생각하거나 울음소리만 들어도 보살펴주고 싶은 감정이 생기는 것이다.

그러나 프롤락틴은 젖을 먹일 때만 분비되는 게 아니다. 이 호르몬은 기쁨을 느끼고 서로에게 유익한 인간관계를 맺을 때 남성과 여성 모두에게 생성되는 것으로 알려져 있다. 우리의 영혼을 살찌우는 사랑이나 연민 같은 감정이 동료 조산원의 표현대로 유방이 짜릿해지는 모성본능으로 나타나는 것도 이런 작용 때문이다.

나는 유방이 짜릿해지는 기분은 '젖을 제공하는 것' 이상의 감정이라고 생각한다. 사랑은 우리 몸의 생리적 반응으로 나타난다. 대부분의 여성들이 가족을 돌보는 일을 통해 기쁨을 느끼거나 다른 사람에게 '엄마 노릇'을 하고 싶어하는 것도 이 때문이다. 사랑이라는 감정이 마음껏 발산될 경우 우리 몸은 다른 사람과의 유대감을 관장하는 프롤락틴 호르몬으로 가득 차며 유방도 에너지가 충만해진다.

보살핌과 자기 희생

사랑은 준 만큼 받는 서로 유익한 관계일 경우 삶을 활기차게 만들고 치유하는 효과가 있다. 그러나 이런 바람직한 관계는 흔치 않다. 대부분의 여성들은 자신의 안녕은 제쳐두고 다른 사람을 보살펴야 한다는 가르침을 받아왔다. 오랜 세월 동안 우리 여성들은 주위 사람들을 위해 얼마나 희생하느냐로 가치를 인정받아왔다.

유방은 여성의 몸 중에서 보살핌이라는 이미지에 가장 부합되는 부분이다. 그리고 남성들의 사랑이나 찬사를 받는 데 가장 효과적인 무기라는 그릇된 사회적 인식의 가장 큰 희생물이기도 하다. 〈에린 브로코비치〉라는 영화에서 법률회사의 풋내기 직원인 여주인공은 그녀의 업적에 놀란 상관으로부터 질문을 받는다. 교육도 제대로 받지 못한 그녀가 어떻게 유수한 대기업의 환경오염 행위에 대한 결정적인 정보를 입수할 수 있었느냐는 것이다. 가슴이 드러난 터질 듯한 뷔스티에를 입은 줄리아 로버츠는 관능미를 뿜내며 이렇게 대답한다. "얼간이 같은 남자들에게서 얻은 것이죠."

내가 이혼한다는 소식을 들은 한 친구가 유방확대술을 받을 생각이냐고 물었던 것도 이해가 되는 일이다. 우리 사회는 중년여성이 유방확대술을 받지 않고는 새로운 남자의 관심을 끌 수 없다는 인식에 사로잡혀 있다. 그러나 사랑을 얻기 위해서는 좀더 나은 덕목을 갖추어야 하지 않을까?

중년의 유방문제

중년은 자기 자신을 존중하고 싶다는 내면의 경고를 듣는 시기이다. 아이들이 모두 장성해서 집을 떠나고 가족을 위해 희생해야 하는 시기도 끝나며 자신의 삶에 대해 진지하게 생각해볼 기회를 가진다. 자아를 실현하는 데 방해가 되는 인간관계를 맺고 있다면 과감히 변화시킬 필요가 있다. 폐경주위기는 자신에 대해 좀더 진지한 태도를 갖게 하며 우리를 있는 그대로 사랑해주는 사람과 진정한 동반자 관계를 창조하게 만든다.

자신의 모든 것을 사랑하고 키워갈 수 있는 성숙한 인간관계를 형성하면 모든 기관의 건강이 향상된다. 특히 유방은 기쁨과 사랑, 슬픔, 용서를 비롯해 분노와 적대감을 관장하는 제4감정센터에 있기 때문에 인간관계의 영향을 가장 많이 받는 곳이다. 이런 감정들이 억제되면 폐와 심장, 유방 등 제4감정센터에 자리잡은 모든 기관의 건강이 악화된다.

사랑이 충만한 관계를 창조하거나 원하는 삶을 선택하는 건 유방의 건강에 많은 도움이 된다. 이런 선택을 이기적이라고 생각하지 말라. 자신의 삶이 충만해지면 다른 사람을 위해 많은 것을 베풀 수 있게 된다. 인류의 몸 안에서 맥맥이 전해내려온 지혜인 모유의 영양을 살펴보면, 엄마의 영양상태가 좋고 행복하며 편히 쉴 때 젖의 양이나 질이 향상된다. 이 교훈은 중년이라는 시기에도 적용된다. 우리가 변화의 기회를 무시하고 자신의 욕구에 귀를 기울이지 않는다면 막대한 대가를 치러야 할 것이다.

유방암 위험요인

중년은 유방암에 걸릴 확률이 높아지는 시기이다. 다음은 유방암의 요인들을 정리한 것이다. 산업사회에 살고 있는 여성들에게 유방암의 첫째 요인은 나이라고 할 수 있다.[1]

- 나이가 50세 이상인 경우
- 월경을 일찍 시작한 경우(12세 이전)
- 직계나 사촌 이내의 가족 중 유방암에 걸린 사람이 있을 경우
- 폐경이 늦은 경우(55세 이후)
- 30세 이후에 첫아이를 낳은 경우
- 호르몬 대체요법을 사용한 경우
- 조직검사에서 유방조직이 과형성된 양성종양이 발견된 경우
- 알코올을 많이 섭취할 경우
- ▶ 참고 : 수술이나 자연적으로 조기 폐경한 경우에는 유방암의 확률이 줄어든다.

감정과 유방암

　모든 질병이 그렇듯이 암도 신체적 요인뿐 아니라 감정적 요인의 영향을 받는다. 유방암에 걸린 여성의 대부분은 감정을 이성적인 얼굴로 가리고, 받는 것보다 주는 게 많은 인간관계를 맺고 있다.
　자신의 감정을 존중하거나 표현하는 것을 피하면 결국 병을 얻게 된다. 호흡곤란을 호소하며 나를 찾아온 한 여성이 있었다. 그녀는 보호자 없이 혼자 찾아왔으며, 검사 결과 우려했던 대로 일 년 전 진단받은 유방암이 폐에까지 전이되어 있었다. 그녀는 남편이나 아이들에게 걱정을 끼치기 싫다는 이유로 어떤 유방암 치료도 받으려고 하지 않았다. 심지어 유방암에 걸렸다는 사실을 가족들에게 알리지도 않았다. 나는 되도록 차분한 어조로 그녀의 결정이 희생적이고 관대한 마음으로 내린 것이긴 하지만 자신이나 가족들에게 진정한 도움이 되지 않는다고 설득했다. 그녀에겐 가족들의 보살핌과 도움이 필요했으며, 가족들도 엄마와 아내에게 일어난 일에 대해 알아야 할 권리가 있었다.
　내 경험으로 미루어볼 때 대부분의 여성들은 너무 오랫동안 자신의 욕구를 억제하며 살아왔기 때문에 욕구가 있는지조차 깨닫지 못하는 것 같다. 한 친구는 욕구를 표현할 때마다 "안 돼. 그런 건 꿈도 꾸지 마라." 하고 말하던 어머니 밑에서 성장했다. 자신이 원하는 것을 요구하거나 감정을 솔직하게 표현하는 능력이 어떻게 되었겠는가. 욕구를 표현하길 피하는 여성들은 결국 자신을 죽음의 질병으로 몰아넣게 될 것이다.
　우리의 감정적 스타일이 유방암 발병률이나 회복능력에 영향을 미친다는 사실이 여러 연구를 통해 증명되고 있다. 유방에 혹이 생겨 조직검사를 앞두고 있는 20~70세 여성 119명을 대상으로 실시한 한 연구는, 삶의 충격적인 사건들이 유방의 혹을 악성으로 몰고 갈 가능성에 대해 조사했다. 혹이 생긴 지 5년 이내에 경험하는 이혼이나 사랑하는 사람의 죽음, 실직 같은 심각한 위기는 단순한 혹을 악성종양으로 몰고 갈 가능성을 증가시켰다. 그러나 흥미로운 사실은 충격적인 사건을 해결하는 당사자의 마음가짐 또한 암으로 발전하느냐 아니냐를 결정하는 중요한 요소라는 것이다. 통렬한 상실감을 느낄 때 그 슬픔을 충분히 표현하는 여성들은 대범한 척 감정을 숨기거나 슬픔을 억제하는 여성들보다 암으로 발전할 가능성이 3배나 낮다는 결과가 나왔다.[2]

슬픔을 억누르는 것은 에너지를 고갈시키며 치유의 기회를 박탈하는 행위이다. 우리는 상실감이 몰려오는 고통스럽고 어려운 과정을 인정하고 견뎌내야만 한다. 우리 자신보다 더 큰 힘에 대항한다고 이길 수 있겠는가. 내가 '화끈한 복종 radical surrender'이라고 부르는 과정을 통해서만 치유될 수 있다. 신일 수도 우주일 수도 있는 이 힘에게 우리의 삶을 치유해줄 기회를 제공하자. 자신이 당한 슬픔을 충분히 받아들일 때에만 치유의 기회가 찾아온다.

또 다른 연구는 가족과의 유대감이나 가족에게 받는 후원 정도에 따라 여성의 면역기능이나 회복능력이 달라진다는 사실을 밝혀냈다. 유방암에 걸린 여성들 중 충분한 보살핌을 받지 못하는 사람들은 면역계가 침체되어 회복력이 떨어진다.[3] 보살핌을 베푸는 상대가 반드시 가족일 필요는 없다. 열린 마음으로 서로 솔직한 감정을 주고받는 친구나 다른 후원자들도 유방암에 걸린 여성의 수명을 연장시키고 종양의 재발 가능성을 억제하는 것으로 나타났다.[4]

메리의 경우 – 10년 계획

메리는 마흔한 살 때 모나 리자 슐츠 박사에게 직관의술에 의한 진단을 부탁했다. 집에 있는 시간보다 출장으로 집을 비우는 시간이 훨씬 많은 의욕적인 사업가와 결혼한 그녀는 남편의 사업이 자리를 잡아 오랜 시간 출장을 다니지 않아도 될 날을 손꼽아 기다렸다. 그녀 자신도 한때 유수한 컴퓨터 회사의 고위간부였으나 지금은 여섯 살과 아홉 살짜리 두 아이의 엄마로 집안살림에만 전념하고 있었다. 메리와 남편은 일과 가정경제, 가족계획에 대해 10년 계획을 세워놓고 있었다. 그 계획에 따라, 그녀는 지금의 두 아이와 앞으로 가질 계획인 두 아이를 키우기 위해 직장을 그만두었다.

그런데 문제는 계획기간의 절반인 5년밖에 지나지 않았는데 메리가 지쳤다는 것이다. 그녀는 왜 늘 기운이 없는지 알기 전까지 세 번째 아기 갖는 것을 미루고 있다고 말했다. 그녀는 피로감을 통해 자신의 몸이 무엇을 말하고자 하는지 알고 싶어했고 마침내 슐츠 박사에게 도움을 요청한 것이다.

슐츠 박사의 진단 결과, 그녀의 에너지 패턴은 '멀리 바다를 내다보며 죽은 남편이 돌아오길 기다리는, 안절부절 못하는 과부'와 같다고 나타났다. 자신이 읽은 내용을 토대로 슐츠 박사는 이런 행동패턴을 보이는 다른 여성들과 마찬가지로 메리에게도 유방에 호르몬 변화에 민감하게 반응하는 덩어리가 있을 것이라고 말했다.

메리는 실제로 4년 전 유방암 진단을 받았다고 고백했다. 수술과 화학요법, 방사선 치료로 암이 근절되긴 했지만 에너지가 고갈된 기분은 여전했다.

슐츠 박사는 메리에게 자신의 삶에 대해 어떻게 생각하느냐고 물었다. 그녀는 무언가 크게 균형을 잃은 건 알겠는데 무엇인지는 정확히 모르겠다고 대답했다. 그녀는 직장에 대한 미련을 버리지 못했고, 아이들을 키우며 집안살림을 하는 게 적성에 맞지 않는다는 건 알았지만 자신들의 계획에 최선을 다해야 한다고 생각하고 있었다. 그녀는 또 남편이 집안일을 도와주길 간절히 바랐지만 10년 계획 중 자신의 몫에 충실하기 위해 고군분투하는 남편에게 방해가 될까 봐 입 밖에 내지 못했다.

슐츠 박사는 메리에게 모든 질병은 유전적, 환경적, 신체적, 영양학적, 감정적, 영적, 그리고 행동패턴이 동시에 작용하는 복합적인 결과라고 설명해주었다. 그녀가 이런 사실을 이해하게 되면 두 사람 모두의 삶을 불행하게 만들고 있는 10년 계획을 변경할 마음이 들 것이다. 그녀의 유방암은 일종의 경고였으며 그 이후 지속된 피로감도 또다른 경고의 메시지였다. 그녀의 급선무는 몸이 보내는 경고의 메시지에 귀를 기울이는 일이었다. 그녀는 아이를 키우며 집안일을 돌보는 전업주부 역할이 적성에 맞지 않는다는 걸 인정할 필요가 있었다. 어떤 여성들은 메리처럼 자신의 생활방식을 지원해줄 충분한 경제적 여유가 뒷받침되면 전업주부 역할에 보람을 느낄 수도 있다. 그러나 메리는 그런 유형의 여성이 아니었다.

메리는 자신의 불만족을 인정하려고 하지 않았다. 그녀와 남편은 둘 다 자신들의 계획뿐만이 아니라 전통적인 남녀역할에 지나치게 집착하고 있었다. 여자는 집안에서 살림하고 남자는 밖에서 돈을 벌어와야 한다는 낡은 사고방식이었다. 메리는 불행이 자기 잘못 때문이라고 여겼고, 그것이 자기가 좋은 엄마가 아니라는 증거라고 생각했다. 그녀는 내면의 소리를, 따르기보다 싸워서 이겨내야 할 대상으로 여기고 있었다.

감정을 충분히 표현하자

다음에 소개하는 프로그램은 슐츠 박사와 내가 메리 같은 중년여성들의 유방 건강을 위해 고안해낸 것이다.

자신의 감정에 솔직하자 슐츠 박사에 따르면, 메리는 어려운 환경 속에서도 지나치게 인내심이 강하고 관대하다. 그녀는 모든 일을 '괜찮아. 잘 견뎌낼 수 있어.'라고 생각하는 유형이다. 실제로 자신이 얼마나 절망적인지 고백했으면서도 감정을 인정하려고 들지 않는다. 메리의 반응은 〈골든 걸스〉라는 TV 시트콤을 떠올리게 했다. 여기서 엄마인 블랑시는 자기 아이를 임신한 연상의 여인과 결혼하려는 아들과 갈등을 벌인다. 친구가 어쩔 생각이냐고 묻자 그녀는 "모든 엄마들이 하는 대로 할 뿐이야. 아들에게는 사랑한다, 네가 어떤 결정을 내리든 좋다고 말한 뒤, 딴사람들 붙잡고 아들 욕하는 거지 뭐." 이런 유형은 시트콤에서는 코믹하게 보일지 모르지만 제4감정센터의 에너지를 파괴하는 사람이다.

감정센터를 파괴하지 않고 건강을 창조하려면 겉으로 표현되어야 할 고통스러운 감정을 덮고 있는 "난 괜찮아."라는 말을 먼저 몰아내야 한다. 감정을 우선 자신에게 그리고 가족이나 친구들에게 솔직하게 표현하는 법을 배우려면 전문가의 도움을 받을 필요가 있다.

자신을 고통스럽게 만드는 삶의 부분에 솔직해지려면 용기가 필요하다. 유방에 지나친 가치를 두는 문화적 인식을 고려할 때, 유방암에 대한 여성들의 두려움은 죽음을 불러오는 심장질환이나 남편에게 구타당하는 것보다 더 크다고 할 수 있다. 유방암에 걸리면 사랑을 받거나 인간관계가 향상되기보다 버림받고 홀로 남게 될 거라는 두려움에 사로잡혀 있다. 유방암에 걸렸던 한 여성은 남편을 경제적으로 도와주는 입장이었고 삶을 변화시킬 충분한 능력이 있는데도 사랑이 없는 결혼생활을 유지하기로 결정했다. 버림받고 혼자 남을지도 모를 위험에 도전하기보다는 이제까지 살아온 집에서 편한 죽음을 맞고 싶다는 이유에서였다.

자신만의 계획을 세워라 앞으로 1, 2년 동안 순전히 자신만을 위한 계획을 세워보라. 어떤 일을 하며 어떻게 시간을 보내고 싶고, 어디에 가고 싶으며, 누구와 함께 지내고 싶은지 자신의 마음을 들여다보라. 우리가 메리와 앞으로의 계획을 재고하는 과정에서 그녀는 세 번째 아이를 가질 생각은 변함없지만 심신이 지쳤음을 시인했다. 그녀는 점차 10년 계획대로 아이 둘을 더 낳는다는 것은 무리임을 깨닫기 시작했다. 메리의 몸, 특히 유방은 오래 전부터 이 사실을 전하기 위해 노력해왔던 게 분명하다.

에너지를 키우자 당신에게 활력을 주는 일들과 당신을 지치게 하는 일들의 목록을 적어 대차대조표를 만들어라. 그리고 매일 당신을 활기차게 만드는 항목을 늘려가라. (아이들이 있다면 이웃과 돌아가면서 돌보는 방법도 있다.) 가족들의 눈치를 보지 말고 일 주일에 최소한 한 가지는 당신이 행복해질 수 있는 일을 하라. 이것은 과정이지 종착역이 아니다. 나는 남편에게 내가 하고 싶은 일에 대해 말하는 데 4년이나 걸렸다. 그전부터 이미 원하는 일을 진행해오고 있었는데도 내가 좋아하고 원하는 일에 시간과 돈을 쓰고 있다는 것을 남편에게 말할 용기가 없었다.

창의성을 높여주는 인간관계를 맺어라 자신의 마음을 들여다보라. 메리는 자신의 마음이 시들어가고 있다는 것을 느꼈다. 그녀는 직업을 가져야 할 사람이었다. 마음과 창의성이 사그라지고 진정한 자신의 모습이 일상적인 삶에 묻히게 하지 말라. 정기적으로 일을 할 형편이 못 되면 시간을 정해서 원하는 강의를 듣거나 자극이 될 활동을 하라. 나는 정기적인 스케줄을 갖는 것만으로도 에너지가 고양되는 것을 여러 번 체험했다. 일상생활에 어느 정도 질서와 규율과 짜임새를 갖추는 것만큼 효과적인 에너지 부양책은 없다. 다른 방법을 찾으려고 애쓰지 말고 당신 자신이 생활의 구조를 창조하라.

목표와 계획을 정기적으로 점검하라 나는 이 일을 매년 생일날과 지구의 창조적 에너지가 가장 충만한 4절기(춘분, 하지, 추분, 동지)에 실시한다. 필요없거나 마음에 들지 않는 일에 집착하지 말라. 메리가 나중에 남편에게 10년 계획을 실천하면서 겪었던 몸의 반응을 묻자 그는 위궤양이 재발했다고 대답했다는 것이다. 그는 아내에게 그 사실을 숨겨왔다. 가족에 대한 사랑과 지원을 아끼지 않는 '훌륭한 가장'의 모습으로 남아 있고 싶었기 때문이다. 부부가 서로에게, 그리고 자기 자신에게 솔직할 때 결혼생활이 성숙될 수 있다는 것을 깨닫게 하는 좋은 본보기이다.

생활방식과 유방암

유방의 건강은 근본적으로 얼마나 자신을 잘 보살피며 배우자와 서로 유익한 관계를 맺고 있는지에 달려 있지만, 다른 기관과 마찬가지로 식습관이나 생활방식에도 많은 영향을 받는다.

지방

유방암이나 유방에 문제가 있을 경우 가장 먼저 점검하는 사항은 지방을 얼마나 섭취하느냐는 점이다. 그동안 나는 유방암에 걸릴 확률이 높은 환자들에게 저지방 고섬유질 식단을 권장해왔다. 유방의 조직을 건강하게 유지하는 중요한 요소이기 때문이다. 이런 식단은 환자들이 이제까지 따르던 식습관에 비해 영양학적으로 매우 우수하므로 유방의 통증이나 종양을 완화시킨다. 저지방 고섬유질 식생활은 또 과다한 에스트로겐을 배설하는 작용을 돕기 때문에 에스트로겐에 민감한 유방조직의 과자극 가능성을 낮춘다.

그러나 최근 행해진 연구들은 유방암과 지방의 관계가 이제까지 생각했던 것처럼 직접적인 영향을 미치지 않는다고 주장했다. 이 같은 사실은 1980년부터 1994년까지 30~55세의 여성 88,795명을 대상으로 행해졌던 방대한 〈간호사들의 건강상태 연구 Nurses' Health Study〉에서 밝혀졌다. 이 연구는 4년마다 세부적인 질문사항을 통해 대상자의 식생활을 거의 완벽하게 파악했으며, 특히 지방 섭취에 초점을 맞추었다. 미국 여성보다 지방 섭취가 적은 아시아 여성들은 유방암에 걸릴 가능성이 낮다는 데 착안한 것이다. 그러나 이 연구에서 지방을 많이 섭취하는 여성들이 적게 섭취하는 여성들에 비해 유방암의 비율이 더 높지는 않았다. 더구나 포화지방산이나 전이지방산을 많이 섭취한 여성들도 야채나 생선에 함유된 지방을 섭취한 여성들에 비해 유방암의 발병률에서 차이가 없었다!

이 뜻밖의 결과에 대해 연구를 이끌었던 하버드 의과대학 교수 미셸 홈스 Michelle Homes 박사는 "우리 연구는 지방을 적게 섭취하는 여성이 유방암에 걸릴 확률이 낮으며 반대로 지방을 많이 섭취하는 여성이 유방암에 걸릴 가능성이 높다는 일반적인 인식이 잘못되었음을 증명했다."고 밝혔다.[5]

나는 1980년대에 이 연구 결과를 접했을 때 무척 놀랐지만 지금은 이해가 된다. 유방암은 영양학적, 감정적, 유전적 요인이 복합적으로 작용한다는 것을 알기 때문이다. 영양학적으로 볼 때 설탕이나 정제된 탄수화물이 지방보다 유방암에 훨씬 위험한 요소이지만 이 연구에서는 이 점이 조사되지 않았다. 또 아시아 여성들에게 유방암 발병률이 낮은 다른 요인도 밝혀지지 않았다. 유방암 발병률을 낮추려면 미량 영양소와 콩 이소플라본 같은 식물성 호르몬을 풍부하게 섭취하고 정제된 탄수화물 섭취를 줄여야 한다.[6]

당과 인슐린

최근의 연구에서 알게 된 한 가지 사실은 유방암이 '인슐린 유사 성장인자 IGF-1'와 관계가 있다는 것이다. 이 물질은 사춘기와 성인기에 걸쳐 유방세포의 성장에 영향을 미친다. 비정상적인 IGF-1의 작용은 정제된 탄수화물의 과잉섭취로 인해 인슐린 수치가 지나치게 높을 때 발생한다.(7장 참조) 과다한 인슐린은 또한 '성 호르몬과 결합하는 글로불린 SHBG'의 활동을 억제하는데, 이것은 우리 몸을 돌며 에스트로겐과 결합해 에스트로겐의 활동성을 낮추는 역할을 한다. 따라서 혈중 SHBG의 수치가 낮으면 유방조직에 더 활성화된 에스트라디올이 영향이 미치게 된다. 이런 에스트로겐 과다상태가 여러 해 지속되면 유방암 위험이 증가한다.[7]

알코올

알코올이 유방암 발병률을 높인다는 사실은 많은 연구를 통해 증명되었다. 발병률은 알코올 소비량과 비례한다. 〈간호사들의 건강상태 연구〉에서 하루에 한 번 이상 알코올을 섭취하는 여성의 유방암 발병률은 술을 마시지 않는 여성보다 60%나 높은 것으로 밝혀졌다.[8] 그 원인 중 일부는 알코올이 에스트로겐을 조절하는 간의 능력을 저하시키기 때문이다.

경구용 에스트로겐 보충제를 복용하는 여성에게는 알코올이 더 위험한 것으로 보인다. 한 연구에서 경구용 에스트로겐과 합성 프로게스틴을 복용하며 하루에 포도주 반 잔을 마시는 여성은 혈중 에스트라디올 수치가 327%나 높아졌다. (호르몬 보충제를 복용하지 않는 여성들은 이러한 증가가 나타나지 않았다.) 이러한 증가는 상당부분이 알코올을 섭취한 지 10분 이내에 나타났다.[9] 그러나 〈간호사들의 건강상태 연구〉에 참가했던 여성 중 하루에 600mcg 이상의 엽산(비타민 B군의 하나)을 복용한 여성들은 알코올을 마셔도 에스트라디올 수치가 크게 상승하지 않았다. 알코올의 엽산 억제기능은 잘 알려져 있으며, 엽산은 손상된 DNA의 복구에 꼭 필요한 요소이다. 따라서 엽산을 충분히 섭취하는 것은 암의 원인인 유전자 돌연변이를 예방하는 방법이 된다.[10]

이 밖에도 슬픔이나 분노 같은 고통스러운 감정과 사랑이나 인간관계의 상실을 알코올로 풀어버리려는 여성들은 제4감정센터의 손상으로 유방암에 걸릴 가능성이 높아진다.

흡연

1996년 미국의학협회 회지 JAMA에 발표된 한 연구에 따르면, 수백만 미국인에게 나타나는 효소(N-acetyltransferase)의 결함은 흡연 여성의 유방암 위험을 높일 수 있다. 효소가 손상된 상태에서 폐경기에 담배를 많이 피우면 비흡연 여성에 비해 유방암 발병률이 4배나 높아진다. 손상된 효소가 있는 폐경 이후 여성들 가운데 16세 무렵에 담배를 피웠던 여성들도 위험률이 비슷하다. 이 결과는 유방조직이 성장하는 시기에 독성물질에 노출되는 것은 매우 해롭다는 이론을 뒷받침하고 있다.[11]

흡연은 알코올과 마찬가지로 제4감정센터의 에너지를 차단하므로 사람을 무기력하고 좀더 나은 삶을 위해 노력할 의욕을 상실하게 만든다.

운동

규칙적인 운동은 유방암 가능성도 상당히 낮춘다. 그 이유는 운동이 인슐린과 혈당량을 정상으로 만들고 과다한 체지방을 감소시킴으로써 에스트로겐 수치를 정상으로 유지하기 때문이다. 일 주일에 4번 한 시간 정도씩 운동하는 여성들은 유방암 발병률이 적어도 30% 감소되는 것으로 밝혀졌다.[12] 격렬한 운동을 할 필요는 없다. 걷거나 정원을 가꾸거나 간단한 댄스만으로도 충분하다.

식생활

최근 입증된 사실을 토대로 7장에 소개한 인슐린 균형 식습관을 권한다. 무엇보다도, 맛있고 건강에 좋은 식품을 섭취함으로써 자신을 매일 충분히, 정성껏 보살피라고 강조하고 싶다. 잘 먹는 것은 당

신의 잠재력을 충분히 발휘하게 해준다.[13]

모든 질병을 완벽하게 예방하는 특별한 식단이나 특별한 처방은 없다. 호르몬 균형과 건강을 증진시켜주는 충분한 영양의 인슐린 균형 식단이 건강에 도움이 되는 것은 분명하지만 여기에도 문제점이 있다. 완벽한 식생활을 실천하는 여성이 유방암에 걸리는 것은 무슨 이유일까? 만일 당신이 질병을 예방하거나 날씬해지기 위해서 음식을 섭취한다면 아무리 건강에 좋은 음식을 먹더라도 당신이 두려워하는 바로 그 질병의 에너지를 함께 섭취하는 것이다!

앞서 소개했던 〈간호사들의 건강상태 연구〉에서, 지방을 제일 적게 섭취한(매일 섭취하는 열량의 20% 이하) 여성들이 실제로는 유방암에 걸리는 비율이 제일 높은 것으로 드러났다. 언뜻 보면 이해가 잘 안 가는 결과이지만, 이 통계는 이미 과학적으로 입증된 유방암과 자기 희생의 관련성을 뒷받침해주고 있다. 당신이 유방암을 두려워하는 한, 좋아하는 음식과 영양이 풍부한 음식을 애써 멀리하고 식이요법의 순교자가 되어도 아무 효과가 없을 것이다. 그럴듯한 멋진 만찬을 꿈꾸며 샐러드 한 접시로 끼니를 때운다고 상상해보라. "그래, 참는 거야. 유방암에 걸리지 않으려면 할 수 없어." 하며 이를 악문다고 도움이 되겠는가.

야채와 과일, 아마인을 충분히 섭취하라 리그난은 우리 몸의 장 속에서 식물성 식품으로부터 만들어지는데, 이 물질을 많이 만들어내는 여성일수록 유방암에 걸릴 위험이 낮은 것으로 증명되었다.[14] 건강을 증진시키는 리그난의 최대 공급원으로는 단연 아마인을 들 수 있다. 매일 아마인 가루 1/4컵을 마시길 권한다. 섬유질이 많은 식물성 식품을 충분히 섭취하면 과다한 에스트로겐을 대변으로 배출하는 능력이

13. 유방의 건강을 창조하자 *547*

증가한다.[15]

또 제철 과일이나 야채, 미각을 돋우는 브로콜리, 케일, 콜라드, 양배추, 토마토, 심황, 마늘, 양파 등에는 항산화 물질과 유리기 손상을 막아주는 피토화합물이 함유되어 있다는 사실이 여러 연구를 통해 증명되었다. 이들 식품은 또 우리 몸의 특정한 부위에 발암물질이 작용하는 것을 억제하기도 한다.[16]

정제된 탄수화물 섭취를 줄여라 유방조직은 과도한 안드로겐과 에스트로겐에 매우 민감하다. 이 두 호르몬은 인슐린과 혈당량을 정상으로 맞추는 식생활을 통해 조절할 수 있다. 탄수화물 섭취가 낮은 식생활에 습관을 들여라.

콩을 많이 섭취하라 온전한 콩으로 만든 식품은 유방의 압통을 완화하며 유방암에 걸릴 확률을 낮출 수 있다. 콩의 이소플라본이 에스트로겐의 과자극에 민감한 조직을 보호하기 때문이다.[17] 이소플라본은 알약이나 캡슐로 만든 영양 보충제보다 식품을 통해 섭취하는 것이 더 효과적이다. 콩을 많이 먹을수록 그 효과는 증대된다.

어떤 여성들은 폐경기에 적극 권장되는 콩이나 약초에 들어 있는 식물성 에스트로겐을 걱정하는데, 이러한 식물성 호르몬들은 유방암 발생률을 높이지 않는다. 콩이나 당귀, 체이스트 베리, 블랙 코호시에 들어 있는 식물성 호르몬이 유방암의 촉진에 관련되어 있다는 연구결과는 한 번도 없었다. 오히려 유방암 예방효과가 많이 입증되었는데, 그것은 에스트로겐의 활동을 건강하고 균형잡힌 방향으로 이끄는 능력이 있기 때문이다.

오메가-3 지방산을 섭취하라 오메가-3 지방산을 많이 섭취하면 유방암에 걸릴 확률이 줄어든다는 것이 연구 결과 확인되었다. 또 오메가-3 지방산을 충분히 보충하면 3개월 안에 유방조직의 오메가-3 지방산과 오메가-6 지방산의 비율이 건강한 수준으로 변한다는 사실도 입증되었다.[18] 나도 환자들을 치료하면서 오메가-3 지방산을 충분히 보충할 경우 유방의 이식조직 주위에 생겼던 단단한 흉터조직이 부드러워지는 것을 몇 번 경험했다. 오메가-3 지방산은 에이코사노이드의 균형을 유지시켜 염증이나 종양을 억제하는 효과도 있다. 일 주일에 두세 번 연어나 정어리, 황새치 같은 생선을 통해 오메가-3 지방산을 충분히 섭취하자. 아니면 DHA를 하루에 100~400mg 섭취해도 좋다. 아마인 가루도 좋은 공급원이다. 아마인 가루는 폐경주위기에 꼭 필요한 식품이므로 모든 여성이 하루에 1/4컵씩 섭취하길 권한다.

비타민 D 적당한 태양광선은 골밀도를 높이고 유방암의 가능성을 낮춘다. 햇볕을 쬘 수 없을 경우 경구용 비타민 D로 보충하라.(12장 참조)

조효소 Q10 이 효소는 본래 우리 몸에 존재하며 동물의 내장에도 함유되어 있는데 면역계의 기능을 향상시킨다. 수많은 연구를 통해 울혈성 심장질환에도 효능이 입증되었다. 유방암에 걸린 여성은 조효소 Q10이 부족한 것으로 나타났다. 하루에 90~350mg의 비교적 많은 양의 조효소 Q10을 보충하면 유방암에 일부 혹은 전부 차도가 있다.[19] 7장에서 이미 강조했듯이 모든 폐경주위기 여성들은 하루에 10~100mg의 조효소 Q10을 섭취해야 하며 유방암 가능성이 높을 경우 70~100mg으로 양을 늘려야 한다. 스타틴 계열 콜레스테롤 강하제는 조효소 Q10 수치를 낮추므로 반드시 보충제를 함께 복용해야 한다.

유방암 검사

대부분의 여성들이 정기적으로 매머그램(유방 X선사진)을 촬영하거나 유방을 만져봄으로써 유방의 건강을 파악할 수 있다고 믿고 있다. 실제로 상당수의 유방암이 이런 방법으로 발견된다. 최근에는 소노그램(음향, 진동을 음성기호로 바꾸는 장치) 검사가 유방암 조기발견에 효과적인 것으로 알려져 있다.

물론 각종 검사가 조기발견을 위해 매우 중요하긴 하지만 유방암을 예방하는 수단은 아니라는 점을 명심하라. 단지 유방암을 조기에 발견해서 치료에 도움을 줄 뿐이다. 내가 우려하는 것은 매머그램을 권장하는 전국적인 캠페인이 마치 유방암 검사가 유방의 건강을 보장하는 것처럼 떠들고 있다는 사실이다. 검사를 받는다고 질병을 예방할 수 있는 건 아니다.

매머그램이나 유방 자가검진, 그 외 각종 검사법 중에서 자신에게 적당한 방법을 택하라. 그러나 폐경주위기 여성들은 검사의 한계를 파악하고 스스로를 잘 보살핌으로써 건강한 유방을 창조하도록 최선을 다해야 한다. 필요한 영양을 충분히 섭취하고, 알코올 섭취나 흡연을 줄이며, 만족스러운 인간관계를 맺도록 노력하라.

조기발견의 장단점

유방암은 조기에 발견해서 적절히 치료하면 완치될 수 있다는 생각은 모든 유방암이 같은 속도로 자란다는 믿음에서 비롯된 것이다.

그러나 이건 잘못된 생각이다. 유방암은 빨리 자라는 경우도 있고 천천히 진행되는 경우도 있다. 정기적인 유방암 검사에서 정상이었던 여성이 몇 달 후에 유방암 진단을 받았다는 말을 누구나 들어봤을 것이다. 이것은 매머그램이 천천히 자라는 비공격적인 종양을 발견하는 경향이 더 많기 때문이다.

1988년 예일-뉴헤이븐 병원에서 처음 유방암 치료를 받았던 여성들을 조사한 연구에 따르면, 매머그램을 통해 유방암이 발견된 여성들은 치료효과가 매우 좋은 것으로 나타났다. 그 이유는 조기에 발견했을 뿐 아니라 X선을 통해 발견되는 종양은 비교적 천천히 자라거나 휴면상태에 있는 것이므로 치료가 용이했기 때문이다. 실제로 많은 여성들이 평생 휴면상태에 있는 유방암, 즉 '0기 유관암 DCIS'이라는 유방질환의 한 유형을 지니고 살고 있다.

유방암 이외의 원인, 즉 교통사고 등으로 사망한 여성들을 부검한 결과 40%가 유방에 DCIS가 있었던 것으로 나타났다.[20] 또 다른 연구에서 DCIS 발병률은 1980년 이후 4배 이상 증가했음이 확인되었다. 휴면상태의 암은 현재 매머그램을 통해 발견되는 전체 암 가운데 거의 절반을 차지하고 있다. DCIS 비율이 이렇게 급격히 증가한 주된 원인은 유방 매머그램 검사가 널리 보급되었기 때문이다. 다트머스-히치콕 메디컬센터의 길버트 웰치 Gilbert Welch 박사는 "유방암의 특이한 형태를 발견하는 우리의 능력은 양날을 가진 검과 같다. 한쪽 날은 조기발견과 치료를 통해 유방암을 완치할 수 있다는 희망이고, 다른쪽 날은 암으로 발전할 가능성이 없는 많은 여성들에게 암환자라는 딱지를 붙여 걱정을 가중시킨다는 것이다."라고 그 딜레마를 표현했다.[21]

DCIS의 딜레마

DCIS는 환자와 의사 모두를 딜레마에 빠지게 만든다. 최첨단 기술의 발달로 유방암을 조기에 발견하는 능력이 향상되었지만 진단을 받은 후 처리과정은 아직 한참 뒤져 있다. 분명한 사실은 DCIS에 걸린 여성들은 암으로 고통받을 가능성이 거의 없기 때문에 간단한 치료만 받으면 된다는 점이다. 그러나 아직도 DCIS에 걸린 수많은 여성들이 과잉치료에 시달리고 있다. 심지어 수술을 하거나 방사선 또는 타목시펜 치료를 받기도 한다.

앞서 소개한 예일-뉴헤이븐 병원 연구에 따르면 대상자 중 DCIS가 있는 것으로 판명된 31명의 여성들은 모두 암이 재발하지 않았는데도 그중 48%가 유방절제술을 받았다는 것이다. 연구자들은 "어떤 치료를 받았는지에 관계없이 이 환자들 중 암으로 죽거나 재발한 경우는 하나도 없었으므로 지나치게 공격적인 치료는 재고되어야 한다."고 지적했다.[22] 이 말은 1980년대의 상황을 대변하는 것이다. 유방 매머그램의 보편화로 인해 DCIS 비율이 늘어나면서 유방암으로 인한 사망률도 지난 20년 동안 놀랄 만큼 감소되었다. DCIS라고 진단받은 여성은 어떤 경우에도 사망하는 법이 없기 때문이다.

유방검사에 대한 우려

몇 해 전 캘리포니아에서 심신의학에 관심 있는 의사와 건강관리사, 일반인들을 상대로 강연을 한 적이 있다. 나는 매머그램과 DCIS에 대한 자료를 제시하면서 여성들이 언제, 어떻게, 얼마나 자주 검사를 받아야 할지 결정할 때 참고가 되었으면 한다고 말했다. 그러자 청중석이 술렁거리기 시작했다.

휴식시간에 숙녀 휴게실에 들어가니 강의를 들었던 여성들이 여기저기 모여 수군거리고 있었다. 그들은 매머그램을 깊이 신뢰하고 있었으며 검사를 하면 마음이 편안하다고 했다. 나는 마음에 갈등이 생겼다. 진단과 치료법 면에서 기술발전에 따라 의문점이 증가하고 있는데 그 진실에 대해 솔직하게 말해줌으로써 본의 아니게 히포크라테스 선서를 깨뜨리는 건 아닐까? "첫째, 환자에게 해가 되는 행위를 하지 말라." 그러나 나는 혼란이 때로는 사실을 명확하게 규명하고 내면의 힘을 발휘하기 위한 과도기일 수도 있다는 결정을 내렸다. 만일 불확실함과 의문으로 인해 여성들이 내면의 지혜에 눈을 돌리는 계기를 맞게 된다면, 장기적인 안목으로 볼 때 해보다는 득이 될 것이라고 생각했다. 결국 양성종양은 꼭 필요한 경우가 아니면 부작용이 심한 수술이나 방사선 치료, 약물요법을 굳이 받을 이유가 없다고 말해주었다.

숙녀 휴게실을 나와 강연장으로 들어가니 연단 주위에 유방암 검사센터에서 달려온 방사선학자가 씩씩거리며 서 있었다. "뭘 믿고 그렇게 떠든 거요. 당신이 무슨 짓을 한 건지 알고 있소?" 그는 대뜸 대들었다. "당신이 사람들에게 그런 터무니없는 말을 했다는 게 믿어지지 않소. 정말 실망이오. 당신은 여성들의 삶을 위험으로 몰아넣고 있단 말이오!" 그는 내 말에 대한 과학적 근거 따위는 아랑곳없다는 태도였다. 그와 매머그램에 대해 공정한 토론을 벌인다는 건 불가능해 보였다. 그의 마음은 이미 단단히 굳어 있었다. 나는 그 순간 그 장소에서 매우 가슴 아픈 교훈을 체험했다. 유방과 매머그램에 관해서는 감정이 앞설 뿐 과학적 근거는 아무 소용이 없다는 사실이었다.

1996년 미국 국립보건원 NIH은 유수한 전문가들을 초청해 6주 동안 이 문제에 대해 100편 이상의 논문과 32차례의 구두발표를 듣는 패널토의를 개최했다. 회의 결과 그들은 40~50세의 모든 여성들이 정기적으로 유방 매머그램을 받아야 한다는 주장을 뒷받침할 만한 근거가 충분하지 않다는 결론을 내렸다. 그들 역시 신랄한 공격을 피할 수 없었다. 뉴욕의 콜럼비아-장로회 메디컬센터의 윤리위원회 회장인 케네스 프래거Kenneth Prager 박사는 한 논평을 통해, "패널토의의 결론을 비방하고 나서는 방사선학자들은 여성의 복지뿐만이 아니라 자신들의 주머니 사정도 고려한 태도가 아닐까요? 수백만 명에 이르는 40대의 여성들이 유방 X선검사를 받도록 공식적으로 인정해주길 바라는 거겠죠."라고 지적했다.[23]

유방암 검사에 대한 나의 견해

일 년에 한 번 유방암 검사를 받자 다음번 정기검진 때에는 건강관리사에게 유방암 검사를 부탁하라. 정상임이 확인되었으면 그 느낌을 기억하라. (너무나 많은 여성들이 정상적인 유선조직에 대해서도 의심스러운 혹이나 덩어리가 아닐까 걱정한다.) 그리고 월경주기에 따라 그 느낌이 어떻게 달라지는지 비교해보라. 호르몬 수치의 변화에 따라 유방에서 느껴지는 기분이 달라질 것이다. 유방검사는 대개 호르몬의 자극이 가장 낮은 월경주기의 전반부에 하는 것이 일반적이다. 그러나 월경주기가 불규칙하거나 건너뛰는 폐경주위기에는 주기의 어느 부분에 있는지 파악하기가 힘들다. 여러 주에 걸쳐 월경 직전처럼 가슴이 팽팽해지는 경우도 있는데, 이것은 문제가 있는 게 아니라 프로게스테론의 수치가 낮기 때문이다. 이러한 여러 가지 변화를 인정하고 받아들이는 태도가 중요하다.

정기적으로 자가검진을 하라 모든 여성은 자신의 유방의 구조와 상태, 느낌을 익혀야 한다. 대부분의 유방암은 전문가의 도움 없이 여성들 스스로 발견한다는 사실을 기억하라. 그러나 나는 최근 유행하는 '게릴라 소탕작전' 같은 유방암 검사법은 좋아하지 않는다. 유방이 무슨 위험한 지뢰밭이라도 되는 듯이 자기 손을 탐지기 삼아 샅샅이 수색하는 것을 어떻게 생각하는가. 많은 여성들이 이 간단한 자가검진법을 따르지 않는 것도 당연한 일이다. 하버드 의대의 프랜시스 무어Francis Moore 박사는 이렇게 표현했다. "어떤 남자가 한 달에 한 번 거울 앞에서 바지를 내리고 자기 고환에 종양이 생겼는지 만져보는 것을 좋아하겠는가?"[24]

나는 한 달에 한 번 유방 마사지를 권하고 싶다. (유방암이라는 진단을 받았으면 하지 말라. 종양의 전이를 촉진할 수도 있다.) 많은 여성들이 자신의 유방을 부드럽고 사랑스럽게 쓰다듬길 꺼린다. 유방을 자신의 일부로 생각하기보다 파트너인 남성의 소유물로 여기기 때문이다. 관심을 기울이고 정기적으로 만져줌으로써 유방을 자신의 일부로 받아들여라. 정기적인 마사지는 치료의 효과도 있다. 유방 마사지는 림프액 분비를 촉진하고, 혈액공급을 증가시키며, 조직에 산소를 공급함으로써 유방의 건강을 창조하는 데 많은 도움이 된다. 인류가 진화해온 수백만 년 동안 여성들은 가임기의 대부분을 아이에게 젖을 먹임으로써 유방을 자극해왔다. 유방 마사지는 성행위의 일부로서가 아니라 유방의 건강을 위해 파트너가 해줄 수도 있다.

여기에 캘리포니아의 샌디에이고에서 림프부종요법 전문가로 활동하고 있는 데이너 위릭Dana Wyrick이 개발한 유방 마사지 테크닉을 소개한다.[25]

가슴과 유방 마사지법

양쪽 가슴을 각각 따로 마사지하라. 다음에 소개하는 방법은 왼쪽 가슴 마사지법이다. 오른쪽 가슴도 같은 요령으로 하면 된다. 근육을 마사지하는 게 아니라 피부를 움직인다는 느낌으로 부드럽게 하는 것이 중요하다. 아래 순서에 따라 가볍게 마사지하면 미세한 림프관들이 유방조직에서 독성과 불순물을 좀더 잘 분리하여 림프절로 운반해서 우리 몸에 무해하게 정화하는 능력이 증대된다. 정화된 림프액은 다시 혈관으로 돌아가고 무해한 형태로 바뀐 불순물은 폐와 신장과 결장으로 운반되어 몸 밖으로 배출된다.

1. 오른손 엄지와 검지, 중지를 왼쪽 쇄골 밑의 움푹 들어간 곳에 대고 어깨에서 목 쪽으로 피부를 잡아늘이듯이 마사지하라. 이 동작을 5~10번 되풀이하라.
2. 손을 쫙 펴서 왼쪽 겨드랑이 털이 난 부분에 대고 피부를 위쪽으로 잡아당기듯이 마사지하라. 이 동작도 5~10번 반복하라.
3. 다시 손을 펴서 흉골에서 겨드랑이 쪽으로 부드럽게 마사지하라. 이 동작을 유방 위쪽으로, 유방 위로, 유방 아래로 5~10번씩 되풀이하라.
4. 마지막으로 손바닥으로 허리에서 겨드랑이까지 왼쪽 옆구리를 가볍게 5~10번 마사지하라.

이번에는 손을 바꿔서 오른쪽 가슴을 같은 방법으로 마사지하라.

35~50세의 유방 매머그램 검사 유방암에 대한 가족력이 있거나 이상 유무를 확인해야 마음이 편하다면 1, 2년에 한 번씩 매머그램이나 소노그램, 혹은 그 외의 검사를 받도록 하라. (마음의 평화는 우리 몸

의 생리작용에 매우 큰 도움이 된다.) 가까운 친척 중 폐경기 전에 유방암에 걸린 사람이 있을 경우 그녀가 유방암에 걸린 나이의 5년 전부터 유방검사를 매년 받는 것이 좋다.

대부분의 전문가들은 위험요인이 낮을 경우 35세부터 매머그램 검사를 시작하고 40~50세에는 2년에 한 번씩 매머그램 검사를 받으라고 권한다. 나는 환자의 위험 가능성과 희망에 따라 신축성 있게 권하고 싶다. 매머그램을 굳이 기피하는 환자도 있지만, 이 결정이 두려움에서 비롯된 게 아니고 타당성이 있다고 판단하면 그 의견을 존중한다. 그러나 항상 환자의 결정을 차트에 기록하고 사인을 받아두는데 그 이유는 유방암 진단 과실이 의료소송의 단골요인이기 때문이다.

〈그림 18〉 유방의 림프계

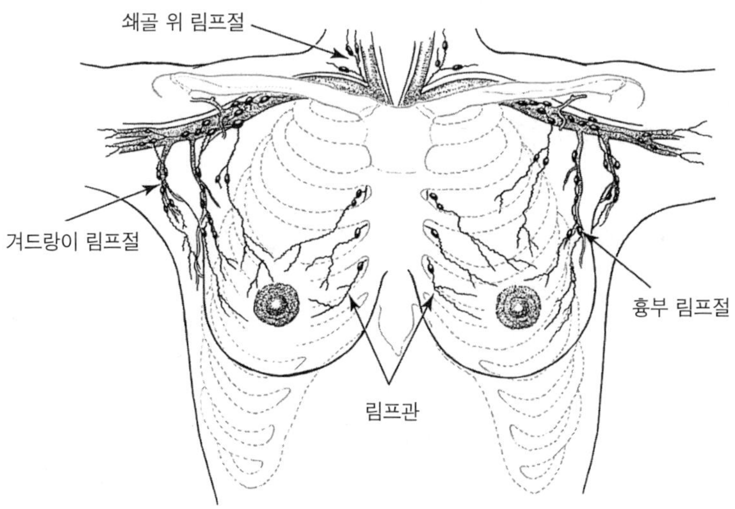

쇄골 위 림프절

겨드랑이 림프절

흉부 림프절

림프관

유방을 비롯한 신체 각 기관의 모든 세포에는 림프가 분포되어 있다. 림프는 온몸으로 영양소와 면역세포를 운반하며 불순물을 걸러내 림프절에서 정화하고 해독작용을 한다. 정기적으로 유방과 가슴을 마사지해서 림프의 순환을 자극하면 유방조직의 건강을 유지할 수 있다.

▶주의 50세 이하 여성의 유방은 정상적인 관상 결합조직으로 인해 밀도가 매우 높을 수 있다. 이런 여성은 X선이 밀집된 조직을 뚫고 지나가지 못하므로 유방 매머그램 검사에 어려움이 있다. 나이가 들수록 이 조직은 지방으로 대체되어 매머그램 촬영이 좀더 쉬워진다. 이러한 고밀도 유방조직은 1천 명당 50명꼴로 나타나는데 유방암 유무를 확인하기 위해서는 추가적인 매머그램이나 소노그램, 조직검사 등이 필요하다. 이들 중 유방암에 걸리는 여성은 단지 2명에 불과하다.[26] 나머지 여성들은 안타깝게도 괜한 걱정에 사로잡히는 것이다.

50세 이상 여성의 매머그램 모든 주요 의학협회들은 50세 이상 여성이 매년 유방 매머그램 검사를 받을 경우 유방암을 조기에 발견할 수 있어 사망률을 줄일 수 있다는 데 동의한다. 유방전문센터에서 검사를 하면 결과를 곧바로 판독해서 부가적인 검사나 적절한 치료 등 필요한 서비스를 받을 수 있다.

유방에서 덩어리가 만져질 때

유방에서 덩어리가 만져지면 곧바로 진찰을 받아라 유방에 생긴 덩어리가 양성인지 악성인지 전문가의 진단을 받아야 한다.

병원에 갈 때는 보호자와 동행하라 유방에서 덩어리를 발견한 여성들은 너무 놀란 나머지 의사에게 지나치게 많은 질문을 퍼부을 수가 있다. 친구나 보호자를 동반하면 필요한 사항만 문의할 수 있고 그들이 메모한 것을 나중에 함께 살펴볼 수도 있다.

다른 사람의 의견에 끌려가지 말라 유방의 덩어리에 대한 진찰방법은 세침흡입세포검사부터 조직검사(유방생검)에 이르기까지 매우 다양하다. 대부분의 덩어리나 비후된 조직은 양성일 가능성이 많다. 단순히 체액이 뭉쳐서 생긴 것으로 간단한 흡입술로 제거할 수 있다. 체액을 제거하면 그것으로 치료가 끝나며 더이상의 처치는 필요없다. 호르몬의 자극으로 유방에 덩어리가 생기거나 조직이 비후되는 경우도 있지만 월경이 끝나면 사라진다. 특히 폐경주위기에는 에스트로겐이 유방을 과도하게 자극하는 경우가 매우 흔하다. 한 환자는 폐경주위기를 거치면서 양쪽 유방에 커다란 덩어리가 하나씩 생겼다. 이것은 그녀를 두려움에 떨게 했으며 그 성질을 명확히 규명하기가 매우 힘든 상황이었다. 그러나 폐경이 되자 덩어리는 씻은 듯이 사라졌고 유방은 다시 정상적인 모습을 찾게 되었다.

만족스럽지 않다면 다른 곳을 찾아보라 암이라는 검진을 받았더라도 조급해하지 말고 믿을 만한 의사를 찾아보라. 한두 달 늦는다고 치료에 큰 차질을 빚지는 않는다.

유방암 진단을 받았으면 가능한 한 림프절 절제술은 피하라 일반적으로 유방암으로 보이는 증세가 발견되면, 그쪽 겨드랑이의 림프절을 절제하여 종양의 전이상태를 측정하고 이후의 치료방법을 결정한다. 그러나 림프절을 절제하면 종종 팔이 붓고 아픈 증상(림프부종)이 몇 년 동안 지속된다. 작은 유방종양 하나를 위해 지나친 대가를 치르는 셈이다. 림프절 안에 종양이 퍼져 있는 경우는 거의 없기 때문이다.

그 대안으로 요즘 각광을 받고 있는 방법이 '감시림프절 생검법 sentinel-node biospy'이다. 유방종양에서 악성세포가 맨처음 전이된 림프절을 추적하여, 이 감시림프절만 절제하는 것이다. 이 시술은 외과의사와 방사선과 의사의 합작으로 행해지며 림프계에 주입한 염료를 통해 림프절의 상태를 파악해서 암세포가 전이된 림프절의 정확한 위치를 알 수 있다. 겨드랑이 림프절이 눈에 띄게 커지지 않은 유방암 환자들은 감시림프절에 전이되지 않은 상태이므로 림프절을 완전히 절제할 필요가 없다.[27] 만일 담당의사가 이 시술을 취급하지 않는다면 다른 의사를 찾아라.

만일 유방암 진단을 받았다면

먼저 가까운 유방암 지원모임에 가입하라. 열린 마음과 정직한 나눔이 있는 이러한 지원모임 활동은 수명을 연장시키고 암의 재발률을 감소시키는 것으로 밝혀졌다. 또한 지원모임에서는 당신에게 무엇이 필요한지, 그리고 필요한 것을 어떻게 요청하면 되는지 매우 안전하게 배울 수 있다.

다음의 책들은 유방암을 앓았거나 자신의 경험을 통해 다른 이들이 길을 찾을 수 있도록 도와온 여성들의 삶 이야기이다. 실용적인 정보는 물론 당신의 내면의 지혜에 큰 도움이 될 것이다.

〈신성한 선택 : 질병을 무력화하고 기쁨을 되찾는 점진적인 방법 Sacred Choices: The Gentle Art of Disarming a Disease and Reclaiming Your Joy〉, Judie Chiappone (Holistic Reflections, 2000).

〈나의 유방암 치유 My Healing from Breast Cancer〉, Dr. Barbara Joseph (Keats Publishing, 1996).

〈유방암을 이겨낸 사람들의 모임 Breast Cancer Survivor's Club〉, Lillie Shockney, R. N. (Windsor House Publishing Group, 1996).

유방암의 위험도를 정확히 인식하자

대부분의 여성들은 유방암을 지나치게 두려워하고 있다. 최근 45~64세의 여성들을 조사한 결과를 보면 61%가 다른 질병보다 암(특히 유방암)을 두려워하고 있는 것으로 나타났다. 반면에 가장 큰 사망 요인으로 꼽으며 나머지 14가지 요인을 합한 것보다 더 많이 여성의 생명을 위협하는 심장질환을 두려워한 여성은 9%에 불과했다.[28] 더구나 유방암은 암 중에서도 사망률이 낮은 암이다. 가장 사망률이 높은 암은 폐암이다.

유방암에 걸린 여성을 주위에서 흔히 볼 수 있고 특히 북미 여성들에게는 가장 많은 암이지만, 유방암으로 사망할 가능성은 연령이 85세 이상인 경우에만 적용된다.[29] 유방암에 걸린 여성 9명 중 1명이 65세 이후에도 유방암 진단을 받을 확률은 50%이며 다른 질병으로 죽을 확률은 60%이다.

캐나다 토론토의 프린세스 마거릿 병원의 켈리-앤 필립스Kelly-Anne Phillips와 그녀의 동료들은 1995년 온타리오 암 등록센터에 신고된 유방암 발병률과 사망률을 조사해서 그것을 토대로 다음과 같은 확률표를 만들어냈다.

건강하게 태어난 1,000명의 여성이 있다고 가정할 때
- 35~39세: 986명이 살아 있음. 이들 중 유방암 환자 1명, 이로 인한 사망자 0명, 다른 질병으로 인한 사망자 2명
- 40~44세: 983명이 살아 있음. 이들 중 유방암 환자 5명, 이로 인한 사망자 1명, 다른 질병으로 인한 사망자 4명

- 45~49세: 977명이 살아 있음. 이들 중 유방암 환자 8명, 이로 인한 사망자 2명, 다른 질병으로 인한 사망자 6명
- 50~54세: 968명이 살아 있음. 이들 중 유방암 환자 11명, 이로 인한 사망자 3명, 다른 질병으로 인한 사망자 11명[30]

유방암에 대한 근거 없는 두려움 때문에 폐경주위기 여성들은 훨씬 치명적인 질병을 예방하고 치유하는 여러 가지 유익한 치료법—콩의 충분한 섭취, 인체친화형 프로게스테론과 소량의 인체친화형 에스트로겐, 테스토스테론—을 꺼리는 경향이 있다.

유방암의 유전성

유방암의 약 5~7%는 BRCA1 유전자와 BRCA2 유전자에 유전성 돌연변이가 일어나 발생한다. 특히 BRCA1의 돌연변이가 BRCA2의 돌연변이보다 유방암 가능성을 더욱 증가시킨다. BRCA1 유전자에 돌연변이가 있는 여성들은 유방암에 걸릴 확률이 56%에 이르며, 70세 이전에 난소암에 걸릴 확률도 15%에 이른다. BRCA2 유전자의 돌연변이에 대해서는 잘 알려져 있지 않으나 유전성 유방암의 40%를 차지하는 것으로 추정하고 있다.[31]

유방암 유전자 돌연변이의 원인이나 빈도에 대해서는 아직 명확히 규명되지 않았는데, 그 이유 중 하나는 BRCA1 유전자가 매우 크고, 그 안에서 나타나는 돌연변이의 종류가 무척 다양하기 때문이다. 최근 BRCA1의 독특한 돌연변이 형태가 동유럽계 유태인의 1%에서 발견되었으며 혈통마다 다른 돌연변이가 발견되고 있다. 게다가 유방

암을 일으키는 요인에는 BRCA1이나 BRCA2의 돌연변이 외에도 다른 유전자 경로들이 있다. 전체 유전자를 순서대로 다 읽어내는 것에도 기술적인 문제가 있는 현실에서, 유방암의 발생 가능성을 유전자 검사로 알아본다는 것은 현재의 과학기술로는 한계가 있다. 유방암과 난소암의 가족력이 강한 경우, 유전자 검사 결과 음성반응이 나왔다고 해도 별 의미가 없을 수 있다.[32] 이와 반대로 가족 중에 유방암이나 난소암에 걸린 사람이 딱 한 명이라면 BRCA1 혹은 BRCA2 돌연변이로 인해 유방암에 걸릴 확률은 매우 낮다.

미국 국립인간게놈연구센터NCHGR의 프랜시스 콜린스Francis Collins 박사는 유방암 유전자 검사 결과 양성반응이 나왔을 때의 딜레마를 다음과 같이 요약했다.

> 우리는 이 돌연변이 유전자를 지닌 여성에 대한 적절한 치료법을 아직 발견하지 못하고 있다. 50세 이상 여성들의 유방암은 매머그램을 통해 조기에 발견할 수 있다. 하지만 BRCA1 돌연변이로 인해 유방암 가능성이 높은 여성들의 경우 젊었을 때부터 자가진단, 촉진, 정기적인 매머그램 검사를 한다고 해서 사망률을 줄일 수 있는지 여부는 아직 입증되지 않았다. 우리는 예방 차원의 유방절제술 같은 과격한 치료법이 적절한 것인지 아직 확신이 없다. 특히 수술 후 남아 있는 소량의 상피조직에서 암세포가 다시 번식할 가능성의 징후가 보일 경우에는 더욱 그렇다. (……) 이 모든 불확실성을 규명하기 위해서는 임상실험이 하루 빨리 이루어져야 한다.[33]

유전자 검사 결과 양성반응을 보인 환자들을 위한 연방정부의 입법절차가 진행중에 있으며, 건강보험이나 생명보험, 신체장애보험,

고용보험 적용 여부에 대해서도 심의중에 있다.[34)]

결론적으로 말하면, 유방암 가족력이 있는 환자가 유전자 검사에서 음성반응이 나왔다면 다행스러운 일이지만 유방암에 걸릴 가능성이 전혀 없다는 의미는 아니다. 나는 가까운 친척 중에 유방암이나 난소암에 걸린 사람이 두 명 이상일 경우에만 유전자 검사를 권하고 싶다. 그리고 검사 결과를 충분히 판독할 수 있는 지식과 기술을 갖춘 유전자 전문가와 상담을 하는 것이 필요하다. 양성반응이 나왔을 경우에는 연구와 경험이 풍부한 유방암 전문의를 찾는 것이 중요하다.

호르몬 대체요법과 유방암

대부분의 여성들은 호르몬 대체요법 사용 여부에 관계없이 유방암에 걸릴 가능성이 매우 희박한데도 호르몬과 유방암의 상관관계에 관심이 많다. 거의 모든 여성이 "호르몬이 유방암에 걸릴 가능성을 높이지 않나요?"라는 질문을 던진다. 대답은 어떤 호르몬제를 얼마나 복용하고 있으며 유전적 요인이 있느냐에 따라 달라진다. 부인이 사용하는 호르몬 대체요법에 관심이 많은 한 남성이 보낸 편지를 소개한다.

최근에 아내는 홍조를 가라앉히기 위해 그동안 복용하던 프레마린을 중단하고 천연 프로게스테론 크림으로 바꾸었습니다. 그 결과 유방의 통증과 두통이 사라졌을 뿐 아니라 홍조도 완전히 치료되었습니다. 그러나 책에서 프로게스테론과 유방암에 관한 글을 읽고 나서 아내가 올바른 궤도를 가고 있는 것인지 궁금해졌습니다. 혹시 나중에 예정에 없던 기차가 그 궤도에 달려들어 아내에게 해를 끼치는 건 아닐까요?

이 편지의 사례는 폐경주위기 증상을 가라앉히기 위해 가장 많이 처방되는 프레마린의 부작용을 잘 보여주고 있다. 유방의 통증은 에스트로겐 대체요법의 대표적인 부작용으로, 개인의 특성이 고려되지 않은 표준화된 양을 복용한 여성의 20~35%가 호소하는 증상이다.[35] 특히 얼마 전까지 유방암으로 발전할 가능성이 있다고 여겨지던 양성(섬유낭포성) 유방질환의 가족력이 있는 여성들에게는 매우 두려운 것이었다. 그러나 최근 실시된 연구에서 양성 유방질환과 유방암 가능성의 상관관계를 입증하는 증거는 전혀 발견되지 않았다. 또 호르몬 대체요법이 위와 같은 여성들에게 위험성을 가중시킨다는 사실도 증명되지 않았다.[36]

두통 또한 흔한 부작용으로 에스트로겐이 대사과정에서 아드레날린과 유사한 물질로 분해되어 일시적으로 생기는 것이다. 반면에 인체친화형 프로게스테론은 홍조를 치료할 뿐만 아니라 이 같은 부작용이 전혀 없는 것으로 밝혀졌다.

그러나 많은 사람들이 여전히 장기적인 프로게스테론 복용으로 인한 건강악화를 우려하고 있다. 미국 국립암연구소NCI가 최근 발표한 연구에서 에스트로겐이나 프로게스테론을 장기복용하는 여성들은 유방암에 걸릴 가능성이 높다는 사실을 입증했기 때문이다. 그러나 대부분의 사람들은 이 연구에 사용된 합성 호르몬과 인체친화형 호르몬에는 많은 차이가 있다는 사실을 간과하고 있다.

미국 국립암연구소의 연구는 1980년에서 1995년까지 기간이 다르게 에스트로겐과 프로게스틴을 모두 복용한 48,355명의 여성을 대상으로 실시한 방대한 역학조사였다. 이 연구에서 정상적인 체중의 여성이 두 호르몬을 5년간 복용했을 경우 복용하지 않은 여성에 비해 유방암에 걸릴 확률이 40%나 증가했다. (흥미롭게도, 과체중인 여성은 이러한 증가가 나타나지 않았다.) 또 그들은 에스트로겐만 복용한 여성에 비해서도 유방암에 걸릴 확률이 현저하게 높았다.[37]

40%라는 숫자가 매우 위협적으로 들리겠지만 실제적인 의미는 다르다. 정상체중의 60~64세 여성이 어떤 호르몬제도 복용하지 않았을 경우 10만 명당 350명이 5년 안에 유방암에 걸리는 것으로 조사되었다. 그러나 만일 이들이 에스트로겐과 프로게스틴이 복합된 호르몬 대체요법을 사용할 경우 그 숫자는 560명으로 증가한다. 그렇지만 나머지 대부분의 여성들은 호르몬과 관계없이 유방암에 걸리지 않는다는 것을 알 수 있다.

다른 각도에서 생각해보자. 통계학적으로 보면, 호르몬을 복용하지 않는 1천 명의 여성 중 75세까지 유방암에 걸리는 여성은 77명이다. 5년 동안 호르몬 대체요법을 사용한 경우에는 그 수가 79명으로 늘어나며, 10년이 지나면 83명, 15년 후에는 89명으로 증가한다. 여기서도 나머지 대부분의 여성들은 호르몬 요법을 사용했더라도 유방암에 걸리지 않는다.

또 하나 기억해야 할 핵심열쇠가 있다. 이 연구에 참가한 모든 여성들은 양이 표준화된 접합 에스트로겐(대표상품 : 프레마린)과 합성 프로게스틴(프로베라)을 복용했다는 사실이다. (호르몬 대체요법과 유방암의 관계를 연구하는 대부분의 연구가 모두 그러하다.) 프레마린은 미국에서 지난 수십 년 동안 가장 많이 처방된 에스트로겐이며 대개 프로베라 같은 합성 프로게스틴과 함께 처방된다. ('프렘프로'처럼 아예 복합조제된 형태도 있다.) 이들 비인체친화형 호르몬은 각각 그 자체의 위험성이 있다.

프레마린이 우리 몸에서 분해되며 생기는 대사산물은 매우 강력해서 인체친화형 에스트로겐의 대사산물에 비해 암을 유발할 가능성이 높은 것으로 드러났다.[38] 또 똑같이 프레마린을 한 알(0.625mg)씩 먹는 여성들 중에서도 혈중 에스트로겐 수치의 변화는 10배 이상 나타날 수 있다.[39] 더욱 놀라운 사실은 이 연구에 참가했던 대부분의 여성들이 이것의 2배인 1.25mg의 에스트로겐을 매일 복용했다는 사실이다.

합성 프로게스틴도 그 자체의 문제점이 있다. 세포 안의 에스트로겐과 안드로겐 수용체에 결합해서 비정상적인 조직의 증식을 자극할 수 있다. 또 에스트로겐의 생리작용을 더욱 활발하게 만들기도 한다. 이 연구에서 두 호르몬을 복용한 여성들이 에스트로겐만 복용한 여성들에 비해 유방암 발병률이 높았던 것도 이런 이유 때문이다.[40] 호르몬 대체요법을 사용중이라면 합성 프로게스틴을 복용하지 않는지 확인해보라. 만일 프로베라나 에이멘, 프렘프로(이상 메드록시프로게스테론 아세테이트 제품), 펨HRT, 액티벨라(이상 노르에틴드론 제품), 레블라이트(노르게스티메이트 제품) 같은 합성제를 복용하고 있다면 인체친화형 호르몬으로 바꾸는 것이 좋다.

만일 당신이 여성의 몸에서 분비되는 호르몬과 형태가 동일하지 않은 호르몬을 복용하며 양 또한 과용하고 있다면 이들 호르몬의 대사산물에 의한 부작용뿐만 아니라 유방암에 걸릴 위험이 크게 높아지는 것이다.

인체친화형 호르몬과 유방암

저용량의 인체친화형 에스트로겐에 인체친화형 프로게스테론을 병행하여 장기복용하면 유방암에 걸릴 위험이 거의 증가하지 않는다.[41] 여기 그 이유를 소개한다.

에스트로겐

유방은 선腺이 많이 분포되어 있는 기관이기 때문에 우리 몸을 순환하는 호르몬의 변화에 매우 민감하다. 월경주기의 전반부에는 에스트로겐이 유방조직의 성장을 촉진하고 후반부에는 프로게스테론이 이 성장을 안정시키고 다듬는다. 월경이 시작되면 두 호르몬의 수치가 모두 최고로 낮아지며 아울러 유방도 크기가 가장 작아진다. 폐경 주위기는 에스트로겐이 우세하고 프로게스테론이 상대적으로 부족한 시기이므로 유방조직을 좀더 안정한 상태로 만드는 주기(커지고 작아지는)가 없이 크고 부드러운 상태가 지속된다.

수십 년에 걸쳐 수많은 연구들에 의해 증명된 사실은 자연식품에 들어 있는 식물성 에스트로겐을 제외하고는 우리 몸에서 생성되는 에스트로겐을 비롯해 모든 형태의 에스트로겐이 유방조직을 증식시킨다는 것이다. 민감한 여성들에게는 유방암의 위험을 높이는 원인이 될 수 있다.[42] 초경을 일찍 시작했거나, 폐경기가 늦었거나, 아이를 낳지 않았거나, 비만인 여성들이 유방암에 걸릴 가능성이 높은 이유도 이 민감성 때문이다.

따라서 유방의 건강을 지키기 위해서는 가능한 한 적은 양의 인체친화형 에스트로겐을 복용하는 것이 제일 좋은 방법이다. 그리고 과용하지 않는지 확인하기 위해 정기적으로 타액검사를 실시하는 것이 필요하다.

　유방암에 대한 가족력이나 유전자를 가지고 있을 경우 에스트로겐 대체요법을 피하고 싶어하는 여성들이 많다. 그러나 에스트로겐은 여성들에게 많은 유익을 줄 뿐만 아니라, 신뢰할 만한 연구를 통해 유방암에 걸렸더라도 종양의 증식을 촉진하지 않는다는 게 증명되었다. 최근에 실시된 어떤 임상연구에서도 에스트로겐이 유방암을 악화시킨다는 증거는 나타나지 않았다.[43]

　에스트로겐 대체요법을 피한다고 해서 고통을 참고 견뎌야 하는 것은 아니다. 유방을 보호하고, 건강을 증진하며, 폐경기 증상을 호전시키는 다른 방법을 얼마든지 찾을 수 있다. 운동, 식생활 개선, 콩제품 섭취, 약초요법, 천연 프로게스테론이 여기에 속한다. 골다공증이나 알츠하이머성 치매에 심각한 가족력이 있는 여성일지라도 이 방법들을 사용하면 에스트로겐의 효과만큼 좋은 결과를 얻을 수 있다.

에스트리올　몇몇 실험적인 연구를 통해 소변의 에스트리올 수치가 높은 여성은 유방암에 걸릴 가능성이 낮다는 사실이 입증되었다. 따라서 나를 비롯한 많은 의사들이 호르몬 요법에 인체친화형 에스트로겐인 에스트리올을 즐겨 처방한다. 에스트리올은 우리 몸에서 생성되는 에스트라디올이나 에스트론에 비해 효능이 약하기 때문에, 질조직 같은 에스트로겐에 민감한 조직에 부분적으로 바를 경우 효과가 매우 좋다.(9장 참조) 유럽에서 널리 사용되는 에스트리올은 자궁의 내막세포를 자극하기 때문에 유방조직도 자극을 줄 수 있다. 그럼에도 불구하고 자신에게 맞는 양을 복용한다면 에스트리올은 가장 이상적인 에스트로겐이다.

프로게스테론

앞서 언급한 미국 국립암연구소 연구에서 합성 프로게스틴이 유방암에 좋지 않은 영향을 미친다는 사실이 입증되긴 했지만, 이 결과는 프로게스트 크림이나 프로메트리엄 캡슐 같은 천연 또는 인체친화형 프로게스테론에는 해당되지 않는다. 에스트로겐 대체요법에 인체친화형 프로게스테론(안드로겐 수용체나 에스트로겐 수용체에 결합하지 않는)을 첨가하면 오히려 에스트로겐 과자극을 방지하기 때문에 실제로 유방암 발병률을 감소시킬 수 있다. 인체친화형 프로게스테론은 유방세포에서 에스트로겐의 생성과 에스트로겐 수용체의 생성을 감소시키는 역할을 한다. 인체친화형 프로게스테론을 사용하면 처음 일주일 정도 유방에 압통을 느끼는 여성들이 있는데 초기에는 일시적으로 유방의 에스트로겐 수용체를 증가시키기 때문이다. 그러나 이 증상은 며칠이 지나면 사라진다. 인체친화형 프로게스테론이 유방조직을 지속적으로 증식시킨다는 증거는 발견되지 않았으며 실제로는 그 반대의 역할을 한다.

현재 인체친화형 에스트로겐과 프로게스테론을 사용하는 여성에 대한 자료는 충분히 확보되지 않았으며, 호르몬 대체요법에 대한 거의 모든 연구는 비인체친화형 호르몬을 사용한다. 인체친화형이며, 개인의 특성에 맞게 처방된 호르몬 대체요법에 대한 장기적인 역학조사가 하루 빨리 이루어져 많은 여성들과 의사들이 적절한 정보를 얻게 되길 바란다. 그러나 의학계나 연구소들의 무관심을 감안할 때 이 연구는 아직 소원한 실정이다. (인체친화형 호르몬들은 특허를 낼 수 없다는 것도 하나의 이유일 것이다.)

세포의 성장과 죽음

만일 우리가 천연 프로게스테론에 대해 장기적으로 광범위하게 연구한다면 유방암을 예방하는 기능을 확인할 수 있을 것이다. (특히 에스트로겐을 병용하지 않을 때 그러한데, 폐경주위기에는 에스트로겐 우세 현상이 자주 나타나기 때문이다.) 그 이유는 프로게스테론이 세포의 죽음에 관여하기 때문이다. 여기에 대해 간단히 설명하겠다.

모든 여성의 몸은 선천적으로 유방조직세포의 성장과 죽음의 균형을 유지하는 기능이 있다. 유방암은 이들 균형이 깨졌을 때 발생하는 한 현상이다. 다른 암과 마찬가지로 유방암도 두 과정으로 특징지을 수 있다. (1) 통제할 수 없는 과도한 세포분열과 (2) 이들 세포가 죽지 않는 것(모든 세포는 어느 정도의 시간이 지나면 죽는 게 정상이다)이다.[44] 세포의 성장과 발달, 그리고 죽음은 유전자와 주위환경의 상호작용에 의해 그 시기가 결정된다. 이 과정은 이루 말할 수 없이 복잡하지만 분자생물학의 발전으로 조금씩 파악해가고 있다. 한 예로 최근 BCL2라는 유전자가 세포의 죽음을 억제한다는 사실이 발견되었다. 이 기능은 유방조직이 성장하는 시기(사춘기나 배란기 등)에 필요하다.[45] 그러나 다른 조절물질에 의해 BCL2의 기능이 조절되지 않으면 세포의 수명이나 성장에 이상이 생겨 유방암의 가능성이 커진다. BCL2는 원종양유전자 proto-oncogene로 알려져 있는데 이 의미는 그 유전자의 발현이 조절되지 않을 경우 암을 촉진한다는 뜻이다.

유방조직에 영향을 미치는 또 다른 유전자로는 p53이 있다. p53 유전자는 BCL2와 반대로 종양을 억제하는 유전자이다. 이 유전자는 세포의 죽음을 증가시킴으로써 과도한 세포분열을 상쇄하기 때문에 세포의 과도성장과 이로 인한 암의 가능성을 예방해준다.

p53 유전자와 BCL2 유전자는 성 호르몬의 영향에 따라 암을 촉

진하거나 억제하는 역할을 한다. 에스트로겐은 BCL2 유전자의 발현을 증대시키므로 유방세포 증식을 촉진한다. 앞에서 밝혔듯이 이것이 언제나 우리 몸에 해로운 것은 아니다. 그러나 과다한 에스트로겐으로 인해 BCL2 유전자가 왕성하게 발현되면 에스트로겐에 민감한 유방이나 자궁, 난소에서 조직의 성장을 증가시킨다. 이 기관들에서 암이 발생하는 것은 과다한 에스트로겐의 자극 때문이라는 것은 잘 알려진 사실이다.[46]

이와는 반대로 프로게스테론은 BCL2의 발현을 낮추고 p53의 발현을 증가시켜 세포가 제때에 죽도록 촉진함으로써 에스트로겐에 민감한 조직의 암 발생률을 감소시킨다.[47]

에스트로겐과 프로게스테론은 각각 다른 유방조직을 자극한다. 에스트로겐은 분열하고 성장하는 유방의 관상 조직세포에 작용하여 분열, 성장시키며 암세포를 포함한 유방조직의 증식을 촉진한다. 반면 프로게스테론은 유방세포를 소엽세포로 분화시켜 임신을 했을 경우 젖을 생성할 준비를 한다. 임신을 하지 않았을 경우 이 소엽세포는 수명이 다하면 자연스럽게 죽음을 맞이한다. 다시 말해서 잘 분화된 소엽세포는 암으로 증식할 가능성이 없다는 뜻이다.

호르몬이 유방조직에 미치는 영향을 오랫동안 연구해온 데이비드 자바David Zava 박사의 비유는 내게 매우 도움이 되었다.[48] 자바 박사는 유방조직의 각 부분을 나무에 비유했다. 에스트로겐에 의해 성장이 촉진되는 관상조직은 나무의 줄기와 가지에 해당되며, 프로게스테론에 의해 성장이 촉진되는 소엽세포는 가지 끝에서 자라는 나뭇잎이라는 것이다. 나무의 세포가 일단 잎으로 변하면 다시 줄기나 가지로 돌아올 수 없다. 잎으로 자라서 무성해지다가 때가 되면 낙엽이 떨어지듯 죽음을 맞이하는 것이다. 그러나 줄기와 가지는 다르다. 이

들 세포는 언제라도 다른 가지를 칠 수 있고 자신도 지속적으로 성장할 수 있다. 무한히 확산되는 암세포도 이와 마찬가지이다.

이제까지 살펴본 바와 같이 여성들은 과다한 에스트로겐의 자극으로 인해 심각한 피해를 입는다. 에스트로겐이 몸 안에서 생성되든(폐경주위기와 같이 에스트로겐 우세현상이 일어날 때, 지방세포에서 에스트로겐을 과다생성할 때) 외부에서 보충되든(호르몬 대체요법이나 환경호르몬의 영향으로) 양이 지나치면 유방암에 걸릴 확률이 높아진다. 그러나 프로게스테론을 충분히 보충하여 에스트로겐의 균형을 유지하면 그 확률이 낮아진다. 많은 연구논문들이 두 호르몬의 병용을 추천하고 있다.[49]

배란이 되지 않아 프로게스테론이 부족한 여성들을 대상으로 조사한 연구에 따르면, 이 여성들은 정상인 여성들에 비해 폐경주위기에 유방암에 걸릴 확률이 5.4배나 높았다. 또 1995년의 연구에서 인체친화형 프로게스테론 크림을 유방에 직접 바른 결과 유방세포의 증식을 억제하는 것으로 나타났다. 그 용법은 프로게스트나 펨게스트, 피토게스트 같은 2% 프로게스테론 크림에 표시되어 있는 양과 동일한 양을 하루에 두 번 사용했다. 즉, 대부분 여성의 배란기에 나타나는 프로게스테론 수치에 맞춘 것이다.[50]

또 다른 연구에서는 유방암 수술을 받는 시점에 프로게스테론 수치가 정상적인 여성들은 수치가 낮은 여성들에 비해 재발 가능성이 줄어든다는 사실이 증명되었다.[51] 유방암 조직검사나 수술을 앞둔 여성들에게 일 주일 전부터 2% 프로게스테론 크림을 바르게 한 다음 조사한 결과, 역시 마찬가지 결론에 도달했다. 인체친화형 프로게스테론은 면역성을 높이며, 또한 수술을 통해 제거될 종양세포가 다른 부분으로 전이되지 않게 하는 효과도 있는 것 같다. 월경주기의 후반부인 황체형성기(프로게스테론 수치가 가장 높은 시기)에 수술을 받은 여성들의 재발 가능성이 현저하게 줄어드는 이유도 이 때문인 것으로 보인다.[52]

1996년 프로게스테론과 유방 건강에 대한 논문 리뷰에서는 인체친화형 프로게스테론이 유방암의 확산율을 낮출 뿐만 아니라 아예 발생 가능성을 줄인다는 결론을 내렸다.[53]

지금까지 인체친화형 프로게스테론에 대한 장기적인 임상실험을 실시한 경우는 아직 없다. 하지만 나 자신이나 인체친화형 호르몬 연구의 선구자인 존 리 John Lee 박사를 비롯한 여러 동료들의 임상경험으로 미루어볼 때, 인체친화형 프로게스테론은 특히 폐경주위기의 여성들에게 매우 유익하며 이 시기에 흔한 유방암이나 에스트로겐 관련 암에 대한 위험을 낮추어준다고 확실히 말할 수 있다.

프로게스테론 수용체에 양성인 유방암의 경우

내가 가장 자주 받는 질문 중 하나는 프로게스테론 수용체에 양성반응을 보인 유방암 환자가 프로게스테론을 사용해도 되느냐는 것이다. 유방 조직검사 결과 종양이 프로게스테론 수용체에 양성인 경우, 특히 진단시점에서 환자가 인체친화형 프로게스테론을 사용하고 있는 경우에는 확실히 대답하기가 매우 어렵다.

차근차근 살펴보자. 프로게스테론 수용체에 양성인 유방암은 에스트로겐 수용체에도 양성반응을 보인다. 에스트로겐이 이런 타입의 암세포 증식을 자극하는 것으로 알려져 있기 때문에 사람들은 프로게스테론도 당연히 같을 것이라고 생각한다. 그러나 사실은 정반대이다. 프로게스테론 수용체에 양성이라는 것은 암세포가 프로게스테론의 항암효과를 받아들인다는 징후이다.

이 역설적인 이론을 이해하기 위해서는, 세포를 둘러싸고 있는 혈액이나 체액 속의 호르몬이 세포 표면의 수용체와 결합해서 작용한다는 사실을 먼저 알아야 한다. 수용체와 호르몬은 자물쇠와 열쇠의 관계와 같다. 열쇠인 프로게스테론이 자신과 꼭 맞는 자물쇠(수용체)를 만나 결합할 경우, 호르몬 메시지는 세포 내의 염색체에 제대로 전달되어 특정한 유전자를 발현시켜 원하는 결과를 만들도록 한다. 프로게스테론은 세포에게 증식을 멈추라는 신호를 보내지만 에스트로겐은 반대되는 신호를 보낸다. 따라서 인체친화형 프로게스테론은 프로게스테론 수용체에 양성인 유방암에 걸린 여성들에게 매우 효과적이다.

에스트로겐이나 프로게스테론에 양성인 유방암에 걸린 여성은 그나마 행운이다. 이들 수용체가 있다는 것은 종양이 매우 잘 분화되어 있으므로 덜 분화된 종양보다 성장이 느리다는 의미가 된다.

나는 개인적으로 인체친화형 프로게스테론이 에스트로겐이나 프로게스테론에 양성인 유방암에 걸린 여성들에게 안전하고 유익하다고 생각하지만 이 이론은 아직 논란의 여지가 남아 있다. 당신 스스로 판단하거나 주치의와 상의하라.

프로게스테론에 대한 나의 견해

• 만일 당신이 폐경주위기이고 프로메트리엄이나 크리논 같은 인체친화형 프로게스테론을 크림이나 다른 형태로 사용하고 있다면, 에스트로겐이나 안드로겐에 의한 과자극으로부터 유방을 보호하는 좋은 방법을 선택한 것이다. 당신의 내면의 지혜가 반대하지 않는다면 지금의 방법을 고수하는 것이 바람직하다.

• 만일 에스트로겐이나 안드로겐 우세가 의심되거든 인체친화형 프로게스테론을 함께 사용하라. 에스트로겐 우세가 나타나는 경우는 월경불순, 체지방률 28% 이상, 움직이기 싫어하는 생활습관, 다낭성 난소 증후군, 자궁근종, 유방의 압통, 고탄수화물 저섬유질 식생활, 심한 월경통, 에스트로겐 대체요법 등이다. 안드로겐 우세는 여드름, 다낭성 난소질환, 남성형 탈모를 일으킨다.

• 모든 의사들이 프로게스테론 문제에 동의하는 것은 아니지만 나는 개인적으로 유방의 건강을 원하는 폐경주위기 여성들에게 인체친화형 프로게스테론을 적극 권하고 싶다. 이 시기에는 배란이 불규칙해서 프로게스테론 수치가 낮아지기 시작하기 때문이다. 콩 단백질은 훌륭한 프로게스테론 대체식품이다.

테스토스테론

테스토스테론이나 DHEA 같은 안드로겐 호르몬은 우리 몸 안에서 에스트로겐으로 전환될 수 있다. 이 말은 테스토스테론을 많이 복용하면 이론적으로 말해서 유방암에 걸릴 가능성이 높아진다는 뜻이다. 가능하면 적은 양을 복용하고, 다른 방법을 찾아보라.

대부분의 여성들이 호르몬 대체요법을 사용할 경우 어떤 것이 가장 현명한 선택인지 고심하고 있다. 우리가 원하는 결과를 얻기 위해서는 인체친화형 호르몬을 택하고 자신의 특성에 맞게 조절된 적은 양을 사용하는 것이 핵심이다. 일단 선택을 했으면 결과를 지켜보되 완벽한 해결책은 없다는 점을 명심하라. 우리는 현재 접할 수 있는 정보 안에서 최선을 다하는 수밖에 없다. 그러나 정보라는 것은 인간과 마찬가지로 끊임없이 진보한다. 오늘 최선의 해결책이 내일은 달라질 수도 있다. 그러나 우리의 몸과 세포는 시간에 관계없이 언제나 대부분 건강을 지켜나간다. 호르몬 대체요법과 관계없이 유방암에 걸리는 여성이 그렇게 많지 않은 것도 이런 우리 몸의 지혜 때문이다.

타목시펜 딜레마

타목시펜(판매상표 : 놀바덱스)은 유방암에 걸렸거나 걸릴 가능성이 큰 여성에게 주로 처방되는 약품이다. 이것은 SERM(선택적 에스트로겐 수용체 조절자)이라고 불리는 약품의 범주에 속한다. 이 밖에 라록시펜(에비스타)을 포함한 다른 SERM들은 골다공증의 예방과 치료제로 쓰인다. 타목시펜의 항에스트로겐 효과는 유방암이 호르몬 수용체에 양성이든 음성이든, 림프절에 양성이든 음성이든 관계없이 모든 여성들에게 질병을 예방하고 수명을 연장시키는 것으로 밝혀졌다. 또 유방암에 걸릴 가능성이 높은 여성에게 유방암 발병률을 낮추기도 한다. 타목시펜은 현재 미국에서 거의 1백만 명의 여성이 복용하는 약이며 암 치료제로 가장 흔히 쓰인다.

타목시펜은 몸의 일부 기관에서는 에스트로겐을 억제하지만 뼈나 심장혈관 같은 기관에서는 에스트로겐과 같은 역할을 한다. 따라서 5년 정도 복용할 경우 콜레스테롤 수치를 낮추고 치명적인 심장발작 가능성을 감소시킬 뿐 아니라 골밀도 유지에도 도움을 준다.

그러나 타목시펜은 에스트로겐의 역할을 할 경우나 항에스트로겐 효과를 나타낼 경우 모두 심각한 부작용을 수반한다. 뇌조직과 관계된 항에스트로겐 효과는 여성들로 하여금 치매나 우울증에 걸리게 할 수도 있다는 연구 결과가 발표되었다.[54] 내 경험으로도 타목시펜을 복용하는 많은 여성들이 우울증에 시달리고 있으나 의사들에게 일일이 얘기하지 않을 뿐이다. 에스트로겐 역할을 할 경우 타목시펜은 자궁내막에 작용해서 비정상적으로 두껍게 만들거나(비정형성 자궁내

〈그림 19〉 에스트로겐 억제 약품 SERM의 장점과 위험성

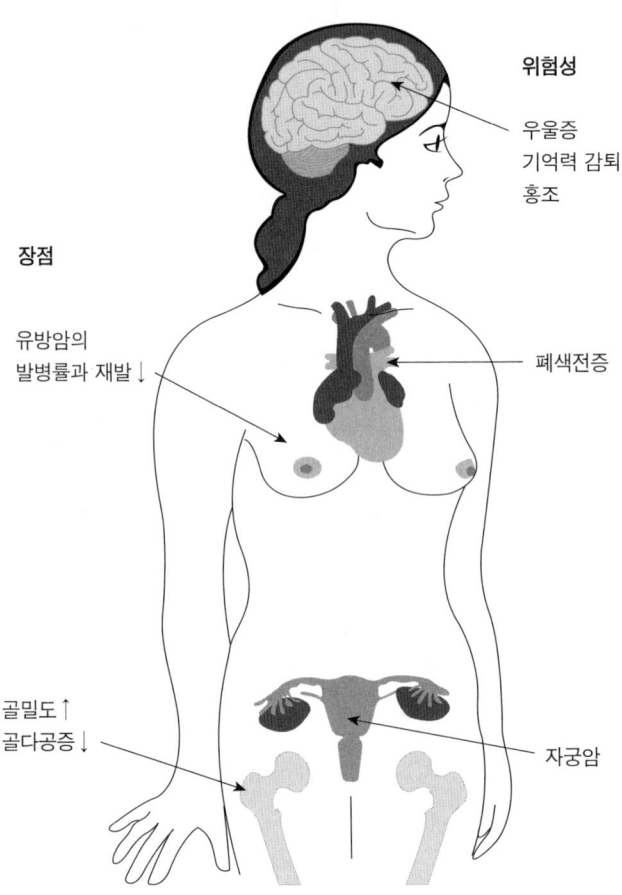

막 증식증), 폴립(돌출성 용종)을 형성하거나, 암을 유발하는 부작용이 있다. 복용기간이 길수록 위험률이 커진다.[55] 이 말은 타목시펜을 복용하는 여성들은 정기적으로 초음파 검사나 기타 방법으로 자궁에 암이 생기지 않았는지 확인해야 한다는 뜻이다.

타목시펜의 또 다른 문제점은 5년 이상 복용하게 되면 유방에 작용하던 항에스트로겐 효과가 에스트로겐 효과로 전환된다는 것이다.[56] 다시 말해서 타목시펜에 대한 내성이 생겨 암이 재발될 경우 치료가 어렵게 된다는 의미이다.[57]

타목시펜의 유방암 예방효과

타목시펜은 최근 유방암에 걸릴 가능성이 큰 여성에게도 판매할 수 있도록 승인을 받았다. 미국 국립암연구소에서 미국과 캐나다 여성 13,000명을 대상으로 유방암 발병 가능성을 조사한 결과, 이 약은 발병률을 130명당 1명에서 236명당 1명으로 낮추었다. 이것은 예방 차원에서 이 약을 복용한 여성들의 유방암 위험이 50% 감소되었다는 것을 의미한다. 유럽에서 발표된 두 논문에서는 유방암을 낮추는 효과가 전혀 보고되지 않았지만 타목시펜은 최근 유방암 가능성이 큰 여성들에게 예방효과가 있음을 인정받았다.[58]

요즘 놀바덱스에 대한 광고가 대중매체를 휩쓸고 있다. 그중에는 이런 문구도 있다. "유방암이 걱정된다면 위험지수를 36B에서 1.7로 낮추어야 한다. 당신의 유방암 위험지수는 얼마인가? 다음의 번호로 전화를 걸면 놀바덱스에 관해 자세히 알 수 있으며 유방암 위험지수도 측정해볼 수 있다."

이 광고는 표면적으로는 "당신의 위험지수를 파악하라."는 말로 들리지만 그 진정한 의미는 무엇이겠는가? '위험지수'란 1980년대

말 미국 국립암연구소의 통계 전문가 집단에 의해 개발된 게일 모델을 근거로 생긴 유행어이다. 게일 모델은 이론적인 유방암 위험률을 수치로 판단하기 위해 겨우 백인여성 28,000명에게서 얻은 자료를 바탕으로 기준을 세운 것이다. 자료를 만든 통계학자들은 이것이 단지 '추측'일 뿐이며 과학적으로 입증된 사실은 아니라고 발표했다.[59] 최근 놀바덱스의 판촉을 위해 사용되는 게일 위험지수는 많은 논란을 불러일으키고 있으며 일부 비평가들은 위험을 지나치게 과장하고 있다고 반박했다. 게일 모델을 처음 개발했던 사람들도 그 모델에 대해 '불확실성에 대한 세 가지 추측'일 뿐이라고 인정했다. 그러나 이 불확실성이 은폐되고 있는 것이다.

유방암에 대한 여성들의 지나친 걱정과 민감한 반응을 감안할 때 많은 여성들이 광고만을 믿고 무작정 타목시펜을 복용할까 봐 우려된다. 그것은 불필요하게 타목시펜 부작용의 희생양이 되는 것이다. 실제로 예방차원에서 타목시펜을 복용하는 여성들은 자궁암에 걸리거나 폐와 다리에 혈전이 생길 가능성이 두세 배나 높아진다. 이 밖에도 뇌졸중이나 백내장에 걸릴 가능성이 커질 뿐만 아니라 홍조나 질 분비물 감소 같은 증상이 수반되기도 한다.

놀바덱스의 판매를 부추기는 대대적인 광고는 유방암에 민감한 여성들의 심리를 이용하는 것이다. 그러나 "자신의 위험지수를 파악하자."는 이들의 캠페인은 달리 해석하면 "암을 포함한 심각한 부작용에도 불구하고 이 약을 복용하자!"는 캠페인으로 볼 수 있다.

유방암에 걸린 많은 여성들이 위험요인을 가지고 있지 않았으며, 위험요인이 많은 여성들이 유방암에 걸리지 않은 경우도 많다. 첫아기를 늦은 나이에 출산했거나, 어머니가 유방암에 걸린 적이 있다 한들 어떻게 하겠는가. 여기에 신경을 곤두세우다 보면 마치 언제 암이

되어 터질지 모르는 시한폭탄을 양쪽 가슴에 안고 있는 기분이 들 것이다. 얼마나 고통스럽겠는가.

유방 전문가인 수잔 러브Susan Love 박사는 뉴욕 타임스에 다음과 같은 글을 게재했다.

〔미국 국립암연구소가 실시한 연구에서〕 타목시펜은 유방암 가능성이 큰 건강한 여성이 복용할 경우 유방암 발병률을 49% 낮추는 것으로 밝혀졌다. 그러나 이 연구에서 실제로 암에 걸린 여성은 상대적으로 소수에 불과했다. 플라시보(위약효과) 그룹 여성의 4.3%가 암에 걸린 데 비해 타목시펜을 복용한 여성은 2.2%가 암에 걸렸다. 이것은 다시 말하면, 타목시펜을 복용한 95.7%의 여성들이 타목시펜으로 인한 단기적인 유익은 누리지 못한 반면, 폐의 혈전으로 인한 사망률 증가를 포함한 부작용에는 그대로 노출되었다는 것이다.

더욱 중요한 사실은 이 연구에서 비정형성 유관내막 증식증(유관의 내막에서 일어나는 전암단계의 변화로 0기 유관암DCIS과 종종 겹치는 진단이 나오기도 한다)으로 조직검사를 받은 여성 중 타목시펜을 복용한 여성들은 유방암으로 발전할 위험이 86%나 감소되었다는 것이다. 어떤 여성이 이런 변화를 나타내는지 규명한다면 타목시펜으로 효과를 볼 수 있는 여성을 잘 선정할 수 있을 것이다. 그러나 지금은 유방암 진단을 위해 조직검사를 하는 수밖에 없다.

만일 우리가 타목시펜을 복용하는 여성의 몸을 들여다볼 수 있다면 세포들이 손상을 입기 전에 저항하는 시기를 알 수 있을 것이다. (……) 따라서 여성들에게 필요한 일은 타목시펜이 이로운지 해로운지 따지는 것보다 우리가 충분히 파악해야 할 약품으로 생각하는 것이다.[60]

타목시펜과 각종 SERM 약품에 대한 충고

• 만일 당신이 이미 타목시펜을 복용하고 있는데 부작용이 없고 잘 맞는 느낌이 든다면 5년 동안은 복용해도 상관없다.

• 만일 어머니나 여자형제 중 유방암으로 죽은 사람이 있다면 전체적으로 볼 때 타목시펜은 부작용보다 유익이 더 많을 것이다.

• 만일 당신이 유방암에 걸렸다면 타목시펜에 양성인지 음성인지 파악하고 양성일 경우 얼마나 복용해야 하는지 의사와 상의하라.

• 만일 당신에게 유방암에 걸릴 위험요인이 많다면 앞서 소개한 방법으로 그 가능성을 낮추어라. 의사와 SERM 약품 복용에 대해 의논하되 결정은 내면의 인도에 따라 자신이 하라.

• 만일 타목시펜이나 다른 SERM 약품을 복용하고 싶다면 정기적으로 자궁내막 검사와 백내장 검사를 받도록 하라.

• 콩을 섭취하거나 보충제를 복용함으로써 타목시펜의 부작용을 완화할 수 있다. 546~549쪽에 소개한 식생활 방법을 참고하라.

• 정당한 이유가 없는 한 타목시펜을 5년 이상 복용하지 말라.

한 가지 명심할 점은 유방암은 신체적인 치료만으로는 완치될 수 없다는 것이다. 몸의 건강을 지키기 위해 적당한 약만 복용하면 된다는 어리석은 생각을 버려라. 건강한 유방을 가지려면 신체적 건강만큼이나 마음과 영혼의 건강도 중요하다. 때에 따라서는 약이나 수술도 필요하다. 그러나 이 책에서 거듭 강조하듯이 건전한 식생활이나 운동, 금연, 금주를 비롯해서 자신의 감정과 사랑, 그리고 사랑받고 싶은 욕망을 표현하는 것이 반드시 필요하다.

14
내면의 소리에 귀를 기울이자

― 심장의 건강과 삶의 열정

　　폐경기가 가까워지면 심장질환이나 고혈압, 뇌졸중에 걸릴 위험이 커진다. 그 이유는 심장과 온몸으로 영양분을 전달하는 혈관계가 우리에게 이제부터 자신의 기쁨을 위해 살아가라는 경고의 목소리를 높이기 때문이다. 그중에서도 특히 심장질환은 다른 질병보다 더욱 목청을 높인다. 마음이 변해야 앞으로의 삶이 구원되기 때문이다. (heart는 마음과 심장을 동시에 가리킨다.)

　　유방암보다 심장질환으로 사망하는 여성이 11배나 많음에도 불구하고 의사들이 적절한 시기에 심장질환을 발견하지 못한 과실은 유방암 진단과실에 비해 법정소송으로 연결되는 확률이 낮다. 대부분의 여성들은 병이 깊어지기 전까지는 자신에게 심장질환이 있는지조차 깨닫지 못한다. 반면 유방암은 외부에서 공격해온 침입자로 여기고 전투태세를 갖춘다.

심장은 싸워서 해결될 문제가 아니다. 나머지 반생 동안 모든 기관에 영양을 잘 공급하고 활력을 잃지 않기 위해서는 그 지시를 따르는 것이 민감한 심혈관계의 건강을 위하는 길이다. 심장은 우리에게 직접적이고 지속적으로 신호를 보낸다. 그리고 우리가 그 메시지에 귀를 기울이기만 한다면 매우 관대하다.

심장의 메시지

3장에서 '빈둥지 증후군'에 대한 내 경험을 소개한 바 있다. 한 달 동안의 캠프를 마친 막내딸을 데리러 가서 차에 태우고 세 시간을 달려 내가 대학을 다녔던 다트머스로 여행을 갔던 일, 그리고 딸이 옆에 있어도 치유되지 않았던 허전함에 정면으로 맞서 자신을 깨달아갔던 일 등에 대해 상세히 설명했다. 다음은 그후의 이야기이다.

다음날 아침 산책을 하러 나갔던 나는 도중에 갑자기 턱까지 연결되는 목의 통증을 느꼈다. 어떤 방법을 동원해도 통증은 사라지지 않았다. 마치 주먹으로 식도를 누르는 것 같은 통증이었다. 나는 걸으면서 왜 이런 증상이 나타나는지 생각해보았다. 집에 돌아와서도 통증이 계속되자 나는 모나 리자 슐츠 박사에게 전화를 걸어 집으로 와달라고 부탁했다.

목은 제5 감정센터(차크라 5)로 의사소통과 관계 있는 부위이므로 나는 자신이 뭔가 할말을 참고 있는지 생각해보았다. 그러나 모나 리자는 나 자신을 잘 표현하지 못해서가 아니라 지나치게 극기적인 가족력에서 비롯된 심장질환이 제4감정센터를 괴롭히기 때문이라고 지적했다.

우리는 머리를 맞대고 앉아 마더피스 카드를 꺼내놓고 이유를 밝혀보려고 고심했다. 마더피스 카드는 나 자신의 직관을 읽는 하나의 방법이다. 카드에 나타난 상태로 미루어볼 때 내 목과 턱의 통증은 심장에서 비롯된 것이었다. 나는 여성의 심장발작은 목과 턱, 윗가슴에 주로 나타난다는 사실을 상기했다. 지난 24시간의 행적을 더듬어본 결과 내 '가슴 통증'은 딸과 예전 같은 유대관계를 회복하는 데 실패한 것에 대한 실망감과 슬픔을 반영한 것이었다. 딸과의 재회는 내가 원했던 친밀한 관계나 살가운 느낌과는 거리가 먼 것이었다.

스스로가 자초한 가슴 통증

지난 과정을 돌이켜보니 내가 스스로를 가슴 통증으로 몰아넣은 원인을 깨달을 수 있었다. 딸을 데리러 가기 며칠 전부터 나는 기대에 부풀어 있었다. 다시 만나면 얼마나 반갑고 정다울까? 나는 딸아이를 위해 다트머스로 가는 여행까지 준비했다. 딸이 돌아오는 것이 이혼으로 인한 마음의 상처를 아물게 해줄 것 같았다. 지금 와서 생각해보면 나는 다른 사람이 나에게 해주기를 바라는 방식대로 딸을 대하려고 했던 것 같다. 다트머스로 여행을 간 것도 사실은 나 자신이 더 가고 싶어서였을 것이다. 여행 외에도 딸과 함께 쇼핑도 하고 맛있는 것도 사먹고 싶었다. 그러나 이런 마음을 솔직하게 표현하지 않았다. 나는 아이들에게 억지로 내가 원하는 것을 강요함으로써 아이들이 '봐주기' 식으로 함께 저녁을 먹어주는 엄마가 되고 싶지 않았다. 이런 방식은 사랑이라는 이름으로 죄의식과 의무감을 이용하는 것이라고 생각했고, 그래서 그 반대로 행동했다. 딸들에게 함께 저녁을 먹거나 시간을 보내자고 먼저 이야기하는 법이 절대 없었다. 대신 내 앞가림은 나 혼자 할 수 있다는 믿음을 갖고 딸들도 엄마를 그렇게 생각하도록 만들었다.

유전적인 극기주의

아이들에게 무엇을 요구하는 법이 없던 내 행동은 모계로부터 물려받은 극기주의를 무의식중에 딸들에게 계승하는 것이었다. 이 유전자는 우리 집안의 심장질환 원인으로 작용했다. 나는 많은 것을 바라지 않으면 실망도 적은 법이며 자신을 희생함으로써 사랑을 얻을 수 있다는 생각을 지니고 있었다. 강인한 성격에 자신의 욕구를 스스로 해결할 능력을 갖춘 사람이라면 결코 나약한 모습을 보이거나 거부당할지도 모를 일을 자초하지는 않을 것이다.

딸이 돌아오기 3주일 전부터 집을 열심히 단장한 것도 나 자신과 내 삶의 새출발이라는 의미도 있었지만 딸들을 기쁘게 해주기 위한 것이었다. 엄마가 깰까 봐 조심하지 않고 친구들과 늦게까지 마음껏 영화를 즐길 수 있는 공간을 만들기 위해 거실을 새로 꾸몄다.

함께 집으로 돌아온 나는 새롭게 바뀐 거실을 보고 감탄사를 연발하며 기뻐하는 딸의 모습이 빨리 보고 싶었다. 그러나 거실을 힐끗 돌아본 딸은 "좋은데요."라는 한마디 말만 던진 채 메시지를 남긴 친구들에게 전화를 하려고 수화기를 집어들었다. 딸이 보인 관심이라고는 왜 소파 쿠션을 그렇게 이상한 것으로 골랐냐는 말이었다.

딸이 친구들과 전화로 떠드는 얘기를 들으며 차에서 짐을 가져오는 동안 나는 마치 친절한 택시기사가 된 것 같은 기분이었다. 아이들이 어렸을 때는 잘 자랄 수 있도록 포근하고 안전한 안식처를 제공하는 것으로 충분히 만족했다. 이제는 그 이상을 원하고 있었지만 그 사실을 깨닫지 못하고 있었다. 나는 단지 막연한 불만을 느낄 따름이었다. 딸의 행동은 이제 막 사회에 첫발을 내딛는 열여섯 살짜리 소녀의 지극히 정상적인 모습이었다.

그런데 나는 왜 그렇게 가슴이 아팠을까? 다음날 아침 왜 가슴에 통증을 느꼈던 것일까? 당연히 딸의 책임은 아니었다. 내 가슴이 말하려고 했던 건 무엇이었을까? 그 다음 며칠 동안 나는 그 원인에 대해 곰곰이 생각했고 마침내 가슴 통증을 일으키는 집안 내력을 버리기로 했다.

무조건 참지 말자

우리 어머니 세대와 마찬가지로 나도 여자의 임무는 가정의 평화를 지키고 남편과 아이들이 편히 쉴 수 있는 화목한 가정을 만드는 것이라고 배웠다. 나는 결혼생활 내내 이 임무를 잘 이행하려고 노력했다. 남편과 헤어진 후에도 강인한 모습을 보여주는 게 아이들을 위하는 길이라고 믿었던 나는 혼자 이를 악물고 역경을 헤쳐나갔다. 솔직히 말해서 아이들에게 이혼의 상처를 안겨준 것도 가슴 아팠지만, 가족간의 완충제 역할을 하던 보람 있는 자리에서 물러나야 한다는 사실도 섭섭했다. 하지만 나 자신도 상처를 표현하고 싶고 결혼생활의 실패를 슬퍼하고 있다는 사실에는 소홀했다.

나는 가능하면 아이들에게 상처를 안겨주지 않기 위해 생활이 예전과 크게 달라지지 않았다는 것을 보여주려고 애썼다. 쌓인 청구서가 아이들 눈에 띄지 않게 조심했으며 집안도 평소와 다름없이 잘 정돈된 모습을 유지하려고 혼자 동분서주하면서도 아이들에게 결코 도움을 청하지 않았다. 그러나 내 심장은 이렇게 혼자 참고 견디려는 자세는 도움이 되지 못한다는 메시지를 계속 보내고 있었다.

나는 이 어려운 시기에 딸들을 위해 베풀 수 있는 가장 큰 도움은 건강한 모습을 유지하는 것이라는 점을 알고 있었다. 내 가슴 통증은 건강을 유지하려면 욕구나 바람에 귀를 기울여야 한다는 것을 알려주는 신호였다. 내가 욕구를 표현하려고 노력하자 가슴과 목의 통증은 씻은 듯이 사라졌고 다시 재발하지 않았다.

나는 중년이 되어서야 비로소 잠재의식 깊숙이 숨어 있던, 자신을 무가치하게 여기는 생각에 정면으로 맞설 수 있었다. 이런 사고방식은 다른 사람에게 친절을 베푸는 방법으로 자신의 가치를 인정하도록 만들었다. 내 헌신적인 희생은 엄마로서 집에 좀더 있어주지 못한 데 대한 미안함과 직업에 지나치게 몰두한다는 죄의식을 만회하기 위한 것이었다. 나는 직장에서 보낸 시간을 보상하기 위해 집에 있는 동안 최선을 다하려고 노력했으며, 사랑하는 가족들의 삶을 빛내는 배경음악 역할을 마다하지 않았다. 그리고 그것이 당연한 일이라고 생각했다.

내가 물려받은 극기주의와 자기 비하의 또 다른 일면은 내 몸과 마음에 남을 받아들이는 '수용체'를 갖지 못했다는 점이다. 다른 사람이 나의 감정적 욕구를 헤아리고 돕게 만드는 관용성이 부족했다. 내가 남편이나 아이들에게 그랬던 것처럼 다른 사람이 내게 무언가를 베풀려고 해도 그 사실을 깨닫지 못하거나 마음을 열지 않았던 것이다. 나를 위한 음악이 연주되고 있었지만 나는 늘 다른 채널에 다이얼을 고정해두고 있었다.

나는 이혼이라는 아픔을 겪으면서 늘 곁에 있어준—그리고 앞으로도 있어줄—친구들의 존재를 깨닫기 시작했다. 나는 우선 마음의 문을 여는 방법을 배워야 했다. 자신의 약한 모습을 인정하고 도움을 청하며 도움이 오면 그걸 받아들이는 자세가 필요했다. 이런 마음이 쉽고 자연스럽게 얻어지는 것은 아니었지만 극기주의보다 한결 바람직한 자세였다.

세월이 흐르면서 나는 많은 여성들이 다른 사람들에게 인정받기 위한 방법으로 헌신적인 태도를 갖는다는 것을 알았다. 한 친구는 자신이 외톨이라는 느낌이 들 때마다 요리하고, 청소하고, 장을 봐서 가족들을 위해 맛있는 음식을 만들던 때를 회상하며 그 일을 재현한다는 것이다.

자신의 에너지 흐름을 막는 원인을 처음 발견했을 때 우리는 대체로 자신을 책망한다. 그러나 이런 태도는 마음이 더 굳게 닫히도록 만들 뿐이다. 우리가 내딛어야 할 첫걸음은, 어른이 된 우리에게 가슴 통증을 안겨주는 원인이 된 행동은 힘든 어린 시절을 잘 견뎌내기 위한 훌륭한 선택이었다는 사실을 인정하는 것이다. 그 당시에는 그런 행동이 필요했으며, 그런 과정을 거쳤기에 현재의 우리가 존재하는 것이라고 믿자. 우리가 이런 행동패턴을 깨달았을 때 맨 처음 해야 할 일은 자신에게 축하의 메시지를 보내는 일이다.

자유와 유대감에 대한 갈망

내가 말하려는 것은 중년이 되면 다른 사람을 위해 헌신하는 걸 중단하라는 의미가 아니다. 진심으로 남을 위해 헌신하는 것—사랑이나 칭찬을 위해서가 아니라—은 심장의 건강에도 좋다. 그러나 대부분의 여성들은 자유로워지고 싶은 욕망과 유대관계를 갖고 싶은 욕망의 균형을 유지하는 법을 배우기 전까지는 진정한 헌신을 베풀지 못한다. 혈관의 크기를 시시각각 세심하게 조절하는 자율신경계의 교감신경과 부교감신경처럼 우리 마음도 자유와 유대감에 대한 갈망이 늘 교차된다. 덴마크 출신의 작가이자 교사인 나나 아이다 스벤드센 Nanna Aida Svendsen은 이 균형에 대해 매우 적절하게 표현했다.

우리의 마음(심장)은 늘 누군가와 연결되기를 갈망한다. 그러나 그 유대감이 우리 자신과의 유대감을 희생한 대가로 얻어질 때, 우리는 깊은 비애를 느낀다. 나 자신과의 연결고리인 감정을 무시하고 다른 사람이 원하는 사람이 되고자 노력할 때, 나는 내 안에 있는 또 다른 내가 생기를 잃어가는 걸 느낀다. 내면에서 우러나오는 관용이나 동정심, 연민 같은 감정이 왜곡되고 침해당했을 때 내 안에 남아 있던 생기와 관대함, 창의성, 진정한 자기 표현 등은 빛을 잃고 공허감과 무력감만 남는다. 누군가의 욕구나 기대에 부응하거나 요구를 들어준다는 것은 엄청난 에너지가 소모되는 일이다. 그리고 아무리 사랑을 얻기 위해서 또는 평화를 유지하기 위한 명목이라고는 하지만 반드시 대가를 치러야 한다. 다른 사람이 내 욕구에 따르게 하기 위해서는 대가가 필요한 것과 마찬가지로 우리 마음이 유대감을 갈망할 때는 자신의 욕구를 포기해야만 한다. 그 대가를 치르고 있는 부부들은 주위에서 얼마든지 찾아볼 수 있다. 그들의 얼굴에는 억압된 분노와 우울한 기운이 깃들여 있다. 우리 마음은 유대감과 사랑을 갈망하지만 아울러 자유도 갈망하고 있다![1]

심장혈관 질환—삶의 흐름이 막혔을 때

심장혈관 질환은 혈관 안에 쌓인 산화지방이 시간이 흐르면서 굳어져 혈관과 심장에 손상을 줌으로써 생기는 증상이다. 일 년에 9만 명이나 되는 여성의 생명을 앗아가는 뇌졸중은 머리의 심장발작이라고 할 수 있다. 심장발작과 뇌졸중은 모두 혈관이 막혀서 생기는 증상이며 나타나는 부위만 다를 뿐이다. 동맥경화를 일으키는 지방뿐만이 아니라 우울증이나 걱정, 공포, 슬픔 등도 혈관을 수축시켜 혈액의 흐름을 방해하는 요인이다.[2]

사람의 심장은 하루에 10만 번, 일 년이면 3,600만 번을 뛴다. 혈관을 수축시키는 요인은 어떤 것이라도 심장의 박동을 힘들게 만든다. 신체적, 정신적 요인이 모두 심장의 건강에 영향을 미치는 것이다. 임상의로 활동하던 시절 나는 콜레스테롤 수치가 높은데도 즐겁고 행복한 기분으로 80세나 90세까지 건강하게 사는 여성들이 있는 반면, 콜레스테롤 수치가 정상임에도 불구하고 우울증과 걱정, 적개심으로 인해 50대 초반에 심장질환을 얻는 여성들을 많이 보았다.

어느 한 부위에 심장혈관 질환이 나타나게 되면 몸의 다른 부위도 위험하다는 신호이다. 대부분의 사람들은 중년이 되어서야 비로소 관심을 갖지만 실제로 심장혈관 질환은 우리가 어린 시절 절망감과 패배감으로 마음의 문을 닫기 시작한 순간부터 시작되었다고 할 수 있다.

심장질환의 실상

- 심장질환은 폐경기 이전에는 잘 발생하지 않는다.
- 심장질환은 (고혈압과 뇌졸중을 포함하여) 50세 이상의 여성들을 죽음으로 몰고 가는 가장 주된 요인이다.[3]
- 주로 인생의 말년에 발생하는 심장발작은 남성보다 여성에게 2배나 많이 일어난다.[4]
- 여성들의 경우 2명 중 1명은 결국 관상동맥 질환이나 뇌졸중으로 사망하게 된다.
- 반면 유방암으로 인한 사망률은 25명 중 1명에 불과하다.[5]

중년이 되면 심장은 우리에게 자신의 욕구에 관심을 기울이라는 경고의 메시지를 보낸다. 우리의 생각과 실제 삶 사이에 긴밀한 연결 고리를 형성하기 위해서이다. 점성학자인 바바라 핸드 클로는 이렇게 표현했다. "자신이나 다른 사람을 속이거나, 다른 사람을 조종하려고 하거나, 다른 사람과 분리되어 있을 때 우리 마음은 열리지 않는다. 심장의 차크라는 몸으로 직접 느낄 수 있으므로 쿤달리니 에너지가 충만해지는 중년에 마음이 열리는 걸 실제로 느끼게 된다. 한 예로 많은 사람들이 가슴 부위가 화끈거린다는 호소를 많이 한다." 우리가 몸의 메시지를 무시하고 충분한 감정표현이나 만족스러운 인간관계로 심장과 삶의 에너지를 고취하지 않는다면 심장발작, 고혈압, 뇌졸중, 치매 등의 공격을 받게 될 것이다.

그러나 중년에 마음을 여는 용기가 있다면 어린 시절부터 이제까지 살아온 삶보다 훨씬 충만하고 즐거운 삶을 살게 될 것이다. 이제야 비로소 우리는 열린 마음의 에너지를 끌어 쓰는 기술과 힘을 얻게 된 것이다. 클로는 이렇게 썼다. "심장 차크라가 열리는 기분은 우리가 이 땅에서 경험할 수 있는 가장 멋진 감정인 '영혼의 체화 radical embodiment'—영혼이 완전히 몸으로 표현되는—에 이르기 시작했다는 신호이다. 열린 마음을 가진 사람의 온전함은 항상 경이로움을 느끼게 한다."[6]

가슴 두근거림─심장의 경고

폐경기에 주로 발생하는 가슴 두근거림은 호르몬의 변화와 관계가 있다. 그러나 내 경험으로 볼 때 중년여성들의 가슴 두근거림은 자신의 삶을 변화시키기 위해 심장 에너지를 많이 사용하기 때문인 것으로 보인다. 중년이 되면 우리의 심장과 몸은 과다한 자극을 주는 카페인이나 아스파탐, 화학조미료 등에 매우 민감해진다. 또 무섭거나 끔찍한 뉴스, 영화, 책, 사람 등을 피하고 싶어진다.

다음은 테리라는 뉴스레터 독자가 보낸 편지로, 중년여성의 가슴 두근거림이 어떻게 나타나는지 잘 보여주고 있다.

나는 비교적 건강한 48세의 중년여성입니다. 현재 아무 약도 복용하고 있지 않으며 일 주일에 다섯 번씩 산책을 나가고 일 주일에 두 번은 체육관에 가서 가벼운 웨이트 트레이닝을 합니다. 아직 정상적으로 월경을 하고 있으며 식생활도 나름대로 조절하고 있습니다. 하루에 한 잔 정도 커피를 마시고 청량음료는 전혀 마시지 않습니다. 그런데 약 한 달 전 오후 늦게 기름진 패스트푸드와 큰 컵으로 커피를 한 잔 마신 후 갑자기 심장이 불규칙하게 뛰는 걸 느꼈습니다. 심장이 뛰었다 멈췄다 하고 박동소리도 귀를 울릴 만큼 컸습니다. 이런 증상이 2, 3일 계속되어서 의사를 찾아갔습니다. 심전도 검사 결과 약간 비정상으로 나타나자 의사는 스트레스 초음파 심장검사와 홀터 심전계 검사를 예약해주었습니다.

그러나 이 검사를 받을 즈음 가슴 두근거림 증상은 사라졌습니다. 그리고 일 주일 후 다시 시작되었습니다. 나는 커피를 중단하고 요가시간을 늘렸습니다. 또 그동안 복용하던 복합 비타민제에 마그네슘을 첨가했습니다. 삶을 되돌아보았지만 특별한 원인은 발견할 수 없었습니다. 그후 밤에 잠자리에 누울 때마다 이 증상이 빈번해졌고, 특히 왼쪽으로 누울 때는 더 심했습니다. 의사는 베타차단제(협심증, 고혈압, 부정맥에 쓰이는 약)를 권했지만 나는 천연 프로게스테론 크림을 두 달간 발라보면 어떻겠느냐고 물었습니다. 아무래도 내 증상이 호르몬 변화로 인한 것 같았기 때문입니다. 나는 정말 심장약을 먹기 싫습니다. 그러나 가슴 두근거림 때문에 잠을 설치고 매우 불편함을 느끼고 있습니다. 이것이 호르몬 변화 때문일까요?

나는 테리에게 여기에 소개할 심장건강 프로그램을 실천해보라고 권했다. 중년이 된 그녀의 심장은 매우 민감해져서 자유와 유대감 사이의 균형을 유지하고 마음의 욕구에 충분한 관심을 기울여주길 바라고 있는 것이다. 나는 에스트로겐 우세를 억제해줄 수 있는 천연 프로게스테론 크림을 바르고 싶다는 그녀의 직관적인 지혜에 동의했다. 더구나 프로게스테론 크림은 신경을 진정시키는 효과도 있으니 잠을 잘 자도록 도와줄 것이다. 그리고 그녀의 심장은 커피를 중단하라고 경고하고 있다. 한 잔의 커피에 들어 있는 카페인을 분해하는 데 10시간이 걸리므로 때에 따라서는 중추신경계와 심장의 신경을 지나치게 자극할 수 있다.

많은 여성들의 경우 가슴 두근거림은 프로게스테론 크림이나 에스트로겐을 복용하거나 카페인을 중단하면 곧 멈춘다. 그러나 더욱 중요한 것은 당신의 심장이 갈망하는 것이 무엇인지를 파악하는 일이다. 한 여성은 이제까지 벙어리 냉가슴 앓듯 참아온 승진 요구를 토로한 직후 가슴 두근거림이 사라졌다. 그녀는 마침내 승진했고 자기 일에 좀더 만족을 느끼게 되었다. 그녀의 심장은 더이상 큰 소리로 부르짖지 않았다.

뇌와 심장의 관계

전체 삶의 주기에서 폐경주위기의 감정적, 정신적 변화는 매달 월경주기에서 월경 시작 전 일 주일간의 증상에 해당한다고 할 수 있다. 지금까지 월경전 증후군이라는 형태로 나타났지만 피해오고 있던 모든 문제들—"직장을 그만둬야 할까?" "이 힘든 관계를 지속시켜야 하는 것일까?"—이 이제는 관심을 촉구하며 우리를 몰아붙이고 있는 것이다. 가슴 두근거림을 겪고 있는 여성들이 삶을 되돌아봐도 문제가 될 만한 요인은 없다고 주장하는 경우가 종종 있지만, 우리 몸은 다른 방법으로 전달하면 귀를 기울이지 않을 것 같을 때에만 경고의 메시지를 보낸다. 사랑에 관해, 영혼에 대해, 발휘하지 못한 열정에 대해 관심을 끌고 싶을 때 가슴 두근거림이라는 방법을 택한다. 심장의 부르짖음에 귀를 기울인다면 그 메시지를 파악할 수 있을 것이다. 그리고 메시지대로 행동한다면 증상은 곧 사라질 것이다.

스티븐 레흐트샤펜Stephan Rechtschaffen 박사는 〈심장문제 해법 *The HeartMath Solution*〉이라는 그의 저서 서문에서 "심장은 신체의 일부이자, 리드미컬한 기관이며, 사랑 그 자체이다."[7] 라고 썼다. 우리는 심장을 이처럼 다양한 시각으로 봐야 하며, 마음속에 이러한 인식을 가지고 대해야 한다. 뇌와 심장은 매우 복잡하게 얽혀 있기 때문에 우리의 생각이나 감정은 심장박동에 막대한 영향을 미친다.

많은 사람들이 갑작스런 심장발작으로 전혀 예상치 못했던 죽음을 맞고 있다. 미국에서는 매년 45만 명 이상이 심장질환으로 죽어가고 있다. 그러나 심장에 대한 수많은 연구들이 심장의 신체적 요인에만 초점을 맞추기 때문에 사망률을 낮추는 데 별 도움이 되지 못하고 있다. 죽음에 이르는 심장발작은 심실세동이라고 부르는 치명적인 부정맥으로 인한 것인데, 이 증상은 심근섬유의 불규칙하고 자기 영속적인 전기적 불안정성으로 인해 심장이 혈액을 제대로 펌프질하지 못하는 것이다.

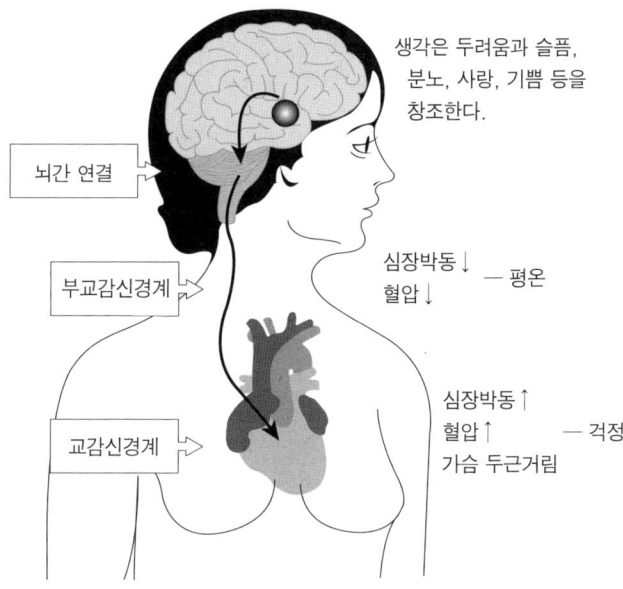

〈그림 20〉 심장과 감정의 상호작용

감정은 교감신경계와 부교감신경계를 거쳐 심장과 심혈관계에 직접적인 영향을 미친다.

심실세동은 지극히 정상적인 심장을 가진 사람에게도 일어날 수 있는데, 사별이나 실직, 부부싸움 같은 극심한 심리적 스트레스를 받게 되면 심장혈관의 혈액 흐름이 병리적 장애를 받기 때문이다. 스트레스 요인이 심장에 영향을 미치는지 여부는 스트레스를 받는 사람의 받아들이는 자세에 달려 있다.[8]

심장질환과 성에 따른 편견

수천 년 동안 우리 사회는 여성의 심장보다 남성의 심장이 더 강하고 가치 있다는 생각에 사로잡혀 있었다. 그 결과 강한 심장을 갖고 싶은 여성의 소망은 무시당했으며 약하고 부드러운 심장을 가진 남성들은 남모르는 고통을 당해야 했다. 여기 성별에 따른 편견이 아닌 '사실'들을 소개한다.

• 심장질환과 치료에 대한 대부분의 연구들이 여성의 심혈관계는 남성과 다름에도 불구하고 남성의 심장에만 초점을 맞추어 왔다.

• 여성의 뇌가 심장에 미치는 영향은 남성과 다르다. 남성들의 뇌 사용은 여성보다 한쪽에 집중되어 있다. 대부분의 남성들이 뇌를 한 번에 한쪽만 사용하고 그것도 직선적, 논리적 사고에 관계된 왼쪽 뇌를 주로 사용하는 반면, 여성들은 동시에 양쪽 뇌를 모두 사용하며 주로 오른쪽을 더 많이 사용한다. 오른쪽 뇌는 음악, 감정, 직관과 관련되어 있으며 자신에 대한 깊은 통찰을 관장한다. 흥미로운 사실은 심장의 신경이 왼쪽 뇌보다 오른쪽 뇌와 더 밀접하게 연결되어 있다는 사실이다. 따라서 여성의 심장이 남성의 심장보다 신경학적으로나 감정적으로 더 큰 영향을 받는다.

• 심장과 뇌의 관계를 고려할 때 여성의 심장질환 증상은 남성과 다를 수밖에 없다.[9] 남성의 심장발작은 주로 가슴 통증으로 나타나며 흉골 속에서 시작되어 턱을 거쳐 왼쪽 팔로 확산된다. 그러나 여성의 심장발작은 가슴 통증으로 나타나는 경우가 거의 없고 턱의 통증이나 소화불량부터 시작된다. 또 심장에 울혈성 심부전이 나타나기도 하는데 검사를 해보기 전에는 심장발작이 일어났다는 증거를 알 수 없는 이 '소리 없는' 심장발작으로 사망하는 경우도 많다.[10] 가슴에 통증을

느끼는 여성들은 남성보다 심장기능에 더 장애를 느끼지만 이 증상으로 정밀검사를 요청하는 여성들은 극히 소수에 불과하다.

• 최근까지 대부분의 의사들은 남성과 여성의 심장이 다르다는 것을 인정하지 않았기 때문에 여성의 심장질환 치료가 제대로 이루어지지 않았다. 남성들이 적절한 심도자법이나 혈관성형술, 혈전용해, 관상동맥 우회로 수술 등으로 생명을 건지는 데 비해 여성들은 이들 치료법으로 치료될 가능성이 그 절반밖에 되지 않는다. 병원에서 적절한 치료를 받지 못해 심장질환으로 사망할 확률은 여성이 남성에 비해 2배나 높은 것으로 집계되었다.

• 여성이 가슴 통증으로 의사를 찾거나 응급실에 실려오면 심장병보다는 신경불안이나 우울증, 정서장애를 먼저 의심하게 된다. 우울증이나 공포증, 신경불안이 남성보다 여성에게 2배나 많이 나타나는 건 사실이지만 그것은 여성의 머리에만 나타나지 않고 온몸에 영향을 미친다. 내 기억 속에는 외할머니가 밤에 손을 비틀던 장면이 생생하게 남아 있다. 외할머니는 늘 웃는 얼굴에 자상하고 온화한 분이었지만 손만은 자상한 겉모습과 걸맞지 않았다. 결국 외할머니는 68세에 갑작스런 심장발작으로 돌아가셨다.

• 만일 남성이 스트레스에 시달리는 것처럼 보이면 그 증상은 정확히 심장발작으로 연결될 가능성이 많다.

• 여성의 혈관은 남성에 비해 좁으며 구조 자체가 다르다. 관상동맥 우회로 수술이나 혈관성형술 등이 남성에 비해 여성에게는 잘

들지 않으며 수술 후 여성의 사망률이 더 높은 이유도 이 때문이다. 또 관상동맥이 정상인 상태에서 심장발작이나 협심증, 국소빈혈이 일어날 가능성도 남성보다 여성이 더 높다. 따라서 혈관조영사진이 정상인 여성이라도 심장질환에 걸리지 않았다고 단정할 수 없다.

• 심장발작 후 조기 사망할 확률도 남성보다 여성이 더 높다. 수많은 연구들이 이 차이점을 규명하기 위해 노력했지만 진단시점에서 여성의 평균연령이 높기 때문인지, 혈관이 좁아서인지, 합병증 때문인지, 적절한 의료혜택을 받지 못했기 때문인지, 정확한 원인을 밝혀내지 못했다.

• 심장발작을 일으키는 여성의 사고방식이나 행동은 심장병이 있는 남성의 경우와 많은 차이가 있다. 남성을 대상으로 한 연구에서 밝혀진 바로는 심장발작으로 갑자기 사망할 가능성이 높은 유형은 적대감이 많은 소위 A타입 성격의 소유자라는 것이다. 그러나 이런 경향은 아직 여성에게는 증명되지 않았다. 그렇다고 남성이 여성보다 선천적으로 적대감이 많다는 의미는 아니다. 단지 여성의 적대감은 남성과는 다르게 표현될 뿐이다. 최근 실시된 한 연구에서 동맥경화와 적대감의 상호작용은 남성, 여성 모두 18세 때부터 시작된다는 사실이 밝혀졌다.[11] 남성들이 자신의 분노와 절망감을 외부로 표출하는 데 반해 여성들은 이런 행동이 여성답지 못하다는 가르침을 받으며 자라왔다. 따라서 여성들은 이런 감정들을 마음속에 묻어두기 시작함으로써 결국 심장병의 싹을 키워온 것이다.[12]

물이 담긴 주전자 두 개가 각각 난로 위에 놓여 있다고 가정해보자. 오른쪽 주전자—여성—는 강한 불꽃 위에서 조용히 끓고 있는 반면 왼쪽 주전자―남성―는 불꽃이 없는데도 물이 끓고 있다. 남성의 분노가 주전자의 물을 끓게 만들어 수증기와 요란한 소리를 뿜어내고 있는 것이다. 남성의 심장발작은 주전자의 물이 끓어 넘치는 것과 같다. 그러나 여성의 주전자는 불꽃이 맹렬히 타오르는데도 결코 끓어 넘치지 않는다. 그 다음에 어떻게 될지 상상해보라. 물이 다 증발해버리면 결국 주전자는 깨지게 된다. 그러나 겉으로 요란한 소리나 수증기가 드러나지 않기 때문에 아무도 주전자에 금이 간 것을 모르고 있다. 여성의 심장혈관에서 바로 이런 일이 일어나고 있다.

몇 년 전부터 의사들은 이런 차이점에 대해 관심을 기울이고 신경불안이나 가슴 통증 같은 증상을 심장과 연결시켜 평가하라는 압력을 받고 있다. 남녀평등을 부르짖는 사회 분위기에 발맞추어 심장질환 치료의 편견에 대한 각성의 목소리가 높아지고 있다. 미국 국립암연구소와 식품의약국은 심장과 관련된 임상실험에 여성을 포함시킬 것을 권하고 있다. 그리고 정부도 여성건강연구국OWHR을 설립하여 〈여성건강에 대한 주도적 연구〉를 후원하고 있다.

동맥경화증

동맥경화증은 동맥의 내벽이 두꺼워지거나 단단하게 굳는 증상을 말한다. 이것은 모든 관상동맥 질환의 원인이 되며 서방세계의 가장 주된 사망요인으로 손꼽히고 있다. 나는 감정적 요인이 가족력이나 다른 요인들을 얼마나 악화시키는지 모나 리자 슐츠 박사가 치료했던 한 환자의 사례를 통해 소개하고자 한다.

카렌의 경우—심장이 위기에 처하다

카렌은 모나 리자에게 전화를 걸어 53세라는 것 이외에는 아무것도 밝히지 않은 채 직관의술에 따른 진단을 요청했다. 모나 리자는 그녀가 가족들의 요구를 들어주는 데 지쳤다는 사실을 금세 읽어냈다. 또한 카렌이 극기적인 대범한 얼굴 뒤에 자신의 감정 특히 절망감과 피로감, 권태감 등을 감추고 있다는 것을 알았다. 그녀는 한 번도 불평을 해본 적이 없었다.

모나 리자는 카렌의 머리 속을 읽어가는 동안 그녀의 혈관이 탄력을 잃었다는 사실을 알았다. 혈관의 경직상태는 심장에서도 나타났다. 모나 리자는 카렌이 현기증이나 균형을 잃은 것 같은 기분을 느낄 것이라고 생각했다. 그리고 눈이 침침하고 심장박동이 불규칙하며 무엇보다도 몹시 지쳤다는 것을 알 수 있었다.

최초의 진단이 끝나자 카렌은 모나 리자 슐츠 박사에게 자신의 사생활을 털어놓았다. 그녀는 재혼을 해서 자기가 낳은 아이들 셋과 남편이 전처와의 사이에 낳은 아이들을 돌보고 있었다. 그런데 카렌의 아이 중 하나가 뇌성마비를 비롯한 여러 가지 신체장애가 있어서 그녀를 더욱 힘들게 하고 있었다. 그러나 카렌은 슐츠 박사에게 신은 언제나 자기 편이었으며 힘겨운 부담을 지고 살아가지만 불평할 생각은 없다고 말했다. 자기보다 힘들게 살아가는 사람들도 얼마든지 많다는 것이었다. 간호사인 그녀는 힘든 처지에 있는 사람들을 가까이에서 많이 보았던 것이다. 결국 그녀는 아이들을 위해 희생하고 있다는 것을 인정했으나 그것을 말로 표현해서 상황을 변화시킬 힘이 없었다. 얼마 전 청진기로 스스로를 진찰해본 그녀는 목에 있는 경동맥에 이상이 있음을 발견했다. 놀란 그녀는 심장 전문의에게 달려갔고 의사는 그녀의 경동맥이 75%나 막혀 있고 심장의 관상동맥에도 장애가 있다고 진단했다.

질병은 유전적 요인, 식습관, 환경적 요인 등 여러 요인의 영향을 받는다. 그중에서도 의사의 직관이 필요한 분야는 감정적, 행동적 요인이다. 카렌의 경우는 이 모든 요인들이 복합적으로 작용하고 있었다. 그녀의 부모는 둘 다 심장발작과 뇌졸중으로 사망했다. 그녀의 아버지는 늘 식생활에 유의했고 적절한 치료를 받았음에도 불구하고 항상 콜레스테롤 수치와 혈압이 높았다. 그녀의 어머니도 늘 체중감소에 신경을 곤두세웠음에도 비만에서 벗어날 수가 없었다. 그녀의 부모는 둘 다 금욕적인 미네소타 사람으로 아이들에게 절약을 강조하고 자립심을 갖도록 키웠다. 그러나 어느 누구도 불평, 반항을 하거나 거역하는 법이 없었다. 카렌은 이런 부모의 기질을 유전적, 감정적으로 물려받았다. 그리고 부모와 마찬가지로 혈관질환에 걸린 것이다.

당신도 카렌과 같은 가족력이 있다면 이런 유전적 고리를 깨뜨려야 위험을 줄일 수 있다. 가장 먼저 할 일은 동맥을 경화시키는 요인을 찾아내서 해결하는 것이다.

동맥의 해부학

동맥은 심장에서 몸의 각 기관과 조직으로 혈액을 나르는 역할을 한다. 동맥의 내벽은 항응혈제(혈액의 응고, 관동맥폐색증, 심장발작, 색전성 뇌졸중을 예방하는 물질)와 친응고성 단백질(과다출혈이나 출혈성 뇌졸중을 예방)을 분비하는 내피세포로 이루어져 있다. 만일 이 내벽이 손상되거나, 스트레스 또는 균형이 깨진 에이코사노이드의 영향으로 친응고성 요인들을 과다분비하게 되면 심장발작이나 뇌졸중의 위험이 커지게 된다.

혈관은 식습관이나 유전적 요인, 감정표현 방법에 따라 어려서부터 변하기 시작한다. 널리 알려진 〈보갈루사 심장 연구〉 결과 심장질환은 아홉살짜리 어린아이에게서도 발견되었다.[13]

다음 설명은 동맥경화증이 진행되는 세 단계이다.

1. 지방층이 쌓인다 이런 증상은 어린이에게서도 발견된다. 혈관 내벽세포 표면에 있는 대식세포(면역세포의 일종)는 떠다니는 LDL(해로운) 콜레스테롤을 잡아먹는 역할을 한다. 작은 지방덩어리가 계속 축적되면 관상동맥이나 대동맥에 지방층을 만들기 때문이다. 동맥 속의 LDL 콜레스테롤과 다른 플라크 요인들은 혈관의 내벽에 이미 손상된 부분이 없으면 벽에 달라붙지 않는다. 혈관내벽의 손상은 주로 유리기에 의한 것으로 환경적 요인(담배연기 등)이나 스트레스에 의한 화학물질, 영양부족이 그 원인이다.

2. 섬유성 플라크가 형성된다 시간이 흐르면서 지방층이 확대되면 동맥 내벽에 상처를 남기게 되고 그 상처는 점차 플라크로 변한다. 플라크란 대동맥이나 관상동맥, 그리고 피를 뇌로 보내는 경동맥 안에서 섬유성 지방조직이나 상처난 부위가 돌출된 부위로 이로 인해 동맥강이 좁아지게 된다. 이 돔 모양의 돌기 안에는 콜레스테롤 결정이 들어 있다. 경동맥에 플라크가 생기면 뇌졸중의 원인이 된다.

3. 복합적 손상이 일어난다 지질로 된 플라크 돔은 점차 자라서 좁은 혈관을 막기 때문에 혈액의 흐름이 감소되므로 영양이나 산소가 조직에 전달되지 못한다. 석회화된 플라크는 구멍이 생기기 시작하며

이렇게 되면 혈관 파열이나 출혈, 뇌졸중, 뇌출혈이 일어날 위험이 커진다. 또 석회화된 동맥의 일부가 떨어져나와 혈액에 의해 멀리 운반되어 혈관 속에 머무르거나 혈액의 흐름을 차단하기도 한다. 따라서 뇌졸중(뇌조직의 죽음)이나 심장발작(심장조직의 죽음), 또는 다른 부위의 조직을 죽이는 원인이 된다.

동맥경화증을 일으키는 요인은 당뇨병, 인슐린 저항, 고혈압, 정제된 탄수화물의 과다섭취와 항산화제의 결핍, 갑상선 호르몬 저하, 유전적 요인에서 비롯된 호모시스테인의 과다 등이다.

동맥경화증 진단법

의사가 경동맥이나 심장을 진찰해서 이상한 소리로 동맥경화증을 진단하기란 쉬운 일이 아니다. 당뇨병이나 고혈압, 과체중, 운동부족, 잘못된 식습관, 흡연 등의 요인이 있다면 이미 동맥경화증이 시작되었다고 생각해도 과언이 아니다.

대부분의 경우 동맥경화증은 뇌졸중이나 심장발작 같은 사건이 터지기 전에는 자가진단이 거의 불가능하다. 가슴 통증이 있거나 혈관 기능부전으로 인해 걷기가 힘들 경우 혈관 속에 염료를 주입하여 X선 촬영하는 혈관조영술을 받아보라. 이 밖에 초음파를 이용해서 혈관이 막혔는지 파악하는 도플러 검사도 있다.

동맥경화증은 다행히도 식생활이나 생활습관을 개선하면 얼마든지 예방과 호전이 가능하다. 14년에 걸쳐 84,000명을 대상으로 실시한 저 유명한 〈간호사들의 건강상태 연구〉에 따르면 규칙적으로 운동을 하고, 담배를 피우지 않으며, 건전한 식생활을 하는 여성들은 동맥경화증에 걸릴 확률이 매우 낮은 것으로 나타났다.[14] 이제 동맥경화증의 주된 요인을 하나하나 살펴보자. 폐경주위기 여성들은 반드시 전문가를 찾아가 이제까지의 병력과 신체검사, 혈압이나 지질검사, 심전도 검사 등을 통해 심장혈관의 상태를 점검해보는 것이 좋다.

콜레스테롤

지질검사는 LDL, HDL 콜레스테롤과 트리글리세리드 등 전체적인 콜레스테롤 수치를 파악할 수 있는 방법이다. 지질검사 결과 나온 자신의 수치를 다음 수치와 비교해보라. 전체 콜레스테롤 수치는 200을 넘지 않아야 정상이다.

HDL(high-density lipoprotein) 몸에 이로운 이 콜레스테롤의 수치는 최소한 45 이상이어야 하며 67 이상이면 이상적이다. HDL 콜레스테롤 수치가 낮을 경우 남성보다 여성에게 더 위험하다. 수치가

심장혈관 질환의 위험을 높이는 요인

- 담배를 피운다. (혹은 예전에 피웠다.)
- LDL(해로운) 콜레스테롤 수치가 높다. (130mg/dl 이상)
- HDL(유익한) 콜레스테롤 수치가 낮다. (46mg/dl 이하)
- 트리글리세리드 수치가 높다. (200mg/dl 이상)
- 혈압이 높다. (130/85 이상)
- 혈중 호모시스테인의 수치가 높다.
- 과체중(체질량지수 25 이상)이며 배 주위에 체지방이 많다.
- 잇몸질환이 있다.
- 당뇨병을 앓고 있다.
- 움직이길 싫어하며 운동을 하지 않는다.
- 우울증 병력이 있다.

35 이하인 여성의 경우 정상인 여성에 비해 심장병에 걸릴 확률이 7배나 증가한다.[15]

LDL(low-density lipoprotein) 몸에 해로운 이 콜레스테롤의 수치는 130 이하가 좋다. 많은 여성들이 폐경기 이후에 LDL 콜레스테롤 수치가 높아지는데 에스트로겐 대체요법을 사용하면 LDL 수치가 낮아진다. 수치가 150 이상이면 관상동맥 질환에 걸릴 위험이 높다.

트리글리세리드 트리글리세리드는 그 자체로도 여성에게 매우 해로운 물질이기 때문에 그 수치는 반드시 150 이하로 유지되어야 한다. 이상적인 수치는 75이며 200이 넘을 경우 관상동맥 질환에 걸릴 확률은 14%이다.

전체 콜레스테롤 수치와 HDL의 관계 어떤 타입의 콜레스테롤이든 처음부터 유익하거나 해로운 건 없으며 우리 몸의 건강에 모두 필요한 것이다. 에이코사노이드와 마찬가지로 우리 몸에서 얼마나 균형을 유지하느냐에 달려 있다. 전체 콜레스테롤 수치를 HDL 수치로 나누어보라. 그 숫자가 4 이하이면 안심해도 좋다. 이 비율은 전체 콜레스테롤 수치보다 더 정확하게 위험정도를 파악하게 해준다. 의사에게 지질검사 결과를 복사해달라고 요청해서 자신의 수치를 확인해보라. 중년의 건강을 위해서는 콜레스테롤 수치가 낮아지도록 노력하는 것이 좋다.

최근 통계에 따르면 55세 이상 여성의 40%는 콜레스테롤 수치가 평균보다 높은 것으로 나타났다.[16] 지질검사 결과에 대한 해석은 검사실마다 좀 다르지만, 일반적으로 전체 콜레스테롤 수치가 225~240으로 높게 나왔어도 HDL 콜레스테롤이 45 이상이면 심장병에 걸릴 위험이 그리 크지 않다. 대부분의 연구 결과가 남성 위주로 되어 있기 때문에 여성들에게 적절한 수치는 아직 정확히 파악되지 않고 있다. 한 가지 확실한 것은 여성은 남성보다 일반적으로 콜레스테롤 수치가 높다는 사실이다.

콜레스테롤 수치가 정상일 경우 최소한 5년에 한 번은 지질검사를 받는 것이 바람직하다. 만일 혈당량이 높다면 좀더 자주 점검하는 것이 필요하다.

콜레스테롤 수치가 높게 나타났는데도 생활방식을 개선하지 않거나, 생활방식을 바꾸고 6개월 이상 지났는데도 나아지는 조짐이 없다면 프라바스타틴(판매상표 : 프라바콜)이나 심바스타틴(판매상표 : 조코르) 같은 '스타틴 계열' 약을 복용해보라. 이 약품들은 뇌졸중을 비롯한 심장질환의 가능성을 24~38% 감소시키는 것으로 입증되었다.[17] 그러나 간기능에 악영향을 미치는 부작용이 있으므로 정기적으로 점검이 필요하며 항산화제인 조효소 Q_{10}과 병용하는 것이 좋다. (619~620쪽 참고)

고혈압

혈압도 동맥경화증에 매우 중요한 영향을 미친다. 이상적인 혈압은 130/85이지만 140/90까지를 정상적으로 보는 견해도 있다. 〈간호사들의 건강상태 연구〉에 따르면 45~64세의 미국 여성 20% 이상은 혈압이 높은 것으로 나타났으며, 고혈압인 여성은 관상동맥 질환에 노출될 가능성이 3.5배나 높은 것으로 조사되었다.[18]

혈압은 규칙적인 운동, 바이오피드백(생체기능훈련), 식생활 개선, 체중감량 중 한 가지만 실천해도 현저하게 낮출 수 있다. 비만인 여성이 체중을 5~10kg만 감량해도 혈압이 현저하게 떨어진다. 만일 위와 같은 노력에 실패했다면 혈압강하제를 복용하는 방법도 있지만 현기증이나 두통, 피로감 같은 부작용을 감수해야 한다. 이 경우 3~6개월 내에 다시 혈압검사와 지질검사를 받아보아야 한다.

▶참고 7장에 소개한 인슐린 균형 식생활을 실천하면 2~4주 안에 지질도나 혈당량, 혈압이 크게 개선된다.

호모시스테인

동물성 단백질의 다량섭취로 인해 아미노산인 호모시스테인 수치가 증가하면 심혈관계 질환에 걸릴 위험이 높아진다. 미국 전체인구의 10% 이상은 호모시스테인의 수치가 높은 유전적 경향을 보인다. 호모시스테인의 수치를 낮출 경우 심장발작 가능성은 20%, 뇌졸중 가능성은 40%, 정맥에 혈전이 쌓일 가능성은 60%가 감소된다. 비타민 B_{12}, B_6, 엽산을 많이 섭취하고 동물성 단백질의 섭취를 줄이면 호모시스테인 수치가 낮아진다. 혈액검사나 소변검사를 통해 호모시스테인 수치와 비타민 B_{12}, B_6, 엽산의 수치를 파악해서 식습관 개선이나 보충제 프로그램에 참고하라.

잇몸질환과 심장병

미국인 중 잇몸질환(잇몸의 염증이나 감염)을 앓고 있는 성인은 상당수에 이른다. 최근 실시된 여러 연구들은 잇몸질환이 관상동맥 질환이나 뇌졸중에 위험요인이 된다는 사실을 입증하고 있다. 대부분의 사람들은 잇몸질환과 심장병이 무슨 관계가 있겠느냐고 생각하겠지만, 연구 결과는 만성 심장병에 걸린 환자에게 잇몸질환이 많이 나타난다는 사실을 분명히 증명하고 있다. 이것은 염증이 잇몸질환뿐 아니라 동맥을 경화시키는 데도 작용하기 때문인 것으로 풀이되고 있

다. 잇몸의 염증은 또 경동맥을 수축시켜 뇌졸중 가능성을 높이는 것으로 밝혀졌다.[19]

잇몸질환은 칫솔질을 잘하고 정기적으로 치과에 가서 전문적인 관리를 받으면 예방할 수 있다. 이와 잇몸을 잘 관리하는 것도 관상동맥 질환이나 뇌졸중을 예방하는 한 방법이다.

흡연

65세 이전에 관상동맥 질환으로 사망하는 여성의 55%는 흡연가인 것으로 나타났다. 30~55세의 여성 간호사 11만 7천 명을 대상으로 한 〈간호사들의 건강상태 연구〉에 따르면 담배를 피우는 여성이 관상동맥 질환에 걸릴 확률은 피우지 않는 여성보다 4배나 높은 것으로 나타났다. 그러나 담배를 끊을 경우 그 확률은 1.5배로 크게 떨어졌다. 또 금연 후 2년이 지나면 비흡연 여성과 같은 수준이 되었다. 흡연은 전체 암 가운데 29% 정도에 책임이 있다. 1987년 이후 암으로 사망하는 여성 중 최상위의 사망률을 기록한 것은 폐암이었다.[20]

13개 이상의 연구에서 증명된 사실은 흡연을 하는 여성이 비흡연 여성보다 폐경이 1, 2년 빠르다는 것이다. 정확한 기간은 흡연량에 따라 다르며 체중을 조절해도 악영향은 지속된다. 60세 이상 흡연 여성은 비흡연 여성에 비해 고관절의 골밀도도 현저히 감소되는 것으로 입증되었다.[21]

나이

심장병에 걸리기 쉬운 나이는 동맥에 혈전이 상당히 형성되어 있는 상태인 50세 이후로 볼 수 있다. 관상동맥 질환은 10대부터 시작되며 일상생활에서 나타내는 감정적, 신체적, 정신적 경향에 따라 크게

> **효과적인 금연법**
>
> 단 한 번의 시도로 담배를 끊는 사람은 드물다. 그러나 자꾸 금연을 시도하다 보면 성공률이 높아지게 된다. 담배를 끊는 데 가장 문제가 되는 것은 친구와의 유대감이나 행동패턴이 달라져야 한다는 것이며, 담배를 피우지 않는 습관에 익숙해지는 시간이 필요하다는 점이다.
> 침은 해독작용이 있기 때문에 금연에 많은 도움이 된다. 금연모임에 나가거나 니코틴 패치의 도움을 받을 수도 있다. 가까운 병원을 찾아 의사와 상의해보면 자신에게 맞는 방법을 선택할 수 있을 것이다.

좌우된다. 심장병을 예방하고 치료하기 위해서는 사고방식이나 생활태도를 바꾸는 것이 중요하다.

15세 이상 청소년을 대상으로 관상동맥 질환 요인을 조사한 연구에 따르면 남성은 197명 중 31%, 여성은 197명 중 10%가 이미 15세에 관상동맥의 석회화 현상이 나타났다. 이것은 인생의 후반기에 심장발작이나 뇌졸중, 동맥류의 원인이 되는 것이다. 그중에서도 체질량지수가 높거나 HDL 콜레스테롤의 수치가 낮은 사람의 경우 위험률이 더 큰 것으로 확인되었다.[22]

사고방식과 생활태도

자신을 가치 있고 능력이 있으며 운이 좋다고 생각하는 사람은 심장에 많은 도움이 된다. 물론 반대의 경우도 성립된다. 여성의 직업과 건강에 대해 조사한 연구에 따르면 건강상태가 가장 좋은 여성은 직업을 갖고 결혼을 한 경우로 아이들이 있고 없는 것은 문제가 되지 않았다. 또 남편이 협조적이거나, 자율성이 보장된 복합적이고 도전적인 일에 종사할 경우 더욱 건강한 것으로 나타났다.

그러나 자신에게 주권이 없다는 느낌이 들 경우에는 심장질환의 위험이 증가된다. 또 상사의 요구에 시달리며 분노를 마음대로 표출할 수 없는 여건에서 근무하는 직장인들은 심장병에 걸릴 확률이 큰 것으로 나타났다. 시간에 쫓기는 것도 건강을 악화시키는 요인으로 밝혀졌다.[23]

여성들은 직업이 마음에 들지 않아도 분노를 표현하거나 그만두지 못하는 경향이 있는데, 이러한 갈등은 바로 심장을 자극한다. 카테콜라민(에피네프린, 노르에피네프린 등)의 분비가 많아져 이에 민감한 심장조직이 장기간 카테콜라민의 영향을 받는 것이다. 의견을 충분히 표현하지 못하고 스트레스를 많이 받는 일에 종사하는 여성들은 또한 담배를 피울 확률이 높아지며 이에 따라 혈압이나 콜레스테롤 수치가 올라가서 심장에 큰 부담을 주게 된다.

교육 정도가 낮은 것도 관상동맥 질환에 걸릴 위험을 높인다는 연구 결과가 있다. 그러나 이 결과는 최종학력과 관련 있다는 의미가 아니라, 교육을 잘 받은 사람들은 자신을 잘 돌볼 수 있으며 좋은 선택을 할 폭이 넓다는 것을 뜻한다. 또 교육 정도가 높을수록 체질량지수나 흡연도가 낮아지며 여가시간을 잘 활용하는 것으로 조사되었다. 그리고 단조롭고 고된 일로 인한 건강의 악화도 남성의 경우는 교육 정도와 직접적인 관련이 없지만 여성은 관련이 있는 것으로 나타났다.[24] 그러나 사고방식이나 생활습관을 바꾸기 위해서 다시 학교로 돌아가 졸업장을 딸 필요는 없다.

교우관계나 사회생활이 왕성한 것도 심장의 건강에 매우 도움이 된다. 반면 아이들이 너무 많아 늘 시간에 쫓기고 충분한 관심을 받지 못하는 여성들은 심장병에 걸릴 확률이 높다. 가족들이 협조적일 경우 그 비율은 크게 감소된다.

샤론의 경우─돈이냐, 삶이냐

샤론은 오랫동안 나의 단골 환자였다. 그녀의 체중은 평균보다 10kg이나 초과되었지만 규칙적으로 걷기 운동을 하고 있었으며 매우 화목한 가정을 이루고 있었다. 혈압과 콜레스테롤 수치는 정상이며 건강상태도 양호했다. 폐경기가 시작될 무렵 안면홍조를 치료하기 위해 처방해주었던 프레마린과 프로베라를 계속 복용하고 있었는데, 매우 효과가 좋았으므로 바꿀 이유가 없었다. (당시에는 다른 대체요법에 대한 검증자료가 충분하지 않았다.) 그러나 54세가 되자 가슴에 통증을 느끼기 시작했고 정밀검사를 해본 결과 관상동맥이 상당히 좁아져 있어 결국 혈관 우회로 수술을 했다.

나는 샤론에게 가슴 통증이 나타날 즈음 특별히 스트레스를 받은 일이 없었느냐고 물었다. 그녀는 대학교수인 자신의 직업에서 조기 은퇴를 원했다고 대답했다. 그들 부부는 플로리다에 별장을 하나 장만했는데 거기서 많은 시간을 보내고 싶었다는 것이다. 그러나 조기에 은퇴할 경우 연금혜택을 충분히 받을 수 없다는 것을 알게 되자 그녀는 어쩔 수 없이 10년을 더 근무하기로 결정했다. 그녀가 정기적인 골반검사와 유방검사를 받으러 왔을 때 나는 마음의 문이 닫힌 일에 10년을 더 투자하는 것이 과연 가치 있다고 생각하는지 물었다. 그리고 이익을 얻기 위해 싫은 일을 계속하는 것은 자신에게 유익하지 않다는 것을 다시 한번 일깨워주었다.

우울증

우울증은 남성이나 여성 모두에게 심장질환에 걸릴 가능성을 크게 높인다. 뉴스레터 독자들을 상대로 한 최근의 조사에서 응답자 중

46%가 우울증과 신경불안을 최고의 관심사로 꼽았다. 반면 심장병을 제일 염려하는 사람은 18%에 불과했다. 이 독자들과 대부분의 여성들이 잘 모르고 있는 사실은 슬픔과 비탄, 분노, 우울증, 두려움, 걱정 등의 감정은 심장병과 매우 밀접한 관계가 있다는 점이다.

여성의 혈관은 남성보다 가늘며 매일 느끼는 감정에서 비롯된 화학작용에 매우 민감하게 반응한다. 이 화학작용은 혈관의 수축과 팽창에 관계가 있다. 우리가 분노, 비탄, 두려움 같은 감정을 느끼면 교감신경계에서 화학물질이 분비되어 혈관을 수축시킨다. 그 결과 혈액 공급이 줄어들어 조직이 손상되고 혈압이 높아진다.

전체 여성의 25%는 우울증에 시달린 경험이 있으며 남성보다 여성이 우울증에 걸릴 가능성이 크기 때문에, 우울증은 여성에게 매우 중요하게 작용하는 위험요인이다. 오하이오 주립대학의 의학·공공보건학 대학의 연구논문을 보면 여성에게 우울증이 관상동맥 질환에 얼마나 큰 영향을 미치는지 알 수 있다. 흡연이나 비만, 운동부족 같은 다른 요인이 해결된다 해도 우울증에 걸린 여성은 그렇지 않은 여성에 비해 치명적이지 않은 관상동맥 질환에 걸릴 위험이 73%나 높은 것으로 나타났다.[25] 우울증을 겪는 여성은 또한 관상동맥 질환에 걸릴 가능성이 그렇지 않은 보통 여성의 2배인 것으로 드러났다.

탄수화물과 심장병

정제된 탄수화물의 과다섭취는 최근 크게 증가추세를 보이고 있는 성인 당뇨병(제2형 당뇨병)의 원인이 된다는 사실을 명심하라. 현대인들의 체중이 늘어가면서 당뇨병 발병률은 갈수록 증가하고 있다.

대부분의 여성들은 탄수화물의 과잉섭취가 비만이나 거칠어지는 피부, 호르몬 불균형의 원인이 될 뿐 아니라 심장병, 고혈압, 뇌졸중도 일으킨다는 사실을 잘 모르고 있다. 심장병에 걸린 남성이나 여성에게 주로 처방되는 식단은 고탄수화물 저지방에 초점을 맞추고 있다. 그러나 안타깝게도 이 식단은 완전히 상반되는 결과를 초래한다. 칼로리가 같은 고단백 고지방 식단과 비교할 때, 고탄수화물 식단은 건강한 폐경기 이후 여성에게 트리글리세리드와 인슐린 과다와 같은 빈혈성 심장병 위험요인을 증가시킨다. 뿐만 아니라 HDL 콜레스테롤의 수치도 저하시킨다.[26] 또 고탄수화물 식품의 섭취는 협심증을 일으킬 수 있으며 심장병에 걸린 환자의 지구력을 약화하는 것으로 드러났다. 그 이유는 인슐린 수치가 높으면 동맥경화 증세가 있는 관상동맥을 수축시키기 때문인 것으로 추측된다.[27]

남편이 심장발작을 일으킨 후로 같은 고탄수화물 저지방 음식을 먹는데 남편은 체중이 줄고 전체 콜레스테롤 수치가 떨어지는 반면 부인은 체중이 늘고 HDL 콜레스테롤이 감소하는 경우가 종종 있다. 이런 현상을 방지하려면 여성들은 인슐린이 너무 높게, 너무 빨리 증가될 정도로 탄수화물을 많이 섭취하지 않도록 유의해야 한다.[28] (7장 참조)

과다한 탄수화물 섭취가 심장병에 미치는 과정을 이해하기 위해서는 우선 인슐린에 대해 잘 알아야 한다. 당으로 재빨리 전환되는 정제된 탄수화물을 섭취하면 우리 몸은 췌장에서 인슐린을 생성하여 혈관으로 분비한다. 인슐린은 혈액 속의 당을 각 세포로 운반하여 에너지원으로 사용하도록 하는 데 꼭 필요하다. 그러나 인슐린은 혈당을 조절하는 역할만 하는 것이 아니라 우리 몸에 지방이 축적되는 것을 조절한다. 심장병은 동맥에 지방이 쌓여 생기는 병이라는 것은 누구나 알고 있다.

그 진행과정을 살펴보자. 인슐린은 아미노산, 지방산, 탄수화물 분해물질을 우리 몸의 각 조직으로 보내고 콜레스테롤의 생성을 조절하는 역할을 한다. 인슐린은 간에 LDL 콜레스테롤 생산을 명령하는데 그 수치가 높으면 (적당한 조건일 경우) 혈관벽에 부착되어 플라크를 형성한다. 이 플라크는 관상동맥 질환이나 뇌혈관 질환의 원인이 된다. 뇌혈관 질환은 뇌의 기능에 영향을 미치고 뇌졸중이나 치매의 발병률을 높이는 동맥의 질환이다.

만약 당신이 설탕을 많이 먹거나 파스타, 빵, 사탕, 쿠키, 감자, 알코올 같은 혈당지수가 높은 탄수화물을 다량섭취하고, 혈당이 높아지거나 인슐린 저항이 나타나가 쉬운 체질이라면(미국인의 75% 정도가 해당), 간은 당연히 LDL 생성을 증가시킬 것이다. 과잉생성된 콜레스테롤은 혈관벽에 붙어 플라크를 형성함으로써 동맥경화증이나 동맥의 석회화를 촉진하게 될 것이다.

인슐린은 또 신장이 수분을 보유하도록 작용한다. 이것은 관상동맥 질환이나 울혈성 심부전에서 볼 수 있는 수분의 과다적재와 유사한 현상이다. 따라서 과다한 인슐린은 당뇨병뿐만 아니라 고혈압, 관상동맥 질환, 비만, 콜레스테롤 수치 증가 등을 촉진한다. 탄수화물에 민감한 사람이 탄수화물이 많은 한 끼 식사로 체중이 1,2kg이나 늘어날 수 있는 것은 인슐린으로 인한 수분 정체 때문이다.

인슐린과 혈관벽

다른 중요한 역할과 더불어 인슐린은 우리 몸의 성장에도 관여한다. 과다한 인슐린은 혈관벽의 평활근 성장을 촉진하여 플라크 형성에 영향을 줌으로써 혈관벽을 두껍고 단단하게 만든다. 또 탄수화물 섭취로 과다생성된 혈당은 이미 혈관벽에 붙어 있던 LDL 콜레스테롤 분자에 다시 결합한다. 이와 같은 혈관벽의 상태는 자동차에 녹이 스는 것과 같은 유리기 손상을 촉진하는 원인이 된다.[29]

결론적으로 말해서 만일 당신이 고탄수화물 저지방 식생활로 심장병을 예방하려고 생각한다면 몸의 생리에 상반되는 행위라고 할 수 있다. 혈당지수가 높은 탄수화물을 많이 섭취하고 운동을 하지 않거나, 탄수화물 탐식증일 경우 우리 몸은 섭취한 탄수화물을 혈당이나 지방, LDL 콜레스테롤로 전환한다. 또 정제된 탄수화물을 많이 섭취할수록 세포 내의 2차 에이코사노이드 수치가 올라간다. 이런 과정이 장기화될 경우 암 같은 세포의 과다증식이나, 심장병의 요인으로 밝혀진 조직의 감염을 초래한다는 사실이 증명되었다.[30]

인슐린 수치를 낮추는 식생활을 실천하라. 중년의 체중증가를 방지하고 호르몬 균형을 유지하며 피부를 윤기 있게 만드는 효과도 얻을 수 있다. 최근 의학자들 사이에는 바람직한 식생활에 대한 논쟁이 불붙고 있다. 저지방 고탄수화물이 좋은지, 적당한 지방 적당한 단백질이 좋은지, 아니면 적당한 탄수화물이 좋은지에 대해 공방을 벌이고 있다. 분명한 사실은 누구에게나 꼭 맞는 식생활은 없다는 것이다. 사람은 모두 신체구조가 각각 다르다. 자신에게 가장 적합한 선택은 관상동맥 질환이나 인슐린 저항에 대한 위험요인의 여부에 달려 있다.

어떤 여성은 탄수화물 복합체(도정되지 않은 곡물로 만든 빵을 포함하여)를 다량섭취해도 체중과 콜레스테롤 수치가 늘지 않는가 하면 나같이 그렇지 않은 여성도 많다. 그러나 기름기 없는 육류나 저지방 유제품, 충분한 야채와 과일을 섭취한다면 전혀 문제될 게 없다. 블루베리나 스트로베리, 콜라드 잎, 호박, 케일 등과 같이 색이 진한 야채를 많이 먹자. 이들은 항산화제의 보고이다. 플라보노이드, 카로티노이드, 기타 항산화제가 많이 함유된 식품이 심장질환을 예방한다는 것은 수많은 연구를 통해 확인되었다. 하루에 네다섯 번씩 야채나 과일을 섭취하는 여성은 뇌졸중에 걸릴 확률이 28~35% 감소된다. 한 번 먹는 데 위험률이 7%씩 줄어드는 셈이다.[31]

콩에 들어 있는 이소플라본과 여러 물질은 혈중 지질에 이로운 역할을 하는 것으로 밝혀졌다. 38번에 걸친 임상실험을 분석한 결과 동물성 단백질보다 콩 단백질을 많이 섭취하면 전체 콜레스테롤과 LDL(해로운) 콜레스테롤, 트리글리세리드 수치가 현저하게 감소되었다.[32] 정기적으로 콩 단백질과 아마인 가루를 섭취할 경우 콜레스테롤 수치가 낮아지고 동맥경화증에 걸릴 가능성이 감소된다.[33]

끝으로, 수소가 첨가된 지방(마가린, 쇼트닝 등)은 가능하면 먹지 않는 것이 좋다.

심장에 좋은 보충제

다음 목록은 심장을 보호하는 식품과 보충제를 소개한 것이다. 비타민 C나 녹차, 마늘 등은 손쉽게 섭취할 수 있는 것들이다.

마그네슘

마그네슘의 여러 역할 중에는 심장근육의 전기적 전도를 안정시키는 기능이 포함되어 있다. 또 혈관의 평활근을 이완하는 작용도 한다.[34]

오늘날에는 농작물 재배에 화학비료를 많이 사용함으로써 무기질이 줄어들고 식품의 가공과정에서도 무기질 파괴가 심하기 때문에 마그네슘의 결핍이 일반화되어 있다. 만성적인 감정적, 정신적 스트레스도 마그네슘 결핍의 원인이 된다. 스트레스 호르몬인 코르티솔과 아드레날린이 세포로부터 마그네슘을 빼앗아 소변으로 방출하기 때문이다. 이뇨제도 소변을 통해 마그네슘을 많이 배출하게 만든다. 따라서 이뇨제를 장기복용할 경우 갑작스런 심장마비의 원인이 된다. 고혈압이나 다른 이유로 이뇨제를 복용하고 있다면 마그네슘과 칼륨, 아연을 반드시 보충해야 한다. 위산을 억제하는 잔탁이나 타가메트 같은 제산제도 마그네슘 결핍을 초래한다. 마그네슘의 하루 권장량은 400~1,000mg이다.

칼슘

칼슘은 심장의 전기적인 작용을 비롯해 모든 세포에 없어서는 안 될 영양소이다. 적당한 칼슘 섭취는 정상적인 혈압유지에 도움이 된다. 칼슘은 마그네슘과 함께 작용하므로 두 영양소를 같이 섭취하는 것이 중요하다. 칼슘과 마그네슘의 비율은 1:1이나 2:1이 바람직하다. 하루 권장량은 400~1,200mg이다.

항산화제

항산화제의 효과는 무수히 많은 연구를 통해 증명되고 또 확인되었다. 항산화제는 심장이나 혈관 그리고 각 조직의 유리기 손상을 막아 건강한 상태를 유지해준다. 항산화제의 종류는 다양하지만 중요한 몇 가지만 간추려보았다.[35]

조효소 Q_{10} 이 영양소는 동물의 간이나 신장, 심장 등에 많이 함유되어 있다. 조효소 Q_{10}은 모든 세포의 에너지원인 ATP 분자 생성에 역할을 하며 또 강력한 항산화제이기도 하다. 심장의 건강을 유지하고 심장질환을 치료하는 이 효소의 기능은 이미 많은 연구를 통해 증명되었다. (많은 양을 복용하면 어떤 종류의 심근증은 역전시키기까지 한다.)[36]

조효소 Q_{10}은 심장의 펌프 능력을 향상시키며, 이미 심장질환이 있는 사람들의 혈압을 낮추고 울혈성 심부전을 예방하는 것으로 확인되었다. 또 유방의 건강에도 중요하게 작용한다. 심장은 쉴새없이 활동하고 있기 때문에 조효소 Q_{10} 수치가 다른 조직보다 10배나 높다. 심장의 기능을 저하시키는 모든 요인이 심장을 유리기 손상에 좀더 민감하게 만드는 것도 바로 이런 이유 때문이다.

콜레스테롤 수치를 낮추는 프라바콜, 리피토르 같은 스타틴 계열 약을 복용하는 여성들은 조효소 Q_{10}이 결핍될 가능성이 크다.[37] 이 약품들은 인체의 많은 생화학 작용을 방해하므로 유방암 같은 여러 질병의 원인이 된다.[38] 연구 결과 고혈압 환자의 절반은 조효소 Q_{10}이 부족한 것으로 나타났다. 또 하루에 2번 50mg씩 10주 동안 조효소 Q_{10}을 복용한 결과 혈압이 현저하게 낮아졌다.[39] 고혈압 약을 복용하고 있는 환자들에게 조효소 Q_{10}(하루에 225mg)을 섭취하게 한 결과 4.5개월이 지나자 환자의 절반이 혈압약 복용을 줄였으며 아예 중단한 경우도 있었다.[40]

하루 최소 권장량은 30mg이지만 심장병 가족력이 있는 사람은 하루에 60~90mg을 섭취하는 것이 바람직하다. 이미 심장질환이 있는 사람은 하루에 300~400mg으로 양을 늘려야 한다.[41]

카로티노이드 천연색소가 많이 든 야채나 과일을 충분히 섭취하는 사람은 심장병에 걸릴 위험이 적다는 사실은 무수한 연구논문을 통해 증명되었다. 이들 식품에는 β-카로틴 같은 카로티노이드가 많이 함유되어 있어 심장이나 혈관의 유리기 손상을 감소시키기 때문이다. 협심증이 있거나 관상동맥 우회로 수술을 받은 사람들이 β-카로틴을 충분하게 섭취할 경우, 심장발작이나 뇌졸중, 추가적인 혈관우회로 수술, 심장병으로 인한 사망 가능성을 50%까지 낮추는 것으로 드러났다.[42] 또 β-카로틴은 LDL 콜레스테롤의 산화를 막아준다. β-카로틴의 하루 권장량은 25,000IU이다.

카로티노이드는 복합형태를 섭취하는 것이 더욱 좋다. 예를 들어 HDL 콜레스테롤에 들어 있는 루테인(결정상태의 카로티노이드)은 LDL 콜레스테롤의 산화 방지를 돕는다. 루테인은 야채나 과일을 통해 섭취하는 것이 가장 바람직하지만 건강식품점에서 보충제를 구입할 수도 있다. 하루 권장량은 3~6mg이다. 리코펜도 우수한 항산화제로 일 주일에 두세 번 토마토를 먹으면 보충할 수 있다.

비타민 E 이 항산화제는 혈소판의 미끄러운 성질을 유지시켜 혈액응고를 방지해준다. 또 심장근육의 염증을 막아주고 부정맥과 심근증을 억제한다. 〈간호사들의 건강상태 연구〉에서 하루에 비타민 E를 400~800IU씩 섭취한 참가자들은 심장발작 확률이 낮았다. 심장질환 병력이 있는 환자 2천 명을 대상으로 비타민 E의 효과를 연구한 〈캠브리지 심장 연구〉에서, 하루에 비타민 E를 400~800IU 섭취한 환자들은 심장혈관 질환에 걸릴 가능성이 일 년 내에 77% 줄어든 것으로 나타났다.[43] 하루 권장량은 d-α-토코페롤('천연 비타민 E'라는 표시를 확인하라)이나 복합 토코페롤 200~800IU이다.

토코트리에놀 이 새로운 형태의 비타민 E 복합제는 강력한 항산화 작용이 있다. 복합 비타민제에 포함되어 있는 경우도 있고 따로 판매되는 제품도 있다. 신선한 과일, 진녹색 잎채소, 아몬드, 땅콩, 곡물 씨 등에는 토코트리에놀과 그 외 비타민 E가 많이 함유되어 있다. 하루 권장량은 40~80mg이다.

셀렌 이 항산화제는 혈관벽의 유리기 손상을 감소시킨다. 하루 권장량은 50~200mcg이다.

프로안토시아니딘 저중합제 OPC 포도씨와 소나무 껍질에서 추출되는 프로안토시아니딘은 플라보노이드의 일종인데, 유익한 점이 아주 많아 나는 이 보충제를 꼭 챙겨서 먹는다. 심장혈관 질환 위험은 플라보노이드 섭취량과 반비례한다.[44] OPC는 혈액에 빨리 흡수되어 비타민 E 수치의 회복을 돕고 유리기에 의한 LDL 콜레스테롤의 산화를 막아준다. 또 유리기의 콜라겐 손상을 방지하여 혈관과 피부의 탄력을 유지하고, 관절염을 완화하며, 순환계 이상을 예방하고, 과다한 혈전을 감소시킨다. 뿐만 아니라 꽃가루 알레르기 같은 알레르기 증상을 완화한다. 하루에 필요한 양은 40~120mg이다.

L-카르니틴 이 영양소는 트리글리세리드 수치를 낮추고, HDL 콜레스테롤 수치를 높이며, 심장근육의 건강상태를 증진시켜 심장질환을 예방하며, 부정맥을 막아준다.[45] 또 우리 몸이 각 세포의 미토콘드리아에 들어 있는 에너지를 사용하게 하여 체지방을 없애는 데도 도움이 된다. 하루 권장량은 500~2,000mg이다.

α-리포산 물과 지방에 모두 잘 녹는 특유의 성질로 인해 세포의

모든 부분에서 유리기 손상을 막아주는 항산화제이다. α-리포산은 또 세포 내의 비타민 C와 E의 수치를 유지하고 글루타티온이라는 또 다른 항산화제의 재생을 돕는다. 이 밖에도 인슐린의 신진대사를 돕기 때문에 독일에서는 당뇨성 신경장애의 치료제로 승인을 받았다. 신경과 피부의 혈액흐름을 원활하게 해주는 기능도 있다. 하루 필요량은 50~200mg이다.

비타민 C 이 강력한 항산화제는 혈관의 내벽을 보호하는 기능이 있으며 심장의 건강에 결정적인 역할을 하는 칼슘과 마그네슘의 흡수를 돕는다. 하루에 1,000mg씩 복용할 경우 이유는 규명되지 않았지만 최고혈압을 상당히 낮추는 것으로 드러났다. 아스코르브산 형태로 복용하는 것이 좋으며 위가 민감한 사람은 아스코르브산염 형태로 복용하라. 하루 권장량은 1,000~3,000mg이다.

비타민 B군과 엽산

전체 여성의 절반 이상은 필요한 엽산을 충분히 공급하지 못하고 있다. 이것은 태아에게 척추이분증 같은 신경관 결손을 초래할 뿐 아니라 그 자신에게 동맥경화증과 심장질환의 가능성을 높인다. 연구 결과 호모시스테인 수치가 높을수록 엽산과 비타민 B_6, B_{12}의 수치가 낮아지는 것으로 확인되었다. 엽산을 충분히 섭취할 경우 심장발작의 위험이 줄어들 뿐만 아니라 과도한 호모시스테인을 해독하는 효과도 얻을 수 있다.[46] 비타민 B와 엽산염 수치가 적절한 여성들은 심장질환 가능성이 현저하게 줄어든다.[47]

하루 권장량은 비타민 B_6가 40~80mg, B_{12}가 20mcg, 엽산이 400~800mcg이다. 이 영양소들은 비타민 B군과 모두 함께 복용하는 것

이 더욱 효과적이다. (7장 참조)

심장질환에 좋은 식품

생선 연구논문에 따르면 EPA와 DHA가 함유된 어유를 하루에 3g씩 섭취하면 에이코사노이드의 균형이 유지되어 심장에 매우 유익하다는 사실이 확인되었다.[48] 일 주일에 세 번 연어나 정어리, 황새치, 고등어 같은 찬물생선을 먹도록 하라. 연어 100g에는 200mg의 DHA가 함유되어 있다.

생선을 섭취하기가 힘들면 오메가-3 지방산을 보충하기 위해 어유 혹은 해조류에서 추출한 DHA를 복용하라. 하루 권장량은 100~200mg이다.

녹차 녹차 안에 들어 있는 플라보노이드인 폴리페놀은 비타민 C나 E와 맞먹는 항산화 효과가 있다. 하루에 한 잔씩 녹차를 마시면 심장병을 예방할 수 있다.[49]

마늘 마늘은 오래 전부터 고혈압의 치료제로 쓰여왔다. 한 연구에서 냄새를 없앤 마늘을 하루에 2,400mg씩 섭취한 결과 최고혈압과 최저혈압이 모두 현저하게 낮아졌다. α-리포산과 마찬가지로, 혈관 내벽세포의 활동을 증가시켜 혈관을 이완하는 산화질소 생성을 촉진하는 것으로 보인다.

마늘을 정기적으로 섭취하면 콜레스테롤 수치가 10% 이상 감소하며 트리글리세리드 수치도 13%까지 줄어든다는 사실이 여러 연구

결과 확인되었다. 마늘은 또 혈소판 응집과 혈전의 형성을 억제하기도 한다.[50]

독일에서 자연식품의 치료효과를 평가하는 단체인 〈E 위원회 Kommission E〉는 매일 마늘을 날로 1~4쪽씩 먹을 것을 권장한다. 이 정도의 양에는 마늘의 가장 중요한 성분인 알리신이 4,000mcg 함유되어 있다. 마늘 가공품은 슈퍼마켓에 많으며 알린 성분이 들어 있는 제품은 몸 안에서 알리신으로 전환되기 전까지 마늘냄새가 나지 않으므로 유익한 성분은 그대로 누리면서 사람들에게 불쾌감을 주지 않는다. 알린의 하루 권장량은 최소한 10mg 이상이며 알리신은 4,000mcg이다. (부록의 〈참고자료〉 참조)

산사나무 저명한 약초 전문가인 주디스 버거 Judith Berger 여사는 그녀의 탁월한 저서 〈신성한 약초 Herbal Rituals〉에서 산사나무의 잎이나 꽃, 열매에서 추출한 액과 가공품은 유전적인 심장질환을 예방하는 매우 강력한 효과가 있다고 확인했다.[51] 산사나무 열매 추출액은 심계항진(가슴 두근거림)을 가라앉히고, 혈관의 탄력성을 회복하며, 심장의 체액 정체를 완화하고, 심장에 지질이 쌓이는 것을 방지하며, 관상동맥을 확장시키고, 혈압을 낮추는 효능이 있다. 이미 심장약을 복용하고 있는 사람도 이 추출액을 병용하면 그 양을 줄일 수 있다. 나는 산사나무 열매로 만든 차를 자주 마신다. 건강식품점에 가면 티백으로 된 제품을 구입할 수 있으며 뜨거운 물에 우려서 마시면 된다. 특별히 정해진 용법은 없지만 나는 이 차를 마시며 심장의 건강을 창조하고 있다. 더구나 산사나무는 부작용이 전혀 없다. 만약 알약으로 복용하고 싶다면 표준화된 추출액을 찾아 10% 프로안토시아니딘 혹은 1.8% 비텍신-4″-람노사이드를 함유한 제품을 선택하라. 하루에 세 번 100~250mg이면 충분하다.

나트륨과 칼륨의 균형

나트륨(소금)을 줄이고 칼륨을 늘리는 식단을 따르면 심장과 순환기에 가장 위험한 요소로 작용하는 고혈압을 낮출 수 있다.[52] 나트륨의 과다섭취로 인한 고혈압 환자의 60%는 칼륨의 섭취를 늘리자 나트륨의 악영향을 중화할 수 있었다. 칼륨의 결핍은 신선한 과일이나 야채를 적게 섭취하고 나트륨을 많이 섭취하는 데 원인이 있다. 패스트푸드가 바로 여기에 해당된다. 야채나 과일, 또는 도정되지 않은 곡물을 충분히 섭취하면 칼륨 4,000~6,000mg을 얻을 수 있다. 이뇨제나 설사제, 아스피린 같은 약은 칼륨의 부족을 초래한다. 지나친 운동도 칼륨 손실의 원인이 되며 하루에 땀으로 흘려보내는 칼륨의 양은 3,000mg까지 이를 수 있다. 칼륨이 풍부하고 나트륨이 절제된 식생활은 고혈압과 뇌졸중, 심장병을 예방한다. 칼륨 보충제는 최고혈압과 최저혈압을 모두 상당히 낮추는 효과가 있지만 고농축 알약을 복용할 경우 메스꺼움, 구역질, 설사, 위궤양 같은 부작용이 따른다. 음식을 통해 섭취하면 이런 부작용을 막을 수 있다.

대부분의 미국인들이 섭취하는 칼륨 대 나트륨의 비율은 1:2이지만 전문가들은 5:1까지 올릴 것을 권장한다. 프라이드 치킨이나 피자로 한 끼를 때우면 이 비율은 더욱 나빠진다. 감자나 바나나, 사과 등의 과일에는 칼륨이 풍부하므로 이것들의 혈당지수가 높다는 데 너무 연연하지 말라. 천연식품이기 때문에 프렌치프라이같이 가공된 형태가 아니면 인슐린 수치를 해로운 수준까지 높이지 않는다. 칼륨과 나트륨의 비율을 깨뜨리고 인슐린 수치를 크게 높이는 주범은 정제된 탄수화물이다. 하루에 다섯 번 신선한 과일과 야채를 섭취해야 하는 이유가 하나 더 생긴 셈이다.

마그네슘과 칼륨은 세포에 합동으로 작용하므로 동시에 결핍되기가 쉽다.

칼륨-나트륨 비율을 개선하는 식품

식품	칼륨-나트륨 비율
감자	110 : 1
당근	75 : 1
사과	90 : 1
바나나	440 : 1
오렌지	260 : 1

아스피린의 영향은?

미국 식품의약국 FDA은 의사들이 심장발작을 일으킨 환자에게 아스피린정 1.5개를 30일 동안 꾸준히 처방하면 심장발작으로 인한 사망률을 1/4 정도 줄일 수 있다고 발표했다.

1982년 존 베인 John Vane 박사는 아스피린이 혈관 내에서 혈소판 응집을 억제한다는 사실을 발견한 공로로 노벨상을 수상했다. 정기적으로 아스피린을 복용하면 동맥경화증으로 좁아진 동맥에 혈전이 생기는 것을 방지함으로써 심장발작을 예방할 수 있다. 아스피린은 염증이나 혈소판 응집, 동맥 플라크 형성에 관여하는 세포 내 호르몬인 2차 에이코사노이드 형성을 억제한다. 심장근육의 국소빈혈 증

상을 보이는 환자가 아스피린을 복용하면 확실한 효과가 있다는 사실은 분명하게 입증되어 있다.[53]

대부분의 전문가들은 아스피린의 대표적 부작용인 위와 장의 출혈과 위가 더부룩한 증상을 피하고 효과를 극대화하려면 하루에 유아용 아스피린이나 일반 아스피린정 1알씩 복용할 것을 권한다. 주의할 점은 프로작이나 팍실, 졸로프트 같은 SSRI 항우울제와 함께 복용하지 말아야 한다는 것이다. 위의 출혈이나 궤양 같은 아스피린 부작용을 악화시키기 때문이다. 이런 부작용은 아나프록스, 모트린, 아드빌 같은 비스테로이드계 항염제도 마찬가지이다. 이런 약과 함께 아스피린을 복용하면 위의 불편한 증상이 심화된다.

심장병 가족력이 있으면서 SSRI 항우울제나 비스테로이드계 항염제를 복용하지 않는 여성이라면 50세부터 유아용 아스피린을 1알씩 복용해도 괜찮다. 항산화제는 위장장애 없이 유사한 효과를 기대할 수 있으며, OPC(622쪽 참고)나 생강차도 좋은 대체식품이다.

움직이자!

운동은 에스트로겐의 분비를 촉진하므로 여러 면에서 심장혈관에 유익하며 규칙적으로 지속할 경우 심장병, 고혈압, 뇌졸중의 위험률을 감소시킨다.[54] 관상동맥 질환 진단을 받은 환자에게 운동을 하게 한 결과 혈관을 확장하는 내벽의 기능이 강화되고 심장근육의 막힌 혈관들이 회복됨으로써 혈액의 흐름이 원활해지는 효과가 나타났다.[55] 운동이 심장발작을 일으킨 후의 심장에도 효과적이라는 사실은 우리가 관심을 기울일 때 심장이 얼마나 관대한지 설명해주는 좋은 예이다.

하루에 최소한 30분 이상 일 주일에 5, 6일은 운동을 하기로 결심하자. 그냥 걷는 것도 좋다. 운동은 인슐린과 혈당을 낮추고 몸매도 날씬하게 해줄 것이다. 즉, 운동을 하면 다이어트를 좀 느슨하게 해도 된다는 뜻이다. 그러나 지나친 운동은 오히려 해가 된다. 단순히 체중을 줄일 목적으로 무리하게 운동을 한다면 건강을 해치게 되고 언젠가는 빠진 살이 다시 회복될 것이다.

림프의 역할

운동이 그렇게 강력한 치유효과를 나타내는 이유는 우리 몸의 림프 순환을 원활하게 만들기 때문이다. 림프는 투명한 액체로 몸의 각 세포에서 흘러나와 림프계로 공급된다. 림프계는 몸의 각 기관이나 조직에 분포되어 있는 수많은 가는 관들의 네트워크이다. 림프관 안에는 림프의 역류를 막는 작은 밸브가 있고 림프관을 따라 군데군데 콩 모양의 림프절이 자리잡고 있다.

주요 림프절은 사타구니, 목, 겨드랑이와 가슴, 배의 대동맥과 대정맥을 따라 모여 있다. 림프절의 기능은 세 가지로 정리할 수 있다. (1) 박테리아나 먼지 같은 이물질을 거르거나 파괴한다. (2) 종양이나 그 외 침입자와 싸우는 림프구(백혈구의 일종)를 생산한다. (3) 우리 몸의 면역감시체계를 돕는 항체를 생성한다. 모든 림프는 흉관이라는 가슴 안에 있는 정맥으로 흘러 들어가며 이 정맥은 다시 심장으로 연결되므로, 림프절이 불순물이나 박테리아, 폐기물 등을 모두 제거한 후에는 림프와 혈액이 서로 섞이게 된다.

박테리아나 다른 침입자를 퇴치하는 역할 외에도 림프계는 지방의 처리과정에 관여한다. 장에 분포된 림프관은 소화된 지방을 모아

동맥으로 보내 곧바로 간으로 전달되도록 만든다. 일단 혈관 안으로 들어온 지방은 심장혈관에 머물 경우 지방층을 형성하여 심장혈관 질환의 전조인 동맥경화를 초래한다. 지방층이 심장혈관에 머무느냐 아니냐는 식생활이나 운동습관, 감정적·정신적 상태에 따라 좌우된다.

나는 심장혈관 수술의 일인자인 필라델피아의 제리 레몰 Jerry Lemole 박사를 인터뷰한 적이 있다. 심장병 말기로 고통받고 있는 환자들을 주로 치료하는 그의 림프계에 대한 연구는 심장병을 위해 매우 흥미있고 도전적인 업적이다.

HDL 콜레스테롤과 림프의 관계

심장의 림프계는 관상동맥 질환이 진행되는 과정과 매우 밀접한 관계가 있다. 해로운 콜레스테롤인 LDL은 크고 복슬복슬한 지방 분자이기 때문에 혈관내벽을 형성하고 있는 내막조직을 파괴한 후 혈관벽에 부착된다. 이런 경향은 특히 LDL 콜레스테롤이 산화되었을 때 더욱 심하다. 일단 이곳에 부착된 LDL은 분해되어 콜레스테롤 침전물을 남기게 된다.

반면 HDL 콜레스테롤은 매끈한 타원형의 분자로 크기가 작아 혈관조직에 여유 있게 침투해서 LDL이 남겨놓은 콜레스테롤 침전물을 깨끗이 빨아들인다.

HDL 콜레스테롤이 이 작업을 하기 위해서는 콜레스테롤이 쌓여 있는 장소에 접근해야만 한다. 이를 위해 HDL은 림프계를 이용하는 것이다. 레몰 박사는 동맥벽에 쌓인 콜레스테롤을 집어내는 HDL 분자를 뉴욕 시의 택시에 비유했다. 만일 당신이 헬리콥터를 타고 맨해튼을 내려다본다면 일정한 수의 택시를 볼 수 있을 것이다. 그러나 뉴욕은 수시로 교통이 혼잡해지기 때문에 어떤 시간에 내려다보면 택시가 터널 속에 정체되어 있어 사람들이 택시를 쉽게 잡을 수가 없다. 만일 터널 속의 택시 소통을 원활하게 해준다면 거리에서 택시 잡기가 한결 수월해질 것이다.

HDL이 콜레스테롤을 운반하는 능력도 이와 마찬가지이다. 림프의 흐름이 원활하지 못하면 HDL 분자는 과다한 콜레스테롤 침전물을 충분히 집어내지 못한다. 만일 림프의 순환을 좀더 순조롭게 만든다면 동맥에서 과다한 지방을 청소하는 HDL의 기능을 한결 향상시킬 수 있을 것이다.[56]

림프의 흐름을 원활하게 만드는 법

1. 오래 앉아 있지 말라 앉아서 일하는 직업을 가진 여성들은 오랜 시간 움직이지 않기 때문에 흉막강을 통과하는 림프의 흐름이 느려져 심장병에 걸릴 확률이 크다.

2. 정기적으로 심호흡을 하라 코로 숨을 깊이 들이쉰 다음 힘차게 내쉬는 행위는 흉막강 안에 있는 흉관과 모든 림프관, 그리고 림프절을 마사지하는 효과가 있다. 따라서 HDL이 필요한 장소에 접근하는 것을 돕는다.

3. 운동을 하라 림프의 흐름은 근육의 움직임에 따라 달라진다. 걷거나, 요가를 하거나, 심호흡을 깊이 하거나, 뛰거나, 근육을 힘차게 움직이는 행동은 림프의 흐름을 돕는다. 레몰 박사에 따르면 림프 안의 단백질이 교체되는 횟수는 하루에 평균 1, 2번이라고 한다. 규칙적으로 운동을 할 경우에는 이 횟수가 3~5번으로 늘어난다. 운동이

심장혈관에 있는 콜레스테롤 침전물을 수거할 기회를 그만큼 더 주는 셈이다.

4. 과도한 운동을 피하라 운동은 우리 몸의 산화 스트레스를 증가시켜 유리기를 생성하는 결과를 낳는다. 이 과정이 너무 오래 지속되면 이익보다는 손해가 많다. 지구력을 요하는 운동선수들이 면역계가 손상되어 감염이나 질병에 약한 것도 이런 이유 때문이다. 그러나 운동을 하면서 코로 심호흡을 하고 숨이 가빠질 때까지 계속하지 않는다면 이런 걱정을 할 필요가 없다. (존 듀일라드 박사의 책 〈몸, 마음, 스포츠〉 참고)

레몰 박사는 3km를 30~40분에 완주하는 정도의 속도로 걸으라고 권한다. 이보다 속도가 빠르면 몸의 산화 스트레스가 크게 증가하기 때문에 그 손상을 방지하기 위해서는 항산화제를 더 복용해야 한다. 코로 숨을 편히 들이쉬고 내쉴 정도로 운동을 하면 우리의 몸도 유리기 손상을 낮출 수 있는 정도로 작용하게 된다. 그 이유는 코로 편히 숨을 쉬면 교감신경계와 부교감신경계가 균형을 이루게 되기 때문이다.

운동은 고혈압을 비롯한 많은 심장혈관 질환 가능성을 감소시킨다. 한 연구에 의하면 규칙적으로 운동을 하지 않는 사람은 운동을 하는 사람에 비해 고혈압에 걸릴 확률이 35% 증가하는 것으로 나타났다. 고등학교나 대학에 다닐 때 운동한 것으로는 충분하지 않다. 평생 규칙적으로 운동을 하지 않으면 소용이 없다.

에스트로겐은 과연 심장병을 예방하는가?

여성에게 심장질환이 나타나는 시기—50세 전후—와 에스트로겐이 감소되기 시작하는 시기가 일치하기 때문에 많은 과학자들은 폐경기 이후의 심장질환이 에스트로겐 부족과 관련이 있을 것이라고 추측해왔다. 또 에스트로겐은 HDL 콜레스테롤을 증가시키고 LDL을 감소시키며 혈관벽을 강화하는 작용을 하므로, 의료 전문가들은 자연스럽게 에스트로겐을 보충하면 심장질환 문제가 해결될 것이라고 생각하게 되었다.

여기 에스트로겐 대체요법이 심장질환에 미치는 효과를 요약해 보았다.

- 에스트로겐은 심장혈관을 보호하며 관상동맥이 부적절하게 수축하지 않도록 한다.[57] 이 호르몬은 혈관내벽과 혈관근육을 조절하고 정상으로 유지하는 데 직접 작용한다.

- 에스트로겐은 리포프로틴과 콜레스테롤, 피브리노겐(혈액을 응고시키는 단백질)의 수치에 긍정적인 영향을 미치며, 지질의 신진대사 과정에서 생기는 몇몇 부작용을 되돌려놓는다.

- 에스트로겐은 관상동맥에 LDL 콜레스테롤이 쌓이는 것을 감소시킨다.[58]

- 에스트로겐은 프로게스틴과 함께 사용할 때보다 단독으로 사용할 때가 더 효과가 있다. 5장에서 살펴본 것처럼 합성 프로게스틴은 에스트로겐의 몇몇 유익한 효과를 아예 없애버린다.

- 에스트로겐은 스타틴 계열 약처럼 콜레스테롤을 낮추는 일종의 대체약품으로 쓰여왔다. 에스트로겐 대체요법에 프라바스타틴을 함께 복용하면 콜레스테롤과 리포프로틴을 낮추는 효과가 더욱 증가할 수 있다.[59]

〈PEPI 연구〉(폐경기 이후 에스트로겐/프로게스틴 조정에 대한 연구)를 비롯한 몇몇 논문들이 혈중 지질을 감소시키는 에스트로겐의 효과를 입증한 후로, 대부분의 의사들은 폐경기 이후의 심장질환을 예방하는 방법으로 에스트로겐 대체요법을 처방해왔다.[60] 그러나 최근 실시된 〈HERS 연구〉(심장과 에스트로겐/프로게스틴 대체요법에 관한 연구)와 〈ERA 연구〉(에스트로겐 대체요법과 죽상경화증 연구)에서는 에스트로겐이 이미 심장질환을 앓고 있는 여성의 심장발작을 감소시키지 않을 뿐 아니라 오히려 어느 정도의 기간 동안 위험을 증가시킨다는 결과가 나왔다. 이 사실은 지난 10여 년간 프레마린을 지나치게 신봉해오던 의료계에 찬물을 끼얹는 계기가 되었다.[61]

미국 전역에 걸쳐 실시되고 있는 대규모 임상실험인 〈여성건강에 대한 주도적 연구〉에 따르면 프레마린(합성 에스트로겐)과 프로베라(합성 프로게스틴)는 심장발작, 뇌졸중, 혈전을 다소 증가시키며 특히 프로베라 없이 프레마린만 복용할 경우에도 마찬가지인 것으로 드러났다. 이런 위험은 복용한 지 2년이 지나면 사라지고 다시 에스트로겐의 유익한 효과가 나타나는 것으로 확인되긴 했지만 이 결과는 많은 사람들에게 커다란 혼란을 일으켰다.[62]

에스트로겐에 대한 이 같은 상충되는 증거를 명확하게 규명하기 위해서는 좀더 장기적인 연구가 필요하다. 심장질환을 예방하는 에스트로겐의 효과를 입증한 신뢰할 만한 연구가 있었음에도 불구하고

〈HERS 연구〉와 〈여성건강에 대한 주도적 연구〉의 결과는 한 가지 사실을 명확히 했다. 우리가 믿었던 것과는 달리 프레마린과 프로베라를 함께 또는 프레마린만 복용하는 것은 심장질환 예방효과가 없다는 것이다. 내가 여러 번 추천한 바 있는, 개인의 특성에 따른 맞춤식 인체친화형 호르몬 대체요법에 대해 장기적이고 광범위한 연구가 진행되기 전까지는 호르몬 대체요법이 심장질환을 예방하는지에 대해 확실한 판단을 내릴 수 없을 것이다. 따라서 이 방법을 선택하려는 여성들은 자신의 직관과 지혜에 의존해야만 한다.

최근의 연구 결과에도 불구하고 많은 학자들이 아직도 에스트로겐이 심장질환을 예방하는 효과가 있다는 생각을 버리지 않고 여성들에게 권장하고 있다. 심장의 건강을 유지할 수 있는 모든 사실정보를 종합한 다음 여성들 스스로 판단을 내리는 수밖에 없다.

정보 1 에스트로겐 수치가 낮으면 심장질환으로 이어진다는 인과관계를 확실히 입증한 연구는 아직 발표되지 않았다. 만일 이 효과가 확인된다면 에스트로겐은 40대 이후 남성들에게 가장 많이 처방되는 약이 될 것이다! 에스트로겐은 심장질환과 관계된 혈중 지질을 개선하는 한 방법일 뿐이다. 운동도 HDL 콜레스테롤을 증가시키며, 적절한 식습관도 인슐린 수치를 조절한다.

정보 2 1930년대 이전까지만 해도 미국에 심장질환 환자는 매우 드물었다. (지금도 중국의 내륙지역같이 산업화와 거리가 먼 곳에는 심장질환 환자가 거의 없다.) 사람들이 50세를 넘기지 못하고 죽어서가 아니다. 오히려 우리 조상들은 어린 시절 감염으로 죽지 않으면 나이를 먹어도 지금보다 훨씬 건강한 경우가 많았다. 1930년대부터 미국 사회가 급격히 산업화되자 많은 인구가 깊은 유대감으로 얽힌 농촌을 떠나 도시로 이동하기 시작했다. 이에 따른 소속감의 결여는 심장질환 위험을 증가시키는 요인으로 작용했다. 또 가공식품이 자연식품이나 집에서 만든 식품을 대신하게 되자 정제된 설탕과 곡식의 과다섭취, 무기질과 다른 영양소의 부족 현상이 나타났고 암과 비만, 심장질환의 원인이 되었다. 도시생활은 사람들의 신체활동도 급격히 감소시켰다. 규칙적인 운동이 심장의 건강을 지켜준다는 사실은 잘 알려져 있는데 심장은 적당한 운동이 필요한 근육이기 때문이다. 그러나 규칙적으로 운동을 하는 여성은 전체 여성의 40%에도 미치지 못한다.[63]

정보 3 사회적 배경의 급격한 변화로 일어난 식생활 변화는 건강에 매우 커다란 영향을 미쳤다. 불포화지방에 수소를 첨가함으로써 저장성이 뛰어난 지방이 개발되자 버터와 라드는 마가린과 크리스코에 밀려나게 되었다. 오늘날 수소첨가 지방(전이지방)이 들어 있지 않은 빵을 찾아보기는 매우 힘들다. 그러나 이 지방은 혈관벽의 유리기 손상을 일으키기 때문에 심장질환을 일으킬 위험이 있다. 이 밖에 포화지방을 많이 섭취하는 것은 건강에 좋지 않지만 매일 소량의 포화지방을 섭취하는 것은 자연에는 존재하지 않는 수소첨가 지방을 섭취하는 것보다 유익하다.

정보 4 에스트로겐 대체요법에 대한 연구에 따르면, 에스트로겐을 보충한 여성은 일단 그렇지 않은 여성보다 건강한 것으로 드러났다. 〈간호사들의 건강상태 연구〉에서 호르몬 대체요법을 사용한 여성들이 심장혈관 질환의 위험이 50%까지 낮은 것도 이러한 이유 때문으로 보인다.[64] 많은 연구들이 이 결과를 뒷받침하고 있다.[65]

정보 5 폐경기처럼 정상적인 삶의 과정이 질환의 원인이 된다는 사고방식은 잘못된 것이다. 자연은 그렇게 작용하지 않는다. 폐경기가 지난 많은 여성들이 오랫동안 적절한 에스트로겐 수치를 유지하고 있다. 충분한 영양을 섭취하고 적절한 호르몬 성분이 든 음식을 보충한다면 당신의 체지방과 간, 부신, 난소는 평생 필요한 에스트로겐을 계속 분비할 것이다. 에스트로겐 대체요법을 사용하기 전에 먼저 전체 에스트로겐의 수치를 점검해보라. 혈청 에스트라디올 수치가 50~150pg/ml라면 에스트로겐을 보충할 필요가 없다.[66]

폐경기 이후 여성들 중에서, 영양과 운동이 부족하고 에스트로겐을 보충하는 여성과 신체적으로 매우 건강한 여성을 직접 비교하여 심장질환 발병률을 조사한 연구는 아직 없기 때문에, 생활습관이 심장질환 예방에 얼마나 큰 영향을 미치는지에 대해서는 몇 가지 단서밖에 없다. 〈간호사들의 건강상태 연구〉에 따르면 심장질환 위험요인—흡연, 과체중, 운동부족, 잘못된 식습관—이 없는 여성(전체의 3%에 불과했다)은 나머지 여성보다 관상동맥 질환에 걸릴 위험이 83% 낮은 것으로 나타났다.[67]

정보 6 사랑, 감동, 기쁨, 정열 같은 에너지는 실제로 심장에 활력과 생기를 불어넣는다. 건강한 심장을 원한다면 목표의식과 열정과 삶의 의미를 찾아라.

많은 여성들이 더이상 자신의 일이나 삶에 의미를 느끼지 못할 때 심장질환에 걸린다. 최근에 만난 매우 건강한 85세 여성이 자신은 곧 죽을 것이라고 말하는 것을 들었다. 90세인 남편이 심장질환으로 입원했는데 회복하지 못하고 있다는 것이다. "우리는 60년을 함께 살아왔어요. 그 사람 없이는 살아갈 수 없어요." 그 여성은 심장질환 징후가 전혀 없었다. 오랫동안 해로한 노부부가 몇 주 간격으로 죽음을 맞이하는 경우가 종종 있다는 사실은 잘 알려져 있다. 의사들도 이 현상은 '상심(broken heart)으로 인한 사망'이라고 부른다.

정보 7 흡연은 남녀 모두에게 심장질환의 첫 번째 요인이다. 담배연기는 심장의 에너지를 차단한다. 만일 흡연가라면 담배를 피울 때의 기분을 생각해보라. 담배 피우고 싶은 욕망은 곧바로 어떤 기분을 차단하고 싶은 감정과 연결되어 있을 것이다. 담배를 끊고 싶다면 니코틴 패치를 붙이거나 금연모임에 가입해보라.

호르몬 요법이 필요한 경우

다음과 같은 경우에는 심장질환 예방을 위해 인체친화형 호르몬 요법을 사용하길 권한다.

- 에스트로겐 대체요법의 장단점에 대해 조사해본 결과 자신에게 적합하다고 판단될 경우. 의료 전문가들이나 문화적 인식은 아직도 에스트로겐이 부작용보다는 유익이 많다고 여기는 것이 사실이다. 이런 믿음 자체가 치료의 효과를 발휘할 수 있다.

- 운동할 여건이 안 되거나 식생활을 바꿀 수 없을 경우.

- 심장질환 가족력이 아주 강하며 자신도 그 유전적 요인에서 벗어날 수 없을 것이라는 기분이 강하게 들 경우.

- 다른 이유로 이미 에스트로겐 요법을 사용하고 있으며 그에 대해

긍정적인 느낌을 가지고 있을 경우.

- 심장의 건강에 지나치게 강박관념을 지닌 유형으로 정통의학의 처방을 따라야 마음이 편한 경우.

- 아직 결정을 내리지 못한 경우. 이런 경우 에스트로겐을 시험적으로 사용해보는 것이 해로울 건 없다. 사용한 지 3개월이 지나면 지질의 수치에 어떤 개선이 있는지 검사해보라. 되도록 적은 양의 인체친화형 호르몬부터 시작하라. 자신에게 맞지 않는다고 생각되면 다른 형태의 에스트로겐 대체요법을 다시 시도해보거나, 점점 양을 줄여 2개월에 걸쳐 끊어라.

합성 프로게스틴은 피하라. 이미 강조했듯이 합성 프로게스틴은 에스트로겐의 여러 장점을 상쇄하며, 심지어 심장질환 위험을 높일 수 있다.

건강에 관련된 문제가 항상 그렇듯이 모든 사람에게 맞는 만병통치약은 존재하지 않는다. 심장질환 예방을 위해 에스트로겐을 복용하든 복용하지 않든 모든 약품의 이면에는 부작용이 도사리고 있다는 점을 잊지 말라. 그러나 정확한 정보를 파악하고 내면의 지혜를 따른다면 올바른 선택을 할 수 있을 것이다.

자신의 심장을 사랑하고 존중하자

"가정은 마음의 안식을 얻는 곳이다."라는 말이 있지만 마음이 가장 쉽게 파괴될 수 있는 곳이기도 하다. 중년에 우리가 해결해야 할 일 중 하나는 내면의 안정을 추구하는 것이다. 자신에 대한 이해는 자신의 깊은 내면을 들여다볼 수 있어야 가능하다. 우리를 내면으로 인도하는 것은 우리의 감정이다. 그러나 많은 여성들이 우리를 내면으로 이끄는 감정을 피하기 위한 수단으로 여러 가지 중독―음식이나 알코올, 담배, 운동과다나 운동부족, 회춘약―에 의존한다.

진정한 내면의 안정을 추구하기 위해서는 감정적 균형이 이루어져야 한다. 감정의 균형은 우리가 기꺼이 자신의 심장에 도움이 되는 식생활과 운동, 보충 프로그램을 따를 때 한 걸음 더 다가갈 수 있다. 그동안 식이요법과 운동에 관해 많이 얘기를 했지만 나는 우리 자신을 사랑하고 받아들이는 법을 배우는 것이 더욱 중요하다고 생각한다. 내면으로 가는 여행은 매우 험난하고 고통스러운 길이지만 그만큼 충분히 가치 있는 길이기도 하다.

정신질환을 앓고 있는 어머니를 모시고 사는 한 친구가 있다. 그녀는 어려서부터 어머니와 어린 동생들을 돌봐야 하는 스트레스를 푸는 방법으로 음식에 집착했다. 그러나 마흔셋이 되던 해 비로소 어린 시절 자신이 얼마나 고통스러웠는지를 인정하고 받아들이게 되었다. "처음 병원을 찾아가 상담했을 때 내가 엄마처럼 정신병자가 될까 봐 그동안 얼마나 공포와 두려움에 떨고 있었는지 절실히 느꼈단다. 그 순간 나는 깨달았어. 사람들이 왜 비만에 시달리면서도 체중을 줄이지 못하는지. 그들은 자신 안에 있는 깊은 절망감과 고통을 피하려고 비만이라는 베일을 쓰고 있는 거였어." 다행히도 그 친구는 매우 신실한 믿음을 가지고 있었으므로 신의 도움으로 내면 깊숙이 숨어 있던 묵은 감정을 밖으로 끄집어낼 수 있었다. 물론 오랜 시간과 많은 눈물이 필요한 과정이었다.

그 결과 그녀는 폐경기라는 바다를 아무 풍랑 없이 무사히 항해할 수 있었다. 그녀는 더이상 감정을 숨기기 위해 음식에 집착하지 않게 되었고 지난 10년간 체중을 잘 유지할 수 있었다. 길은 오직 부딪쳐 이기는 것뿐이다. 전진하기 위해서는 뚫고 나아가는 수밖에 없다!

가슴 두근거림이나 고혈압, 높은 콜레스테롤, 가슴 통증, 턱 통증, 팔 통증과 같은 심장질환 증상이 하나라도 있거나 또는 단순히 심장질환을 예방하고 싶다면, 자신의 내면을 표현하는 법을 배워라.

애완동물의 효과

남편이 집을 나간 후 가장 먼저 한 일은 오랫동안 기르고 싶었던 고양이를 두 마리 데려온 일이었다. 남편은 고양이 알레르기가 있었다. 요즘 이 고양이들보다 내 삶을 더 활기차고 기쁘게 만드는 것은 없다. 인정받는 전문직 여성인 뉴욕에 사는 한 친구는 얼마 전부터 강아지를 기르기 시작했다. "따뜻한 강아지의 체온은 행복이 무엇인지를 깨닫게 해주는 것 같아. 아침마다 조건 없는 사랑을 받으며 하루를 시작할 수 있다는 게 얼마나 멋진 일인지! 우리 건물에 있는 사람들도 모두 이 녀석을 사랑해. 강아지를 데리고 산책을 나가면 새로운 친구를 사귈 수도 있단다." 애완견이 건강에 미치는 영향을 조사한 연구에 따르면, 동물과 나누는 조건 없는 사랑은 글자 그대로 우리의 심장을 치유하고 힘차게 뛰게 만든다.

사람처럼 많은 도움을 줄 수는 없지만 동물은 유대감과 안정감, 자신이 필요한 사람이라는 자긍심을 갖게 해준다. 또 주위 사람들과 사귈 수 있는 기회를 제공하며 자신 이외의 외부세계에 눈을 돌리게 만든다. 이 효과는 우울증에 걸린 사람들에게 매우 유익하다. 기도가 가진 치유의 힘에 대해 깊이 연구한 내과 전문의 래리 도세이Larry Dossey 박사는 애완동물을 "다리가 넷 달린 기도자"라고 표현했다.

애완동물은 심장혈관의 반동력을 감소시킨다. 이 말은 애완견이 혈관과 심장박동의 리듬을 안정시켜준다는 뜻이다. 사람들은 애완견과 함께 있을 때 심장박동과 혈압이 낮아지는 것으로 드러났다. 장기적으로 보면 심장 박동수가 무수히 감소되므로 동맥경화증의 진행을 늦추는 효과가 있을 것이다. 브루클린 대학의 연구에 따르면 애완견은 스트레스가 많고 긴장이 심한 A타입의 사람들에게조차 심장박동을 늦추는 효과가 있다는 것이다.[68]

애완동물은 또 혈압을 낮춘다. 건강한 대학생이든, 병원에 입원한 노인이든, 혈압이 높은 사람이든, 강아지를 귀여워하는 순간에는 누구나 혈압이 낮아진다는 연구 결과가 있다. 새를 기르는 사람이 새와 얘기를 나누는 동안에는 혈압이 10포인트나 감소했다. 또 수족관에서 물고기를 구경하는 사람들은 휴식할 때보다 혈압이 더 떨어졌다. 조용히 앉아서 책을 읽는 아이들을 대상으로 한 연구 결과, 방안에 강아지가 있을 경우 혼자 있을 때보다 혈압이 더욱 낮아졌다.[69]

관상동맥 질환에 걸린 사람이 애완동물과 애정을 나누면 생존률이 증가된다는 연구 결과가 있다. 이 생존률은 부부관계나 삶의 형태와는 관계가 없었다. 펜실베이니아 대학의 아론 캐처Aaron Katcher와 에리카 프리드먼Erika Friedmann에 따르면 애완동물을 기르는 사람은 그렇지 않은 사람에 비해 심장발작을 일으킨 후에도 오래 사는 것으로 조사되었다.[70] 후속연구에서도 심장발작을 일으킨 사람 중에서 애완동물을 가진 사람은 없는 사람에 비해 사망률이 1/5에 불과하다는 결과가 나왔다.[71] 스스로 애완동물을 기르지 않는다면 동물보호소에서 자원봉사를 하거나 강아지 기르는 집을 자주 방문하라. 애완동물은 부작용이 전혀 없는 강심제이다.

당신이 새로운 애완동물이나 새로운 직업, 새로운 친구를 가졌느냐 아니냐에 관계없이 중년은 새로 태어나는 시기이다. 새로 열린 중년의 심장은 연약한 연둣빛 새내기이다. 그 심장이 멈추게 방치하지 말라. 자신을 보호하는 법을 배우라. 도움을 청하고 그 도움을 기꺼이 받아들여라. 당신의 심장을 활짝 열고 잘 보살펴서 그 심장으로 하여금 당신을 안식처로 이끌게 하라.

| 에필로그 |

폭풍 후의 고요

이혼한 그해 어느 겨울날이었다. 나는 평소처럼 포틀랜드에 있는 수련원으로 아침운동을 가기 위해 새벽 6시에 일어났다. 일기예보에서는 비가 온다고 했지만 문을 여니 눈보라가 휘날리고 있었다. 주위는 온통 눈으로 하얗게 뒤덮였고 폭설이 내리고 있었다. 뉴욕 서부에 오래 거주해온 나는 눈에는 베테랑이었으므로 폭풍우 속으로 차를 몰았다. 그러나 남쪽으로 내려갈수록 날씨는 더욱 악화되었다. 나는 잠시 돌아갈까 망설였지만 특유의 오기로 날씨가 곧 좋아질 것이라고 믿으며 계속 전진했다. 그런데 갑자기 차가 휘청하더니 휙 돌며 중심을 잃고 가드레일을 향해 질주하기 시작했다. 나는 충돌에 대비해 마음을 다잡으며 뒤에서 달려오는 차와 부딪치면 죽을지도 모른다는 생각을 했다.

차가 눈 쌓인 가드레일을 들이받고 멈추었다. 나는 눈을 꼭 감고 다음 상황을 기다렸다. 그러나 기적적으로 뒤에 따라오던 차가 아슬아슬하게 멈춰섰다. 다음에 어떤 상황이 벌어질지 불안해하며 나는 조심스럽게 기어를 넣었다. 다행히도 차는 간신히 간선도로에 진입했고 나는 천천히 차를 몰아 포틀랜드까지 갔다. 시내로 들어서자 날씨는 언제 그랬냐는 듯이 맑게 개었고 결국 수련원에 무사히 도착할 수 있었다. 가드레일을 들이받았지만 차는 생각보다 말짱해서 뒤쪽 범퍼가 좀 망가졌을 뿐이었다. 운이 좋았다. 그 자리에서 죽을 수도 있었는데.

내가 겪은 사고는 마치 예전의 나를 죽이고 새로 태어나야 한다는 폐경주위기의 변화를 암시한 것 같았다. 건강을 유지하고 성장하려면 붕괴된 결혼생활과 손상된 자아에서 벗어나야 한다는 경고의 메시지가 아니었을까. 이 사고는 남편과 내가 별거를 시작하고 일 년쯤 후 이혼 수속중이던 때에 일어났다. 지난날의 내 삶과 자아는 마치 미끄러지는 자동차 바퀴처럼 통제가 불가능했다. 두렵고 고통스러운 긴 터널을 지나 마침내 나는 자신의 의지대로 핸들을 움직일 수 있게 되었다. 이혼을 겪으면서 그 상처가 내 일부를 파괴할 것이라고 생각했지만 사고난 자동차처럼 그 손상은 거의 복구되었다. 내 삶은 이제 더 이상 예전처럼 누구나 부러워할 만한 완벽한 그림은 아니다. 그러나 이혼이라는 고통을 겪으면서 내가 얻은 가장 중요한 교훈은 외부의 어떤 것 혹은 누군가가 내 삶을 장밋빛으로 바꿔줄 것이라는 안이한 환상과 의존적 사고방식에서 벗어났다는 것이다.

24년의 결혼생활을 청산한 후 나는 보살펴주는 남편 없이 혼자 일 년을 꿋꿋이 견뎌왔다. 깊은 고통과 슬픔 속에서 보낸 시간이었지만 나 혼자서도 아이들과 나 자신을 돌볼 수 있다는 사실을 발견한 소중한 날들이었다. 그리고 이전보다 더욱 담대하고 용기 있는 여성으로 거듭날 수 있었다.

사고를 겪은 다음날 아침, 잠에서 깨니 태양이 눈부시게 빛나고 있었고 사랑스러운 고양이들은 침대 발치에 잠들어 있었다. 그래, 나 혼자 남았어. 모두들 내 곁을 떠나갔어. 그러나 내 마음은 어느 때보다도 사랑과 기쁨으로 충만했고 미래에 대한 희망에 차 있었다. 나는 자유로웠다. 평생 처음으로 부모나 선생님이나 남편이나 아이들에게 칭찬받기 위해 나 자신을 희생하지 않고 마음이 원하는 대로 내 삶을 만들어갈 수 있게 된 것이다.

나는 혼자 남은 집에서 발견한 새로운 충만함을 마음껏 누려야 한다는 것을 알고 있었다. 혼자 있는 이 행복을 누릴 시간이 얼마나 계속될까. 언젠가 누군가를 만날 것이다. 내 장점과 단점을 있는 그대로 받아들이며 서로를 존중하고 사랑하는 진정한 파트너를 만날 그날이 올 것이다. 더이상 다른 사람을 위해 나를 희생하거나, 다른 사람의 행복을 나보다 우선순위에 놓는 관계는 맺지 않으리라. 내 삶의 소중한 전환기인 지금 이 시간들을 마음껏 즐기리라. 아름다운 석양과 찬란한 아침햇살을 음미하며 새로운 모험이 가득 찬 무한한 가능성을 꿈꾸리라.

진정한 파트너를 만나든 못 만나든 나는 이제 혼자가 아니다. 그건 당신도 마찬가지이다. 결혼을 했든, 아이들이 있든, 가정을 꾸렸든 우리 모두는 중년에 진정한 자아를 발견하는, 능력 있고 건강하고 자신감에 찬 여성이라는 거대한 인간띠의 한 고리인 것이다. 신체적, 감정적, 경제적, 영적으로 우리는 이제 독립된 자아를 창조해야 한다. 사춘기에 꿈꾸던 모든 가능성이 다시 우리 앞에 펼쳐져 있다. 그때와 다르게 지금은 그 꿈을 실현할 충분한 경험과 인간관계와 지식을 갖추고 있다. 우리가 자신의 진정한 파트너가 되면 자신에 대한 믿음을 회복할 수 있을 뿐만 아니라 자신에게 많은 힘이 될 수 있다.

매일 아침 나는 거울 속에 비친 내 모습을 보며 그 안에 있는 여성을 사랑하려고 노력한다. 나는 그녀의 활기찬 육체와 건전한 정신을 사랑하며 그녀의 열정적인 마음을 존중한다. 그 마음은 한때 많은 상처를 받았으나 다시 사랑을 실현할 용기를 회복했다. 내게 어떤 희생이나 양보도 강요하지 않고 조건 없이 사랑해주는 파트너를 만나면 진정한 사랑을 나누리라.

당신과 나, 우리 여성들은 함께 깨어나고 있다. 당신의 마음속 깊은 곳에서 솟아나는 열정이 호르몬 변화 때문이라고 생각하지 말라. 당신의 요구는 너무 무리한 것이며 좀더 '현실적'이 되어야 한다는 말에 현혹되지 말라. 당신의 열정은 행동으로 옮겨지길 간절히 바라고 있다. 고통을 두려워 말라. 영혼을 나누는 진정한 관계처럼 중요한 것을 탄생시키기 위해서는 산고의 고통이 따른다. 하룻밤새 이룰 수 있는 일이 아니다. 몇 달 혹은 몇 년이 걸릴 수도 있다.

그러나 잊지 말라. 삶의 진정한 지혜는 폐경기에 찾아온다. 이 시기에는 막대한 에너지가 생성된다. 대부분의 대중매체가 중년여성의 힘을 무시해왔지만 우리는 이제 전환기를 맞고 있다. 우리 여성들이 가정에서, 직장에서, 교회에서, 각종 모임에서, 마치 비밀무기처럼 소리 없이 조용히 모든 것을 바꿔갈 수 있다는 것을 사람들은 아직 눈치 채지 못하고 있다.

우리 각자가 자신이 처한 상황에서 부당한 요구를 거절하고 어머니들이 해오던 헌신적인 역할을 거부한다면 어떤 일이 벌어질지 상상해보라. 내가 1970년대에 선택했던, 최선을 다해 헌신하는 구시대적인 여성의 역할에서 과감히 벗어나자.

인구통계에 의하면 2008년에는 50~65세의 여성인구가 미국에서 가장 압도적인 집단이 된다고 한다. 그리고 인류역사상 처음으로 여성도 자신이 쓸 돈은 스스로 버는 시대가 도래할 것이다. 언제나 우리 안에 존재하고 있었지만 어머니나 할머니 시대에는 드러내지 못하던 힘을 발휘한다면 어떻게 될지 상상해보라. 우리 여성들이 그동안 기다려온 백마 탄 기사가 바로 우리 자신이라는 걸 깨닫게 된다면 세상이 어떻게 변할까? 우리가 자신의 경제적, 정신적, 육체적 근육을 움직여 자신을 위해 돈과 에너지를 투자한다면, 세상은 여성의 지혜로 다스려지는 유토피아로 변할 것이다. 모든 여성은 물론이고 모든 남성들과 아이들, 그리고 살아 있는 모든 생물체가 동등한 자격으로 함께 서로 유익한 관계를 맺는 그런 세상이 올 것이다.

부록

감 수 의 글

옮 긴 이 의 글

감 사 의 글

주

참 고 자 료

찾 아 보 기

■감수의 글

　우리의 몸, 특히 여성의 몸은 우주의 변화와 밀접한 관계가 있다는 것이 과학적으로 속속 밝혀지고 있다. 호르몬의 분비가 태양의 변화(흑점의 변화 등), 달이나 별의 위치에 영향을 받으며 이에 따라 정신(마음)과 몸도 변화를 겪는 것이다. 또한 나이가 들면서 남성의 경우에는 호르몬의 변화가 심하지 않고 점진적으로 변하나, 여성의 경우에는 초경을 맞을 때와 폐경이 될 때 극심한 변화를 경험하게 된다. 이에 따라 마음이나 기분, 정서도 심한 변화를 겪으며 몸도 격랑 같은 변화에 휩싸인다.
　몇 달 만에 병원에 함께 찾아온 중년부부가 있었다. 부인은 내게 정기적으로 검진을 받던 여성이었다.
　"선생님, 요즘 온몸에 열이 나고 밤에 자다가도 별안간 진땀을 흘려요. 저도 폐경이 가까워진 것 같아요. 그래서 남편을 데리고 왔어요. 폐경기가 되면 제가 어떻게 달라지는지, 서로 어떤 노력을 해야 하는지 남편에게도 설명을 좀 해주세요."
　나는 두 사람에게 폐경기 여성들에게 나타날 수 있는 육체적, 정신적 변화에 대해 이야기했다. 주변의 인간관계, 특히 가족과의 관계에서 흔히 나타나는 문제에 대해서 꽤 많은 이야기를 했다. 부인보다도 남편이 더 열심히 들었다.

우리나라에서도 폐경에 대한 인식이 크게 바뀌고 있다는 것을 갈수록 많이 느낀다. 많은 여성들이 폐경기를 "여성으로서의 나는 끝났다."며 상실감을 느끼기보다는 "하나의 인생이 지나갔고, 이제 내게 또 하나의 인생이 시작되었다."는 새로운 전환기로 받아들이고 있다. 괄목한 만한 변화가 아닐 수 없다.

이 책의 저자는 여성의 중년을 사춘기 이후 최대의 자기 성장 기회라고 말한다. 그리고 중년의 변화에 잘 대처하기 위해서는 폐경기 증후군을 해결하는 것뿐만 아니라 사고방식의 일대전환이 이루어져야 한다고 말한다. 첫째, 자기의 몸을 사랑하고 긍정적으로 바라볼 것. 둘째, 지금까지 무시해왔던 내면의 목소리를 듣고 이에 충실하게 따를 것. 셋째, 익숙한 환경에 편안하게 안주하려고 하지 말고 적극적으로 자기 성장을 모색할 것. 이 세 가지가 저자가 말하고자 하는 핵심이다.

저자는 이 책에서 여성으로서 폐경기를 겪은 자신의 경험과 수많은 폐경기 여성들의 상담사례를 토대로 현대를 살아가는 중년여성들이 반드시 알아야 할 핵심적인 문제들을 심도 있게 탐구하고 있다. 저자 특유의 성실성과 열정, 그리고 자기 체험이 녹아들어 있어, 의학서적임에도 불구하고 읽는 이들에게 깊은 감동을 준다. 나는 많은 한국 여성들이 이 책을 읽고 일종의 카타르시스를 경험하리라고 생각한다.

이 책의 가장 큰 매력은 단순한 폐경기 증후군 극복법이 아니라 폐경기의 변화를 인생의 전환기로 삼는 방법을 제시해주고 있다는 점이다. 그동안 많은 여성들이 폐경기를 상실의 시기로 여기며 두려워

했지만 요즘 들어 한국의 중년여성들도 많이 변화하고 있다. 남편과 자녀들만을 바라보고 살아온 그동안의 삶에서 벗어나 이제 내 인생에 투자하고 싶다, 이제라도 내가 하고 싶은 일을 하며 살아가겠다고 생각하는 여성들이 늘어나고 있다. 이 책은 그런 여성들에게 훌륭한 지침서가 되어줄 것이다.

또한 안면홍조, 식은땀, 가슴 두근거림, 요통, 관절통, 우울증 등 폐경과 함께 찾아오는 갱년기 증상을 극복하는 방법, 폐경기 여성들의 미용과 다이어트와 성생활, 호르몬 대체요법에 이르기까지 친절하고 상세하게 설명하고 있어 전세계 여성들을 위한 폐경기 준비 가이드, 혹은 중년여성의 건강백과라고 해도 손색이 없다. 그에 더하여 첨단의학과 자연을 이용한 대체요법을 접목함으로써 독자들에게 자신에게 적합한 치료법을 선택할 수 있는 기회를 제공하고 있다는 것도 이 책의 미덕이다.

비단 여성들뿐만 아니라 여성들을 제대로 이해하고자 하는 남성들, 특히 폐경기에 접어든 아내를 둔 남편들에게 꼭 읽어보라고 권하고 싶은 책이다. 요즘 우스개에 50대가 되면 여자는 집에서 탈출하려고 하고, 남자는 집으로 돌아온다는 이야기가 있다. 저자도 지적하고 있다시피 폐경 전후의 중년여성들은 그동안 헌신해온 가족으로부터 벗어나 외부세계로 관심을 돌리기 시작한다. 문화센터에 나가 취미생활도 하고, 친구들과의 여행과 만남을 즐긴다. 이에 반해 중년남성들은 삶의 치열한 전쟁터에서 물러나 휴식을 원하고, 우선순위를 일에서 가족으로 옮기려 한다. 이러한 변화에 서로가 잘 대처하지 못하면 부부 사이에 심각한 갈등이 일어날 수도 있다. 이 책은 여성들에게는 여성 자신에 대해 더 잘 알게 해주는 책이며, 남성들에게는 여성에 대한 새로운 이해의 눈을 뜨게 해주는 책이다.

저자가 앞서 출간한 〈여성의 몸 여성의 지혜〉를 감수하면서도 느낀 것이지만 크리스티안 노스럽 박사는 용감하고 솔직하며 아름답다. 여성으로서, 아내로서, 엄마로서의 자기 경험을 전문 의료인이자 상담가로서 축적한 의료지식 및 임상사례와 이렇게 절묘하게 결합해놓은 책은 앞으로도 만나기 어려울 것이다. 의학적 데이터들을 무미건조하게 늘어놓지 않고, 그 안에 자신의 눈으로 본 세상, 자신의 몸과 마음으로 치열하게 살아낸 시간, 수많은 여성들의 진솔한 인생 이야기가 들어 있다. 이 책이야말로 여성의 지혜가 어떤 것인지를 보여주는 책이라 할 만하다.

2002년 가을
홍성환

■ 옮긴이의 글

여름의 문턱에서 시작한 번역이 가을이 깊어져서야 끝났다. 초록빛으로 반들거리던 집 앞의 모과가 어느새 노랗게 익어가고 있다.

우리는 중년을 인생의 가을에 비유한다. 저자는 중년여성을 장미의 열매라고 칭했다. 꽃이 져야 비로소 맺히는 열매, 외모의 아름다움이 스러질 때 내면에서 단단히 여물어가는 열매가 바로 중년여성이다.

번역 내내 마음속을 떠나지 않던 생각이 있었다. 그동안 소홀했던 내 몸과 마음에 대한 미안함이었다. 중년이 되어 새롭게 태어나려는 산고를 겪는 또 다른 나를 충분히 돌봐주지 못했고 그 탄생을 기뻐해주지 못했던 못난 나에 대한 질책이었다. 몸의 변화에 대해 하나씩 알아가면서 내면의 영혼을 가리고 있던 껍질이 양파처럼 한 겹씩 벗겨지는 기분이었다. 그 내면 깊숙이 멋지게 익어가는 내 모습이 숨어 있었다.

중년은 아름다운 나이이다. 젊음의 방황과 과도기의 분주함을 거쳐 거울 앞에 돌아와 설 수 있는 나이. 그러나 우리는 늙어버린 자신의 겉모습을 마주 대하기 싫어 거울을 외면하곤 한다. 그 내면의 아름다움을 비춰보기도 전에 눈을 돌리고 마는 것이다.

저자인 크리스티안 노스럽 박사는 중년여성, 즉 폐경주위기 여성의 몸과 마음의 변화를 머리부터 발끝까지 꼼꼼하게 챙기고 있다. 몸의 질병을 마음의 상처와 연결시켜 치료하는 저자의 심신의학적 접근법은 우리 중년여성들에게 매우 공감이 될 것이다. 오랜 세월 풍파에 시달리고 할퀴어진 마음의 상처를 해결할 때 짓눌려 있던 몸도 활기를 되찾게 된다. 특히 생식 호르몬이라는 베일에 가려 자아에 접근하지 못했던 여성들은, 폐경기에 비로소 호르몬 베일이 걷히면서 늦게나마 진정한 자신의 모습을 찾아간다. 중년이 되어서야 온전한 나를 발견하고 남은 인생을 내 것으로 살아갈 수 있게 된 것이다. 얼마나 신나고 감사한 일인가.

우리말에 '곰삭는다' 는 말이 있다. 오랜 세월 시달리고 시달려 제 맛을 낸다는 뜻이다. 우리 중년여성들은 이런 깊은 맛을 지니고 있다. 어느 젊음이 감히 이 맛을 흉내내겠는가. 이렇게 훌륭한 모습인 나 자신을 사랑하자. 중년여성들의 모든 질병은 사랑의 부족에서 비롯될지도 모른다. 자신의 몸에 대한 사랑, 내면의 자아에 대한 사랑, 남에 대한 너그러운 사랑을 익힌다면 질병에서 좀더 멀어질 수 있을 것이다.

우리 중년여성들도 이제 남의 차에 편승해 원하지 않는 곳으로 끌려가지 말고 자신의 자동차에 타고 자신의 의지대로 핸들을 움직이자. 우리가 사춘기부터 꿈꿔온 백마 탄 기사는 바로 나 자신이다. 나 자신만이 내 삶을 변화시킬 수 있다. 여성으로 태어남을 감사하자. 그리고 아름다운 봉오리를 거쳐 열매를 맺는 중년이 되었음을 감사하자. 우리는 이제 사춘기에 꿈꾸던 모든 일을 시작할 수 있다. 그 꿈을 실현할 충분한 경험과 인간관계와 지혜를 갖추고 있다. 우리는 외롭고 쓸쓸하게 늙어가는 중년여성이 되지 말고 폐경기에 생성되는 막대한 에너지를 자신과 세상을 위해 사용하는 멋진 여성이 되자. 삶의 진정한 지혜는 폐경기에 찾아온다. 이제 우리 중년여성의 지혜로 세상을 조용히 아름답게 변화시켜가자.

번역을 끝내고 원고를 넘긴 후 달라진 나 자신을 느낄 수 있었다. 이 책을 번역하면서 내 몸과 마음에 대해 많은 걸 알고 깨닫게 되었다. 마음의 상처에 관심을 갖고 어루만지게 되었고 탄력 잃은 몸을 사랑할 수 있게 되었다. 진정한 내 모습을 찾은 것이다. 그리고 만나는 아줌마들마다 위대하고 아름다워 보였다. 이 책을 읽는 많은 여성들도 나와 같은 경험을 하길 바란다. 특히 사랑하는 여성을 둔 남성들에게도 이 책을 권하고 싶다. 그 여성에 대해 더욱 많은 것을 알고 이해하게 될 것이다.

이 책이 우리 중년여성들에게 자신의 몸에 대해 좀더 잘 알고, 자신을 사랑하는 법을 배우며, 새로운 삶을 개척해나가는 기회가 되길 바란다.

2002년 가을
이상춘

■ 감사의 글

　폐경기 여성이 갖추어야 할 지혜에는 자신의 한계를 아는 것과 다른 사람의 도움을 받아들이는 것도 포함되어 있다. 이 책을 펴내는 데 도움과 지원을 아끼지 않은 여러 사람들의 노고에 진심으로 감사드린다.

　에이전트이자 친구인 네드 리빗은 출판계약상의 문제들을 빈틈없이 확고하게 처리해줌으로써 진정한 폐경기의 지혜가 무엇인지를 가르쳐주었다.

　훌륭한 책을 쓰도록 격려해준 밴텀 북스 사의 어윈 애플바움 사장님에게도 감사드린다. 그의 조언은 이 책이 탄생하게 된 원동력이었다. 명철한 지혜와 예리한 통찰력을 갖춘 편집자인 베스 라시바움과 수잔 와가에게도 감사를 전한다. 내 담당 편집자인 토니 버뱅크는 뉴잉글랜드인 특유의 일에 대한 열정으로 내가 최선을 다할 수 있도록 채찍질해주었다. 끊임없는 관심을 가지고 홍보에 힘써준 홍보 담당자 바브 버그에게도 감사의 마음을 보낸다.

　카렌 헤이즈 박사의 풍부한 과학적 지식과 "할 수 있다"는 자신감은 내게 이 책을 시작하고 진행할 용기를 주었다.

모나 리자와 나의 유별난 아이디어를 완벽하게 그림으로 옮겨준 의학 삽화가 주디 배링턴의 훌륭한 능력에도 찬사를 보낸다.

지칠 줄 모르는 열정으로 각주에까지 신경을 써준 창의성 넘치는 디자이너이자 필사가인 마르첼라 스위트-데메트리오의 도움이 없었더라면 이처럼 멋진 책이 만들어지지 못했을 것이다.

월간 뉴스레터 〈여성을 위한 건강지혜〉의 출판사인 필립스 퍼블리싱 인터내셔널 사의 담당 팀에도 감사의 마음을 전한다. 특히 담당 편집자인 메그 드 거즈먼의 탁월한 안목과 재능은 나와 뉴스레터 독자들에게 큰 도움이 되었다.

나를 위한 TV 특집 프로그램을 제작해준 잭 윌슨과 빌 헤이츠에게도 감사드린다. 그들에게 여러 면에서 많은 도움을 받았고, 그들 덕분에 늘 즐거운 마음으로 일할 수 있었다.

우리 집과 사무실을 풍수원리에 맞추어 새롭게 꾸밈으로써 나 자신과 일 등 삶의 모든 면을 보강해준 테라 캐서린 콜린스에게도 진심에서 우러나는 감사를 보낸다.

침술과 한약에 능통한 편 차오와 그의 딸 머린은 내 기(氣)가 막힘 없이 흐를 수 있도록 많은 도움을 주었다.

내가 항상 강인하고 유연할 수 있도록 이끌어주고 집중력을 키우도록 도와준 필라테스 지도자 낸시 엣니어의 노고에 깊은 감사를 전한다. 그녀는 나이를 먹어도 신체적으로 쇠퇴하지 않을 수 있다는 사실을 몸소 체험하도록 도와주었다.

내가 이 책을 쓰기 위해 자주 찾았던 허래시킷 모텔의 브로드 애로 태번의 모든 직원들에게도 감사의 뜻을 전한다. 그들은 늘 친절한 서비스와 맛있는 식사로 내게 힘을 주었다.

이 자리를 빌려 조엘 하그로브 박사님께도 감사드리고 싶다. 그는 25년이라는 긴 세월을 인체친화형 호르몬의 연구에 바침으로써 많은 의사들에게 올바른 의학정보를 제공하고, 수많은 여성들이 몸에 유익한 호르몬 대체요법을 사용할 수 있도록 인도해주었다.

파멜라 슬라이는 주택 엔지니어링을 NASA의 과학수준으로 올려놓은 장본인이다. 우리 집을 새롭게 단장해준 그녀 덕분에 나는 늘 즐거운 마음으로 편리하게 생활할 수 있었다.

내 회계 담당자인 샤론 그리피스는 항상 효과적인 장부관리로 도움을 준 것도 고마운데 사랑스러운 고양이 버디를 선물해 내 삶에 활력을 불어넣어주었다.

고통과 영광이 엇갈린 지난 2년간 항상 가장 적당한 순간에 가장 적절한 방법으로 내게 도움을 준 가족들, 특히 엄마와 존 오빠에게 깊은 감사를 보낸다.

늘 헌신적인 도움을 아끼지 않았고, 탁월한 유머감각으로 웃음을 잃지 않게 해주었으며, 언제 어느 때나 기꺼이 달려와준 찰스 그로버에게 진심에서 우러나는 고마움을 전한다.

나의 연구 파트너이자 동료이며 절친한 친구인 모나 리자 슐츠 박사는 탁월한 지성과 우정, 변함없는 헌신과 유머로 내 삶을 바꾸어 놓았다. 그녀는 가치가 없다고 판단되는 일을 과감히 거절할 줄 아는 용기를 가졌고 내게도 그런 용기를 가르쳐주었다.

지난 20년 동안 항상 내 곁에 있어준 비서이자 친구인 다이앤 그로버에게도 감사를 보낸다. 늘 놀라운 능력으로 모든 문제를 잘 처리해준 그녀가 없었더라면 나는 아무 일도 못 했을 것이다. 우리의 돈독한 우정이 앞으로도 오래 지속되길 진심으로 기원한다.

마지막으로 사랑하는 두 딸 앤과 케이트가 있다. 십대인 딸들을 키우면서 나는 폐경기의 지혜를 깨닫는 가장 좋은 방법은 나 자신을 잘 돌보고 보살피는 것임을 새삼 느꼈다. 일상생활에서 살아 있는 가르침을 준 아이들에게 뜨거운 사랑과 감사를 띄운다.

| 주 |

1_폐경기는 삶을 재조명하게 만든다
1   Sams, J., & Carson, D. (1988). *Medicine Cards* (p. 150). Santa Fe: Bear & Co.

2_폐경기에는 뇌가 흥분한다
1   Seymour, L. J. (ed.) (April, 1999). News from Redbook. *Redbook*, p. 16.
2   Larsson, C., & Hallman, J. (1997). Is severity of premenstrual symptoms related to illness in the climacteric? *J. Psychosomatic Obstetrics & Gynecology*, *18*, 234-243; Novaes, C., & Almeida, O. P. (1999). Premenstrual syndrome and psychiatric morbidity at the menopause. *J. Psychosomatic Obstetrics & Gynecology*, *20*, 56-57; Arpels, J. C. (1996). The female brain hypoestrogenic continuum from PMS to menopause: A hypothesis and review of supporting data. *J. Reproductive Medicine*, *41* (9), 633-639.
3   Schmidt, P., et al. (1998). Differential behavioral effects of gonadal steroids in women with and in those without premenstrual syndrome. *NEJM*, *338* (4), 209-216.
4   Larsson, C., & Hallman, J. (1997). Is severity of premenstrual symptoms related to illness in the climacteric? *J. psychosomatic Obstetrics & Gynecology*, *18*, 234-243; Novaes, C., & Almeida, O. P. (1999). Premenstrual syndrome and psychiatric morbidity at the menopause. *J. Psychosmatic Obstetrics & Gynecology*, *20*, 56-57.
5   Benedek, T., & Rubenstein, B. (1939). Correlations between ovarian activity and psychodynamic processes: The ovulatory phase. *Psychosomatic Medicine*, *1* (2), 245-270.
6   Weitoft, G. R., et al. (2000). Mortality among lone mothers in Sweden: A

population study. *Lancet, 355*, 1215-1219.
7 Herzog, A. (1997). Neuroendocrinology of epilepsy. In S. C. Schacter & O. Devinsky (eds.), *Behavioral Neurology and the Legacy of Norman Geschwind*, 235-236. Philadelphia: Lippincott, Williams & Wilkins; Moyer, K. E. (1976). *The Psychology of Aggression*. New York: Harper & Row; Albert, I., et al. (1987). Inter-male social aggression in rats: Suppression by medical hypothalamic lesions independently of enhanced defensiveness of decreased testicular testosterone. *Physiology & Behavior, 39*, 693-698; Post, R. M. (1992). Transduction of psychosocial stress into the neurobiology of recurrent affective disorder. *Am. J. Psychiatry, 149*, 999-1010.
8 Linehan, M. (1993). *Skills Tranining Manual for Treating Borderline Personality Disorder*, 143. New York: Guilford Press.
9 Herzog, A. G. (1989). Perimenopausal depression: Possible role of anomalous brain substrates. *Brain Dysfunction, 2*, 146-154.
10 Ledoux, J. E. (1986). Sensory systems and emotions: A model of affective processing. *Integrative Psychiatry, 4*, 237-243. 이 분야에 관한 과학적 논의는 다음을 참조하라. Schulz, M. L. (1998). *Awakening Intuition*, 113-135. New York: Harmony.
11 Musante, L., et al. (1989). Potential for hostility and dimensions of anger. *Health Psychology, 8*, 343; Mittleman, M. A., et al. (1995). Triggering of acute MI onset of episodes of anger. *Circulation, 92*, 1720-1725. 심장발작의 감정적 위험요인을 규명한 과학적 연구 중에서 에너지를 고갈시키는 목록에 대해서는 다음을 참조하라. Schulz, M. L., 앞의 책 (chapter 9, 216-250).
12 Porges, S., et al. (1996). Infant regulation of the vagal "brake" predicts child behavior problems: A psychobiological model of social behavior. *Developmental Psychobiology, 29* (8), 697-712; Porges, S. (1992). Vagal tone: A physiological marker of stress vulnerability. *Pediatrics, 90*, 498-504; Donchin, Y., et al. (1992). Cardiac vagal tone predicts outcome in neurosurgical patients. *Critical Care Medicine, 20*, 941-949.
13 Heim, C., et al. (2000). Pituitary-adrenal and autonomic responses to stress in women after sexual and physical abuse in childhood, *JAMA 284* (5), 592-596.
14 Schulz, M. L., M.D., Ph.D., behavioral neuroscientist and neuropsychiatrist

(personal communication, March 20, 2000).
15 Van Der Kolk, B. A. (1996). The body keeps the score: Approaches to the psychobiology of posttraumatic stress disorder. In *Traumatic Stress: The Effects of Overwhelming Experience on Mind, Body, and Society*. New York: Guilford Press.
16 Clow, B. H. (1996). *The Liquid Light of Sex: Kundalini Rising at Midlife Crisis*. Berkeley, CA: Bear & Co. 이 책에 있는 도표들을 보면, 독자들은 자신의 삶의 여정에서 어떤 핵심적인 단계를 언제 통과할지 혹은 언제 통과했는지 정확히 알 수 있다. 이로써 무의미하게 그저 힘든 위기로만 생각했을지도 모르는 삶의 과정을 충분히 유용하게 활용할 수 있게 된다.

3 _ 자신에게 돌아가자

1 나는 Linda Metcalf와 Tobin Simon의 자기인식 글쓰기 Proprioceptive Writing™ 과정에서 이 방법을 배웠다.(〈참고자료〉 참조)
2 Brody, E. M. (1989). *Family at Risk in Alzheimer's Disease*, 2-49. DHHS Publication no. 89-1569. Bethesda, MD: National Institute of Mental Health.
3 The research of Julie Brines, a sociologist at the University of Washington who studies so-called status-reversal couples, was covered in "Excuse Me, I'm the Breadwinner." *Money for Women Magazine* (May-June, 2000), 16-17. 다음과 같은 통계자료가 있다. 부인이 생활비를 모두 책임지고 있는 남성의 경우, 부인과 수입이 같은 남성에 비해 집안일을 돕는 시간이 4시간이나 적은 것으로 밝혀졌다. 남편이 직장에 다니고 부인이 전업주부인 경우, 남편이 집안일에 할애하는 시간은 일 주일에 3시간에 불과하지만 아내는 25시간이나 투자한다. 남편과 부인이 모두 직업을 갖고 있으며 수입이 비슷한 경우에도 남편이 집안일을 하는 시간은 일 주일에 9시간이지만 아내는 2배 가까운 17시간을 집안일로 보낸다. 반면 부인이 직장에 다니고 남편이 집에 있을 경우, 남편이 집안일을 돕는 시간은 일 주일에 5시간에 불과한 데 비해 아내는 직장에 다니면서도 일 주일에 16시간이나 집안일을 하는 것으로 나타났다.

4 _ 설마, 폐경기는 아닐 거야!

1 Randolph, J., & Sowers, M. F. (1999). Research on Perimenopausal changes

in 50 Michigan women, reported in *Midlife Women's Health Sourcebook*. Atlanta, GA: American Health Consultants.

2   McKinlay, S. M., et al. (1992). The normal menopause transition. *Maturitas, 14*, 103; Treloar, A. E., et al. (1981). Menstrual cyclicity and the perimenopause. *Maturitas, 3*, 249.

3   Munster, K., et al. (1992). Length and variation in the menstrual cycle—a cross-sectional study from a Danish county. *British J. Obstetrics & Gynecology, 99* (5), 422; Collett, M. E., et al. (1954). The effect of age upon the pattern of the menstrual cycle. *Fertility & Sterility, 5*, 437.

4   Rannevik, G. (1995). A longitudinal study of the perimenopausal transition: Altered profiles of steroid and pituitary hormones, SHBG and bone mineral density. *Maturitas, 21*, 103.

5   Coulam, C. B., Adamson, S. C., & Annegers, J., F. (1986). Incidence of premature ovarian failure. *Am. J. Obstetrics & Gynecology, 67* (4), 604-606; Miyake, T., et al. (1988). Acute oocyte loss in experimental autoimmune oophoritis as a possible model of premature ovarian failure. *Am. J. Obstetrics & Gynecology, 158* (1), 186-192; Coulam, C. B. (1982). Premature gonadal failure. *Fertility & Sterility, 38*, 645; Gloor, H. J. (1984). Autoimmune oophoritis. *Am. J. Clinical Pathology, 81*, 105-109; Leer, M., Patel, B., Innes, M., et al. (1980). Secondary amenorrhea due to autoimmune ovarian failure. *Australian, New Zealand J. Obstetrics & Gynecology, 20*, 177-179; International Medical News Service. (1985, November). Evidence of autoimmune etiology in some premature menopause. *OB-GYN News, 20* (21), 1, 30.

6   Sumiala, S., et al. (1996). Salivary progesterone concentrations after tubal sterilization. *Obstetrics & Gynecology, 88*, 792-796.

7   Aksel, S., et al. (1976). Vasomotor symptoms, serum estrogens and gonadotropin levels in surgical menopause. *Am. J. Obstetrics & Gynecology, 126*, 165-169. Judd, H. L., & Meldrum, D. R. (1981). Physiology and pathophysiology of menstruation and menopause. In S. L. Rommey, M. J. Gray, & A. B. Little, et al. (eds.), *Gynecology and Obstetrics: The Health Care of Women*. (2nd ed., 885-907). New York: McGraw-Hill.

8   Riad-Fahmy, D., et al. (1982). Steroids in saliva for assessing endocrine

function. *Endocrine Reviews, 3* (4), 367-395; Dabbs, M. J. (1990). Salivary testosterone measurements: Collecting, storing, and mailing salivary samples. *Physiology & Behavior, 49,* 815-887; Lipson, S., & Ellison, P. T. (1989). Development of protocols for the application of salivary steroid analysis to field conditions. *Am. J. Human Biology, 1,* 249-255; Ellison, P. T. (1992). Measurement of salivary progesterone. *Annals of the N. Y. Acad. Sci., 694,* 161-176; Kahn, J. P., et al. (1988). Salivary cortisol: A practical method for evaluation of adrenal function. *Biological Psychology 23,* 335-349. Laudat, M. H., et al. (1988). Salivary cortisol: A practical approach to assess pituitary-adrenal function. *J. Clinical Endocrinology & Metabolism, 66,* 343-348.

9 Massoudi, M. S., et al. (1995). Prevalence of thyroid antibodies among healthy middle-aged women. Findings from the thyroid study in healthy women. *Annals of Epidemiology, 5* (3), 229-233.

10 Jeffries, W. McK. (1996). *The Safe Uses of Cortisone.* Springfield, IL: Charles C. Thomas.

11 Golan, R. (1995). *Optimal Wellness,* 203. New York: Ballantine; Baschetti, R. (1995). Chronic fatigue syndrome and licorice (letter). *New Zealand Medical Journal,* 108, 156-157; Stormer, F. C., et al. (1993). Glycyrrhizic acid in licorice: Evaluation of health hazard. *Federal Chemistry & Toxicology, 31,* 303-312.

12 Guthrie, J., et al. (1996). Hot flushes, menstrual status, and hormone levels in a population-based sample of midlife women. *Obstetrics & Gynecology, 88,* 437-442.

13 Leonetti, H., et al. (1999). Transdermal progesterone cream for vasomotor symptoms and postmenopausal bone loss. *Obstetrics & Gynecology, 94,* 225-228.

14 Freedman, R. R., & Woodward, S. (1992). Behavioral treatment of menopausal hot flashes: Evaluation by ambulatory monitoring. *Am. J. Obstetrics & Gynecology, 167,* 436-439; Stevenson, D. W., & Delprato, D. J. (1983). Multiple component self-control program for menopausal hot flashes. *J. Behavioral Therapy & Experimental Psychology, 14* (2), 137-140; Domar, A. D., & Dreher, H. (1997). *Healing Mind, Healthy Woman,* 291-292. New York: Delta.

5 호르몬 대체요법

1. Mosca, L. (2000). The role of hormone replacement therapy in the prevention of postmenopausal heart disease. *Arch. Intern. Med., 160*, 2263-2272.

2. Shen, L., Qiu, S., Chen, Y., Zhang, F., van Breemen, R. B., Nikolic, D., & Bolton, J. L. (1998). Alkylation of 2'-deoxynucleosides and DNA by the Premarin metabolite 4-hydroxyequilenin semiquione radical. *Chemical Research in Toxicology, 11,* 94-101; Bhavnani, B. (1998). Pharmacokinetics and pharmacodynamics of conjugated equine estrogens: Chemistry and metabolism. *Proceedings of the Society for Biological Medicine, 217* (1), 6-16; Zhang, F., et al. (1999). The major metabolite of equilin, 4-hydroxyequilin, autoxidizes to an σ-quinone which isomerizes to the potent cytotoxin 4-hydroxyequilenin-σ-quinone. *Chemical Research in Toxicology, 12,* 204-213.

3. Cole, W., et al. (1995, June 26). The estogen dilemma. *Time,* 46-53 (cover story).

4. Shaak, C. (in press). Restoration of early luteal phase hormone levels in menopausal women by transdermal application of progesterone, estradiol, and testosterone. 이 연구에는 다음과 같은 처방으로 특허를 받은 TransproET라는 인체 친화형 호르몬이 사용되었다. 이 크림에는 1cc당 150mg 프로게스테론, 0.5mg 에스트라디올, 0.5mg 테스토스테론이 함유되어 있다. 하루에 2번 각자 호르몬 수치에 따라 적당한 양(1/8~1/4ts)의 크림을 티스푼을 이용해 사용하면 된다. 자세한 정보를 알고 싶다면 Shaak 박사의 WomanWell 연구소로 연락하면 된다. 405 Great Plain Ave. Needham, MA 02492. Tel. 781-453-0321.
Hargrove, J., et al. (1998). Absorption of estradiol and progesterone delivered via Jergens lotion used as hormone replacement therapy. Poster session presented at the annual meeting of the North American Menopause Society, Philadelphia.

5. Hargrove, J. T., & Beckum, J. (1999, September). Utility of estradiol and progesterone suspended in propylene glycol and administered by the drop for more accurate individualization of HRT. Presented at the annual meeting of the North American Menopause Society, New York.

6   Follingstad, A. (1978). Estriol, the forgotten hormone. *JAMA*, *239* (1), 29-39; Lemon, H. (1977). Clinical and experimental aspects of the antimammary carcinogenic activity of estriol. *Frontiers of Hormonal Research*, *5* (1), 155-173; Lemon, H. (1975). Estriol prevention of mammary carcinoma induced by 7,12-dimethylbenzathracene and procarbazine. *Cancer Research*, *35*, 1341-1353; Lemon, H. (1973). Oestriol and prevention of breast cancer. *Lancet*, *1*, (802), 546-547; Lemon, H. (1980). Pathophysiologic considerations in the treatment of menopausal patients with oestrogens: The role of oestriol in the prevention of mammary cancer. *Acta Endocrinologica*, *233, suppl.*, 17-27; Lemon, H., Wotiz, H., Parsons, L., et al. (1966). Reduced estriol excretion in patients with breast cancer prior to endocrine therapy. *JAMA*, *196*, 1128-1136.

7   Heimer, G. M. & Englund, D. E. (1992). Effects of vaginally administered oestriol on postmenopausal urogenital disorders: A cytohormonal study. *Maturitas*, *3*, 171-179; Iosif, C. S. (1992). Effects of protracted administration of estriol on the lower urinary tract in postmenopausal women. *Archives of Gynecology and Obstetrics*, *3* (251), 115-120; Kirkengen, A. L., Andersen, P., Gjersoe, E., et al. (1992, June). Oestriol in the prophylactic treatment of recurrnet urinary tract infections in postmenopausal women. *Scandinavian Journal of Primary Health Care*, 139-142; Raz, K. & Stamm, W. (1993). A controlled trial of intravaginal estriol in postmenopausal women with recurrent urinary tract infections. *NEJM. 329*, 753-756.

8   Speroff, L., et al. (1999). *Clinical Gynecologic Endocrinology and Infertility* (6th ed., 56-64). Philadelphia, PA: Lippincott, Williams & Wilkins.

9   Speroff, L. (1999, September). Commentary: Postmenopausal therapy reduces the risk of colorectal cancer. *OB/GYN Alert*, 35.

10 Love, R. R., Cameron, L., Connell, B. L., Leventhal, H. (1991). Symptoms associated with tamoxifen treatment in postmenopausal women. *Arch. Intern. Med.*, *151*, 1842-1847.

11 Zimniski, S. J., et al. (1993). Induction of tamoxifen-dependent rat mammary tumors. *Cancer Res.*, *53*, 2937-2939; Powell-Jones, W., et al. (1975). Influence of anti-oestrogens on the specific binding in vitro of (3H) oestradiol by cytosol of rat mammary tumors and human breast carcinomata. *Biochem. J.*,

150, 71-75; Vancutsem, P. M., et al. (1994). Frequent and specific mutations of the rat p53 gene in eptocarcinomas induced by tamoxifen. *Cancer Res.*, *54*, 3864-3867; Shuibutani, S., et al. (1997). Miscoding potential of tamoxifen-derived DNA adducts: Alpha-(N2-deoxyguanosinyl) tamoxifen. *Biochem.*, *36*, 13010-13017; Simon, R. (1995). Discovering the truth about tamoxifen: Problems of multiplicity in statistical evaluation of biomedical data. *J. Natl. Cancer Inst.*, *87*, 627-629.

12 Koenig, H., et al. (1995). Progesterone synthesis and myelin formation by Schwann cells. *Science, 268*, 1500-1503.

13 1970년대 중반 보스턴의 세인트 마거릿 병원 산부인과에서 레지던트로 일할 때 나는 이미 여러 명의 아이를 둔 30대 후반이나 40대 여성들이 계속 임신이 되자 피임의 한 방법으로 자궁척출술을 택하는 것을 많이 보았다. 그들의 삶이나 사고방식, 생리작용은 오늘날 35세가 넘어 임신이 안 될까 봐 걱정하는 36세의 한 전문직 여성과 크게 대조된다. 우리의 사고방식은 생리작용에 많은 영향을 미친다는 사실이 여러 연구 결과를 통해 입증되고 있다. 아메리카 원주민인 Huichol 부족으로부터 주술을 전수받은 후 멕시코의 한 오지에 살고 있는 미국 태생의 Brant Secunda라는 주술사에 따르면 Huichol 부족 여성들은 50대나 60대까지 임신을 한다고 한다. 또 Beth Israel Deaconess Center for Mindbody Medicine의 Alice Domar 박사는 불임으로 고통받는 30, 40대 전문직 여성을 대상으로 집단 심리요법과 긴장완화법, 자기 보살핌 프로그램을 실시한 결과 임신율이 50%나 증가하는 효과가 나타났다고 발표했다. 이처럼 임신율이 증가한 것은 프로그램을 통해 마음가짐이나 사고방식을 변화시킴으로써 임신을 촉진하는 호르몬 분비가 왕성해졌기 때문인 것으로 보인다.

14 Hully, S., et al. (1998). Randomized trial of estrogen plus progestin for secondary prevention of coronary heart disease in postmenopausal women. *JAMA, 280*, 605-618; Sullivan, J. M., et al. (1995). Progestin enhances vasoconstrictor responses in postmenopausal women receiving estrogen replacement therapy. *Menopause, 4*, 193-197; Williame, J. K., et al. (1994). Effects of hormone replacement therapy on reactivity of athersclerotic coronary arteries in cynomologous monkeys, *J. Am. Coll. Cardiol.*, *24*, 1757-1761; Sarrel, P. (1999). The differential effects of œstrogens and progestins on vascular tone. *Human Reproduction Update, 5* (3), 205-209.

15 Tang, G. W. K. (1994). The climacteric of Chinese factory workers.

Maturitas, 19, 177-182.
16 Hammond, C. B. (1994). Women's concerns with hormone replacement therapy—compliance issues. *Fertility & Sterility, 62* (suppl. 2), 157S-160S.
17 The Postmenopausal Estrogen/Progestin Intervention (PEPI) trial (1995). Effects of estrogen or estrogen/progestin regimens on heart disease risk factors in postmenopausal women. *JAMA, 273*, 199-206.
18 Daly, E., et al. (1996). Risk of venous thromboembolism in users of hormone replacment therapy. *Lancet, 348*, 977-980; Jick, H., et al. (1996). Risk of hospital admissions for idiopathic venous thromboembolism among users of postmenopausal estrogen. *Lancet, 348*, 981-982; Grodstein, F., et al. (1996). Prospective study of exogenous hormones and risk of pulmonary embolism in women. *Lancet, 348*, 983-986.
19 Yaffe, K., Lui, L.-Y., Grady, D., Cauley, J., Kramer, J., & Cummings, S. R. (2000). Cognitive decline in women in relation to non-protein-bound estradiol concentrations. *Lancet, 356* (9231), 708-712.
20 Grodstein, F., Newcomb, P. A., & Stampfer, M. J. (1999). Postmenopausal hormone therapy and the risk of colorectal cancer: A review and meta-analysis. *Am. J. Medicine, 106* (5), 574-582.

6 _ 변화를 위한 식품과 건강보조식품

1 Hudson, T. (1994). A pilot study using botanical medicine in the treatment of menopausal symptoms. Portland, Oregon, National College of Naturopathic Medicine and the Bastyr University of Natural Health Sciences.
2 Tyler, V. E. (1993). *The Honest Herbal: A Sensible Guide to the Use of Herbs and Related Remedies* (3rd ed.). Binghamton, NY:Haworth Press.
3 Elghamry, M. I., & Shihata, I. M. (1965). Biological activity of phytoestrogens. *Planta Medica, 13*, 352-357.
4 Knight, D., & Eden, J. (1996). A review of the clinical effects of phytoestrogens. Part 2. *Obstetrics & Gynecology, 87* (5), 897-904; Kaldas, R. S., & Hughes, C. L. (1989). Reproductive and general metabolic effects of phytoestrogens in mammals. *Reproductive Toxicology, 3*, 81-89.
5 Rose, D. P. (1992). Dietary fiber, phytoestrogens, and breast cancer.

Nutrition, 8, 47-51.

6   Tamaya, T., et al. (1986). Inhibition by plant herb extracts of steroid bindings in uterus, liver, and serum of the rabbit. *Acta Obstetrica Gynecologica Scandinavia, 65,* 839-842.

7   Yoshiro, K. (1985). The physiological actions of tan-kwei and cnidium. *Bull. Oriental Healing Arts Institute USA, 10,* 269-278; Harada, M., Suzuki, M., & Ozaki, Y. (1984). Effects of Japanese *Angelica* root and peony root on uterine contraction in the rabbit *in situ. J. pharmacol. Dynam., 7,* 304-311; Zhu, D. P. O. (1987). Dong quai. *Am. J. Chinese Medicine, 15,* 117-125.

8   Bohnert, K.-J. (1997, spring). The use of *Vitex agnus-castus* for hyperprolactinemia. *Quarterly Review of Natural Medicine,* 19-20; American Botanical Council (1992). *Kommission E monograph: Agnus casti fructus (chaste tree fruits).* For Worth, TX: Author.

9   Duker, E. M., et al. (1991). Effects of extracts from *Cimicifuga racemosa* on gonadotropin release in menopausal women and ovariectomized rats. *Planta Medica, 57,* 420-424.

10 Cassidy, A., Bingham, S., & Setchell, K. (1994). Biological effects of a diet of soy protein rich in isoflavones on the menstrual cycle of premenopausal women. *Am J. Clin. Nutr., 60,* 333-340; Anderson, J. W., et al. (1998). Effects of soy protein on renal function and proteinuria in patients with Type 2 diabetes. *Am. J. Clin. Nutr. 68* (6 suppl.), 1347S-1353S.

11 Wong, W. W., Heird, W. C., & Smith, E. O. (2000, April). Potential health benefits of soy in postmenopausal women. Data presented at the Experimental Biology Meeting, San Diego, CA.

12 Foth, D., & Cline, J. M. (1998). Effects of mammalian and plant estrogens on mammary glands and uteri of macaques. *Am. J. Clin. Nutr., 68* (suppl.), 1413S-1471S.

13 Scheiber, M., & Setchell, K. (1999, June). Dietary soy isoflavones favorably influence lipids and bone turnover in healthy postmenopausal women. The Endocrine Society's 81st Annual Meeting Synopsis.

14 Food & Drug Administration, U.S. Deparment of Health and Human Services (1999). FDA talk paper: FDA approves new health claim for soy protein and coronary heart disease (T99-48).

15 William, K. (1997, November). Interactive effects of soy protein and estradiol on arterial pathobiology. American Heart Association annual scientific sessions, Orlando, FL.

16 Girman, A., & Poole, C. (2000). *Preventing Osteoporosis with Ipriflavone: Discover the Proven, Safe Alternative to Estrogen Replacement Therapy*. Rocklin, CA: Prima Publishing.

17 Bennink, M. R., Thiagarajan, L. D., et al. (1999, September). Dietary soy is associated with decreased cell proliferation rate and zone in the colon mucosa of subjects at risk for colon cancer. Presented at the American Institute for Cancer Research Meeting, as reported on Reuters Health News Service.

18 Rao, L., et al. (1997). Anti-thyroid isoflavones from soybean: Isolation, characterization, and mechanisms of action. *Biochemical Pharmacology, 54*, 1087-1096.

19 Albertazzi, P., et al. (1998). The effect of dietary soy supplementation on hot flashes. *Obstetrics & Gynecology, 91*, 6-11.

20 위의 글.

21 Aldercreutz, H., et al. (1986). Determination of urinary lignans and phytoestrogen metabolites, potential antiestogens and anticarcinogens in urine of women on various habitual diets. *J. Steroid Biochemistry, 25* (5B), 791-797.

22 Aldercreutz, H. (1984). Does fiber-rich food containing animal lignan precursors protect against both colon and breast cancer? An extension of the "fiber hypothesis." *Gastroenterology, 86* (4), 761-764; Jenab, M., et al. (1996). The influence of flaxseed and lignans on colon carcinogenesis and beta-glucuronidase activity. *Carcinogenesis, 17* (6), 1343-1348; Johnstone, P. V. (1995). Flaxseed oil and cancer: Alpha-linolenic acid and carcinogenesis. In S. C. Cunnane & L. U. Thompson (eds.), *Flaxseed in Human Nutrition*. Champaign, IL: AOCS Press; Serraino, M., et al. (1991). The effect of flaxseed supplementation on early risk markers for mammary carcinogenesis. *Cancer Leter, 60*, 135-142; Serraino, M., et al. (1992). The effect of flaxseed supplementation on the initiation and promotional staes of mammary tumorigenesis. *Nutrition & Cancer, 17*, 153-159.

23 Lampe, J. W., et al. (1994). Urinary lignan and isoflavonoid excretion in premenopausal women consuming flaxseed powder. *Am. J. Clin. Nutr., 60*, 122-128; Mousavi, Y., et al. (1992). Enterolactone and estradiol inhibit each other's proliferative effect on MCF and breast cancer cells in culture. *J. Steroid Biochemistry & Molecular Biology, 41*, 615-619.

24 Bierenbaum, M. L., et al. (1993). Reducing atherogenic risk in hyperlipemic humans with flaxseed supplementation: A preliminary report. *J. Am. College Nutrition, 12* (5), 501-504.

25 Middleton, E., & Kandaswami, C. (1994, November). Potential healthpromoting properties of citrus bioflavonoids. *Food Technology*, 115-119.

26 폐경기와 중국 전통의학에 관한 이 부분을 쓰는 데 도움을 준 침술사 Maureen Manetti와 그의 모친 Fern Tsao에게 감사드린다.

27 Vernejoul, P., et al. (1985). Étude des meridiens d'acupuncture par les traceurs radioactifs [The study of acupuncture meridians using radioactive tracers]. *Bulletin Académie Nationale Médicine, 169* (7), 1071-1075.

7_폐경기의 식이요법

1 Fine, J. T., Colditz, G. A., Coakley, E. H., Moseley, G., Manson, J. E., Willett, W. C., & Kawachi, I. (1999). A prospective study of weight change and health-related quality of life in women. *JAMA, 282*, 2136-2142.

2 Fukagawa, N. K., et al. (1990). Effect of age on body composition and resting metabolic rate. *Am. J. Physiology, 259*, E233.

3 Ganesan, R. (1995). Aversive and hypophagic effects of estradiol. *Physiological Behavior, 55* (2), 279-285.

4 *Dr. Atkins' New Diet Revolution*은 8백만 부 이상 팔렸으며 1990년대 후반 가장 많이 팔린 다이어트서로 꼽히고 있다. 이 책은 여러 연구사례를 통해 정당성을 입증하고 있다. 그러나 아직 논쟁의 여지가 많이 남아 있다.

5 Atkins 박사의 다이어트에 관한 임상연구로 뉴올리언스의 일반내과학회 남부지부 SSGIM 학회(1999)에서 발표된 것이다. 연구를 이끈 최고 책임자는 노스캐롤라이나의 듀크 의대 조교수로 재직중인 Eric Westman 박사였다. 그는 하루에 탄수화물 섭취를 20g 미만으로 제한했던 연구 대상자인 41명의 비만환자 중 신장이나 간 기

능에 역효과를 보인 사례가 없었음을 입증했다. 환자들은 복합 비타민·무기질 보충제와 어유 보충제를 복용했으며 일 주일에 3번 운동을 했다. 이 〈Durham 연구〉는 4개월에 걸쳐 이루어졌으며 그동안 다이어트 과정을 통해 참가자들의 체중이 평균 9.5kg 감소되었다. 또 콜레스테롤 수치는 6.1%, 트리글리세리드 수치는 40%가 감소된 반면 유익한 HDL 콜레스테롤 수치는 7% 증가한 것으로 나타났다. 혈압을 비롯한 여러 가지 몸의 상태도 바람직한 수준으로 변화되었다. 〈Durham 연구〉의 결과는 뉴욕에 있는 Atkins Center for Complementary Medicine에서 일 년 동안 비만환자 319명을 대상으로 실시한 대규모 연구에서 좀더 확실히 입증되었다. 이 2차적인 실험 결과가 〈Durham 연구〉 결과와 유사하게 나타나자 Atkins 박사의 다이어트에 관한 안전성 논쟁 시비가 수그러들었다. 그러나 Atkins 다이어트는 다른 연령층보다 폐경주위기 여성에게 덜 효과적일 가능성을 배제할 수 없으며 남성의 경우도 마찬가지이다.

6 Huang, Z., Willett, W. C., Colditz, G. A., Hunter, D. J., Manson, J. E., Rosner, B., Speizer, F. E., & Hankinson, S. E. (1999). Waist circumference, waist:hip ratio, and risk of breast cancer in the Nurses' Health Study. *Am. J. Epidemiol., 150* (12), 1316-1324.
Harvard School of Public Health의 Zhi-ping Huang 박사와 동료들은 유방암 발병률에 관한 허리치수와 허리/엉덩이 비율의 상관관계를 연구했다. 허리가 32~35.9인치인 여성들은 정상적인 여성에 비해 유방암 발병률이 1.5배 높았으며, 허리가 36~55인치인 여성들은 15~27.9인 여성에 비해 2배 높은 것으로 밝혀졌다. 복부비만은 안드로겐 과다와 관계가 있으며, 지방조직에서 안드로겐을 에스트로겐으로 전환시키는 비중을 높이는 것과도 관련되어 있다. 이 연구는 또 "복부비만 여부에 관계없이 폐경기 이후에 사용되는 모든 호르몬은 유방암 발병률을 높인다."는 결론을 이끌어냈다.

7 Wild, R. D., et al. (1985). Lipoprotein lipid concentrations and cardiovascular risk in women with polycystic ovarian syndrome. *J. Clinical Endocrinology & Metabolism, 61,* 946; Rexrode, K., et al. (1998). Abdominal adiposity and coronary heart disease in women. *JAMA, 280,* 1843-1848; Gillespie, L. (1999). *The Menopause Diet: Lose Weight and Boost Your Energy,* 18. Beverly Hills, CA: Healthy Life Publications.

8 Huang, Z., et al. (1999). 앞의 글.

9 Groff, J. L., & Gropper, S. (2000). *Advanced Nutrition and Human Metabolism,* 147, 252, 447. Belmont, CA: Wadsworth.

10 Reaven, G. M. (2000). *Syndrome X: Overcoming the Silent Killer That Can Give You a Heart Attack*. New York: Simon & Schuster.
11 Eriksson, J., et al. (1989). Early metabolic defects in persons at increased risk for non-insulin-dependent diabetes mellitus. *NEJM, 321*, 337-343; Lillioja, S., et al. (1993). Insulin resistance and insulin secretory dysfunction as precursors of non-insulin-dependent diabetes mellitus: Prospective studies of the Pima Indians. *NEJM, 329*, 1988-1992.
12 Reaven, G. M. (1988). Role of insulin resistance in human disease. *Diabetes, 37*, 1595-1607; Zavaroni, I., et al. (1989). Risk factors for coronary artery disease in healthy persons with hyperinsulinemia and normal glucose tolerance. *NEJM, 320*, 702-706.
13 Fuh, M. M., et al. (1987). Abnormalities of carbohydrate and lipid metabolism in patients with hypertension. *Arch. Intern. Med., 147*, 1035-1038; Zavaroni, I., et al. (1987). Evidence that multiple risk factors for coronary artery disease exist in persons with abnormal glucose tolerance. *Am. J. Medicine, 83*, 609-612.
14 Nestler, J., et al. (1999). Ovulatory and metabolic effects of D-chiro-inositol in the polycystic ovary syndrome, *NEJM, 340*, 1314-1320.
15 Kazer, R. (1995). Insulin resistance, insulin-like growth factor 1 and breast cancer: A hypothesis. *International J. Cancer, 62* (4), 430-406.
16 Bruning, P. F., Bonfrer, J. M., van Noord, P. A., Hart, A. A., de Jong-Bakker, M., & Nooijen, W. J. (1992). Insulin resistance and breast-cancer risk. *International J. Cancer, 52* (4), 511-516; Seely, S. (1983). Diet and breast cancer: The possible connection with sugar consumption. *Medical Hypothese, 11*, 319-327.
17 Bruning, P. F., et al. (1992). 위의 글.
18 Kazer, R. (1995). 앞의 글.
19 Gillespie, L. (1999). *The Menopause Diet Mini Meal Cookbook*, 3. Beverly Hills, CA: Healthy Life Productions.
20 Michnobicz, J. (1987). Environmental modulation of estrogen metabolism in humans. *International Clinical Nutritional Review, 7*, 169-173; Anderson, K. E. (1984). The influence of dietary protein and carbohydrate on the principal oxidative biotranformations of estradiol in normal subjects. *J. Clinical

Endocrinology & Metabolism, 59 (1) 103-107.
21. Opara, E. C., et al. (1996). L-glutamine supplementation of a high fat diet reduces body weight and attenuates hyperglycemia and hyperinsulinemia in C57BL/6J mice. *J. Nutrition, 126* (1), 273-279; Rogers, L. L., et al. (1955). Voluntary alcohol consumption by rats following administration of glutamine. *J. Biological Chemistry, 214*, 503-507.
22. Cutler, R. G. (1984). Carotenoids and retinol: Their possible importance in determining longevity of primate species. *Proceedings of the National Academy of Sciences, 81*, 7627-7631.
23. Murakoshi, M., et al. (1992). Potent preventive action of alpha-carotene against carcinogensis. *Cancer Research, 52*, 6583-6587.
24. Franceschi, S., et al. (1994). Tomatoes and risk of digestive-tract cancers. *International J. Cancer, 59*, 181-184.
25. Hornstra, G. (2000). Essential fatty acids in mothers and their neonates. *Am. J. Clin. Nutr., 71* (suppl.), 1262S-1269S.
26. 나는 *Protein Power* (New York: Bantam, 1996)의 저자인 Mary Dan Eades와 Michael Eades 박사 부부의 이 주장을 접한 후 그들의 말이 사실임을 확인했다. 그러나 탄수화물을 섭취하지 않더라도 과식을 하거나 스트레스를 받으면 인슐린이 과다생성될 가능성이 있다는 것을 잊지 말라.
27. Dulloo, A. G., Duret, C., Rohrer, D., Girardier, L., Mensi, N., Fathi, M., Chantre, P., & Vandermander, J. (1999). Efficacy of a green tea extract rich in catechin polyphenols and caffeine in increasing 24-h energy expenditure and fat oxidation in humans. *Am. J. Clin. Nutr., 70* (6), 1040-1045; Sinatra, S. (1998). *The Coenzyme Q10 Phenomenon*. New Canaan, CT: Keats.
28. Ianoli, P., et al. (1998). Glucocorticoids upregulate intestinal nutrient transport in a time-dependent substrate-specific fashion. *Gastrointestinal Surgery, 2* (5), 494-457.
29. McGuigan, J. E. (1994). Peptic ulcer and gastritis. In K. Isselbacher et al. (eds.), *Harrison's principles of Internal Medicine, vol. 2* (13th ed., 1369). New York: McGraw-Hill.
30. Murray, M., & Pizzorno, J., (1998). *Encyclopedia of Natural Medicine*, 134-137. Rocklin, CA: Prima Publishing; van Marle, J., et. al. (1981). Deglycyrrhizinised licorice (DGL) and renewal of the rat stomach epithelium.

European J. Pharmacology, 72, 219-275.

8 골반의 건강과 힘을 창조하자

1   Helms, J. M. (1987). Acupuncture for the management of primary dysmenorrhea. *Obstetrics & Gynecology*, 69 (1), 51-56.
2   Lepine, L. A., et al. (1997). Hysterectomy surveillance—United States, 1980-1993. *MMWR*, 46, 1-15.
3   Bradley, L., & Newman, J. (2000). Uterine artery embolization for treatment of fibroids: From scalpel to catheter. *The Female Patient*, 25, 71-78.
4   West, S. (1994). *The Hysterectomy Hoax*. New York: Doubleday.
5   Garcia, C.-R., & Cutler, W. B. (1984). Preservation of the ovary: A reevaluation. *Fertility & Sterility*, 42 (4), 510-514.
6   Hasson, H. (1993). Cervical removal at hysterectomy for benign disease: Risks and benefits. *J. Reproductive Medicine*, 58 (10), 781-789.
7   Carlson, K., Miller, B., & Fowler, F. (1994). The Maine Women's Health Study. I. Outcomes of hysterectomy. *Obstetrics & Gynecology*, 83, 556-565.
8   Rohner T. J., Jr., & Rohner. J. F. (1997). Urinary incontinence in America: The social significance. In P. D. O'Donnel (ed.), *Urinary Incontinence*. St. Louis, MO: Mosby-Yearbook, Inc.
9   Resnick, N. (1998). Improving treatment of urinary incontinence. *JAMA*, 280 (23), 2034-2035.
10 Pandit, M., et al. (2000). Quantification of intramuscular nerves within the female striated urogenital sphincter muscles. *Obstetrics & Gynecology*, 95, 797-800.
11 Bhatia, N., Tchou, D. C. H., et al. (1988). Pelvic floor musculature exercises in treatment of anatomical urinary stress incontinence. *Physical Therapy*, 68, 652-655; Diokno, A. (1996). The benefits of conservative management in SUI. *Contemporary Urology*, 8, 36-48.
12 Singla, A. (2000). An update on the management of SUI. *Contemporary Ob/Gyn*, 45 (1), 68-85.
13 Burgio, K., et al. (1998). Behavioral vs. drug treatment for urge incontinence in older women: A randomized trial. *JAMA*, 280 (23), 1995-2000.

14 Galloway, N., et al. (1998, June-July). *Multicenter trial: Extracorporeal magnetic resonance therapy (EMRT) for the treatment of stress urinary incontinence*. First International Consultation on Incontinence, Monaco. (Abstract no. 31.)

15 Eckford, S. D., Jackson, S. R., Lewis, P. A., et al. (1996). The continence control pad—a new external occlusion device in the management of stress incontinence. *British J. Urology, 77*, 538-540.

16 Staskin D., et al. (1996). Effectiveness of a urinary control insert in the management of SUI: Early results of a multicenter study. *Urology, 47*, 629-636.

17 Lose G., & Versi, E. (1996). Pad-weighing tests in the diagnosis and quantification of incontinence. *International J. Urogynecology, 3*, 324-348; Versi, E., et. al. (1996). Evaluation of the home pad test in the investigation of female urinary incontinence. *British J. Obstet. Gynaecol., 103*, 162-167.

18 Davila, G. W., et al. (1994). The bladder neck support prosthesis: A nonsurgical approach to stress urinary incontinence in adult women. *Am. J. Obstetrics & Gynecology, 171*, 206-211.

19 Bergman, A., & Elia, G. (1995). Three surgical procedures for genuine stress incontinence. Five-year follow-up of a prospective randomized study. *Am. J. Obstetrics & Gynecology, 173*, 66-71.

20 Singla, A. 앞의 글, 77.

21 Santarosa, R. P., Blaivas, J. G. (1994). Periurethral injection of autologous fat for the treatment of sphincteric incontinence. *J. Urology, 151*, 607-611; Bard, C. R. (1990). PMAA submission to U.S. Food & Drug Administration for IDE #G850010.

22 Burgio, K., et al. 앞의 글.

9_ 폐경기와 성생활

1 Sarrel, P. & Whitehead, M. I. (1985). Sex and menopause: defining the issues. *Maturitas, 7*, 217-224.

2 Bergmark, K., et al. (1999). Vaginal changes and sexuality in women with a history of cervical cancer. *NEJM, 340*, 1383-1389.

3 Savage, L. (1999). *Reclaiming Goddess Sexuality*, 23. Carlsbd, CA: Hay House.
4 Love, P., & Robinson, J. (1994). *Hot Monogamy: Essential Steps to More Passionate, Intimate Lovemaking* (p. 371). New York: Dutton.
5 Hurlburth, D. F. (1991). The role of assertiveness in female sexuality: a comparative study between sexually assertive and sexually non-assertive women. *J. Sex. & Marital Ther., 12*, 183-190; Hoch, Z., et al. (1981). An evaluation of sexual performance comparison between sexually dysfunctional couples. *J. Sex. & Marital Ther., 17*, 90-102.
6 Zussman, et al. (1981). Sexual responses after hysterectomy-oophorectomy: recent studies and reconsideration of psychogensis. *Am. J. Obstetrics & Gynecology, 40* (7), 725-729.
7 Bachman, G. A. (1985). Correlates of sexual desire in postmenopausal women. *Maturitas, 3*, 211.
8 Sarrel, P. (1990). Sexuality and menopause. *Obstetrics & Gynecology, 75* (4, suppl.), 26S-35S; Sarrel, P. (1982). Sex problems after menopause: A study of 50 married couples treated in a sex counseling programme. *Maturitas, 4* (4), 231-239.
9 Sarrel, P. (1990). 앞의 글.
10 Sarrel, P., et al. (1998). Estrogen and estrogen-androgen replacement in postmenopausal women dissatisfied with estrogen-only therapy. *J. Reproductive Medicine, 43* (10), 847-856; Sherwin, B., et al. (1985). Differential symptom response to parenteral estrogen and/or androgen administration in the surgical menopause. *Am. J. Obstetrics & Gynecology, 151*, 153-160.
11 Love, P., & Robinson, J. (1994). 앞의 책 (pp. 73-76), commenting on the study of Schreiner-Engel, P. (1981). Sexual arousability and the menstrual cycle. *Psychosomatic Medicine, 43*, 1999-2212.
12 Collins, G. (2000). Safe sex: Important at any age. *The Female Patient, 20*, 4-8.
13 Love, P., & Robinson, J. (1994). 앞의 책, 234-235.

10 _ 뇌를 잘 보살피자

1. Bliwise, D. L., et al. (1992). Prevalence of self-reported poor sleep in a healthy population age 50-65. *Social Science Medicine, 34* (49), 49.
2. Walsh, J. K., et al. (1992). Insomnia. In S. Chokroverty (ed.), *Sleep Disorders Medicine: A Comprehensive Textbook* (p.100). Stoneham, MA: Butterworth.
3. Rapkin, A., et al. (1997). Progesterone metabolite allopregnenolone in women with premenstrual syndrome, *Obstetrics/Gynecology, 90* (5), 709-714.
4. Leathwood, P. D., et al. (1985). Aqueous extract of valerian root (*Valeriana officinalis* L.) reduces latency to fall asleep in man. *Planta Medica, 54,* 144-148.
5. Murray, M. (1998). *5-HTP: The Natural Way to Overcome Depression, Obesity, and Insomnia.* New York: Bantam Books.
6. Holm, E., Staedt, U., Heep, J., Kortsik, C., Behne, F., Kaske, A., & Mennicke, I. (1991). Untersuchungen zum Wirkungsprofil von D, L-Kavain: Zerebrale Angriffsorte und Schlaf-Wach-Rhythmus im Tierexperiment. [The action profile of D, L-kavain: Cerebral sites and sleep-wakefulness rhythm in animals.] *Arzneimittelforschung, 41* (7), 673-683; ANPA Committee on Research (2000). The use of herbal alternative medicines in neuropsychiatry: A report of the ANPA Committe on Research. *J. Neuropsychiatry & Clinical Neurosciences, 12,* 177-192.
7. McKinlay, J. B., et al. (1987). The relative contribution of endocrine changes and social circumstances to depression in mid-aged women. *J. Health & Social Behavior, 28,* 345-363; Woods, N. F., Mitchell, E. S. (1996). Patterns of depressed mood in midlife women: Observations from the Seattle Midlife Women's Health Study. *Research in Nursing & Health, 19* (2), 111-123; Martinsen, E. W. (1990). Benefits of exercise for the treatment of depression. *Sports Medicine, 9* (6), 380-389; Morgan, J., et al. (1970). Psychological effects of chronic physical activity. *Medical Science & Sports, 2* (4), 213-217; Kessler, R. C., et al. (1993). Sex and depression in the National Comorbidity Survey. I: Lifetime prevalence, chronicity and recurrence. *J. Affective Disorders, 29,* 85.
8. Pratt, L. (1996). Depression, psychotropic medication and risk of myocardial infarction. *Circulation, 94* (12), 3123-3129; Michelson, D., et al. (1996). Bone mineral density in women with depression. *NEJM, 335,* 1176-1181; Denollet,

J., et al. (1996). Personality as independent predictor of long-term mortality in patients with coronary heart disease. *Lancet*, *347*, 417-421; Frasure-Smith, N., Lesperance, F., & Talajic, M. (1995). Depression and 18-month prognosis after myocardial infarction. *Circulation*, *91* (4), 999-1005.

9   Sarno, J. (1991). *Healing Back Pain: The Mind-Body Connection*, 26-27. New York: Warner Books; Shealy, N. (1995). *Miracles Do Happen*, 250. Rockport, MA: Element Books.

10   Woods, N. F., Mitchell, E. S., & Adams, C. (2000). Memory functioning among midlife women: Observations from the Seattle midlife Women's Health Study. *Menopause*, *7* (4), 257-265.

11   Aleem, F. A. (1985). Menopausal syndrome: Plasma levels of beta-endorphin in postmenopausal women measured by a specific radioimmunoassay. *Maturitas*, *7*, 329-334; Genazzani, A. R., et al. (1988). Steroid replacement treatment increases beta-endorphin and beta-lipotropin plasma levels in postmenopausal women. *Gynecology & Obstetrical Investigation*, *26*, 153-159.

12   Roca, C. A., et al. (1999). Gonadal steroids and affecive illness. *Neuroscientist*, *5* (4), 227-237; Halbreich, U. (1997). Role of estrogen in postmenopausal depression. *Neurology*, *48* (5, suppl. 7), S16-S20.

13   Garcia-Segura, L. M., et al. (1996, November). Effect of sex steroids on brain cells. In B. G. Wren (ed.), *Progress in the Management of the Menopause. The Proceedings of the 9th International Congress on the Menopause, Sydney, Australia*, 278-285. New York: Parthenon Publishing.

14   Young, R. J. (1979). Effect of regular exercise on cognitive functioning and personality. *British J. Sports Medicine*, *13* (3), 110-117; Gutin, B., (1966). Effect of increase in physical fitness on mental ability following physical and mental stress. *Research Quarterly*, *37* (2), 211-220.

15   Doogan, D. P., & Caillard, V. (1992). Sertraline in the prevention of depression. *British J. Psychiarty*, *160*, 217-222; Eric, L. (1991). A prospective, double-blind, comparative, multicenter study of paroxitine and placebo preventing recurrent major depressive episodes. *Biological Psychiatry*, *29* (suppl. 1), 254S-255S.

16   Pert, C. B. (1997, October 20). Letter to the editor. *Time*, *150* (16).

17 Coppen, A. (1967). The biochemistry of affective disorders. *British J. Psychiatry, 113*, 1237-1264; Stewart, J. W., et al. (1984). Low B6 levels in depressed outpatients. *Biol. Psychiatry, 19* (4), 613-616; Hall, R. C. W., & Joffe, J. R. (1973). Hypomagnesemia: Physical and psychitric symptoms. *JAMA, 224* (13), 1749-1751; Lieb, J., Karmali, R., & Horrobin, D. (1983). Elevated levels of prostaglandin E2 and thromboxane B2 in depression. *Prostaglandins Leukot. Med. 10* (4), 361-367.

18 Fux, M., Levine, J., Aviv, A., & Belmaker, R. H. (1996). Inositol treatment of obsessive-compulsive disorder. *Am. J. Psychiatry, 153* (9), 1219-1221; Levine, J., et al. (1995). Double-blind, controlled trial of inositol treatment of depression. *Am. J. Psychiatry, 152*, 792-794.

19 Jorm, A. F., et al. (1987). The prevalence of dementia: A quantitative integration of the literature. *Acta Psychiatrica Scandinavia, 76*, 465-479; Aronson, M. S., et al. (1990). Women, myocardial infarction, and dementia in the very old. *Neurology, 40*, 1102-1106.

20 Nash, J. M. (2000, July 24). The new science of Alzheimer's. *Time, 156* (4), 51.

21 Snowdon, D., et al. (1996). Linguistic ability in early life and cognitive function and Alzheimer's disease in late life: Findings from the Nun Study. *JAMA, 275* (7), 528-532; Snowdon, D. et al. (1997). Brain infarction and the clinical expression of Alzheimer's disease. The Nun Study. *JAMA, 277* (10), 813-817.

22 Baldereschi, M., et al. (1998). Estrogen replacement therapy and Alzheimer's disease in the Italian Longitudinal Study on Aging. *Neurology, 50*, 996-1002; Kawas, C., et al. (1997). A prospective study of estrogen replacement therapy and the risk of developing Alzheimer's disease: The Baltimore Longitudinal Study of Aging. *Neurology, 48*, 1517-1521; Paganini-Hill, A., & Henderson, V. W. (1996). Estrogen replacement therapy and risk of Alzheimer's disese. *Arch. Intern. Med., 156* (19), 2213-2217; Tang, M. X., et al. (1996). Effect of œstrogen during menopause on risk and age at onset of Alzheimer's disease. *Lancet, 358*, 429-432; Ohkura, V., et al. (1994). Evaluation of estrogen treatment in female patients with dementia of Alzheimer's type. *Endocrinology J., 41*, 361-371; Henderson, V., et al. (1994).

Estrogen replacement therapy in older women: Comparisons between Alzheimer's disease cases and nondemented control subjects. *Archives of Neurology*, *51*, 896-900; Paganini-Hill, A., et al. (1994). Estrogen deficiency and risk of Alzheimer's disease in women. *Am. J. Epidemiol.*, *140*, 256-261; Brenner, D. E., et al. (1994). Postmenopausal estrogen replacement therapy on the risk of Alzheimer's disease: A population-based case control study. *Am. J. Epidemiol.*, *140*, 262-267; Honjo, H., et al. (1993). An effect of conjugated estrogen to cognitive impairment in women with senile dementia, Alzheimer's type: A placebo-controlled double-blind study. *J. Japanese Menopause Society*, *1*, 167-171; Kantor, H., et al. (1973). Estrogen for older women. *Am. J. Obstetrics & Gynecology*, *116*, 115-118; Caldwell, B. M. (1954). An evaluation of psychological effects of sex hormone administration in aged women. *J. Gerontology*, *9*, 168-174.

23 McEwen, B. S., et al. (1999). Inhibition of dendritic spine induction on hippocampal ca-1 pyramidal neurons by nonsteroidal estrogen antagonists in female rats. *Endocrinology*, *140*, 1044-1047.

24 Lerner, A. J., et al. (1996, October). Interactions of smoking history with estrogen replacement therapy as protective factors for Alzheimer's disease. Presentation at 26th annual meeting of the Society of Neuroscience, Washington, D.C.; Wilson, P. W. F., et al. (1995). Postmenopausal estrogen use, cigarette smoking, and cardiovascular morbidity in women over 50: The Framingham Study. *NEJM*, *313*, 1038-1043; Falkeborn, N., et al. (1993). Hormone replacement therapy and the risk of stroke. Follow-up of a population-based cohort in Sweden. *Arch. Intern. Med.*, *153*, 1201-1209; Finucane, F. F., et al. (1993). Decreased risk of stroke among postmenopausal hormone uers: Results of a national cohort. *Arch. Intern. Med.*, *153*, 73-79; Paganini-Hill, A., et al. (1988). Postmenopausal estrogen treatment and stroke: A prospective study. *British Medical J.*, *297* (6647), 519-522.

25 Manly, J. J., et al. (2000). Endogenous estrogen levels and Alzheimer's diseae among postmenopausal women. *Neurology*, *54*, 833-837.

26 Honjo, H., et al. (1993). 앞의 글; Ohkura, V., et al. (1994). Evaluation of estrogen treatment in female patients with dementia of Alzheimer's type.

Endocrinology J., *41*, 361-371; Henderson, V., et al. (1994). Estrogen replacement therapy in older women: Comparisons between Alzheimer's disease cases and non-demented control subjects. *Archives of Neurology*, *51*, 896-900; Henderson, V. W. (1999, spring). Estrogen and Alzheimer's disease: A current status. *Menopausal Medicine: A Quarterly Newsletter of the Am. Soc. Reproductive medicine*, *7* (1), 1-4; Schmidt, R., et al. (1996). ERT in older women: A neuropsychological and brain MRI study. *J. Am. Geriatric Society*, *51*, 896-900; Jacobs, D. M. (1998). Cognitive function in nondemented older women who took estrogen after menopause. *Neurology*, *50*, 386-373; Marder, T., et al. (1998). Postmenopausal estrogen use and Parkinson's disease with and without dementia. *Neurology*, *50*, 1141-1143; Shaywitz, S. E., et al. (1999). Effect of estrogen on brain activation patterns in postmenopausal women during working memory tasks. *JAMA*, *281* (13), 1197-1202; Erikson, P. S., et al. (1998). Neurogenesis in the adult human hippocampus. *Nature Medicine*, *4* (11), 1313-1317; Sarrel, P. M., et al. (1994). Estrogen actions in artery, bone, and brain. *Scientific American* (1994, July-August), 44-53.

27 Evans, P. H. (1991). Cephaloconiosis: A free radical perspective on the proposed particulate-induced etiopathogenesis of Alzheimer's dementia and related disorders. *Medical Hypotheses*, *34* (3), 209-219.

28 Freedman, M., et. al. (1984). Computerized axial tomography in aging. In M. L. L. Albert (ed.), *Clinical Neurology of Aging*. New York: Oxford University Press; Lehr, J., & Schmitz-Scherzer, R. (1976). Survivors and non-survivors: Two fundamental patterns of aging. In H. Thomas (ed.), *Patterns of Aging. Findings from the Bonn Longitudinal Study of Aging*. Basel: S. Karger; Benton, M. L., et al. (1981). Normative observations on neuropsychological test performance in old age. *J. Clinical Neuropsychiatry*, *3*, 33-42.

29 Baldereschi, M., et al. (1998). 앞의 글; Schneider, L. S., et al. (1996). Effects of estrogen replacment therapy on response to tacrine in patients with Alzheimer's disease. *Neurology*, *46*, 1580-1584; Brinton, R. D., et al. (1997). 17-beta-estradiol increases the growth and survival of cultured cortical neurons. *Neurochemical Research*, *22*, 1339-1351; Brinton, R. D., et al. (1997). Equilin, a principal component of the estrogen replacement therapy

Premarin, increases the growth of cortical neurons via and NMDA receptor-dependent mechanism. *Experimental Neurology, 147,* 211-220; Matsumoto, A., et al. (1985). Estrogen stimulates neuronal plasticity in the deafferened hypothalamic arculate nucleus in aged female rats. *Neuroscience Research, 2,* 412-418; Okhura, T., et al. (1995). Estrogen increases cerebral and cerebellar blood flow in postmenopausal women. *Menopause, 2,* 13-18; Singh, M., et al. (1994). Ovarian steroid deprivation results in a reversible learning impairment and compromised cholinergic function in female Sprague-Dawley rats. *Brain Research, 644,* 305-312; Singh, M., et al. (1996). The effect of ovariectomy and estradiol replacement on brain derived neurotrophic factor messenger hippocampal brain expression in cortical and hippocampal brain regions of female Sprague-Dawley rats. *Endocrinology, 136,* 2320-2324.

30 Sherwin, B. (1997). Estrogen effects of cognition in menopausal women. *Neurology, 48* (suppl. 7), S21-S26.

31 McEwen, B. S., & Wooley, C. S. (1994). Estradiol and progesterone regulate neuronal structure and synaptic connectivity in adult as well as developing brain. *Experimental Gerontology, 29,* 431-436; Wooley, C. S., & McEwen, B. S. (1993). Roles of estradiol and progesterone in regulation of hippocampal dendritic spine density during the estrous cycle in the rat. *J. Comparative Neurology, 336,* 293-306.

32 McLaughlin, I. J., et al. (1990). Zinc in depressive disorder. *Acta Psychiatr. Scandinavia, 82,* 451-453.

33 Shaw. D. M., et al. (1988). Senile dementia and nutrition [letter]. *British Medical J., 288,* 792-793.

34 Gibson, Q. E., et al. (1988). Reduced activities of thiamine dependent enzymes in the brains and peripheral tissues of patients with Alzheimer's disease. *Archives of Neurology, 45.* 836-840.

35 Strachan, R. N., & Henderson, J. G. (1967). Dementia and folate deficiency. *Quarterly J. Medicine, 36,* 189-204; Perkins, A. J., et al. (1999). Association of antioxidants and memory in multiethnic elderly sample using the Third National Health and Nutrition Examination Study. *Am. J. Epidemiol., 150,* 37-44.

36 Hoffman and Herbert (1990). Beware of cold remedies in the elderly. *Courtlandt Forum*, 28-41.

37 Yen, S. S. C. (1995). Replacement of DHEA in aging men and women: Potential remedial effects. *Ann. New York Acad. Sciences, 774*, 128-142; Mevril, C. R., et al. (1990). Reduced plasma DHEA concentrations in HIV infection and Alzheimer's disease. In M. Kalimi & W. Regleson (eds.), *The Biological Role of Dehydroepiandrosterone*, 101-105. New York: de Gruyter; Regleson, W., et al. (1994). Dehydroepiandrosterone (DHEA)—the "mother steroid." I. Immunologic action. *Ann. New York Acad. Sciences, 719*, 553-563.

38 Tabor, A. (2000). *Brain Health: Soy Benefits and Research*, 24. Winston-Salem, NC: Physician Laboratories.

39 Pan, Y., et al. (1999). Effect of estradiol and soy phytoestrogens on choline acetyltransferase and nerve growth factor mRNAs in the frontal cortex and hippocampus of female rats. *Proc. Soc. Exp. Biol. Med., 221* (2), 118-125.

40 Refat, S. L., et al. (1990). Effect of exposure of miners to aluminum powder. *Lancet, 336*, 1162-1165.

41 Council on Scientific Affairs (1985). Aspartame: Review on safety issues. *JAMA, 254* (3), 400-402; U. S. Department of Health and Human Services (1980). *Decision of the Public Board of Inquiry* (DHHS docket 75F-0335). Rockville, MD: Food & Drug Administration; Wurtman, R. J. (1983). Neurochemical changes following high-dose aspartame with dietary carbohydrates. *NEJM, 309*, 429-430; Yokogoshi, H., et al. (1984). Effects of aspartame and glucose administration on brain and plasma levels of large neutral amino acids and brain 5-hydroxyindoles. *Am. J. Clin. Nutr., 40* (1), 1-7; Aspartame Consumer Safety Network, P.O. Box 780634, Dallas, TX 75378. Tel: 214-352-4268.

42 McEwen, B. S., et al. (1999). 앞의 글.

43 Connor, J. R., Melone, J. H., & Yuen, A. R. (1981). Dendritic length in aged rats' occipital cortex: An environmentally induced response. *Experimental Neurology, 73* (3), 827-830; Connor, J. R., Diamond, M. C., & Johnson, R. E. (1980). Aging and environmental influences on two types of dendritic spines in the rat occipital cortex. *Experimental Neurology, 70* (2), 371-379.

44 Eriksson, P., et al. (1998). Neurogenesis in the adult human hippocampus.

Nature Medicine, 4 (11), 1313-1317.
45 Diamond, M., et al. (1985). Plasticity in the 904-day male rat cerebral cortex. *Experimental Neurology, 87*, 309-317.
46 Hausdorff, J., et al. (1999). The power of ageism on physical function of older persons: Reversibility of age-related gait changes. *J. Am. Geriatric Soc., 47*, 1346-1349.
47 Langer, E. (1989). *Mindfulness*, 113. Reading, MA: Addison-Wesley.

11 장미 봉오리에서 열매로

1 Fisher, G. J., et al. (1997). Pathophysiology of premature skin aging induced by ultraviolet light. *NEJM, 337* (20), 1419-1428.
2 Lopez-Torres, M., et al. (1998). Topical application of alpha-tocopherol modulates the antioxidant network and diminishes ultraviolet-induced oxidative damage in murine skin. *British J. Dermatology, 138*, 207-215; Biesalki, H. K., et al. (1996). Effects of controlled exposure of sunlight on plasma and skin levels of beta-carotene. *Free Radical Research, 24* (3), 215-224; Gollnick, H., et al. (1996). Systemic beta-carotene plus topical UV sunscreen are an optimal protection against harmful effcts of natural UV sunlight. *European J. Dermatology, 6*, 200-205.
3 Perricone, N. V. (1997). Aging: Prevention and intervention. Part 1: Antioxidants. *J. Geriatric Dermatology, 5* (1), 1-2.
4 Perricone, N. V. (1993). The photoprotective and anti-inflammatory effects of topical ascorbyl palmitate. *J. Geriatric Dermatology, 1* (1), 5-10; Perricone, N. V., & DiNardo, J. (1996). Photoprotective and anti-inflammatory effcts of topical glycolic acid. *Dermatologic Surgery, 22* (5), 435-437; Perricone, N. V. (1997). Topical vitamin C ester (ascorbyl palmitate). *J. Geriatric Dermatology, 5* (4), 162-170; Perricone, N. V. (2000). *The Wrinkle Cure*. Emmaus, PA: Rodale Press.
5 Serbinova, E., et al. (1991). Free radical recycling and intermembrane mobility in the antioxidant properties of alpha-tocopherol and alpha-tocotrienol. *Free Radical Biology & Medicine, 10*, 263-275.
6 Hargrove, J. T., et al. (1998). Absorption of estradiol and progesterone

delivered via Jergens lotion used as hormone replacement therapy. Division of Reproductive Endocrinology, Dept. of Ob/Gyn, Vanderbilt Medical Center, Nashville, TN (Abstract no. 97.051).

7 Shaak, C. (in press). Restoration of early luteal phase hormone levels in menopausal women by transdermal application of progesterone, estradiol, and testosterone. 자세히 알고 싶으면 Shaak 박사의 WomanWell 연구소로 연락하면 된다: 405 Great Plain Ave. Needham, MA 02492. Tel. 781-453-0321.

8 Schmidt, J., et al. (1998). Treatment of skin aging with topical estrogens. *International J. of Pharmaceutical Compounding, 2* (4), 270-274.

9 Saliou, C., et al. (1999). French *Pinus maritima* bark extract prevents ultraviolet-induced NF-KB-dependent gene expression in a human keratinocyte cell line. Abstract of a poster presentation at the Oxygen Club of California, 1999 World Congress.

10 Sinatra, S. (1998). *The Coenzyme Q_{10} Phenomenon*. Chicago: Keats Publishing.

11 Lopez-Torres, M., et al. (1998). 앞의 글; Eberlein-Konig, B., et al. (1998). Protective effect against sunburn of combined systemic ascorbic acid and vitamin E. *J. American Academy of Dermatology, 38*, 45-48.

12 Engels, W. D. (1982). Dermatological disorders: Psychosomatic illness review (No. 4 in the series). *Psychosomatics, 23* (12), 1209-1219; Bick, E. (1968). Experience of the skin in early object relations. *International J. of Psychoanalysis, 49*, 484-486.

13 Strauss, J. S., & Pochi, P. E. (1963). The human sebaceous gland: Its regulation by steroidal hormones, and its use as an end organ for assaying androgenicity *in vivo*. *Recent Progress in Hormonal Research, 19*, 385-444.

14 Peck, G. L., et al. (1979). Prolonged remissions of cystic and conglobate acne with 13-retinoic acid. *NEJM, 300*, 329-333.

15 Engels, W. D. (1982). 앞의 글; Bick, E. (1968). 앞의 글; Kaplan, H. I., & Sadock, B. J. (eds.) (1989). *Comprehensive Textbook of Psychiatry* (5th ed., 1221). Philadelphia, PA: Lippincot, Williams & Wilkins.

16 DeVille, R. L., et al. (1994). Androgenic alopecia in women: Treatment with 2% topical minoxidil solution. *Arch. Dermatol., 130* (3), 303-307.

17 Lewenberg, A. (1996). Minoxidil-tretinoin combination for hair regrowth:

Effects of frequency, dosage, and mode of application. *Advances in Therapy*, *13* (5), 274-283.

18 Halsner, U. E., & Lucas, M. W. (1995). New aspects in hair transplantation for women. *Dermatol. Surg.*, *21* (7), 605-610.

19 Hayden, T., et al. (1999). Our quest to be perfect. *Newsweek*, August 9, 52-59.

20 Burkitt, D. P., et. al. (1974). Dietary fiber and disease. *JAMA*, *229* (8), 1068-1074; Braunwald, E. (ed.) (1987). *Harrison's Principles of Internal Medicine* (11th ed.). New York: McGraw-Hill.

21 Grismond, G. L. (1981). Treatment of pregnancy-induced phlebopathies. *Minerva Ginecol.*, *33*, 221-230.

22 Ries, W. (1976). Prevention of venous disease from nutritional-physiologic aspect. *ZFA*, *31* (4), 383-388; Braunwald, E. (ed.) (1987). 앞의 책.

23 Ako, H., et al. (1981). Isolation of fibrinolysis enzyme activator from commercial bromelain. *Arch. Int. Pharmacodyn.*, *254*, 157-167.

24 Stemmer, R. (1990). *Sclerotherapy of Varicose Veins*. Sigvaris Company (available from Ganzoni & Cie AG, St. Gallen, Switzerland).

12_뼈의 건강을 창조하자

1 Cummings, S., et al. (1985). Epidemiology of osteoporosis and osteoporotic fractures. *Epidemiology Review*, *7*, 178-208.

2 Lindsay, R. (1995). The burden of osteoporosis: *Cost. Am. J. Medicine*, *98* (2A), 9S-11S.

3 Shipman, P., et al. (1985). *The Human Skeleton*. Cambridge, MA: Harvard University Press; Brown, J. (1990). *The Science of Human Nutrition*. New York: Harcourt Brace Jovanovich.

4 Lanyon, L. E. (1993). Skeletal responses to physical loading. In G. Mundy & J. T. Martin (eds.), *Physiology & Pharmacology of Bone*, *vol. 107*, 485-505. Berlin: Springer-Verlag.

5 Travis, J. (2000). Boning up: Turning on cells that build bone and turning off ones that destroy it. *Science News*, *157*, 41-42.

6 Manolagas, S. C. (1995). Sex steroids, cytokines, and the bone marrow: New

concepts on the pathogenesis of osteoporosis. *Ciba Foundation Symposium, 191*, 187-202.

7   Riggs, B., et al. (1986). In women dietary calcium intake and rates of bone loss from midradius and lumbar spine are not related. *J. Bone & Mineral Research, 1* (suppl.), 167; Genant, H. K., et al. (1985). Osteoporosis: Assessment by quantitative computed tomography. *Orthopedic Clinics of North America, 16* (3), 557-568.

8   Trotter, M., et al. (1974). Sequential changes in weight, density, and percentage weight of human skeletons from an early fetal period through old age. *Anatomical Record, 179*, 1-8.

9   Adams, P., et al. (1970). Osteoporosis and the effects of aging on bone mass in elderly men and women. *J. Medical News Series, 39*, 601-615.

10 Harris, S., et al. (1992). Rates of change in bone mineral density of the spine, heel, femoral neck and radius in healthy postmenopausal women. *Bone Mineralization, 17* (1), 87-95; Riggs, B., et al. (1985). Rates of bone loss in the appendicular and axial skeletons of women: Evidence of substantial vertebral bone loss before menopause. *J. Clinical Investigation, 77*, 1487-1491.

11 Fujita, T., et al. (1992). Comparison of osteoporosis and calcium intake between Japan and the United States. *Proc. Soc. Experimental Biology & Medicine, 200* (2), 149-152.

12 Frost, H. (1985). The pathomechanics of osteoporosis. *Clinical Orthopedics, 200*, 198-225.

13 Chappard, D., et al. (1988). Spatial distribution of trabeculae in iliac bones from 145 osteoporotic females. *Maturitas, 10*, 353-360; Biewener, A. A. (1993). Safety factors in bone strength. *Calcified Tissue International, 53* (suppl. 1), S68-S74.

14 Brown, S. (1996). *Better Bones, Better Body: Beyond Estrogen and Calcium.* Los Angeles: Keats Publishing.

15 Lees, B., et al. (1993). Differences in proximal femur bone density over two centuries. *Lancet, 341*, 673-675; Eaton, S., et al. (1991). Calcium in evolutionary perspective. *Am. J. Clinical Nutr., 54* (suppl.), 281S-287S.

16 Bauer, D. C., et al. (1993). Factors associated with appendicular bone mass

in older women. *Ann. Internal Medicine, 118* (9), 647-665.
17 Rigotti, N. A., et al. (1984). Osteoporosis in women with anorexia nervosa. *NEJM, 311* (25), 1601-1605.
18 Prior, J., et al. (1990). Spinal bone loss and ovulatory disturbances. *NEJM, 323* (18), 1221-1227; Cann, C., et al. (1984). Decreased spinal mineral content in amenorrheic women. *JAMA, 251* (5), 626-629.
19 Schuckit, M. (1994). Section 5: Alcohol and alcoholism. In K. Isselbacher et al. (eds.), *Harrison's Principles of Internal Medicine, vol.* 2 (13th ed., 2420). New York: McGraw-Hill.
20 Diamond, T., et al. (1989). Ethanol reduces bone formation and may cause osteoporosis. *Am. J. Medicine, 86,* 282-288; Bikler, D. D., et al. (1985). Bone disease in alcohol abuse. *Ann. Internal Medicine, 103,* 42-48.
21 Gold, P. W., et al. (1986). Responses to corticotropin-releasing hormone in the hypercortisolism of depression and Cushing's disease: Pathophysiology and diagnostic implications. *NEJM, 314,* 1329-1335; Michelson, D., et al. (1996). Bone mineral density in women with depression. *NEJM, 335* (16), 1176-1181.
22 Tatemi, S., et al. (1991). Effect of experimental human magnesium depletion on parathyroid hormone secretion and 1,25-dihydroxyvitamin D metabolism. *J. Clin. Endocrinol. Metab., 73* (5), 1067-1072; Gaby, A., & Wright, J. (1988). *Nutrients and Bone Health.* Seattle, WA: Wright/Gaby Nutrition Institute.
23 Andinoff, A. D., & Hollister, J. R. (1983). Steroid-induced fracture and bone loss in patients with asthma. *NEJM, 309* (5), 265-268.
24 Hahn, T. J., et al. (1988). Altered mineral metabolism in glycocorticoid-induced osteopaenia: Effect of 25-hydroxyvitamin D administration. *J. Clinical Investigation, 64,* 655-665.
25 Crilly, R. G., et al. (1981). Steroid hormones, ageing and bone. *Clinical Endocrinology & Metabolism, 10* (1), 115-139.
26 Johnell, O., et al. (1979). Bone morphology in epileptics. *Calcified Tissue International, 28* (2), 93-97.
27 Franklin, J. A., et al. (1992). Long-term thyroxine treatment and bone mineral density. *Lancet, 340,* 9-13; Paul, T. L., et al. (1988). Long-term L-thyroxine therapy is associated with decreased hip bone density in pre-menopausal

women. *JAMA, 259*, 3137-3141; Coindre, J. M., et al. (1986). Bone loss in hypothyroidism with hormone replacement: A histomorphometric study. *Arch. Intern. Med., 146*, 48-53.

28. Brincat, M. P., et al. (1996). A screening model for osteoporosis using dermal skin thickness and bone densitometry. In B. G. Wren (ed.), *Progress in the Management of the Menopause: The Proceedings of the 8th International Congress on the Menopause*, 175-178. Sydney: Parthenon Publishing Group.

29. Robins, S. P. (1995). Collagen crosslinks in metabolic bone disease. *Acta Orthopedica Scandinavia, 66* (266, suppl.), S171-S175; Garnero, P., et al. (1994). Comparison of new biochemical markers of bone turnover in late postmenopausal osteoporotic women in response to alendronate treatment. *J. Clin. Endocrinol. Metab., 79*, 1693-1700; Chesnut, C., et al. (1997). Hormone replacement therapy in postmenopausal women: Urinary N-telopeptide of type I collagen monitors therapeutic effect and predicts response of bone mineral density. *Am. J. Medicine, 102*, 29-37.

30. Cummings, S. R., et al. (in press). Regression to mean in clinical practice: Women who seem to lose bone density during treatment for osteoporosis usually gain if treatment is continued. *JAMA*. Cited in B. Ettinger (2000). Sequential osteoporosis treatment for women with postmenopausal osteoporosis. *Menopausal Medicine, Newsletter of the American Society for Reproductive Medicine, 8*(2), 3.

31. Munger, R. G. (1999). Prospective study of dietary protein intake and risk of hip fracture in postmenopausal women. *Am. J. Clin. Nutr., 69*(1), 147-152.

32. Potter, S., M., Baum, J. A., Teng, H., Stillman, R. J., Shay, N. F., & Erdman, J. W. (1998). Soy protein and isoflavones: Their effects on blood lipids and bone density in postmenopausal women. *Am. J. Clin. Nutr., 68* (6, suppl.), 1375S-1379S.

33. Bonfield, T. (1999, June 15). Research backs benefits of soy—postmenopausal women take note. *Cincinnati Enquirer*. 신시내티 대학의 산부인과 교수인 Michael Scheiber 박사와 Children's Hospital Medical Center의 mass spectrometry 책임자인 Kenneth Setchell 박사에 의해 행해진 이 연구는 하루에 콩식품을 3번 이상 먹음으로써 콩 이소플라본을 70mg 이상 섭취할 경우 에스트로겐만큼 뼈를 강화하는 효과가 있음을 증명했다.

34 Hegarty, V., et al. (2000). Tea drinking and bone mineral density in older women. *Am. J. Clin. Nutr., 71*, 1003-1007.
35 Watts, N. B., et al. (1995). Comparison of oral estrogens and estrogens plus androgen on bone mineral density, menopausal symptoms, and lipid-lipoprotein profiles in surgical menopause. *Obstetrics & Gynecology, 85*, 529-537.
36 Cummings, S., et al. (1998). Endogenous hormones and the risk of hip and vertebral fractures among older women. *NEJM, 339*, 733-738.
37 Riggs, B., & Melton, L. (1986). Involutional osteoporosis. NEJM, 26, 1676-1686; Buchanan, J. R., et al. (1988). Early vertebral trabecular bone loss in normal premenopausal women. *J. Bone & Mineral Research, 3* (5), 583-587.
38 Carter, M. D., et al. (1991). Bone mineral content at three sites in normal perimenopausal women. *Clinical Orthopedics, 266*, 295-300; Harris, S., & Dawson-Hughes, B. (1992). Rates of change in bone mineral density of the spine, heel, femoral neck and radius in healthy postmenopausal women. *J. Bone & Mineral Research, 17* (1), 87-95.
39 Heaney, R. P. (1990). Estrogen-calcium interactions in the postmenopause: A quantitative description. *J. Bone & Mineral Research, 11* (1), 67-84.
40 Speroff, L. (1999, October 1). Treatment options for the prevention of osteoporosis. *Ob/Gyn Clinical Alert, 46*.
41 Lee, J. (1991). Is natural progesterone the mission link in osteoporosis prevention and treatment? *Medical Hypotheses, 35*, 316-318; Prior, J. (1991). Progesterone and the prevention of osteoporosis. *Can. J. Ob-Gyn & Women's Healthcare, 3* (4), 178-183; Lee, J. (1990). Osteoporosis reversal: The role of progesterone. *Clinical Nutritional Review, 10*, 884-889; Prior, M. C., et al. (1994). Cyclic medroxyprogesterone increases bone density: A controlled trial in active women with menstrual cycle disturbances. *Am. J. Medicine, 96*, 521-530; Adachi, J. D., et al. (1997). A double-blind randomized controlled trial of the effects of medroxyprogesterone acetate on bone density of women taking oestrogen replacement therapy. *British J. Obstet. Gynaecol., 104*, 64-70; Prior, J. C., et al. (1997). Premenopausal ovariectomy-related bone loss: A randomized, double-blind, one-year trial of conjugated estrogen or medroxyprogesterone acetate. *J. Bone & Mineral*

Research, 12 (11), 1851-1863.

42 Leonetti, H., et al. (1999). Transdermal progesterone cream for vasomotor symptoms and postmenopausal bone loss. *Obstetrics & Gynecology, 94*, 225-228.

43 Abraham, G. (1991). The importance of magnesium in the management of primary postmenopausal osteoporosis: A review. *J. Nutritional Medicine, 2*, 165-178; Gaby, A., & Wright, J. (1990). Nutrients and osteoporosis: A review article. *J. Nutritional Medicine, 1*, 63-72.

44 Buckley, L. M., et al. (1996). Calcium and vitamin D3 supplementation prevents bone loss in the spine secondary to low-dose corticosteroids in patients with rheumatoid arthritis. A randomized, double-blind, placebo-controlled trial. *Ann. Internal Medicine, 125* (12), 961-968.

45 Nielson, B. E., et al. (1987). Effects of dietary boron on mineral, estrogen, and testosterone metabolism in postmenopausal women. *FASEB, 1*, 394-397.

46 Dawson-Hughes, G., et al. (1990). A controlled trial of the effects of calcium supplementation on bone density in postmenopausal women. *NEJM, 323*, 878-883.

47 McGuigan, J. (1994). Peptic ulcer and gastritis. In K. Isselbacher et al. (eds.), *Harrison's principles of Internal Medicine, vol. 2* (13th ed., 1369). New York: McGraw-Hill.

48 이 표의 출처는 다음과 같다. U.S. Department of Agriculture, *Composition of Foods*, handbooks no. 8 and 456 (Washington, D.C.: U.S. Government Printing Office, 1963); J. A. Duke and A. A. Atchley, *Handbook of Proximate Analysis—Tables of Higher Plants* (Boca Raton: CRC Press, 1986); Leonard Jacobs, article in *East/West Journal*, May 1985; John Lee, "Osteoporosis Reversal: The Role of Progesterone," *International Clinical Nutrition Review*, vol. 10 (1990), 384-391; Judith Cooper Madlener, *The Sea Vegetable Book* (New York: Clarkson N. Potter, 1977); Nutrition Search, Inc., John Kirschmann, dir. comp., *Nutrition Almanac*, rev. ed. (New York: McGraw-Hill, 1979); U.S. Department of Agriculture, *Nutritive Value of Foods*, handbook no. 72 (Washington, D.C.: U.S. Government Printing Office, 1971); Mark Pedersen, *Nutritional Herbology* (Bountiful, UT: Pedersen, 1987); and Maine Coast Sea Vegetables Co., Shore Road, Franklin, ME 04634.

49 Chu, J. Y., et al. (1975). Studies in calcium metabolism, II. Effects of low calcium and variable protein intake on human calcium metabolism. *Am. J. Clin. Nutr., 28*, 1028-1035; Abelow, B., et al. (1992). Cross cultural association between dietary animal protein and hip fracture: A hypothesis. *Calcified Tissue International, 50*, 14-18.

50 Gillespie, L. (1999) *The Menopause Diet: Lose Weight and Boost Your Energy, 36*. Beverly Hills, CA: Healthy Life Publications.

51 Aiello, L., & Wheeler, P. (1995). The expensive tissue hypothesis: The brain and the digestive system in human and primate evolution. *Current Anthropology, 36* (2), 199-221; Lorenz, K., & Lee, V. A. (1997). The nutritional and physiological impact of cereal products in human nutrition. *Critical Reviews in Food Science & Nutrition, 8*, 383-456; Cassiday, C. M. (1980). Nutrition and health in agriculturalists and hunter-gatherers: A case study of two prehistoric populations. In R. F. Kandel, G. H. Pelto, & N. W. Jerome (ed.), *Nutritional Anthropology: Contemporary Approaches to Diet and Culture*, 117-145. Pleasantville, NY: Redgrave Publishing Company; Eaton, S. B., & Nelson, D. A. (1991). Calcium in evolutionary perspective. *Am. J. Clinical Nutrition, 54* (suppl.), 281S-287S; Goodman, A. H., Dufour, D., & Pelto, G. H. (2000). *Nutritional Anthropology: Biocultural Perspectives on Food and Nutrition*. Mountain View, CA: Mayfield Publishing. See also *The Paleopathology Newsletter*, published by the Paleopathology Association. Contact: Ms. Eve Cockburn, 18655 Parkside, Detroit, MI 48221-2208.

52 Caspit, A. (1994). Alendronate: An investigational agent for the prevention and treatment of osteoporosis. *Drug Therapy, 24*, 41.

53 Adami, S., et al. (1993). Treatment of postmenopausal osteoporosis with continuous daily oral alendronate in comparison with either placebo or intranasal salmon calcitonin. *Osteoporosis International, 3* (suppl. 3), S21-S27.

54 DeGroen, P. C. (1996). Esophagitis associated with the use of alendronate. *NEJM, 335*, 1016-1021.

55 Delmas, P., et al. (1997). Effects of raloxifene on bone mineral density, serum cholesterol concentrations, and uterine endometrium in postmenopausal women. *NEJM, 337*, 1641-1647.

56 Nelson, M., et al. (1994). Effects of high-intensity strength training on

multiple risk factors for osteoporotic fractures: A randomized controlled trial. *JAMA, 272* (24), 1909-1914.

57 Nelson, M. (2000). *Strong Women Stay Young*. New York: Bantam.
58 Fiatarone, M., et al. (1994). Exercise training and nutritional supplementation for physical frailty in very elderly people. *NEJM, 330* (25), 1769-1775.
59 Rosen, C., et al. (1994). The effects of sunlight and diet on bone loss in elderly women from rural Maine. *Maine J. Health Issues, 1* (2), 35-48. (Study done by Michael Holick in Bangor, Maine.)
60 Vieth, R. (1999). Vitamin D supplementation, 25-hydroxyvitamin D concentrations, and safety. *Am. J. Clin. Nutr.*, 69, 842-856. (비타민 D와 햇빛에 관해 자세한 정보를 얻고자 한다면 이 논문을 꼭 읽어보라.)
61 위의 글.
62 Neer, R. M., et al. (1971). Stimulation by artificial lighting of calcium absorption in elderly human subjects. *Nature, 229*, 255.
63 Holick, M. F. (1995). Environmental factors that influence the cutaneous production of Vitamin D. *Am. J. Clin. Nutr., 61* (suppl. 3), 638S-645S.
64 Dawson-Hughes, B., et al. (1991). Effect of vitamin D supplementation on wintertime and overall bone loss in healthy postmenopausal women. *Ann. Internal Medicine, 115* (7), 505-511.
65 McNeil, T. (1998, spring). The vitamin D guru: School of Medicine professor sees the light and spreads the news. *Bostonia*, 34-35.
66 Vieth, R. (1999). 앞의 글.
67 Berger, J. (1998). *Herbal Rituals*, 64-72. New York: St. Martin's Press.
68 Weed, S. (1989). *Healing Wise: Wise Woman's Herbal*, 262. Woodstock, NY: Ashtree Publications.

13 _ 유방의 건강을 창조하자

1 Toikkanene, S., et al. (1991). Factors predicting late mortality from breast cancer. *European J. Cancer, 27* (5), 586-591.
2 Chen, C. C., et al. (1995). Adverse life events and breast cancer: Case-control study. *British Medical J., 311*, 1527-1530.
3 Levy, S., et al. (1987). Correlation of stress factors with sustained depression

of natural killer cell activity and predicted prognosis in patients with beast cancer. *J. Clinical Oncology, 5*, 348-353.
4   Spiegel, D., et al. (1989). The effect of psychosocial treatment on survival of patients with metastatic breast cancer. *Lancet, 2* (8668), 888-891.
5   Prior, J. (1992). Critique of estrogen treatment for heart attack prevention: The Nurses' Health Study. *A Friend Indeed, 8* (8), 3-4; Schairer, C., et al. (2000). Menopausal estrogen and estrogen-progestin replacement therapy and breast cancer risk. *JAMA, 283* (4), 485-491.
6   Bulbrook, P. D., Swain, M. C., Wang, D. Y., et al. (1976). Breast cancer in Britain and Japan: Plasma oestradiol-17b, oestrone, and progesterone, and their urinary metabolites in normal British and Japanese women. *European J. Cancer, 12*, 725-735.
7   Seely, S., et al. (1983). Diet and breast cancer: The possible connection with sugar consumption. *Medical Hypotheses, 11*, 319-327; Kazer, R. (1995). Insulin resistance, insulin-like growth factor I and breast cancer: A hypothesis. *International J. Cancer, 62*, 403-406; Bruning, P., et al. (1992). Insulin resistance and breast-cancer risk. *International J. Cancer, 52*, 511-516.
8   Willett, W. C., et al. (1987). Moderate alcohol consumption and the risk of breast cancer. *NEJM, 316*, 1174-1180.
9   Ginsburg, E. (1996). Effects of alcohol ingestion on estrogens in postmenopausal women. *JAMA, 276* (21), 1747-1751.
10 Zhang, S., et al. (1989). A prospective study of folate intake and the risk of breast cancer. *JAMA, 281* (17), 1632-1637.
11 Ambrosone, C., et al. (1996). Cigarette smoking, N-acetyltransferase 2 genetic polymorphisms, and breast cancer risk. *JAMA, 276* (18), 1494-1501.
12 Martinsen, E. W. (1990). Benefits of exercise for the treatment of depression. *Sports Medicine, 9* (6), 380-389.
13 Coleman, B. C. (1999, March 10). Fatty diet and breast cancer: No link? *Portland Press Herald*.
14 Adlercreutz, H., et al. (1982). Excretion of the lignans enterolactone and enterodiol and of equol in omnivorous and vegetarian postmenopausal women and in women with breast cancer. *Lancet, 2* (8311), 1295-1299.

15 Goldin, B. R., Adlercreutz, H., et al. (1982). Estrogen excretion patterns and plasma levels in vegetarian and omnivorous women. *NEJM, 307*, 1542-1547.
16 Percival, M. (1997). Phytonutrients and detoxification. In *Clinical Nutrition Insights* (pp. 1-4). Published by the Foundation for the Advancement of Nutritional Education. Available from Metagenics North East, P.O. Box 848, Kingston, NH 03848.
17 Zava, D., & Duwe, G. (1997). Estrogenic and antiproliferative properties of genistein and other flavonoids in hyman breast cancer cells *in vitro*. *Nutrition & Cancer, 27*(1), 31-40.
18 Bagga, D., et al. (1997). Dietary modulation of omega-3/omege-6 polyunsaturated fatty acid ratios in patients with breast cancer. *J. Nat. Cancer Inst., 89*(15), 1123-1131.
19 Lockwood, K. et al. (1994). Partial and complete regression of breast cancer in patients in relation to dosage of coenzyme Q_{10} *Biochem. Biophys. Res. Commun., 199*(3), 1504-1508.
20 Welch, H. G., & Black, W. C. (1997). Using autopsy series to estimate the disease "reservoir" for ductal carcinoma in situ of the breast: How much more breast cancer can we find? *Ann. Internal Medicine, 127* (11), 1023-1028; Nielsen, M., et al. (1987). Breast cancer and atypia among young and middle-aged women: A study of 110 medicolegal autopsies. *British J. Cancer, 56* (6), 814-819.
21 Welch, H. G., & Black, W. C. (1997). 앞의 글, 1023.
22 Moody-Ayers, S., et al. (2000). "Benign" tumors and "early detection" in mammography-screened patients of a natural cohort with breast cancer. *Arch. Intern. Med., 160* (8), 1109-1115.
23 Prager, K. (1996). Outrage over mammogram screening unwarranted. *Medical Tribune*. Quoted by Gina Kolata in the *New York Times*, Jan. 28, 1997.
24 Moore, F. (1978). Breast self-examination. *NEJM, 299* (6), 304-305.
25 Dana Wyrick 자가 마사지법. 전문 마사지 치료사인 Dana Wyrick은 유방 마사지가 미국보다 널리 행해지는 유럽과 오스트레일리아의 림프부종 전문 치료사들과 수행한 연구를 통해 유방 건강을 위한 자가 마사지법을 개발했다.
26 Kerlikowske, K., et al. (1993). Positive predictive value of screening

mammography by age and family history of breast cancer. *JAMA, 270* (2), 444.

27 Veronesi, U., et al. (1997). Sentinel node biopsy to avoid axillary dissection in breast cancer with clinically negative lymph nodes. *Lancet, 349* (9069), 1864-1867.

28 National Council on Aging (1997). *Myths and Perceptions About Aging and Women's Health*. Washington, D. C.: Author; No author listed (1997). Assessing the odds. *Lancet, 350* (9091), 1563.

29 Ries, L. A. G., Eisner, M. P., Kosary, C. L., Hankey, B. F., Millers, B. A., Kleg, L., and Edwards, B. K. (eds.) (2000). *SEER Cancer Statistics Review, 1973-1993*. Bethesda, MD: National Cancer Institute; Black, W. C., et al. (1995). Perceptions of breast cancer risk and screening effectiveness in women younger than 50 years old. *J. Nat. Cancer Inst., 87*, 720-731.

30 Phillips, K. A. (1999). Putting the risk of breast cancer in perspective. *NEJM, 340* (2), 141-144.

31 Hirshaut, Y., & Pressman, P. (2000). *Breast Cancer: The Complete Guide* (p. 256). New York: Bantam.

32 American College of Obstetrics & Gynecology, Committee on Genetics (1996, October). *Breast-Ovarian Cancer Screening* (Committee Opinion no. 176). Washington, D.C.: Author.

33 Collins, F. S. (1986). BRCA1—lots of mutations, lots of dilemmas. *NEJM, 334* (3), 186-188.

34 Weisberg, T. (1996, October). Genetic testing for breast cancer. *Maine Cancer Perspectives, 2* (4), 3.

35 Kesaniemi, Y. A. (unpublished data). Cited in A. Viitanen (1996), A new estrogen gel: Clinical benefits. In B. G. Wren (ed.), *Progress in the Management of the Menopause: The Proceedings of the 8th International Congress on the Menopause* (p. 168). Sydney, Australia: Parthenon.

36 LaVecchia, C., Negri, E., Franceschi, S., et al. (1995). Hormone replacement therapy and breast cancer risk: A cooperative Italian study. *British J. Cancer, 72*, 244-248.

37 Campagnoli, C., et al. (1999). HRT and breast cancer risk: A cule for interpreting the available data. *Maturitas, 33*, 185-190; Collaborative Group

on Hormonal Factors in Breast Cancer (1997). Breast cancer and hormone replacement therapy: Collaborative reanalysis of data from 51 epidemiological studies of 52,705 women with breast cancer and 108,411 without breast cancer. *Lancet, 350*, 1047-1059.

38 Bhavani, B. R., et al. (1994). Pharmacokinetics of 17-ß-dihydroequilin sulfate and 17-ß-dihydroequilin in normal postmenopausal women. *J. Clin. Endocrinol. & Metab., 78*, 197-204.

39 Hargrove, J., & Eisenberg, E. (1995) Menopause. *Med. Clin. North Am., 79* (6), 1337-1363.

40 Campagnoli, C. (1999). 앞의 글; Collaborative Group on Hormonal Factors in Breast Cancer (1997). 앞의 글.

41 Campagnoli, C. (1999). 앞의 글.

42 Huang, Z., Willett, W. C., Colditz, G. A., Hunter, D. J., Manson, J. E., Rosner, B., Speizer, F. E., & Hankinson, S. E. (1999). Waist circumference, waist:hip ratio, and risk of breast cancer in the Nurses' Health Study. *Am. J. Epidemiol., 150* (12) 1316-1324. "복부비만은 안드로겐 과다와 관계가 있으며, 지방조직에서 안드로겐을 에스트로겐으로 전환시키는 비중을 높이는 것과도 관련되어 있다."고 그들은 주장했다. 또 복부비만 여성이 폐경기 이후에 호르몬제를 복용할 경우 전체적인 호르몬 수치가 높아질 가능성이 많다고 지적했다. 즉 "복부비만 여부에 관계없이 폐경기 이후에 사용되는 모든 호르몬은 유방암 발병률을 높인다."는 결론을 이끌어냈다.

43 Schuurman, A. G., van den Brandt, P. A., & Goldbohm, R. A. (1995). Exogenous hormone use and the risk of postmenopausal breast cancer: Results from the Netherlands Cohort Study. *Cancer Causes Control, 6*, 416-424; Cobleigh, M., et al. (1994). Estrogen replacement therapy in breast cancer survivors: A time for change. *JAMA, 272* (7), 540-545.

44 Henrich, J. B. (1992). The postmenopausal estrogen/breast cancer controversy. *JAMA, 268*, 1900-1902; Wotiz, H. H., Beebe, D. R., & Muller, E. (1984). Effect of estrogen on DMBA-induced breast tumors. *J. Steroid Biochem., 20*, 1067-1075.

45 Drife, J. O. (1986). Breast development in puberty. *Ann. N.Y. Acad. Sci., 464*, 58-65; Dulbecco, R., et al. (1982). Cell types and morphogenesis in the mammary gland. *Proc. Natl. Acad. Sci. USA, 79*, 7346-7350; Long-acre, T., &

Bartow, S. (1986). A correlative morphologic study of human breast and endometrium in the menstrual cycle. *Am. J. Surgical Path.*, *10* (6), 382-393; Weinberg, R. A. (1996, September). How cancer arises. *Scientific American*, 62-70.

46 Lemon, H. (1973). Oestriol and prevention of breast cancer. *Lancet*, *1* (802), 546; Lemon, H. (1975). Estriol prevention of mammary carcinoma induced by 7,12-dimethyl-benzanthracene and procarbazine. *Cancer Res.*, *35*, 1341-1353; Lemon, H. (1980). Pathophysiologic considerations in the treatment of menopausal patients with oestrogens: The role of oestriol in the prevention of mammary cancer. *Acta Endocrinol.*, *1*, 17-27; Lemon, H., Wotiz, H., Parsons, L., et al. (1966). Reduced estriol excretion in patients with breast cancer prior to endocrine therapy. *JAMA*, *196*, 1128-1136.

47 Bu, S. Z., et al. (1997). Progesterone induces apoptosis and upregulation of p53 expression in human ovarian carcinoma cell lines. *Cancer, J. American Cancer Society*, *79* (10), 1944-1950.

48 Zava, D. T., & Duwe, G. (1997). Estrogen and antiproliferative properties of genistein and other flavonoids in human breast cancer cells *in vivo*. *Nutr. & Cancer*, *27* (1), 31-40.

49 Cowan, A. D., et al. (1961). Breast cancer incidence in women with a history of progesterone deficiency. *Am. J. Epidemiol.*, *114* (2), 209.

50 Chang, K. J., et al. (1995). Influences of percutaneous administration of estradiol and progesterone on human breast epithelial cell cycle *in vivo*. *Fertil. & Steril.*, *63*, 785-791.

51 Badwe, R. A., et al. (1991), Timing of surgery during menstrual cycle and survival of premenopausal women with operable breast cancer. *Lancet*, *337*, 1261-1264.

52 Hrushesky, W. (1996). Breast cancer, timing of surgery, and the menstrual cycle: Call for prospective trial. *J. Women's Health*, *5* (6), 555-566.

53 Wren, B., & Eden, J. A. (1996). Do progestogens reduce the risk of breast cancer? A review of the evidence. *Menopause: The J. of the N. Am. Menopause Soc.*, *3* (1), 4-12.

54 McEwen, B. S., et al. (1999). Inhibition of dendritic spine induction on hippocampal ca-1 pyramidal neurons by nonsteroidal estrogen antagonist in

female rats. *Endocrinology, 140*, 1044-1047; McEwen, B. S., & Wooley, C. S. (1994). Estradiol and progesterone regulate neuronal structure and synaptic connectivity in adult as well as developing brain. *Experimental Gerontology, 29*, 431-436; Wooley, C. S., & McEwen, B. S. (1993). Roles of estradiol and progesterone in regulation of hippocampal dendritic spine density during the estrous cycle in the rat. *J. Comparative Neurology, 336*, 293-306.

55 Timmerman, D., et al. (1998). A randomized trial on the use of ultrasonography or office hysteroscopy for endometrial assessment in postmenopausal patients with breast cancer who were treated with tamoxifen. *Am. J. Obstetrics & Gynecology, 179*, 62-70; Franchi, M., et al. (1999). Endometrial thickness in tamoxifen-treated patients: An independent predictor of endometrial disease. *Obstetrics & Gynecology, 93*, 1004-1008; Ramonetta, L. M., et al. (1999). Endometrial cancer in polyps associated with tamoxifen use. *Am. J. Obstetrics & Gynecology, 180*, 340-341.

56 Osborne, C. K. (1999). Questions and answers about tamoxifen. In *Tamoxifen for the Treatment and Prevention of Breast Cancer*, V. Craig, ed. Melville, NY:PRR; [no author] (1995). NSABP halts B-14 trial: No benefit seen beyond 5 years of tamoxifen use. *J. Nat. Cancer Inst., 87*, 1829.

57 Hemminki, K., et al. (1996). Tamoxifen-induced DNA adducts in endometrial samples from breast cancer patients. *Cancer Research, 56* (19), 4374-4377; Zimniski, S. J., et al. (1993). Induction of tamoxifen-dependent rat mammary tumors. *Cancer Research, 53*, 2937-2939.

58 Fisher, B. (1998). Tamoxifen for prevention of breast cancer: Report of the National Surgical Adjuvant Breast and Bowel Project P-1 Study. *J. Nat. Cancer Inst., 90* (18), 1371-1388.

59 Gail, M. H., et al. (1989). Projecting individualized probabilities of developing breast cancer for white females who are being examined annually. *J. Nat. Cancer Inst., 81* (24), 1879-1886.

60 Love, S. (1999, August 3). Wondering about a wonder drug. *New York Times*.

14 _ 내면의 소리에 귀를 기울이자

1   Svendsen, Nanna Aida (1999, October). Personal letter, excerpted in *Health*

Wisdom for Women, 6 (10), 8. 저자의 허락을 받고 인용함.

2　Tremollieres, F. A., et al. (1999). Coronary heart disease risk factors and menopause: A study in 1,684 French women. *Atherosclerosis, 142* (2), 415-423.

3　National Center for Health Statistics (1996). *Vital Statistics of the United States. 1992. Vol. 11: Mortality, Part A* (DHHS Publication 96-1101). Hyattsville, MD: U.S. Dept. of Health and Human Services, Public Health Service.

4　American Heart Association (1997). *Heart and Stroke Statistical Update*. Dallas, TX: Author; Centers for Disease Control and Prevention, National Center for Health Statistics (1996). *Health, United States, 1995* (PHS Publication 96-1232). Hyattsville, MD: U.S. Dept. of Health and Human Services, Public Health Service; Leiman, J. M., Meyer, J. E., Rothschild, N., & Simon, L. J. (March 1997). *Selected Facts on U.S. Women's Health: A Chart Book*. New York: The Commonwealth Fund; Maynard, C., et al. (1992). Gender differences in the treatment and outcome of acute myocardial infarction. Results from the Myocardial Infarction Triage and Intervention Registry. *Arch. Intern. Med., 152* (5), 972-976.

5　*Selected Facts on U.S. Health*, 앞의 책.

6　Clow, B. H. (1996). *Liquid Light of Sex: Kundalini Rising at Mid-life Crisis*, 103-104. Santa Fe, NM: Bear & Co.

7　Childre, D., & Martin, H. (1999). *The HeartMath Solution* (foreword). San Francisco: HarperSanFrancisco.

8　Skinner, J. (1993). Neurocardiology: Brain mechanisms underlying fatal cardiac arrhythmias. *Neurologic Clinics, 11* (2), 325-351.

9　Kudenchuk, P. J., et al. (1996). Comparison of presentation, treatment and outcome of acute myocardial infarction in men vs. women (The Myocardial Infarction Triage and Intervention Registry). *Am. J. Cardiology, 78* (1), 9-14.

10　Cooper, G. S. (1999). Menstrual and reproductive risk factors for ischemic heart disease. *Epidemiology, 10* (3), 255-259; Hazeltine, F. P., & Jacobson, B. (1997). *Women's Health Research: A Medical and Policy Primer*, 173. Washington, D.C.: APA Press.

11　Iribarren, C., et al. (2000). Association of hostility with coronary artery calcification in young adults: The CARDIA Study. *JAMA, 283* (19), 2546-2551.

12 Friedman, M., & Rosenman, R. (1974). *Type A Behavior and Your Heart*. New York: Alfred A. Knopf.

13 Webber, L. S., et al. (1979). Occurrence in children of multiple risk factors for coronary artery disease: The Bogalusa Heart Study. *Preventive Medicine*, *8*, 407-418; Khoury, P., et al. (1980). Clustering and interrelationships of coronary heart disease risk factors in schoolchildren, ages 6-19. *Am. J. Epidemiol*, *112*, 524-538.

14 Stampfer, M., et al. (2000). Primary prevention of coronary heart disease in women through diet and lifestyle. *NEJM*, *343*, 16-22.

15 Mo-Suwan, L., & Lebel, L. (1996). Risk factors for cardiovascular disease in obese and normal school age children: Association of insulin with other cardiovascular risk factors. *Biomed. Environ. Sci.*, *9* (2-3), 269-275; Wing, R. R., & Jeffery, R. W. (1995). Effect of modest weight loss on changes in cardiovascular risk factors: Are there differences between men and women between weight loss and maintenance? *Int. J. Obes. Relat. Metab. Disord.*, *19* (1), 67-43.

16 Manson, J. E., et al. (1992). The primary prevention of myocardial infarction. *NEJM*, *326* (21), 1406-1416; Mosca, L., et al. (1999). Guide to preventive cardiology for women. AHA/ACC Scientific Statement Consensus panel statement. *Circulation*, *99* (18), 2480-2484.

17 No authors listed (1998). Prevention of cardiovascular events and death with pravastatin in patients with coronary heart disease and a broad range of initial cholesterol levels. The Long-Term Intervention with Pravastatin in Ischaemic Disease (LIPID) Study Group. *NEJM*, *339* (19), 1349-1357.

18 Manson, J. E., et al. (1990). A prospective study of obesity and risk of coronary heart disease in women. *NEJM*, *332* (13), 882-889.

19 Wu, T., et al. (2000). Periodontal disease and risk of cerebrovascular disease: The first national health and nutrition examination survey and its follow-up study. *Arch. Intern. Med.*, *160* (18), 2749-2755; Hujoel, P. P., et al. (2000). Periodontal disease and coronary heart disease risk. *JAMA*, *284* (11), 1406-1410.

20 American Cancer Society (1997). *Cancer Facts and Figures*, 5008. Atlanta: Author.

21 Hollenbach, K. A., et al. (1993). Cigarette smoking and bone mineral density in older men and women. *Am. J. Public Health*, *83*, 1265-1270.
22 Berenson, G. S., et al. (1998). Association between multiple cardiovascular risk factors and atherosclerosis in children and young adults. *NEJM*, *338*, 1650-1656.
23 Mann, D. (1996, May 2). Job stress can cause fatal MI. *Medical Tribune, Primary Care Edition*, 21; Suadicani, P., Hein, H. O., & Gyntelberg, F. (1993). Are social inequalities as associated with the risk of ischaemic heart disease a result of psychosocial working conditions? *Atherosclerosis*, *101* (2), 165-175; Legault, S. E., et al. (1995). Pathophysiology and time course of silent myocardial ischemia during mental stress: Clinical, anatomical, and physiological correlates. *British Heart J.*, *73*, 242-249; Kaplan, G. A., & Keil, J. E. (1993). Socioeconomic factors and cardiovascular disease: A review of the literature. *Circulation*, *88*, 1973-1998.
24 Castelli, W. P. (1988). Cardiovascular disease in women. *Am. J. Obstetrics & Gynecology*, *158* (6), 1553-1560, 1566-1567; Lacroix, A. Z. (1994). Psychosocial factors in risk of coronary heart disease in women: An epidemiologic perspective. *Fertility-Sterility*, *62* (suppl. 2), 133S-139S; Mahoney, L. T., et al. (1996). Coronary risk factors measured in childhood and young adult life are associated with coronary artery calcification in young adults: The Muscatine Study. *J. Am. Coll. Cardiol.*, *27* (2), 277-284; Schaefer, E. J., et al. (1994). Factors associated with low and elevated plasma HDL cholesterol and apolipoprotein A-I levels in the Framingham Offspring Study. *J. Lipid Research*, *35* (5), 871-872; Garrison, R. J., et al. (1993). Educational attainment and coronary heart disease risk: The Framingham Offspring Study. *Prevention Medicine*, *22* (1), 54-64.
25 Ferketich, A. K., et al. (2000). Depression as and antecedent to heart disease among women and men in the NHANES I Study. *Arch. Intern. Med.*, *160*, 1261-1268.
26 Jeppesen, J. (1997). Effects of low-fat high-carbohydrate diets on risk for ischemic heart disease in postmenopausal women. *Am. J. Clin. Nutr.*, *65* (4), 1027-1033.
27 Kearney, M. T., et al. (1997). William Heberden revisited: Postprandial

angina-interval between food and exercise and meal composition are important determinants of time to onset of ischemia and maximal exercise tolerance. *J. Am. College of Cardiology, 29* (2), 302-307.

28 Crapo, P. A., et al. (1976). Plasma glucose and insulin responses to orally administered simple and complex carbohydrates. *Diabetes, 25* (9), 741-747; Crapo, P. A. (1997). Postprandial plasma-glucose and -insulin responses to different complex carbohydrates. *Diabetes, 26* (12), 1178-1183.

29 Modan, M., et al. (1985). Hyperinsulinemia: A link between hypertension, obesity and glucose intolerance. *J. Clin. Invest., 75*, 809-817.

30 Ridker, P. M., et al. (2000). C-reactive protein and other markers of inflammation in the prediction of cardiovascular disease in women. *NEJM, 342* (12), 836-843; Black, H. R. (1990). Coronary artery disease paradox: The role of hyperinsulinemia and insulin resistance and its implications for therapy. *J. Cardiovascular Pharmacology, 15* (suppl. 5), 26S-38S; Brindley, D. M., & Rolland, Y. (1989). Possible connections between stress, diabetes, obesity, hypertension, and altered lipoprotein metabolism that may result in arteriosclerosis. *Clinical Science, 77* (5), 453-461; DeFronzo, R., & Ferrannini, E. (1991). Insulin resistance: A multifaceted syndrome responsible for NIDDM, obesity, hypertension, dyslipidemia, and atherosclerotic cardiovascular disease. *Diabetes Care, 14* (3), 173-194; Eades, M., & Eades, M. D. (1996). *Protein Power.* New York: Bantam; Kazer, R. (1995). Insulin resistance, insulin-like growth factor I and breast cancer: A hypothesis. *International J. Cancer, 62*, 403-406; Lehninger, A. L. (1993). *Principles of Biochemistry.* New York: Worth; Jeppesen, J. (1997). 앞의 글.

31 Tribble, D. L. (1999). AHA science advisory. Antioxidant consumption and risk of coronary heart disease: Emphasis on vitamin C, vitamin E, and beta-carotene: A statement for health care professionals from the American Heart Association. *Circulation, 99* (4), 591-595.

32 Anderson, J. W., et al. (1995). Meta-analysis of the effects of soy protein intake on serum lipids. *NEJM, 333* (5), 276-282.

33 Nelson, G. J., & Chamberlain, J. G. (1995). The effects of dietary alpha-linolenic acid on blood lipids and lipoproteins in humans. In Cunnane, S. C., & Thompson, L. U. (eds.). *Flaxseed in Human Nutrition.* Champaign, IL:

AOCS Press; Nestel, P. J., Pomeroy, S. E., Sasahard, T., et al. (1997). Arterial compliance in obese subjects is improved with dietary plant n-3 fatty acid from flaxseed oil despite increased LDL oxidizability. *Arterioscler. Throm. Vasc. Biol.*, *17*, 1163-1170.

34 Witteman, J. C., et al. (1994). Reduction of blood pressure with oral magnesium supplementation in women with mild to moderate hypertension. *Am. J. Clin. Nutrition*, *60* (1), 129-135.

35 Altura, B. M., et al. (1991). Cardiovascular risk factors and magnesium: Relationships to atherosclerosis, ischemic heart disease, and hypertension. *Magnes. Trace Elem.*, *10*, 182-192; Bostick, R. M. (1999). Relation of calcium, vitamin D, and dairy food intake to ischemic heart disease mortality among postmenopausal women. *Am. J. Epidemiol.*, *149* (2), 151-161; Morrison, H., et al. (1996). Serum folate and risk of fatal coronary heart disease. *JAMA*, *275* (24), 1893-1896; Stampfer, M. J., et al. (1993). Vitamin E consumption and the risk of coronary disease in women. *NEJM*, *328*, 1444-1449; Yochum, L., et al. (1999). Dietary flavonoid intake and risk of cardiovascular disease in postmenopausal women. *Am. J. Epidemiol.*, *149* (10), 943-949; Kushi, L. H., et al. (1996). Dietary antioxidant vitamins and death from coronary heart disease in postmenopausal women. *NEJM*, *334*, 1156-1162.

36 Digiesi, V., et al. (1990). Effect of coenzyme Q_{10} on essential hypertension. *Current Therapy Research*, *47*, 841-845.

37 Ghirlanda, G., et al. (1993). Evidence of plasma CoQ_{10}-lowering effects by HMG-CoA reductase inhibitors: A double-blind, placebo-controlled study. *J. Clinical Pharmacology*, *33*, 226-229.

38 Sinatra, S. (2000). *Heart Sense for Women*, 108. Washington, D.C.: Lifeline.

39 Singh, R. B., et al. (1999). Effect of hydrosoluble coenzyme Q_{10} on blood pressures and insulin resistance in hypertensive patients with coronary artery disease. *J. Human Hypertension*, *13* (3), 203-208.

40 Yamagami, T., et al. (1977). Study of coenzyme Q_{10} in essential hypertension. In K. Folkers & Y. Yamamura (eds.), *Biochemical and Clinical Aspects of Conezyme Q_{10}*, vol. *1*, 231-242. Amsterdam: Elsevier.

41 Sinatra, S. (1998). *The coenzyme Q_{10} Phenomenon*. Los Angeles: Keats Publishing.

42 Howard, A. N., et al. (1996). Do hydroxycarotenoids prevent coronary heart disease? A comparison between belfast and Toulouse. *International J. Vitamin & Nutritional Research, 66,* 113-118.

43 Stephens, N. G., et al. (1996). Randomized controlled trial of vitamin E in patients with coronary disease. Cambridge Heart Antioxidant Study (CHAOS). *Lancet, 347,* 781-786.

44 Janson, M. (1997). Drug free management of hypertension. *Am. J. Natural Medicine, 4*(8), 14-17.

45 Fernandez, C., et al. (1992). L-carnitine in the treatment of chronic myocardial ischemia. An analysis of three multicenter studies and a bibliographic review. *Clinical Ter., 140* (4), 353-377; Kobyayashi, A., et al. (1992). L-carnitine treatment for congestive heart failure—experimental and clinical study. *Japan Circulation J., 56* (1), 86-94.

46 Gaziano, J. M. (1994). Antioxidant vitamins and coronary artery disease risk. *Am. J. Medicine., 97* (suppl.), 3S-18S, 3S-21S; Nenseter, M. S., Volden, V., Berg, T., et al. (1995). No effect of beta-carotene supplementation on the susceptibility of low-density lipoprotein to *in vitro* oxidation among hypercholesterolaemic postmenopausal women. *Scan. J. Clin. Lab. Invest., 55,* 477-485; Riemersma, R. A., et al. (1991). Risk of angina pectoris and plasma concentrations of vitamin A, E, C, and carotene. *Lancet, 337* (8732), 1-5; Stampfer, M. J., Hennekens, C. H., Manson, J. E., et al. (1993). Vitamin E consumption and the risk of coronary disease in women. *NEJM, 328* (20), 1444-1449; Steinberg, E., et al. (1992). Antioxidants in the prevention of human atherosclerosis. *Circulation, 85* (6), 2238-2343; Street, D. A., Comstock, G. W., Salkeld, R. M., Schuep, W., & Klag, M. J. (1994). Serum antioxidants and myocardial infarction. Are low levels of carotenoids and alpha-tocopherol risk factors for myocardial infarction? *Circulation, 90* (3), 1154-1161.

47 Rimm, E. B. (1998). Folate and vitamin B₆ from diet and supplements in relation to risk of coronary heart disease among women. *JAMA, 279,* 359-364.

48 Leaf, A., et al. (1988). Cardiovascular effect of n-3 fatty acids. *NEJM, 318* (9), 549-557; von Schaky, C., et al. (1999). The effect of dietary omega-3 fatty

acids in coronary atherosclerosis: A randomized, double-blind, placebo-controlled trial. *Ann. Internal Medicine, 130* (7), 554-562.

49 Hertog, M. G., et al. (1997). Antioxidant flavonols and coronary heart disease. *Lancet, 349* (9053), 699.

50 Jain, A. K., et al. (1993). Can garlic reduce levels of serum lipids? A controlled clinical study. *Am. J. Medicine., 94,* 632-635; Kleijnen, J., et al. (1989). Garlic, onions, and cardiovascular risk factors: A review of the evidence from human experiments with emphasis on comercially available preparations. *Br. J. Clin. Pharmacol., 28,* 535-544; Mader, F. H. (1990). Treatment of hyperlipidemia with garlic powder tablets. *Arzneim.-Forsch., 40,* 1111-1116; McMahon, F. G., & Vargas, R. (1993). Can garlic lower blood pressure? A pilot study. *Pharmacotherapy, 13* (4), 406-407.

51 Berger, J. (1998). *Herbal Rituals,* 132-138. New York: St. Martin's Press.

52 Skrabal, F. (1981). Low sodium/high potassium diet for the prevention of hypertension: Probable mechanisms of action. *Lancet, 2* (8252), 895-900.

53 Alpers, G. W., et al. (1999). Antiplatelet therapy: New foundations for optimal treatment decisions. *Neurology, 53* (7, suppl. 4), 25S-31S; Antiplatelet Trialists' Collaboration (1994). Collaborative overview of randomised trials of antiplatelet therapy—1: Prevention of death, myocardial infarction, and stroke by prolonged antiplatelet therapy in various categories of patients. *British Medicine J., 308,* 81-106; DeAbago, F. J., et al. (1999). Association between SSRIs and upper GI bleeding. *British Medicine J., 319,* 1106-1109; Easton, J. D., et al. (1999). Antiplatelet therapy: Views from the experts. *Neurology, 53* (7, suppl. 4), 32S-37S; Rong, Y., et al. (1994). Pycnogenol protects vascular endothelial cells from induced oxidant injury. *Biotechnol. Therapy, 5* (3-4), 117-126.

54 Hambrecht, R., et al. (2000). Effect of exercise on coronary endothelial function in patients with coronary artery disease. *NEJM, 342,* 454-460; Goldman, E., (1999, November 1). Exercise equals estrogen for lowering heart risk. *Internal Medicine News, 16.*

55 Belardinelli, R., et al. (1998). Effects of moderate exercise training on thallium uptake and contractile response to low-dose dobutamine of dysfunctional myocardium in patients with ischemic cardiomyopathy.

Circulation, 97, 553-561.

56 Lemole, J. (1999, February). Personal interview for *Health Wisdom for Women*.

57 Koh, K. K., Mincemoyer, R., Bui, M. N., et al. (1997). Effects of hormone replacement therapy on fibrinolysis in postmenopausal women. *NEJM, 336*, 683-690; Nasr, A., & Breckwoldt, M. (1998). Estrogen replacement therapy and cardiovascular protection: Lipid mechanisms are the tip of an iceberg. *Gynecol. Endocrinol., 12*, 43-59; Oparil, S. (1999). Arthur C. Corcoran Memorial Lecture: Hormones and vasoprotection. *Hypertension, 33*, 170-176; Pines, A., Mijatovic, V., van der Mooren, M. J., et al. (1997). Hormone replacement therapy and cardioprotection: Basic concepts and clinical considerations. *Eur. J. Gynecol. Reprod. Biol., 71*, 193-197; van der Mooren, M. J., Mijatovic, V., & van Baal, W. M. (1998). Hormone replacement therapy in postmenopausal women with specific risk factors for coronary artery disease. *Maturitas, 30*, 27-36; Rosano, G. (1996). 17-ß-estradiol therapy lessens angina in postmenopausal women with syndrome X. *J. Am. Coll. Cardiol., 28*, 1500-1505.

58 Clarkson, T. B., & Anthony, M. S. (1997). Effects on the cardiovascular system: Basic aspects. In R. Lindsay, D. W. Dempster, & V. C. Jordan (eds.), *Estrogens and Antiestrogens*, 89-118. Philadelphia: Lippincott-Raven; Gerhard, M., & Ganz, P. (1995). How do we explain the clinical benefits of estrogen? From bedside to bench. *Circulation, 92*, 5-8; Reis, S. E., Gloth, S. T., Blumenthal, R. S., et al. (1994). Ethinyl estradiol acutely attenuates abnormal coronary vasomotor responses to acetylcholine in postmenopausal women. *Circulation, 89* (1), 52-60; Sullivan, J. M. (1996). Hormone replacement therapy in cardiovascular disease: The human model. *British J. Obstet. Gynaecol., 103* (suppl. 13), 50S-67S.

59 Darling, G. M., Johns, J. A., McCloud, P. L., et al. (1997). Estrogen and progestin compared with simvastatin for hypercholesterolemia in postmenopausal women. *NEJM, 337*, 595-601; Davidson, M. H., Testolin, L. M., Maki, K. C., et al. (1997). A comparison of estrogen replacement, pravastatin, and combined treatment for the management of hypercholesterolemia in postmenopausal women. *Arch. Intern. Med., 157*,

1186-1192; Koh, K. K., Cardillo, C., Bui, M. N., et al. (1997). Vascular effects of estrogen and cholesterol-lowering therapies in hypercholesterolemic postmenopausal women. *Circulation, 99*, 354-360.

60 Barrett-Connor, E, Slone, S., Greendale, G., et al. (1997). The Postmenopausal Estrogen/Progestin Interventions Study: Primary outcomes in adherent women. *Maturitas, 30*, 27-36; Miyagawa, K., et al. (1997). Medroxyprogesterone interferes with ovarian steroid protection against coronary vasospasm. *Nature Medicine, 3*, 324-327; The Writing Group for the PEPI Trial (1995). Effects of estrogen or estrogen/progestin regimens on heart disease risk factors in postmenopausal women. *JAMA, 273*, 199-208; Sarrel, P. M. (1995). How progestins compromise the cardioprotective effects of estrogen. *Menopause: The J. of the N. Am. Menopause Soc., 2* (4), 187-190.

61 Herrington, D., et al. (2000). Effects of estrogen replacement on the progression of coronary artery atherosclerosis. *NEJM, 343*, 522-529; Hulley, S., et al., for the Heart and Estrogen/Progestin Replacement Study (HERS) Research Group (1998). Randomized trial of estrogen plus progestin for secondary prevention of coronary heart disease in postmenopausal women. *JAMA, 280*, 605-613; No authors listed (2000, March 13). Estrogen replacement and atherosclerosis (ERA). Presented at the 49th annual meeting of the American College of Cardiology, Anaheim, CA.

62 이 자료는 2000년 5월 Data and Safety Monitoring Board(DSMB)에 의해 통과 되었다. 최종결과는 연구가 끝나야 발표될 것이다. In: Postmenopausal hormone therapy and coronary heart disease: Abstract and commentrary. *ObGyn Alert: A Monthly Update of Developments in Female Reproductive Medicine, 17*(1), 1-4.

63 Williams, J. K., & Adams, M. R. (1997). Estrogens, progestins, and coronary artery reactivity. *Nature Medicine, 3* (3), 273-274.

64 Grodstein, F., Stampfer, M. H., Manson, J. E., et al. (1996). Postmenopausal estrogen and progestin use and the risk of cardiovascular disease. *NEJM, 335*, 453-461.

65 Thorogood, M., Mann, J., Appleby, P., & McPherson, K. (1994). Risk of death from cancer and ischaemic heart disease in meat and non-meat eaters. *British Medicine J., 308* (6945), 1667-1670; Koh, K. (1999). Vascular effects of

estrogen and cholesterol-lowering therapies in hypercholesterolemic postmenopausal women. *Circulation, 99*, 354-360; Sarrel, P. M. (1988). Effects of ovarian steroids on the cardiovascular system. In J. Ginsberg (ed.), *Circulation in the Female*, 117-141. Carnforth, Lancashire: Parthenon; Sarrel, P. M. (1995). How progestins compromise the cardioprotective effects of estrogen. *Menopause: The J. of the N. Am. Menopause Soc.*, 187-190.

66 Sarrel, P. M. (1994). Estrogen's actions in arteries, bone, and brain. *Sci, Med., 1*, 44-53; Sarrel, P. M. (1998). Cardiovascular aspects of androgens in women. *Seminars in Reprod. Endocrinol., 16* (2), 121-128.

67 Nabel, E. G. (2000). Coronary heart disease in women—an ounce of prevention. *NEJM, 343* (8), 572-574.

68 Fitzgerald, F. T. (1986). The therapeutic value of pets. *Western J. Medicine, 144*, 103-105.

69 위의 글.

70 Friedmann, E., Katcher, A., Lunch, J. J., & Thomas, S. A. (1980). Animal companions and the one-year survival of patients after discharge from a coronary care unit. *Public Health Reports, 95*, 307-312.

71 Beck, A., & Katcher, A. (1983). *Between Pets and People: The Importance of Animal Companionship*. New York: Putnam; Katcher, A., & Beck, A. (1983). *New Perspectives on Our Lives with Companion Animals*. Philadelphia: University of Pennsylvania Press.

| 참고자료 |

이 정보는 미국 현지기준으로 작성되었으며, 연락처는 출간 당시의 것임을 밝혀둔다.

전체적인 참고자료

여성의 건강에 관한 크리스티안 노스럽 박사의 저작물
Christiane Northrup, M.D., F.A.C.O.G., P.O. Box 199, Yarmouth, ME 04096, website : www.drnorthrup.com.
노스럽 박사와 서로 의견을 교환할 수 있는 웹사이트는 그녀의 강연이나 논문, 저서에 관한 최신정보를 가장 빨리 접할 수 있는 곳이다. 노스럽 박사는 독자들의 상담편지를 읽고 대부분의 질문에 대한 대답을 뉴스레터인 〈여성을 위한 건강지혜〉(*Health Wisdom for Women*)에 소개한다.(아래 참조)

여성을 위한 의학서와 교육서

〈여성의 몸 여성의 지혜〉(*Women's bodies, Women's Wisdom : Creating Physical and Emotional Health and Healing*)(Bantam, 1998)
여성의 모든 건강문제에 대한 광범위한 최신정보를 총망라해서 다룸으로써 여성의 건강에 관한 새로운 장을 열었다. 이 책은 현재 130만 부가 팔렸으며 13개 언어로 번역되어 세계 각지에서 읽히고 있다. 노스럽 박사의 첫 저서인 이 책은 최신의학을 다루면서도 대체의학과 자연요법, 우리 몸의 놀라운 자연 치유력을 복합적으로 다룬 심신의학적인 저서이다. 현재 개정판이 나와 있다. www.drnorthrup.com을 참고하라.

〈여성을 위한 건강지혜〉(*Health Wisdom for Women*)
노스럽 박사의 월간 뉴스레터이다. 구독 요청은 전화(207-846-3626), 인터넷(www.drnorthrup.com), 편지(맨 위의 주소 참고)로 할 수 있다.
노스럽 박사는 매달 공개 토론회를 통해 여성의 건강에 대한 문제들을 안전하고 효과적이며 자연스럽게 해결하는 방법을 제공하고 있다. 안면홍조부터 자신에게 알맞은 식품을 선택하는 문제에 이르기까지 여성들에게 최신정보를 소개하는 데 남다른 열정을 기울이고 있다. 그녀는 독자들에게 건강상담에 대한 해결책을 제시하고, 독자들이 보낸 성공적인 체험담을 다른 여성들에게 전달하며, 참고가 될 만한 여러 자료들을 소개한다. 독자들은 노스럽 박사가 제공하는 '지혜의 전화'(Wisdom Wire)를 통해 자신에게 필요한 건강관리사를 추천받을 수 있으며, 충만하고 건강한 삶을 누리는 데 도움이 되는 제품이나 서비스에 관한 정보를 얻을 수 있다.

비디오테이프

TV를 통해 미국 전역에 방송된 70분짜리 특집 프로그램 4부작은 www.drnorthrup.com 이나 다음 주소로 주문하면 된다. 카세트테이프로도 나와 있다. Heitz/Wilson, Inc., 921 W. Van Buren, Chicago, IL 60607, tel. 800-551-2013, fax. 312-829-9074.

〈여성의 몸 여성의 마음〉(Women's bodies, Women's Minds)
노스럽 박사가 여성의 건강관리에 대해 그녀가 연구했던 분야들을 돌아보고, 자신이 지금의 철학(심신의학)에 도달하게 된 과정을 설명하고 있다. 여성의 건강관리는 어떠해야 하는가에 대한 탐구와 특별한 10단계 계획을 통해 건강을 관리하는 방법을 제시하고 있다.

〈여성의 몸 여성의 선택〉(Women's Bodies, Women's Choices)
폐경기, 심장질환, 유방질환, 월경주기 등 여성들만이 갖고 있는 특별한 증상에 대해 다루고 있다. 노스럽 박사는 여기에서 여성들이 정신적, 신체적 건강을 유지하기 위해 전문가의 치료를 받는 동안 어떤 선택을 해야 적절한 치료를 받을 수 있는지에 대해 광범위하게 다루고 있다.

〈폐경기의 지혜〉(The Wisdom of Menopause)
폐경기는 여성들이 인생의 어느 시기보다 내면에 잠재되어 있던 힘과 통찰력을 발휘하는 시기임을 강조하고 있다. 폐경기를 맞이한 여성들은 혼란스러운 각종 정보 속에서도 내면의 소리에 귀를 기울여 자신이 진정 원하는 것이 무엇인가를 깨달아야 한다. 내면의 지혜와 에너지를 최대한 발휘함으로써 중년이라는 삶의 전환기를 정신적, 신체적으로 건강하게 지내는 방법을 제시하고 있다. 폐경기는 새로운 인생의 시작이다!

〈식생활과 건강〉(Your Diet, Your Health)
여기에서 노스럽 박사가 강조하는 것은 건전한 식생활이다. 건강을 유지하는 가장 쉽고 강력한 방법은 몸에 좋은 식품을 섭취하는 것이다. 대부분의 여성들은 직접 식품을 구입하고 음식을 준비하는 입장이므로 자신이나 가족의 건강에 중대한 영향을 미친다. 노스럽 박사는 적절한 식생활과 영양섭취를 통해 기본건강을 증진하는 10단계 프로그램을 제시하고 있다.

오디오테이프

〈직관을 발휘하자 : 신비한 몸의 능력―건강과 행복, 그리고 중요한 삶의 요소들을 창조하는 6가지 방법〉(Igniting Intuition : Unearthing Body Genius―Six Ways to Create Health, Happiness, and Almost Everything Else in Your Life〉
크리스티안 노스럽 박사와 모나 리자 슐츠 박사가 함께 제작한 6개짜리 이 오디오테이프는 www.drnorthrup.com이나 제작사로 주문할 수 있다. Hay House, Inc., P.O. Box 5100, Carlsbad, CA 92018-5100, tel. 800-654-5126, fax. 800-650-5115, website : www.hayhouse.com.
노스럽 박사와 슐츠 박사는 우리의 삶을 한 단계 높일 수 있는 강력하고 효과적인 방법을 가르쳐주고 있다. 잠재되어 있는 자신만의 독특한 직관을 개발해서 몸과 마음과 영혼을 치유하도록 만드는 것이다. 둘이 합쳐 임상경력이 30년이 넘는 두 사람은 우리 몸의 주요기관과 연결되어 있는 7군데의 감정센터에 대해 설명하고 있다. 그리고 이곳과 연결된 건강이나 질병이 우리의 삶을 변화시키기 위해 어떻게 메시지를 보내는지 보여주고 있다. 그들은 재치 있고 지혜로운 어조로 질병이 던져주는 의미를 깨달을 것을 촉구하며, 질병에 걸린 세포에 생기를 불어넣기 위해서는 사고방식이나 인간관계, 행동을 변화시켜야 한다고 주장한다.

〈몸의 소리 : 건강과 치유를 위한 지극히 평범한 비결〉(Body Talk : No-Nonsense, Common-Sense Solutions to Create Health and Healing)
노스럽 박사와 슐츠 박사가 공동으로 제작한 이 테이프는 6개로 구성되어 있으며, www.drnorthrup.com이나 제작사로 주문하면 된다. Hay House, Inc., P.O. Box 5100, Carlsbad, CA 92018-5100, tel. 800-654-5126, fax. 800-650-5115, website : www.hayhouse.com.
〈직관을 발휘하자〉가 직관이 우리 몸이나 뇌와 어떻게 연결되어 있는지에 대해 개괄적으로 설명한 것이라면, 〈몸의 소리〉는 한 걸음 더 나아가 직관의 소리를 해석하는 방법을 밝힌 것이다. 각종 건강문제에 특히 초점을 맞추어 더욱 실용적이고 효과적인 해결책을 제시하고 있다.

〈여성의 힘을 강화하자 : 여성명사 6인이 띄우는 지혜와 영감의 메시지〉
(Empowering Women : Six Empowered Women Bring You Positive Words of Wisdom and Inspiration!)
6개로 구성된 이 테이프는 www.drnorthrup.com이나 제작사로 주문하면 된다. Hay House, Inc., P.O. Box 5100, Carlsbad, CA 92018-5100, tel. 800-654-5126, fax. 800-650-5115, website : www.hayhouse.com.
〈여성의 힘을 강화하자〉라는 강연을 편집해서 담은 이 시리즈에는 여성명사 6인의 영감과 지혜와 영혼이 살아 숨쉬고 있다. 강연자들은 다음과 같다. Louise L. Hay, Caroline Myss, Ph.D., Christiane Northrup, M.D., Susan Jeffers Ph.D., Doreen Virtue Ph.D., Mona Lisa Schulz, M.D., Ph.D.

〈여성의 몸 여성의 지혜 : 신체와 정신의 건강을 창조하자〉(Women's Bodies, Women's Wisdom : Creating Physical and Emotional Health and Healing)
노스럽 박사의 강연을 직접 녹음한 이 2개의 테이프는 www.drnorthrup.com이나 제작사로 주문할 수 있다. Hay House, Inc., P.O. Box 5100, Carlsbad, CA 92018-5100, tel. 800-654-5126, fax. 800-650-5115, website : www.hayhouse.com.
동일한 제목의 베스트셀러인 〈여성의 몸 여성의 지혜〉의 주요내용을 담고 있다. 육체와 정신의 조화를 강조하며 인간의 영혼이 건강에 얼마나 강력한 영향을 미치는지 설명하고 있다.

〈건강을 창조하자 — 2개 세트〉(Creating Health — Two-Cassette Tape set)
www.drnorthrup.com이나 제작사로 주문하면 된다. Sounds True, tel. 800-333-9185.
우리 몸의 직관적인 지혜를 배움으로써 건강을 좌우하는 요인들을 조절할 수 있게 해준다. 여기에는 획기적인 내용도 있다. (예를 들면, 심장과 자궁이 뇌와 동일한 화학물질을 생성함으로써 뇌와 마찬가지로 '사고를 관장한다'는 것 등이다.) 이 테이프에는 자신의 몸에 연결되는 간단하면서도 미묘한 기술, 내면의 지혜를 이끌어내는 방법, 건강을 창조하는 데 필요한 행동 등이 풍부히 담겨 있다.

〈건강을 창조하자 시리즈 — 6개 세트〉(Creating Health Series — Six-Cassette Tape set)
앞에서 소개한 〈건강을 창조하자〉에 다음 4편이 추가되었다. 〈월경전 증후군〉〈폐경기〉〈건전한 식생활〉〈유방의 건강을 창조하자〉.(아래 참고) 비닐 케이스에 담긴 영구 보관용(ISBN 1-56455-244-6)과 간편한 휴대용(ISBN 1-56455-698-0) 두 가지가 있다. www.drnorthrup.com이나 Sounds True 사로 주문하면 된다. tel. 800-333-9185.

〈월경전 증후군〉(Premenstrual Syndrome)
월경전 증후군의 각종 증상에 관해 명쾌하게 설명하고 있다. 발정주기와 성욕의 관계, 식이요법과 운동이 월경전 증후군에 어떻게 도움이 되는가, 알코올 중독 가족력과 월경전 증후군의 연관성 등 여러 내용을 다루고 있다. 월경주기는 삶에 활력을 주는 힘으로 여성에게만 부여된 특별한 선물이라는 견해를 제시하고 있다. www.drnorthrup.com이나 Sounds True 사로 주문하면 된다. tel. 800-333-9185.

〈유방의 건강을 창조하자〉(Creating Breast Health)
의료 전문가들은 유방암 검사의 중요성을 거듭 강조하지만, 때에 따라서는 '조기발견'이 여성들에게 두려움만 안겨줄 수도 있다. 가족 중에 유방암에 걸린 사람이 있다 하더라도 건전한 식생활과 충분한 영양섭취에 힘쓰고 늘 긍정적인 느낌으로 유방 자가진단을 실시한다면 불필요한 두려움에서 해방될 수 있다고 조언하고 있다. www.drnorthrup.com이나 Sounds True 사로 주문하면 된다. tel. 800-333-9185.

교육기관

미국 폐경재단 American Menopause Foundation
대체의학에 관한 전국적인 지원 네트워크를 운영하고 있다. 350 Fifth Avenue, Suite 2822, New York, NY 10118, tel. 212-744-2398, fax. 212-714-1252.

북미폐경학회 The North American Menopause Society
이 기관은 폐경기 치료에 관한 제도권 의학의 치료법에 대한 정보를 제공한다. 원하는 지역에서 폐경기에 관한 자료나 전문의 명단을 요청할 수 있다. c/o Department of Obstetrics and Gynecology, University Hospitals of Cleveland, 11100 Euclid Avenue, Cleveland, OH 44106.

폐경기 : 자신의 비전을 찾는 힘찬 목소리 Menopause : Personal Vision… Powerful Voices
내 친구이자 동료인 Kathryn Klein Havens 박사가 개발한 독특한 멀티미디어 프

로그램으로, 폐경기에 대한 정보를 충분히 제공함으로써 여성들이 좀더 적극적으로 폐경기를 맞이하도록 유도하고 있다. 병원에서도 많이 채택되고 있다. Kathryn Klein Havens, M.D., St. Luke's Medical Center, Health Science Building 2, 2901 Kinnickinnie River Parkway, Milwaukee, WI 53215, tel. 414-649-3283.

2_폐경기에는 뇌가 흥분한다

해로운 감정과 용서

추천도서

Casarjian, R. (1992). *Forgiveness : A Bold Choice for a Peaceful Heart*. New York : Bantam Books.

Hay, L. L. (1998). *Heal Your Body : The Mental Causes for Physical Illness and the Metaphysical Way to Overcome Them*. Carlsbad, CA : Hay House, Inc.

Levine, S. (1989). *Healing into Life and Death*. New York : Doubleday and Co., Inc.

Northrup, C. (1998). *Women's Bodies, Women's Wisdom*. New York : Bantam Books.

Schulz, M. L. (1998). *Awakening Intuition*. New York : Harmony Books.

Smedes, L. B. (1996). *Forgive and Forget : Healing the Hurts We Don't Deserve*. New York : HarperCollins Publishers, Inc.

3_자신에게 돌아가자

자신에게 맞는 일을 찾기

추천도서

Bolles, R. N. (1999). *What Color Is Your Parachute? A Practical Manual for Job Hunters and Career Changers*. Berkeley, CA : Ten Speed Press.

신중한 계획

제리와 에스터 힉스 Jerry and Esther Hicks

P.O. Box 690070, San Antonio, TX 78269, tel. 210-755-2229.

이들 부부는 신중한 결정을 내리는 법과 삶의 목적을 발견하는 법을 비롯하여 인간관계의 가치에 관한 영성적 메시지를 담은 책과 테이프를 발간했다. 나도 여러 해 동안 이들의 작품을 눈여겨보고 있다. 관심이 있으면 위의 주소로 카탈로그를 주문하거나 인터넷 사이트 www.abraham-hicks.com을 방문하면 된다.

풍수

추천도서

Collins, T. K. (1996). *The Western Guide to Feng Shui : Creating Balance, Harmony, and Prosperity in Your Environment.* Carlsbad, CA : Hay House.

Collins, T. K. (1999). *The Western Guide to Feng Shui—Room by Room.* Carlsbad, CA : Hay House.

경제적 독립

추천도서

Dominguez, J., and Robin, V. (2000). *Your Money or Your Life : Transforming Your Relationship with Money and Achieving Financial Independence.* New York : Viking Penguin.

Orman, S. (1999). *The Courage to be Rich : Creating a Life of Material and Spiritual Abundance.* New York : Penguin/Putnam.

자기인식 글쓰기 Proprioceptive Writing

멧칼프/사이먼 자기인식 글쓰기 워크숍 Metcalf/Simon Proprioceptive Writing Workshop

Proprioceptive Writing Centers, 88 Lexington Ave., Mezz. D, New York, NY 10016, tel. 212-213-5402. 자기인식 글쓰기란 내면심리를 탐구하기 위한 일종의 정신요법으로, 마음의 문을 열고 정신을 맑게 해주는 효과가 있다. 이 글쓰기 명상법은 20년 전에 Linda Trichter Metcalf 박사와 Tobin Simon 박사가 10년간 대학생들에게 글쓰기를 가르친 후 창안했다. 나도 7년 동안 이들과 함께 개인적으로 일하며 모임을 만든 적이 있다.

4_설마, 폐경기는 아닐 거야!

부신과 난소의 기능을 점검하는 타액 호르몬 검사

지혜 호르몬 프로그램 Wisdom Hormone Program
자세한 정보나 타액 호르몬 검사도구를 요청하고 싶으면 800-705-5559로 연락하면 된다. 이 프로그램은 〈여성을 위한 건강지혜〉 뉴스레터 측이 Aeron Labs와 제휴하여 뉴스레터 독자들과 관심 있는 여성들에게 좀더 정확한 호르몬 대체요법을 처방해주기 위해 만든 것이다.

에어런 라이프사이클 연구소 Aeron LifeCycles Laboratory
1933 Davis Street, Suite 310, San Leandro, CA 94577, tel. 800-631-7900, website : www.hrtdoctor.com.
전문적인 건강관리사가 타액검사를 통해 에스트로겐, 프로게스테론, 테스토스테론, DHEA, 코르티솔 등의 호르몬 수치를 측정해준다. 이 연구소는 의사들에게 개별화된 맞춤식 호르몬 대체요법에 대한 정보를 제공하는 CME 공인 코스도 정기적으로 운영하고 있다.

그레이트 스모키스 진단 연구소 Great Smokies Diagnostic Laboratory
63 Zillicoa Street, Asheville, NC 28801-1074, tel. 800-522-4762, 704-253-0621, website : www.gsdl.com.
타액 호르몬 검사를 비롯해 장이나 심장혈관 기능검사 등 광범위한 테스트도 함께 실시하고 있다. 검사방법이나 임상적용 자료, 그 외 환자들에게 도움이 될 만한 기사나 정보, 검사도구 등에 대한 신청도 가능하다.

ZRT 연구소 ZRT Laboratory

David Zava Ph.D. 1815 N.W. 169th Place, Suite 3090, Beaverton, OR 97006, tel. 503-466-2445, fax. 503-466-1636, website : www.salivatest.com.

David Zava 박사는 호르몬이 유방세포에 미치는 영향에 대해 수년 동안 연구해온 생화학자이다. 그의 연구소에서는 모든 호르몬 검사를 제공하고 있다.

긴장완화법

추천도서

Domar, A. D., and H. Dreher (1997). *Healing Mind, Healthy Woman : Using the Mind-body Connection to Manage Stress and Take Control of Your Life*. New York : Delta. 스트레스에 대한 몸의 생화학적 반응을 조절함으로써 스트레스를 낮추는 방법을 광범위하게 제시하고 있다. 오디오테이프도 있다.

Domar, A. D., and H. Dreher (1997). *Self-Nurture : Learning to Care for Yourself as Effectively as You Care for Everyone Else*. New York : Viking.

5_호르몬 대체요법

타액 호르몬 검사에 대한 정보는 4장 부분을 참고하라.

개인별 맞춤식 인체친화형 호르몬 대체요법

많은 의사와 약사들이 환자들에게 적합한 개인별 맞춤식 호르몬 대체요법을 제공하기 위해 서로 협력해서 일하고 있다. 자신에게 맞는 호르몬 요법을 주문하고 싶으면 주치의와 상의해보라. 가까운 약국에 전화를 걸어 적절한 약사를 찾아줄 것이다. 혹은 직접 '지혜 호르몬 프로그램' (4장 참조)에 연락해서 호르몬 검사를 받거나, 전문 건강관리사를 소개받는 방법도 있다.

개인별 맞춤식 처방에 인체친화형 호르몬이나 약을 사용하는 건강관리사를 만나고 싶으면 다음 기관으로 연락하면 된다.

맞춤식 처방을 위한 전문가와 환자 Professionals and Patients for Customized Care tel. 800-927-4227, 713-933-8400.

자연여성협회 Natural Woman Institute

8539 Sunset Boulevard, Los Angeles, CA 90069, tel. 888-489-6626, website : www.naturalwoman.org, e-mail : info@naturalwoman.org.

〈천연 호르몬 요법 안내서〉(*A Woman's Guide to Natural Hormones*)(New York : Perigee, 2000)의 저자인 Christine Conrad에 의해 설립되었으며, 미국 전역에서 인체친화형 천연 호르몬을 처방하는 의사들의 명단을 보유하고 있다. 오늘날까지 수천 명에 달하는 의사들을 추천해왔다.

Rx 복합센터 Rx Compound Centre

1515 Hatcher Lane, Columbia, TN 38401, tel. 931-388-3999.

Joel Hargrove 박사가 관여하고 있으며, 프로필렌 글리콜을 배합한 인체친화형 호르몬을 개발함으로써 인체친화형 호르몬 보급에 앞장서고 있다. 건강관리사들은 미국 전역에서 언제든지 처방전을 요청할 수 있다.

프로게스테론 크림

2% 프로게스테론 크림은 시중에 많이 나와 있다. 다음에 소개하는 3가지 제품은 나도 개인적으로 사용해보았는데 품질과 효과가 비슷하다.

프로게스트 크림 ProGest Cream

제일 먼저 추천하고 싶은 제품으로 제조사는 Women's Group Formulas이다. 다음 주소로 주문하면 된다. Emerson Ecologics, 7 Commerce Drive, Bedford, NH 03110, tel. 800-654-4432, fax. 800-718-7238. 외국에서 주문할 경우 tel. 1-603-656-9778, fax. 1-603-656-9797. website : www.emersonecologics.com.

펨게스트 FemGest

역시 환자나 뉴스레터 독자들에게 자주 추천하는 제품으로 Bio-Nutritional Formulars 사의 제품이다. 주문 신청은 프로게스트 크림의 경우와 같다.

피토게스트 크림 Phytogest Cream

Karuna Company 사의 제품으로 주문은 tel. 800-826-7225, website :

www.karunahealth.com으로 하면 된다.
인체친화형 프로게스테론으로 캡슐과 좌약, 피부 부착용 형태가 있으며 조제약국 formulary pharmacy에서 구할 수 있다. Prometrium과 Crinone vaginal gel은 일반약국에서도 구할 수 있다.

DHEA (dehydroepiandrosterone)
의약품용 DHEA는 조제약국이나 Emerson Ecologics 사를 통해 구입할 수 있다. Emerson Ecologics, 7 Commerce Drive, Bedford, NH 03110, tel. 800-654-4432, fax. 800-718-7238. 외국에서 주문할 경우 tel. 1-603-656-9778, fax. 1-603-656-9797. website : www.emersonecologics.com.
나는 Douglas Laboratories 사의 5mg DHEA 캡슐을 추천하고 싶다. 하루에 1-4개를 혀 밑에 넣어 복용하면 된다.

6_변화를 위한 식품과 건강보조식품

약초
다양한 품질의 약초 보충제가 판매되고 있는데, 그중에서 내가 즐겨 찾는 약초 제조사들은 다음과 같다.

약초 제조사

리바이벌 허브스 Revival Herbs
Physicians Laboratories, P.O. Box 242368, Charlotte, NC 28224. 참고문헌이나 연구자료 등 자세한 정보를 원하면 800-500-8053으로 전화하면 된다. 외국의 경우 문의나 주문은 다음 연락처로 하면 된다. tel. 1-336-722-2337, website : www.revivalfarm.com.
리바이벌 약초제품들은 유기농으로 재배되고, 손으로 수확되며, 독자적인 추출과정을 거쳐 신속하게 가공된다. 추출액은 농축되고 일정분량으로 규격화되어 캡슐에 담긴다. 추출액의 장점인 품질과 흡수율, 생체이용률을 높임과 동시에 캡슐의 편리함과 청결함까지 갖추고 있다. 약초가루 캡슐이나 알약보다 추출액 캡슐이 흡수율이나 생체이용률에서 더 우수하다는 사실이 확인되었다. 캡슐로 된 약초 추출액은 약초를 효과적으로 복용하는 가장 손쉬운 방법이다. 다음은 시판중인 리바이벌 약초제품들이다.

카바카바 kava kava : 긴장완화.
세인트존스워트 St. John's wort : 마음을 맑게 해줌.
은행잎 ginko / 고투콜라 gotu kola : 기억력과 집중력 향상.
에키나시아 echinacea / 히드라스티스 goldenseal : 면역기능 강화.
엉겅퀴 씨 milk thistle seed : 간기능 향상.
쐐기풀 잎 nettle leaf : 알레르기 완화.
발레리언 뿌리 valerian root : 불면증 치료.
시베리아 인삼 Siberian ginseng : 스트레스 완화, 기력 저하와 피로감 해소.

아베나 보태니컬스 Avena Botanicals
219 Mill Street, Rockport, ME 04856, tel. 207-594-0694.
말린 유기농 약초를 3온스 단위로 판매하고 있다.

블레시드 허브스 Blessed Herbs
109 Barre Plains Road, Oakham, MA 01068, tel. 508-882-3839.
대형포장의 약초를 싼 가격에 판매하고 있다.

에머슨 에콜로직스 Emerson Ecologics
7 Commerce Drive, Bedford, NH 03110, tel. 800-654-4432, fax. 800-718-7238. 외국에서 주문할 경우 tel. 1-603-656-9778, fax. 1-603-656-9797. website : www.emersonecologics.com.
전문적인 건강보조식품 회사로 세계적인 시설을 갖추고 최고품질의 영양제, 항산화제, 비타민, 무기질, 약초, 규격화된 약초 추출액, 자연식품, 필수지방산 등의 제품을 생산하고 있다. 이 회사의 제품은 3천여 종에 이른다.

추천할 만한 약초제품

블랙 코호시 black cohosh
Cimicifuga racemosa의 땅속줄기地下莖는 수천 년 전부터 아메리카 원주민의 비방으로 쓰였으며 중국의 당귀와 매우 흡사한 효과가 있다. 이 약초는 난소의 기능저하로 인한 폐경기 증후군, 난소적출술이나 자궁적출술 후의 후유증, 월경전 증후군, 사춘기의 생리통 등을 치료하는 약초로 사용되어왔다. 블랙 코호시가 포함된 제품은 시중에서 다양하게 판매되고 있다. 나는 Emerson Ecologics 사에서 생산한 Black Cohosh Pro를 추천하며 하루에 2번 40mg을 섭취할 것을 권한다. Remifemin도 대부분의 건강식품점에서 구입할 수 있으며 제품설명서에 표시된 용량과 용법을 따르면 된다.

위민스 페이즈 II Women's Phase II
이 제품은 당귀, 감초 뿌리, 우엉, 야생 마, 익모초의 혼합물이다. Bastyr University of Natural Health Sciences의 교수이며 자연요법 의사인 Tori Hudson에 의해 개발된 처방으로 임상실험 결과 폐경기 증후군을 완화하는 것으로 입증되었다. 다음 주소로 주문할 수 있다. Transitions for Health, 621 S. W. Alder Street, Suite 900, Portland, OR 97205-3627, tel. 800-888-6814, 503-226-1010, fax. 503-888-6814, website : www.transitionsforhealth.com.

위민스 메노캡스 Women's Menocaps (Women's Hormone Balance/Menopause Formula)
이 캡슐에는 고품질의 당귀, 우엉, 체이스트 베리, 블랙 코호시, 익모초, 감초 뿌리 등이 함유되어 있다. Wise Woman Herbals 사는 National College of Naturopathic Medicine의 약학과 전 학과장이며, 이 회사의 모든 제품의 처방을 담당했던 자연요법 의사인 Sharol Tilgner에 의해 설립되었다. Emerson Ecologics 사를 통해 주문할 수 있다. 7 Commerce Drive, Bedford, NH 03110, tel. 800-654-4432, fax. 800-718-7238. 외국에서 주문할 경우 tel. 1-603-656-9778, fax. 1-603-656-9797. website : www.emersonecologics.com.

콩 soy
콩에 관한 정보를 알고 싶으면 www.soyfoods.com을 검색하면 된다. 이 웹사이트를 개설한 목적은 과학적으로 입증된 믿을 만한 정보를 제공함으로써 세계적으로 콩의 소비를 촉진하기 위한 것이다. 이 사이트에는 콩의 효능과 맛있는 콩 요리법, 콩에 들어 있는 영양소에 관한 자료는 물론 소비자나 영양학자, 저널리스트, 과학자, 콩제품 생산 회사를 위한 정보가 담겨 있다.

리바이벌 콩제품 Revival Soy Products

Physicians Laboratories, P.O. Box 242368, Charlotte, NC 28224로 주문할 수 있으며 샘플을 원하면 888-983-6286으로 전화하면 된다. 참고문헌이나 연구자료 등 자세한 정보가 필요하면 800-500-8053으로 연락하고 외국에서는 1-336-722-2337로 전화하면 된다. 인터넷 사이트는 www.revivalsoy.com이다. 추천할 만한 콩제품은 다음과 같다.

리바이벌 소이 Revival Soy : 현재 판매되고 있는 수많은 콩제품 중에서 내가 권하고 싶은 것이다. 이 제품의 일회 복용량에는 콩 6번 섭취량에 해당하는 20g의 단백질과 160mg 이상의 이소플라본이 함유되어 있다. 같은 양의 두유보다 이소플라본이 더 많은데, 그 이유는 유전적으로 순수한 신선한 콩만을 사용하며 다른 콩제품에 비해 6배나 더 농축된 제품이기 때문이다. 단백질 위주의 이 대용식은 체중을 증가시키지 않으면서 남녀 모두에게 유익한 식품이다.

다이제스티브 에이드 엔자임 Digestive Aid Enzyme : 만일 콩을 섭취한 후 가스가 차거나 변비, 복부팽만 증상을 경험한다면 일반 소화제보다 15배나 강력한 이 보충제를 복용하면 도움이 된다.

리바이벌 소이 커피 Revival Soy Coffee : 카페인이 없으며 유기농으로 재배된 이 콩커피에는 한 컵당 약 10-15mg의 이소플라본이 함유되어 있다. 프렌치 바닐라, 헤이즐넛, 모카, 아몬드 아마레토 등의 다양한 향이 있으며, 볶은 정도에 따라 오리지널과 다크 두 가지가 있다. 아침에는 콩 커피와 콜롬비아 커피를 반씩 섞어도 마셔도 좋다.

내추럴 소이 Natural Soy

Natural Prevention 사에서 생산하는 제품으로 공인된 유기농법을 사용하고 유전자변형이 되지 않은 콩만을 사용해서 발효시킨 콩 파우더이다. 이 제품의 3Ts에는 하루 권장량인 40mg의 이소플라본이 함유되어 있다. 우유나 주스에 타서 마시거나 시리얼에 섞어 먹으면 좋다. Emerson Ecologics 사로 주문하면 된다. 7 Commerce Drive, Bedford, NH 03110, tel. 800-654-4432, fax. 800-718-7238. 외국에서 주문할 경우 tel.1-603-656-9778, fax. 1-603-656-9797. website : www.emersonecologics.com.

테이크 케어 Take Care

이 제품은 〈Wake Forest 연구〉에 사용된 콩 단백질이다. 하루에 2스푼씩 먹으면 35mg의 이소플라본을 섭취할 수 있다. 우유나 주스에 섞어서 마시는 방법도 있다.

주문은 Nutritious Foods 사로 하면 된다. tel. 800-445-3350.

아마 flax

소비자들에게는 아마에 대한 일반적인 상식을 제공하고, 영양학자나 영양사, 식품 제조 업체, 생산업자, 재배업자들에게는 전문적인 정보를 제공하기 위해 Flax Council of Canada는 많은 노력을 기울이고 있다. 연락처는 다음과 같다. 465-167 Lombard Avenue, Winnipeg, Manitoba R3B 0T6, Canada, tel. 204-982-2115, fax. 204-942-1841, website : www.flaxcouncil.ca, e-mail : flax@flaxcouncil.ca.

피프로플랙스 FiProFlax (아마 가루)

Oakmont Labs가 아마인유가 다량 함유된 고품질의 아마로 제조한 제품이다. Emerson Ecologics 사로 주문하면 된다. 7 Commerce Drive, Bedford, NH 03110, tel. 800-654-4432, fax. 800-718-7238. 외국에서 주문할 경우 tel. 1-603-656-9778, fax. 1-603-656-9797. website : www.emersonecologics.com.

피제이스 천연 아마인 Pizzey's Whole Flaxseed

향과 질이 높은 아마인 중에서 가장 속이 꽉 찬 씨만 모아 깨끗이 세척하고 크기를 엄선해서 제조한다. Emerson Ecologics 사로 주문하면 된다. 7 Commerce Drive, Bedford, NH 03110, tel. 800-654-4432, fax. 800-718-7238. 외국에서 주문할 경우 tel. 1-603-656-9778, fax. 1-603-656-9797. website : www.emersonecologics.com.

다코타 아마 골드 Dakota Flax Gold

남부 다코타 지역의 Heintzman 농장에서 재배된 유기농 아마인만을 사용한다. 이 농장으로 주문하면 된다. Heintzman Farms, R.R. 2, Box 265, Onaka, SD 57466. 문의전화는 605-447-5821, 신용카드 주문은 888-333-5813, 팩스 주문은 605-447-5855, 웹사이트는 www.heintzmanfarms.com이나 www.flaxgold.com이다. 아마인 3봉지와 전기 분쇄기, 아마인유 캡슐 한 병으로 구성된 여행용 세트도 주문이 가능하다.

추천도서

Bennett, M. (1998). *The Flaxseed Revolution : Nature's Source of Omega-E's, Lignans, and Fiber*. Optimal Healthspan Publications.

중국 전통의학

침술

안면홍조나 불면증, 식은땀, 불안감, 초조감, 신경과민, 우울증, 생리통, 과다출혈에 효과가 있다. 한약과 함께 사용하면 더욱 효과적이다. 주치의에게 믿을 만한 침술가를 소개해달라고 요청하라. 만일 여의치 않으면 American Association of Acupuncture and Oriental Medicine으로 연락하면 된다. tel. 610-266-1433, website : www.aaom.org.

한약

좋은 한약을 구입하는 비결은 믿을 만한 한약방을 찾는 것이다. 가까운 곳에 한약방이 없다면 내 단골 침술사인 Fern Tsao와 그의 딸 Maureen이 운영하는 한약방에 연락하면 된다. Quality Life Herbs, P.O. Box 565, Yarmouth, ME 04096, tel. 207-842-4929, fax. 207-846-3168.

내가 이 책에 언급한 모든 한약들은 여기에서 주문이 가능하다. 효과와 품질을 믿을 수 있는 최고의 제품만 취급한다. 나는 여러 증상의 환자들에게 수년에 걸쳐 Fern Tsao를 소개해주었으며 모두 만족할 만한 결과를 얻었다.

당귀 dong quai, angelica : 당귀는 거의 모든 폐경기 한약에 기본적으로 들어가는 약재이며 언제든지 손쉽게 구할 수 있다. 안젤리카 뿌리로도 불리는 이 약초는 약재상이나 건강식품점에서 구입할 수 있다. 캡슐이나 알약, 팅크제로도 개발되어 있으나 알코올이 첨가된 팅크제는 약효를 감소시킨다. 일반 소매점에서 판매하는 당귀 제품은 필요한 함량에 미달된 것이 많으므로 유의해서 선택해야 한다. 하루에 2번 알약 4-5개를 복용하는 정도는 부작용을 일으키지 않으나, 약초 전문가나 한의사의 지시에 따르는 것이 바람직하다. 당귀를 믿고 구입할 수 있는 한약방을 추천한다. 이곳 제품은 건강식품점에서도 구할 수 있다. Enzymatic Therapy, 825 Challenger Drive, Green Bay, WI 54311, tel. 800-783-2286, website : www.enzy.com. 또는 위에 소개한 Quality Life Herbs로 주문하면 된다.(위의 주소 참고)

조이풀 체인지 Joyful Change : 폐경기 증후군에 탁월한 효과가 있으며 몸의 원기를 회복시켜주므로 적극 권장하고 싶다. 식사 전에 하루 2번 3알씩 먹으면 된다. 위에 소개한 한약방에서 구할 수 있다.

운남백약(산) 雲南白藥(散) Yunnan bai Yao : 과다출혈을 막거나 완화하는 효과가 있다. 근본적인 치료제가 아니므로 장기복용은 피하는 것이 좋다. 권장량은 하루에 4번 1-2캡슐이며 Quality Life Herbs 사를 통해 구입할 수 있다. (위의 주소 참고)

소요(산)환 플러스 Xiao Yao Wan Plus : 월경전 증후군, 생리통, 폐경기 증후군을 완화해주며 여성 강장제로 잘 알려진 작약이 함유되어 있다. 권장량은 하루 4번 4-5알이며 생리가 시작되기 2주일 전부터 시작해서 과다출혈이 시작되는 첫날까지 복용한다. 복용한 지 3개월 정도 지나야 제대로 효과를 볼 수 있다. Quality Life Herbs 사에서 판매한다. (위의 주소 참고)

7_폐경기의 식이요법

영양 보충제

조효소 Q_{10}

CoQ$_{10}$ Q-Gel Forte

하루 권장량은 10-100mg이다. Designs for Health 사에서 생산하며, Emerson Ecologics 사로 주문하면 된다. 7 Commerce Drive, Bedford, NH 03110, tel. 800-654-4432, fax. 800-718-7238. 외국에서 주문할 경우 tel. 1-603-656-9778, fax. 1-603-656-9797. website : www.emersonecologics.com.

Docosahexaenoic acid (DHA)

하루 권장량은 100-400mg이다. 바닷말에서 추출하는 지방산으로 내가 맨 처음 복용한 제품은 Neuromins였다. DHA에 대해 자세한 정보를 알고 싶으면 다음 주소로 연락하면 된다. DHA Information Center, Dean Skandalis, 6840 Dobbin Road, Columbia, MD 21045, tel. 888-652-7246.

뉴로민스 프로 Neuromins Pro

Murdock Madaus Schwabe 회사 제품이다. Emerson Ecologics 사로 주문하면 된다. 7 Commerce Drive, Bedford, NH 03110, tel. 800-654-4432, fax. 800-718-7238. 외국에서 주문할 경우 tel. 1-603-656-9778, fax. 1-603-656-9797. website : www.emersonecologics.com.

마텍 바이오사이언시즈 뉴로민스 프로덕츠 Martek Biosciences Neuromins Products 주문처는 다음과 같다. Martek Neuromins Products, 6840 Dobbin Road, Columbia, MD 21045, tel. 800-662-6339, website : www.martekbio.com.

신진대사 촉진제

L-카르니틴 L-carnitine 혹은 아세틸-L-카르니틴 acetyl-L-carnitine
하루 권장량은 500-4,000mg이며, Emerson Ecologics 사로 주문하면 된다. 7 Commerce Drive, Bedford, NH 03110, tel. 800-654-4432, fax. 800-718-7238. 외국에서 주문할 경우 tel. 1-603-656-9778, fax. 1-603-656-9797. website : www.emersonecologics.com.

크로미엄 피콜리네이트 Chromium picolinate
하루 권장량은 200-700mcg이다. 나는 일회 복용량에 250mcg이 들어 있는 Douglas Labs의 제품과 200mcg이 들어 있는 Progressive Labs의 제품을 권하고 싶다. 둘 다 Emerson Ecologics 사를 통해 구입할 수 있으며 일반약국이나 자연식품점에서도 구할 수 있다. 7 Commerce Drive, Bedford, NH 03110, tel. 800-654-4432, fax. 800-718-7238. 외국에서 주문할 경우 tel. 1-603-656-9778, fax. 1-603-656-9797. website : www.emersonecologics.com.

케토 버너 셰이크 Keto Burner Shake
고단백 복합 영양제로서 지방을 빨리 연소시킨다. 일회분 복용량에 단백질은 24g 함유된 반면 탄수화물은 2g밖에 들어 있지 않아 에너지를 극대화하는 효과가 있으며 맛도 좋다. 우리 몸의 단백질 합성을 지원해서 날씬한 근육질 몸매로 만들어준다. Life Services Supplements 사에서 판매하며 tel. 800-542-3230, 외국에서는 1-732-922-0099로 주문하면 된다. website : www.lifeservices.com.

케토 바 Keto Bar
저탄수화물 고단백 스낵으로 탄수화물 섭취를 줄이고 축적된 지방을 연소하고자 하는 사람들에게 완벽한 식품이다. 탄수화물이 4g만 들어 있고 에너지를 생성하는 단백질은 19g이나 포함되어 있다. 설탕탐식증이나 무기력증, 허기를 달래는 간식으로 그만이다. 나는 냉장고에 넣어놓고 틈나는 대로 한 입씩 먹는다. 위에 소개한 Life Services Supplements로 주문하면 된다. tel. 800-542-3230, 외국에서는 1-732-

922-0099. website : www.lifeservices.com.

종합 비타민과 무기질

울트라-프리벤티브 III Ultra-Preventive III
Emerson Ecologics사로 주문하면 된다. 7 Commerce Drive, Bedford, NH 03110, tel. 800-654-4432, fax. 800-718-7238. 외국에서 주문할 경우 tel. 1-603-656-9778, fax. 1-603-656-9797. website : www.emersonecologics.com.

USANA 에센셜스 USANA Essentials
USANA Health Sciences, Inc.에서 생산하며 tel. 888-953-9595로 연락하면 된다. website : www.usana.com.

다빈치 스펙트라 우먼 DaVinci Spectra Woman
DaVinci Laboratories, 20 New England Drive, Essex Junction, VT 05453, tel. 800-325-1776.

프로안토시아니딘 proanthocynidins

포도씨나 소나무 껍질에서 추출하는 강력한 항산화제이다. 처음에는 하루에 몸무게 1파운드(453g)에 1mg의 양을 3번에 나누어서 복용하는 것이 좋다. 2주가 지나면 하루에 40-80mg을 복용한다.

피크노게놀 Pycnogenol과 OPC 그레이프 골드 OPC Grape Gold
피크게놀은 Advanced Medical Nutrition 사에서 생산하며 OPC 그레이프 골드는 ORT에서 생산한다. 두 제품 모두 Emerson Ecologics 사에서 주문할 수 있으며, 자연식품점에 다른 우수한 OPC 제품도 많이 나와 있다. 7 Commerce Drive, Bedford, NH 03110, tel. 800-654-4432, fax. 800-718-7238. 외국에서 주문할 경우 tel. 1-603-656-9778, fax. 1-603-656-9797. website : www.emersonecologics.com.

프로플라베놀 Proflavenol
USANA에서 구입할 수 있다. tel. 888-953-9595, www.usana.com.

촉생제 probiotics

촉생제는 장내의 박테리아 생성을 자연스럽게 증가시킴으로써 소화를 돕는다. 우리의 장내에는 400여 종에 달하는 박테리아가 서식하고 있다. 장의 건강을 위해 유익한 박테리아를 보충해주는 것은 도움이 된다. 박테리아가 고갈되는 원인은 항생제나 잘못된 식습관, 질병 등 여러 가지가 있다. 유산균이 포함된 촉생제품은 장에 가스가 많고 복부팽만을 느끼는 사람에게 효과적이며, 항생물질을 복용할 때 효모 감염을 막기 위한 목적으로 함께 사용되기도 한다. 항생제를 복용할 때에는 촉생제를 반드시 함께 사용해야 한다. 단, 서로 다른 시간에 복용해서 항생제가 유익한 박테리아를 죽이지 않게 해야 한다. 항생제 복용을 중단한 후에도 일 주일간은 촉생제를 계속 섭취해야만 항생제로 인한 효모 감염을 막고 위장장애를 완화할 수 있다.

나는 NF Formulas, Inc.에서 생산한 PB 8 Probiotic이나 Spectra Probiotic을 권하고 싶다. 다른 제품들이 냉장보관해야 하는 데 반해 이 제품들은 실온에 보관해도 효과가 감소되지 않는다. PB 8 Probiotic은 건강식품점에서 구입할 수 있으며 Spectra Probiotic은 Emerson Ecologics 사로 주문하면 된다. 용법은 사용설명서를 따르면 된다. 7 Commerce Drive, Bedford, NH 03110, tel. 800-654-4432, fax. 800-718-7238. 외국에서 주문할 경우 tel. 1-603-656-9778, fax. 1-603-656-9797. website : www.emersonecologics.com.

소화 촉진제

장에서 소화되도록 코팅된 페퍼민트 오일

대부분의 연구에서는 실험 대상자에게 이 오일을 하루에 2번 식사 중간에 0.2ml씩 복용하도록 한다.

페포게스트 Pepogest
Nature's Way 사의 제품으로 Emerson Ecologics로 주문하면 된다. 7 Commerce Drive, Bedford, NH 03110, tel. 800-654-4432, fax. 800-718-7238. 외국에서 주문할 경우 tel. 1-603-656-9778, fax. 1-603-656-9797. website : www.emersonecologics.com.

페퍼민트 플러스 Peppermint Plus와 민타신 Mintacin
Enzymatic Therapy 사에서 생산되며 직접 주문하거나 건강식품점에서 구입할 수 있다. 825 Challenger Drive, Green Bay, WI 54311, tel. 800-783-2286. 자세한 정보는 www.enzy.com.을 참조하라.

감초 추출물 deglycyrrhizinated licorice (DGL)
권장량은 고체 추출물 하루에 2-3번 1/4-1/2ts이다. 고혈압인 사람은 이 약초의 코르티솔 유사작용으로 인해 부작용이 생길 수도 있으므로 유의해야 한다. 만일 감초 뿌리를 복용하고 있다면 반드시 정기적으로 혈압을 측정해보아야 한다.

가이아 감초 뿌리 추출물 Gaia Herbs Licorice Root Solid Extract
건강식품점에서 구입할 수 있다. Wise Woman Herbals Licorice Root Solid Extract와 Douglas Labs Licorice Root Max-V는 Emerson Ecologics 사에서 판매한다. 7 Commerce Drive, Bedford, NH 03110, tel. 800-654-4432, fax. 800-718-7238. 외국에서 주문할 경우 tel. 1-603-656-9778, fax. 1-603-656-9797. website : www.emersonecologics.com.

시큐어 SeaCure
Proper Nutrition, Inc.의 제품이다. 흰살 생선에서 추출한 단백질로서 각종 질병에 광범위한 효과를 나타낸다는 사실이 증명되면서 관심이 높아지고 있다. 예를 들면 크론병이나 과민성 대장증상, 궤양성 대장염 등 모든 소화기관 장애에 탁월한 효과가 있다. 또 화학요법 치료를 받은 후 영양보충이나 면역계 강화에도 도움이 된다. 수은을 비롯한 중금속이 없다는 것이 확인된 제품이다. 아침저녁으로 3캡슐씩 복용하면 된다. 구입문의는 Emerson Ecologics, 7 Commerce Drive, Bedford, NH 03110, tel. 800-654-4432, fax. 800-718-7238. 외국에서 주문할 경우 tel. 1-603-656-9778, fax. 1-603-656-9797. website : www.emersonecologics.com.

스웨디시 비터스 Swedish Bitters
위장장애에 효과가 입증된 강장제로 건강식품점에서 액체나 캡슐로 판매되고 있다.

오디오테이프

체중감량 Weight Loss
Belleruth Naperstak이 제작한 이 테이프는 이미지 연상을 통하여 음식에 대한 탐식욕을 없애주고, 자신감을 높여주며, 안전한 방법으로 신진대사 속도를 높이고, 몸 안에 쌓인 지방을 연소시키며, 행동을 긍정적으로 바꾸도록 유도하며, 긴장을 완화하는 법을 가르치고 있다. 뒷면에는 성공사례가 소개되어 있다. 문의 및 주문은 Health Journeys, 891 Moe Drive, Suite C, Akron, OH 44310, tel. 800-800-8661, website : www.healthjourneys.com.

8_골반의 건강과 힘을 창조하자

프로게스테론에 관한 정보를 원하면 5장 부분을 참고하라.

생리통

소요(산)환 Bupleurum = Xiao Yao Wan/Hsiao Yao Wan
소요(산)환 플러스는 월경전 증후군이나 생리통, 폐경기 증후군에 유익한 보충제이다. 여성의 강장제로 알려진 작약의 성분이 포함되어 있다. 다음 주소로 주문할 수 있다. Quality Life Herbs, P.O. Box 565, Yarmouth, ME 04096, tel. 207-842-4929, fax. 207-846-3168.

메나스틸 Menastil
금잔화에서 추출한 오일을 정제한 것으로, 미국 식품의약국 FDA과 미국 동종요법약전 Homeopathic Pharmacopoeia U.S.에서 생리통 완화효과를 공식 인정했다. 처방전 없이 일반약국에서 구입할 수 있으며 동종요법을 이용한 피부 부착용으로 개발되어 있다. 관심이 있으면 다음 주소로 연락하면 된다. Menastil Products, Dept. 711, P.O. Box 901, Westborough, MA 01581, tel. 508-366-6311, fax. 508-366-1121.

피마자유 팩 Castor Oil Packs
헝겊에 피마자유를 묻혀 해당부위에 붙인 다음, 그 위에 얇은 플라스틱 시트를 놓고 뜨거운 물병을 올려놓아 찜질한다. 일 주일에 5번 30-60분간 팩을 하거나, 전문가의 지시에 따라 사용하면 된다.

피마자유 냉찜질 팩 Cold-pressed castor oil과 찜질용 모직천 wool flannel
Emerson Ecologics 사에 주문하면 된다. 7 Commerce Drive, Bedford, NH 03110, tel. 800-654-4432, fax. 800-718-7238. 외국에서 주문할 경우 tel. 1-603-656-9778, fax. 1-603-656-9797. website : www.emersonecologics.com.

포멘텍 Fomentek
뜨거운 물 찜질 주머니로〈여성 대 여성〉센터에서 판매한다. Women to Women, 3 Marina Road, Yarmouth, ME 04062, tel. 207-846-6163.

과다출혈 / 철분부족

철분 27+ Iron 27+
위장장애가 없는 철분 킬레이트(결합) 공급원으로 효과가 오래 지속된다. 여성들이 쉽게 복용할 수 있는 유일한 철분 보충제라고 할 수 있으며 쉽고 빠르게 흡수되는 특징이 있다. Advanced Nutritional Resources(ANR), tel. 800-836-0644.

아이언 드롭스 Iron Drops
Levin Health 사의 제품으로 변비의 부작용이 없으며 생체이용률이 높은 철분 보충제이다. 권장량은 하루에 2번 1.5ml이다. Emerson Ecologics 사에 주문하면 된다. 7 Commerce Drive, Bedford, NH 03110, tel. 800-654-4432, fax. 800-718-7238. 외국에서 주문할 경우 tel. 1-603-656-9778, fax. 1-603-656-9797. website : www.emersonecologics.com.

운남백약(산) 雲南白藥(散) Yunnan bai yao
과다출혈을 완화하는 효과가 뛰어나다. Quality Life Herbs 사에 주문하면 된다. P.O. Box 565, Yarmouth, ME 04096, tel. 207-842-4929, fax. 207-846-3168.

수술을 앞두고 있을 때

주의점 : 수술 전 2주일과 수술 후 1주일간은 비타민 E의 복용을 피하라. 출혈을 촉진할 수 있다.

〈수술을 받는 사람을 위한 건강여행〉(Health Journeys for People Undergoing Surgery)
Belleruth Naperstak이 제작한 오디오테이프이다. 주문은 다음 주소로 하면 된다. Health Journeys, 891 Moe Drive, Suite C, Akron, OH 44310, tel. 800-800-8661, website : www.healthjourneys.com.
테이프 2개로 구성되어 있으며 이미지 연상을 통하여 수술 성공에 대한 믿음을 갖게 하는 프로그램이다. 몸의 각 부위가 서로 보호하고 협력함으로써 혈액의 흐름을 늦추고 치유력을 최대한 발휘하도록 만든다. 뒷면에는 성공사례를 담았다. 두 번째 테이프에는 수술실에서 사용하면 효과적인 음악이 담겨 있다. (이 음악은 첫 번째 테이프의 배경음악으로도 쓰였다.) 이 음악은 Cleveland Clinic과 Kaiser Permanente, 데이비스에 있는 캘리포니아 대학 메디컬 센터에서 임상실험 결과 효과가 입증되었다.

〈수술에 대한 준비와 빠른 회복법〉(Prepare for Surgery, Heal Faster)
Peggy Huddleston의 긴장완화와 치유를 위한 책과 오디오테이프이다. 나 자신도 수술의 후유증에서 회복하는 데 도움을 받았다. 이 책과 테이프는 다른 많은 사람들에게도 큰 도움을 주고 있다.
Peggy Huddleston, tel. 617-497-9431, website : www.healfaster.com.

비뇨기 문제

에스트리올 질 크림 Estriol vaginal cream
인체친화형 호르몬제를 취급하는 약국에서 처방전을 가지고 구입할 수 있다. 만일 주치의가 이에 대해 충분한 지식이 없으면 개인별 맞춤식 호르몬 요법에 능한 약사를 추천해달라고 부탁하라. 크림 1g당 에스트리올 0.5mg이 들어 있는 제품이 일반적이다.

촉생제 Probiotics
효모에 의한 재발성 질염을 치료하는 데는 NF Formilas, Inc.에서 만든 PB 8 Probiotic이나 Spectra Probiotic이 효과적이다. (자세한 정보는 7장의 참고자료를 참조하라.)

질근육 운동 Vaginal Weights

펨톤 웨이츠 FemTone Weights
다음 주소로 연락해서 카탈로그나 AX004 제품을 보내달라고 요청하라. As We Change, 6335 Ferris Square, Suite A, San Diego, CA 92121-3249, tel. 800-203-5585, website : www.aswechange.com.

케겔 웨이츠 Kegel Wrights
다음 주소로 카탈로그나 A5770 제품을 보내달라고 요청하면 된다. Self-Care, 104 Challenger Drive, Portland, TN 37148, tel. 800-345-7889, 800-422-8811.

케겔 콘스 Kegel Kones**와 페리닐 엑서사이저** Perineal Exerciser
Milex Products 사가 제조하며, 처방전을 가지고 의사에게 구입할 수 있다. Milex Products, 5915 Northwest Highway, Chicago, IL 60631, tel. 800-621-1278.

교육단체
Continence Restored Inc., 785 Park Ave., New York, NY 10021.
Help for Incontinent People (HIP), P.O. Box 544, Union, SC 29379, tel. 803-579-7900.
National Institute on Aging, NIA Information Center, P.O. Box 8057, Gaithersburg, MD 20898-8057, tel. 800-222-2225, 800-222-4225, website : www.nih.gov/nia/, e-mail : niainfor@access.digex.net.
National Kidney and Urologic Diseases Information Clearinghouse, 3 Information Way, Bethesda, MD 20892-3580, website : www.niddk.nih.gov/health/kidney/nkudic.htm, e-mail : nkudic@info.niddk.nih.

9_폐경기와 성생활

추천도서
Barbach Lonnie G. (1976). *For Yourself : The Fulfillment of Female Sexuality.* New York : NAL/Dutton.

Covington, S. (1992). *Awakening Your Sexuality : A Guide for Recovering Women and Their Partners.* HarperSanFrancisco.

Love, P. & J. Robinson (1994). *Hot Monogamy : Essential Steps to More Passionate Intimate Lovemaking.* New York : Dutton, 1994. 오디오테이프 주문은 Sounds True, 735 Walnut Street, Boulder, CO 80302, tel. 800-333-9185.

Masters, M. & V. Johnson (1996). *Human Sexual Response.* New York : Little, Brown and Co.

Ogden, G. (1999). *Women Who Love Sex : An Inquiry into the Expanding Spirit of Women's Erotic Experience.* Cambridge, MA : Womanspirit Press. 저자인 Gina Ogden은 섹슈얼리티 연구자이자 치료사로서 여성의 충만한 성을 탐구하는 개척자이다. 이 책은 성에 대한 모든 문제를 명쾌하고 통찰력 있게 다루고 있다.

질 윤활제

위민스 그룹 처방 질 윤활제 Women's Group Formulas Vaginal Lubricant
질을 축축하게 하는 윤활제로 탐폰이나 항문 체온계, 질 세척기 삽입시에 윤활제로 사용되기도 한다. 무색무취의 액체 타입이며 아무 얼룩도 남기지 않는 특성이 있다. 질조직의 건강과 편안함을 위해 금잔화, 카모마일, 인삼, 알로에, 호두나무 잎, 비타민 E, 블랙 코호시 성분이 첨가되어 있다. Emerson Ecologics 사에 주문하면 된다. 7 Commerce Drive, Bedford, NH 03110, tel. 800-654-4432, ax. 800-718-7238. 외국에서 주문할 경우 tel. 1-603-656-9778, fax. 1-603-656-9797. website : www.emersonecologics.com.

실크 SYLK
대부분의 자연식품점에서 판매하고 있다. 자세한 정보를 알고 싶으면 Genava Marketing 사로 연락하면 된다. tel. 203-853-4773.

10_뇌를 잘 보살피자

풍수에 관한 정보는 3장, 약초에 관한 정보는 6장 부분을 참고하라.

불면증

커들 유 담요 Cuddle Ewe Underquilt
침대 매트리스와 시트 사이에 까는 모직 담요이다. 천연소재라서 우리 몸의 기를 보강해주며 새 매트리스 대용으로도 사용할 수 있다. 여름에 시원하고 겨울에 따뜻한 특성이 있다. 800-705-5559로 전화해서 제품번호 61FF520을 주문하면 된다.

멜라토닌 Melatonin
우리 몸이 시차에 잘 적응하도록 도와준다. 일회 권장량은 1-3mg이다. 내가 추천하고 싶은 제품은 Melatonin Source Naturals 제품(800-816-2333), Douglas Laboratories 제품, Advanced Medical Nutrition 제품이다. 뒤의 두 제품은 Emerson Ecologics 사를 통해 주문할 수 있다. 7 Commerce Drive, Bedford, NH 03110, tel. 800-654-4432, fax. 800-718-7238. 외국에서 주문할 경우 tel. 1-603-656-9778, fax. 1-603-656-9797. website : www.emersonecologics.com.

계절 증후군 / 조명요법

계절 증후군은 때로 조명요법을 사용하면 증상이 완화되기도 한다. 고품질의 전초파장 빛은 월경전 증후군을 비롯해서 폐경기 증후군, 배란이나 월경 불순을 완화하는 데 도움이 된다. 또 세로토닌 수치를 높여준다.

건강을 위한 빛 Light for health
양질의 전초파장 빛을 내는 라이트박스나 형광등, 압축된 형광체를 판매한다.(UL 마크 획득) 942 Twisted Oak Lane, Buffalo Grove, IL 60089, tel. 800-468-1104, fax. 847-459-4492, website : www.lightforhealth.com.

베릴룩스 사 Verilux Company
9 Viaduct Road, Stamford, CT 06907, tel. 800-786-6250, website : www.verilux.net. 이 회사는 원예나 외국산 동물, 박물관을 위한 조명을 생산한다. 자연광에 가까운 전초파장 빛을 발하는 전구나 형광등을 제조한다. 나는 수년 동안 이 회사 제품인 Happylite라는 라이트박스를 사용해서 많은 효과를 보았다. 독자들에게도 적극 추천한다.

세븐스 제너레이션 Seventh Generation Co.
이 회사에서 생산하는 Chromalux라는 전구는 완전한 전파장 빛을 내는 것은 아니지만 색이 보정되어 시판중인 전구보다는 훨씬 뛰어나다. 이 제품이나 다른 생산품에 대해 알고 싶으면 800-456-1177로 연락하면 된다. Chromalux 전구는 자연식품점에서도 판매한다.

추천도서

Goodrich, J. (1995). *Natural Vision Improvement*. Berkeley, CA : Celestial Arts.
Lieberman, J. (1993). *Light : Medicine of the Future*. Santa Fe, NM : Bear and Co.

뇌를 위한 보충제

5-HTP
세로토닌의 전구체로서 멜라토닌 생산에 필요한 신경 호르몬이다. 우리의 입맛이나 기분에 작용하는 것으로 알려져 있다. 5-HTP는 인공으로 합성하거나 세균발효를 통해 생산하는 트립토판과는 달리, *Griffonia simplicifolia*라는 식물의 씨에서 얻는 천연 추출물이다. 권장량은 하루에 3번 100-200mg이다. Advanced Medical Nutrition 사에서 생산하는 50mg짜리 캡슐을 Emerson Ecologics 사를 통해 구입할 수 있다. 7 Commerce Drive, Bedford, NH 03110, tel. 800-654-4432, fax. 800-718-7238. 외국에서 주문할 경우 tel. 1-603-656-9778, fax. 1-603-656-9797. website : www.emersonecologics.com. 이 밖에도 Enzymatic Therapy 사(800-783-2286), Web Vitamins 사(800-919-9122), Solgar Vitamins 사(800-945-2246)를 통해서도 주문할 수 있다.

시호가용골모려탕 柴胡加龍骨牡蠣湯 Chai hu long gu muli wang
중국 전통의학에 따르면 대부분의 폐경기 증후군은 간이나 신장의 음기가 부족해서 나타나는 증상이다. 따라서 이들 기관의 에너지를 보강하면 음양의 불균형을 해소할 수 있다. 음양이 조화되면 간의 기가 강해져서 마음의 안정을 찾을 수 있으며 우울증, 신경과민, 분노, 절망감 등이 완화되고 불면증도 없어진다. 중국에서는 폐경기 여성뿐 아니라 모든 사람들이 자주 복용하는 한약이다. Qulality Life Herbs 사에 주문할 수 있다. P.O. Box 565, Yarmouth, ME 04096, tel. 207-842-4929, fax. 207-846-3168.

Docosahexaenoic Acid (DHA)
7장 부분을 참고하라.

은행잎 *Ginko biloba*
6장 부분을 참고하라. 권장량은 하루에 3번 40mg씩이다.

세인트존스워트 St. John's wort (0.3% hypericin)
이 약초의 항우울 효과는 20개 이상의 이중맹검법에 의한 임상실험 결과 확인되었다. 일반적인 항우울제와 같은 효과를 내면서도 부작용이나 불편한 증상이 적다. 효과를 나타내는 성분은 hypericin으로 정서적 안정감이나 정상적인 기분을 유지하는 뇌의 신경전달물질의 수치를 높이는 작용을 한다. Revival Herb Farm (tel. 800-500-2055, website : www.revivalfarm.com)이나 건강식품점에서 구입할 수 있다. 리바이벌 제품은 하루에 1캡슐이면 충분하지만 다른 회사 제품들은 하루에 3번 300mg씩 섭취하거나 각각의 용법에 따라야 한다. (리바이벌 제품은 흡수율과 생체이용률이 높기 때문에 적은 양으로도 충분한 효과를 기대할 수 있다.)

에퍼베슨트 이노시톨 Effervescent Inositol
일반 이노시톨에 비해 비타민 B_3와 B_6, 마그네슘이 보강된 제품으로 한 번에 18-20g을 복용해도 부작용이나 불편한 증상이 없다. 가장 좋은 방법은 식품으로 섭취하는 것이다. Advanced Nutritional Research 사(888-436-7200)로 주문하면 된다.

프레그네놀론 Pregnenolone
DHEA의 전구체이다. 처음 복용할 경우에는 하루에 10-15mg이 적당하지만 필요하다면 하루에 100-200mg까지 복용해도 안전하다. 처음에는 소량부터 시작해서 점점 양을 늘려가는 것이 바람직하다. Douglas Laboratories 사의 PREG5 제품(5mg씩 포장된 알약)은 Emerson Ecologics 사를 통해 주문할 수 있다. 7 Commerce Drive, Bedford, NH 03110, tel. 800-654-4432, fax. 800-718-7238. 외국에서 주문할 경우에는 tel. 1-603-656-9778, fax. 1-603-656-9797. website : www.emersonecologics.com.

프로안토시아니딘 Proanthocyanidins
7장 부분을 참고하라.

11_장미 봉오리에서 열매로

피부손질

다음 제품들은 피부의 pH 균형을 맞추어주고 보습효과가 좋은 클렌저들이다.

　도브 뷰티 바 Dove Beauty Bar
　올레이 뷰티 바 오일 Oil of Olay Beauty Bar
　뉴트로지나 보습 클렌징 로션 Neutrogena Non-Drying Cleansing Lotion
　α-리포산 함유 뉴트리티브 클렌저 Nutritive Cleanser with Alpha-Lipoic Acid (페리콘 박사의 기능성 화장품)
　센세 젠틀 데일리 클렌저 Sensé Gentle Daily Cleanser (USANA)

페리콘 박사의 기능성 화장품 N. V. Perricone M.D., Cosmeceuticals Clinical Creations 사에 전화를 걸어 구입할 수 있다. tel. 888-823-7837, 외국일 경우 1-203-379-0726이나 www.clinicalcreations.com을 통해 연결이 가능하다.
이 기능성 화장품 시리즈는 공인된 피부학 전문가가 연구과정을 거쳐 특허를 획득한 후 판매하는 유일한 스킨케어 제품이다. 유리기 손상을 막아주는 항산화제인 비타민 C 에스테르(ascorbyl palmitate), α-리포산, DMAE(dimethylami-noethanol) 등이 함유되어 있다. 페리콘 박사는 다양한 제품을 개발하고 끊임없는 연구를 통해 보강하고 있지만, 다음 제품들을 우선 추천하고 싶다.

　비타민 C 에스테르 크림 Vitamin C Ester Cream : 매일 밤 자기 전에 바른다. 콜라겐 층을 강화하고 피부의 감염을 치유하는 효과가 있다.
　피부탄력 활성제 Face Firming Activator : α-리포산과 DMAE가 함유되어 있으며 효과가 신속해서 바른 후 20분 안에 직접 확인할 수 있다. DMAE 성분은 늘어진 피부를 팽팽하게 회복시켜주며, α-리포산은 혈액순환을 촉진하고 모공을 수축시키며 피부색을 고르게 한다. α-리포산은 눈 주위의 부기를 내리며 목의 피부를 매끄럽게 만들어주기도 한다.

　트리에넬 데일리 리뉴얼 크림 Trienelle Daily Renewal Creme
토코트리에놀을 첨가해 새로 개발한 제품이다. 조효소 Q_{10}, 과일산, 프로시아니딘 같은 피부에 좋은 항산화 물질이 고루 함유되어 있으며, 임상실험 결과 콜라겐을 강화하는 성분으로 밝혀진 마이크로콜라겐 펜타펩티드 microcollagen pentapeptides도 들어 있다. 또 양질의 자외선 차단 성분도 포함되어 있으며 피부에 트러블을 일으키지 않아 매일 사용해도 괜찮다. 나도 효과를 체험했다. 다음 주소로 주문하면 된다. Aspen Benefits Group, 7950 Meadowlark Way #F, Coeur D'Alene, ID 83815, tel. 800-539-5195, fax. 208-762-8773, website : www.trienelle.com, email : info@aspenbenefits.com.

조효소 Q$_{10}$ 크림 Coenzyme Q$_{10}$ Cream
최근 들어 조효소 Q$_{10}$이 들어 있는 크림이 몇 가지 시판되기 시작했다. 이들 크림은 주름살을 없애주고, α-리포산처럼 늙고 손상된 콜라겐층을 회복시키는 것으로 밝혀졌다.
더마 Q 겔 Dermal Q Gel : α-리포산과 조효소 Q$_{10}$이 모두 함유되어 있는 이 크림은 Tishcon Co.에서 생산하는 제품으로 www.skinsosmooth.com을 통해 주문할 수 있다.

센세 Sensé
USANA Health Sciences, Inc.의 제품으로 888-953-9595로 주문할 수 있다. 자세한 정보는 www.usana.com을 참조하면 된다.
이 상표의 스킨케어 제품은 효과가 좋은 항산화제를 광범위하게 함유하고 있다. 또 특별처방에 따라 제조하기 때문에 민감성 피부에도 부작용이 없다. 센세 제품에는 식물성 오일(금잔화, 오렌지 껍질, 인삼), 비타민 A, 프로안토시아니딘 저중합제 OPC, 콜라겐층에 유익한 프롤린proline 등이 함유되어 있다. 이 밖에 피부에 윤기를 주는 붕소질산염이 들어 있으며, 박피효과가 있는 사과산, 젖산, 글리콜산도 들어 있다. 최근 개발된 USANA 제품은 임상실험 결과 보습효과와 주름살, 잔주름 개선효과가 한층 강화된 것으로 나타났다.
센세 제품을 고려할 경우, 낮에 사용하는 Daytime Protective Emulsion과 밤에 사용하는 Night Renewal부터 시작하기를 권한다.

체내에서 작용하는 모발과 스킨케어 제품

빌베리 Bilberry (*Vaccinium myrtillus*)
정맥류 예방을 위한 하루 권장량은 160mg이지만 이미 나타난 정맥류를 치료하려면 하루에 480mg은 섭취해야 한다. 대부분의 건강식품점에서 판매하고 있으며 Emerson Ecologics 사에 주문해도 된다. 7 Commerce Drive, Bedford, NH

03110, tel. 800-654-4432, fax. 800-718-7238. 외국에서 주문할 경우 tel. 1-603-656-9778, fax. 1-603-656-9797. website : www.emersonecologics.com.

수오편 首烏片 Shou Wu Pian
모발성장을 촉진하는 약재로 Quality Life Herbs 사로 주문하면 된다. P.O. Box 565, Yarmouth, ME 04096, tel. 1-207-842-4929, fax. 1-207-846-3168.

주사

베타인 염산 Betaine Hydrochloride (betaine HCl)
Advanced Medical Nutrition 사에서 생산하는 캡슐에는 순수한 베타인 염산 648mg이 함유되어 있다. NF Formulas 사의 캡슐에는 베타인 염산 628mg을 비롯해 소화효소인 펩신pepsin이 들어 있다. 두 제품 모두 Emerson Ecologics 사에 주문할 수 있다. 7 Commerce Drive, Bedford, NH 03110, tel. 800-654-4432, fax. 800-718-7238. 외국에서 주문할 경우 tel. 1-603-656-9778, fax. 1-603-656-9797. website : www.emersonecologics.com.

수술요법
수술을 고려하거나 앞두고 있다면 8장 부분을 참고하라.

12_뼈의 건강을 창조하자

소변 골밀도 검사

오스테오마크 Osteomark
의사들에게 직접 공급되므로 병원에서 구할 수 있다.

지혜 뼈 강화 프로그램 Wisdom Strong Bones program
소변에 섞여 나오는 뼈의 부산물을 측정하는 Pyrilinks 소변검사로 구성되어 있다.

검사도구는 처방전 없이 구입할 수 있으며 결과는 집으로 직접 통보된다. tel. 800-705-5559.

뼈의 건강을 위한 보충제

칼슘 보충제

마이크로크리스탈린 하이드록시아파티트 Microcrystalline hydroxyapatite
건강한 뼈에서 만들어지는 물질로 뼈를 강화하는 좋은 칼슘 공급원이다. Osteoguard 1:1은 칼슘과 마그네슘이 가장 이상적인 비율인 1:1의 비율로 들어 있으며 붕소와 비타민 K도 첨가되어 있다. 하루 권장량은 3알이다. Emerson Ecologics 사를 통해 구입할 수 있다. 7 Commerce Drive, Bedford, NH 03110, tel. 800-654-4432, fax. 800-718-7238. 외국에서 주문할 경우 tel. 1-603-656-9778, fax. 1-603-656-9797. website : www.emersonecologics.com.

USANA 칼슘/마그네슘 플러스 USANA Calcium/Magnesium Plus
USANA의 제품으로 구연산칼슘, 마그네슘 킬레이트, 붕소, 비타민 D_3가 함유되어 있다. 나는 이 보충제를 아침에 3알, 저녁에 3알씩 복용한다. USANA의 비타민이나 무기질(7장의 USANA 에센셜스 참고)과 함께 복용하면 매일 1,000mg의 칼슘을 보충하는 셈이다. 888-953-9595로 전화하여 주문할 수 있으며 website : www.usana.com을 검색하면 자세한 정보를 얻을 수 있다.

약초 혼합물 Herbal Infusions
다음은 유기농 약초를 공급하는 업체이다.

아베나 보태니컬스 Avena Botanicals
말린 약초를 3온스 단위로 판매한다. 219 Mill Street, Rockport, ME 04856, tel. 207-594-0694.

블레시드 허브스 Blessed Herbs
포장을 대형화하여 싸게 판다. 109 Barre Plains Road, Oakham, MA 01068, tel. 508-882-3839.

뼈를 강화하는 운동

〈젊음을 유지하는 비결〉(Strong Women Stay Young)
Miriam Nelson이 제작한 책과 비디오테이프이다. 888-796-6361, 캐나다에서는 1-619-509-1171로 주문할 수 있다. website : www.strongwomen.com.

추천도서
Nelson, M. & S. Wernick (2000). *Strong Women Stay Young*. New York : Bantam.
Nelson, M. & S. Wernick (2000). *Strong Women, Strong Bones : Everything You Need to Know to Prevent, Treat and Beat Osteoporosis*. New York : Putnam.

필라테스 Pilates
정식 지도자나 수련 프로그램에 대해 알고 싶으면 www.pilates-studio.com을 방문해보라.

추천도서
Siler, B. (2000). *The Pilates Body : The Ultimate At-Home Guide to Strengthening, Lengthening, and Toning Your Body — Without Machines*. New York : Broadway Books.
Winsor, M. (1999). *The Pilates Powerhouse*. Cambridge, MA : Perseus Books.

〈더 펌〉(The Firm)
웨이트 트레이닝과 동시에 하는 에어로빅 비디오테이프로 800-843-3476으로 주문하면 된다. 나는 10년 가까이 애용하고 있다. 시판되는 비디오테이프 중에서 가장 효과적이라고 생각한다.

13_유방의 건강을 창조하자

피마자유 팩에 관한 자세한 정보를 알고 싶으면 8장 부분을 참고하라.

유방암 센터

치유의 선택 Healing Choices
144 St. John's Place, Brooklyn, NY 11217, tel. 718-636-4433.
이 기관에서 발행하는 보고서 Healing Choices *Reports*는 개개인의 특정한 암 치료에 유망한 대체요법과 전문가에 대해 객관적이고 상세한 정보를 제공하고 있다. 정보지와 카탈로그 가격은 5달러이다.

존스 홉킨스 유방센터 Johns Hopkins Breast Center
601 North Caroline Street, Baltimore, MD 21287, website : www.med.jhu.edu/breastcenter.
William Dooley 박사와 Lillie Shockney, R.N. 박사가 이끄는 이 센터는 유방암 치료에서 세계적인 명성을 자랑하고 있다.

미국 국립암연구소 암정보 서비스 National Cancer Institute Cancer Information Service
암의 유전적 요인이나 암검사에 대한 정보를 얻을 수 있다. tel. 800-421-6237.

림프부종

미국 국립 림프부종 네트워크 National Lymphedema Network (NLN)
2211 Post Street, San Francisco, CA 94115, tel. 415-921-3186.
선천적 혹은 후천적(수술이나 상처, 특히 유방절제술이나 림프절 절제로 인한 경우) 림프부종으로 고통받는 사람들에게 무료로 정보를 제공해준다. 매우 유익한 뉴스레터도 발간하고 있다.

유방의 건강을 위한 보충제

조효소 Q_{10} 7장 부분을 참고하라.
아마인 6장 부분을 참고하라.
리바이벌 소이 6장 부분을 참고하라.

14_내면의 소리에 귀를 기울이자

우울증
10장 부분을 참고하라.

용서와 치유
2장 부분을 참고하라.

심장의 건강을 위한 보충제
7장에 소개된 내용을 참고하라.

산사나무 Hawthorn (*Crataegus* spp.)
건강식품점에서 차로 우려 마시는 산사나무 열매를 구할 수 있으며 알약으로도 판매한다. 만일 알약을 복용하고 싶다면 프로시아니딘 procyanidin 10%나 비텍신-4″-람노사이드 vitexin-4″-rhamnoside 1.8%를 함유하고 있는지 반드시 확인해보라. 하루에 3번 100-250mg을 섭취해야 한다. Nature's Way 제품은 Emerson Ecologics 사로 주문할 수 있으며, Enzymatic Therapy 제품은 다음 주소로 직접 연락하면 된다. Enzymatic Therapy, 825 Challenger Drive, Green Bay, WI 54311, tel. 800-783-2286, website : www.enzy.com.
Emerson Ecologics, 7 Commerce Drive, Bedford, NH 03110, tel. 800-654-4432, fax. 800-718-7238. 외국에서 주문할 경우 tel. 1-603-656-9778, fax. 1-603-656-9797. website : www.emersonecologics.com.

L-카르니틴 L-carnitine   7장 부분을 참고하라.

프로안토시아니딘 Proanthocyanidins   7장 부분을 참고하라.

토코트리에놀 Tocotrienols
비타민 E는 알파, 베타, 델타, 감마 토코페롤과 알파, 델타, 감마 토코트리에놀로 구성된다. Allergy Research Group 사의 복합 토코트리에놀은 Emerson Ecologics 사를 통해 주문할 수 있다. 7 Commerce Drive, Bedford, NH 03110, tel. 800-654-4432, fax. 800-718-7238. 외국에서 주문할 경우 tel. 1-603-656-9778, fax. 1-

603-656-9797. website : www.emersonecologics.com.

비타민 E

하루 권장량은 200-800 IU이다. 복합 토코페롤 제제인 Douglas Laboratories 사의 Natural Vitamin E Complex를 주문하고 싶으면 Emerson Ecologics 사로 연락하면 된다. 7 Commerce Drive, Bedford, NH 03110, tel. 800-654-4432, fax. 800-718-7238. 외국에서 주문할 경우 tel. 1-603-656-9778, fax. 1-603-656-9797. website : www.emersonecologics.com.

| 찾아보기 |

ㄱ

가슴과 유방 마사지법 self-massage, chest and breast 556
가이아 감초 뿌리 추출물 Gaia Herbs Licorice Root Solid Extract 733
간과 뼈의 건강 liver and bone health 495
간질 epilepsy 426
〈간호사들의 건강상태 연구〉 Nurses' Health Study 543, 545
 동맥경화증 605
 비타민 E 621
 심장질환 637
 혈압 608
 흡연 610
감시림프절 생검법 sentinel-node biopsy 559~560
감정 emotions 97~99, 110, 121~123, 401~402
 감정의 표출 432~433
 과거의 상처 강화 105~107
 빈둥지 증후군 113~117
 유방암 536~542
 질병 89~90
 치유 87~88
 회피 105
감정에 대한 신체적 반응 physical responses to emotions 123
감정에너지센터 emotional-energy centers 111
 목 585
 소화문제 296~299
 영역 한계에 대한 갈등 306~310
 유방 534~535, 545~546
감초 뿌리 licorice root (*Glycyrrhiza glabra*) 175, 243~244
감초 추출물 deglycyrrhizinated licorice (DGL) 301~302, 733
갑상선 기능 thyroid function
 뼈의 건강 497
 식생활 271~272
 콩의 역할 247~248
 폐경기 168~169
갑상선 기능저하 hypothyroidism 163, 168~169, 271~272
〈갑상선 치료법: 몸과 마음의 건강을 되찾는 심신 프로그램〉 *The Thyroid Solution : A Mind-Body Program for Beating Depression and Regaining Your Emotional and Physical Health* (Arem) 497
갑상선 호르몬 thyroid hormones 489, 605
강간, 중년의 자기 치유 101~102
〈강한 여성, 강한 뼈: 골다공증의 예방과 치료에 관한 모든 것〉 *Strong Women, Strong Bones :*

Everything You Need to Know to Prevent, Treat and Beat Osteoporosis (Nelson and Wernick)　746

강화우유 fortified milk　528 ⇒ 유제품 참고

〈거룩한 성性의 빛 : 중년의 위기에 찾아오는 쿤달리니〉 *The Liquid Light of Sex : Kundalini Rising at Mid-Life Crisis* (Clow)　108

건강보조식품/보충제 supplements　729~732 ⇒ 식품과 건강보조식품/보충제 참고

　과다출혈　318, 735

　뼈의 건강　506

　생리통　314

　심장의 건강　618~623

　폐경주위기　294~295

건강연구센터(캘리포니아 로스앨토스) Health Research and Studies Center, Los Altos, Calif.　247

건강을 위한 빛 Light for health　739

〈건강을 창조하자〉 Creating Health (오디오테이프)　716~717

〈건강한 뼈, 건강한 신체 : 에스트로겐과 칼슘을 넘어서〉 *Better Bones, Better Body : Beyond Estrogen and Calcium* (Brown)　492

〈건강한 정신, 건강한 여성〉 *Healing Mind, Healthy Woman : Using the Mind-body Connection to Manage Stress and Take Control of Your Life* (Domar and Dreher)　721

건망증/흐릿한 판단력　186~187, 202, 417~421, 429~434

건선(마른버짐) psoriasis　440, 449

걸음걸이 속도에 대한 잠재의식의 효과 subconscious effects on walking　433~434

겨자과 채소 cruciferous vegetables　238~239

결혼생활 marriage

　가임기　28~34

　과거를 찬양하며 미래를 창조하자　57~60

　나약함의 힘　55~57

　엄마와의 관계　32~34

　위기　23~28

　은퇴/경제계획　47~48

　자궁근종　39~44

　중년에 변해야 하는 이유　34~39

　책임감　26

　파경　50~55

　폐경기의 시작　49

　함께 창조해나가는 동반자 관계　44~47

경고의 소리 wake-up calls　65~69

　계절 증후군　67

　산후 우울증　66~67

　월경전 증후군　65

　폐경주위기　67~69

경구(용) 피임약 birth control pills　199, 329, 358, 472

　여드름　459, 462

　월경불순, 월경통, 과다출혈　182, 316, 320

경제적 능력의 자각　47~48, 132~140, 719

계절 증후군 seasonal affective disorder (SAD)　66, 67, 404, 411, 739~740

계지가용골모려탕 桂枝加龍骨牡蠣湯 Tian Wang Bu Xin Wang　259

고관절 골절 hip fractures　483~484, 490~491

고투콜라 gotu kola (*Hydrocotyle asiatica*)　427, 724

고혈압 hypertension　605, 606, 733 ⇒ 혈압

참고
곡물의 섭취 grain products　285
골감소증 osteopenia ⇒ 골질손실
골다공증 osteoporosis　86, 185, 191~192, 482~484
골다공증 위험요인　225~226, 492~497
골밀도 검사 bone density tests　498~500
　DEXA (이중에너지 골밀도 검사) 498~499
　소변검사　500~501, 744
　종골 골밀도 검사　498
　피부두께 검사　500
골반의 건강과 힘 pelvic health and power 305~352
　골반기관과 골반저 근육　336
　과다출혈　316~322
　비뇨기의 건강　342~352
　생리통　311~316
　영역 한계의 갈등　306~310
　자궁과 경부와 난소를 보존해야 하는 이유 337~338
　자궁근종　322~332
　지나친 수술　332~341
　호르몬 불균형　310~311
골세포 (뼈세포) osteocytes　487
골수 bone marrow　94, 491
골질손실 (뼈의 손실) bone loss　185, 483~484, 490, 504~506
　에스트로겐　201~202, 225~226
　T세포　489
과거의 상처 강화 trauma, reinforcing past 105~107
과다출혈 heavy bleeding　181, 316~322, 735

메시지/내면의 지혜　316~317
　신체적 원인　317
　참을 수 없는 경우　321~322
　치료법 선택　317~321
과산화벤조일 Benzoyl peroxide　462
과일 fruit　285~287, 298, 456, 547~548
과일산 fruit acids　447~448
관절염 arthritis과 웨이트 트레이닝　515
교감신경계 sympathetic nervous system (SNS) 90~92, 95~96
귀리 줄기 혼합물 oat straw infusions　531
규칙적인 생활과 수련　149
그레이트 스모키스 진단 연구소 Great Smokies Diagnostic Laboratory　720
근원적인 에너지 source energy　354, 371
글로 적기 writing
　감정 파악　121~122
　자기인식 글쓰기　719~720
금잔화 오일 calendula oil　734 ⇒ 메나스틸 참고
기분변화 mood swing　168~169, 171~173, 185~186
긴장완화법 relaxation techniques　178, 721
길레스피, 래리언 Gillespie, Larrian　511

ㄴ

나약함의 힘 power of vulnerability　55~57
〈나의 유방암 치유〉 My Healing from Breast Cancer (Joseph)　560
나이와 동맥경화증　610~611
나이트 리뉴얼 Night Renewal (Sensé)　743
나트륨과 칼륨의 균형 sodium-potassium balance　626~627

낙천주의 optimism 431
난소 ovaries 77~78, 81, 156, 337~338
난소암과 호르몬 대체요법 ovarian cancer risk and HRT 227~228
난포 ovarian follicles 154
난포자극 호르몬 follicle-stimulating hormone (FSH) 77~78, 154, 162~164
  혈중 호르몬 수치 검사 163~164
남성 men 17~18, 27~28, 133~134, 252, 354~355, 360~363
내면 지향적인 행동 inner-directed activity과 월경전 증후군 72~74
내추럴 소이 Natural Soy 726
냄새와 성욕 smell and libido 387
네메로프, 찰스 Nemeroff, Charles B. 93
네오컨트롤 Neocontrol 346
네이퍼스택, 벨러루스 Naperstak, Belleruth 733~734, 736
넬슨, 미리엄 Nelson, Miriam 514~515
노르게스티메이트 norgestimate 567
노르에틴드론 norethindrone 567
노르에피네프린 norepinephrine 78, 90
노스럽, 크리스티안 Northrup, Christiane
  ⇒ 여성의 건강에 대한 저자의 저작물
노인성 치매 dementia 201~202, 419~421
  ⇒ 알츠하이머병 참고
노화에 대한 태도 429~430
녹차 green tea 287, 293, 448, 456, 503, 624
놀바덱스 Nolvadex 203, 226, 579~580
뇌 brain 61~111, 389~434
  감정과 건강 88~100
  뇌를 보호하는 비호르몬 요법 424~426
  뇌에 대한 통제력 389~394

뇌에 해로운 물질 428~429
뇌와 심장의 관계 595~597
뇌의 경고 65~69
되살아나는 기억(상처) 101~102
문화적 유산 61~64
분노 호르몬 69~76
생식 호르몬의 역할 77~82
수면 394~404
영적인 메시지 107~111
우울증 405~417
인간관계와 뇌 35~37
정신적 기능 187, 202, 417~421
중년의 뇌가 과거를 치유하는 과정 101~107
중년의 지혜 극대화 429~434
폐경기의 기억력 감퇴 417~421
폐경기의 뇌의 변화 14~16, 23~24, 64, 187
폐경기의 분노의 메시지 83~88
폐경주위기의 호르몬 증가 78~79
프로게스테론의 효과 206
뇌졸중 strokes 591
뇌하수체 호르몬 pituitary gland hormones 77, 81
눈가리개 eye pillow 400
뉴로민스 프로 Neuromins Pro 729

ㄷ

다낭성 난소질환 polycystic ovary syndrome 470
다빈치 스펙트라 우먼 DaVinci Spectra Woman 731
다시 돌아오는 아이들 117~120

다양한 체위 sexual variety 386
다이아몬드, 마리언 Diamond, Marian 430
다이제스티브 에이드 엔자임 Digestive aid Enzyme 726
다코타 아마 골드 Dakota Flax Gold 727
단것과 혈당지수 sweets, glycemic index of 282~283
단백질protein의 섭취 281, 510~511
〈단백질의 힘〉 Protein Power (Eades and Eades) 265, 292
〈단백질의 힘 생애계획〉 The Protein Power Lifeplan (Eades and Eades) 292
당귀 dong quai (Angelica sinensis) 236, 241~242, 381, 728
당뇨병 diabetes 221, 273~275, 605, 606
〈당신의 낙하산은 무슨 색인가?〉 What Color Is Your Parachute? A Practical Manual for Job Hunters and Career Changers (Bolles) 718
대식증 bulimia 492
대장암 colon cancer 204, 246, 253
대장질환과 콩의 효과 246
〈더 펌〉 The Firm (에어로빅 비디오) 520, 746
데메이슨스, 캐슬린 DesMaisons, Kathleen 283
DEXA 검사 ⇒ 이중에너지 골밀도 검사
덱사메타손dexamethasone과 탈모 472
도세이, 래리 Dossey, Larry 642
도움 요청/책임감 분담 130~131
도파민 dopamine 78
독신여성과 생식 호르몬 80
돈에 대한 자각 132~140
　결혼생활의 공동 재정관리 135~137
　경제력 개발 137~139
　경제력의 가치 139~140
　성에 따른 편견 132~135
〈돈이냐 인생이냐〉 Your Money or Your Life : Transforming Your Relationship with Money and Achieving Financial Independence (Dominguez and Robin) 719
동맥경화증 arteriosclerosis 601~614
　고혈압 608~609
　나이 610~611
　사고방식과 생활태도 611~612
　우울증 86, 606, 613~614
　잇몸질환 609~610
　진단법 605~606
　콜레스테롤 606~608
　해부학 603~605
　호모시스테인 609
　흡연 610
두드러기 hives 440~441
듀일라드, 존 Douillard, John 518, 632
디기탈리스 foxglove 236
DHA docosahexaenoic acid 255, 288~289, 729
DHEA dehydroepiandrosterone 174, 213, 376~377, 426
　보충제 174~175, 723
DMAE dimethylaminoethanol 448, 451
디펜하이드라민 diphenhydramine 과 뇌기능 425~426
〈뜨거운 일부일처〉 Hot Monogamy (Love and Robinson) 384, 738

ㄹ

라록시펜 Raloxifene 203~204, 226, 513, 577
뇌의 기능 429

처방 484
라코, 수잔 Rako, Susan 377
랑어, 엘렌 Langer, Ellen 434
러브, 수잔 Love, Susan 581
러브, 패트리샤 Love, Patricia 363, 382, 384, 386, 388
레몰, 제리 Lemole, Jerry 630~632
레미페민 Remifemin 243
레비, 베카 Levy, Becca 433
레스닉, 닐 Resnick, Neil M. 342
레스비언 lesbians과 생식 호르몬 80
레이저 박피술 laser skin peels 475
레이저 제모술 laser hair removal 467
레티놀산 유도체 retinoic acid derivatives 452
레흐트샤펜, 스티븐 Rechtschaffen, Stephan 596
로벨리아(잔대) lobelia (독성식물) 239
루벤스타인, 보리스 Rubenstein, Boris 71
리, 존 Lee, John R. 168, 574~575
리그난 lignans 240, 252~253, 286~287
리바이벌 소이 Revival Soy (가루) 249, 726
리바이벌 콩제품 Revival Soy Products 726
리바이벌 허브스 Revival Herbs 723~724
리븐, 제럴드 Reaven, Gerald 275, 292
리비도 libido 371~374, 382~383
  문제 183, 357, 366~370, 384~388
릴라이언스 유리너리 컨트롤 인서트 Reliance Urinary Control Insert 348
림프 lymph 629~632
림프부종 lymphedema 559, 747
림프절 lymph nodes 94, 559~560

ㅁ

마가린 margarine ⇒ 전이지방
마그네슘 magnesium 278, 314, 486, 618~619, 627
마늘 garlic 624~625
〈마음다함〉 Mindfulness (Langer) 434
마텍 바이오사이언시즈 뉴로민스 프로덕츠 Martek Biosciences Neuromins Products 730
마황 ma huang (ephedra) 239
맞춤식 처방을 위한 전문가와 환자 Professionals and Patients for Customized Care 721~722
매머그램 (유방 X선사진) mammograms 550, 556~558
매스터스와 존슨 Masters and Johnson 363
매트리스와 수면 402
맥거레이, 글래디스 McGarey, Gladys 405
머리카락 hair 440, 465~473
  가늘어지는 머리카락 473
  치료법 470~472
  호르몬성 탈모의 조제약 472
메나스틸 Menastil 734
메드록시프로게스테론 아세테이트 medroxyprogesterone acetate (MPA) 208~209, 319
메트로니다졸 metronidazole 465
메틸테스토스테론 methyltestosterone 213
멜라토닌 melatonin 404, 739
멧칼프/사이먼 자기인식 글쓰기 워크숍 Metcalf/Simon Proprioceptive Writing Workshop 719~720
면역상태 immune status와 뼈의 건강 488~489
명상과 홍조 meditation for hot flashes 178

목표(생식)에 따른 행동 goals and behavior 79~80
　목표와 계획 점검 542
〈몸의 소리 : 건강과 치유를 위한 지극히 평범한 비결〉 Body Talk : No-Nonsense, Common-Sense Solutions to Create Health and Healing (오디오테이프) 715
무어, 프랜시스 Moore, Francis 555
무월경 amenorrhea 과 뼈의 건강 495, 505
물 water 287
　복부팽만 298
　요로감염증 351
　피부 455
미각과 성욕 taste and libido 387
미국 국립골다공증협회 National Osteoporosis Foundation (NOF) 499
미국 국립노화연구소 정보센터 National Institute on Aging, Information Center 737
미국 국립 림프부종 네트워크 National Lymphedema Network (NLN) 747
미국 국립 신장/비뇨기질환 정보센터 National Kidney and Urologic Diseases Information Clearinghouse 737
미국 국립암연구소 National Cancer Institute
　게일 유방암 위험모델 Gail breast cancer risk model 580
　암정보 서비스 Cancer Information Service 747
미국 심신의학협회 American Holistic Medical Association 44
미국 여성건강연구국 Office of Women's Health Research 601
미국 침구학/동양의학 협회 American Association of Acupuncture and Oriental Medicine 728
미국 폐경재단 American Menopause Foundation 717
미국자리공 poke root (독성식물) 239
미녹시딜 minoxidil 471~472
미드, 마거릿 Mead, Margaret 59~60
미스, 캐럴라인 Myss, Caroline 716
미주신경긴장도 vagal tone 93
미지의 세계 탐험 147~151
미토콘드리아 mitochondria 291, 293
밀크 알칼리 신드롬 milk alkali syndrome 510

ㅂ

바버크, 로니 Barbach, Lonnie 385
바이오피드백 (생체기능훈련) biofeedback 346, 350, 608
박피제 exfoliants 447~448
받아들임을 통한 치유 54~55
〈발광하는 미치광이들〉 Moonstruck (영화) 354
발레리언 valerian 401, 403~404, 415~416
　뿌리 724
방광염 bladder infections 223
버거, 주디스 Berger, Judith 625
버추, 도린 Virtue, Doreen 716
베네덱, 테레스 Benedek, Therese 71
베닌, 모리스 Bennink, Maurice 246
베릴룩스 사 Verilux Company (조명요법 설비) 739
베인, 존 Vane, John 627
베타인 염산 betaine hydrochloride 744
벤슨, 허버트 Benson, Herbert 178

벤조디아제핀 benzodiazepines 403~404
벨라도나 belladonna (독성식물) 239
변비 constipation와 정맥류 478~489
〈변화를 위한 요리법 : 폐경기에 좋은 고급요리〉
　Recipes for Change : Gourmet Wholefood
　Cooking for Health and Vitality at
　Menopause (DeAngelis and Siple) 292
보디 이미지 body image 302~304, 386
보살핌 nurturing 113, 123~132, 533~535
보충제 supplements ⇒ 건강보조식품/보충제
복부팽만의 해결법 bloating reduciton tips 298
부갑상선 호르몬 parathyroid hormone 487
부교감신경계 parasympathetic nervous system
　(PNS) 90~92
부모 모시기 elder care 124, 129~131
부신의 기능 adrenal function
　검사법 173~174, 720~721
　보충제 174~175
　분비과다 470
　스트레스 요인 173
　폐경기 170~175
부신의 피로와 고갈 adrenal exhaustion/
　depletion 172~173
북미폐경학회 The North American Menopause
　Society 21, 717
분노 62, 83~88
　분노를 통한 치유 53~54
　약으로만 다스리려는 경우 86~87
　지적 회피 87~88
불면증 insomnia 152, 171~172, 186 ⇒ 수면
　참고
　홍조 186, 222, 398~399
붉은살 고기와 생리통 314

브라운, 수잔 Brown, Susan 492
브랜드-밀러, 제니 Brand-Miller, Jennie 292
브로멜란 bromelain 480
브린스, 줄리 Brines, Julie 133
블래더 넥 서포트 프로스테시스 Bladder Neck
　Support Prosthesis 348
블랙 코호시 black cohosh (*Cimicifuga
　racemosa*) 243, 381, 724~725
블랙헤드 blackheads 461
블레시드 허브스 Blessed Herbs 724, 745
블루 코호시 blue cohosh (독성식물) 239
비관주의 pessimism 431
비스테로이드계 항염제 nonsteroidal
　anti-inflammatories (NSAIDs) 315, 319
비스포스포네이트 bisphosphonates 226
비아그라 Viagra 358, 363~365
비오플라보노이드 bioflavonoids 255~256
비타민 A vitamin A 448, 461~462, 743
비타민 B군과 엽산 vitamin B family and folic
　acid 623
비타민 B_6와 에이코사노이드 vitamin B_6 and
　eicosanoids 278
비타민 C vitamin C
　바르는 형태 448
　생리통 314~315
　수술 후 476~477
　심장의 건강 623
　에스테르 (ascorbyl palmitate) 449
　에이코사노이드 278
　피부 456~457
비타민 C 에스테르 크림 vitamin C ester cream
　449, 742
비타민 D vitamin D

골질손실 226
보충제와 태양광선 526~527
부갑상선 호르몬 487
뼈의 건강 525~526
유방의 건강 549
혈청검사 529
비타민 E vitamin E 749
　바르는 형태 448
　수술 전 복용금지 735
　심장의 건강 621
　정맥류 480
　좌약 184, 381
　토코트리에놀 449~450
　피부 456~457
비타민과 우울증 vitamins and depression 415
빈뇨 urinary frequency 223
빈둥지 증후군 empty-nest syndrome 113~117, 118~120
빌베리 bilberry (*Vaccinium myrtillus*) 479, 743~744
〈빛 : 미래의 의학〉 *Light : Medicine of the Future* (Lieberman) 740
뼈 482~531 ⇒ 골밀도 검사, 골질손실, 칼슘 참고
　골다공증의 위험 492~497
　근력강화 운동 (웨이트 트레이닝) 513~524
　뼈를 강화하는 영양소 506
　뼈를 강화하는 프로그램 502~504
　뼈에 좋은 약품 512~513
　뼈의 신진대사 486~492
　뼈의 형태변화 487~489
　생애주기에 따른 뼈의 발달과 쇠퇴 490~491

약초 혼합물 531
코르티솔 수치 95~96
콩의 효과 245~256
폐경기 이후 뼈의 변화 485
해부학적 구조 491~492
햇볕의 효과 524~530
호르몬과의 관계 153~155, 201~202, 225~226, 504~506

ㅅ

〈40세부터는 지방과 싸우자〉 *Fight Fat After Forty* (Peek) 269
사회적 고립 social isolation 431
산사나무 hawthorn (*Crataegus* spp.) 625, 748
산후 우울증 post-partum depression 66~67
〈삶과 죽음의 갈림길〉 *Healing into Life and Death* (Levine) 718
삶의 계획 life plan 541
삶의 원동력 (성 에너지) life force 355~356
삶의 재정립 living arrangements 143
삼환계 항우울제 tricyclic antidepressants 410
상실감 loss 26, 52~53, 150
새비지, 린다 Savage, Linda 356, 360
샌드위치 세대 sandwich generation 123
샐러드유 salad oils 290~291
생강 ginger 236, 258
생리통 menstrual cramps 276~277, 311~316, 734~735
　메시지/내면의 지혜 312~313
　에이코사노이드 312
　치료법 313~316
생선 455, 624 ⇒ 오메가-3 지방산 참고

생식과 호르몬 reproduction and hormones
79~80
〈생애주기에 따른 탄수화물 탐닉증 프로그램〉
    *The Carbohydrate Addict's Lifespan : A
    Personalized Plan for Becoming Slim, Fit,
    and Healthy in Your 40s, 50s, and 60s and
    Beyond* (Heller and Heller) 283
샤크니, 릴리 Schockney, Lillie 560
살리포, 앨리스 Chalifoux, Alice 435~436
선종성 과형성 (자궁내막) adenomatous
    hyperplasia 191
선크림 sunscreen 447
선택적 에스트로겐 수용체 조절자 ⇒ 바로 아래
    SERM으로
설탕과 심장의 건강 614~618
〈설탕탐식증의 총체적 치료 프로그램〉 *The Sugar
    Addict's Total Recovery Program*
    (DesMaisons) 283
SERM selective estrogen receptor modulators
    (선택적 에스트로겐 수용체 조절자)
    라록시펜 513
    콩 247
    타목시펜 203~204, 226, 429, 577~583
섬유성 플라크 fibrous plaques 604
섬유질 254, 455
성 gender 17~18
    문화적 불평등 34~35, 77, 124~127,
        357~359
    심장질환 597~601
성 호르몬 sex hormones ⇒ 안드로겐,
    에스트로겐, 프로게스테론
성 호르몬과 결합하는 글로불린
    sex-hormone-binding globulin (SHBG)
    544
성격과 스트레스 temperament and stress
    92~94
성교불쾌증 dyspareunia 355
성교통 painful intercourse 183~184
성기능 sexual function 353~388
    문화적 장벽 359~363
    부부관계와 인간관계 366~370
    비아그라와 감각 363~366
    성욕 370~371
    성욕의 해부학 354~357
    솔직한 고백 381~384
    에스트로겐/프로게스테론 371~374
    중년의 변화 356
    질 윤활제 377~381
    테스토스테론 375~377
    폐경기와 성 357~366
성선자극호르몬 방출호르몬 gonadotropin
    releasing factor (GnRH) 77~78, 81, 83
    되살아나는 기억(상처) 101~102
    촉진제 agonists 41, 42, 329
성욕 sex desire ⇒ 리비도
성욕 sex drive 382~383
〈성욕 호르몬 : 성, 폐경기, 테스토스테론에 대한
    진실〉 *The Hormone of Desire : The Truth
    About Sexuality, Menopause, and
    Testosterone* (Rako) 377
성욕과 감각 sensuality 386~388
〈성욕을 되찾는 법〉 *Awakening Your Sexuality :
    A Guide for Recovering Women and Their
    Partners* (Covington) 738
〈성을 사랑하는 여성〉 *Women Who Love Sex :
    An Inquiry into the Expanding Spirit of*

Women's Erotic Experience (Ogden) 738
성적 학대를 받은 여성들의 스트레스에 대한 반응 93~94
성형수술 cosmetic/plastic surgery 473~477
세계보건기구 World Health Organization (WHO) 499
세라펨 Serafem 414
세로토닌 serotonin 78, 81, 283
세븐스 제너레이션 Seventh Generation Co. (조명요법 설비) 740
세인트존스워트 St. John's wort 415~416, 504, 724, 741
센세 Sensé (항산화제 피부관리 화장품) 743
셀레, 한스 Selye, Hans 90
셀렌 selenium 622
셔윈, 바바라 Sherwin, Barbara 423
소리와 성욕 sound and libido 387
소변 골밀도 검사 urine bone density testing 500, 744
소요(산)환 Bupleurum, Hsiao Yao Wan/Xiao Yao Wan 315, 729, 734
소요(산)환 플러스 Xiao Yao Wan Plus 729, 734
소화 digestion 296~302, 732~733
손목 골절 wrist fractures 483
솔직한 감정표현과 유방의 건강 540~541
솔직한 대화와 리비도 384~385
쇼트닝 shortening ⇒ 전이지방
수면 sleep 394~404 ⇒ 불면증 참고
　불면증의 메시지 395~396
　수면시간 396~397
　수면제 402~403
　숙면건강법 401

자연요법 398~402
천연수면제 403~404
〈수술에 대한 준비와 빠른 회복법〉 *Prepare for Surgery, Heal Faster* (Huddlestom) 332, 736
〈수술을 받는 사람을 위한 건강여행〉 Health Journeys for People Undergoing Surgery (Naperstak) (오디오테이프) 736
수오편 首烏片 Shou Wu Pian 471, 744
슐츠, 모나 리자 Schulz, Mona Lisa 358, 370, 519, 585
　오디오테이프 716
　직관의술 45, 538~539
스나이더, 솔로몬 Snyder, Solomon 414
스벤드센, 나나 아이다 Svendsen, Nanna Aida 590
스웨디시 비터스 Swedish Bitters 733
스타틴 계열 약품 statin drugs 608, 620
스테로이드 steroids 465, 496~497, 505
스테비아 stevia (감미료) 284
스트레스 stress 91~92, 95~96, 269~270, 278, 444
　골세포 487~489
　과거의 상처 회복 104~107
　성격 92~94
스트레스성 요실금 stress urinary incontinence (SUI) 184, 223, 342~347
스펙트라 프로바이오틱 Spectra Probiotic 732, 736
스피로놀락톤 spironolactone 468, 472
슬픔에 대한 지나친 단순화 ("행복은 좋은 것이고 슬픔은 나쁜 것이다") 98
습진 eczema 440

시각화 기법과 질건조증 visualization and
	vaginal dryness 184
시걸, 베르니 Siegel, Bernie 98
시베리아 인삼 siberian ginseng 258, 724
시상하부-뇌하수체 축 hypothalamic-pituitary
	axis 494~495
시상하부 hypothalamus와 호르몬 77~78, 81
시큐어 SeaCure 302, 733
시토크롬 P450 cytochrome P450 281
시호가용골모려탕 柴胡加龍骨牡蠣湯 Chai hu long
	gu muli wang 259, 740
식사 횟수 mealtimes 279~280, 298
식생활/식습관/다이어트 diet 262~304
	⇒ 식품과 건강보조식품/보충제 참고
	곡물 285
	단백질 섭취 281
	부신의 기능 강화 175
	불균형의 요소 273~278
	뼈의 건강 492, 496
	설탕탐식증 284
	소화력 문제 296~301
	식사 횟수 279~280
	식사량 280~281
	신선한 과일과 야채 285~287
	심장의 건강 614~618, 636~637
	안면홍조 177~178
	음료수 287
	자궁근종 182~183, 327~328
	자신의 몸을 받아들이자 302~303
	정맥류 478
	지방 288~291
	체중 263~267
	체중조절 267~272

케토시스 265~266
코르티솔 수치 95~96
폐경주위기에 필요한 보충제 294~295
항산화제 293~296
혈당지수가 높은 탄수화물 282~283
혈압 608~609
〈식생활과 건강〉 Your Diet, Your Health
	(비디오테이프) 714~715
식욕부진 anorexia과 뼈의 건강 492, 495
식용유 cooking oils 290~291
식품과 건강보조식품/보충제 food and
	supplements 236~261 ⇒ 식생활,
	건강보조식품/보충제 참고
	뇌의 기능 424~425, 432
	비타민 D 528
	서로 상승작용을 하는 특성 237~238
	수면 399
	심장의 건강 624~627
	약초요법의 원리 238~244
	열을 발생시키는 식품/약초 258
	우울증 411
	유방의 건강 546~550
	자궁근종 327~328
	칼슘이 많은 식품 508~509
	폐경기 한약 258~259
	폐경기를 치유하는 식품 244~256
	피부 454~457
	한의학 259~260
신경안정제 (항불안제) anti-anxiety drugs 106,
	403, 465, 497
신경외배엽 neuroectoderm 440
신경전달물질, 기분을 관장하는
	neurotransmitters, mood-regulating 78

신경질적인 반응 irritability 13~14, 83~84,
　85~86
〈신성한 선택 : 질병을 무력화하고 기쁨을 되찾는
　점진적인 방법〉 Sacred Choices : The Gentle
　Art of Disarming a Disease and Reclaiming
　Your Joy (Chiappone) 560
〈신성한 약초〉 Herbal Rituals (Berger) 625
〈신체, 정신, 스포츠〉 Body, Mind, and Sports
　(Douillard) 518, 632
신체적 혹사 후의 스트레스에 대한 반응 physical
　abuse, stress response after 92
신체접촉 touch
　리비도 387
　접촉감각 손상 355
실크 SYLK 381, 738
심바스타틴 simvastatin 608
심신의 연결 mind-body connection 90,
　99~100
　감정에너지센터 111
　감정의 확인 123
　질병의 예방 97~99
　폐경기의 호르몬 변화 95~97
　피부 트러블 464
심실세동 ventricular fibrillation (VF)
　596~597
심장 차크라 heart chakra 593
〈심장문제 해법〉 The HeartMath Solution
　(Rechtschaffen) 596
심장의 건강 ⇒ 심장질환 참고
　가슴 두근거림 (심계항진) 178~179,
　　593~597
　다른 사람을 위한 헌신 588, 590~591
　보충제 618~623

사랑과 존중 639~641
식이요법 614~618
심장질환에 좋은 식품 624~627
애완동물 641~643
유대관계에 대한 갈망 590~591
저자의 경험 585~590
칼륨과 나트륨의 균형 626~627
심장질환 heart disease 24, 591~593 ⇒ 심장의
　건강 참고
　감정적 패턴 89
　동맥경화증 601~614
　리그난 253
　성에 따른 편견 579~601
　심장질환의 실상 592
　아스피린 627~628
　에스트로겐 대체요법 633~638
　우울증 86, 606, 613~614
　운동 628~632
　위험요인 223~225, 606
　유리기 443
　타목시펜 577
　호르몬 대체요법 224~225
심장혈관(심혈관계) 질환 cardiovascular disease
　⇒ 심장질환
심전도 검사 electrocardiograms (EKGs) 93
쌍둥이 잉태 twin pregnancies 162
쐐기풀 잎 nettle leaf 724

ㅇ

아드레날린 adrenaline 95~96
아라키돈산 arachidonic acid 290, 313~314
아렘, 리다 Arem, Ridha 497
아름다움 가꾸기 435~481

몸의 털과 머리카락 465~473
성형수술 473~477
정맥류 477~481
주름살 445~457
주사 463~465
중년의 여드름 457~462
피부의 변화 438~445
아마인 flaxseed 240, 252~255, 547, 727
〈아마인 혁명〉 The Flaxseed Revolution :
　Nature's Source of Omega-E's, Lignans, and
　Fiber (Bennett) 727
아베나 보태니컬스 Avena Botanicals 724, 745
아세설팜 칼륨 acesulfame potassium 284
아세틸-L-카르니틴 acetyl-L-carnitine 730
아세틸콜린 acetylcholine 과 뇌의 기능
　425~426
아스파탐 aspartame 428
아스피린 aspirin 과 심장질환 627~628
아연 zinc 424
아이양육의 불평등 28~29
안드로겐 androgens 78, 81, 155, 466~467
　⇒ 테스토스테론 참고
안면홍조 hot flashes 49, 152, 177~180, 204
　불면증 186, 222, 398~399
안전한 섹스 383~384
안젤리카 angelica (Angelica sinensis) ⇒ 당귀
알렌드로네이트 alendronate 226, 484, 512
알루미늄 aluminum 428
알츠하이머, 알로이스 Alzheimer, Alois 419
알츠하이머병 Alzheimer's disease 419~421
　가능성이 큰 경우의 호르몬 대체요법
　226~227
　성선자극호르몬 방출호르몬 촉진제 329

에스트로겐과의 관계 421~423
　유리기 443
알코올 alcohol
　뇌의 기능 425
　복부팽만 298
　뼈의 건강 495, 502
　수면 400
　L-글루타민 284
　우울증 410
　유방암 535, 545
　혈당지수 282
α-리포산 α-lipoic acid 293, 448, 450~451,
　456~457, 465, 622~623
α-하이드록시산 α-hydroxy acid 447~448
암 cancer ⇒ 구체적인 병명으로
　우울증과의 관계 86~87
압전효과 piezoelectric effect 487
애완동물과 심장의 건강 641~643
앤드류스, 샘 Andrews, Sam 292
앳킨스 다이어트 Atkins diet 265~266, 290
앳킨스, 로버트 Atkins, Robert C. 265, 292
〈앳킨스 박사의 신 다이어트 혁명〉 Dr. Atkins'
　New Diet Revolution 265, 292
야간발한 (잠자리의 식은땀) 152, 178
약초 herbs 238~244, 258~259, 723~725
　부신의 고갈 175
　안면홍조 178
　월경불순 182
　자궁근종 183
　항산화제 448
약초 혼합물 herbal infusions 531
얌, 야생 wild yam 381
얌 크림 yam cream 207

어둠과 수면 400
얼굴의 털 facial hair 465~467
엉겅퀴 씨 milk thistle seed 724
에너지를 키우자 energy budget 541
에머슨 에콜로직스 Emerson Ecologics 724
에비스타 Evista ⇒ 라록시펜 참고
SSRI 항우울제 selective serotonin reuptake
　inhibitors (선택적 세로토닌 재흡수 억제제)
　antidepressants 403, 409~410
　아스피린의 효과 628
SERM ⇒ ㅅ 항목으로
에스트라디올 estradiol 154, 200~202, 421
에스트라테스트 Estratest 213
에스트로겐 estrogen 77~78, 80 ⇒ 프레마린
　참고
　과다증상 202
　국소용 크림 453~454
　기초지식 200~204
　뇌의 호르몬 수치의 변화 83
　되살아나는 기억(상처) 101~102
　뼈의 신진대사 488~489, 504~506
　SERM (선택적 에스트로겐 수용체 조절자)
　　203~204
　식생활 272
　심장의 건강 636~637
　알츠하이머병 421~424
　에스트리올 크림 347, 378, 380~381, 736
　유방암 위험성 568~569
　정맥류 479
　종류 200
　폐경주위기 154~155
　혈중 에스트로겐 수치 검사 164
　호르몬의 버뮤다 삼각지대 278

에스트로겐 대체요법 estrogen replacement
　therapy ⇒ 호르몬 대체요법 참고
에스트로겐 부족 estrogen deficiency
　201~202, 372~374
에스트로겐 수용체 estrogen receptors 240
에스트로겐 우세(현상) estrogen dominance
　161~162, 168~169, 207, 275~276, 595
에스트론 Estrone 154, 200~201
에스트리올 estriol 200, 569
에스트리올 질 크림 vaginal cream 347, 378,
　380~381, 736
에어런 라이프사이클 연구소 Aeron LifeCycles
　Laboratory 720
에이멘 Amen (합성 프로게스틴) 208
〈HERS 연구〉 ⇒ ㅎ 항목으로
5-HTP 5-hydroxytryptophan 404, 416~417,
　740
에이코사노이드 eicosanoids 96, 272,
　276~278, 312
　OPG-리간드 488~489
　오메가-3 지방산 289
　제산제 300
에키나시아 echinacea 724
에퍼베슨트 이노시톨 effervescent Inositol
　416~417, 741
에피네프린 epinephrine 170
X 증후군 syndrome X 275, 470
〈X 증후군 : 심장발작을 일으키는 침묵의 살인자〉
　*Syndrome X : Overcoming the Silent Killer
　That Can Give You a Heart Attack* (Reaven)
　292
엔도르핀 endorphins 81, 407, 410
엔테로디올 enterodiol 252

엔테롤락톤 enterolactone 252
L-글루타민 L-glutamine 284
L-카르니틴 L-carnitine 266, 291~293, 622, 730
엘라빌 Elavil 410
엘라스틴 elastin 441, 443~445
여드름 acne 50, 457~462
  약물요법 461~462
  자연요법 460~461
  해부학 459
  호르몬과의 관계 459~460
여성 women
  우울증 약 405
  정체성과 자부심 17~18, 133~135
  평가절하 190
〈여성 대 여성〉 센터 Women to Women center 44~45
  설립 29~31
  성장 31
  지분 양도 46~47
〈여성건강에 대한 주도적 연구〉 Women's Health Initiative 601
  프레마린 사용 196
  호르몬 대체요법 연구 194, 423, 635
〈여성을 위한 건강지혜〉 Health Wisdom for Women (뉴스레터) 40, 713~714
여성의 건강에 대한 저자의 저작물
  노스럽 웹사이트 713
  비디오테이프 714~715
  오디오테이프 715~717
〈여성의 몸 여성의 마음〉 Women's bodies, Women's Minds (비디오테이프) 714
〈여성의 몸 여성의 선택〉 Women's Bodies,
Women's Choices (비디오테이프) 714
〈여성의 몸 여성의 지혜〉 Women's bodies, Women's Wisdom : Creating Physical and Emotional Health and Healing (Northrup) 39, 713, 718
  오디오테이프 716
〈여성의 힘을 강화하자 : 여성명사 6인이 띄우는 지혜와 영감의 메시지〉 Empowering Women : Six Empowered Women Bring You Positive Words of Wisdom and Inspiration! (오디오테이프) 716
〈여신의 성을 개발하자 : 여성스러움의 힘〉 Reclaiming Goddess Sexuality : The Power of the Feminine Way (Savage) 356, 360
연어 칼시토닌 salmon calcitonin 513
열정 passion 388, 637
0기 유관암 ductal carcinoma in situ (DCIS) 551~552
영성 spirituality 107~111
영양소 nutrition ⇒ 식생활
영역 한계의 갈등 306~310
오그덴, 지나 Ogden, Gina 738
오르토-프레페스트 Ortho-Prefest 211
오메가-3 지방산 omega-3 fats 254~255, 277, 288~289, 314, 549
오메가-6 지방산 omega-6 fats 288
오스테오마크 Osteomark (골밀도 소변검사) 744
오이 456
OPC 그레이프 골드 OPC Grape Gold 731
OPG osteo-protegerine 488~489
OPG-리간드 OPG-ligand 488~489
와이즈 우먼 허벌스 사의 감초 뿌리 추출물 Wise

Woman Herbals, Licorice Root Solid Extract 733
외부 지향적인 행동과 호르몬 outer-directed activity and hormone 71
요가 yoga 514
요구르트 얼굴에 바르기 456
요도 운동과잉 urethral hypermobility 343
요도조직 urethral tissue과 호르몬 155
요로감염증 urinary tract infections 184
   재발성 요로감염증 351~352
요실금 urinary incontinence 342~349
   링 장치 incontinence ring 348
   보조장치 347~348
   수술요법 349
   일지쓰기 344
   케겔 운동 345~346
요실금 접시 장치 incontinence dish 348
요실금 환자 돕기 Help for Incontinent People (HIP) (교육기관) 737
〈용서와 망각〉 Forgive and Forget : Healing the Hurts We Don't Deserve (Smedes) 718
〈용서함에 대하여〉 Forgiveness : A Bold Choice for a Peaceful Heart (Casarjian) 718
우울증 depression 24, 77, 405~417
   갑상선 기능부전 169
   동맥경화 87, 606, 613~614,
   보충제 415~417
   분노와의 관계 86~87
   뼈의 건강과의 관계 496, 501~502, 503~504
   뼈의 신진대사 486
   알츠하이머병과의 관계 420~421
   웨이트 트레이닝 515

전통적인 치료법 409~411
코르티솔 수치 95~96
타목시펜 578
항우울제 412~414
해부학 406~407
호르몬 대체요법 407~409
운남백약(산) 雲南白藥(散) Yannan Pei Yan /Yunnan bai yao 259, 315, 322, 476, 728~729, 735
운동 exercise
   뇌의 기능 432
   림프 629~632
   매일 손쉽게 할 수 있는 운동 522~524
   수면 400
   쉬운 것부터 시작하자 521~522
   심장 628~632, 636
   외부시설 이용 522
   우울증 410~411
   운동에 얽힌 상처를 치유하기 516~519
   운동을 해야 하는 이유 514~516
   유방의 건강 546
   자신에게 맞는 프로그램 519~520
   정맥류 479
   폐경기의 식생활 270~271
   혈압 608
운동, 하중을 지탱하는 weight-bearing exercise
   골질손실 185, 226
   뼈의 건강 192, 485, 492, 494, 513~524
울트라-프리벤티브 Ⅲ Ultra-Preventive Ⅲ (종합 비타민과 무기질) 731
월경과다 heavy menstrual periods ⇒ 과다출혈
월경전 증후군 premenstrual syndrome (PMS) 61~65, 72~74, 404, 414

〈월경전 증후군〉 Premenstrual Syndrome
　(오디오테이프)　717
월경주기 menstrual cycle　61~64, 153~155,
　181~182, 251
웨이트 트레이닝 weight training　520, 522
웨일, 앤드류 Weil, Andrew　292
웰치, 길버트 Welch, Gilbert　551
위드, 수잔 Weed, Susun S.　321, 531
위릭, 데이너 Wyrick, Dana　555
위민스 그룹 처방 질 윤활제 Women's Group
　Formulas Vaginal Lubricant　738
위민스 메노캡스 Women's Menocaps　725
위민스 페이즈 Ⅱ Women's Phase Ⅱ　725
위축성 질염 vaginitis, atrophic　377~378
윌슨, 로버트 Wilson, Robert　190
윌슨, 잭 Wilson, Jack　46
유대관계에 대한 갈망　590~591
유리기 free radicals　293~294, 442~445
　⇒ 항산화제 참고
유방암 breast cancer　24 ⇒ 유방의 건강 참고
　가슴과 유방 마시지법　556
　감정과 유방암　536~542
　감정적 패턴　89
　겨자과 채소　238~239
　관련기관　747
　덩어리가 만져질 때　558~560
　리그난의 효과　252~255
　에스트로겐 수용체에 결합하는 경우
　　203~204
　0기 유관암 ductal carcinoma in situ (DCIS)
　　551~552
　위험성에 대한 인식　561~562
　위험요인　535

유방검사에 대한 우려　552~554
유방암 검사　550~560
유방암 진단을 받았을 때　560
유전자 검사　562~564
인체친화형 호르몬　568~577
자가진단　554~555
조기발견의 문제　550~551
타목시펜의 유방암 예방효과　579~581
프레마린과 유방암　193~194
프로게스테론 수용체에 양성인 경우
　574~575
호르몬 대체요법시의 위험성　227~228
〈유방암을 이겨낸 사람들의 모임〉 Breast Cancer
Survivor's Club (Schockney)　560
유방의 건강　532~583 ⇒ 유방암 참고
　감정의 영향　536~542
　보살핌과 자기 희생　533~535
　생활방식　542~546
　식품과 보충제　547~549
　유방암 검사　550~560
　유방암 유전자 검사　562~564
　유방암에 대한 인식　561~562
　유방의 팽창과 압통(통증)　180~181, 239
　유전학적 논의　571~574
　인체친화형 호르몬　568~577
　타목시펜 딜레마　577~583
　테스토스테론　576~577
　호르몬 대체요법　564~567
〈유방의 건강을 창조하자〉 Creating Breast
Health (오디오테이프)　717
유방절제술 mastectomy　552
USANA 에센셜스 USANA Essentials (종합
　비타민과 무기질)　731

USANA 칼슘/마그네슘 플러스 USANA Calcium/Magnesium Plus 745
유제품 dairy foods 313~314, 528
은퇴 retirement 433
은행 *Ginkgo biloba* 416, 427, 724, 741
음핵 감각상실 clitoral sensation loss 355
의욕과 리비도 mood and libido 385
이노시톨 inositol 416
이디스, 메리 댄과 마이클 Eades, Mary Dan and Michael 265, 292
이소플라본 isoflavones 178, 240
이중에너지 골밀도 검사 dual energy bone densitometry (DEXA) tests 498~499
이프리플라본 ipriflavone 246, 513
인 phosphorus과 뼈의 건강 486
〈인간의 성적 반응〉 *Human Sexual Response* (Masters and Johnson) 738
인슐린 과다생성 insulin overproduction 277, 278
인슐린 균형 식습관 insulin-balancing diet ⇒ 호르몬 균형 식습관
인슐린 신진대사 insulin metabolism 95, 273, 489, 616~618
인슐린 저항 insulin resistance 273~275, 605
인슐린-유사 성장인자 (IGF-1) insulin-like growth factor (IGF-1) 544
인식행동요법 cognitive behavioral therapy (CBT) 431
인위적 폐경기 artificial menopause 159~160, 228~229
인체친화형 프로게스테론 bioidentical progesterone 207~208, 328~329, 570, 573~574

과다출혈 319
뼈의 건강 505~506
수면 403, 404
자궁근종 183, 328~329
인체친화형 호르몬 bioidentical hormones 195~199, 639
암 발생률 568~577
테스토스테론 213
인터류킨-1 interleukin-1 276
인히빈 inhibin 154
일상생활 routine 149
일상생활 가꾸기 149~150
일의 분담 130~131
임프레스 소프트패치 Impress Softpatch 348
입 안의 물집 oral herpes 441
잇몸질환 periodontal disease 606, 609~610

ㅈ

자가면역 질환 autoimmune diseases 89, 94, 96,
자가진단, 유방암 self-exams, breast 550, 554~555
자궁경부 cervix를 보존해야 하는 이유 337~338
자궁경부암 cervical cancer 이후의 질과 성욕의 변화 359
자궁근종 fibroid tumors 38, 182~183, 251, 322~332
과다출혈 317, 322
메시지/내면의 지혜 324~326
유형 323
저자의 경험 39~44
치료법 326~332

자궁근종절제술 myomectomy for fibroid tumors 329~330
자궁난관촬영법 hysterosalpingogram 322
자궁내막 endometrium 191, 192,
자궁내막소파술 (인공중절수술) dilatation and curettage (D&C) 320, 322
자궁내막절제술 endometrial ablation 181, 320~322
자궁동맥색전 uterine artery embolization (UAE) 330~331
자궁선근종adenomyosis과 과다출혈 317
자궁암 uterine cancer 191, 227~228, 579
자궁을 보존해야 하는 이유 337~338
자궁적출술 hysterectomy 322, 332, 339~341
  받아야 하는 경우 334~335
  받지 않아도 되는 경우 333~334
  잘못된 믿음 338~339
자기 보살핌 self-nurturing 112, 534~535
  다른 사람을 보살피는 것과의 균형 123~126
  6단계 방법 126~131
자기 비하 self-blame 326~327
자기 실현 self-actualization 84~85, 103~105, 140~142
자기 희생 self-sacrifice 533~535
자기에게 맞는 일을 찾기 144~147
자바, 데이비드 Zava, David 572
자부심과 정체성 self-esteem and identity
  성에 따른 차이 17~18
  중년의 변화 34~39
〈자신을 돌보자 : 남들을 돌보듯 자신도 잘 돌보는 방법〉 Self-Nurture : Learning to Care for Yourself as Effectively as You Care for Everyone Else (Domar and Dreher) 721
〈자신을 위하여〉 For Yourself : The Fulfillment of Female Sexuality (Barbach) 385, 737
〈자신의 몸을 치유하자〉 Heal Your Body : The Mental Causes for Physical Illness and the Metaphysical Way to Overcome Them (Hay) 718
자아에 대한 관심과 건강 129
자연광 natural light 411, 503~504, 739~740
  ⇒ 태양광선 참고
자연여성협회 Natural Woman Institute 722
〈자연의 비전 개발〉 Natural Vision Improvement (Goodrich) 740
자연적 폐경기 natural menopause 159
자외선 ultraviolet radiation
  뼈의 건강 526~527
  피부 444~445
자위행위 masturbation 379
자율신경계 autonomic nervous system 90~92
잔탁 Zantac 299
〈잘 먹어야 건강하다 : 식품, 식생활, 영양에 대한 필수 가이드〉 Eating Well for Optimum Health : The Essential Guide to Food, Diet, and Nutrition (Weil) 292
적대감/적개심 hostility 431, 433
전기분해법 electrolysis 467
전이지방 trans fats 278, 289~290
절박성 요실금 urge incontinence 223, 349~351
〈젊음을 유지하는 비결〉 Strong Women Stay Young (Nelson and Wernick) 746
정맥류 varicose veins 477~481

수술과 경화요법 480~481
식생활 478
예방과 치료 478~480
정체성과 자부심 identity and self-esteem
17~18, 34~39, 458~459
제니스테인 genistein 248
제산제 antacids 299~302
제산제 중독 antacid addictions 299~302
제퍼스, 수잔 Jeffers, Susan 716
조골세포 osteoblasts 486, 488
조기폐경 premature menopause 159,
228~230, 496, 505
조이풀 체인지 Joyful Change 259, 728
조코르 Zocor 608
조효소 Q10 coenzyme Q10 293, 549~550,
619~620, 729
스타틴 계열 약품 608, 620
크림 743
피부 456~457
존스 홉킨스 유방센터 Johns Hopkins Breast
Center 747
졸로프트 Zoloft 409
종합 비타민과 무기질 731
주름살 wrinkles 445~457 ⇒ 피부 참고
박피와 항산화제 447~451
식품과 보충제 454~457
중년의 피부관리법 445~447
처방전이 필요한 제품 541~545
주사 rosacea 463~465, 744
중년의 변화 midlife changes
감정의 힘, 치유의 힘 120~123
경제적 자각 132~140
남을 돌보는 것과 자신을 보살피는 것

123~131
다시 돌아오는 아이들 117~120
미지의 세계 탐험 147~151
변화를 뒤로 미루는 것 116~117
빈둥지 증후군 113~117
자기 실현 140~143
자기에게 맞는 일 찾기 144~147
정체성과 자부심 34~39
폐경기 호르몬 변화 74~76, 81~82,
95~97
지나치게 과도한 수술 332~341 ⇒ 자궁적출술
참고
지나친 보살핌 overcare 127~129, 368~369
지방산 fatty acids 237, 288
〈지방을 빼려면 설탕을 줄여라〉 Sugar Busters :
Cut Sugar to Trim Fat (Steward, Bethea,
Andrews and Balart) 292
지방 fat의 섭취 288~291, 427, 543~544, 636
ZRT 연구소 ZRT Laboratory 721
지주뼈 (골소주) trabecular bone 491
지혜 뼈 강화 프로그램 Wisdom Strong Bone
Program 744~745
지혜 호르몬 프로그램 Wisdom Hormone
Program 720
〈직관을 깨우자〉 Awakening Intuition (Schulz)
718
〈직관을 발휘하자〉 Igniting Intuition
(오디오테이프) 715
직장암 colorectal cancer과 호르몬 대체요법
228
질 vagina 358~359
질건조증 vaginal dryness 183~184, 223, 355
질근육 경련 vaginismus 355

질근육 운동 vaginal weights 342, 346, 737
질벽이 얇아지는 증상 vaginal wall thinning
　377～380
질병과 내면의 지혜 illness and inner wisdom
　37～39
질병에 대한 저항력 disease resistance 171
질염 (효모 감염) vaginal yeast infections 223
질조직과 호르몬 vaginal tissue and hormones
　155

촉생제 보충제 probiotic supplements 732, 736
치유의 선택 Healing Choices (단체) 747
친밀감 (교감 나누기) intimacy 385
침술 acupuncture 259～260, 728～729
　과다출혈 181, 319
　생리통 260
　안면홍조 178
　요로감염증 352
　자궁근종 183, 327

ㅊ

차크라 chakras 39, 108, 110
창의성/창조성 creativity 39, 542
척추, 여성의 female vertebrae 484, 504～505
천연 프로게스테론 natural progesterone
　⇒ 인체친화형 프로게스테론
〈천연 호르몬 요법 안내서〉 *A Woman's Guide to Natural Hormones* (Conrad) 722
철분부족 보충제 iron deficiency supplements
　735
체력강화 운동 strength training 522～524, 746
체외자기공명요법 extracorporeal magnetic
　resonance therapy (EMRT) 346
체이스트 베리 chaste berry (*Vitex agnus-castus*) 182, 207, 242～243, 381
체중감량 weight loss
　오디오테이프 733～734
　자궁근종 183
　혈압 608
체중과 동맥경화증 606
체중조절 weight control 267～272
체지방률 body fat percentage 267～268, 471
체질량지수 body mass index 267～269

ㅋ

카로틴/카로티노이드 carotenes/carotenoids
　286, 620～621
카모마일 chamomile 236
카바카바 kava kava 402, 403, 724
카페인 caffeine 399
　가슴 두근거림 593～595
　뼈의 건강 495, 502
　요실금 344
　우울증 411
　유방의 팽창과 압통(통증) 180～181
칼륨과 나트륨의 균형 potassium-sodium
　balance 626～627
칼슘 calcium
　단백질과의 관계 510～511
　보충제 192, 507～509, 745
　뼈의 신진대사 486～487
　심장의 건강 619
　칼슘이 많은 식품 508～509
　텀스 (제산제) 299～302, 507
칼시토닌 calcitonin 226, 513
캐넌, 월터 Cannon, Walter B. 90
캐처, 아론 Katcher, Aaron 642

캐플런, 헬렌 싱어 Kaplan, Helen Singer 384
캡슈어 실드 CapSure Shield 348
커들 유 담요 Cuddle Ewe Underquilt 739
케겔 운동 Kegel exercises 184, 345~346, 381
케이시, 에드가 Cayce, Edgar 315
KY젤리 K-Y jelly 381
케토 버너 셰이크 Keto Burner Shake 730
케토 바 Keto Bar 284, 730~731
케토시스 ketosis 265~266
코르티솔 cortisol 95~97, 170~171, 174~175
콘래드, 크리스틴 Conrad, Christine 722
콘티넌스 리스토어드 사 Continence Restored, Inc. 737
콜라겐 collagen 185, 486, 492
콜라겐층 collagen layer 184~185, 441~442, 484
콜레스테롤 cholesterol 193, 245~256, 577, 603~605, 606, 630~631
   바람직한 수치 606~608
콜린스, 테라 캐서린 Collins, Terah Kathryn 142
콜린스, 프랜시스 Collins, Francis 563
콩 식품/단백질 soy foods/protein 245~252, 725~726
   골질손실 226
   섭취량 248~249
   알츠하이머성 치매 427
   유방의 건강 548
   유전자변형 252
   질 탄력성 381
   폐경기 증상에 대한 효과 250~251
   피부 455~456
쿤달리니 Kundalini 108, 305, 388, 593

퀄리티 라이프 허브스 Quality Life Herbs 728
크롬 chromium 293, 730
크리논 Crinone (프로게스테론 질 크림) 208
클로, 바바라 핸드 Clow, Barbara Hand 108, 593

E

타목시펜 tamoxifen 203~204, 226, 429, 577~583
   유방암 예방효과 579~581
타액 호르몬 검사 salivary hormone testing 165, 373, 720
   혈액 호르몬 검사 165~167
〈타잔과 그의 친구들〉 Tarzan and His Mate (영화) 134
탄수화물 carbohydrates 282~285, 298, 548, 605, 614~618
탄수화물 탐식증 carbohydrate addictions 67, 283, 617
탈모 (남성형 탈모증) alopecia androgenica 468~470
태극권 t'ai chi 514
태양광선 sunlight ⇒ 자연광 참고
   대체방법 530
   비타민 D 보충제 526~527
   뼈의 건강 485, 494, 524~530
   선탠실 529~530
   안전한 양 527~528
   햇빛에 민감하게 만드는 약품 530
터너, 티나 Turner, Tina 482
텀스 Tums 300~302, 507
테스토스테론 testosterone
   기초지식 211~213

부족/과다증상 212
뼈의 신진대사 489
성기능 375~377
유방의 건강 576
폐경주위기의 변화 155, 171
프로게스테론의 보충시 208
혈액검사 164
테이크 케어 Take Care (콩 단백질 제품)
  726~727
텔레비전과 숙면 401
토코트리에놀 tocotrienols 449~450,
  621~622, 742~743, 748~749
토프라닐 tofranil 410
트레티노인 스프레이 tretinoin spray 472
T세포와 뼈의 손실 T cell and bone loss 489
틸그너, 섀럴 Tilgner, Sharol 725

ㅍ

파골세포 osteoclasts 486~489
팍실 paxil 409
퍼트, 캔더스 Pert, Candace 414
페리콘, 니콜러스 Perricone, Nicholas
  448~450, 452, 465
  기능성 화장품 Cosmeceuticals 742
페퍼민트 플러스와 민타신 Peppermint Plus and
  Mintacin 732~733
페포게스트 Pepogest 732
〈PEPI 연구〉 Postmenopausal Estrogen/
  Progestin Intervention trial (폐경기 이후
  에스트로겐/프로게스테론 조정에 대한 연구)
  209, 634
펨게스트 FemGest 722
펨-어시스트 Fem-Assist 348

펨HRT FemHRT 211
펨톤 웨이츠 FemTone Weights 737
편도 (뇌) amygdala 83, 101
편두통 migraine headaches
평균수명 life expectancy 20
폐경기 menopause 15, 20~21 ⇒ 중년의 변화,
  폐경주위기 참고
  갑상선 기능 168~169
  검사 163~168
  부신의 기능 170~175
  신체적 차원의 변화 152~188
  심장의 건강 637
  약초요법의 원리 238~244
  영적인 차원의 변화 107~111
  유형 159~160
  인위적 폐경기 159~160
  저자의 경험 28~20
  증상 176~188
  진행과정 155~158
  호르몬 변화 81~82, 153~155, 161~162
〈폐경기 : 여성이 현명해지는 시기〉 *Menopausal*
  Years : The Wise Woman Way (Weed) 321
폐경기 : 자신의 비전을 찾는 힘찬 목소리
  Menopause : Personal Vision… Powerful
  Voices (Havens) (프로그램) 717~718
폐경기 증상 menopausal symptoms 176~188
  가슴 두근거림 178~179
  각 증상이 나타나는 시기 176
  골질손실 185
  과다출혈 181
  기분변화 185~186
  나타나는 기간 187~188
  불규칙한 월경주기 181~182

찾아보기 773

불면증 186
　　비뇨기 184
　　성욕감퇴 183
　　안면홍조 177~178, 179~180
　　유방의 팽창과 압통(통증) 180~181
　　자궁근종 182~183
　　잠자리의 식은땀 178
　　질건조증 183~184
　　편두통 180
　　피부 184~185
　　흐릿한 판단력/건망증 186~187, 202,
　　　417~421, 429~434
폐경기의 감정과 건강 menopausal emotions
　and health 94~95
폐경기의 분노 menopausal anger 61~62,
　83~88
〈폐경기의 식생활〉 The Menopause Diet
　(Gillespie) 511
폐경기의 지혜 menopausal wisdom 70,
　74~76, 644~648
〈폐경기의 지혜〉 The Wisdom of Menopause
　(비디오테이프) 714
폐경주위기 perimenopause 67~69, 155~158,
　274, 490 ⇒ 폐경기 참고
　　검사 163~168
　　뇌의 변화 64
　　부신의 고갈 172
　　불의와 불평등에 대한 반감 37
　　신경질적인 반응의 증가 13~14, 83~84,
　　　85~86
　　영양 보충제 프로그램 294~295
　　증상 176~188
　　호르몬 변화 69~70, 78~79, 153~155,

　　161~162
　　회피 105
포멘텍 Fomentek (뜨거운 물 찜질 주머니)
　735
포사맥스 Fosamax 226, 484, 512
포지스, 스티븐 Porges, Stephen 93
포화지방 saturated fats 290
풍수 141~142, 386, 400, 719
〈풍수에 대한 서구적 해석〉 The Western Guide
　to Feng Shui : Creating Balance, Harmony,
　and Prosperity in Your Environment
　(Collins) 142, 719
〈풍수에 대한 서구적 해석〉 The Western Guide
　to Feng Shui—Room by Room (Collins) 719
프라바스타틴 pravastatin 608
프라바콜 Pravachol 608
프래거, 케네스 Prager, Kenneth 554
프레그네놀론 pregnenolone 426, 741
프레드니손과 뼈 prednisone and bone 488
프레마린 Premarin 191~194, 358, 564~567,
　634~635
　　DNA의 손상 196
〈프레밍엄 연구〉 Framingham study 193
프렘프로 Prempro 211
프로게스테론 progesterone 77~78, 81
　⇒ 인체친화형 프로게스테론, 프로베라 참고
　　과다증상 206
　　교감신경계 95~96
　　기초지식 205~211
　　뇌에서의 수치 변화 83
　　뇌의 기능 426
　　되살아나는 기억(상처) 101~102
　　부족 진단 209~211

부족증상　206, 371~374, 573~574
　　식생활　272
　　에스트로겐 대체요법　192~193
　　유방암 발병률　570
　　인체친화형　207~208
　　종류　205
　　크림　178, 180~182, 454, 722~723
　　폐경주위기의 변화　155, 161~162
　　프로게스테론 수용체에 양성인 유방암　574~575
　　합성제　208~209
　　혈액검사　164
프로게스트 크림 ProGest Cream　722
프로게스틴 progestin　208~209, 570
　　⇒ 프로게스테론 참고
프로메트리엄 Prometrium (경구용 프로게스테론)　208
프로베라 Provera　192, 208~209, 319~320, 639
프로스타글란딘 F2-α prostaglandin F2-α　276~277, 315
프로안토시아니딘 proanthocyanidines　456~457, 622, 731
프로안토시아니딘 저중합제 oligomeric proanthocyanidins (OPCs)　622, 743
프로작 Prozac　409~410
〈프로작 대신 감자를 먹자〉 Potatoes, Not Prozac (DesMaisons)　283
프로플라베놀 Proflavenol　731
프로필렌 글리콜-호르몬 혼합액 propylene glycol-hormone suspension　198
프롤락틴 prolactin　532~533
프리드먼, 에리카 Friedmann, Erika　642

　　플라스미노겐 활성화 효소 plasminogen activators　480
　　피마자유 팩 castor oil packs　315, 319, 734~735
　　피부 skin　438~445 ⇒ 주름살 참고
　　　박피와 항산화제　447~451
　　　보습제　447
　　　식품과 보충제　454~457
　　　심신접근법　464
　　　외부 신경계　440~441
　　　유리기　442~444
　　　자외선　444~445
　　　주사　463~465
　　　중년의 여드름　457~462
　　　중년의 피부관리법　445~447
　　　처방전이 필요한 제품　451~454
　　　코르티솔 수치　95~96
　　　클렌저　742
　　　폐경기　184~185
　　　해부학　441~442
　　　호르몬　155
　　　흡연　444
　　피부에 바르는 호르몬 대체요법 transdermal hormone replacement　197~198
　　피부염 dermatitis　440
　　피부탄력 활성제 Face Firming Activator　742
　　피브린 fibrin　480
　　PB 8 프로바이오틱 PB 8 Probiotic　732, 736
　　PNS ⇒ 부교감신경계
　　PMS ⇒ 월경전 증후군
　　〈PEPI 연구〉 ⇒ 773쪽으로
　　피임 contraception　384
　　피제이스 천연 아마인 Pizzey's Whole Flaxseed

727
피지샘 oil glands, skin 441~442
피질뼈 cortical bone 491
피크, 파멜라 Peek, Pamela 269
피크노게놀 pycnogenol 731
피토 영양분 phytonutrients 238~239
피토게스트 크림 Phytogest Cream 722~723
피토에스트로겐 phytoestrogens ⇒ 콩 식품/
   단백질 참고
   리그난 253
   비오플라보노이드 255~256
   뼈의 건강 503
   식물 공급원 237
   질건조증 183~184
   피부 184~185
   해설 238~239
피프로플랙스 FiProFlax 727
필드, 티파니 Field, Tiffany 440
필라테스 Pilates 149, 520, 746
〈필라테스 바디〉 The Pilates Body (Siler) 746
〈필라테스 파워하우스〉 The Pilates Powerhouse
   (Winsor) 746
필립스, 켈리-앤 Phillips, Kelly-Anne 561
필수지방산 essential fatty acids 288~289

ㅎ

하그로브, 조엘 Hargrove, Joel 195, 197, 453
하우스도르프, 제프리 Hausdorff, Jeffrey 433
하이드로코르티손 hydrocortisone 174~175
하이드록시아파티트 hydroxyapatite,
   microcrystalline 507, 745
하중을 지탱하는 운동 ⇒ 운동, 하중을 지탱하는
학대받은 사람들의 스트레스에 대한 반응

93~94
한약 Chinese medicine 241~242, 256~260,
   728~729
   식품과 보충제 257~259
   요로감염증 352
   월경불순, 월경통, 과다출혈 181~182,
      315, 319
   자궁근종 327
   탈모 471
   폐경기의 약초 258~259
합성 호르몬제 synthetic hormones의 경제학
   198~199
항경련제 anticonvulsant medications 497
항산화제 antioxidants 293~296, 443~444
   과일산 447~448
   뇌의 기능 425
   리그난 253
   식물과 약초 237
   심장의 건강 619~623
   제산제 301
   함유량이 많은 채소 285~287
   햇빛 530
항생제 antibiotics 462, 465, 530
해마 (뇌) hippocampus 83, 101
행복에 대한 지나친 단순화 ("행복은 좋은 것이고
   슬픔은 나쁜 것이다") 98
허드슨, 토리 Hudson, Tori 725
허들스턴, 페기 Huddleston, Peggy 332
허리/엉덩이 비율 waist/hip ratio 267~268
〈HERS 연구〉 Heart and Estrogen/Progestin
   Replacement Study (심장과 에스트로겐/
   프로게스틴 대체요법에 관한 연구) 194,
   423, 634~635

헌신, 인정받기 위한 588~591
헤이, 루이스 Hay, Louise L. 716
헤이븐스, 캐서린 클라인 Havens, Kathryn Klein 717~718
헤이츠, 빌 Heitz, Bill 46
헨드릭스, 게이 Hendricks, Gay 100
헬러, 리처드 F.와 레이첼 F. Heller, Richard F. and Rachael F. 283
혈당지수 glycemic index 274, 282~285, 287
〈혈당 혁명 : 혈당지수에 대한 권위 있는 가이드〉 The Glucose Revolution : The Authoritative Guide to the Glycemic Index (Brand-Miller, Wolever, Colagiuir, and Foster-Powell) 292
혈압 blood pressure 605, 606, 608~609
　보충제 175, 244, 733
　애완동물의 영향 642
혈액검사 blood tests 163~164, 165~166
호르몬 hormones 157, 164, 310~311, 489, 504 ⇒ 인체친화형 호르몬 참고
　분노와의 관계 62~64, 69~74
　생식 호르몬의 다양한 역할 77~82
　의식적/무의식적 자아 70~71
　폐경기의 호르몬 변화 74~76, 95~97, 153~155
호르몬 균형 식습관 hormone-balancing diet 180, 272, 279~296, 313, 318
　곡물 285
　단백질 섭취 281
　뼈의 건강 503
　설탕탐식증 284
　식사 거르기 279~280
　식사량 280~281
　신선한 과일과 야채 285~287

유방의 건강 546~549
음료수 287
정제된/혈당지수가 높은 탄수화물 282~283
지방 288~291
지방과 탄수화물의 연소 291, 293
체중조절을 위한 식단 짜기 292
탈모 471
폐경주위기에 필요한 영양 보충제 294~295
항산화제 293~296
혈압 608~609
호르몬 대체요법 hormone replacement therapy 189~235
　개인별 맞춤식 인체친화형 호르몬 대체요법 721~722
　개인별 맞춤식 처방 233~234
　경구 피임약 199
　바르는 형태 452~453
　복합제 211
　사용 여부 결정 213~232
　사용 여부 결정에 참여하자 220
　사용기간 234~235
　사용원칙 230
　심장질환 633~638
　안면홍조 178
　알코올 545
　에스트로겐 200~204
　역사 190~194
　우울증 407~409
　원하는 목표 218~219
　유방암 위험요인 535, 564~567
　인체친화형 호르몬 195~199

찾아보기 777

자신의 평가와 판단 213, 216~218
적절한 시기 230~232
탈모 468~470
테스토스테론 211~213
프레마린 191~194
프로게스테론 205~211
필요한 경우 222~228
합성 호르몬제가 많은 이유 198~199
호르몬 상표에 따른 성분분석 214~215
호르몬에 대한 기초지식 200~213
호모시스테인 homocysteine 605, 609
혼자가 된다는 것의 지혜 644~648
홀릭, 마이클 Holick, Michael 527~528
홈스, 마이클 Holmes, Michelle 543
화학요법 chemotherapy과 인위적 폐경기 159~160
황 함유제품 sulfur-containing products 462

황체 corpus luteum 206
황체형성 호르몬 luteinizing hormone (LH) 77~78, 162
   혈중 호르몬 수치 163~164
회피 105, 128
흉선과 자가면역계 thymus and autonomic nervous system 94
흐릿한 판단력/건망증 fuzzy thinking 186~187, 202, 417~421, 429~434
흡연 smoking 258, 425, 611
   뼈의 건강 492, 493, 502
   심장질환 606, 610, 638
   유방의 건강 545~546
   피부 443, 444
히드라스티스 goldenseal 724
힉스, 제리와 에스터 Hicks, Jerry and Esther 719

옮긴이 이상춘

이화여대 영문과를 졸업하고 Korea Trade News 기자로 일했다.
《스스로 생각하고 행동하는 아이로 키우는 노하우 7가지》
《부자가 되려면 부자를 만나라》《당신의 결점에서부터 시작하라》
《단순함의 미학》《빅 포》《연인들을 위한 편지》
《발렌타인에서 생긴 일》 등을 우리말로 옮겼다.
지은 책으로 《다시 태어나는 중년》이 있다.

감수자 홍성환

산부인과 전문의로 홍성환 산부인과 원장이다.
현재 서울대학병원 산부인과 자문의이자
인제대학교 의과대학 외래교수로 활동하고 있다.

폐경기 여성의 몸 여성의 지혜
The Wisdom of Menopause

1판 1쇄 발행 · 2002년 (단기 4335년) 10월 31일
1판 10쇄 발행 · 2024년 (단기 4357년) 4월 1일

지은이 · 크리스티안 노스럽
옮긴이 · 이상춘
감수자 · 홍성환
펴낸이 · 심남숙
펴낸곳 · (주)한문화멀티미디어
등록 · 1990년 11월 28일 제21-209호
주소 · 서울시 광진구 능동로 43길 3-5 동인빌딩 3층 (04915)
전화 · 영업부 2016-3500 편집부 2016-3507
http://www.hanmunhwa.com

운영이사 · 이미향 | 편집 · 강정화 최연실 | 기획 홍보 · 진정근
디자인 제작 · 이정희 | 경영 · 강윤정 조동희 | 회계 · 김옥희 | 영업 · 이광우

ISBN 978-89-5699-164-1 03900

· 이 책은 저작권법에 따라 보호를 받는 저작물이므로 본사의 허락 없이
  임의로 내용의 일부를 인용하거나 전재, 복사하는 행위를 금합니다.
· 잘못된 책은 본사나 서점에서 바꾸어 드립니다.